E. GAUTRELET
&
H. de LALAUBIE

L'Arthritisme-Diathèse
à VICHY

Physiologie pathologique

&

Thérapeutique physiologique

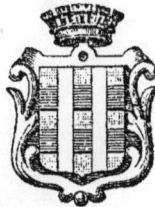

A. MALOINE, Editeur
25-27, Rue de l'Ecole de Médecine, 25-27
PARIS

—

1913

L'Arthritisme=Diathèse
à VICHY

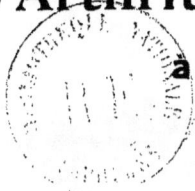

Physiologie pathologique

ET

Thérapeutique physiologique

L'Arthritisme-Diathèse

à VICHY

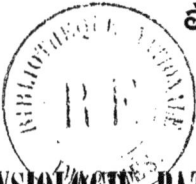

PHYSIOLOGIE PATHOLOGIQUE

ET

THÉRAPEUTIQUE PHYSIOLOGIQUE

par MM.

Emile GAUTRELET

Docteur en Pharmacie
Chimiste-Expert

Henri de LALAUBIE

Docteur en Médecine
Médecin honoraire de l'Hôpital thermal

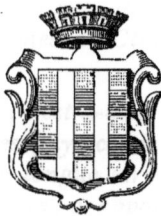

A. MALOINE, Editeur

25-27, Rue de l'Ecole de Médecine, à Paris

1913

publications déjà parues sur Vichy demanderaient à être coordonnés pour être appréciés à leur juste valeur.

La Station hydrominérale de Vichy possède, en effet, un Corps de Doctrine pathogénique et thérapeutique tout-à-fait particulier que la « Revue » à laquelle collaborent les auteurs s'efforce mensuellement de mettre en relief depuis quatorze années.

Or, ce Corps de Doctrine, basé sur la THÉORIE HUMORALE, *comme celui du* Ralentissement de la Nutrition *de Bouchard, mais beaucoup plus complet puisqu'il tient compte aussi des conditions osmotiques ou trophiques générales et locales (foie et système vasculaire en particulier), diffère si souvent des enseignements officiels de l'Alma Mater, qu'il peut être considéré comme intéressant à connaître par tous ceux qui sont appelés, non seulement à diriger des malades à Vichy, mais encore à rechercher, pour leurs malades, l'indication thérapeutique dont ceux-ci puissent le plus avantageusement profiter.*

Ayant pris la part la plus active à l'évolution pathogénique et thérapeutique de la Station, et aussi sollicités de toutes parts, les auteurs se sont ainsi jugés comme suffisamment désignés pour grouper en un faisceau compact l'ensemble des travaux et publications se rattachant plus ou moins directement à la Cure de Vichy.

Toutefois, depuis trente ans, les Sciences médicales s'étant de tout point renouvelées, il leur a semblé que, à part pour certaines données physico-chimiques possédant toujours leur valeur intrinsèque, ils devraient, sinon « faire table rase » du passé, du moins le subordonner aux conditions actuelles de compréhension des Choses médicales.

C'est pourquoi leur exposition de la question se restreindra aux données bio-chimiques et pharmaco-dynamiques les plus récentes.

Profondément imbus des grandes lois de la Nature, et convaincus que dans leur étude seule se rencontrent les conditions scientifiques de « mise au point » des questions d'ordre général » telle celle des Diathèses, les auteurs s'atta-cheront à préciser le lien physico-biologique unissant les multiples et protéiformes manifestations de l'Arthritisme, c'est-à-dire l'Aberration de la Nutrition, la Dystrophie osmo-nutritive les créant ou en découlant tour-à-tour !

Ce faisant, ils s'efforceront :

*Tant de divulguer l'*Arthristisme-Diathèse *si peu connu à l'Etranger ;*

Que de montrer comment les ressources générales et spéciales de la Station hydrominérale de Vichy sont, logi-quement parce que physiologiquement, les plus propres à l'amélioration tant de cet Etat diathésique fondamental que de ses innombrables variétés morbides.

*En un mot, le programme des auteurs de l'*Arthritisme-Diathèse *à Vichy est le suivant. :*

1°. — *Montrer ce qu'est une nutrition normale ;*

2°. — *Déterminer comment une nutrition normale peut être viciée ;*

3°. — *Faire toucher du doigt les causes de cette dys-fonction nutritive comprise dans le double sens de l'Hyper-acidité humorale, substratum chimique de la viciation sanguine et sécrétoire ou excrétoire des arthritiques ; et de l'Hyper-densité des septums cellulaires, substratum histo-logique des troubles osmotiques en général ;*

4°. — *Enumérer les différentes manifestations cliniques de l'Arthritisme et leurs dysfonctions bio-chimiques ou histologiques ;*

5°. — *Rappeler en quoi les anciennes théories de l'Ar-thritisme correspondaient à la donnée actuelle de l'Aberra-tion de la Nutrition, et discuter les théories récentes de l'Arthritisme = Maladie microbienne ; de l'Arthritisme = Dysfonction endo-sécrétoire ; de l'Arthritisme = Tropho-Névrose ;*

6°. — *Exposer les ressources de la Cure de Vichy en tant que minéralisations fondamentale (alcaline et alca-*

lino-terreuse) et accessoire (sulfhydrique, sulfureuse, carbo-
nique, ferrugineuse, lithinée, strontianée, sulfatée calcique,
etc, etc.) de ses Sources ;

7°. — *Comparer la Cure de Vichy avec celle des autres*
Stations hydrominérales considérées comme également
alcalinisantes ;

8°. — *Déterminer les actions pharmaco-dynamiques*
primaires et secondaires des différentes Sources de Vichy
sur les diverses manifestations de l'Arthritisme ;

9°. — *Analyser l'action physiologique des adjuvants de*
la Cure de Vichy sur les différents troubles tropho-nutritifs
que peuvent présenter les Arthritiques ;

10°. — *Résumer les contre-indications de la Cure de*
Vichy.

C'est-à-dire faire voir :

Ce qu'est l'Arthritisme !

Comment se manifeste l'Arthritisme !!

Comment Vichy combat l'Arthritisme !!!

Ainsi conçu, ce programme est à la fois clinique et
physiologique.

Se souvenant de la parole de Virchow :

« La Physiologie représente la partie essentielle de la
Science parce qu'elle seule nous met à même de connaître
l'enchaînement des faits recueillis par l'Anatomie, la Chimie,
la Clinique ! »,

Les auteurs tendront à résoudre par la Physiologie
l'ensemble des problèmes pathogéniques qu'ils soulèveront,
de même qu'à expliquer par la Physiologie les effets
thérapeutiques qu'ils feront constater.

Mais, n'oubliant pas non plus, avec J. Gautrelet, que :

« Pathologie générale, Physiologie générale, voilà bien les deux expressions de la philosophie de la Science médicale contemporaine ! »,

Ils donneront à la Clinique, base de la Pathologie générale, et à la Thérapeutique, but suprême des Sciences médicales, tout le développement que leur importance comporte.

Puisse ce programme être fécond !

Puisse ce livre répondre à la fois à son sous-titre et à son exergue, c'est-à-dire réellement instruire aux points de vue de la Pathogénie de l'Arthritisme-Diathèse et de la Thérapeutique de l'Arthritisme-Diathèse Ceux qui sur cette Terre ont mission de juger des choses de la Médecine !

Vichy, le 1er Janvier 1908.

E. GAUTRELET,

Chimiste-biologiste.

Dr H. DE LALAUBIE,

Médecin de l'Hôpital thermal.

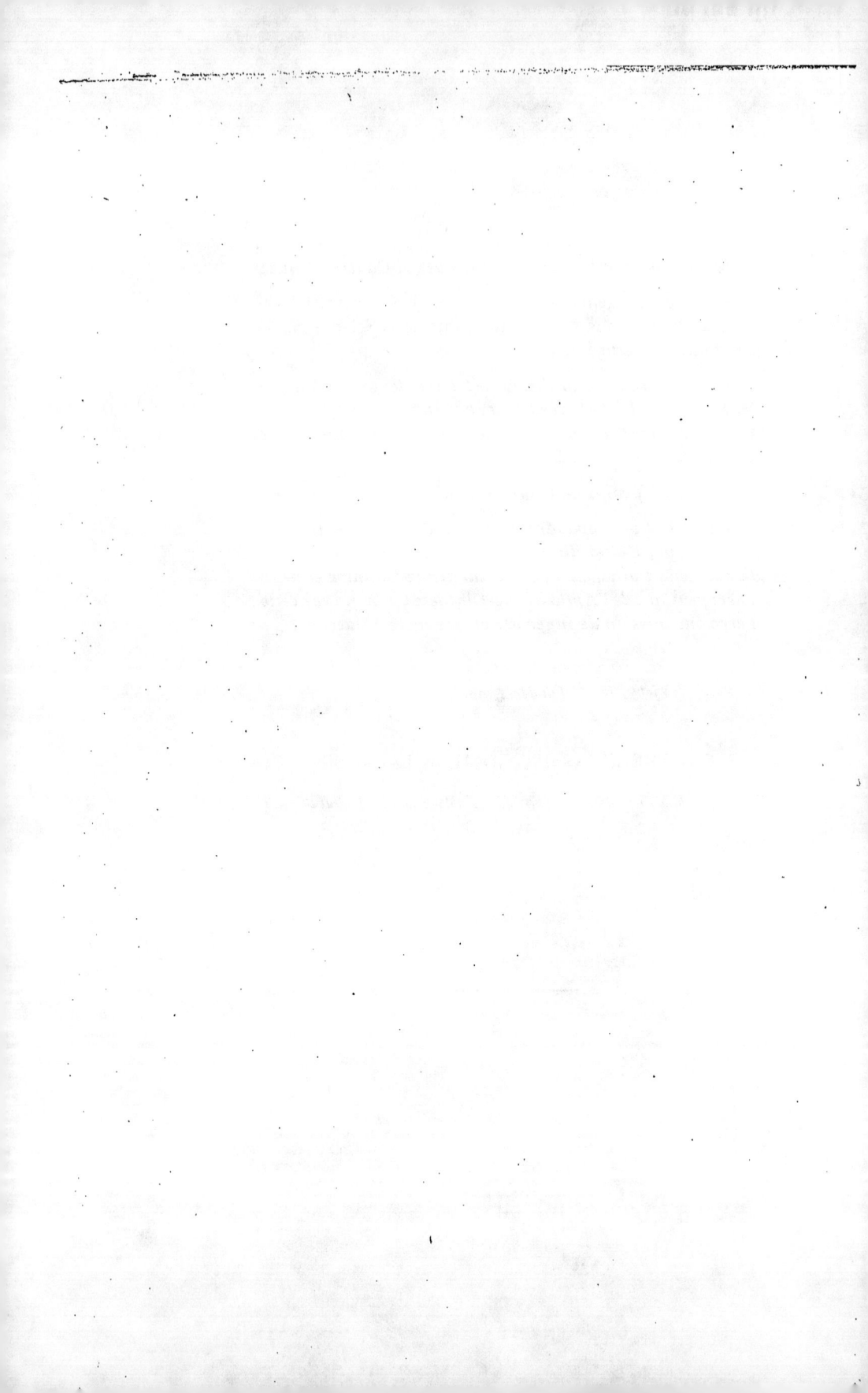

PREMIÈRE PARTIE

CE QU'EST L'ARTHRITISME

PREMIÈRE DIVISION

L'Arthritisme-Diathèse — Généralités

« Rien ne se perd ; rien ne se crée ! »
LAVOISIER.

Prenons une batterie de piles électriques et mettons-en les deux conducteurs polaires en communication avec un moteur magnétigène ; nous produirons du *travail mécanique*.

Relions ces mêmes conducteurs polaires à un voltamètre ; nous constaterons un dégagement de gaz, témoignage du *phénomène chimique* ayant pris naissance.

Fixons l'anode et la cathode de notre batterie aux deux extrémités d'un fil métallique fin ; ce fil rougira par *dégagement de chaleur*.

Que nos électrodes soient rattachées à celles d'une lampe à incandescence ; il y aura production de *lumière*.

Qu'enfin un électroscope soit interposé entre nos deux pôles ; ses lames s'écarteront en indice de l'*électricité* dégagée.

Phénomènes mécaniques liés à *Energie mécanique*,
Phénomènes chimiques conséquence d'*Energie chimique*,
Phénomènes calorifiques suite d'*Energie calorifique*,
Phénomènes lumineux occasionnés par *Energie lumineuse*,
Phénomènes électriques témoignage d'*Energie électrique*,

Ont donc été produits par une cause unique : l'ENERGIE, que la Philosophie scientifique contemporaine rattache, à bon droit et tout naturellement, à la GRAVITATION UNIVERSELLE et à sa conséquence l'ATTRACTION UNIVERSELLE par le lien de leur filiale : la PESANTEUR à laquelle nulle matière ne peut, en ce monde, échapper !

ENERGIE, au plus large sens du mot, également régie par la loi qu'a formulée LAVOISIER pour la matière : l'*Indestructibilité !*

ENERGIE et MATIÈRE, l'une et l'autre restant toujours, sinon semblables à elles-mêmes, du moins *équivalentes* devant l'ATTRACTION UNIVERSELLE, dans les diverses transformations que, soit la Nature, soit la volonté de l'Homme peuvent leur imposer !

Donc toute matière, tout corps constitue un RÉSERVOIR D'ENERGIE (*énergie potentielle*) s'il est inerte :

Comme la pierre en équilibre,

Comme le ressort maintenu déformé,

Comme un gaz ou une vapeur sous pression,

Qui sont inactifs au moment où on les considère à l'état de repos, mais qui sont susceptibles d'effectuer un certain travail à un autre moment donné.

Donc toute matière, tout corps constitue un TRANSFORMATEUR D'ENERGIE (*énergie réelle*) s'il est vivant, c'est-à-dire actif, c'est-à-dire capable de produire directement ou indirectement l'un ou l'autre des phénomènes chimiques, physiques ou mécaniques précités :

Telle la cellule protoplasmique qui échange spontanément ses sels ou ses gaz avec ceux du milieu ambiant,

Telle la zooglée qui communique à certaines mers une phosphorescence bien connue,

Telle la torpille qui décharge l'électricité de ses accumulateurs neuroniques sur la proie qu'elle veut foudroyer pour s'en emparer plus facilement,

Tel le poulpe qui projette ses tentacules sur le poisson ou le mollusque qu'il a convoité,

Tel le lapin claustré dans la « bombe calorifique » de BERTHELOT et qui la réchauffe,

Tel l'amibe qui, au contact du corps étranger inclus au

moyen de ses pseudopodes, sécrète un ferment faisant rougir la teinture bleue de tournesol.

L'Homme, que des travaux récents ne tendraient à rien moins qu'à faire considérer comme une émanation, supérieure mais simplement et rigoureusement, ontogénique des êtres « dits inférieurs » auxquels nous avons emprunté les exemples précédents, l'Homme ne peut se soustraire à la loi universelle de la Gravitation dont Laplace a dit :

« *Tous les phénomènes terrestres dépendent des attractions moléculaires (Pesanteur), comme les phénomènes célestes dépendent de la Gravitation universelle !* »

Et si l'Homme ne témoigne pas toujours directement, et par suite, en simple apparence d'ailleurs, de sa capacité de « Transformateur d'Energie » ; du moins peut-il le faire à sa volonté.

De fait, au repos et sans même faire appel à cette volonté :

Son expiration, par la vapeur d'eau et l'excès de gaz carbonique qu'elle dégage, met nettement en évidence les *phénomènes chimiques* qui se passent en lui ;

Le calorique qu'il rayonne laisse hors de doute les *phénomènes calorifiques* dont son corps est le siège ;

L'intercalation d'un rhéomètre entre son endoderme (estomac par exemple) et son ectoderme (peau) est l'indice, par la déviation que subit l'aiguille, des *phénomènes électriques* qu'il produit ;

L'auscultation de son cœur, de ses poumons, de sa masse abdominale font percevoir les *mouvements* qui se passent dans ses organes ; de même que la palpation des différents « pouls » laisse prévoir la *circulation mécanique* de son système vasculaire.

De fait, à l'état d'activité physique, et selon les caprices de sa volonté :

Ses bras ou ses jambes agissent-ils sur des leviers ou sur des poulies ? L'*Energie mécanique* qu'ils déploient se trouve mise en évidence.

Sa main fait-elle mouvoir la manivelle d'un électro aimant ? Si celui-ci s'accouple à une lampe à incandescence, on voit l'Homme, — par la double transition du travail mécanique et du travail électrique, — libérer de l'*Energie* lumineuse.

CHAPITRE PREMIER

Définition de la Nutrition. — La Nutrition dans les différentes espèces animales et chez l'Homme.

Mais, puisque dans la Nature :

« *Rien ne se perd ; rien ne se crée !* »

Avec quoi l'Homme fait-il ainsi, spontanément ou à sa volonté, de l'Energie d'une façon générale ?

Dans quels milieux l'Homme puise-t-il les éléments dont il libère ces différents modes énergétiques : Mécanisme, Chimisme, Chaleur, Lumière, Electricité ?

Les quelques exemples que nous allons donner vont mettre au point cette double question, en précisant à la fois les éléments, — alimentaires au point de vue énergétique, — empruntés par l'homme au milieu dans lequel il vit, et la nature variée de ce milieu ambiant !

Milieu ambiant et aliment énergétique : l'*air* qui, soit dans l'acte de l'hématose pulmonaire, soit dans l'acte de la respiration cutanée, fournit au sang l'oxygène destiné aux échanges assimilatifs et désassimilatifs de l'Homme depuis que se produit son premier frisson à la rupture de l'œuf utérin et le réflexe initial caractérisé par le premier cri, excitateur de la fonction pulmonaire !

Milieu ambiant et source d'alimentation énergétique : le *sein maternel* que le même premier frisson de l'enfant, — excitateur également de sa sécrétion gastrique, — sait spontanément lui faire trouver et utiliser, alors que tous autres mouvements que ceux de succion sont encore incoordonnés pour lui !

Milieu ambiant et source d'apports énergétiques : le *champ d'orge*, d'avoine ou de blé qui, ultérieurement, lorsque le sevrage aura définitivement fait cesser le parasitisme pour l'enfant, fournira l'aliment convenable tant à la fragilité de ses muqueuses digestives qu'à la simplicité relative des sécrétions de leurs appareils glandulaires !

Milieu ambiant et point de départ de réserves énergétiques : la *plaine de glace* de l'Esquimau sur laquelle vient respirer ou jouer le phoque arctique, dont les tissus musculaires et graisseux fourniront au misérable Groënlendais l'aliment réparateur en même temps que le combustible destinés à atténuer les pertes de son rayonnement cutané comme celles de son expiration ; dont la peau imperméable lui servira aussi à éviter le refroidissement intense lié aux conditions climatériques exceptionnelles qu'il subit !

Milieux ambiants et réservoirs énergétiques : la *forêt* à l'ombrage de laquelle l'Homme primitif recueille le champignon ou la truffe, comme les racines ou les fruits sauvages qui constituent sa frugale alimentation usuelle ; la forêt dont les branches formeront sa hutte-abri ; la forêt dont les brindilles alimenteront son foyer aux jours où la chaleur solaire semblera insuffisante à son épiderme insuffisamment velu !

Encore milieux ambiants et encore réservoirs énergétiques :

Le *jardin* et le *verger* dans lesquels l'Homme policé cultive les différentes variétés de plantes vertes ou hydrocarbonifères, d'arbres fruitiers !

La *vigne* où le soleil fait murir le raisin dont la transformation glyco-alcoolique fournit à l'Homme : à la fois un aliment énergétique de passage, et un excitateur de son activité cérébrale ou un sédatif de ses douleurs physiques ou morales !

La *plaine*, la *montagne*, le *bois* où, chasseur plus ou moins bien armé selon ses conditions de civilisation, l'Homme poursuit le quadrupède ou le volatile de la chair desquels il veut améliorer ses ressources énergétiques !

Toujours milieux ambiants et réservoirs d'énergie :

La *basse-cour*, l'*étable*, le *parc*, où l'Homme, dont l'éducation sensorielle s'est élevée, conserve la volaille, le bœuf, le veau, le porc, le mouton, le chevreau qu'il sacrifie à l'occasion pour relever ses menus alimentaires !

Le *ruisseau*, la *rivière*, le *fleuve*, la *mer* auxquels, à l'aide d'engins de plus en plus perfectionnés, l'Homme à tous les stades de la civilisation a demandé ou demande encore le mollusque, l'arthropode, le poisson, le mammifère même : réserves inépuisables pour l'énergie alimentaire de l'Humanité, et que celle-ci a d'autant plus appréciées qu'elle était plus rapprochée de l'état primitif !

Toujours, et enfin, milieux ambiants et accidentellement réservoirs d'énergie :

Ces *plages* où le marin jeté au milieu d'une peuplade d'antropophages se voit, par triste renversement des rôles, passer lui-même à l'état de victuaille festinale !

Ces *cavernes* où, sous prétexte d'imploration de la Pitié divine, les vieillards des tributs cannibales sont impitoyablement sacrifiés à l'entretien des « transformateurs d'énergie » que représentent les adultes leurs fils !

La *cascade* du rocher, le *puits* de la maison, la *fontaine* du village, l'*aqueduc* de la ville, la *source* de la station thermale : où l'Homme trouve les éléments de satisfaction de sa soif et les éléments de lévigation de son sang en même temps que certains éléments minéraux de constitution de son squelette ou de rénovation de son « milieu intérieur », selon que l'eau est simplement calcaire ou plus ou moins minéralisée !

.

L'Homme « transformateur d'énergie » non seulement au même titre que tout autre être vivant, mais à titre supérieur, — on a pu le voir par les exemples qui précèdent et on le verra encore par ceux qui suivent, — l'Homme peut trouver dans de multiples milieux ambiants les ressources énergétiques qui, si elles venaient à lui faire défaut, réduiraient bientôt sa matière au rôle secondaire de « réservoir d'énergie » en la rendant inerte !

Mais comment alors ?

Par quel mécanisme, lui, dont la cellule initiale a subi un tel nombre de divisions karyokynétiques, dont la cellule initiale a fini par se différencier de manières si diverses, dont les cellules-filles se sont superposées en couches si multiples ?

Par quel mécanisme arrive-t-il à mettre en contact les plus
intimes de ces cellules avec le milieu extérieur pour y puiser
l'élément rénovateur de son énergie?

Deux phases bien distinctes se superposent dans l'acte de
la *nutrition cellulaire*.

Si, chez les êtres inférieurs, — infusoires (cocci, bacilles, etc.) — auxquels nous avons fait allusion il y a un instant,
l'on peut constater que l'utilisation énergétique du milieu
ambiant s'effectue, — grâce à la simplicité anatomique de l'être,
le plus souvent constitué par un simple sac mono-cellulaire
anatomiquement fermé au monde extérieur mais qui lui est
ouvert osmotiquement du fait de la minceur de la paroi
(QUINTON) ; — si l'utilisation énergétique du milieu ambiant
s'effectue, disons-nous, *de plano*, c'est-à-dire par simple
phénomène de diffusion dialytique chez l'infusoire, comme
cela se produit aussi expérimentalement pour la « cellule »
artificielle de TRAUBE ou ses « sœurs » géantes, les « plantes »
artificielles (toujours mono-cellulaires) de LEDUC !

Il en est autrement pour les espèces animales, — et même
végétales, — dont l'organisation est plus complexe, dont les
cellules, en se multipliant, se sont différenciées à la fois
anatomiquement et physiologiquement ?

Prenons, pour débuter, comme exemple : le *siphoncle*,
polype consistant en un simple tube sans déterminations
terminales définies, et dont les seuls mouvements sont ceux
d'aspiration et de répulsion alternatives du liquide ambiant
par ses deux ouvertures, successivement buccale et anale
(BOHN) !

On voit que, l'ectoderme de cet être original n'offrant point
au milieu marin, dans lequel il vit, la perméabilité osmotique de l'ectoderme du microbe, il est nécessaire à son « pro-
priétaire » d'amener ledit milieu ambiant au contact de son
endoderme, — beaucoup plus perméable parce que plus
mince, — pour qu'une utilisation des éléments du milieu
ambiant devienne possible.....

Chez les *Spongiaires*, qui ne possèdent pas d'autre mouvement propre que celui du resserrement de leurs appendices

floriformes lorsqu'un objet quelconque vient en contact avec eux, — et ce, d'une façon analogue au mouvement réflexe des feuilles de la « sensitive » ou des « capsules » de la plante de la famille des Balsaminées bien connue sous le nom d' « Impatiens noli tangere », — la différenciation au point de vue du « modus agendi » de la réparation énergétique devient plus accusée.

L'objet arrivé au contact des appendices floriformes est-il à peine enserré dans leurs replis, qu'un suc digestif acide est sécrété par la masse, — d'une façon encore analogue à ce qui se passe dans le règne végétal pour les feuilles des arbres de la famille des Papayacées (papaïne = ferment diastasique analogue à la pepsine, le ferment diastasique normal de l'estomac des omnivores), — et cette masse : si elle est calcaire est solubilisée chimiquement, si elle est organique est solubilisée par hydrolyse diastasique.

Montons légèrement l'échelle zoologique et voyons ce qui se passe chez l'*amibe*, dont le leucocyte représente le principal type ?

Pour assurer l'assimilation énergétique, il lui faut :

Déformer son corps de façon à transformer une partie de son ectoderme en organes de reptation (pseudopodes) au moyen desquels il ira à la recherche du corps susceptible de lui fournir un aliment réparateur des échanges qu'il accomplit avec le milieu liquide dans lequel il plonge ;

Transformer ces pseudopodes en tentacules pour enserrer et fixer sur sa propre enveloppe le corps trouvé ;

Incurver en dedans, par déformation, cette enveloppe ectodermique pour y inclure l'aliment projeté ;

Sécréter un suc susceptible d'attaquer le corps utilisé comme aliment ;

Faire cheminer dans sa propre masse les résidus de ce corps non susceptibles d'être utilisés par son suc digestif, ou le corps lui-même dans son ensemble s'il y a eu erreur de la part de l'amibe pour la préhension du corps précité ;

Enfin expulser en un point quelconque de sa surface ectodermique les résidus du corps ou le corps tout entier après l'action digestive, de manière à s'en débarrasser.

Continuons à remonter l'échelle zoologique et voyons encore ce qui se passe chez les êtres dont la Nutrition ne se fait pas seulement au moyen de l'ectoderme ou de l'endoderme sans ou avec sécrétion pepsiforme ?

Tout d'abord nous constaterons que tous ces êtres offrent un tube digestif, — expansion ontogénique du tube endodermique du siphoncle, — et que ce tube digestif est pourvu de glandes annexes qui s'y ajoutent dans l'ordre suivant au point de vue de la différenciation physiologique :

Foie tout d'abord,

Glande biliaire ensuite,

Glandes gastriques après,

Glandes salivaires en quatrième ligne,

Pancréas pour terminer.

Nous remarquerons ensuite que :

Si le mollusque est obligé d'attendre sa nourriture des vicissitudes du mouvement du milieu dans lequel il est plongé ;

Si le poisson ne peut s'alimenter qu'en se lançant tout entier en avant pour happer sa proie ;

Si l'oiseau n'a qu'un bec pour, selon les espèces, fouiller les replis du sol pour y découvrir l'insecte ou la graine, barboter dans la vase pour y chercher le vermisseau, dilacérer les tissus de l'animal — mort ou vivant — dont il veut se nourrir ;

Si l'éléphant est obligé d'aller cueillir avec son nez, pour se les porter à la bouche, l'herbe sur le sol ou les feuilles et les rameaux sur les arbres ;

Si l'herbivore doit appréhender de ses lèvres l'herbe qu'il tondra et ingurgitera ;

Si le rongeur est obligé de prendre directement avec ses incisives la racine ou l'écorce qu'il grignotera ;

Si le carnassier ne déchiquète qu'avec ses canines les différents organes ou tissus de l'animal qu'il a réussi à capturer ;

Si le singe a à sa disposition quatre mains pour aller ravir les fruits aux arbres ou arracher au sol les racines dont il se nourrira après les avoir, par le moyen des mêmes organes différenciés, portés à sa bouche ;

Si l'Homme, enfin, peut : soit directement avec ses mains, soit indirectement en armant celles-ci, arracher à la Nature entière l'aliment destiné à combler ses déficits énergétiques et les porter aussi à sa bouche !

Il n'en reste pas moins que :

Malgré l'action de la salive dont la ptyaline a converti partiellement l'amidon alimentaire en glucose ;

Malgré l'action du suc gastrique dont l'acide chlorhydrique et la chlorhydro-pepsine ont converti, partiellement aussi, la fibrine en propeptones et en peptones ;

Malgré l'action des sucs entérique et pancréatique dont l'entérokynase et la trypsine ont plus ou moins complété les actions de sécrétion salivaire et de sécrétion gastrique ;

Malgré l'action de la bile dont les acides biliaires et les alcalis ont plus ou moins réussi à saponifier les glycérides des matières grasses comprises dans les aliments ingurgités ;

Aucune utilisation pour le « moteur animal ou végétal », ou plus exactement pour le « transformateur énergétique » qu'est tout être vivant, ne se produirait si les aliments ainsi transformés en « nutriments » ne subissaient une action physique spéciale, à laquelle nous avons déjà fait allusion, celle de l' « *osmose* » qui, comme on l'a vu, est à la base de la réparation énergétique, est à la base de la *nutrition* chez tous les êtres vivants !

.*.

Lorsque, dans un récipient, l'on place deux liquides miscibles mais sans action chimique l'un sur l'autre, en les superposant par ordre de densité décroissante, — une solution saturée de sulfate de soude, par exemple, au-dessous d'eau distillée, — l'on constate au bout d'un certain temps, malgré toute absence d'agitation mécanique et malgré aussi la constance de la température, que les deux liquides se sont mélangés de façon à former un liquide homogène dans toutes ses parties.

Ce phénomène physique porte le nom de *diffusion simple* ou *diffusion* tout court.

Et si, dans l'exemple précité, l'on avait employé une solution de sulfate de soude saturée à + 20° C. de sel anhydre, contenant donc environ 52 grammes de SO^4Na^2 par 100 c. c. ; si aussi les deux liquides avaient été superposés à volumes égaux ; le mélange après diffusion offrira en l'une quelconque de ses parties un titre légèrement supérieur (1) à 26 p. 100 de SO^4Na^2.

Graham, à qui l'on doit plus spécialement l'étude de la diffusion, en a résumé les lois comme ci-après :

a. — La vitesse de diffusion varie avec la nature des liquides en contact ;

b. — Les quantités de substances diffusées dans un temps donné par des solutions diversement concentrées d'un même corps varient proportionnellement au degré de concentration des solutions (au-dessous de 5 p. 100) ;

c. — La vitesse de diffusion augmente à mesure que la température s'élève.

Et, comme conséquence expérimentale, Graham a été conduit à diviser les corps dissous en deux classes au point de vue de leur diffusibilité :

1° Ceux qui jouissent d'une grande diffusibilité : acides chlorhydrique et sulfurique, chlorure de sodium, sulfates de sodium et de magnésium, sucre de canne, etc... et d'ailleurs la plupart des substances cristallisables ;

2° Ceux dont la diffusibilité est faible ou même nulle : gomme, albumine, caramel, tannin, gélatine, colle, etc,.

Enfin Graham a donné le nom de *colloïdes* aux corps peu diffusibles par opposition à l'apparence en général *cristalloïde* des corps dont la diffusion est grande ; en même temps qu'il a reconnu que, dans une solution complexe de cristalloïdes, ou un mélange de cristalloïdes et de colloïdes en solution unique, chacune de ces substances diffusait comme si elle était seule : celles à grande diffusibilité (cristalloïdes) ayant abandonné leur solutum pour le liquide en contact avant que de notables quantités de celles à faible diffusibilité (colloïdes) n'aient émigré vers la solution réagissante.

---

(1) Nous disons : « Titre légèrement supérieur » et non pas « titre égal » à $\frac{52}{2} =$ 26 p. 100 de SO^4Na^2 par suite de la contraction de volume accompagnant toujours le mélange de deux liquides miscibles.

Supposons maintenant que, au lieu d'opérer comme dans le cas précédent la superposition pure et simple de deux liquides miscibles dans un même récipient, nous les ayons séparés par une membrane (*septum* ou diaphragme) susceptible d'être mouillée au moins par l'un d'eux :

Membranes minérales = porcelaine dégourdie, etc. ;

Membranes végétales = membranes d'allium, pellicules de grains de raisin ;

Membranes animales = vessie, *peau, muqueuses,* membrane coquillière de l'œuf des gallinacés ;

Membranes artificielles = papier parchemin, baudruche, collodion, caoutchouc ;

Le même phénomène se produira, mais prendra le nom de *diffusion osmotique,* d'osmose plus simplement, ou encore de dyalyse ;

Et le courant faisant affluer le liquide vers l'un des vases sera dit « *endosmotique* », tandis que celui qui transportera une plus faible proportion de solutum vers l'autre vase sera dénommé « *exosmotique* ».

Et des recherches de Nollet, de Dutrochet et de Gayon sur cette question, on peut déduire les cinq lois suivantes :

: 1°. — L'intensité de l'osmose est proportionnelle à la surface du septum ;

2°. — Elle est accrue par une élévation de température ;

3°. — Elle varie avec la nature du septum ;

4°. — Elle varie aussi avec la nature des liquides ;

5°. — Pour une même membrane organique, les deux faces peuvent ne pas offrir la même valeur osmotique pour un même liquide.

Mais les échanges osmotiques se passant dans l'économie humaine ne sont point exclusivement des échanges liquides ; il y existe aussi des phénomènes osmotiques gazeux, de même que des actions moléculaires de gaz à liquide, de même qu'encore des phénomènes de pénétration des gaz au travers de parois solides ou liquides !

Voyons donc les lois, formulées par BERTHOLLET, DALTON, GRAHAM, régissant ces derniers phénomènes physiques ; elles contribueront également à éclairer les phénomènes physiologiques de la Nutrition que nous étudions en ce moment.

En voici l'énumération :

1°. — La force élastique ou la pression d'un mélange gazeux est égale à la pression des différents gaz considérés comme occupant seuls le volume du mélange ;

2°. — Les vitesses de diffusion des différents gaz sont en raison inverse des racines carrées de leurs densités ; dans un mélange gazeux, le gaz à plus faible densité pouvant être considéré comme un « cristalloïde », tandis que le gaz à plus forte densité jouerait vis-à-vis de lui et du septum le rôle de « colloïde » (atmolyse) ;

3°. — Même loi pour les vapeurs (diffusion) ;

4°. — Même loi pour les gaz (pénétration au travers des membranes solides) ;

5°. — La diffusion s'accroît au fur et à mesure que la température s'élève ;

6°. — Les quantités de gaz qui traversent une membrane liquide sont sensiblement proportionnelles au coefficient de solubilité du gaz dans le liquide considéré, et en raison inverse de sa densité ;

7°. — Lorsqu'un liquide et un gaz sont en présence : une portion du liquide passe à l'état de vapeurs qui se répandent dans l'atmosphère gazeuse considérée, tandis qu'une portion du gaz pénètre dans le liquide et s'y dissout.

*
**

Le *tube digestif* de l'Homme : bouche, pharynx, œsophage, estomac, duodénum, jéjunum, iléon, cœcum, colon transverse, colon descendant, rectum, est essentiellement tapissé d'une façon générale par une *membrane muqueuse* qui, *par définition même des conditions osmotiques*, est en tous points *apte aux phénomènes dialytiques*.

Et les phénomènes dialytiques envisagés peuvent être considérés comme plus spécialement « endosmotiques » du fait de la nature « cristalloïde » du bol nutrimentaire préparé comme on l'a vu précédemment : par action chimique ou hydrolysante, de l'acide chlorhydrique et des ferments diastasiques (ptyaline, pepsine, entérokynase et trypsine) ; par action mécanique de la bile, sur les aliments ingurgités.

Des phénomènes endosmotiques liquides intenses se passent donc tout le long du tube intestinal :

A preuve la constatation de la saveur des corps par les papilles gustatives linguales ; constatation qui ne pourrait s'opérer s'il n'y avait déjà dialyse en ce premier diverticulum du tube digestif ;

A preuve la résorbption dans l'estomac d'une certaine quantité de l'eau ingérée, — sans intervention de passage pylorique, — comme le montre le phonendoscope ;

A preuve, encore, la rapide disparition dans le gros intestin de l'eau après entéroclyse, comme le fait constater la diurèse abondante succédant généralement à une telle irrigation ?

Depuis les travaux de Pflüger l'on sait que, chez l'Homme adulte, pendant les phénomènes respiratoires, l'épithélium pulmonaire est le siège d'une absorption d'oxygène équivalente à environ 300 litres en 24 heures ; tandis qu'il laisse sourdre une quantité de gaz carbonique sensiblement égale aux quatre cinquièmes de ce chiffre (240 litres environ) et une proportion de vapeur d'eau, moyenne encore, de 500 grammes, soit à peu près une fois et demi plus.

D'autre part l'on sait encore que les sangs artériel et veineux contiennent respectivement pour 100 c. c. :

	Sang artériel	Sang veineux
		c. c.
Oxygène...............	19^{cc}66	11.98
Acide carbonique...........	48 02	55.47
Azote....	2 00	2.00

L'acide carbonique, d'après Lambling, existant à l'état de dissolution physique dans les proportions seulement de : $1^{cc}56$ pour le sang artériel et $3^{cc}02$ pour le sang veineux ;

L'acide carbonique se trouvant pour le reste à l'état de combinaison chimique (bicarbonates alcalino-terreux) dans le sang.

Il se passe donc dans le *septum* constitué par l'épithélium pulmonaire et subséquemment dans le sérum sanguin, non seulement des phénomènes endosmotiques et exosmotiques gazeux patents, mais encore des phénomènes de dissolution gazeuse et d'évaporation liquide des plus manifestes.

D'autre part encore, il est connu que le quotient respiratoire $\frac{CO^2}{O}$ de Pflüger, normalement égal à 0,84, s'abaisse à 0,76 chez les arthritiques, tandis qu'il s'élève à 0,92, c'est-à-dire près de l'unité, chez les tuberculeux.

D'autre part enfin, il a été montré par Peiper, Rumpf, que l'alcalinité apparente du « milieu intérieur » (sang pour les Vertébrés en général et l'Homme en particulier), normale pour l'Homme au chiffre de 228^{mgr} de NaOH p. 100 s'abaissait, encore en moyenne à 140^{mgr} chez le premier type de malades, et se relevait vers 250^{mgr} chez le second (1).

Et comme la masse de sang contenue dans l'organisme humain est considérable (environ un treizième du poids du corps), on peut se rendre compte quelles perturbations osmotiques gazeuses peuvent amener pour le « milieu intérieur » les variations quantatives de sa réaction alcaline apparente.

Les travaux de Vierordt, de Quinquaud, d'Hénocque, etc., ont fixé depuis longtemps sur le rôle osmoseur des différents tissus de l'économie par rapport à l'oxygène circulatoire.

Mais, ce qui dans ces travaux est le plus intéressant, — à notre avis et tout au moins pour le sujet qui nous occupe en ce moment, — c'est la comparaison effectuée entre : l'absorption de l'oxygène par les différents tissus de l'économie à l'état de

---

(1) En tenant compte de l'augmentation d'acidité liée à la fièvre accompagnant généralement la tuberculose (Calculs déduits des recherches de G. Van Noorden).

repos et à l'état de travail, c'est-à-dire, pour parler chimico-biologiquement, en condition de réaction alcaline et en condition de réaction acide ; et l'excrétion carbonique des mêmes tissus dans les conditions opposées précitées.

Or, alors qu'en moyenne, d'après CHAUVEAU et KAUFFMANN :

1° La quantité de sang qui traverse un muscle en activité est cinq fois superieure à celle qui, pour le même temps donné, traverserait le même muscle au repos ;

2° La quantité d'oxygène inhalée est vingt fois supérieure dans le premier cas que dans le second ;

3° La quantité d'acide carbonique dégagée est trente-cinq fois plus forte dans le premier cas encore que toujours dans le second.

Donc le travail, c'est-à-dire l'Hyperacidité, soit générale, soit simplement locale, détermine un abaissement réel du quotient respiratoire des tissus ; et il s'en suit qu'il y a une fois de plus lieu, dans les phénomènes dialytiques constitutifs de la Nutrition tissulaire, de tenir compte des variations de l'alcalinité apparente du « milieu intérieur. »

ABSORPTION D'OXYGÈNE A L'HEURE
par 100 grammes d'organe

	REPOS
Mucles	76 cc.
Cœur	70
Cerveau	40
Foie	33
Reins	33
Rate	26
Poumons	24
Tissu adipeux	20
Os	16
Sang	0,26

Et comme de plus ainsi que le tableau ci-dessus le montre, la valeur des tissus en absorption oxygénée est très différente ;

il s'en suit encore qu'il n'est pas indifférent biologiquement pour un sujet donné de voir se substituer du tissu adipeux, du tissu cellulaire ou du tissu conjonctif à du tissu musculaire lors des dégénérescences diverses que l'Hyperacidité organique peut engendrer dans son économie.

Spallanzani, Scharling et Hanover ont montré que la peau excrétait une proportion d'acide carbonique sensiblement égale au trente-huitième de celui exhalé par le poumon dans le même temps.

D'autre part Béclard a indiqué que la quantité d'oxygène endosmosé par l'ectoderme était sensiblement égale à l'acide carbonique exosmosé.

D'autre part encore, Ch. Richet a établi la loi physiologique suivante :

« *La quantité des combustions est chez les divers individus de la même espèce, toutes conditions égales d'ailleurs, proportionnelle à l'étendue de la surface tégumentaire.* »

D'autre part enfin, depuis les travaux de Lavoisier et de Seguin, l'on sait que l'épiderme laisse diffuser par 24 heures une quantité d'eau sensiblement double de celle de l'exhalation pulmonaire, soit donc un litre en moyenne.

Les fonctions endosmotiques et exosmotiques de la peau sont donc nettes ; et ce tégument, si négligé par la plupart des médecins dans la Pathogénie et la Thérapeutique des affections diathésiques, doit donc être considéré comme jouant un rôle considérable dans les modifications humorales ; étant de plus donné que la plupart des principes éliminés par la perspiration cutanée diffuse (vapeur d'eau) ou concrète (sueur) sont des produits acides.

Il existe cependant dans la sueur, comme d'ailleurs dans les vapeurs cutanées et l'expiration pulmonaire, — nous le verrons plus loin en détail, — d'autres produits intéressants à étudier ; notons seulement en passant que les deux vapeurs pulmonaire et cutanée contiennent des ptomaïnes extrêmement toxiques (d'Arsonval, Bouchard).

***

Après tout ce que nous venons d'exposer relativement au rôle osmoseur de l'épithélium du tube digestif, de l'épithélium pulmonaire, de l'épithélium cutané, des divers agrégats tissulaires, il peut paraître oiseux de rappeler que l'épithélium des capillaires est en somme le plus grand osmoseur de l'économie!

Et, cependant :

C'est lui qui, non seulement fixant aux poumons et à la peau l'oxygène atmosphérique par endosmose et y rapportant l'acide carbonique exosmotique, permet à l'oxygène de l'oxyhémoglobine circulatoire, — oxyhémoglobine toujours en rapport à la fois avec la valeur du coefficient respiratoire et avec l'alcalinité apparente du sang (Jean Gautrelet), — d'être cédé aux tissus ambiants ;

Mais c'est lui, encore, qui concourt exclusivement aux reins à l'épuration du « milieu intérieur » ;

Mais c'est de lui que, par l'intermédiaire des glandes à sécrétion interne, dépend l'épuration fonctionnelle secondaire de l'organisme ;

Mais c'est lui qui, aux glandes à sécrétion externe, concourt seul à la formation des différents principes : salive, suc gastrique, suc pancréatique, suc entérique, lait, etc, destinés secondairement à l'entretien de la Nutrition dans son ensemble ; comme encore : mucus, sérosités, larmes, séborrhées, etc., ayant pour rôle l'entretien physique spécial des éléments anatomiques particulièrement sujets à des érosions ou à des traumatismes « professionnels » du fait de leurs fonctions biologiques particulières.

Le rôle des épithéliums en Osmose et par suite en Nutrition est donc considérable.....

Et ce rôle doit être d'autant plus serré de près dans l'étude de la Diathèse arthritique à Vichy que l'un de nous (H. DE LALAUBIE) a depuis longtemps proclamé l'*action modificatrice élective de l'Eau de Vichy sur les épithéliums*, et que l'autre (E. GAUTRELET) a récemment démontré la *solidarité fonctionnelle existant entre tous les épithéliums :* solidarité confirmée d'ailleurs depuis par LONDE ; solidarité enfin capable de créer à elle seule, le montrerons-nous plus loin, deux des principales causes orginelles et extrinsèques de la Dystrophie osmo-nutritive qui constitue l'Arthritisme-Diathèse.

Enfin, pour bien préciser les conditions physico et chimico-biologiques de la Nutrition de l'Homme, considérées : soit d'une façon absolue dans ses fonctions osmotiques personnelles, soit d'une façon relative, c'est-à-dire en comparaison de son élévation dans l'échelle zoologique ; nous rapprocherons dans le tableau ci-dessous des données générales de la Nutrition de l'Homme en :

Oxygène dissous du sang,

Coefficient respiratoire (en oxygène inhalé),

Coefficient thermique (en calories),

Alcalinité apparente du sang,

Titre hémohémoglobinique,

ESPÈCES	Oxygène dissous dans 100 c. c. de sang	Coefficient respiratoire en oxygène inhalé	Coefficient thermique en calories	Alcalinité du sang en m. gr. de NaOH. p. 100 c. c.	Titre hémoglobinique p. 100
		litres			
Petits oiseaux ch.		9.500	45.288		
Moineau......		6.710	31.987	266	16.5
Poulet		0.875	4.171		
Chien :.......		0.700	3.290	133	12.0
Cobaye..... .		1.110	5.291	186	14.0
Hanneton . .		0.700	3.337		
Ver à soie . . .		0.700	3.307		
Lapin.......		0.687	3.274		12.0
Veau		0.325	1.549	231	
Porc...... .		0.325	1.549	231	14.4
Homme......	16.00	0.300	1.432	228	14.0
Cheval....		0.250	1.273	231	13.1
Lézard.... ...		0.134	0.658	80	7.0
Grenouille . .		0.066	0.275	75	8.0
Crabe...... .	3.40	0.105	0.507		
Lombric... .		0.070	0.333		
Anguille.....		0.048	0.218		
Raie.		0.047	0.223	62	
Ecrevisse...	3.50	0.038	0.180	60	
Sangsue. ..		0.022	0.104		3.0
Astérie. .. .		0.012	0.152		0.0
Huitre				26	0.0

Les mêmes données pour quelques-uns des principaux représentants des types zoologiques admis aujourd'hui comme bien connus au point de vue biologique.

**

L'*osmose* peut donc être considérée comme le *phénomène physique fondamental* de la Nutrition.

De même qu'un *bol alimentaire* convenablement approprié : tant par la nature des aliments ingérés, que par l'action des glandes digestives ;

De même encore qu'une *ration convenable d'oxygène ;*

De même toujours qu'une *alcalinité moyenne du sang ;*

De même enfin qu'un *titre hémoglobinique* suffisant ;

Constituent les *principes chimiques étant la base* de la même Nutrition.

Celle-ci étant envisagée sous le jour très large de :

La Balance entre :

Les apports endosmotiques assimilatifs, d'une part,

Et *les déports exosmotiques désassimilatifs*, d'autre part.

D'où, pour une Nutrition normale, nécessité :

1°. — De l'intégrité physiologique, donc histologique, de l'ensemble des septums cellulaires ;

2° et 3°. — De rations nutrimentaire et respiratoire adéquates ;

4°. — D'une hémo-alcalinité rationnelle ;

5°. - D'une hémoglobinhémie parallèle à l'alcalinité sanguine.

Nous allons maintenant montrer que toutes modifications de la Nutrition, de quelque ordre elles soient, sont liées : soit directement, soit indirectement, aux variations de l'une ou de l'autre, ou encore de l'ensemble de ces cinq données biologiques ; c'est-à-dire aux variations de l'Osmose !

DEUXIÈME DIVISION

Les Causes de Nutrition aberrante

« Natura non facit saltus ! »

Sans avoir en quoi que ce soit la prétention, ni même la simple intention, de discuter ici les théories de la Création du Monde émises par Moïse, il est cependant impossible de ne pas reconnaître que l'apparition de l'Homme sur la Terre n'a pas eu le caractère de spontanéité que, — au moins en apparence, puisque Saint Chrysostôme et Saint Augustin entendaient déjà par « périodes » ou « époques » les « jours » de la Genèse, — la Tradition biblique laisse concevoir.....

Un siècle à peine nous sépare de l'époque à laquelle cette Tradition biblique, seul document, — écrit et connu, — relatif à l'époque de l'enfantement du Monde, faisait loi !

Mais, on ne peut le nier, ce siècle a été d'une fécondité extraordinaire : non seulement pour l'Histoire de la longue suite des siècles passés ; mais encore pour la Préhistoire ; mais enfin, pour la fixation des conditions d'organisatien de la Vie antérieures à l'apparition de l'Homme à la surface de la Terre.

Astronomie, Physique, Chimie, Minéralogie, Pétrographie, Botanique et Zoologie comparées, Physiologie, Géologie, Géographie physique, Paléontologie, Embryologies générale et comparée, Ethnographie, Egyptologie, Paléographie, Numismatique, Linguistique, etc., etc. ont, à l'envi, arraché successivement à la sphère céleste, aux immensités « abyssales », aux profondeurs du sol, aux monuments phéhistoriques aussi bien qu'historiques, aux manuscrits anciens de tous pays, aux squelettes et embryons de toutes races, les connaissances les plus variées, des documents faisant reculer de plusieurs milliers d'années l'Histoire du Monde, des faits susceptibles de préciser les données initiales de la Vie !

I

Donc, au « Commencement », — in Principio, comme dit l'Écriture, — il n'existait à la surface du Globe aucun être organisé ; et l'absence de tout vestige animal ou végétal dans les terrains primitifs, terrains éruptifs, terrains plutoniens, ou terrains encore dits « azoïques » (sans vie), fait foi de cette assertion.

Du reste, la très haute température du Globe, à l'époque de la formation des roches gneïsiques, micaschistiques et talc-schistiques qui constituent exclusivement les terrains primitifs, rendait alors la vie impossible à la surface des terres.

De même que la « mer étrange, — à eaux brûlantes et épaissies par des limons de toute nature, formant comme une purée minérale » (Fabre) — qui couvrait la plus grande partie du même globe terrestre à cette « période ignée » ne se prêtait en quoi que ce soit à l'Organisation de la Vie.....

.*.

Mais :

D'une part, par la condensation incessante des vapeurs issues de cette « mer étrange » sous l'influence des « feux intérieurs », peu à peu la surface du sol se refroidit, et par suite s'affermit.

D'autre part, par la même condensation incessante de vapeurs se substratisant en pluies diluviennes , « l'écorce calcinée de la Terre fut profondément corrodée, les principes de ses roches primitives se désunirent, furent dissous et balayés, en même temps que des fluctuations (sismiques) violentes brisaient, pulvérisaient ce qui ne pouvait se dissoudre » (Fabre).

Ainsi s'organisèrent les premiers terrains sédimentaires, encore appelés terrains primaires ou paléozoïques, parce que la Vie s'y montre pour la première fois : terrain cambrien, terrain silurien, terrain dévonien, terrain carbonifère.

C'est, en effet, dans le terrain cambrien, le plus ancien des terrains de transition (terrains cambrien, silurien et dévonien) que l'on trouve les premiers fossiles d'êtres organisés ;

Fossiles peu nombreux d'ailleurs, et appartenant soit à des plantes exclusivement marines (maigres algues) ; soit à des représentants des derniers échelons de l'échelle animale (crustacés, annélides, mollusques).

La composition minéralogique du *terrain silurien* : roches schisteuses à peu près exclusivement, est la même que celle du terrain cambrien, le calcaire et les fossiles y étant cependant moins rares que dans le premier ; et ces fossiles sont sensiblement identiques.

Quant au *terrain dévonien*, en général composé de grès colorés en rouge par l'oxyde de fer, de schistes rougeâtres, de schistes bitumineux, de calcaires et de grès quartzeux (entre les couches duquel se trouvent des lits d'anthracite) ; il renferme au contraire beaucoup de fossiles ; tels que : trilobites, ortho-cères, encrines, spirifères, productus, lituites, térébratules, polypiers, calcéoles, clyménies, appartenant aussi aux groupements zoologiques inférieurs, de même que des débris de végétaux terrestres des groupes fougères et équisétacées, premiers vestiges d'une flore acotylédone différenciée.

Mais, « quand furent émergés les terrains de transition, le sol se couvrit d'une végétation luxuriante comme on n'en trouverait aujourd'hui de semblable que dans les régions les plus chaudes du monde. Dans une atmosphère surchauffée, humide et riche en gaz carbonique s'élevèrent de sombres forêts que n'égaya jamais le chant des oiseaux, où ne retentit jamais le pas du quadrupède, car la terre ferme alors n'avait pas d'habitants vertébrés. Seule la mer nourrissait dans ses flots une population d'animaux étranges, à demi-poissons, à demi reptiles, « rois » de l'époque, et que l'on nomme « sauroïdes ».

Aux lieux même occupés maintenant par des forêts de chênes et de hêtres, venaient des arbres non moins étranges : des fougères arborescentes balançant, à l'extrémité d'une tige élancée et sans ramifications, un gracieux bouquet de feuilles énormes ; des équisétacées gigantesques, sortes de prêles à tige cannelée, atteignant dix mètres de hauteur. Les débris de cette végétation, accumulés pendant une série de siècles dont il est impossible d'évaluer le nombre, puis ensevelis dans les entrailles de la terre par les révolutions sismiques qui ont façonné les continents, sont devenues les couches de « houille » ou « charbon de terre » exploitées aujourd'hui par le pic des mineurs... » (Fabre).

Ainsi se constitua le terrain houillier ; quatrième étage des terrains primaires, et sur lequel flottait une atmosphère irrespirable par suite de son grand excès de vapeur d'eau et d'acide carbonique ; atmosphère rendant donc la vie impossible à toute espèce animale terrestre d'organisation un peu élevée, à preuve les seuls types : scorpion (arachnide) et libellule (insecte névroptère) y retrouvés à l'état fossile.

Atmosphère, au contraire, d'autant plus favorable à la végétation ; qui, le voit-on, prit alors une puissance sans exemple à aucune autre époque, et grâce à laquelle l'emmagasinement de l'excès d'acide carbonique atmosphérique se fit dans les forêts silencieuses pour le plus grand bien de l'œuvre de salubrité aérienne.

Ainsi s'amassa la houille ; ainsi l'air devint respirable pour l'Animalité.

*
* *

Avec les TERRAINS SECONDAIRES (terrain permien ou pénéen, terrain triasique, terrain jurassique, terrain crétacé) ; c'est-à-dire avec des terrains reposant sur une assise plus stable, moins mobile que celle des premiers âges du passage du globe terrestre de la période ignée à la période de « terre ferme » ; avec des terrains possédant une atmosphère respirable, au sens où nous le concevons aujourd'hui, parurent les premiers sauriens (iguanes et monitors des *grès* vosgiens ou *permiens*).

Sauriens, c'est-à-dire reptiles, rapidement suivis dans l'évolution zoologique (grès bigarrés, calcaires conchyliens et marnes irrisées du « *trias* ») par des ammonites et des avicules dont les fossiles se retrouvent dans l'ensemble du trias, et par un énorme batracien le « cheirotherium » ainsi que des « échassiers » dont la vase molle des rivages d'alors (formant les dalles du grès bigarré actuel) porte encore l'empreinte des pas après des milliers et des milliers d'années d'enfouissement.

Dans les marnes du « lias », qui forment les assises inférieures du « *terrain jurassique* », à côté de peignes, de griphées,
d'ammonites, l'on voit apparaître un céphalopode analogue à
la seiche actuelle, le « calmar à bélemnite », puis d'immenses
reptiles de l'ordre des sauriens : dont l'ichtyosaure (poisson
lézard), le plésiosaure (poisson serpent), le mégalosaure (grand
lézard de 22 mètres de longueur), et enfin le ptérodactyle
(lézard volant), ainsi que des insectes coléoptères du genre
scarabées.

Alors que le « système oolithique », assise supérieure du
même terrain jurassique, composée de marnes, d'argile et de
sables parsemés de calcaires sous forme de globules arrondis
en couches concentriques et semblables à des œufs d'écrevisses
ou de homards, montre : en outre de l'huitre actuelle (mollusque acéphale), les premiers représentants des marsupiaux
(mammifères à poche ventrale où se complète le développement
des jeunes) et les premiers représentants des plantes cotylé-
donées, des gymnospermes du type « conifères ».

Si l'époque houillère est le règne des fougères arborescentes
et des poissons sauroïdes, si l'époque jurassique est le règne
des reptiles monstrueux, l'époque crétacée est elle-même le
règne des « céphalopodes à coquilles cloisonnées » : tels que
les ammonites et les bélemnites déjà citées et que l'on retrouve
pour la dernière fois, en masse d'ailleurs, dans les dépôts de
grès verts et de calcaires du *terrain crétacé* provenant de l'immersion marine d'une partie des dépôts jurassiques.

Ammonites et bélemmites vivant côte à côte avec des
lamentins, des dauphins et d'énormes squales du type « mosa-
saure » plus terribles que les requins actuels, alors que la
végétation terrestre ne comportait toujours que des cycadées et
des conifères, c'est-à-dire des plantes crytogamiques ou dicotylédones inférieures.

Mais les dépôts « wealdiens », c'est-à-dire les dépôts argilo-
calcaires produits en eaux douces par un mélange de marnes
et de coquilles caractéristiques des eaux stagnantes, laissent
apparaître des squelettes de poissons analogues à ceux de nos
étangs, des carapaces de tortues lacustres, les ossements d'un

reptile l' « iguanodon » plus grand encore que le « mégalosaure », et surtout des fossiles d'oiseaux du genre « échassiers »
en quantité considérable.

*
* *

Les TERRAINS TERTIAIRES (éocène, miocène et pliocène) comprennent l'ensemble des couches qui se sont déposées entre le
terrain crétacé et les terrains modernes (terrains quaternaires).

« Cette période est l'aurore d'un nouvel ordre de choses.
Les céphalopodes à coquille cloisonnée: ammonites, bélemnites et autres genres analogues, si fréquents dans les mers
précédentes, disparaissent anéantis pour toujours. Disparaissent aussi les énormes sauriens dont l'iguanodon des « wealds »
était un des derniers représentants, et la Création remplace
ces monstruosités des âges primitifs par des êtres plus parfaits.

Alors la terre se peuple de mammifères, non de faibles
marsupiaux comme ceux que nous ont déjà montré les couches
jurassiques, mais de vrais mammifères, aussi élevés d'organisation que ceux de notre époque. Les forêts ont des carnivores
du genre « chien » ; les bords des lacs son habités par des
pachydermes voisins de nos tapirs. Des tortues, des crocodiles
animent les eaux douces. Les coquillages des mers ont, en
partie, la forme de ceux des océans actuels.

La végétation est pareillement en progrès. Les fougères en
arbre, les prêles gigantesques, les cycadées n'existent plus. A
ces végétaux, d'organisation inférieure, succèdent enfin des
végétaux phanérogames, des dicotylédones qui ne sont pas encore
nos arbres, mais qui déjà les annoncent ; des monocotylédones (d'ordre élevé), parmi lesquels dominent les palmiers,
confinés maintenant dans la région des tropiques.

Le terme éocène, signifiant « aurore des choses communes »,
fait allusion à ce commencement, à cette aurore de communauté
de caractères entre les êtres d'alors et les êtres d'aujour-
d'hui. » (FABRE).

Dans ses trois étages (inférieur, moyen, et supérieur)
l'éocène, au milieu de sables blancs, d'argile plastique, de
marnes, de gypse, de calcaires grossiers, et à côté des squelettes du pachyderme palœotherium et de l'anoplotherium

(sorte de cheval à pieds fourchus et à demi aquatique), l'on peut citer comme manifestation intéressante de l'évolution zoologique l'apparition de fossiles d'oiseaux de variétés différentes analogues à nos hiboux, à nos bécasses, à nos courlis, à nos pélicans ; alors que tous les terrains antérieurs n'avaient jamais offert d'autres squelettes d'oiseaux que ceux de l'ordre des échassiers, correspondant d'ailleurs beaucoup mieux anatomiquement aux conditions de la vie en habitats à peu près exclusivement marins ou lacustres des époques primaire et secondaire.

L'époque *miocène* (minorité des choses communes), constituée géologiquement par : soit des grès, soit des calcaires peu consistants (molasse), soit des amas de coquilles brisées (falun), est, peut-on le dire, une époque de transition tant au point de vue de la flore que de la faune préhistoriques.

La végétation y est mixte ; elle associe les arbres des régions tropicales à ceux des régions tempérées. Les palmiers dominent comme monocotylédones, mélangés à des gymnospermes (conifères) et à des dicotylédones proprement dites (noyers, ormes, érables, bouleaux) déjà semblables à ceux de nos jours.

A côté de mammifères « mastodontes », semblables à l'éléphant, armés comme lui de formidables défenses, mais dont les molaires, au lieu d'être planes, avaient leur couronne hérissée de gros tubercules en mamelons, l'on rencontre : des rhinocéros, des hippopotames peu différents de ceux que nourrissent aujourd'hui les lacs de l'intérieur de l'Afrique ; des tapirs ; des équidés et des suidés voisins du cheval et du porc ; un ours à puissantes canines comprimées en « lame de poignard » ; des chats de la taille de nos lions ; divers rongeurs (castors et écureuils) ; enfin de rares quadrumanes (singes), type alors le plus élevé de la série animale.

Le *pliocène* (pluralité des choses communes) dans lequel se rencontrent géologiquement, comme dans l'éocène : des sables, des argiles, des marnes et des calcaires, s'en distingue toutefois par la présence de galets, indice primitif de la naissance des eaux courantes et en opposition avec le type stagnant de toutes les eaux antérieures, soit douces, soit salées.

3

Ce terrain pliocène, le dernier des assises sédimentaires préhistoriques, est certainement le plus riche en fossiles.

Ses plaines étaient couvertes de conifères (pins, sapins) et de dicotylédones ressemblant de plus en plus aux arbres constituant notre flore actuelle.

Ses mers étaient peuplées de baleines, de dauphins, de phoques, de lamentins, de poissons variés, très analogues, pour ne pas dire identiques, à ceux de nos jours.

Ses forêts abritaient d'innombrables éléphants, rhinocéros, hippopotames, solipèdes (très voisins comme anatomie du cheval actuel), ruminants (bœufs, cerfs, antilopes), rongeurs (de genres très variés) ; auxquels herbivores terrestres correspondaient, par réciprocité, des carnassiers plus nombreux encore et mieux armés : ours, hyènes, grands chats, chiens (vigoureux et voisins de notre loup), qui leur faisaient une chasse continuelle.

Un mammifère bimane, un primate, l'Homme enfin, est signalé dans le pliocène !

Par un seul spécimen fossile, il est vrai.....

Mais spécimen d'autant plus vraisemblable comme « authencité de temps » que :

A la *période glaciaire* par laquelle débuta l'époque quaternaire (diluvienne), à laquelle finit la Préhistoire, et à laquelle commence l'Histoire vraie du monde ;

A côté des vestiges du monstrueux aurochs, du formidable ours des cavernes, du gigantesque mammouth, les contemporains de l'Homme quaternaire ;

Les restes de la naissante industrie de cet Homme quaternaire (haches façonnées avec un caillou tranchant, os apointés en forme de dard, tessons de poterie) trouvés : tant mêlés à ses propres ossements qu'aux ossements des animaux à la chair desquels il avait emprunté son alimentation, que concomitamment encore aux traces de foyers qu'il avait édifiés ;

Les sculptures plus ou moins grossières dont l'Homme quaternaire rehaussait déjà les manches de ses armes ;

Les peintures dont, à la période glaciaire, l'Homme ornait déjà aussi les parois des cavernes composant ses abris : tant contre les intempéries que contre les atteintes des légions d'animaux féroces dont il était entouré ;

Indiquent certainement pour l'Homme quaternaire un état — nous ne dirons pas de civilisation, même relative, — mais de « non-primitivité » évidente ;

Donc tendent à faire remonter l'apparition de l'Homme sur la Terre, — au sommet de l'échelle zoologique ayant lentement évolué du début de la période primaire à la fin de la période tertiaire, — au-delà de l'époque quaternaire, qui ne serait ainsi que la « vulgarisation mondiale » de l'Homme !

Quoi qu'il en soit de ce dernier détail, une série de faits intéressants au point de vue biologique se dégage de l'ensemble des considérations géogologiques que nous venons d'exposer.

Tout d'abord l'on remarquera que primitivement toutes les eaux étaient marines, c'est-à-dire salées.

Puis l'on observera que, primitivement aussi, l'atmosphère de même que les eaux, étaient surchargées d'acide carbonique.

L'on considèrera ensuite que, — ainsi que d'ailleurs la Genèse l'a indiqué en bloc, — apparurent successivement :

« *Les poissons qui nagent dans l'eau, les oiseaux qui volent dans l'air et tous les animaux qui se meuvent sur la terre* ».

Eh ! bien, au point de vue « évolution ovulaire », c'est-à-dire au point de vue des conditions initiales de la Vie pour l'ensemble des être connus à la surface du globe, cette division nous semble des plus suggestive.....

Au premier groupe génésien : « *les poissons qui nagent dans l'eau* », appartiennent, en effet, tous les animaux présentant un ovule à l' « état de liberté absolue », c'est-à-dire un ovule rejeté par la femelle avant la fécondation, donc fécondé extra-génitalement et dont la nutrition procède directement des éléments du milieu ambiant.

Dans le second groupe génésien : « *les oiseaux qui volent en l'air* », se rangent les animaux dont l'ovule offre des conditions de « liberté relative », c'est-à-dire dont ovule se sépare de la mère avant ou après la fécondation par le mâle, mais emporte

avec lui, — en toute prévoyance, — une « réserve nutritive »
à laquelle son développement ultérieur est lié.

Du troisième groupe génésien : « *les animaux qui se meuvent
sur la terre* », dépendent les animaux dont l'ovule ne peut : ni
être fécondé en dehors du corps de la femelle, ni se développer
en dehors du corps de la même femelle, c'est-à-dire un ovule
fécondé « *in situ* » par le mâle, puis fixé à la femelle en état
de parasitisme, sous la forme fœtale, au moyen de l'accolement
des villosités utéro-placentaires.

Eh ! bien, en analysant ces documents dans le sens
« osmotique » dont nous venons de montrer le rôle fondamental
en Nutrition générale :

Au point de vue des idées actuelles sur la Parthénogénèse :
parthénogénèse qui existe encore de nos jours pour certains
groupements zoologiques inférieurs ;

Au point de vue des conditions biochimiques exposées au
tableau de la page 25 pour l'ensemble des êtres physiologiquement étudiés à notre époque ;

Au point de vue des rapports existant entre l'Arthritisme et
l'Hérédité ainsi que le Parasitisme, , c'est-à-dire ses causes
originelles ;

Au point de vue des multiples causes extrinsèques, comme
des diverses causes intrinsèques que nous allons exposer pour
l'Arthritisme-Diathèse ;

De même que, enfin, pour les conditions de « régression
biochimique » que présentera notre étude des manifestations
arthritiques d'ordre général ;

Ne trouve-t-on pas dans les données géologiques précitées
tous les éléments d'une explication rationnelle ?

C'est ce que nous allons essayer de faire voir maintenant !

CHAPITRE SECOND

Causes originelles de Nutrition aberrante

HÉRÉDITÉ. — Hérédité paternelle ; hérédité maternelle.

PARASITISME. — Parasitisme de gestation ; parasitisme de
lactation.

Lorsque l'on jette un coup d'œil, superficiel ou simplement
distrait, sur les expériences d'Yves Delage, le « concept », sceptique *a priori*, se demande tout d'abord comment, dans sa
génération en apparence parthogénétique, des corps jusqu'ici
considérés comme biologiquement inertes : telle l'eau de Seltz,
telles les solutions manganésiennes, tels le tannin, le sucre,
l'ammoniaque, la gélatine, ont pu remplacer effectivement le
spermatozoaire dans la fécondation artificielle de l'œuf d'astérie?

Eh bien !

Si l'on s'appesantit sur la question, et si l'on fouille chimiquement et physiquement les détails des expériences d'Yves
Delage !

Si l'on en rapproche ce que l'on sait d'une façon générale
sur l'Histologie embryonnaire des êtres « dits supérieurs », et
aussi ce qui se passe dans la multiplication par simple segmentation des êtres « dits inférieurs ! »

Si l'on y compare certaines données de l'Histologie normale,
et aussi certains faits acquis par l'Histologie pathologique !

Le jour se fait peu à peu sur la substitution, en apparence
seulement irréalisable, d'éléments chimiques à la cellule mâle
dans le mystérieux problème de la Fécondation !

Yves Delage signale, en effet, comme premier phénomène
de l'action des produits chimiques sur l'œuf, — non fécondé
physiologiquement, — de l'astérie ; un *épaississement de sa
paroi*.....

Or, parmi les lois relatives à l'Osmose, n'en est-il pas une précisément, la troisième, qui dit que l' « *Osmose varie avec la nature du septum ?* » . . . . .

Que donc une cellule ovulaire à septum mince, telle celle de l'astérie, reste plongée pendant un temps plus ou moins long dans un même milieu liquide, l'on constatera que rapidement son contenu offre, pour les cristalloïdes au moins, une composition analogue, et même à la longue identique, à celle du milieu extérieur, l'eau de mer dans le cas présent . . . . .

En ces conditions de statique osmotique, de double équilibre physique et chimique, il ne peut y avoir pour la dite cellule d'accroissement possible.

Tout ce que la cellule ovulaire peut faire biologiquement est de se maintenir en la statique mécanique parallèle que lui ont créé ses phénomènes osmotiques primitifs.

Qu'au contraire :

Par addition protoplasmique, comme cela se passe dans la fécondation normale, c'est-à-dire physiologique, c'est-à-dire par la spermatozoaire, elle augmente l'épaisseur de son septum périphérique, ainsi qu'on le sait embryologiquement ;

Par transformation chimique partielle de l'albumine de son enveloppe en syntonines, — que les chlorures et sulfates alcalino-terreux de l'eau de mer précipitent secondairement sur la couche du septum primitif, — l'acide carbonique de l'eau de Seltz modifie la nature de la paroi ovo-cellulaire primitive (1) ;

Par durcissement de cette paroi ovo-cellulaire, les sels manganésiens créent des conditions mécaniques différentes au septum ovulaire primitivement considéré ;

Par superposition d'une couche colloïdale artificielle au faible septum ovulaire initial, la gélatine tannique augmente la résistance à la diffusion osmotique pour les deux milieux liquides ovulaire et marin ;

On comprend de suite que la cellule ovulaire de l'astérie, ne laissant plus dialyser ses principes, cristalloïdes ou colloïdes,

---

(1) L'on pourra remarquer, en passant, que les conditions de cette expérience d'Yves Delage sont précisémeut celles de l'apparition des premiers animaux à la surface du globe, (eaux salées et sur carboniquées exclusivement).

avec la même intensité qu'antérieurement, est forcée de s'accroître !

Et, d'ailleurs, ce que nous venons de dire pour la cellule ovulaire différenciée de l'être relativement supérieur qu'est l'astérie qui se multiplie par division indirecte, c'est-à-dire par division karyokynétique, — comme la cellule ovulaire humaine, — est également vrai pour les phénomènes biologiques correspondant à la multiplication par simple division directe du bacille : la segmentation et la sporulation.

Segmentation ou sporulation : au moment desquelles l'on voit le bacille épaissir sa paroi, concréter en quelque sorte son protoplasma à sa périphérie, puis se diviser ; chaque cellule nouvelle. chaque cellule-fille reprenant alors son état antérieur d'équilibre physique, sa statique chimique primitive.

Et d'ailleurs, ce que nous venons de dire pour l'ovule de l'astérie, n'est-ce pas également ce qui se passe en Histologie normale dans la formation substitutive des tissus ?

N'est-ce pas encore ce que nous enseigne l'Histologie pathologique pour la dégénérescence cellulaire carcinomateuse ?

Dans les deux cas :

Tissu de substitution ou d'augment,

Tissu de dégénérescence ;

Nous voyons la cellule initiale s'épaissir avant de se déformer pour remplacer le tissu lésé ou simplement à étendre ;

Nous savons que la période prémonitoire du « gigantisme » cellulaire se caractérise par un épaisissement de l'élément cellulaire initial !

Donc le point de départ de la fécondation ovulaire de l'astérie consiste en une modification, — par épaissement, — du septum ovulaire initial.

Et l'on peut de suite, par réversibilité ontogénique logique, croyons-nous, généraliser et déduire des lois et faits précédemment exposés, que :

La Nutrition de la cellule ovulaire sera influencée par l'intensité de l'épaisissement de son septum ;

Le développement karyokynétique de l'ovule est fonction de son enveloppe initiale.

Or, que constate-t-on lorsque l'on examine un certain nombre de liquides spermatiques humains ?

A la forme allongée, avec flagelle mince et très mobile, que tous les histologistes décrivent comme normale ; l'on voit fréquemment se substituer deux types de spermatozoaires suffisamment différents comme apparence histologique pour que l'on puisse, biologiquement, penser qu'ils peuvent se différencier aussi au point de vue physiologique, c'est-à-dire au au point de vue de la fécondation.....

L'un de ces types est représenté par un spermatozoaire court, trapu, avec large flagelle peu mobile ;

L'autre type est constitué par un spermatozoaire court également, mais mince, et avec flagelle en quelque sorte atrophié, présentant des mouvements à peine marqués. !

Or le premier de ces types aberrants de spermatozoïdes se trouve chez l'Arthritique ;

Or le second se rencontre chez les Vieillards, chez les Tuberculeux, chez les Convalescents, chez tous ceux, en un mot, dont la vitalité biologique est atteinte.

Nous conclüerons donc de cette remarque que, les masses protoplasmiques spermatozoïdes étant différentes en ces cas, l'apport physique du spermatozoaire de chacun de ces types à la fécondation, c'est-à-dire à l'épaississement périphérique, à la statique mécanique, à la modification nutritive du septum ovulaire est différente :

Logiquement, une addition protoplasmique élevée devant tendre à former un septum ovulaire plus accentué ;

Logiquement, une addition protoplasmique faible devant arriver à constituer un septum ovulaire moins accusé ;

Logiquement, une addition protoplasmique élevée devant tendre à augmenter l'assimilation osmotique de la cellule ovulaire ;

Logiquement, une addition protoplasmique faible ne pouvant que diminuer, — toujours bien entendu relativement à la normale, — l'assimilation dialytique de l'ovule fécondé !

Simple question de septum osmotique au fond, le voit-on !

Mais simple question de septum osmotique qui, peut-on le croire, suffit à marquer la part de l'élément mâle dans la fécondation.

La taille, les qualités énergétiques (fonctions évidemment des conditions d'osmose ovulaire) sont, — on le sait par les observations vétérinaires si multiples et si précises de la reproduction des Equidés et des Bovidés, — le résultat principal de la vitalité de l'étalon.

Tandis que, au contraire, la robe, les formes générales (fonctions non moins certaines du milieu nutritif de l'ovule) sont le résultat plus direct des conditions biologiques de l'élément femelle !

Et nous nous demandons si ce n'est pas ainsi que doit être interprétée la plus grande part de l'Hérédité du produit ovulaire par rapport à son agent fécondateur : le mâle ?

Nous savons bien, en effet, que l'action du spermatozoaire sur l'ovule n'est pas limitée à l'épaississement du septum !

Nous savons bien qu'une certaine part de la masse spermatozoïde se « polarise » avec les granulations protoplasmiques ovulaires pour engendrer les premières cellules filles !

Mais la nutrition de l'ovule fécondé, ainsi constitué, aurait-elle lieu sans la modification densitaire du septum initial ?

Cela, nous ne le croyons pas...

Ce qui revient à dire que : La part la plus grosse de la fécondation, quelle qu'elle soit, revient à l'hyperdensification du septum ovulaire initial...

Donc, que l'Hérédité paternelle consiste surtout en les variétés de densification de l'ovule maternel par le spermatozoaire.

**

Voyons maintenant ce qui se passe du côté maternel !

Les recherches de Charrin ont depuis longtemps précisé quelles étaient les influences du milieu nutritif que représente le milieu intérieur de la mère, — son sang, — et nous montrerons plus loin par quel mécanisme ce « milieu intérieur » exerce son influence sur les résultats de la conception.

Les expériences de Charrin sont trop connues pour que nous revenions sur le détail de leur « *modus faciendi.* »

Nous n'en retiendrons que deux points, essentiels à notre sens, pour le facteur Hérédité maternelle dans l'Arthritisme - Diathèse :

Nous voulons parler de toutes les conditions expérimentales qui, à un « milieu intérieur » plus ou moins normal, ont superposé des conditions toxiques plus ou moins avérées.....

Et, d'ailleurs, comment pourrait-il en être autrement ?

« *La pression osmotique, a dit* Van t'Hoff, *est un facteur fondamental dans les diverses fonctions des animaux et des végétaux. D'après* Vriès, *c'est elle qui règle la croissance des plantes ; selon* Massart, *elle gouverne la vie des germes pathogènes.* »

Et ne savons-nous pas encore, par les détails des expériences de Leduc sur ses cellules artificielles géantes que l'on peut, à volonté, y réaliser l'organisation et la division cellulaire : bases de la reproduction ?

Ne savons-nous pas encore, par les expériences de Traube et par celles de Leduc, que : pour grandir et grossir, la substance d'une cellule étant empruntée au milieu extérieur ; en variant le milieu nutritif, c'est-à-dire le liquide osmotiquement réactionnel vis-à-vis du « milieu intérieur » de la cellule, on obtient des espèces différentes de cultures artificielles ?

Les chlorures de sodium et de potassium donnent des croissances vermiformes ;

Le nitrate de potassium forme des épines ;

Le chlorure d'ammonium fait concréter des chatons....

Ne savons-nous pas, par les récentes communications de Bonnier à l'Académie des Sciences, que :

En application des données « in vitro » de Traube et de Leduc, — on a pu faire produire des feuilles au genêt en le cultivant simplement dans une atmosphère humide ; et, inversement, ramener ces feuilles aux épines initiales en le nourrissant avec du sucre ?.....

Un simple phénomène mécanique, le piétinement, suffit pour faire transformer en feuilles les fleurs du trèfle : comme

si, par « Malthusianisme de Paupérisme », la plante voulait
réserver tous ses organes aériens au travail de nutrition répa-
ratrice de sa tige, mise en « mauvaise posture » (histologique
et physiologique) par les dilacérations mécaniques qu'elle a
subi ?.....

Selon donc que le sang de la mère possèdera d'une façon
particulière tel ou tel élément acide ou basique ;

Selon que ses albuminoïdes solubilisés seront plus ou moins
osmotiquement assimilables ;

Selon, encore, la nature diverse de ces albuminoïdes ;

Selon, toujours, que les toxines, sécrétées par tous éléments
cellulaires en fonction normale aussi bien qu'anormale, auront
été plus ou moins éliminées par les émonctoires naturels (peau,
reins, poumons), ou annihilés par la fonction antitoxique du
foie ;

On peut en concevoir une répercussion particulière dans
le développement de l'œuf fécondé initialement par le spermatozoaire.....

Et, de fait, c'est ce que, nous venons de le dire, ont enré-
gistré les expériences de Charrin !

Et, de fait encore, c'est ce que, cliniquement, montre chaque
jour la Médecine dans l'étude pathogénique des Maladies
infantiles !

Aussi, ne nous semble-t-il point téméraire de penser que :

Par le mécanisme physico-chimique d'une ovulation
perturbée :

Tant par l'épaisissement déjà anormal de son septum
d'origine maternelle,

Que par l'épaisissement secondaire et additionnel, anormal
aussi, de son septum par le spermatozoaire trop dense d'un
fécondateur arthritique ;

Par le mécanisme d'une nutrition viciée du « conceptum »
ovulaire pendant les neuf mois de la grossesse d'une arthritique ;

Il puisse se présenter à la rupture de maturité ovulaire, —
qui constitue l'acte de l'accouchement, — un sujet-fils présen-

tant des troubles osmo-nutritifs au moins analogues, si ce n'est même plus accentués, que ceux que nous signalerons ultérieurement pour les Arthritiques adultes !

Et nous allons expliquer notre dernière réticence : « troubles osmo-nutritifs plus accentués » en étudiant le Parasitisme de lactation.

**
* *

Si l'on continue à étudier la Nutrition dans le sens dans lequel nous venons de lui donner « corps », c'est-à-dire dans le sens physico-chimico-biologique des phénomènes dialytiques alternes, endosmotiques et exosmotiques ; l'on est obligé de concevoir le Parasitisme d'une façon générale comme la résultante d'une nutrition à double échéance :

Echéance primitive du côté du « porteur » du parasite ;

Echéance secondaire du côté — terminal — du parasite lui-même.

Or, qu'est le fœtus à la mère ?

Pas autre chose, on en conviendra, que son parasite temporaire !

Pas autre chose que la « sacculine » vis-à-vis du crabe !

Pas autre chose que le « tœnia », ou le « lombric », vis-à-vis de l'Homme lui-même !

Le fœtus, expansion de l' « œuf » constituant le produit de la grossesse chez la femme, ne vit pas plus de la vie directe de la femme que le tœnia ou le lombric ne vivent directement de la vie de leur hôte ; pas plus directement que la sacculine ne vit des échanges généraux du crabe !

Mais, ainsi que l'ont souligné les travaux d'Yves Delage et ceux de L. Bruntz et J. Gautrelet : l'égalité de la salinité chlorurée et phosphatique des « milieux intérieurs » du crabe et de la sacculine ; l'acidité plus accusée, — ou plus exactement l'alcalinité moins forte, — de l'hémolymphe de la sacculine vis-à-vis du sang de crâbe, démontrent :

D'une part qu'il existe une osmose continue entre les deux individus, hôte et parasite ;

D'autre part qu'il y a, — ce qui était à prévoir d'après ce que nous avons dit des conditions relatives générales de dyalyse des colloïdes et des cristalloïdes, — dans les dites conditions osmotiques du crabe à la sacculine un passage supérieur des acides par rapport aux bases.

Et, évidemment, pour l' « œuf » humain, il en est de même.....

A part ce que l'on sait au point de vue de la pénétration bacillaire (tuberculose, syphilis tout au moins) du sang de la mère au sang du fœtus au travers des villosités placentaires, donc à part les conditions directes d'infection bactérienne ; il y a acquis aussi que, dans l'osmose utéro-placentaire, il y a transport dialytique créant toujours à l'enfant un apport « acides » supérieur à l'apport « bases ».

Donc, par définition, *l'enfant, — produit même de la fécondation et de la gestation les plus normales, — est,* de fait, *à sa naissance un arthritique* ;

Puisque son sang est proportionnellement plus riche que celui de l'adulte en « acides » qu'en « bases », plus riche en « ions » positifs qu'en « ions » négatifs ;

Puisque, comme nous le montrerons plus loin, ces conditions bio-chimiques sont précisément celles de l'Arthritisme-Diathèse !

Voyons maintenant comment l'enfant peut, doit même, dirons-nous, atténuer ces conditions biochimiques originelles défectueuses pour devenir un adulte à fonctions physiologiques normales ?

*
* *

Au fur et à mesure que, dans l'échelle zoologique, les différenciations anatomiques et physiologiques s'établissaient, l'on a vu succéder, pour l'ovule fécondé :

A la condition de « liberté absolue », que comporte l'œuf de l'astérie, — ou de tels autres animaux inférieurs, — n'ayant à sa disposition comme éléments nutritifs que ceux du milieu ambiant (eau de mer) ;

A la condition de « liberté relative », comprise sous la forme de l'œuf des sauriens ou des oiseaux, emportant en lui-même la « réserve nutritive » suffisante pour son développement intégral ;

La condition spéciale de l' « œuf » des marsupiaux et des mammifères dont l'évolution se présente sous la forme « fixée » du parasitisme utéro-placentaire.

Mais, précisément, fruits d'une « fixation » à fonction osmotique double, les êtres venus au jour solaire dans de telles conditions physico-bio-chimiques complexes, paient à la Nature, nous l'avons dit, le tribut de l'abus, — à eux imposé par les lois physiologiques, — d'une nutrition à double échéance.....

Non seulement leur « milieu intérieur », leur sang, est vicié par une diminution de la basicité !

Non seulement leur squelette n'offre pas la résistance minérale de celui des animaux inférieurs !

Mais, de plus, leur foie : qui a eu à emmagasiner pendant la longue période de la gestation une quantité de fer extraordinaire introduite par l'hémoglobine maternelle, — quantité de fer que l'être qui « défèque » trouve dans ses aliments mais élimine journellement par sa bile, — ce foie a pris non seulement un développement anormal, — environ le quart du poids du corps pour le nouveau-né au lieu du vingtième pour l'adulte, — mais a subi, par une inscrustation d'hépato-ferrine considérable, lui créant des conditions circulatoires et osmotiques atténuées, un trouble de fonction des plus manifeste.

L'alimentation « ordinaire », — qui apporterait à son foie non-seulement du fer qu'il détient (comme sa rate d'ailleurs) déjà en excès, mais encore les toxines de l'hydrolyse alimento-nutrimentaire, — n'est donc pas possible pour le nouveau-né du fait de l'hypofonction atoxique qu'originellement son foie présente.

C'est pourquoi la Nature, toujours prévoyante, a eu soin de donner à la mère, chez les marsupiaux et les mammifères, des organes sécrétant un liquide qui n'exige pas du foie de leurs enfants un rôle de défense ou une action antitoxique sensibles.

C'est pourquoi, dans la merveilleuse organisation de l'Univers, la Nature a eu soin de doter la femelle de chaque espèce animale supérieure d'une sécrétion lactée : appropriée à ses conditions biochimiques primitives, appropriée aux conditions biochimiques spéciales du « conceptum » parasitaire qu'elle vient de mettre au jour.

L'« enfant », produit d'une « omnivore », et qui, par osmose gravidique, possède, de droit et de fait, un « milieu intérieur » moins basique que le « milieu intérieur » de tel autre rejeton de mammifère « herbivore », le veau par exemple ; l'enfant, disons-nous, ayant besoin d'une molécule albuminoïdique moins complexes que les « caséines » pour une, atoxique donc saine, assimilation hépatique, trouve dans le lait maternel une « caséase » c'est-à-dire une caséine déjà hydrolysée, déjà dissociée au point de vue chimique, et de ce fait fournissant dans sa transformation alimento-nutrimentaire des déchets moins nocifs que ceux de la caséine proprement dite...

C'est pourquoi la substitution du lait de vache, utilisé directement, ou même après stérilisation (c'est-à-dire après destruction des contages extérieurs), mais sans dissociation albuminoïdique, contrairement à ce qui a lieu pour les laits divisés par passage à la filière sous pression qui eux contiennent de la caséase (E. GAUTRELET) et non plus de la caséine (1);

C'est pourquoi la substitution du lait de vache au lait de femme dans l'alimentation des nouveaux nés, s'il fait de beaux enfants, il ne les fait précisément beaux que parce que, en déterminant chez eux une aggravation de leur dysfonction hépatique originelle, il exagère leur « Diathèse arthritique » constitutionnelle, en un mot, il les surarthritise !!!

C'est pourquoi la substitution prématurée d'une alimentation solide à l'alimentation lactée maternelle entraîne, envers et contre toute surveillance, tant de troubles digestifs chez l'enfant !

L'enfant chez lequel :

Non-seulement les organes digestifs à épithélium trop frêle sont facilement lésés par les particules solides des aliments ingérés ;

Non-seulement le foie, par son excès d'hépatoferrine, ne

---

(1) Le lait d'ânesse contient aussi de la caséase ; et telle doit être la raison de sa valeur alimentaire spéciale chez le nouveau-né.

se trouve pas fonctionnellement apte à atténuer les toxines hydrolytiques alimentaires ;

Mais, encore, l'hyperacidité plasmatique élevée, ou plus physiologiquement l'abaissement du titre hémoalcalimétrique, crée à l'utilisation osmotique des nutriments, une condition biologique des plus défectueuse :

Ces dérivés des aliments communs, c'est-à-dire des aliments solides, étant, par ce fait déjà, plus acidifiants eux-mêmes que ceux du régime lacté parce que leurs molécules hydrocarbonée ou azotée sont plus complexes.

Le régime lacté maternel, prolongation relative du « parasitisme fœtal » est donc une condition essentielle au point de vue biochimique pour la garantie d'une osmose nutritive rationnelle chez l'enfant...

Hors de l'alimentation au sein il n'y a que cercle vicieux pour la Nutrition de l'enfant ! Et cercle d'autant plus vicieux que l'on s'écarte davantage de l'alimentation lactée !!!

L'alimentation lactée, on ne saurait trop le répéter, qui seule ne comporte pas, — ou à peu près pas, — de fer, est seule aussi apte à éliminer du foie du nouveau-né l'hépato-ferrine qui l'encombre et lui enlève presque toute sa valeur fonctionnelle.

L'alimentation lactée, — comprise plus spécialement dans le sens de l'alimentation au sein de la mère ou au sein d'une nourrice mercenaire, — ne comptant ses albumines que sous la forme déjà hydrolysée de « caséase », supprime, de ce fait, les déchets toxiques de la dissociation diastasique alimento-nutrimentaire, et seule permet, de ce fait encore, à l'hypo-fonction atoxique hépatique originelle de l'enfant d'arriver au but physiologique d'une fonction atoxique hépatique normale.

Et, ainsi, — en remarquant finalement que la présence de sels alcalino-terreux dans le lait vient s'ajouter biologiquement comme correctif de l'acidité plasmatique exagérée de l'enfant, — l'on peut dire que : le « *parasitisme de lactation* » doit être distingué du « *parasitisme de gestation* », avec lequel il nous a paru jusqu'ici avoir été confondu, et duquel on peut cependant dire qu'il est physiologiquement l'opposé, qu'il est biologiquement la contre-partie !

CHAPITRE TROISIÈME

Causes extrinsèques de Nutrition aberrante

TEMPÉRATURE. — PRESSION. — ÉTAT HYGROMÉTRIQUE. ÉTAT ÉLECTRIQUE. — CLIMATS.

L'augmentation de la diffusion osmotique des gaz sous l'influence de l'élévation de la température devrait, a priori, faire penser que pour l'Homme, -- si ses septums cellulaires pouvaient êtres assimilés purement et simplement à ceux d'un endosmomètre expérimental, — un bénéfice certain résulterait constamment de l'élévation de température du milieu ambiant, comme aussi de l'élévation de température de son organisme proprement dit.

Et, cependant, il n'en est rien ; ou, du moins, ce bénéfice n'est obtenu que dans des conditions tout a fait particulières...

Lorsque, sous l'influence de la fièvre dont les déchets désassimilatifs jouissent tous de la « fonction chimique » « acide », la température centrale de l'homme augmente.....

Son bulbe a beau, par action réflexe, activer le rythme respiratoire costo-diaphragmatique et le rythme circulatoire cardiaque ; il y a, malgré la grande quantité d'air, donc d'oxygène, inhalée, dyspnée :

Tant par mauvaises conditions chimiques du « milieu intérieur » pour l'osmose hématique (hyperacidité plasmatique) ;

Que, aussi, secondairement : par insuffisance d'apport d'oxygène oxyhémoglobinique, et par excès de rétention carbonique plasmatique aux éléments du système nerveux central sous l'influence de la coagulation de la myosine produite par l'élévation thermique :

Coagulation de la myosine diminuant les échanges osmotiques cellulaires généraux par induration des septums fondamentaux.

. . . .

4

Que, sous l'influence de la fatigue, surajoutée à une température ambiante élevée, le malheureux fantassin, surchargé de ses armes et de son bagage, soit, au cours d'une marche forcée, pris de dyspnée par « coup de chaleur ».....

L'interprétation du phénomène peut être ainsi résumée :

D'une part, coagulée dans une certaine mesure par l'excès d'acide lactique résultant du travail excessif qu'il a à produire, la myosine a fait perdre aux septums cellulaires initiaux, comme dans le cas précédent, une certaine proportion de leur perméabilité osmotique, donc ne leur a permis d'endosmoser que moins d'oxygène que la normale, n'a pas proportionnellement laissé exosmoser plus d'acide carbonique, conséquemment a encombré le torrent circulatoire d'un excès de ce produit toxique pour le système bulbaire ;

D'autre part, l'appel périphérique incessant de son « milieu intérieur », de son sang, des vaisseaux centraux aux capillaires cutanés par action de défense de la peau, — cherchant : au moyen d'une élimination sudorale liquide et gazeuse exagérée à décharger le torrent circulatoire de ses excédents d' « ions » positifs, comme aussi à atténuer l'hyperthermie, — lui a créé une sorte d'anémie bulbaire, rendant l'action fonctionnelle d'excitation des rythmes respiratoire et cardiaque dudit bulbe inférieure à la normale ;

D'autre part, encore, le « pompage » excessif des muscles en activité dynamique sur le cœur diminue le liquide de la circulation artérielle au profit, — profit théorique, mais mauvaises conditions physiologiques pratiques, — du système veineux qui de ce fait se trouve distendu outre mesure.

Et, pourtant, dira-t-on, le séjour dans l'atmosphère surchauffée à près de + 100° C. des étuves à peinture sur métal n'est pas nuisible aux ouvriers de cette profession !

C'est que, répondrons-nous, le travail à effectuer dans ces étuves étant faible ; l'acidité plasmatique, ne s'exagérant pas, n'a pas tendance à coaguler la myosine ; donc les échanges osmotiques de ces ouvriers peuvent rester sensiblement normaux ; leur température ne s'élève pas.

En tous cas, une élévation thermique centrale peut être compensée :

Soit au moyen des antipyrétiques,

Soit au moyen des réfrigérateurs superficiels généraux (méthode de Brandt pour la fièvre typhoïde, la pneumonie, etc).

En tous cas, une élévation thermique périphérique peut être atténuée :

Soit au moyen des alcalins,

Soit au moyen des réfrigérateurs locaux (serviette mouillée sur la tête pendant le bain de vapeur).

De fait, en Physiologie, comme d'une façon générale d'ailleurs dans la Nature, la grande loi de l'Antagonisme ne doit jamais être perdue de vue.

A l'atténuation fonctionnelle des rythmes respiratoire et circulatoire par influence de l'exagération de la chaleur ambiante correspondent inversement des augmentations :

Non-seulement de l'activité de la respiration,

Non-seulement de l'impulsion cardiaque,

Mais encore de la sécrétion gastrique (puits de glace de Raoul Pictet, crymothérapie de Redard) :

Par action réflexe positive du pneumo-gastrique lors des abaissements thermiques du milieu extérieur.

Tandis que cette même action réflexe, mais négative, du pneumo gastrique, déjà expliquée pour la respiration et la circulation qu'elle amoindrit, l'a-t-on vu, tend aussi à diminuer la sécrétion gastrique (inappétence de l'été et des pays chauds).

Et le système de l'Hydrothérapie froide est fondé sur cette donnée d'excitation du bulbe et du pneumo-gastrique ; de même qu'il répond aussi à un autre ordre de phénomènes de l'organisme, — auxquels nous avons fait allusion précédemment, — les phénomènes électriques propres à tous les animaux à sang chaud, c'est-à-dire aux animaux à température propre, à température différenciée.

Toute dissolution saline, le sait-on aujourd'hui, se dissocie, — et ce d'autant plus intensivement que sa concentration moléculaire est moindre, — en ses éléments initiaux, les « ions ».

« Ions positifs » pour les corps du groupe des métalloïdes ;

« Ions négatifs » pour ceux du groupe des métaux ;

« Ions » alternativement « positifs » ou « négatifs » dans une combinaison bimétalloïdique ou bimétallique, selon que tel ou tel métalloïde, ou tel ou tel métal, joue relativement à son congénère un rôle électro-positif ou un rôle électro-négatif, un rôle « acide » ou un rôle « basique » dans la combinaison.

Donc tous liquides d'un organisme animal, — et ce, d'autant plus activement qu'ils sont moins minéralisés, — contiennent en solution un certain nombre d' « ions positifs » (chlore, soufre, phosphore, carbone), et d' « ions négatifs » (sodium, potassium, calcium magnésium, fer, manganèse, azote), dont le départage, la polarisation dit-on en Physique, se fait d'autant plus complètement que l'écart de température entre leurs groupements initiaux est plus accentué.

C'est sur ce principe que sont fondées les piles thermo-hydro-électriques.

Or, l'un de nous (E. GAUTRELET) a depuis longtemps montré que :

Si l'on applique l'anode d'un rhéomètre sensible sur la peau d'un sujet ;

Si l'on introduit une cathode appropriée dans l'estomac, le rectum ou le vagin du même sujet ;

L'aiguille de l'ampérèmètre dévie.

Et cette aiguille dévie d'une façon d'autant plus sensible que l'écart de température est plus grand entre l'organe central sondé thermo-électriquement et le tissu périphérique du sujet examiné formant le pôle thermo-électrique opposé.

Et, faits intéresssants pour la question nous occupant en ce moment, E. GAUTRELET a encore constaté dans le même travail :

1° Que l'écart thermo-électrique était pour un même sujet d'autant plus accusé que la température ambiante était plus basse ;

2°. — Que ledit écart thermo-électrique était pour un même sujet d'autant plus marqué que la peau était moins protégée ;

3°. — Que, tandis que chez les Tuberculeux l'écart thermo-électrique endodermique et ectodermique était relativement considérable, chez les Arthritiques la même donnée était plutôt faible ;

4°. — Que l'Hydrothérapie froide, — bains ou douches, — exagérait cet écart thermo-électrique.

D'où, pour conclure :

On peut non-seulement dire que, l'écart thermo-électrique ainsi constaté pouvant être considéré comme la mesure des dissociations « ioniques », c'est-à-dire des phénomènes électro-chimiques intra-organiques, ceux-ci sont faibles chez les Arthritiques et forts chez les Tuberculeux : ce qui est en concordance avec ce que nous savons déjà des phénomènes thermiques généraux, des phénomènes d'échanges respiratoires (BINET et A. ROBIN), des phénomènes d'excrétion chimique urinaire de ces malades ;

Mais, encore, que : toute basse température ambiante augmente à la fois les réactions thermo-électriques et les échanges biochimiques généraux ; de même que, contrairement, toute élévation thermique ambiante les diminue ;

Mais, encore, que : d'une façon générale, l'Hydrothérapie froide, en exagérant les écarts thermo-électriques endo et ectodermiques, favorise le chimisme cellulaire chez les Ralentis de la Nutrition ;

Mais encore que l'exagération de la protection de la peau par les vêtements offre l'inconvénient d'abaisser l'écart thermo-électrique normal et par suite d'amoindrir les échanges biochimiques généraux.

A cette discussion de la question trois observations doivent toutefois être ajoutées :

Le bain froid, par la persistance de l'écart thermo-électrique endo-ectodermique qu'il provoque, agit mieux que la douche froide, — à action plus passagère, — chez le sujet dont les échanges osmotiques généraux doivent être améliorés ; et, de fait, c'est ce que nous voyons se produire dans le traitement des pyrexies par les bains et affusions à $+ 20°$ C. préconisés par Brandt, au lieu des bains à $+ 28°$ C. et des affusions tièdes recommandés par d'autres thérapeutes.

Mais le bain froid, par la persistance de sa réaction sur les vaso-moteurs cutanés, loin d'ouvrir les pores de la peau, loin de faire surdiffuser les glandes sudoripares, — et la diurèse abondante que le bain froid provoque est un témoignage de cette manière de voir, — les resserre, les ferme ; alors que le bain chaud, et même la douche, froide et courte, les ouvrent, les font sur osmo-excréter pour le plus grand bien du « milieu intérieur », le sang, ainsi plus complètement déchargé d'une partie importante de ses acides, de ses éléments électro-positifs, de ses « ions positifs » en excès.

Mais l'excès d'abaissement thermique que provoque l'afflux d'un air ambiant à basse température a pour effet antagoniste, chez tout sujet, insuffisamment protégé quant à son épiderme par un vêtement approprié, ou dont l'épiderme, suffisamment couvert, offre des vaso-moteurs mal équilibrés au point de vue réflexe, de diminuer la perméabilité fonctionnelle des glandes sudoripares en diminuant l'apport du sang aux capillaires cutanés, donc de diminuer l'élimination par la peau de l'acidité normalement excrétée par cet organe.

Une indication physiologique, évidemment déjà consacrée par l'usage, se dégage ainsi de cette dernière observation :

Si l'on veut obtenir les bénéfices de l'action osmotisante du froid sur les échanges généraux, il faut la réserver à la voie pulmonaire, c'est-à-dire mettre la peau à l'abri des réflexes intempestifs que le froid peut lui occasionner.

Autrement le bénéfice serait douteux ; l'hyperacidité plasmatique créée par la rétention sudorale des acides gras pouvant :

Tant par sa diminution de la valeur hématosante de l'oxyhémoglobine qu'elle crée ;

Que par le durcissement des septums cellulaires que détermine l'action de l'acide lactique sur les tissus en général, le tissu musculaire en particulier ;

Compenser et au-delà les effets d'une bonne ventilation pulmonaire et d'une bonne poussée cardiaque ;

En remarquant, une fois de plus, que le cœur, muscle au sens propre du mot histologiquement parlant, tend, — au même titre que tous les autres muscles de l'économie, — à perdre de sa contractilité en milieu hyperacide.

**

L'étude des trois premières et de la sixième lois régissant les actions moléculaires de gaz à gaz donne de la façon la plus simple une idée nette de l'action des variations de la pression sur les échanges dialytiques gazeux pulmonaires et généraux.

Tout d'abord la pression vient-elle à augmenter ?

Légèrement comme le fait se produit lors des variations atmosphériques courantes ;

Ou fortement ainsi que cela se passe pour les scaphandriers et les ouvriers enfermés dans des « cloches à plongeurs » ?.....

L'acide carbonique dont la solubilité dans l'eau est beaucoup plus élevée que celle de l'oxygène tend à diffuser endosmotiquement au poumon en quantité supérieure à la normale :

D'où entrave à l'épuration exosmotique circulatoire courante, après action excitante fonctionnelle, mais fugace et insuffisante, du rythme respiratoire par l'excès d'acide carbonique agissant sur le bulbe.

L'oxygène, diffusant également, quoique plus faiblement que l'acide carbonique, en excès endosmotique au poumon dans les mêmes conditions d'excès de pression extérieure, surcharge tout d'abord le sang d'oxyhémoglobine.

Mais l'oxyhémoglobine, fournissant à son tour par sa réduction tissulaire une nouvelle proportion anormale de gaz carbonique, il y a encore augmentation du quantum sanguin en CO^2 ;

Et cet acide carbonique en excès ne trouvant pas dans le sang la quantité de bases suffisantes pour se dissoudre chimiquement, — puisque le « quantum » des bases n'a pas varié dans ces conditions physiques spéciales, — l'excès d'acide carbonique, disons-nous, se présente alors libre dans le sang en proportion supérieure aux données précédemment rappelées.

D'où, asphyxie carbonique à redouter, pour les hommes travaillant en pression exagérée, au moindre arrêt de la pompe leur refoulant l'air condensé ;

D'où, embolies gazeuses carboniques à craindre au moment de la détente résultant du retour à la pression normale des hommes employés aux travaux sous pression supérieure à la normale atmosphérique locale ;

D'où, simple exagération des échanges endosmotiques et

exosmotiques généraux pour l'ensemble des hommes subissant les excès de pression atmosphérique que comportent les conditions climatériques ordinaires jamais persistantes ;

D'où, encore, pour les ouvriers dont le séjour dans les « puits de mine » plus ou moins profonds est la condition de vie habituelle, puits de mine dont la pression gazeuse n'offre qu'une faible, mais réelle cependant, différence avec la pression normale : anémie par toxie carbonique liée aux conditions presque permanentes de surcharge de leur sang en gaz carbonique libre.

Ensuite, la pression diminue-t-elle ?

Soit légèrement comme cela se passe encore dans les conditions atmosphériques courantes ;

Soit fortement comme cela a lieu dans les ascensions aéronautiques ou les excursions en montagne ?.....

Il y a, tout d'abord, et ce d'une façon d'autant plus marquée que la dépression barométrique est plus accusée :

Diminution dans le « quantum » d'oxygène inhalé à chaque respiration du fait de la diminution de la densité du milieu gazeux ;

De même que diminution dans l'acide carbonique exhalé par le fait, dans ce dernier cas, de la grande solubilité dudit acide carbonique dans le liquide sanguin : solubilité excessive qui s'oppose à son exosmose relative sous l'influence de la diminution de pression.

Les conditions biologiques d'air raréfié que comportent :

Soit faiblement une atténuation passagère de la pression atmosphérique ;

Soit fortement un séjour dans les grandes altitudes :

Tendent donc à constituer pour le « milieu intérieur » des conditions atténuées d'hématose.

Et, comme on le sait : « *la fonction fait l'organe* », on peut en déduire que :

A toute diminution permanente d'oxygène circulatoire correspond une diminution du nombre des hématies ;

Correspond aussi une diminution du taux de l'oxyhémoglobine circulatoire.

D'où, encore, autre genre d'anémie, constaté chez les gens vivant habituellement à de hautes altitudes (populations des hauts plateaux de la Cordilière des Andes, populations du Thibet).

Cependant, s'en fera-t-on la remarque en lisant ces lignes, les recherches d'Hénocque et celles de Tripet ne laissent pas de doutes sur l'accroissement du taux oxyhémoglobinique du sang lors des ascensions en ballon ou aux sommets accessibles des Alpes et des Pyrénées !

C'est que, toute action appelant une réaction :

Aux premiers phénomènes, non pas d'asphyxie dirons-nous, mais de simple et même non perceptible gêne respiratoire par atténuation de l'endosmose oxygénée et de l'exosmose carbonique, liée à l'altitude, liée à la dépression barométrique, liée à la raréfaction atmosphérique, liée à la diminution de densité du milieu gazeux respiratoire :

Répond spontanément une exagération des rythmes respiratoire et circulatoire qui tend à combler le déficit densitaire ambiant, qui arrive même à dépasser les conditions défectueuses de ce déficit densitaire, et, par suite, détermine pour l'acte de l'hématose une suractivité réelle.

Mais, malheureusement, ces conditions de suppléance fonctionnelle des rythmes respiratoire et circulatoire ne persistent pas ; et, de fait, c'est ce que, nous venons de le montrer sous forme de leurs conséquences biologiques, les observations :

Hématologique : 2 à 3 millions de globules rouges, et 5 à 6 p. 100 d'oxyhémoglobine seulement,

Clinique : teint pâle, vigueur physique faible,

Et ethnique : taille exigue, rachitisme, des peuplades vivant en permanence à de hautes altitudes,

Font facilement constater.

*
* *

La respiration pulmonaire et la perspiration cutanée soustraient chaque jour à l'économie humaine une moyenne globale de 1500 grammes d'eau y introduite :

Tant en nature et directement par les boissons ;

Qu'en nature encore mais indirectement par l'eau d'hydratation des aliments (le pain contenant de 20 à 25 p. 100 de son poids d'eau, les viandes 40 p. 100 environ, les légumes verts jusqu'à 95 p. 100) ;

Que, d'une façon détournée, par l'hydrolyse des aliments quaternaires comme ternaires lors de leurs transformations nutrimentaire ou assimilative.

Il se passe donc du côté des émonctoires en communication directe avec l'atmosphère des phénomènes exosmotiques énergiques quant à leur élimination aqueuse :

Phénomènes exosmotiques que troubleront évidemment, favorablement ou vicieusement, toutes variations dans la composition hygrométrique de l'ambiance atmosphérique.

« *Un liquide ne peut*, en effet, *entrer à l'état de vapeur dans une atmosphère considérée que si sa tension superficielle est supérieure à celle de la vapeur du même liquide contenue dans la même atmosphère* », nous enseignent encore les lois physiques de la vaporisation.

Donc, toutes les fois que la tension de la vapeur d'eau atmosphérique sera faible, il y aura exosmolyse aqueuse supérieure à la normale tant à la peau qu'aux poumons ;

Donc, toutes les fois que la tension de la vapeur d'eau atmosphérique sera forte, il y aura exosmolyse aqueuse inférieure à la normale du côté des poumons comme du côté de la peau.

En fait :

Dans les conditions biologiques courantes, et en tenant compte aussi des conditions thermiques, qui, — contrairement à ce que l'on croit généralement, — augmentent la relativité de l'état hygrométrique atmosphérique au lieu de la diminuer :

Un air froid et sec exagère les conditions générales d'exosmose aqueuse ;

Un air chaud et humide diminue les conditions cutanée et pulmonaire d'exosmose de l'eau circulatoire : cette dernière condition allant même jusqu'à la formation à la surface de la peau d'une couche aqueuse liquide (moiteur de la peau des temps chauds).

D'où, secondairement, pour les échanges endosmotiques gazeux et liquides connexes :

Augmentation de l'endosmose oxygénée et de l'exosmose carbonique pulmonaires ;

Augmentation de l'excrétion sudorale acide ;

Par temps froid et sec.

Diminution de l'endosmose oxygénée par la peau et par le poumon ;

Diminution de l'exosmose carbonique pulmonaire ;

Diminution de l'excrétion sudorale acide par la peau, et élévation thermique ;

Par temps chaud et humide.

Mêmes conditions osmotiques générales défectueuses pour les gens vivant :

Soit du fait de leur habitat (paysans des maremmes, paysans des marais pontins, paysans des anciennes landes, paysans des vallées simplement à cours d'eau peu rapide, habitants des villages ou villes très ombragés ou offrant un sous-sol perméable, habitants des bois ou forêts à sous-sol sablonneux) ;

Soit professionnellement (tisserands, filateurs, égoutiers, travailleurs des cloches à plongeurs, ouvriers des tourbières, puisatiers, pontonniers, bateliers, terrassiers) ;

Tant dans des milieux habituellement humides, que dans des astmosphères industriellement saturées de vapeur d'eau.

D'où, comme résultat tertiaire pour les échanges osmotiques généraux, c'est-à-dire cellulaires, mauvaises conditions fonctionnelles au point de vue de l'élimination des « ions acides » de l'économie en excès.

D'où il découle l'établissement d'un processus plasmatique hyperacide des plus manifeste, avec, comme on le verra plus loin, toutes ses conséquences et en particulier : état catarrhal des muqueuses, quand ce ne sont point des phénomènes congestifs plus ou moins généralisés, — non seulement métastatiques mais encore irritatifs, — allant jusqu'à la « néphrite a frigore » pour le rein, allant à la « congestion pulmonaire » pour les voies respiratoires.

*
* *

Au même titre que l'ensemble des animaux à « sang chaud » et dits, de ce fait, « homéothermes », c'est-à-dire à température propre par opposition aux animaux à « sang froid » ou « poïkilothermes », c'est-à-dire ne possédant que la température du milieu ambiant, l'Homme, l'avons-nous déjà dit à deux reprises différentes, possède une tension électrique, sinon très accusée, du moins réelle.

Or, les lois d'AMPÈRE relatives à l'action des courants sur les courants :

1°. — Deux courants parallèles et de même sens s'attirent ;

2°. — Deux courants parallèles et de sens contraire se repoussent ;

3°. — La force attractive ou répulsive qui s'exerce entre deux éléments de courant est :

a. — proportionnelle aux intensités (i' et i'') des deux courants ;

b. — proportionnelle à leurs longueurs (l' et l'') ;

c. — inversement porportionnelle au carré de la distance qui les sépare ;

Vont, avec quelques mots explicatifs, donner la clef des modifications fonctionnelles biologiques que peuvent faire subir à l'organisme humain :

Soit les variations des conditions atmosphériques normales (état atmosphérique plus ou moins orageux) ;

Soit des conditions électriques spéciales du milieu ambiant (ouvriers des usines électriques).

Au point de vue atmosphérique, tout d'abord, nous remarquerons :

Que tous les nuages sont plus ou moins chargés d'électricité ;

Que tous les nuages « bas », — c'est-à-dire formés à la surface du sol par évaporation rapide, ou s'étant abaissés par surcharge densitaire provenant d'un abaissement thermique faible et lent (quand l'abaissement thermique est fort et rapide la vapeur d'eau plus ou moins vésiculaire des nuages élevés se concrète sous forme de pluie, de grêle ou de neige), — que les nuages « bas » disons-nous, par leur contact avec le sol sont chargés d'électricité négative ;

Que les nuages « hauts », électrisés secondairement seulement, c'est-à-dire par influence d'induction des précédents, sont chargés d'électricité positive ;

Il s'en suit, pour l'organisme humain, — en contact avec le sol et dont la tension électrique est ainsi négative, — des conditions d'induction électrique tout à fait différentes.

Le potentiel électrique du corps est, en effet, atténué dans le premier cas;

Le potentiel électrique du corps est, de fait, exagéré dans le second cas.

D'ou, conditions réactionnelles énergétiques différentes au point de vue des phénomènes chimiques, secondaires aux phénomènes électriques, en cas de temps plus ou moins orageux « bas » ou « haut ».

Dans le premier cas, les échanges bio-chimiques étant mauvais tendront, comme on le verra plus loin, à libérer plus d'acide carbonique que la normale, encombreront donc le torrent circulatoire d'un excès de déchets désassimilatifs auquel la fonction pulmonaire ne pourra plus suffire comme excrétion : d'ou dyspnée.

Dans le second cas, les échanges biochimiques normaux étant surpassés ; il s'en suivra une atténuation de l'acide carbonique circulatoire, et par suite, une exosmose carbonique expiratoire plus facile ; d'où le bien être respiratoire généralement constaté lorsque des orages se passent dans les couches supérieures de l'atmosphère : bien-être d'ailleurs d'autant plus accusé que l'excitation des centres nerveux due à une faible polarisation électrique contribue encore à exagérer les rythmes respiratoire et cardiaque.

Pour ce qui est des modifications énergétiques que le séjour en des locaux d'industrie électrique peut faire subir aux ouvriers plus ou moins attachés à la conduite des « dynamos » représentant à l'heure actuelle le seul mode énergétique employé pour transformer la pesanteur (hydraulique) ou la chaleur (machines à vapeur) en électricité ?

Il y a à se rappeler que la mort se produit chez les foudroyés de deux façons différentes (Sigalas) :

Soit par lésion et destruction des tissus (effets disruptifs et électrolytiques de décharge) ;

Soit par excitation, — poussée à l'excès, — des centres nerveux produisant l'arrêt de la respiration, — d'où syncope, — mais sans lésions matérielles.

Toutes les fois donc que l'écart de potentiel entre le corps humain et une atmosphère électrique, un « champ » électrique pour parler plus techniquement, sera suffisant pour déterminer une polarisation électrique de l'organisme supérieure à la tension électrique primitive dudit organisme ;

Il se produira, — sous l'influence de la dysfonction nerveuse en résultant, — une atténuation : primitive du rythme respiratoire, et secondaire du rythme circulatoire, entraînant toutes les mauvaises conditions endosmotiques et exosmotiques pulmonaires, cutanée et de fonction cellulaire générale que nous avons signalées précédemment, et sur lesquelles ce livre s'appesantira encore et toujours du fait de notre conviction que toute Dystrophie nutritive a, sinon comme cause première, — laquelle peut être variable, et c'est ce que nous nous efforçons de montrer, le voit-on, — du moins comme cause seconde, comme point de départ autogène, de mauvais échanges osmotiques.

**

Par « climat », pour un lieu donné, il faut entendre non-seulement l'ensemble de ses conditions atmosphériques : pression, températures moyenne et extrêmes, état hygrométrique, état électrique ;

Mais encore, et peut-être surtout, le régime de ses variations de pression atmosphérique, ses variations nycthémérales de température, la perméabilité de son sol, l'écoulement de ses eaux, le voisinage plus ou moins immédiat de forêts, l'approche plus ou moins grande d'eaux stagnantes, de marais ou de tourbières, le régime de ses vents régnants.

Toutes ces conditions secondaires influent, en effet, aussi fortement, si ce n'est plus encore que celles que nous avons exposées aux chapitres précédents, sur les conditions fonctionnelles osmotiques, générales ou particulières, de l'économie humaine.

Le voisinage des eaux stagnantes, sous toutes leurs formes, surtout si l'atmosphère n'est pas localement facilement balayée par le vent, — comme cela a lieu dans les vallées profondes, — ou si encore les vents régnants tendent à amener les vapeurs produites par ces eaux stagnantes sur la localité considérée ; le voisinage des eaux stagnantes est non seulement cause de brouillards augmentant l'état hygrométrique, mais ces eaux stagnantes sont aussi le réceptable du « culex », agent de transport de l'hématozoaire de Laveran, le contage de la fièvre intermittente.

Le voisinage des forêts, s'il augmente dans une certaine mesure aux époques pluvieuses, — ou plus exactement après les époques pluvieuses, — l'état hygrométrique, a, par contre l'avantage de développer dans l'atmosphère l'ozone si favorable aux échanges osmotiques hématiques (forêts de pins en particulier).

L'écoulement facile des eaux contrebalance le régime hydrométrique local s'il est accentué ; et vice-versâ.

La perméabilité du sol a pour résultat d'éviter les stagnations pluviales superficielles, donc de régulariser l'évaporation ; tandis que l'imperméabilité crée des alternatives hygrométriques fâcheuses pour les fonctions dialytiques pulmonaires et cutanée.

Une trop grande perméabilité du sol offre, toutefois, l'inconvénient, surtout pour les terrains boisés, de prolonger l'état hygrométrique élevé qui succède aux pluies en terrain couvert par des forêts, du fait de la persistance de la couche aqueuse avoisinant les racines des arbres, et conséquemment de la grande masse d'eau que lesdits arbres ont à évaporer par leurs feuilles.

Les écarts nycthéméraux de température, s'il ne dépassent pas 10° C. comme maxima généraux, garantissent contre les affections intestinales créées par les alternatives brusques de fonctionnement des glandes sudoripares ; et, contrairement, quand ils dépassent 10° C., sont : par les phénomènes métastatiques qu'ils provoquent en cette occasion, causes d'une irrégulière exosmose cutanée, causes d'une foule de manifestations arthritiques plus spécialement localisées au tube digestif, à l'intestin en particulier.

Le régime des vents :

Si, par des « sautes » brusques et répétées, — journalières par exemple comme pour le « mistral » de la Côte d'Azur, — il vient à modifier thermiquement les conditions locales d'une façon intense, peut être cause d'affections pulmonaires du type catarrhal ou du type congestif ;

Et, inversement, si, par une persistance de régularité thermique élevée liée à son faible développement, il met l'économie dans les conditions des pays tropicaux, c'est-à-dire avec constance également de fort état hygrométrique, est nuisible aux échanges osmotiques généraux.

De telle sorte que, parmi les facteurs extrinsèques de la Dystrophie osmo-nutritive, celui du climat doit : en plus des conditions déjà étudiées, être considéré d'une façon particulière, surtout si l'on réfléchit qu'il est pour l'organisme une cause plus durable de troubles de fonctions osmotiques, — en cas évidemment où ses conditions sont défectueuses, — que toutes les modifications atmosphériques liées aux variations de la pression, de la température, de l'état électrique envisagées d'une façon relative, c'est-à-dire en dehors de l'habitat des hauts plateaux, des pays tropicaux ou polaires, et des pays marécageux

Et, à la partie : « Adjuvants de la Cure de Vichy » de ce « livre », nous essaierons, à titre d'exemple, de faire pour notre Station thermale, le départage biologique de ses divers facteurs climatériques.

CHAPITRE QUATRIÈME

Causes intrinsèques de Nutrition aberrante

ALIMENTATION : Aliments modificateurs directs des échanges osmotiques ; Aliments produisant pendant l'acte de la transformation nutrimentaire des produits nuisibles pour les échanges osmotiques ; Aliments modificateurs tertiaires des échanges osmostiques.

HYGIÈNE : Exercice ; Lumière ; Protection de la peau.

Lorsque l'on examine la question de l'alimentation moins au point de vue de l'apport nutritif cellulaire absolu, — ce que nous nous réservons de faire au chapitre spécial de l' « Hygiène alimentaire », — que des déchets, toxiques ou simplement encombrants pour les échanges osmotiques généraux, qu'elle peut comporter ; une triple classification s'impose pour les corps introduits dans l'économie au titre d'aliments et donc considérés comme tels, à tort ou à raison, par le « vulgum pecus ! »

a. — Produits ingérés susceptibles d'influencer directement les conditions biochimiques osmotiques normales ;

b. — Produits ingérés nuisibles aux échanges osmotiques généraux ou locaux d'origine nutrimentaire, c'est-à-dire se formant pendant la phase bucco-gastro-intestinale de transformation des aliments en nutriments ;

c. — Produits ne se trouvant nuisibles pour les échanges biochimiques cellulaires que par action hydrolysante secondaire, c'est-à-dire liée aux conditions assimilatives des aliments.

Voyons en détail les données de cette triple classification...

A. — *Aliments modificateurs directs des échanges osmotiques normaux.*

Les principes chimiquement définis et susceptibles d'agir directement sur les échanges osmotiques normaux, que l'on

peut considérer entrant tout formés dans la constitution de
certains aliments se divisent physiologiquement en trois
groupes :

1°. — Les excitateurs du système nerveux (hypertensifs),

2°. — Les dépresseurs du système nerveux (hypotensifs),

3°. — Les poisons hématiques (destructeurs des hématies).

Au premier de ces groupes appartiennent l'alcool et la
caféine ainsi que les congénères de cette dernière, la théine
et la théobromine (boissons alcooliques, café, thé, chocolat,
maté) ;

Le second groupe comprend exclusivement l'acide oxalique,
inclus dans le thé, l'oseille, les épinards, etc. ;

Le troisième groupe représente surtout la synthèse biochimique des deux groupes précédents : alcool, caféine, acide
oxalique, qui, soit directement, — comme pour le dernier, —
soit indirectement — pour les deux premiers, — par les mauvaises conditions osmo-nutritives qu'ils imposent secondairement à la cellule protoplasmique lui font fournir exosmoti-
quement de l'acide oxalique.

Toutefois, ainsi que l'a montré Mosso, un excès de chlorure
de sodium dans le plasma sanguin diminue beaucoup la résistance des globules rouges aux agents chimiques ; de telle sorte
que le vulgaire « sel marin », « sel de cuisine », doit physiologiquement être compris, au même titre que l'acide oxalique
parmi les hématolysants : ce que d'ailleurs les recherches
cliniques de Widal ont confirmé.

B. — *Aliments produisant pendant l'acte de transformation
nutrimentaire des produits nuisibles aux échanges osmotiques.*

Lors de l'hydrolyse bucco-gastrique normale des aliments
ternaires, c'est-à-dire hydrocarbonés, aucun aliment n'est
susceptible de donner des composés toxiques.

Mais, qu'une stagnation alimentaire un peu prolongée se
produise dans l'estomac, on peut constater que : sucres et
amylacés s'y hydrolysent d'une façon secondaire et forment
ainsi des produits à réaction « acide », dont l'osmose aura un
quadruple aboutissant extra-physiologique :

1°. — Une hypersécrétion catarrhale de défense des glandes à mucus du bas-fond de l'estomac ; et, comme conséquence fonctionnelle secondaire, une hypertrophie de ces glandes muqueuses.

2°. — Une altération histologique à type conjonctif, — donc d'élasticité supérieure à la normale, — de l'ensemble des tissus gastriques, — vaisseaux eux-mêmes ; et, comme conséquence fonctionnelle secondaire, de la dilatation de l'estomac.

3°. — Une altération des échanges hépatiques par diminution de l'« alcalinité » apparente du sang apporté au foie par la veine porte (*vià* veines gastriques et petite mésentérique);

4°. — Une altération des échanges osmotiques cellulaires généraux, tant par diminution de l'« alcalinité apparente » du sang, issu du foie dans ces conditions biologiques détectueuses, que par coagulation de la myosine musculaire toujours sous la dépendance de l'hyperacidité plasmatique.

Pour les éléments alimentaires d'origine quaternaire, c'est-à-dire contenant de l'azote en plus du carbone, de l'hydrogène et de l'oxygène des aliments ternaires étudiés dans les lignes précédentes ; leur introduction dans l'estomac n'a pas le même aboutissant normal.

La dislocation hydrolytique de la molécule « albumine ». — albumine animale ou albumine végétale, — aboutit toujours à des produits de constitution assez peu dense, assez simple (moléculairement parlant) pour être toxiques ;

Toutefois la masse de ces produits toxiques est alors si faible en elle-même que leur influence immédiate sur le système nerveux et par suite sur le système osmoseur général n'a qu'une importance secondaire : l'importance de conduire lentement les tissus à la forme scléreuse qui constitue l'Histologie métaphysiologique de la vieillesse.

Disons toutefois que ce sont des toxines hypotensives, c'est-à-dire déprimantes pour le système nerveux qui se produisent en pareil cas.

Mais, encore, qu'une prolongation anormale de la digestion gastrique s'effectue ! On peut voir apparaître dans le liquide gastrique une masse lencomaïnique considérable, une quantité de toxines suffisante pour amener dans l'économie osmotique générale une perturbation d'autant plus profonde que, le plus souvent, la nature des nouvelles toxines est absolument antagoniste, physiologiquement parlant, de celle des premières : puisque les dernières sont hypertensives et même parfois tétanisantes.

*
* *

Rien de particulier à signaler pour les hydrates de carbone alimentaires du côté de l'intestin grêle.

Mais, du côté des aliments quaternaires, l'on trouve constamment, même sans anomalie digestive entérique, à côté des toxines hypo ou hypertensives gastriques précitées, — des composés phénoliques du type «indol» : éminemment perturbateurs de la fonction osmotique en général, en ce sens que ce sont des agents profonds d'induration cellulaire, donc d'atténuation de l'osmose sous toutes ses formes et par conséquent des agents d'hypertension.

Heureusement pour l'organisme humain :

Tout d'abord que leur production normale est relativement limitée ;

Ensuite que le rôle sulfoconjugateur atoxique du foie (J. Gautrelet et H. Gravellat) suffit normalement à les masquer biologiquement.

Mais en cas d'anomalie digestive entérique, il peut en être tout autrement :

Soit que la quantité de dérivés indoxyliques soit trop forte pour que leur « sulfoconjugaison » hépatique ne puisse se parfaire à un moment donné de leur surproduction :

Soit que la quantité de dérivés indoxyliques surproduite régulièrement pendant un laps donné de temps ne dépasse pas celle que la fonction atoxique du foie puisse neutraliser normalement par sulfoconjugaison dans le même temps ; mais que cette proportion, anormale tout de même, de dérivés indoxyliques entériques aie déterminé par sa réaction hépatique des modifications histologiques (scléreuses) du foie altérant la perméabilité, donc les conditions circulatoire et trophique de l'organe.

*.

Si la fonction entérique n'a pas été complète et si les hydrates de carbone des types : « sucres » et « amylacés » n'ont pas été utilisés en totalité pendant les digestions : buccale, gastrique et entérique ;

Si des composés hydrocarbonés du type « cellulose » se trouvent aussi à l'état résiduaire dans le bol « colique », une nouvelle fermentation secondaire se produit ; et cette fermentation a pour substratum fondamental l'acide butyrique, produit normal exclusif, — peut-on dire, — du résidu des digestions bucco-gastro-entériques physiologiques, puisque les sucres et les dérivés sucrés d'hydrolyse des amylacés sont normalement résorbés par l'intestin grêle.

Du côté des éléments quaternaires, c'est-à-dire albuminoïdiques, c'est-à-dire azotés :

Une digestion bucco-gastro-entérique (1) normale ne doit laisser de principes résiduaires à l'arrivée colique qu'à l'état de traces, donnant de nouveaux dérivés phénoliques analogues à ceux de l'intestin grêle, mais du type « skatoxylique », et en proportion infinitésimale.

Toutefois que :

Ou bien les aliments quaternaires ingurgités aient été trop abondants, trop copieux, et qu'en ce cas les sucs digestifs bucco-gastro-entérique n'aient pu arriver à une hydrolyse complète à leur égard ;

Ou bien la porportion d'aliments azotés ingurgités étant normale, la quantité des sucs bucco-gastro-entérique soit atténuée ;

---

(1) Nous disons pour les aliments quaternaires : digestion bucco-gastro - intestinale, et non pas simplement : digestion gastro-intestinale, parce que les travaux de PAWLOFF ont montré que : bien que la sécrétion ptyalique salivaire n'agisse pas directement sur l'hydrolyse albuminoïdique, du moins elle favorisait en ce sens l'action de la pepsine et de l'entérokynase.

Ou bien, encore, la proportion d'aliments albuminoïdiques ingurgités ne dépassant pas celle d'une digestion bucco-gastro-entérique normale comme quantité de diastases sécrétées, la valeurs des diastasés : ptyaline, pepsine, entérokynase et pancréatine en réaction soit amoindrie ;

L'on peut constater au gros intestin la production en por-portions exagérées de dérivés « skatoxyliques », dont l'action néfaste sur le foie et les échanges généraux est identique à celle des dérivés « indoxyliques » précités ;

L'on peut constater aussi au « gros intestin » la présence de toxines, de leucomaïnes, analogues physiologiquement à celles trouvés dans l'estomac lors des fermentations azotées anor-males, c'est-à-dire également hypertensives.

Si l'on ajoute enfin que les «ions» potassiques, magnésiens, calciques, nutro-alimentaires — mis en liberté tout le long du tube digestif par la disruption ou l'hydrolyse des principes les contenant plus ou moins fortement combinés, à l'état plus ou moins solubles, — ont une action accélératrice tout d'abord, puis stupéfiante sur le système musculaire en général, sur le cœur en particulier (J. GAUTRELET) ;

Il s'en suit que le « gros intestin » , au même titre que la bouche, l'estomac et l'intestin grêle, est à même de fournir à la Chimi-Toxie nutrimentaire un appoint considérable.

C. — *Aliments modificateurs tertiaires des échanges osmotiques*

Si nous envisageons maintenant les dérivés ultimes de l'alimentation, c'est-à-dire les déchets, ou toxiques au point de vue osmotique général, ou simplement encombrants que l'assi-milation des nutriments peut laisser dans la circulation ou déposer dans les divers tissus :

Soit par hypoassimilation hépatique, — puisque tous les apports nutrimentaires de l'estomac, de l'intestin grêle, du gros intestin, convergent tous au foie par le canal de la « veine porte », sauf une part des apports en glycérides (matières grasses) que le système lymphatique intestinal déverse direc-tement dans le torrent circulatoire en aval du foie ;

Soit par suite d'une viciation osmotique des échanges désassimilatifs généraux ;

L'on voit, en plus des excès d'acide carbonique et d'eau que des erreurs alimentaires peuvent projeter abusivement dans la circulation.

L'on voit, disons-nous, se produire les anomalies osmo-fonctionnelles suivantes.

Du foie, quatre catégories de produits, sinon anormaux, du moins métaphysiologiques, peuvent être rejetés dans la circulation générale :

1°. — Du glucose ou des pentoses non fixés glycogéniquement par l'organe ;

2°. — Des peptones ou des propeptones : n'ayant pas subi leur régression xantho-urique normale pour les premières ; incapables d'être modifiées par l'organe pour les secondes ;

3°. — Des dérivés uriques ou xantho-uriques résultant d'une hydrolyse incomplète et exagérée des peptones nutrimentaires ;

4°. — De l'ammoniaque de régression musculaire, normalement apportée au foie par l'artère hépatique, mais incomplètement détruite par la fonction uropoïétique.

Si nous ajoutons :

5°. — Que du fer alimentaire en excès peut aussi, métaphysiologiquement, sous forme d'hépatoferrine, se fixer au foie, encrasser ses cellules et en diminuer la valeur fonctionnelle osmotique, en même temps qu'il trouble la circulation globale de l'organe ;

On comprendra combien, en plus des troubles hépatiques liés à la Toxhémie « porte » par les leucomaïnes et les dérivés phénoliques gastro-entéro-coliques en excès dont nous avons parlé déjà, le rôle de l'alimentation est important dans l'équilibre osmotique général aussi bien que dans l'équilibre dialytique hépatique.

Des échanges généraux plus ou moins dialytiquement anormaux peuvent déverser, par exosmolyse, au torrent circulatoire d'ensemble également trois catégories de principes métaphysiologiques susceptibles de vicier à leur tour tant les échanges assimilatifs hépatiques que les échanges osmotiques pulmonaires et cutanés :

Ce sont :

1°. — Des hydrates de carbone des types «glucose», « pentose », ou même « lactose », n'ayant pas été utilisés par la fonction musculaire ;

2°. — Des acides des types « lactique », « butyrique », ou « oxalique », produits par une dislocation glyco-carbonique incomplète :

3°. — Des dérivés ammoniacaux ayant pour base une hydrolyse exagérée des albuminoïdes de régression tissulaire.

Et si nous considérons, secondairement, au point de vue biologique que :

1°. — Le glucose, — de même que ses congénères : pentose ou lactose, — est un agent retardateur des échanges osmotiques généraux par l'entrave physique qu'il apporte à la dialyse en modifiant la densité des solutums cellulaires et sanguin ;

2°. — Les peptones, de même que les dérivés xanthouriques, de même que l'acide oxalique, sont des dépresseurs du système nerveux, donc des hypotenseurs, donc des agents de trouble de la circulation générale ;

3° — Les propeptones sont : non seulement de même que les peptones proprement dites des agents modificateurs de la viscosité du sang qu'elles augmentent ; mais encore des agents mécaniques, — les premières, — d'entraînement osmotique de l'albumine-sérine du sang à la dialyse glomérulaire rénale ;

4°. — L'acide urique est, — par sa facile précipitation, soit directe, soit à l'état d'urate de soude (peu soluble en présence de l'excès d'acides gras simultanément formé), — un agent des plus important pour l'encrassement des éléments circulatoires à calibre étroit (capillaires), c'est-à-dire des osmoseurs les plus importants de l'économie ;

5°. — L'ammoniaque est un toxique puissant du système nerveux (tétanisant musculaire) ;

De notre exposé l'on peut déduire quel rôle : une bonne alimentation, une nutrimentation normale, une assimilation et une désassimilation coordonnées, présentent pour les échanges généraux ;

De notre exposé il découle encore, aussi simplement que logiquement, quels vices osmo-nutritifs peuvent produire une alimentation non appropriée, une dislocation nutrimentaire défectueuse, une hydrolyse assimilative et désassimilative perturbée.

Au chapitre « Alimentation », dans l'étude des « Adjuvants de la Cure de Vichy », nous examinerons en détail ces questions.

.*.

« *L'Hygiène*, a dit un sceptique, *est comme le sabre de M. Prudhomme une arme à deux tranchants.* »

Elle lie, c'est-à-dire sert, un jour, la constitution osmotique ;

Elle délie, c'est-à-dire trouble, un autre jour, la même constitution fonctionnelle osmotique.....

Et ce, par le même mécanisme ! ! !

Voyons donc les cas différents d'emploi de l'Hygiène d'exercice, que nous considérons en ce moment ; nous y puiserons, espérons-le, des enseignements profitables au point de vue de la régularisation des fonctions osmotiques, au point de vue de l'équilibre nutritif.

Si « *Le mouvement, c'est la vie !* » proclame un aphorisme populaire ; l'on peut cependant en dire qu'il est : vérité « en deçà » et erreur « au-delà », ainsi que nous allons essayer de le montrer d'après les recherches hygiéniques les plus récentes, celles de F. LAGRANGE en particulier.

Il y a longtemps déjà, CHAUVEAU fit voir qu'une action musculaire quelconque, même limitée, par exemple celle des muscles de la mâchoire du cheval mastiquant sa « botte » de foin, suffisait, par l'appel sanguin qu'il faisait, pour activer la circulation et par suite les échanges osmotifs généraux au point de faire monter de 1° C. la température du sang des vaisseaux du pied du dit cheval.

L'activité physique, par l'appel fait au cœur par les muscles, a donc comme résultats immédiats : une suractivité circulatoire et secondairement une suractivité respiratoire manifestes ;

Tandis que, par contre, le repos conduit à une diminution certaine des rythmes cardiaque et pulmonaire.

Mais, toutefois, ainsi que la montré d'Arsonval : à l'activité musculaire physique correspond toujours une production d'acide sarkolactique dérivant de l'usure musculaire correspondante.

D'où, ainsi que F. Lagrange, l'a fait voir, nécessité :

Si l'on veut ne pas aboutir rapidement à la coagulation de myosine musculaire, et par suite à une endosmose oxygénée atténuée, à une exosmose carbonique inférieure à la normale ;

Nécessité , disons-nous après cet auteur , de graduer l'exercice musculaire, de ne l'augmenter que progressivement, de le doser en un mot, pour arriver par un entrainement progressif à la surfonction utilitaire que des conditions d'action musculaire rapides et généralisées ne sauraient produire, entraveraient même.

De fait, tout travail forcé, chez un sujet non entraîné, chez un sujet dont l'adaption respiratoire et l'adaptation circulatoire au travail à effectuer n'ont pas été préparées, conduit ce sujet à l'essoufflement, à la fatigue rapide, à l'inaction forcée, à un repos qui lui est d'autant plus préjudiciable que, son acidité plasmatique étant, — de par les conditions même de sa cause initiale, — suraccentuée, les échanges osmotifs qui se produiront au cours de ce repos forcé seront encore moins hématosants qu'en les conditions d'un repos normal.

A l'état normal de travail, ou de repos relatif, la plus grande partie de l'acidité lactique de désintégration musculaire est, en effet, corrigée par l'ammoniaque formée par hydrolyse concomitante de la molécule « albumine » libérée par le travail ; d'où neutralisation à peu près réelle de cet acide lactique.

A l'état de repos absolu, l'acide lactique d'ensemble n'étant plus fourni que par les muscles de la vie végétative, c'est-à-dire les muscles lisses (tuniques des vaisseaux ou des vicères) ou les muscles mixtes (cœur), dont la densité histologique est plus grande, dont la résistance hydrolytique est supérieure à celle des muscles striés proprement (muscles de la vie de relation);

Il s'en suit que l'ammoniaque formée dans les mêmes conditions hydrolytiques surpasse l'acidité lactique libérée conjointement; et que, de ce fait, la réaction chimique globale du milieu intérieur a tendance à tourner à la basicité réelle.

Basicité ammoniacale réelle dont le foie ne peut pas toujours entraver les effets toxiques par uropoïèse; basicité ammoniacale ayant comme aboutissant final, — évidemment exagéré en la circonstance mais réel physiologiquement cependant dans certain cas (hypofonction hépatique) comme l'a montré J. Gautrelet, — l'autointoxication ammonihémique et toutes ces conséquences morbides.

*
* *

Il est de notoriété publique, d'une part, que « *l'exercice à la chambre ne compense pas l'exercice au plein air* ».

Et, d'autre part, puisque les proverbes contiennent tout, ajoutons que les Chinois en ont un, disant : « *Là où la lumière n'entre pas, entre le Médecin !* »

Nous allons essayer de faire saisir la valeur physiologique de ces aphorismes...

Les recherches des élèves de Pasteur, Nocard en particulier, ont, d'un côté conduit à la conception de la valeur stérilisante des rayons solaires ;

Comme, d'un côté, l'on savait de toute Antiquité que la Lumière est l'un des agents les plus actifs du relèvement de la Nutrition.

De fait, examine-t-on au microscope la patte d'une grenouille conservée à la lumière diffuse d'un laboratoire ; l'on y voit, dans les dernières divisions artérielles gorgées d'hématies, ceux-ci s'allonger peu à peu pour s'engager dans la « lumière » des capillaires dont la « section » est inférieure à la leur (6μ au lieu de 8μ), et finalement reprendre leur forme primitive.

De fait, examine-t-on successivement de nouveau au microscope les pattes de quatre grenouilles ;

Dont la première a été conservée dans un local obscur,

Dont la seconde a été exposée à une atmosphère carbonique,

Dont la troisième a été insolée fortement,

Dont la quatrième et dernière a été soumise à quelques « bouffées » de gaz sulfhydrique ;

L'on peut constater pour ces quatre batraciens, — deux par deux, — des phénomènes circulatoires opposés.

Pour les grenouilles : vivant dans l'obscurité et carboniquée ; la section des capillaires s'étant étendue, l'allongement, la déformation des globules rouges est moins accusée que pour la grenouille « normale » lors du passage des hématies des artères aux veines par l'intermédiaire des capillaires ; et, par suite, l'accolement des parois « globulaires » et « capillaires » étant moindre, l'osmose est diminuée, les échanges généraux sont atténués.

Pour les grenouilles : insolée ou sulfhydriquée, tout au contraire, la section des capillaires s'étant restreinte, — par vaso-constriction au lieu de la vaso-dilatation du cas précédent, — l'allongement, la déformation des globules rouges de leur sang est plus accusée que pour la grenouille « normale » lors du passage des hématies des artères aux veines par la voie capillaire ; et, par suite encore et en sens opposé, l'accolement des parois « capillaires » et « globulaires » étant plus grand, l'osmose est exagérée, les échanges généraux sont augmentés.

E. Gautrelet a, en effet, fait voir que l'allongement en forme de « boudin » des hématies dans le passage aux capillaires, — allongement différent selon les différents capillaires, c'est-à-dire selon les « calibres » de section des divers capillaires, — avait pour résultat, — fondamental peut-on dire, — la mise en contact plus réelle de la paroi des capillaires avec la paroi des globules vecteurs de l'oxygène hémoglobinique, dans le but de favoriser les phénomènes exo-endosmotiques constituant les échanges généraux, constituant l'acte ultime de la Nutrition.

D'où il suit que :

C'est par la voie de l'Hématose, endosmosant l'oxygène en excès aux capillaires généraux, que l'Insolation, — soit spontanément effectuée par la « Vie au grand air », soit effectuée comme moyen thérapeutique ainsi qu'on l'a récemment conseillé, — que l'Insolation, disons-nous, contribue à la suractivité nutritive.

Tandis que, au contraire, l'habitat en milieu plus ou moins obscur ;

Tel celui des grottes ou cavernes de nos ancêtres, les troglodytes,

Tel celui de la chaumière mal éclairée,

Tel celui du cloitre ou de la cellule monastiques ouverts seulement à la lumière indirecte,

Tel celui de la prison ou du cachot à limitation lumineuse calculée,

Tel celui de la « mansarde de Jenny, l'ouvrière » dont la « tabatière » n'a d'horizon que sur les tuyaux de cheminée de ses co-locataires plus fortunés,

Tel celui du bureau du financier, de l'officier ministériel, de l'avocat, obscurci par de « confortables » rideaux ;

A eu, ou ont encore tous pour conséquence de :

Par une endo-exosmose hématique insuffisante, liée aux conditions spéciales de vaso-dilatation que crée une insolation atténuée,

Conduire fatalement à la diminution des échanges cellulaires assimilatifs et à toutes leurs conséquences morbides : l'Arthritisme en particulier, ainsi que, d'ailleurs nous essaierons de le mettre en lumière pour l'ensemble des conditions : originelles, extrinsèques, intrinsèques déjà considérées, ou répercutives que nous allons résumer dans un instant.

*
*

La question du Vêtement au point de vue de son action sur les échanges organiques se lie évidemment à celle de la Lumière si l'on tient compte du plus ou moins de surface de peau couverte par le vêtement : zéro pour les peuplades du centre de l'Afrique, le total pour l'Esquimau.

Mais sans aller à ces deux extrêmes, il y a pour l'Européen, dont le vêtement est assez divers comme étendue et comme porosité, selon les races et selon aussi les classes sociales, toute une question à connaître : question qui, d'ailleurs a été des mieux étudiée par Coulier d'un côté et par Bordier et Kolb d'autre part.

Nous ne saurions donc mieux faire que de rappeler ici les résultats des expériences de ces physio-physiologistes :

Résultats d'autant plus intéressants pour la cause que nous défendons en ce moment, — celle de l'Osmose, — que leurs expériences ont précisément eu des phénomènes osmotiques pour point de départ, et qu'étant d'ordre absolument général, elles mettent d'autant mieux en évidence l'influence de la protection de l'ectoderme sur les échanges biochimiques.

D'après Coulier, un vase en laiton mince d'une contenance de 500 c.c. et rempli d'eau à $+ 40°$ C. mettait 18 minutes 12 secondes pour voir sa température baisser de 5 degrés centigrades, donc venir à $+ 35°$ C. en étant simplement suspendu par des cordons de soie dans une atmosphère tranquille.

Ce vase recouvert d'une enveloppe de toile de coton (pour chemise) mettait seulement 11 minutes 39 secondes pour perdre 5 degrés centigrades.

Recouvert de toile de chanvre (pour doublure), il fallait 11 minutes 25 secondes.

Recouvert de drap bleu foncé (de tunique militaire), il mettait 14 minutes 25 secondes dans les mêmes conditions d'abaissement thermique.

Recouvert de drap rouge garance (de pantalon militaire), il perdait ses 5e C. en 14 minutes 50 secondes.

Recouvert de drap bleuté (de capote militaire), ce sont 16 minutes et 5 secondes qu'il lui fallait pour revenir à $+ 35°$ C.

Hammond, Krieger, Schuster ont répété les expériences de Coulier, en les variant très légèrement, sur d'autres étoffes : flanelle, soie, cheviotte, etc. ; et sont arrivés à des résultats analogues.

Bordier et Kolb, qui avaient remarqué que dans les expériences précédentes, les « conductibilité calorifique » et « pouvoir émissif » des vêtements étaient confondus dans un résultat unique et moyen, — évidemment le seul à connaître dans la pratique hygiénique, — scindèrent leurs expériences dont les résultats furent comme ci-après :

A. — Conductibilité calorifique.

DRAPS	SECS	MOUILLÉS
Drap rouge ordinaire officier........	1.093	»
» » satin »	1.067	1.272
Tricotine rouge·.................	1.015	1.227
Tunique officier.................	1.044	»
Drap rouge sous-officier...........	1.036	»
» » soldat n° 1......:.....	1.047	1.162
» » » n° 2...........	1.115	1.877
Capote bleu-gris n° 1...........	1.048	1.184
» » n° 2...........	1.093	1.317
Tunique soldat.................	1.036	1.303

C'est-à-dire que :

1°.— La conductibilité calorifique intérieure des vêtements est moins grande quand ils sont secs que quand ils sont mouillés ;

2°.— Les étoffes vieilles conduisent mieux la chaleur que les neuves;

3°.— Les draps fins constituent une barrière moins efficace contre les pertes de chaleur que les draps plus épais.

Les conclusions de Bordier et Kolb relatives à la question du rayonnement peuvent se résumer ainsi qu'il suit :

1°. — La couleur des vêtements n'a aucune influence sur leur pouvoir émissif ;

2°.— L'épaisseur semble jouer un rôle réel sur les pouvoirs émissifs ;

3°.— Il en est de même de la nature du drap : pouvoir émissif plus faible avec la soie qu'avec la laine ;

4°.— Le lustrage du drap diminue le pouvoir émissif.

Toutefois, ce que ces expériences ne disent pas, ne font pas ressortir :

C'est le côté réactionnel des toxiques sudoraux sur les échanges osmotiques locaux, ceux du rein en particulier.

Or, il a été fait, il y a longtemps déjà, une expérience des plus probante en ce sens.

Si un animal, un chien par exemple, est rasé et ainsi complètement privé de ses poils, puis enduit d'un vernis isolant ; la mort se produit rapidement, en 48 heures au plus, par néphrite épithéliale absolument comme si le sujet avait eu un « coup de froid », absolument comme dans la néphrite « a frigore ».

De fait, chez l'animal en expérience ;

Si l'on détermine son coefficient respiratoire, l'on constate qu'il est abaissé ;

Si l'on analyse ses urines, l'on peut y déceler tant une acidité très supérieure à la normale qu'une grande quantité de leucomaïnes, qu'une forte proportion d'albumine et des cylindres épithéliaux rénaux desquammés en masse ;

Si l'on pratique aussi son hémoalcalimétrie, son hématimétrie et son hémoglobinimétrie, l'on peut constater dans son sang parallèlement : un abaissement du titre alcalin, une diminution du nombre des globules rouges, une atténuation du taux hémoglobinique.

Il y a donc eu chez l'animal en expérience :

Tant par l'action de la rétention plasmatique en acides normalement éliminés par la sueur ;

Que par l'action de la rétention plasmatique en toxines physiologiquement expurgées par la même sueur ;

Altération et altération profonde, le voit-on, de la « crase » sanguine ; altération allant jusqu'à la discision de l'épithélium glomérulaire et conséquemment jusqu'au trouble le plus profond des conditions osmotiques rénales :

Sans compter les autres phénomènes morbides sur lesquels il est superflu d'attirer en ce moment l'attention.

Evidemment se le dira-t-on, ces conditions expérimentales se trouvent rarement concrétées par cause anti-hygiénique chez l'homme.

Cela est vrai !

Mais l'exemple choisi avait pour but de faire comprendre jusqu'où pouvait aller, ultime effet, une erreur d'Hygiène vestimentaire...

Mais, n'est-il pas banal, en Clinique, d'observer des « dermites » et même des manifestations érythémateuses ou eczématiformes, chez des ouvriers de certaines industries, sur les mains protégées par des gants en caoutchouc contre l'attaque des produits chimiques ?

Ne constate-t-on pas des modifications cutanées anormales analogues, chez des malades, sur des parties du corps soumises thérapeutiquement à des isolements divers ?

Ne voit-on pas apparaître des phénomènes cutanés de cet ordre chez des gens bien portants, en apparence tout au moins, sur les pieds, tout simplement à la suite du port prolongé de « caoutchoucs » par dessus les chaussures ordinaires ?

Donc la suppression, ou même le simple ralentissement de l'élimination sudorale peut avoir une répercussion nocive sur l'épithélium, sur l'osmose générale ou locale.

CHAPITRE CINQUIÈME

Causes répercutives de Nutrition aberrante

CAUSES RÉPERCUTIVES MÉTAPHYSIOLOGIQUES : Puberté ; Menstrues ; Ménopause.

CAUSES RÉPERCUTIVES MORBIDES : Maladies ; Accidents.

Les causes répercutives de Nutrition aberrante peuvent être de deux natures distinctes : métaphysiologiques simplement, ou réellement morbides.

Une exposition méthodique de la question demanderait donc que le paragraphe que nous ouvrons actuellement soit scindé.

Mais, si l'on veut bien remarquer combien les états métaphysiologues se lient physiologiquement aux états morbides dans la question d'échanges osmotiques, l'on comprendra que nous ayons fusionné les deux groupes de causes répercutives de Nutrition aberrante ; et que nous disions en bloc :

Si :

En synthétisant sa pensée relativement à l'action répercutive des états morbides, — séparés par la Pathologie générale des États diathésiques proprement dits, — sur la Nutrition par l'intermédiaire des modifications qu'ils peuvent faire subir aux conditions dialytiques générales de l'organisme,

L'on ne craignait pas de nuire à l' « œuvre » à laquelle l'on veut en ce moment édifier une base à la fois chimique, physique et physiologique sérieuse ;

L'on devrait dire qu'en bloc toutes les maladies, — même celles dont le point de départ repose sur des conditions opposées à celles que présente l'Arthritisme, — la Tuberculose par exemple, — aboutissent le plus souvent à une Dystrophie osmo-nutritive.

De fait :

Soit par la dislocation massive qu'impose au rein l'élimination bactérienne dans les fièvres éruptives (rougeole, scarlatine) et sa conséquence forcée : les lésions matérielles et fonctionnelles de cet important épurateur sanguin ;

Soit par la disruption plus ou moins accentuée produite aux poumons par la dégénérescence caséeuse des voies respiratoires ; par la dégénérescence fibreuse qui peut lui succéder en cas de cicatrisation des lésions caséeuses ; par leurs conséquences forcées l'atténuation de la ventilation pulmonaire et l'atténuation de l'hématose par hypo-endosmose oxygénée et hypo-exosmose carbonique en découlant ;

Soit par une limitation accentuée des phénomènes d'ampliation pulmonaire dans l'acte de la respiration ainsi que cela se produit lors de la constitution des adhérences de la pleurésie ;

Soit en imprégnant les cellules spléniques de leurs bacilles-contages, et, par suite, en amoindrissant ou plutôt en viciant, — substitution d'une certaine proportion de méthémoglobine à l'oxyhémoglobine (E. Gautrelet) — les phénomènes hématopoïétiques dont cet organe est le siège, ainsi qu'on le voit dans le paludisme et la syphilis ;

Soit en perturbant directement la Nutrition, c'est-à-dire l'osmose cellulaire générale : par simple épaisissement tout d'abord de la paroi des cellules, puis par dégénérescence à forme de « gigantisme » comme cela a lieu dans le cancer ;

Soit en substituant, aux éléments histologiques normaux du foie, du tissu conjonctif ou des infiltrations graisseuses ; ou en modifiant la fonction hépatique par déversement au torrent circulatoire de résidus acides en excès comme cela a lieu pour tous les états fébriles (grippe, pneumonie, dothiénenterie) et certaines intoxications (phosphorisme, saturnisme, arsénisme) ;

Soit encore en saturant le foie de déchets toxiques comme cela se produit dans certaines affections localisées (dipthérie, gonococcie, pneumonie et dothiénenterie aussi), etc., etc. ;

L'osmose :

Tant d'une façon particulière, au point de vue assimilatif (échanges hépatiques),

Que d'une façon générale, au point de vue désassimilatif (échanges pulmonaires, échanges hématiques, échanges tissulaires),

Est influencée non-seulement par tous les états morbides vrais,

Mais même par certaines variantes des états physiologiques, par certains états métaphysiologiques, par même certaines causes traumatiques, par même de simples conditions chirurgicales.

C'est qu'en effet :

Toute stagnation sanguine musculaire, toute stase sanguine d'organes déversant normalement leur sang veineux au foie :

Ainsi que, par exemple, pour les muscles psoas :

Lorsque :

Soit simplement sous l'influence de la coudure prolongée des cuisses sur le bassin ayant lieu d'une façon trop permanente dans la station assise pour l'écrivain, pour le voyageur en chemin de fer et surtout en voiture, etc. ;

Soit par abus de l'exercice des membres inférieurs en position fléchie, comme cela a lieu dans la vélocipédie, l'usage de la machine à coudre, l'emploi de la machine à piquer, etc. ;

La réduction oxyhémoglobinique a été exagérée.

Il en est de même pour l'utérus :

Lorsque la période prémenstruelle a fait congestionner l'organe et y a fait produire plus d'acide carbonique et plus d'acide lactique qu'en temps normal ;

Lorsque des grossesses répétées ont occasionné, par les échanges osmotiques placento-utérins, une régression trop fréquente aux veines utérines d'un excès d'acide carbonique ;

Lorsque, soit à la puberté, soit à la ménopause, des phénomènes métastatiques ont modifié la circulation utérine et encore fait produire à l'organe plus d'acide carbonique qu'il ne doit physiologiquement le faire ;

Les échanges osmotiques sanguins ont dépassé les conditions physiologiques, sont devenus métaphysiologiques.

Toute stagnation sanguine, viscérale, ou ayant son siège dans les membres inférieurs :

Détermine au foie un apport de déchets toxiques quant à sa fonction osmosante,

Trouble cette fonction osmosante,

Fait produire secondairement au foie de nouveaux déchets anormaux et non moins toxiques pour l'ensemble des autres fonctions dialytiques de l'économie ;

En un mot perturbe l'ensemble des phénomènes endosmotiques et exosmotiques généraux qui constitue l'acte fondamental de la Nutrition.

C'est que, en effet, encore ;

Toute gêne circulatoire :

Soit locale, comme cela se présente dans les traumatismes de l'articulation tibio-tarsienne (entorse) ;

Soit locale encore, comme cela a lieu dans les ruptures musculaires (coup de fouet) ;

Soit générale, ainsi que cela résulte du repos forcé imposé à l'organisme par les suites d'une opération chirurgicale ;

Soit générale encore, comme cela découle de la compression exagérée d'une partie d'un membre pour la consolidation d'une fracture ou la réduction d'une luxation :

Est susceptible de modifier les conditions circulatoires, et par suite osmotiques, locales ou générales ;

Et, comme on le constate en Clinique, est capable de faire succéder une manifestation arthritique à une autre affection générale :

Adipose, par exemple, après les opérations chirurgicales exigeant un long repos au lit ;

Névrites, autre exemple, après des compressions exagérées ;

Attaque de goutte, en troisième exemple, à la suite d'entorse ;

Enfin, rhumatisme musculaire, en dernier exemple, après un « coup de fouet ».

Donc, on le voit : non seulement des causes morbides vraies, mais des causes à peine extraphysiologiques, simplement métaphysiologiques,

Ont une répercussion certaine sur les échanges osmotiques,

Peuvent troubler la Nutrition !

La question des Dystrophies osmo-nutritives ainsi posée dans son ensemble ; nous allons maintenant la concréter sous la forme de Définition, d'Historique et de Synonymie de l'Arthritisme-Diathèse.

TROISIEME DIVISION

Définition et Historique de l'Arthritisme-Diathèse

« Fiat lux ! »

Au même titre que n'importe quel autre animal, — même la Zooglée la plus inférieure, — l'Homme a débuté dans la Vie sous la forme d'une cellule !

« Cellule ovulaire », — pour l'Homme comme pour les animaux les plus élevés dans l'échelle zoologique, — « cellule ovulaire » dont la division karyokynétique plus ou moins différenciée n'a tenu, — selon l'état actuel de la Science, et ainsi que nous nous sommes efforcé de le rappeler aux premiers chapitres de ce Livre, — qu'à deux conditions :

Avoir reçu de l'imprégnation, spermatozoïde ou médiane, un épaississement de son enveloppe lui créant un septum à valeur osmotique différente de sa condition statique primitive ;

Avoir trouvé dans le milieu ambiant, directement ou par l'intermédiaire du parasitisme utéro-placentaire, des éléments chimiques appropriés à sa Nutrition, et dont le solutum différait comme densité du « poids spécifique » de son protoplasma initial.

Eh ! bien, raisonnons un peu, pour l'Homme :

Une fois le parasitisme direct rompu par l'accouchement, n'en est il pas encore de même des conditions biochimiques de croissance de l'« enfance » et de l'« adolescence », comme encore des conditions de statique biochimique de l'«âge adulte», comme toujours des conditions biochimiques de décrépitude de la « vieillesse » ?

Pour n'importe quel tissu : tissu osseux, tissu musculaire, tissu conjonctif, tissu fibreux, tissu adipeux, tissu nerveux, l'Osmose seule peut déterminer sa multiplication, comme seule elle peut entretenir sa vitalité, comme seule elle peut, — évidemment la question des disruptions traumatiques mise à part, — concourir à sa déchéance ; car seule l'Osmose réalise les conditions [philogéniques fondamentales⁻que l'Homme, émanation d'une « cellule ovulaire », détient précisément de cette origine.

De telle sorte que, aux lieu et place de l'Aphorisme précité : « LE MOUVEMENT, C'EST LA VIE ! », l'on pourrait, croyons-nous, sous la même forme d'image synthétique, mais d'une façon plus sûre encore, — puisque, si la Vie peut exister chez les végétaux sans le mouvement, du moins pas plus chez les végétaux que chez les animaux la Vie ne peut se manifester sans l'Osmose, — écrire :

« *L'Osmose, c'est la Vie !* » . . . . .

Ainsi qu'en font d'ailleurs foi les travaux de VRIÈS, de MASSART et de VAN T'HOFF, pour ne citer ici que des autorités indiscutables et indiscutées en la matière. . . . .

Sans l'Osmose, c'est-à-dire sans les mutations biochimiques que l'Osmose seule peut faire accomplir :

De « Transformateur d'Energie », l'Homme régresserait *ipso facto* au rôle de simple « Réservoir d'Energie ! »

Donc, l'Osmose est à toute « machine animale », à tout « moteur animal », à l' « Homme » non excepté, la base fondamentale de son Activité !

Donc l'Osmose est le « pivot » de la Vie !

Donc toutes modifications apportées par une cause quelconque à l'Osmose sont des plus intéressantes à étudier au point de vue biologique !

CHAPITRE SIXIÈME

Discussion de la Définition de l'Arthritisme. — Historique nosologique de l'Arthritisme. — Synonymies. — Choix du titre.

Le triple but de la seconde division de ce « livre » a été, l'on a pu s'en rendre compte, de montrer que :

1°. — L'Homme, rompant son « parasitisme fœtal », apparaissait à la Lumière solaire en des conditions biologiques de fonctions osmotiques défectueuses ;

2° L' « allaitement au sein » avait pour résultat de corriger la dysfonction osmo-nutritive résultant du parasitisme utéroplacentaire ;

3°. — Les causes climatériques, alimentaires, d'hygiène, métaphysiologiques et morbides, les plus diverses, et en apparence les plus banales, pouvaient concourir à rétablir pour l'Homme, — plus ou moins complètement, et même parfois exagérément, — sa *Dystrophie osmo-nutritive originelle*.

Nous allons, maintenant, faire voir que cette Dystrophie osmo-nutrive originelle de l'Homme :

1°. — N'est pas autre chose que l'ensemble des états morbides désignés sous les diverses dénominations : d'Arthritisme, d'Herpétisme, de Ralentissement de la Nutrition, d'Hyperacidité, d'Hépatisme, de Bradytrophisme, de Dystrophie osmo-nutritive, de Tropho-névrose d'origine mésocéphalique (ENRIQUEZ et SICARD), d'Aberration de la Nutrition, de Dysgénèse glandulaire diastasique (HAYEM), de Diathèse congestive (SÉNAC), etc., etc. !

2°. — Mais que la dénomination découlant biologiquement de notre exposé antérieur, offre l'avantage, sur ses synonymes, — y compris même celle de Diathèse Arthritique ou Arthritisme-Diathèse que, — pour éviter la « mise en vedette » d'un néologisme auquel les Cliniciens ne sont point encore accoutumés, — nous adoptons cependant comme titre pour ce Livre ;

la dénomination de Dystrophie osmo-nutritive, ou encore, par abréviation, Dysosmotie, a l'avantage, disons-nous, de répondre à la cause originelle de toutes les manifestations morbides que l'énoncé des synonymes précédents vise plus ou moins, chacun de son côté, d'une façon incomplète.

**

A sa naissance, chacun de nous a apporté une Osmose :

Bien déterminée par des conditions de parasitisme utéro-placentaire, c'est-à-dire vicieuse ;

Mais différente toutefois, en plus toujours, si l'Hérédité est arthritique, selon les conditions secondaires d'Hérédité.

Le nouveau-né, le moins chargé comme Hérédité, offre, d'après nos explications précédentes, une Dystrophie osmo-nutritive réelle du fait de l'hypo-osmose basique du septum utéro-placentaire.

Le nouveau-né, chargé d'une Hérédité paternelle, vagit et respire pour la première fois avec des cellules d'ensemble, des cellules pulmonaires tout particulièrement, durcies par suite de l'épaisissement plus considérable de son septum ovulaire initial par l'action d'un spermatozoaire trop dense ; épaisissement du septum ovulaire initial que la karyokynèse reproduit indéfiniment.

Le nouveau-né, chargé d'une Hérédité maternelle, se présente au jour avec des cellules épaissies par l'action de la diminution des bases, des « ions négatifs », dans le produit de la dialyse utéro-placentaire ; et, conséquemment, la précipitation exagérée sur les dites cellules d'une proportion anormale d'albumine circulante.

Le nouveau-né, chargé d'une double Hérédité paternelle et maternelle, arrive à la vie avec la double tare physique de l'épaisissement des septums cellulaires, à la fois : par surcharge densitaire spermatozoïde, et par hyperdensification albuminoïdique sous l'influence de l'hypo-alcalinité du sérum sanguin maternel.

La première de ces conditions vicieuses de l'Osmose infantile peut se racheter, l'avons-nous déjà expliqué biologiquement, par un rigorisme absolu dans l'Allaitement féminin en général, et particulièrement par l'allaitement maternel, par suite des conditions hydrolytiques spéciales de la caséine (caséase) du « lait de femme », par suite des conditions hyperacalinisantes plus spéciales encore du « colostrum » formant le « lait des nouvelles accouchées ».

Composition moyenne de divers Laits de Femmes à l'état physiologique et dans les diathèses

(d'après E. GAUTRELET)

Dosages en grammes par litre de lait	Femme normale	Femme arthritique	Femme tuberculeuse
Réaction.............	lég. alcaline	neutre	fort. alcaline
Densité à + 15 C.......	1033,0	1032,1	1042,0
Gaz dissous	212 $^{cc.}$	9 $^{cc.}$	16 $^{cc.}$
Sucre de lait..........	62.30	60.61	54.00
Beurre...............	29.40	57.00	20.00
Caséase.............	22.60	28.48	17.00
Chlorures alcalino-terreux	1.10	2.03	3.66
Phosphates id. id.	1.40	5.08	12.10
Autres sels (citrates, etc.)	0.40	1.08	0.48
Urobiline	0.30	0.38	0.12
Extrait sec à + 100 C...	128.80	156.00	110.00
Eau.................	904.20	866.10	932.00
Etat du précipité albuminoïdique	très ténu	très ténu	très ténu

Et, de fait, c'est ce que la Clinique constate chaque jour.

Un nouveau-né sain, élevé au sein, — au sein maternel plus particulièrement, — devient, s'il ne lui survient pas de maladies intercurrentes, un enfant sain ;

Qui, si son hygiène générale est bien comprise, et si ses conditions de « milieu » sont normales, devient lui-même un adolescent absolument physiologique ;

Lequel adolescent physiologique, à son tour, sauf encore le cas de maladies intercurrentes (syphilis, gonococcie, dothiénentérie, rougeole, scarlatine, etc., etc.,) se transforme peu à peu en un adulte possédant la vitalité, c'est-à-dire les conditions osmo-nutritives générales, auxquelles la Nature l'avait primitivement destiné.

Composition du Lait d'une Femme
à diverses époques de la lactation
(d'après Simon)

JOURS après l'accouchement	DOSAGES EN GRAMMES PAR LITRE DE LAIT						
	Densité	Eau	Extrait sec	Matières albuminoïdiques	Sucre de lait	Beurre	Sels fixes
		gr.	gr.	gr.	gr.	gr.	gr.
2	1.032,0	828.0	172.00	40.00	70.00	50.00	3.16
10	1.031,6	873.2	126.80	21.20	62.40	34.60	11.80
17	1.030,0	883.8	116.20	19.60	57.60	31.40	1.66
18	1.030,0	899.0	101.00	25.70	52.30	18.00	2.00
24	1.030,0	883.6	116.40	22.00	52.00	26.40	1.78
67	1.034,0	893.2	106.80	43.00	45.00	14.00	2.74
74	1.032,0	886.0	114.00	45.20	39.20	27.40	2.87
82	1 034.5	914 0	86.00	35.50	39.50	8.00	2.40
89	1.033,0	880.6	119.40	37.00	45.40	34.00	2.50
96	1.033,4	960.4	109.60	38.50	47.50	19.00	2.70
102	1.032,0	902.0	98.00	39.00	49.00	8.00	2.08
109	1.033,0	890.0	111.00	41.50	43.00	22.00	2.76
117	1.034,4	891.0	109.00	42.00	44.00	20.00	2.68
132	1.034,0	861.4	138.60	31.00	52.00	54.00	2.25
136	1.032,0	873.6	126.40	40.00	40.00	37.00	2.70

Mais, on le voit, bien des embûches ont été semées sur la route du nouveau-né, — de son premier contact avec l'Air et la

Lumière, à son épanouissement biologique en l'état d'adulte, — pour une perversion de ses échanges osmotiques, pour une altération de sa Nutrition !

Composition des Laits
de femelles d'animaux domestiques
les plus employés dans l'alimentation des enfants

(d'après E. GAUTRELET)

Dosages en grammes par litre de lait	Lait de vache ordinaire	Lait de vache passé (1) à la filière	Lait de chèvre	Lait d'ânesse
Réaction.............	faib. alcal.	neutre	faib. alcal.	faib. alcal.
Densité à + 15 C... ...	1032,5	1831,0	1031,8	1030,2
Gaz dissous	215 cc.	200 cc.	370 cc.	168 cc.
	gr.	gr.	gr.	gr.
Sucre de lait.....	59.40	47.60	42.40	58.22
Beurre...........	38.20	43.00	40.04	36.65
Caséase.....		35.36		22.80
Caséine.............	35.50	......	37.00	......
Peptones.............	......	3.25	......	2.10
Chlorures alcalino-terreux	2.50	2.73	1.62	2.61
Phosphates id. id.	1.40	3.82	2.68	3.10
Autres sels (citrates, etc.)	0.46	1.15	0.50	0.54
Urobiline	0.28	0.30	0.31	0.32
Extrait sec à + 100° C .	138.50	133.00	124.54	124.55
Eau..	894.00	898.00	907.26	905.65
Etat du précipité albuminoïdique	gros flacons	très ténu	gros flacons	très ténu

Et l'ARTHRITISME, disent les statistiques, le guette et finit par avoir raison des meilleures conditions osmo-nutritives obtenues par l'allaitement maternel dans la proportion de 75 p. 100.

Ce qui nous conduit à proposer comme définition de l'Arthritisme la formule suivante :

---

(1) Lait « fixé ».

Définition :

« L'Arthritisme est une déviation de la Nutrition : héréditaire ou acquise, par suite de laquelle celui qui en est atteint présente, — successivement ou simultanément, — une ou plusieurs manifestations pathologiques de modes différents, mais dont l'ensemble correspond toujours à l'une quelconque des formes de la déviation du processus osmotique. »

Et, bien entendu, l'Arthritisme ainsi compris, est l' « Arthritisme-Diathèse », puisque, ainsi qu'en témoignent la Spirométrie, le Coefficient respiratoire, l'Hématologie, l'Urologie, etc., etc. :

1°. — Entre les différentes manifestations morbides se rattachant à l'Arthritisme se trouve toujours un lien de nature dystrophique au point de vue osmotique ;

2°. — Les « périodes d'état » de l'Arthritisme présentent, aussi bien que ses « périodes d'accès », le même lien de nature dysosmotique ;

3°. — La « tare dysosmotique originelle » peut se poursuivre pour l'Homme : de sa conception, c'est-à-dire de l'élévation de la « cellule ovulaire » maternelle au rang de « Transformateur d'Energie », à son retour à l'état de simple « Réservoir d'Energie », c'est-à-dire à sa mort !

Voyons, maintenant, comment, depuis la constitution de la Médecine, les questions se rattachant à l'Arthritisme ont été étudiées et comprises par nos devanciers.

.*.

HISTORIQUE NOSOLOGIQUE DE L'ARTHRITISME

Ainsi que le fait remarquer Delpeuch dans son travail de bénédictin : « le mot *arthritis* a eu une destinée singulière. « Opposé d'abord au mot *podagre*, il veut dire rhumatisme « articulaire aïgu, plus tard il absorbe la goutte dans sa signi- « fication élargie, comme au temps d'Arétée, de Solanus et « de Galien ; il se voit enfin retirer par Baillou ce même « rhumatisme qui avait été sa raison d'être, et il ne désigne « plus que la podagre par une interversion complète et pres- « que plaisante. » (1)

Trois siècles plus tard, sous l'influence des opiniâtres revendications de Bazin, du baptême revivifiant de Pidoux, des travaux suggestifs de Bouchard établissant les liens de solida- rité diathésique d'un grand nombre d'affections n'ayant de commun entre elles que leur parenté morbide, l'empire démem- bré a été reconstitué et agrandi par des annexions nombreuses et légitimes.

L'historique de l'Arthritisme comprend donc quatre périodes:

1°. — Une période d'étude distincte des deux entités ;

2°. — Une période d'identité de la Podagre et de l'Ar- thritis ;

3°. — Une période de disjonction formelle, avec abandon du nom d'arthritis aux faits de podagre et création d'un néologisme déjà flottant pour désigner les faits d'essence rhumatique ;

4°. — La période de constitution de l'Arthritisme moderme.

*
* *

1°. — *Période d'étude distincte des deux entités*

(Du IV⁰ siècle avant J.-C., à la fin du 1ᵉʳ siècle de notre ère)

C'est le fait d'une erreur communément répandue, et dans laquelle sont tombés des médecins, parmi les plus versés dans

---

(1) Delpeuch. *La goutte et le rhumatisme.* C'est à ce livre que nous emprunterons la plupart des documents concernant les Anciens.

la connaissance des Anciens, que de croire que, de toute Antiquité, la goutte et le rhumatisme ont été confondus dans une
description commune sous le nom d'Arthritis. « Les anciens,
dit Charcot (1), ont toūjours confondu la goutte et le rhumatisme dans une description commune sous le nom d'Arthritis
ou de maladie articulaire (articularum passio) , et il ne semble
même pas qu'aucun d'eux ait jamais songé à établir entre les
deux affections une séparation tranchée ». Bazin (2) le restaurateur de l'arthritisme moderne dit de son côté : « On trouve
le mot Arthritis employé dans les auteurs grecs pour désigner
la plupart des affections articulaires, et plus spécialement le
rhumatisme et la goutte ». Ces assertions, malgré l'autorité
de leurs auteurs, ne résistent pas devant la critique armée des
textes.

Dans le traité des *Affections* qui fait partie de la *Collection
Hippocratique*, laquelle représente les premiers documents de
la constitution scientifique de la Médecine, l'auteur consacre
deux paragraphes distincts et qui mettent en face, en les opposant l'un à l'autre, la physionomie clinique qu'ils dressent ;
l'un traite de l'Arthritis ($\alpha\rho\theta\rho\iota\tau\iota\varsigma$), l'autre de la Podagre
($\pi o\delta\alpha\gamma\rho\eta$).

« §. 30 (Arthritis). Dans l'Arthritis *la fièvre survient*, une
« douleur aiguë s'empare des articulations du corps, et ces
« douleurs tantôt plus aigües et tantôt plus douces, vont se
« fixer tantôt sur une articulation, tantôt sur une autre. Il
« convient d'appliquer sur les parties douloureuses des rafrai-
« chissants, de débarasser le ventre des matières par des lave-
« ments ou un suppositoire, et de donner des potages et en
« boissons, ce qui vous paraîtra utile. Quand la douleur s'est
« relâchée on donne un purgatif, puis on fait boire du petit
« lait cuit ou du lait d'ânesse. Cette maladie provient de la bile
« ou du phlegme qui, mis en mouvement, se sont fixés sur les
« articulations ; elle est de courte durée et aigüe, mais non

---

(1) Charcot. Note de la traduction du livre de la goutte de Garrod par
Ollivier. Paris 1867. p. 5°.

(2) Bazin. Dictionnaire des sciences médicales de Dechambre : art
Arthritides.

« mortelle : elle attaque les jeunes plus volontiers que les
« vieux. »

« §. 31. (Podagre). La Podagre est la plus violente de toutes
« les maladies articulaires, la plus longue et la plus tenace ;
« elle se produit quand le sang qui est dans les petits vaisseaux
« a été vicié par la bile et par le phlegme ; et comme là sont les
« veines du corps les plus ténues et les plus étroitement serrées,
« ainsi que des nerfs et des os nombreux et rapprochés, là
« aussi le mal a plus de persistance et de ténacité. Les mêmes
« moyens qu'à l'arthritis conviennent ici ; la maladie est longue
« et douloureuse mais non mortelle. Si la douleur reste fixée
« sur le gros orteil, on brûlera les veines de l'orteil, un peu au-
« dessus des condyles, et on les brûlera avec du coton écru. » (1).

Ainsi que le faisait judicieusement remarquer notre regretté
ami Sénac, il est difficile de méconnaitre dans la physionomie
clinique évoquée dans le paragraphe 30, les caractères du
rhumatisme articulaire aigu. « L'âge des malades, la préexis-
« tence de la fièvre, la mobilité des lésions articulaires, leur
« siège multiple, l'intensité variable et même considérable des
« douleurs, sont autant de caractères qui appartiennent plutôt
« au rhumatisme qu'à la goutte. » (2).

On ne saurait douter que les termes, qui constituent le
paragraphe 31, ne s'appliquent à la Podagre, nom sous lequel
les Grecs désignaient la goutte. Si l'on rapproche, du reste,
ces termes de ceux des livres de la Collection Hippocratique où
il est question de l'âge où se produit la podagre (jamais avant
la puberté, ni chez les femmes avant la ménopause), il ne
saurait y avoir d'équivoque sur la signification qu'avait pour
les Grecs, le mot podagre.

Delpeuch signale un passage d'un autre traité : *les maladies*,
faisant partie de la Collection Hippocratique, qui vient à l'appui
de la thèse que nous soutenons après Sénac et lui. Dans un
paragraphe où il est question de la podagre et de l'arthritis,
ainsi que le fait remarquer Delpeuch, la podagre et l'arthritis
ne sont pas nommées l'une à côté de l'autre, mais séparées

---

(1) HIPPOCRATE. — Traduction Littré. T. VI, p. 244 et 245.
(2) SÉNAC. — *Diathèse congestive*, 1882, Clermont-Ferrand.

par l'énonciation de diverses maladies, les fièvres, les ophtalmies, les affections de la peau ; « ce qui montre combien peu elles étaient confondues dans l'esprit de l'auteur. »

Le même genre de preuve de la distinction que, pendant toute la période qui s'étend du commencement du IVᵉ siècle avant J.-C. jusque vers la fin du 1ᵉʳ siècle de notre ère, la médecine grecque faisait entre l'arthritis et la podagre, nous est fournie par des fragments d'écrits dont les termes ou l'enseignement nous ont été transmis.

Ainsi, DIOCLÈS, de Caryste, qui vivait à Athènes 350 ans avant J.-C., et dont Pline a dit : « Secundus œtate famâque, » divisant le corps en quatre régions et rapportant à chacune d'elles un groupe de maladies, énumère celles qui proviennent du ventre et cite : la diarrhée, les coliques, la lientérie, l'iléus, la sciatique, la fièvre tierce, *la podagre*, l'apoplexie, les hémorrhoïdes, *l'arthritis*.

ANTONIUS MUSA, affranchi et médecin d'Auguste (30 ans avant J.-C. et 14 ans après), dans son livre à Mécène, termine les conseils d'hygiène par ces mots : « Ceux qui négligent ces précautions s'exposent à l'entérite, à la colique, à la dysenterie et même aux fièvres tierces et quartes, *à la podagre* et *à la chiragre* ; c'est aussi dans ces conditions que survient *le mal articulaire* (1). »

SCRIBONIUS LARGUS, médecin du Palais sous Claude, auteur d'un formulaire qui d'après Delpeuch a dû être composé vers l'an 45 de notre ère, dit à propos de l'hiera d'Antiochus (2) : « *prodest et ad articulorum morbum quem* (αρθριτιν) *vocant, et ad spinæ totius lumbarumque dolorem ex aqua mulsa datum ad vires cujusque. Item ad podagram bene facit.* » « donnée dans de l'eau miellée et suivant les forces du malade, elle est bonne pour la maladie articulaire que l'on nomme (αρθριτις), pour les douleurs vertébrales ou lombaires. Elle réussit de même contre la podagre » (Delpeuch).

---

(1) DELPEUCH. *De la goutte et du rhumatisme* p. 160.

(2) Hiera selon la formule de PASCIUS ANTIOCHUS (Delpeuch).

Rufus, d'Ephèse, dont la vie médicale doit être placée entre l'an 37 et l'an 79 de notre ère (Delpeuch), pratiqua et enseigna à Alexandrie. On lui doit une étude sur les métastases qu'Oribase nous a conservée et à laquelle Delpeuch propose de donner le titre de : *Suppléances morbides*. On y trouve deux passages où la distinction entre l'arthritis et la podagre est encore indiquée. Dans l'un il est dit : « L'*arthritis* et la *podagre* remplacent « plusieurs autres maux. Les fluxions qui les accompagnent « d'habitude sont certes pénibles pour les jointures, mais elles « empêchent d'autres affections de survenir ». Le second passage a une signification plus formelle. A propos de médicaments donnés en potions, il déclare : « Je sais que des malades atteints de *podagre*, de *sciatique* ou de cette affection qu'on nomme *arthritis* ont été débarrassés, etc., etc. »

Il faut faire remarquer que, dans l'esprit de Rufus, l'acception du mot Arthritis et de celui de Podagre, ainsi que la doctrine de pathologie générale qui présidait à l'interprétation de ces affections étaient conformes à la Tradition Hippocratique. En effet, quoique Rufus fût venu pratiquer et enseigner à Alexandrie, il n'était Alexandrin que d'adoption. Il était nourri de la moëlle des Ecrits Hippocratiques, au sujet desquels il s'écriait : « Que ne trouve-t-on pas dans ces livres ? » Il admirait le génie clinique qui avait inspiré ces œuvres, et ne se considérait que comme un continuateur de la tradition médicale qu'avait laissée le Père de la médecine.

*
**

2°. — *Période d'identité de la Podagre et de l'Arthritis*

(Depuis la fin du 1er siècle de notre ère jusqu'à Baillou 1538-1616)

Archigène vivait à Rome, sous Trajan (fin du 1er siècle de notre ère — première partie du second). Delpeuch a établi qu'on devait lui restituer plusieurs paragraphes du XIIe livre d'Aétius, celui-ci notamment qui constitue un des documents les plus anciens que nous possédions nous permettant de déterminer l'époque ou la dualité avait déjà fait place à l'unité : « *La podagre* et *l'arthritis* sont des affections très voisines l'une « de l'autre ; elles n'ont entre elles *aucune différence spéci-*

« *fique*, mais une différence de siège. Toutes les deux compor-
« tent une faiblesse permanente des jointures, compliquée de
« fluxion. Aux pieds on nomme le mal *podagre* ; dans une
« jointure des hanches, *sciatique* ; quand un grand nombre
« d'articulations sont prises, on l'appelle *arthritis* ». C'est plus
que de l'unification ; c'est de la confusion.

Soranus, d'Ephèse, dont la vie scientifique doit être comprise
entre 117 et 161 de l'ère chrétienne, avait étudié à Alexandrie
et pratiqua à Rome. Dans un livre sur les maladies aigües et
chroniques qui a été traduit par Coelius Aurelianus il dit au
chapitre II (Livre V, Maladies chroniques) intitulé :

De l'affection articulaire que les Grecs nomment *Arthritis*
et de la douleur des pieds qu'ils appellent *Podagre*.

« Ces deux maladies ont tiré leur nom de la partie souf-
« frante, l'une de l'ensemble des articulations, l'autre du pied
« seul, etc., etc.....

« La distinction de ces deux affections est facile, évidente.
« La *Podagre* est une douleur limitée aux pieds ; l'Arthritis
« c'est la douleur d'un grand nombre de jointures ou de toutes,
« soit qu'elle débute par le pied et qu'elle embrasse ensuite les
« autres articulations, soit qu'elle suive une marche inverse, ce
« qui fait dire à quelques médecins que l'*Arthritis* est un genre,
« la *Podagre* une espèce. Aussi les Grecs donnent-ils avec
« raison à la *Podagre* le nom d'*Arthritis*, puisque la douleur
« n'est pas moins articulaire pour siéger aux pieds ; l'*Arthritis*,
« au contraire, ne saurait être appelée *Podagre*, puisque l'Ar-
« thritis des genoux ou des mains est dite gonagre ou chiragre,
« et celle qui occupe les cordons fibreux de la région dorsale
« ténontagre. Mais ces noms n'expriment que des différences
« de siège, ils ont la même valeur nosologique et, pour l'insti-
« tution d'un traitement, il n'y a pas lieu de les opposer l'un
« à l'autre. » (1).

Arétée, de Cappadoce, qui a vécu dans la deuxième moitié du
deuxième siècle après J.-C. reproduit les termes dont s'est
servi Archigène : « L'*Arthritis* est une affection douloureuse

---

(1) Delpeuch. Pages 205 et 206.

« qui frappe toutes les jointures à la fois ; limitée aux pieds,
« c'est la *Podagre;* aux hanches, la *Sciatique* ; aux mains la
« *Chiragre.*» (1).

Dans un autre passage, voulant consacrer la réalité de
l'unité pathologique par la description de l'évolution des phénomènes cliniques, il dresse un tableau qui est un monument
de confusion et de fantaisie : « L'*Arthritis* commence ainsi : La
« douleur occupe d'abord le gros orteil, puis la partie anté-
« rieure du talon, celle qui porte sur le sol, puis la voûte plan-
« taire, enfin la cheville se gonfle en dernier lieu..... Chez
« quelques-uns le mal persiste dans les articulations du pied
« jusqu'à la mort, chez d'autres il parcourt toute l'étendue du
« corps ; le plus souvent passe des pieds aux mains, etc., ...
« Les coudes et les genoux sont pris ensuite ; puis l'articulation
« de la hanche ; enfin la douleur passe de là aux muscles du
« dos et du thorax. La marche envahissante de ce mal est
« incroyable. Il s'attaque aux vertèbres de la nuque et du dos,
« va jusqu'à l'extrémité du sacrum, et toutes ces régions parti-
« cipent à la douleur commune et souffrent pour leur compte.
« Les tendons et les muscles sont douloureux et tendus ; les
« muscles des machoires et des tempes sont pris ; les reins, la
« vessie sont envahis à leur tour ; enfin, chose surprenante,
« le nez, les oreilles, les lèvres mêmes souffrent aussi ; tout
« cela en effet est formé de fibres et de muscles. Un malade
« souffre des sutures de la tête et, bien qu'il ignore l'anatomie
« de la région atteinte, il décrit les sutures oblique, droite,
« transversale, sur le devant et sur le derrière de la tête, se
« plaignant à ce niveau d'une douleur fine et térébrante. C'est
« que le mal attaque toutes les connexions osseuses aussi bien
« que les jointures des mains et des pieds. » (2).

GALIEN, de Pergame, naquit en 131 après J.-C., et mourut
entre les années 201 et 210, à l'âge de 70 à 80 ans. Après avoir
terminé ses études à Alexandrie, il exerça à Rome ; et c'est de
l'an 170 à 174 qu'il composa ses œuvres capitales, (Delpeuch),
dont les doctrines ont pesé sur la médecine pendant plus de
quinze cents ans, pendant lesquels il est resté l'oracle.

(1) DELPEUCH, p. 183.
(2) DELPEUCH, p. 185-187.

On trouve dans ses écrits un passage qui a trait à la question qui nous occupe. Ce passage a été souvent reproduit ; Oribase en a fait un chapitre de sa *Synopsis ;* et Aétius le cite à propos de la sciatique. (Delpeuch).

Le titre du paragraphe est le suivant :

De la sciatique, de la podagre et de l'arthritis,

La *Sciatique* et la *Podagre* sont de la même famille que l'*Arthritis* :

« Ce qui constitue l'*Arthritis* quand toutes les jointures
« sont prises, limité à la seule articulation de la hanche se
« nomme *Sciatique* ; limité au pied *Podagre*. Le plus souvent
« la *Podagre* commence par une seule jointure, mais avec le
« temps les envahit toutes. Ces trois affections ont un élément
« commun, un excès d'humeur occupant l'articulation affectée ;
« celle-ci remplie et dilatée dans tous les sens, les parties ner-
« veuses qui l'entourent sont distendues ; c'est ce qui cause
« la douleur.»

Ainsi que le fait remarquer Delpeuch, Galien considère l'identité de l'*Arthritis* (Rhumatisme articulaire aigu) et de la *Podagre* comme étant fondamentale, absolue.

Théodorus Priscianus, qu'on a appelé aussi Octavius Hora-tianus, un des médecins les plus savants du groupe africain (Delpeuch), et qui était connu au milieu du IVᵉ siècle, dit dans un chapitre intitulé de l'Arthritis, de la Podagre, de la Scia-tique :

« Ces maladies dérivent d'une source commune, de la
« fluxion, *de Reumate.* Leur différence de siège seule leur a
« fait donner des noms différents. L'*Arthritis* débute brusque-
« ment par une poussée (commutatio) étendue à toutes les
« jointures ; la *Podagre* commence par une seule ; mais, comme
« on la néglige à son origine, elle gagne peu à peu en étendue
« et en gravité et finit par occuper tous les ligaments, toutes
« les articulations, etc., etc. »

Cassius Félix, de Cirta, un fervent du Galénisme, écrivit en **447** un livre où il dit : « La *podagre* diffère de l'*arthritis* par

« la localisation ; le malade souffre du membre inférieur seul
« dans la première, de toutes les jointures dans la seconde. »

Oribase, né à Pergame, d'après son ami Eunape, et dont
l'existence correspond aux trois derniers quarts du IVᵉ siècle
écrivit, outre un volumineux ouvrage représentant l'inventaire
de la pathologie, une Synopsis dans laquelle il se montre
fervent Galéniste et résume la page de Galien qui a été tant
de fois reproduite.

Aétius, d'Amide, qui vivait à la fin du Vᵉ siècle ou au
commencement du VIᵉ fit ses études à Alexandrie et exerça à
Constantinople. Il a été surtout un compilateur. Le XIIᵉ dis-
cours traite de la sciatique, de la podagre et de l'arthritis. La
pathologie générale qui l'inspire est celle d'Oribase, et par
conséquent celle de Galien.

Paul, d'Egine, qui vécut dans le cours du VIIᵉ siècle, voulant faire, il le dit lui-même, quelque chose qui fut un intermédiaire entre la collection en 70 volumes d'Oribase et la
Synopsis du même auteur, fit une sorte de Manuel. Le chapitre
consacré à la podagre est, dit Delpeuch, un résumé clair et
méthodique de la doctrine galénique où l'on ne trouve rien
qu'on n'ait déjà lu dans Aétius ou dans Alexandre de Tralles.

Sérapion (Jean) « dit l'ancien », qui vivait dans la seconde
moitié du IXᵉ siècle, a écrit deux recueils de médecine, l'un
en XII livres, l'autre en VII qui a été traduit en latin sous le
nom de Breviarium. Ce qu'il dit de la podagre, de l'arthritis et
de la sciatique, il le prend à Galien, à Philagrius et surtout à
Paul d'Egine (Delpeuch). Les lignes suivantes révèlent, du
reste, le fond de sa doctrine sur la question qui nous occupe :
« Des jointures que frappe la maladie, aucune d'ordinaire ne
« revient à son intégrité première, surtout, s'il s'agit de scia-
« tique, d'arthrite des hanches ou de podagre. Au contraire les
« douleurs des autres jointures peuvent se résoudre complè-
« tement, par exemple quand c'est l'humeur sanguine qui
« prédomine. »

Razès, médecin arabe, qui naquit à Rey en 850 ou 860 de
notre ère et mourut en 932, a écrit plusieurs ouvrages, entre

autres le *Continens* ou *Comprehensor*. Dans cet ouvrage, il fait souvent des citations sous la formule : *de libro Signorum attributo Galieno*. Il fait notamment une citation sous cette formule à propos de l'arthritis et de la podagre. Or, le livre des Signes qu'il attribue à Galien est de Soranus pour qui la podagre n'exprime qu'une localisation de l'arthritis.

AVICENNE, le plus célèbre des médecins arabes, celui qui a été appelé le Prince des Médecins, naquit en 980 à Kharmatin, dépendance de Bokhara, et mourut en 1037. Il écrivit en 1013 un ouvrage intitulé le Canon, qui justifie son titre, dit Delpeuch ; car « il devint la règle à laquelle se soumirent, à partir du « XIIIᵉ siècle, tous les Médecins de l'Occident. » Cependant, d'après Delpeuch, le Canon ne serait qu'une refonte claire et ordonnée de l'ouvrage de Razès, le Continens. On y retrouve les mêmes citations du livre des Signes. Il y a lieu de noter, toutefois, qu'Avicenne le premier distingua la sciatique de l'arthrite de la hanche, et la localisa dans le gros nerf de la cuisse, *in Nervo lato* (Delpeuch).

A dater d'Avicenne on ne trouve pendant près de cinq siècles que de rares documents relatifs à la pathologie générale qu'inspire l'étude de l'arthritis et de la goutte. Cependant on trouve de loin en loin quelques expressions, quelques phrases qui attestent que la doctrine de l'unité pathologique telle que l'entendait Galien règne toujours.

Le plus ancien livre Salernitain que nous connaissions, le « Passionnaire » dont l'auteur, GARIOPONTUS, vivait dans la première moitié du XIᵉ siècle, est une compilation faite aux dépens de PRISCIANUS, de PAUL d'Égine et d'ALEXANDRE DE TRALLES. Aussi SIMON, de Gênes, citant les ouvrages dont il a extrait sa *Clavis Sanationis* dira, en parlant du Passionnaire : *Sed quia liber ex epistola Galeni ad Glauconem et ex libris Pauli et Alexandri et Théodori compositus est, pauca mihi contulit* (Delpeuch). Du reste le Passionnaire était tellement conforme aux doctrines de Galien qu'il lui a été d'abord attribué ; il a été plus tard reconnu pour être l'œuvre de Gariopontus.

MATHIEU PLATEÁRIUS, autre Salernitain, qui vivait au

milieu du XIIe siècle, dit à propos de la goutte : « La podagre est une espèce d'arthritis, etc. »

GILBERT, l'Anglais, qui vivait vers la fin du XIIIe siècle, a écrit un *Compendium Medicine* dans lequel il transcrit des chapitres entiers de Razès, mot pour mot ; tel celui sur la goutte. On y trouve une définition de l'*Arthritis*, de la *Sciatique*, de la *Podagre* et de la *Chiragre*, conforme à la doctrine des Byzantins et des Arabes. Et il ajoute que parfois la maladie s'étend plus loin, provoque la céphalée, la migraine, les affections douloureuses de la poitrine ou d'autres régions encore, et que la chute de l'humeur, tombant goutte à goutte sur les parties qu'elle envahit à cause de leur faible résistance, justifie l'appellation de goutte (Delpeuch).

GUY DE CHAULIAC, né en 1310 et mort en 1380, dit : « Arthré- « tique ou goutte est douleur des jointures, engendrée de la « fluxion des humeurs aux jointures » (Delpeuch).

FERNEL, né en 1494 et mort en 1558, dit dans sa Pathologie : « L'arthritis est une douleur des jointures revenant à des « intervalles. Des douleurs diverses peuvent occuper les mem- « branes osseuses, les muscles, les nerfs ou les régions inter- « médiaires (entre deux jointures) : ainsi ont coutume de faire « la vérole et la simple *distillatio*. Les autres siègent unique- « ment dans les articulations ; elles y tombent et y restent « fixées. Les dernières seules sont comprises sous le nom « d'arthritis » (Delpeuch). Abordant ensuite l'étude des locali- sations de l'*arthritis*, ainsi comprise, il en énumère les diverses variétés : *chiragre, podagre,* arthritis de l'épaule, des genoux et des coudes, et y joint par égard pour la tradition la sciatique dont, ainsi qu'Avicenne l'avait fait cinq siècles auparavant, il place le siège pathologique au point où les nerfs venus des lombes et du sacrum pénètrent dans la cuisse.

AMBROISE PARÉ, né en 1510 et mort en 1590 dit dans son dix-huitième livre *traictant de la maladie arthritique* vulgai- rement appelée *Goute* : « *Arthritis* ou Goute est une maladie qui « afflige et gaste principalement la substance des articles « d'une matière *virulente* accompagnée des quatre humeurs ».

**

3°. — *Période de disjonction formelle et constitution des deux entités*

Qu'on lui en fasse un titre à éloge ou à blâme, on doit reconnaître que BAILLOU par ses écrits a déterminé une véritable révolution dans la pathologie de l'Arthritis telle qu'on l'entendait, d'une façon fort confuse du reste, au commencement du XVIIᵉ siècle.

La théorie d'un flux pituitaire altéré qui, sous le nom de catarrhe, jouait, pour certains, le rôle pathogénique dans l'Arthritis, et, sous le nom de Rheuma, de distillatio, représentait pour d'autres la migration de cette humeur et parfois sa localisation pathologique ne pouvait manquer d'apporter un appoint sérieux à la confusion que créaient déjà des notions médicales grossières, parfois incohérentes, ou contradictoires, et le plus souvent inexactes.

Cette conception d'un catarrhe ayant sa source dans l'encéphale et dont l'humeur morbide suivant le trajet des gros vaisseaux, créait des troubles et des altérations dans les points où elle se fixait, remontait aux premiers temps de la constitution de la médecine. Dans les livres *des lieux dans l'homme*, il est question de sept espèces de catarrhes, suivant l'étage où parvenait l'humeur ; la septième avait une localisation déterminée par la terminaison même du vaisseau, au gros orteil.

Cette théorie du catarrhe d'origine encéphalique s'était plus ou moins confusément conservée à travers les âges ; mais dans le remous des systèmes elle reparaissait tout à coup comme une épave consacrée par la Tradition Hippocratique.

PRISCIEN, un des plus célèbres médecins d'Afrique du IVᵉ siècle, disait : « Tout catarrhe doit être l'objet de soins attentifs, « ayant son origine et son principe dans la tête. Un déborde- « ment découlant par là, par les divers canaux, inonde les « régions qu'elle atteint, et à la longue les affaiblit, pour peu « qu'on le néglige..... Je n'oublie pas non plus que quand « ce débordement se précipite et tombe sur les régions infé- « rieures, poussant devant lui la matière morbifique déjà « entraînée par son propre poids, il lèse souvent les organes

« vitaux de la région centrale, y détermine au passage divers
« accidents et enfin se jette sur les pieds, endroit condamné
« d'où il est difficile de le chasser. Mais d'abord, c'est le corps
« tout entier qu'il émeut..... » (1).

C'est sans nul doute sous l'influence de cette même conception ayant fait image dans l'esprit du vulgaire, que dès le IXᵉ
siècle, la podagre fut désignée dans la langue des gens du
peuple sous le nom de Gutta. Delpeuch a trouvé dans un
manuscrit du IXᵉ siècle diverses prescriptions sous la formule
suivante :

« Ad guttam arthritica seu podagrica qui in juncturas resedit. »

« Unguentum barbaricum ad guttam ubicumque fuerit, in
renis vel in geniculis aut in pedibus aut in brachiis, vel in
omnibus juncturis. »

Ce n'est que dès le commencement du XIIᵉ siècle que le
mot populaire : goutte, envahit la littérature médicale (Delpeuch). Dans la première moitié du XVᵉ siècle, ANTOINE GUAY-
NERIO, de Pavie, dit : « Le mot goutte dans certains cas désigne
« la descente, le flux d'une humeur quelconque vers une partie
« quelconque de notre corps ; c'est ainsi que le vulgaire nomme
« *goutte* toute fluxion humorale tant vers la poitrine que vers un
« autre organe, indifféremment. D'autres fois le mot goutte
« désigne uniquement la douleur des jointures causée par une
« humeur venue d'autre organes et envahissant leurs cavités.
« Les organes, en effet, se renvoient l'un à l'autre leurs super-
« fluités ; ainsi se forme la goutte appelée de ce nom par
« analogie avec les gouttes qui tombent d'un toit ou découlent
« d'un arbre » (2).

Pris dans l'acceptation qui correspond à cette image, la
vocable goutte fut utilisé, dans le langage médical vulgaire,
pour la formule de diverses espèces pathologiques. Il y eut,
outre la goutte arthritique (gutta arthritica) et la goutte poda-
grique (gutta podagrica), la goutte sciatique, la goutte migraine, la goutte sereine, la goutte caduque (épilepsie), la goutte
palazine et enfin toutes sortes de gouttes (omnes guttas) (3).

---

(1) DELPEUCH.
(2)   id.
(3)   id.

Vers le milieu du XVIᵉ siècle la théorie du catarrhe pituitaire était si peu condamnée que FERNEL disait : « On donne
« avec raison comme cause antécédente à l'arthritis, l'afflux
« d'humeur dans les jointures affaiblies, mais la source de cette
« humeur, le chemin suivi par elle, c'est ce qu'on ne paraît pas
« avoir recherché avec soin..... On se trompe quand on fait
« venir des viscères intérieurs l'humeur qui envahit les jointu-
« res.. . *L'arthritis a sa source dans la tête d'où une humeur*
« *pituiteuse et ténue découle dans les articulations.* »

Alors opposant à la pathogénie du catarrhe telle qu'elle a
surnagé à travers les âges une interprétation nouvelle, il ajoute :

« Ce n'est pas le cerveau cependant qui est l'origine de
« l'arthritis, ni ses ventricules internes, réservoirs où s'amas-
« sent ses superfluités pituiteuses, mais ce sont les *parties*
« *externes* de la tête, situées en dehors du crâne qui sont le
« point de départ de l'humeur superflue qui en découle, en
« *parcourant sous la peau la surface du corps.* »

Il y a lieu de retenir dans l'interprétation de Fernel l'enchainement de deux idées, l'une : le déplacement de la source
du flux pituitaire séreux et sa localisation dans les parties
externes de la tête ; l'autre : la migration de ce flux dans la
continuité du tégument externe. Baillou synthétisera le processus morbide, le placera dans l'*habitus extérieur* et en fera le
foyer de son Rhumatisme.

Déjà en 1574, BAILLOU avait posé le fondement de son système quand dans son livre des *Epidémies* il formulait l'importance de l'*habitus extérieur* qui a sa santé et ses maladies
propres. Il rappelait que Galien avait dit « que les parties
« extérieures du corps sont faibles par nature et qu'en raison
« de ce fait, les parties internes, parties nobles et souveraines
« y relèguent et y rejettent leur poison comme dans une dé-
« charge naturelle. »

Dans son livre « de Arthritide » paru en 1591, il parle de « jeu-
« nes filles chlorotiques qui, à la suite d'une longue fièvre lente,
« sont affectées de ce *rhumatisme vulgaire généralisé à tout le*
« *corps* (istum vulgarum ρευματισμον universi corporis) par
« l'effet d'une sérosité enflammée rejetée du système veineux
« dans le système nerveux (fibreux). »

Enfin dans son « liber de Rhumatismo et pleuretide dorsali », qui n'a pas de date, il développe son système et crée l'entité : Rhumatisme, dont il précise la caractéristique dans les lignes suivantes : « dans cette affection que nous appelons impropre-« ment rhumatisme, et que nous désignerions mieux sous le « nom d'*apostasis* ou de *nausées des veines*, en attendant que « des noms meilleurs s'offrent à nous, dans cette affection, « disons-nous, et quelque nom qu'on lui donne, *il y a une* « *douleur ostéocope de tout le corps et surtout de l'habitus* « *externe*, une sensation pénible dans les membres, *dans leur* « *continuité* et dans leurs jointures, et un excès de chaleur, « comme s'il y avait une *arthritis universelle*. Ainsi se fait dans « l'habitus du corps un rejet, une excrétion, un transport, une « fonte, une dérivation, un dépôt, un rhumatisme enfin de « ρεω couler, puisque l'humeur coule dans l'habitus et en « coulant l'inonde ; et ce n'est pas de la tête que vient le flot « comme le croit le vulgaire. » (1).

L'habitus externe comprenait non seulement les parties molles sous-cutanées, mais encore les muscles, les aponévroses, les tendons, les téguments, les os et même les jointures. (Delpeuch). Le siège du rhumatisme peut intéresser à la fois les divers tissus qui le composent ; et la localisation articulaire n'a, dans le système de Baillou, ni plus d'importance, ni d'autre signification que les localisations qui frappent les autres éléments anatomiques.

Cette conception nosologique ne permettait pas à Baillou de laisser cohabiter le rhumatisme à côté de la podagre ou de la goutte, affection qu'on considérait comme essentiellement articulaire ; aussi Baillou en retirant le rhumatisme de l'arthritis avait abandonné à la goutte toute la couverture. Afin de donner la physionomie complète de l'affection qu'il décrivait, le rhumatisme, Baillou y rattachait certains états morbides dont, ainsi qu'il le rappelait, avaient parlé les anciens et que dans l'impossibilité où ils se trouvaient de les faire rentrer dans un de leurs cadres nosologiques, ils avaient décrits sous le nom de lassitudes. Scribonius Largus (45 ans après J.-C.) y faisait allusion quand, ne sachant sous quelle formule les désigner,

(1) DELPEUCH.

il les spécifiait par leurs symptômes : « *Acopum ad perfric-
tionnem, lassitudimem, tensionem nervorum; idem hierre non
patitur perfrigescere actus ; hoc Augusta utebatur...* etc. »
Aétius (fin du Ve siècle après J. C.), après une étude sur la
courbature et sur des lassitudes provoquées par le surmenage
avait décrit trois variétés de lassitudes spontanées. La première
variété était la lassitude ulcéreuse déterminant au niveau de la
peau et des muscles une douleur déchirante qui augmente au
moindre mouvement ; la deuxième, une lassitude tensive atteignant surtout les muscles, ne provoquant pas de douleur
déchirante, mais accompagnée d'un sentiment de pesanteur et
de distension, sans tuméfaction appréciable ; la troisième, la
lassitude inflammatoire, survenant spontanément et sans
fatigue préalable, déterminant une douleur intense, une vive
chaleur et une tuméfaction des parties molles. Celle-ci récla-
mait immédiatement la saignée. Baillou citant les lassitudes
ulcéreuses et inflammatoires disait : « Elles ont avec elle
(l'affection réputée sous le nom de rhumatisme) une grande
affinité. Bien plus, elles paraissent être si proches et si
parentes, qu'elles se ressemblent comme deux sœurs. »

Cette ressenblance s'explique par ce fait que c'est en réalité
la physionomie clinique *de ces lassitudes* qui a inspiré la constitution du Rhumatisme tel que Baillou l'a défini. *Ces lassitudes*
étaient caractérisées par un sentiment de fatigue extrême,
d'impotence, par des douleurs siégeant dans les muscles, les
aponévroses, les tendons, la continuité des os des membres
et même dans les articulations ; une fièvre en général modérée
accompagnait les localisations morbides. Ce sont là, comme le
dit excellement Delpeuch « les symptômes et la raison d'être
du rhumatisme de Baillou ».

Mais, en réalité, la physionomie clinique du vrai rhumatisme
articulaire aigu lui a complétement échappé. Le seul caractère
dont il tient compte dans sa sélection des accidents morbides,
c'est leur tendance migrative. Et c'est ce caractère qui l'a
déterminé dans la constitution de son cadre nosologique qui
restera, malgré tout, comme une robe de Nessus, attaché au
flanc de ce qui survivra de son entité quand la connaissance de
caractères d'une valeur essentielle et prédominante l'auront
entamée.

Mais, toutes réserves faites relativement à la composition
du cadre, et en en retirant, comme il nous est aisé de le faire
aujourd'hui, sans grand effort intellectuel, certains types,
il faut convenir que Baillou a eu une idée singulièrement
heureuse le jour où il s'est avisé de construire, sous le nom
de Rhumatisme, cette « boîte de Pandore » de la pathologie,
si extensible et d'un usage si pratique, où tant d'algies de
formes si variées et de sièges si différents trouvent naturellement leur place, à côté les unes des autres. Cette formule
nosologique a défié les audaces réformatrices de plus de
trois siècles ; et elle évoque dans notre esprit une image si
nette, qu'il suffit de prononcer le mot « rhumatisme » en indiquant la localisation de la douleur, pour qu'à l'instant, comme
sous l'effet d'un déclanchement cérébral, soit évoquée une
pathologie complète.

On a reproché à Baillou d'avoir rompu les liens d'étroite
parenté qui existent entre la goutte et le rhumatisme. Cela n'est
pas absolument exact ; dans une thèse quodlibitaire proposée
en 1610, sous la formule suivante : Y a-t-il quelque parenté
entre le rhumatisme et la goutte ? (an rheumatismus et arthritis
congénères ?) il déclarait : « comme ils sont en quelque sorte
parents par *leur cause*, leur orgasme et leurs symptômes, le
rhumatisme et l'arthritis ont un traitement commun ».

Dans son *liber* « de Rhumatismo et pleuretide dorsali », il était
plus explicite encore : « du reste, on ne peut mieux expliquer
« et décrire cette maladie (le rhumatisme) qu'en mettant en
« lumière l'analogie et l'affinité qu'il y a entre elle et l'arthritis ;
« et de fait la plupart des gens, et même les médecins, qui ne
« la connaissent pas bien, l'ont désignée sous le nom d'arthritis
« généralisée (universalis) ».

Donc, en réalité, Baillou concevait, d'une façon très confuse
du reste, des liens réels de parenté et d'affinité entre les deux
entités ; mais d'un côté en consacrant à la goutte l'étiquette
arthritis, il décrétait l'anonymat d'une souche commune, de
l'autre il tendait plutôt à admettre une filiation allant, en
descendant, du rhumatisme à l'arthritis. Il disait en effet dans
un passage qui précédait les lignes que nous avons citées :
« ceux qui ont souffert deux ou trois fois de ce rhumatisme, à

« moins d'y veiller et d'y pourvoir, peuvent difficilement éviter
« les tortures de l'arthritis ; le rhumatisme serait une sorte de
« *prodrôme* et de *préparation à l'arthritis* ».

Delpeuch a été bien sévère à l'égard de Baillou. Il lui
reproche non seulement une conception confuse, (et sur ce chef
nous ne le contredirons pas, tout en invoquant bien des excu-
ses valables en faveur du novateur) ; mais il lui conteste encore
la paternité absolue de sa conception du Rhumatisme. Il base
son jugement sur les trois arguments suivants :

1°. — Le mot rhumatisme, s'il n'était pas d'un usage courant, était un vocable fort ancien, que l'on retrouve çà et là
dans de nombreux écrits.

2°. — Depuis nombre d'années déjà, certains cliniciens
avaient reconnu et affirmé les caractères différentiels qui existent entre la goutte et les autres états morbides compris dans
l'arthritis.

3°. — La conception d'une affection humorale ayant son
siège unique ou principal dans l'habitus externe était établie
au seizième siècle.

1ᵉʳ Argument. — Le mot rhumatisme, il est vrai, errait
vaguement dans les écrits des anciens, mais sans acception
tant soit peu définie et fixée, et sans qu'il évoquât une silhouette pathologique quelconque. Baillou a donné un corps à cette
apparence d'image flottante ; il a donné du relief et du plastique à ce corps, et il l'a animé d'un souffle qui lui a permis de
franchir, sans trop d'accrocs et de décrépitude, une étape de
plus de trois siècles, Confuse ou non, nous pouvons juger par
ce qu'il en reste encore, que cette conception avait bien une
certaine substance. Quant au nom lui-même, si la paternité
en reste anonyme, Baillou en est devenu, sans conteste, le
parrain authentique.

2ᵉ Argument. — Delpeuch a découvert et cité trois documents qui établissent qu'avant Baillou, certains cliniciens pro-
fessaient l'existence de caractères de différenciation formelle
entre la goutte et d'autres états morbides confondus avec elle,
depuis quatorze siècles, sous le nom d'arthritis.

Le premier document est un passage de Jérôme CARDAN,
de Pavie (1501-1576), celui dont BOERHAAVE a dit : « *Sapientior*

« *nemo, ubit sapit ; dementior nullus, ubi errat.* » A propos de
l'aphorisme 29 d'Hippocrate : « *Puer non podagra laborat,*
« *ante usum venereum* », il disait : « Ce n'est pas une même
« chose que le morbus articularum et la podagre. Galien aurait
« mieux fait d'enseigner cela que de reprendre si souvent
« Hippocrate sans raison. »

Plus bas, après avoir analysé les principaux caractères
différentiels, il ajoutait que Paul d'Egine et Alexandre de Tralles
avaient commis une erreur grossière en confondant l'arthritis
et la podagre.

Le second document est tiré d'une consultation, datée de
1553, d'un élève de Cardan, Taddeo Luno, de Locarno, dans
laquelle, discutant un cas avec un de ses confrères, il déclare :
« Ce que l'on dit de l'arthritis ne peut l'être de la podagre, de
« la sciatique, de la chiragre, ni des autres ; car tout diffère, et
« les causes et le siège du mal, et le choix des remèdes et la
« nature même des maladies. »

Le troisième document est un chapitre des œuvres de Luiz
Mercado, parues en 1594, dans lequel le médecin portugais
établissait que l'étude de la marche et de l'évolution de l'arthritis et de la podagre dégage des caractères différentiels très
nets et très accusés ; et il les précisait avec un rare sens clinique.

Ces trois documents n'expriment en réalité qu'un retour à
la Doctrine Hippocratique en ce qui concerne les rapports de la
goutte avec l'arthritis ancienne. Les termes mêmes du premier
document et la circonstance à propos de laquelle est formulée
la déclaration de principes ne permettent pas de douter que
c'est sur les Textes Hippocratiques eux-mêmes que s'est prononcé l'arbitrage entre la doctrine d'Hippocrate et celle de
Galien.

Le deuxième document est l'expression fidèle de l'enseignement du maître fraîchement recueilli par l'élève.

Le troisième document est un commentaire détaillé et inspiré par un sens clinique cultivé de la pure doctrine hippocratique ; et il trahit mieux encore l'individualité du texte qui sert
de base aux développements. C'est ainsi que dans l'étude des
caractères différentiels, Mercado oppose aux *quarante jours*

qu'Hippocrate a fixés pour la résolution de la podagre, une durée moindre pour la résolution des localisations de l'arthritis.

Au fond de ces documents, quand on les juge impartialement, on ne découvre aucune conception originale, aucune vue de précurseur. Ils ne représentent en somme que le facsimile d'une effigie de médaille qui s'était complètement effacée sous la rouille de quatorze siècles, et que l'imprimerie venait de reproduire et de mettre en circulation. Car ce fut un des premiers actes de la Renaissance, qui s'est faite par un retour à l'inspiration grecque sous toutes ses formes, de donner de nombreuses éditions des œuvres des maîtres de la Médecine grecque et notamment de celles qui composent la collection Hippocratique. Baillou qui était à la fois un littérateur et un érudit connaissait certainement la source où Cardan et Mercado avaient puisé leurs enseignements ; et, s'il s'est inspiré de la conception de deux entités distinctes, c'est vraisemblablement aux Ecrits Hippocratiques qu'il en a emprunté l'idée, sans toutefois, à tort ou à raison, en retenir la formule.

3° Argument. — C'est dans la théorie pathogénique de Fernel qu'on entrevoit le premier schéma de la conception d'un habitus externe. On se souvient que Fernel avait placé le foyer de production de l'humeur séreuse, morbifique, dans les *parties extérieures* de la tête, d'où elle découlait et *parcourait sous la peau la surface du corps*, pour parvenir jusqu'aux articulations. Le mot habitus externe n'est pas prononcé, mais l'image qu'évoquaient la localisation du foyer de l'humeur et celle par où s'effectuait sa migration pouvait à son tour éveiller l'idée d'une synthèse anatomique ; et la synthèse se résolvait naturellement en *un habitus externe*. Il est vraisemblable que tel a été, chez Baillou, l'enchaînement des actes psychologiques d'où est sortie la formule : Habitus externe.

Delpeuch émet l'avis que la conception d'une maladie humorale ayant son siège dans l'habitus externe était établie avant Baillou. Il cite à l'appui de sa thèse un chapitre des œuvres de Félix Plater, médecin à Bâle, et un passage du livre de Charles Lepois professeur à Pont-à-Mousson. Le chapitre de Plater est consacré aux douleurs de l'*habitus Corporis* qu'il divise en trois variétés, suivant qu'elles siègent au niveau

des parties molles, au niveau des articulations, ou au niveau
des os. Le passage de Lepois qui a de grandes ressemblances
avec le chapitre de Plater (Delpeuch), dit au sujet des douleurs
généralisées : « Ce ne sont pas seulement les jointures, c'est
« aussi la continuité des membres, le thorax et tout l'*habitus*
« *extérieur* qui souffrent d'une descente abondante d'humeur
« aqueuse etc. »

Ces documents sont-il antérieurs à la première édition du
livre *de rhumatismo et pleuritide dorsali* de Baillou ? On ne
peut se prononcer, attendu que la date de la première publication de ce livre n'est pas connue. Delpeuch incline à admettre
une date voisine de celle de la publication du livre *de arthritide*
du même auteur. Mais quoi qu'il en soit, on sait que les œuvres
de Plater sont de 1603, et que le livre de Charles Lepois est de
1608 ; d'autre part, on sait que le *liber de arthritide* où Baillou
parle « de jeunes filles chlorotiques qui, après une longue fièvre
« lente, sont affectées de ce Rhumatisme vulgaire généralisé à
« tout le corps, etc. » est de 1591, et que l'ouvrage (*les épidé-
mies*) dans lequel il signale l'importance de l'*habitus extérieur*,
exposé, selon Galien, par sa faiblesse, à recevoir les poisons
que les parties internes, parties nobles, « y rejettent comme
dans une *décharge naturelle* » est de 1574. En réalité, les documents même recueillis par Delpeuch ne permettent pas de
s'inscrire en faux contre l'opinion unanime des générations
médicales qui a désigné Baillou comme le créateur du *rhumatisme*. Delpeuch lui-même ne protesterait que faiblement contre
cette conclusion, puisque malgré son peu de sympathie pour
la doctrine nouvelle et pour son auteur, avec une bonne foi
digne de tous les éloges, il terminait les longues pages consacrées au Pathologiste Français par la déclaration de Tralles
qui traduit l'opinion qui avait cours alors (1757) à l'étranger :
« Mais le premier inventeur de ce mot (le rhumatisme) fut
« Baillou qui a écrit un livre spécial sur le rhumatisme.»

.*.

Les idées exposées par Baillou n'eurent une véritable
expansion et un grand retentissement qu'après 1643, époque
où son neveu Jacques Thévart, héritier et propagateur de sa doc-

trine,'publia une deuxième édition du livre « de Rhumatismo et pleuritide dorsali » que l'éditeur présentait au public sous la rubrique expressive : « libellus vere aureus ». Désormais, par un demi-chassé croisé, l'arthritis que la Pathologie Hippocratique opposait, pour souligner leur différenciation, à la podagre, ne signifiera plus que podagre ou goutte ; tandis que l'état morbide que spécifiait l'ἀρθρῖτις Hippocratique, n'aura plus rien de commun avec elle, sous le nom de rhumatisme.

LAZARE RIVIÈRE publia en 1653 sa « Pratique médicale », dans laquelle il consacra un chapitre au Rhumatisme qu'il étudia d'une façon didactique et conformément à l'enseignement de Baillou. Il s'exprime ainsi : « Après les affections arthritiques « proprement dites (la goutte et la sciatique), il convient de « traiter du rhumatisme, en raison de la grande analogie qui « existe entre ces deux sortes de maladies, analogie si grande « que le commun des médecins, ignorant la nature véritable « du rhumatisme, le désigne d'ordinaire sous le nom d'ar- « thritis généralisée. Dans l'une et l'autre, on trouve une « douleur des jointures, mais il y a cette différence que dans « l'arthritis les jointures seules sont douloureuses, tandis que « dans le rhumatisme ce ne sont pas seulement les jointures, « mais aussi le corps tout entier, la continuité des membres, « «media inter articulos spatia», les muscles, les aponévroses, « le périoste, enfin *tout l'habitus externe*. Parfois même les « organes internes, l'estomac, l'intestin, l'utérus, le poumon « sont atteints aussi de l'affection rhumatismale. » (1)

SYDENHAM publia, en 1683, son excellente et si clinique étude sur la podagre, et en 1685 son livre sur le rhumatisme. Il en décrivit plusieurs variétés : les unes avec localisations essentiellement articulaires représentant, soit la silhouette de la polyarthrite fébrile, soit la physionomie du rhumatisme articulaire chronique déformant ; d'autres ayant pour siège les muscles, les parties fibreuses, les nerfs mêmes ; enfin une dernière le *rhumatisme scorbutique*.

MUSGRAVE publia en 1702 sous la formule : *de arthritide symptomatica*, et en 1707 sous celle : *de arthritide anomala*

---

(1) DELPEUCH.

sive interna, une étude où il distinguait l'*arthritis primigenia*
(la goutte), *de l'arthritis ex rhumatismo* (falso symptomatica
appellata).

Stahl, en 1704, dans sa dissertation « sistens podagræ novam
pathologicam » établit un parallèle entre la goutte et le rhumatisme et fait ressortir les différences qui existent entre ces deux
états morbides.

Boerhaave (1668-1738) étudia distinctement le rhumatisme et la podagre dont il préférait le terme à celui d'arthritis
parce que le premier désigne mieux le type principal de la
maladie. Il donna une courte description du rhumatisme où il
s'inspira surtout de Sydenham et un peu de ses souvenirs
personnels. Il relevait d'une atteinte subaiguë de Rhumatisme
de la hanche dont il était chroniquement atteint.

De Gorter dans sa « Pratique médicale » (1752) donna une
excellente définition symptomatologique du Rhumatisme articulaire aigu et dénonça sa prédilection pour les grandes articulations.

Cullen (Nosologie 1769 et Eléments de Médecine Pratique
5e édition 1785) étudia distinctement la goutte et le Rhumatisme. L'étude de la goutte comprend quatre variétés : la goutte
régulière, l'atonique, la goutte retrocédée et la goutte mal
placée. Dans le chapitre consacré au rhumatisme, il établit
la division : en rhumatisme aigu articulaire dans lequel existe
une diathèse phlogistique qui représente la maladie esentielle,
et un rhumatisme chronique (articulaire) qu'il considère comme
un genre de maladie entièrement différent du rhumatisme aigu et
qu'il croit qu'on devrait désigner par un nom particulier *arthro-
dynia.* D'après Bosquillon traducteur de ses Eléments de Médecine Pratique, et qui les a annotés en se servant du cours manuscrit de l'auteur, Cullen admettait en outre un nombre considérable d'espèces de Rhumatisme *symptomatique,* parmi lesquelles on voit figurer des douleurs hystériques, des spasmes douloureux produits par des vents ou des vers intestinaux, des
accidents dus à l'intoxication par certaines substances, notamment le plomb, etc., etc.

En 1800, Landré Beauvais décrivit dans sa thèse, en se demandant s'il s'agissait d'une nouvelle forme de goutte asthénique primitive, une forme de rhumatisme chronique qui deviendra l'arthrite déformante des uns, le rhumatisme noueux de Trousseau, l'arthrite rhumatoïde de Garrod, etc, etc.

En 1804, Heberden signala les nodosités des dernières phalanges des doigts, qui portent son nom et les présenta comme un type pathologique indépendant de la goutte et du rhumatisme.

En 1805, Haygarth décrivit sous le nom de *nodosités des jointures*, le type morbide entrevu par Landré Beauvais, et qui a reçu tant de dénominations parmi lesquelles il y a lieu de retenir plus particulièrement les suivantes : rhumatisme noueux de Trousseau, rhumatisme chronique déformant, etc.

Nous pouvons franchir l'espace d'une trentaine d'années sans créer de graves lacunes dans l'histoire du rhumatisme. Mais alors commence une phase mémorable dans l'histoire de cette maladie. En 1836 Bouillaud publia ses *recherches sur le rhumatisme articulaire aigu et sur la loi de coïncidence de la péricardite et de l'endocardite avec cette maladie*. En 1840, il donna son *Traité du rhumatisme articulaire aigu et de la loi de coïncidence des inflammations du cœur avec cette maladie*. Dès ce jour la notion du rhumatisme articulaire aigu était établie d'une façon clinique, avec l'empreinte de sa caractéristique, telle enfin qu'il nous apparaît encore aujourd'hui. Car la notion, presque acquise quoiqu'elle soit encore dépourvue de sanction bactériologique, d'une pathogénie infectieuse ne fait que mieux expliquer l'allure pathologique de l'affection, sans compromettre aucun des traits essentiels de la physionomie clinique que le maître en avait tracée.

*
* *

Durant la période comprise entre la publication des Eléments de médecine pratique de Cullen et les premières années de la moitié du dix-neuvième siècle, la Goutte de son côté fut l'objet d'études et de recherches qui constituent des progrès notables dans la pathologie de cette affection,

Sydenham avait brossé de main de maître le tableau de la physionomie clinique de la goutte aigüe ; mais combien de problèmes restaient à résoudre, et combien il en reste encore à l'heure actuelle, dans l'étude de cette affection.

Scheele en 1785 découvrit l'acide lithique (acide urique) dans les calculs urinaires et dans l'urine.

Murray Forbes publia en 1793 un traité de la goutte et de la gravelle dans lequel il avançait que puisque l'acide lithique se rencontre dans l'urine, il doit aussi exister dans le sang, où, à la vérité la chimie ne l'avait pas encore découvert. Avec une remarquable intuition, il se demandait si la goutte ne reconnaissait pas pour cause la présence d'un excès d'acide lithique dans les humeurs ? et il mettait en relief les rapports qui existent entre la goutte et la gravelle : rapports qui résultent du fait que ces deux affections se rencontrent chez des sujets qui ont une constitution semblable, et sur cet autre fait qu'elles cèdent toutes deux aux mêmes remèdes.

Quelques années plus tard, sur la fin du XVIIIᵉ siècle, Tennant et Pearson démontrèrent la présence de l'acide urique dans les dépôts articulaires des goutteux.

En 1797, Fourcroy et Wollaston établirent que les tophus sont presque totalement composés d'urate de soude.

Pendant la première moitié du dix-neuvième siècle se succèdent de nombreuses études sur la goutte, en France et surtout en Angleterre, parmi lesquelles nous citerons, comme ayant une valeur documentaire, les suivantes :

En 1802, le « Traité des maladies goutteuses », de Barthez, traité qui est resté pendant plus de trois quarts de siècle la seule monographie, relative à la question, que la France ait possédée.

En 1805, l'ouvrage de Parkinson : « Observations on the nature and cure of gout. »

En 1816, le traité de Scudamore : « Treatise on the nature and cure of gout. »

En 1826, dans les Archives de médecine et dans la Revue médicale, une étude de Masuyer qui ne paraît pas avoir obtenu toute l'attention que semblait devoir lui assurer son titre suggestif : « De la présence de l'acide urique dans le sang considérée comme cause de la goutte »

De 1829 à 1835, un passage du grand ouvrage d'anatomie pathologique de Cruveilhier. L'auteur caractérisait la différence qui existe entre la goutte et le rhumatisme par la formule suivante : « La grande différence qui existe entre la goutte et « le rhumatisme me paraît principalement consister dans la « sécrétion de l'urate dans un cas, et dans le défaut de « sécrétion dans l'autre ».

En 1839, l'ouvrage de Henry Holland : « Medical notes and reflexions », dont un chapitre relatif à la goutte est signalé par Garrod comme remarquable.

La même année aussi fut publié le « Traité des maladies des Reins » de Rayer, dans lequel l'auteur disait : « Personne à ma « connaissance n'a démontré la présence de l'acide urique dans « le sang, soit comme cause, soit comme effet des maladies ; « personne non plus n'a établi par des expériences qu'on y « rencontrât des urates ; mais ce que l'analyse chimique n'a « pas démontré l'induction pathologique tend à l'établir ».

L'année 1848 est mémorable dans l'histoire de la goutte. En effet, Garrod publiait, dans les *Transactions médico-chirurgicales* ses premières recherches. Elles établissaient :

1° L'existence d'un excès d'acide urique dans le sang du goutteux.

2° L'insuffisance de l'excrétion de l'acide urique, par le rein, au moment de l'attaque.

Garrod dans son livre : « La Goutte, sa nature et son traite-

ment, et le Rhumatisme goutteux », qui paraîtra une douzaine
d'années plus tard, n'aura qu'à ajouter une troisième proposition se formulant ainsi : *L'existence d'un dépôt d'urate de soude
est un caractère propre à l'inflammation goutteuse*, pour édifier
une pathologie presque complète de la goutte.

.*.

4°. — *Période de Constitution de l'Arthritisme moderne*

Lorsque Baillou avait opéré la séparation entre le rhumatisme et la goutte, il n'avait pas entendu rompre entre eux tout
lien de parenté morbide. Ses successeurs immédiats exagérè-
rent la cassure ; mais à mesure qu'on s'éloignait des premières
impressions, la solution de continuité paraissait de moins en
moins prononcée. Pour s'en convaincre, il n'y a qu'à interroger
les documents relatifs à la goutte depuis la fin du dix-huitième
siècle. Cullen avait étudié le rhumatisme et la goutte d'une
façon tellement parallèle qu'il ne les avait jamais laissé se
rencontrer. Le chapitre XII consacré au Rhumatisme est
séparé du chapitre XIV qui traite de la goutte par le chapitre
XIII réservé à l'odontalgie ; et, jamais, en traitant de l'une des
deux affections, il n'a établi un rapprochement avec l'autre.
Mais depuis, quelle est la monographie, de quelque importance, consacrée à la goutte dont l'auteur ait cru pouvoir se
désintéresser du rhumatisme ? Un coup d'œil jeté sur la biblio-
graphie en dit long à cet égard. Dans la littérature anglaise
si riche en publications sur la goutte, la formule du titre,
presque constamment, comprend à la suite du mot goutte, qui
spécifie un des objets de l'étude, celui de rhumatisme qui
spécifie l'autre. C'est qu'en réalité quelque parti pris qu'on y
apporte, il est difficile de toucher d'une façon approfondie soit
à la goutte, soit au rhumatisme, sans réveiller quelque lien
de parenté qui se révèle dans les particularités d'une individualité morbide se rattachant à l'une des deux entités. Et
quel est le médecin, quelque peu versé dans la pratique de
l'une et de l'autre affection, qui ne s'est senti acculé à la nécessité de sauvegarder l'honneur de son diagnostic par une
transaction qui consacre le produit du mariage de raison des
deux états morbides ? Ce produit c'est le rhumatisme goutteux.

C'est à Bazin que revient l'honneur d'avoir le premier affirmé la nécessité clinique de reconstituer la grande famille Arthritique. Il apportait, comme appoint à la démonstration de la réalité d'une souche commune, la filiation établie, tantôt avec la goutte tantôt avec le rhumatisme, d'une foule de manifestations morbides de la peau, et le critérium d'une médication spécifique.

Déjà dans une première publication consacrée à la discussion des doctrines médicales il avait porté la question, traitée jusque-là dans son enseignement hospitalier, devant le grand public médical ; ses leçons théoriques et cliniques sur les affections cutanées de nature arthritique et dartreuse, parues en 1860, le talent et l'opiniâtreté avec lesquels il défendit sa doctrine en firent un chef d'Ecole incontesté, avec qui il fallait compter. Au moyen de l'étude des séries héréditaires, ou consanguines, Bazin montrait que la goutte et le rhumatisme se confondent çà et là dans leur trajet ; et il pensait que dès lors, au point de vue des transmissions héréditaires et des associations morbides, on peut les confondre dans la conception d'une maladie constitutionnelle indivise, l'Arthritis.

Pidoux proposa comme terrain de conciliation la formule suivante :

« La goutte et le rhumatisme sont deux branches émanées du même tronc, mais conservant chacune leur individualité propre. »

Cette formule, d'une fine diplomatie, permettait aux anotomo-pathologistes de se rallier au mouvement, tout en limitant sa portée. Le plus illustre représentant de cette école, le Professeur Charcot, tout en se déclarant « convaincu que les mots de goutte et de rhumatisme répondent à deux types morbides essentiellement distincts et qui ne doivent pas être confondus », n'en convenait pas moins qu'envisagés d'une manière générale la goutte et le rhumatisme se touchent par bien des côtés, et semblent offrir, à bien des égards, des analogies profondes, des ressemblances qui deviennent frappantes dans les formes chroniques et peuvent embarrasser l'observation la plus consommée (E. Besnier).

En 1870, notre bien regretté ami Sénac, de Vichy, dans une première édition de son livre si clinique : *du traitement des*

Coliques hépatiques, non seulement montra les rapports qui existent entre les coliques hépatiques et les autres affections arthritiques, mais encore étudia les différentes manifestations de la diathèse, et fit ressortir cliniquement les rapports intimes qui existent entre elles . « Lithiase urinaire, rhumatisme, « goutte, coliques hépatiques, toutes ces affections, en un « mot, qui coincident ou qui *alternent* entre elles sont, au « même titre, des manifestions de l'arthritis» dit-il, à la fin du premier paragraphe du chapitre consacré à l'étude *des rapports des coliques hépatiques avec diverses manifestations de l'arthritis*. Et il ajoute : « Cette interprétation est, en réalité, « la seule qui rende compte des complications pathologiques « qu'on observe à chaque pas, lorsque l'attention a été éveillée « sur ces questions de manifestations diathésiques. »

***

En 1879, le professeur Bouchard dans ses leçons faites à l'école sur les *Maladies par ralentissement de la Nutrition* et publiées en 1882, non seulement couronna l'édifice élevé par Bazin, mais encore l'agrandit, après en avoir à nouveau établi les fondements sur de larges et solides assises.

Le Professeur Bouchard définit la diathèse : « un trouble « permanent des mutations nutritives qui prépare, provoque « et entretient des maladies différentes comme formes sympto- « matiques, comme siège anatomique, comme processus « pathogénique.» Et pour qu'il n'y ait pas d'équivoque sur la portée qu'il reconnait à l'influence morbide qu'exerce la dia- thèse, ni sur l'étendue du domaine où s'exerce cette influence morbide, il ajoute : « Je résumerai cette définition en deux « mots : la diathèse est un tempérament morbide. » Dans ses conclusions, il considèrera la diathèse : « comme une ma- « nière d'être de la vie dans l'ensemble de l'organisme. »

Bouchard est tellement convaincu du rôle prédominant qu'occupe la diathèse dans l'étude de la pathologie, que, dans son livre des *Auto-intoxications*, il ne peut s'empêcher de le proclamer à nouveau ; et, parmi tant de titres scientifiques à invoquer, il ne revendiquera, devant la postérité, que celui d'avoir rendu à la diathèse l'importance du rôle à laquelle elle

a droit. « Mon effort constant a été et mon rôle sera peut-être
« de rendre aux diathèses la part qui leur revient de droit dans
« les préoccupations du médecin. J'ai dû, pour cela, les dégager
« du nuage mystique qui les voilait et je les ai rendues phy-
« siologiquement intelligibles, quand j'ai dit que la diathèse
« est un trouble permanent de la nutrition qui prépare, pro-
« voque et entretient des maladies différentes comme siège,
« comme évolution et comme processus pathologique. »

Bouchard définit implicitement la diathèse arthritique dans
les lignes suivantes : « J'admets au contraire la diathèse arthri-
« tique, car vous savez que ce qui a été désigné sous ce nom
« correspond exactement à ce que j'appelle la nutrition retar-
« dataire. » « J'ai prouvé, dit-il dans un autre passage, que
« quand on constate une maladie attribuable à la nutrition
« retardante, on est presque assuré de rencontrer chez le
« malade lui-même, chez ses ascendants et chez ses descen-
« dants les autres maladies qui relèvent du même trouble
« nutritif. »

S'inspirant des enseignements cliniques et contrôlant leur
signification, — dont l'interprétation pouvait paraître suspecte
comme ayant été inspirée par une idée préconçue, — par les
résultats d'une statistique établissant mathématiquement la
valeur et l'importance des liens de parenté, le professeur
Bouchard a dressé le tableau qu'il déclare presque complet des
membres de la grande famille arthritique. Dans ce tableau
dont la *dyscrasie acide*, qui représente le lien pathogénique
commun aux diverses modalités de l'Arthritisme, forme le fond,
figurent l'obésité, le rhumatisme, la goutte, l'asthme, la gravelle, le diabète, la migraine, les névralgies, l'eczéma, la
lithiase biliaire, la dyspepsie, les hémorrhoïdes.

Parmi ces modalités, il en est qui peuvent n'être que les
premiers termes d'une série qui se déroulera dans les générations successives ; mais il en est d'autres qui représentent
l'ossature même de l'Arthritisme. C'est en parlant de celles-là
que le Professeur de pathologie générale dira : « La statistique
« clinique et l'analyse physiologique nous ont démontré et
« nous ont expliqué cette association si remarquable et si
« fréquente de la dyscrasie acide, de l'oxalurie, de la lithiase

« biliaire, de l'obésité, de la gravelle et de la goutte qui cons-
« tituent comme les premières assises dans ce monceau de
« maladies qui toutes relèvent de la nutrition retardante. »

Dans son étude sur la lithiase biliaire, le Professeur Bouchard a brossé un magistral tableau de l'évolution morbide
depuis la période ou la diathèse arthritique encore latente ne
se laisse guère soupçonner dans ses ébauches en quelque
sorte anonymes jusqu'à la période des réalisations caractéristiques. Nous ne pouvons résister à la tentation de le reproduire.

« Si vous voulez poursuivre ainsi l'histoire pathologique de
« ces maladies, vous reconnaîtrez souvent dès les premières
« années de la vie, certaines manifestations aigües paroxys-
« tiques qui ne sont pas en réalité les signes avant-coureurs
« de la lithiase biliaire ; mais qui annoncent une disposition
« constitutionnelle à toutes les maladies du même ordre. Ce
« sont les gourmes, les poussées d'eczéma ou d'impétigo, les
« pseudo-exanthèmes, les érythèmes circinés ou marginés,
« l'urticaire ; plus tard les coryzas, les bronchites à répétition ;
« plus tard encore les eczémas durables, circonscrits, les pla-
« ques érythémateuses ou eczémateuses de l'aisselle et du pli
« génito crural, les névralgies, les migraines, les lumbagos, les
« congestions de la tête, les céphalalgies gravatives souvent
« accompagnées d'épistaxis, les hémorroïdes, les dyspepsies
« durables auxquelles peut s'ajouter la congestion du foie, enfin
« la gravelle, le rhumatisme chronique partiel, la goutte,
« l'asthme, l'obésité, le diabète. Ce tableau peut vous paraître
« chargé ; vous reconnaîtrez souvent qu'il est d'une stricte
« vérité ».

On peut considérer le « Traité des Maladies par ralentissement de la Nutrition » comme la « lettre de grande naturali-
sation » de l'Arthritisme moderne.

CHAPITRE SEPTIÈME

Historique pathogénique de l'Arthritisme

1°. — *Période d'études distinctes des deux Entités*
(Du IVe siècle avant J.-C., à la fin du Ier siècle de notre ère)

Quoique la Podagre et l'Arthritis fussent envisagées d'une façon distincte, le même mode pathogénique était invoqué pour l'interprétation des conditions déterminantes des manifestations de l'une et de l'autre affection.

Dans le livre des Affections de la Collection Hippocratique, l'auteur dit au sujet de la Podagre : celle-ci « se produit quand le sang qui est dans les petits vaisseaux a été vicié par la bile et le phlegme, et, d'autant qu'il s'agit là des vaisseaux du corps les plus ténus et les plus étroitement serrés, etc., etc.» ; au sujet de l'Arthritis il dit aussi : « Cette maladie provient de la bile et du phlegme qui, mis en mouvement, se sont fixés sur les articulations, etc.»

Cette interprétation pathogénique applicable, pour les Anciens, à la plupart des affections, nous oblige à dire un mot relativement à l'ancienne Pathologie humorale.

Selon l'Humorisme des Anciens, il y avait la bile rouge et la bile noire. Il y avait d'autre part le phlegme ou pituite, sécrétion physiologique du cerveau, et des phlegmes pathologiques de provenances diverses. L'auteur des « maladies internes » de la Collection Hippocratique dit : « j'ai sur le phlegme la même opinion que sur la bile, à savoir qu'il y en a de plusieurs espèces. » (Delpeuch).

Tout ce qui était aigu, fébrile, chaud, était rapporté à un excès de bile.

Tout ce qui était apyrétique, lent et froid, relevait du phlegme.

Les Anciens supposaient que le principe morbifique, le « phlegme » résultant d'une coction imparfaite des produits de la digestion, ou d'une lésion, ou encore d'une adultération des solides était porté d'abord à la tête, cette métropole du froid (Delpeuch), et y développait ses propriétés caractéristiques. De même sous l'influence du froid, le phlegme normal pouvait à la fois s'exagérer et se vicier. C'était dans la tête que sous le nom de flux d'abord, puis de catarrhe, les Anciens mettaient le point de départ de la migration de l'humeur morbifique dont le terme ultime provoquait la localisation articulaire.

Pour expliquer le mécanisme de cette migration, l'auteur des « lieux dans l'homme », de la Collection Hippocratique, a conçu une Physiologie pathologique et une Anatomie de circonstance.

Il suppose deux vaisseaux, qui, partant du sinciput, suivent la partie antérieure du cou de chaque côté et poursuivent leur trajet, l'un dans la partie droite, l'autre dans la partie gauche du corps, pour aboutir chacun au gros orteil.

L'humeur morbifique suit le cours de ces vaisseaux, et, au point où elle s'arrête, y détermine une fluxion. L'auteur compte sept fluxions venant de la tête. Lorsque le flux est peu abondant et s'arrête à la hanche il produit l'engorgement articulaire de la hanche. S'il s'arrête au gros orteil, il produit la podagre. L'explication de la localisation articulaire est la suivante : « Peu abondant, il est plus faible que tout ce qui l'entoure ; repoussé de toute part, il n'a point où s'écouler, aussi cherche-t-il un refuge dans les jointures. »

La théorie du catarrhe, c'est-à-dire de la migration d'une humeur morbifique partant de la tête pour parvenir à certaines parties de l'organisme où elle déterminera des localisations pathologiques, sera acceptée pendant deux mille ans ; il faudra les recherches anatomiques laborieuses, patientes et opiniâtres de SCHNEIDER pour renverser jusqu'en ses fondements la doctrine des catarrhes et « arracher jusqu'au plus profond de ses racines cette opinion erronée ». Il faut arriver jusqu'en 1664 pour qu'une interprétation aussi grossière ait fait son temps.

ERASISTRATE qui, au commencement du premier siècle avant notre ère, fût, à Alexandrie, le représentant de l'École de

Cnide, avait écrit un livre sur la Podagre qui a été perdu. Mais
dans un autre ouvrage dont Galien a cité des fragments dont
nous empruntons la traduction à Delpeuch, ERASISTRATE rattache la podagre à la pléthore vasculaire : « Lorsque la matière
« alimentaire distribuée dans les veines, n'y est pas élaborée
« comme de coutume, ni éliminée par une voie quelconque,
« la plénitude des vaisseaux en résulte nécessairement. Mais
« il faut savoir que tous les hommes ne sont pas portés aux
« mêmes maladies ; qu'un même phénomène morbide, la plé-
« thore, par exemple, se produise chez plusieurs, la poussée
« ορμη se fait chez tous aux endroits qui lui sont habituels ;
« chez ceux-ci au foie, chez ceux-là au ventre, chez d'autres
« aux jointures ».

Vers l'an 50 avant J.-C., THÉMISSON, de Laodicée, élève
d'Asclépiade, invente, à Rome, le « Méthodisme », doctrine qui
fait dépendre les maladies d'un état de resserrement (strictum)
ou de relachement (laxum) des tissus. Il admettait aussi un
état mixte (mixtum) dans lequel une partie des pores était trop
resserrée, pendant que l'autre était trop ouverte (Broussais).
D'après ce système, la podagre était une maladie par resserrement des pores, c'est-à-dire une maladie où les excrétions
étaient insuffisantes ; et, dans la pensée des méthodistes, il fallait tenir compte non seulement des excrétions visibles, telles
que l'urine, les matières fécales, la sueur, mais, encore, de
celles qui se font par des voies insensibles (Delpeuch).

.

2°. — Période d'identité de la podagre et de l'arthritis
Depuis le II⁰ siècle de notre ère jusque vers la fin du XVII⁰ siècle.

Dans la seconde moitié du II⁰ siècle de notre ère, ARÉTÉE, de
Cappadoce, de l'École Pneumatique, attribue les localisations
de l'Arthritis à une diminution de la *chaleur innée*. C'est là une
théorie thermique de l'Arthritis (Delpeuch).

GALIEN (131 à 201 après J.-C.), dont l'enseignement a été
l'évangile des générations médicales pendant bien des siècles,

considérait les localisations arthritiques comme le résultat d'un flux tombant sur les jointures. Il admettait quatre types de fluxions : une fluxion sanguine, une fluxion bilieuse, une fluxion pituiteuse avec une sous-variété la pituiteuse-salée, et une fluxion atrabilaire.

Ces fluxions étaient sous la dépendance d'une pléthore ou de cacochymies. La pléthore caractérisait la surabondance du sang. La surabondance des autres humeurs ou leurs vices de composition créaient les cacochymies ou acrimonies. Du reste la surabondance de la bile, de la pituite, ou de l'atrabile, outre qu'elle s'accompagnait d'altérations des propriétés de ces humeurs, provoquait une viciation du sang.

Dans son livre *de Morborum Causis*, Galien donna une formule synthétique de la Nutrition et des conditions qui constituent le berceau des maladies ayant un trouble de la Nutrition à leur base : « Il y a quatre forces que possèdent également « les parties élémentaires des animaux et des plantes : l'une « attire l'aliment convenable, une autre le retient, une autre le « transforme, la quatrième élimine le superflu, qui peut-être « tel en raison de sa quantité ou en raison de sa nature. La « Nature, en effet, s'est façonnée dès l'origine un certain nom- « bre d'organes destinés à évacuer les déchets, et ces organes « suffisent à assurer la santé, pourvu que l'être vivant ne « subisse aucune atteinte fâcheuse de l'air ambiant ; ni qu'un « mauvais régime ne fasse regorger le corps tout entier de « *résidus excrémentiels*. Mais, s'il survient quelque accident de « ce genre, les seuls organes physiologiques ne suffisent plus « à éliminer la masse des déchets ; alors des flux se jettent sur « les parties les plus faibles, repoussés qu'ils sont des parties « plus fortes. Il arrive aussi parfois que le rétrécissement des « pores des organes éliminateurs est la cause de ces transports « sur d'autres régions. Telle est l'origine première et la genèse « de tous les troubles morbides que nous avons dits ». (1)

Après avoir interprété par la condition de « minoris resistentiœ » l'élection du point de fixation de la fluxion, Galien explique l'organisation du foyer pathologique dans la localisa-

_____

(1) *in* DELPEUCH.

9

tion : « Ajoutez que le mal s'accroît encore, dans les régions
« mêmes où il s'est réfugié, du fait des résidus excrémentiels
« qui y sont enfermés et qui s'y décomposent et arrivent à ce
« point de malignité qu'ils corrompent aussi l'humeur qui leur
« arrive ensuite ; cette humeur fût-elle bonne et utile de sa
nature.» (1)

Pour Theodorus Priscianus (milieu du IVᶜ siècle de notre
ère) l'Arthritis, la Podagre et la Sciatique dérivent d'une source
commune, un flux provenant de la tête : « de capite reuma
resolutum descendens has passionnes fecit ». Pour lui, la
fluxion provient presque toujours d'un excès de phlegme ; toutefois, le phlegme est parfois échauffé et vicié par d'autres
humeurs chaudes qui déterminent alors des poussées inflammatoires (2).

Au XIIIᵉ siècle, la Pathogénie invoquée par Démétrius Pépa-
gomène a été formulée dans un opuscule écrit sur la demande
de Michel VIII Paléologue (1261-1281) :

« Les organes d'élimination dont dispose l'économie sont :
« l'intestin, le foie, le rein qui reçoit des vaisseaux un liquide
« semblable à du petit lait et le transmet à la vessie ; les autres
« émonctions se font dans l'intérieur même des organes ; les
« unes constituent la sueur, la transpiration ; les autres plus
« subtiles encore échappent à la vue et disparaissent à l'état de
« vapeurs ». Ici, il émet une interprétation qui met en cause
dans la pathogénie les parties mêmes qui sont le siège des
accidents morbides : « Quand les jointures ont perdu, pour leur
« compte, cette faculté d'élimination, les résidus s'accumulent,
« se corrompent ; le sang lui-même se charge de bile et de
« pituite et l'on voit naître l'affection à laquelle on a donné le
« nom de podagre ». Démétrius ajoute : « C'est la surabon-
« dance de bile et de pituite qui engendre la podagre, comme
« l'a dit Hippocrate, bien que tous les auteurs, ou à peu près,
« incriminent les humeurs sans distinction » (3).

Au XVᵉ siècle, les derniers adeptes des Arabistes admettaient, suivant les enseignements d'Alexandre de Tralles, de

---

(1) *in* Delpeuch, loc. cit.
(2) *in* Delpeuch, loc. cit.
(3) *in* Delpeuch.

Razès et d'Avicenne, que, dans certains cas, la seule *intempérie* des régions affectées pouvait causer la maladie articulaire sans l'intervention d'aucune humeur (Delpeuch).

XVIᵉ siècle. — Le règne du Galénisme s'était éternisé dans la nuit d'une longue suite de siècles. La Médecine ne pouvait rester indifférente au mouvement de réveil créé par la Renaissance qui rouvrait pour elle toutes les sources d'enseignement. Aussi, dès le XVIᵉ siècle, on peut constater déjà les premiers efforts pour secouer la torpeur dans laquelle languissait la science attachée comme à un cadavre à une doctrine dogmatique personnelle, indiscutée jusque-là et immobilisée dans la rouille des siècles passés. Bientôt viendront de hardis et audacieux novateurs qui porteront la sape dans les substructions du vieil édifice, et qui déblaieront le terrain pour les générations futures.

Tandis que Riolan et une partie de l'Ecole de Paris soutenaient que l'Arthritis est due à une humeur dont le cerveau était la source et qui sortait de l'encéphale par les voies sanguines, veines et artères ; Fernel prétendait que l'humeur venait bien de la tête, mais non de l'encéphale, ainsi que l'avaient enseigné les Asclépiades. Pour lui, l'humeur venait des parties molles extérieures du crâne et parcourait dans sa descente, sous la peau, la surface du corps. Fernel disait que cette humeur était pituiteuse et séreuse, ajoutant qu'après l'évaporation de la partie la plus ténue, il restait « quædam faex terrena ». Cette humeur, disait-il encore, n'est pas aussi variée qu'on l'enseigne ; elle n'est jamais sanguine ou bilieuse, ni mélancolique. C'est une humeur contre nature, pituiteuse ou séreuse qui infiltre les téguments, les membranes périarticulaires et les tendons, ne pénétrant que rarement entre les extrémités osseuses.

Avec Paracelse (1491-1558) la scène grandit, malgré un mélange de rêveries métaphysiques, d'erreurs matérielles et d'excentricités, voulues peut-être, pour déguiser les lacunes d'un système. On se trouve en face d'une conception qui fait intervenir la Nutrition dans ses actes les plus intimes. A vrai dire, cette conception n'est en réalité qu'une adaptation de celle de Galien dont il a brûlé les livres et dont, à plus juste titre, il a démoli [la doctrine des quatre humeurs, des quatre qualités et des quatre degrés...

Pour Paracelse, la plus part des maladies, et les maladies arthritiques en particulier, sont dues à la présence dans l'économie d'un résidu provenant des combustions organiques et que, par analogie avec la lie de vin, il appelle le *Tartre*.

Son système pathogénique peut se déduire ainsi : Tous nos aliments solides ou liquides, même l'eau pure, ont un tartre. C'est le tartre externe. Si l'estomac ne s'en débarrasse pas par combustion ou par exonération excrémentielle, il peut donner lieu à des affections locales, mais il peut aussi pénétrer dans le sang et intervenir dans les actes de la nutrition des éléments.

Outre le tartre externe, il est un tartre interne, le *tartre du sang* (Tartarus cruoris). Il provient du tartre que l'estomac n'a pas suffisamment consumé, mais aussi du *tartre des organes* ; car le tartre occupe le poumon, la vésicule du fiel, le cœur, la rate, le cerveau et les reins. En effet, « tout ce qui constitue le « corps de l'homme a besoin d'une nourriture, réclame son « aliment quotidien. Chaque partie est son estomac à elle-« même, sépare et repousse ce qui est nuisible ou ce qui lui « déplaît. Aucune ne remplit cet office pour une autre ; l'esto-« mac seul travaille pour la communauté ». A chaque viscère correspond un émonctoire particulier chargé d'évacuer les produits des digestions locales : c'est le nez pour le cerveau, les bronches pour le poumon, les hémorrhoïdes pour la rate, l'estomac pour la bile, la vessie pour les reins. Quant au cœur, il a un émonctoire inconnu, « il se purge dans le chaos ». (1)

Dans l'eau des jointures, il se fait aussi une véritable diges-« tion suivie d'une séparation du tartre, ce qui crée des affec-« tions particulières. Cette eau articulaire est une partie noble « du corps, douée d'une exquise sensibilité ; moins qu'une « autre, elle peut souffrir, ou endurer. Le tartre qu'elle rejette « revêt une double forme, il est liquide ou solide. D'abord il « n'y a que du liquide, mais à la longue celui-ci est coagulé « par l'*esprit du sel*. »

(1) *in* DELPEUCH.

C'est le tartre qui produit la viscosité des humeurs.

Dans son étude sur l'âcreté des humeurs Paracelse attribue un caractère — alcalin — à l'âcreté qui produit la podagre. « Je « donne les alcalins, dit-il, parceque la matière peccante de la podagre est alcaline ». C'était là une singulière interprétation, pour un alchimiste ; mais c'était une déduction thérapeutique plus singulière encore.

Félix Plater, dans son livre : la « Pratique médicale » parue en 1603 a consacré un chapitre aux douleurs de l'Habitus Corporis, formule à demi-nouvelle et de signification identique à celle par laquelle Baillou en 1574 avait représenté sa conception d'un type anatomique comme substratum d'une pathologie spéciale. Dans ce chapitre, Plater attribue la cause des affections de l'Arthritis à une humeur « dite pituiteuse pour la plupart ; séreuse pour quelques-uns », mais il est « probable ajoute-t-il « que cette sérosité n'est ni simple, ni aqueuse, « qu'elle est imbue d'une qualité étrangère et mêlée d'humeurs « ichoreuses et excrémentielles qui la rendent plus violente ; « et suivant que ces humeurs sont bilieuses, âcres ou salées, « ou ont subi toute autre altération, elles détendent, elles tirail- « lent la partie qu'elles ont envahie, la tourmentent plus ou « moins de diverses façons et y provoquent des douleurs. » (1)

La sérosité irritante peut s'accumuler, avant l'apparition des acccidents, en divers points de l'*Habitus corporis*, quelquefois dans le voisinage des articulations qui seront atteintes ; mais le plus souvent elle s'accumule dans la région céphalique, entre le crâne et le cuir chevelu, parce que là les veines sont nombreuses et que l'épaisseur des téguments s'oppose à l'exhalation. L'accumulation peut aussi se faire dans l'encéphale même, elle peut inonder les ventricules cérébraux et de là fluer à travers les orifices osseux (Delpeuch). Mais que le point de départ soit à l'intérieur ou à l'extérieur du crâne, l'humeur avant de se fixer sur les articulations a vicié et corrompu le sang ; et c'est ce sang vicié qui détermine lui-même, et sans sortir des vaisseaux, les inflammations articulaires. C'est en se déchargeant sur les jointures que le sang vicié y provoque l'arthritis.

---

(1) *in* Delpeuch.

Charles Lepois, professeur à Pont-à-Mousson, a publié, en 1608, un recueil d'observations sur des maladies méconnues et *dont la cause continente est une inondation séreuse*. Les douleurs arthritiques, écrit-il, (mais par là, d'après Delpeuch, il n'entendait que les affections articulaires sujettes à des retours fréquents et réguliers) « sont dûes au seul sérum ou substance « aqueuse mêlée dans les veines et surtout dans les artères, à « l'un et à l'autre sang. Ce sérum qui flue dans les jointures « émane des veines et des artères du corps entier, mais surtout « de celles de la tête..... La tête est en effet le bassin, *le châ-* « *teau d'eau* chargé de distribuer sans cesse l'eau aux parties « qui réclament cette irrigation. » (1)

Que ce sérum vienne à s'accroître par le fait d'un mauvais régime, par la suppression de ses évacuations naturelles et surtout par une dyscrasie de la rate, qui est pour Charles Lepois la cause première des troubles (Delpeuch), il se produira une plénitude séreuse et une inondation.

Cette pathogénie, par débordement d'un sérum surabondant est applicable à des douleurs articulaires violentes, accompagnées de fièvre et qui ne se montrent qu'une ou deux fois dans la vie. Il s'agit évidemment du Rhumatisme articulaire aigu, ainsi que le pense Delpeuch. Mais ici le sérum est non seulement surabondant ; il est encore corrompu.

Van Helmont (1574-1644) n'admettait pas le *tartre* de Paracelse mais il faisait jouer un rôle dyscrasique à l'acide de l'estomac, lorsqu'il s'accumule en trop grande quantité et n'est pas neutralisé par la bile dans le duodénum.

Il admettait que l'acide, dont les matières alimentaires sont imprégnées par la première digestion, s'il n'est pas neutralisé dans le duodénum, peut produire le rhumatisme articulaire, la goutte, des palpitations du cœur, la gale, etc., etc.

Au milieu de rêveries mystiques, et de divagations, Van Helmont développe une théorie d'après laquelle les douleurs articulaires, dans la podagre, sont dûes à l'acidité de la synovie. Or cette acidité est sous la dépendance de l'acidité du principe vital et du *latex*. Le latex est une humeur aqueuse, mé-

(1) *in* Delpeuch.

connue ou négligée (humor neglectus) qui coule avec le sang,
mêlé à lui, sans en faire partie intégrante et sans être cependant une humeur exciémentielle (Delpeuch). « Ce latex erre
« inoffensif dans la masse du sang, prêt à se porter sur les
« endroits où il peut être utile. C'est ainsi qu'il constitue la
« matière de l'exhalation pulmonaire, envoyé par *la puissance*
« *distributive de l'archée*, ou attiré directement par le poumon.»
C'est le latex qui fournit l'humeur au rhume de cerveau, aux
œdèmes, aux hydropisis, à certaines éruptions lorsqu'en s'éli-
minant par la peau, elle a entraîné des matières âcres, salées
ou chargées d'impuretés.

Comme le fait observer Delpeuch, cette conception du
latex est une reproduction de la pituite, ou plutôt du phlegme,
de la médecine grecque.

Sennert, dans son livre de Arthritide paru en 1631, dit :
« C'est une humeur salée, âcre, subtile et rappelant le plus
« souvent la nature des esprits de sels qui est la cause de
« l'Arthritis (goutte). Qu'on l'appelle bile, pituite mêlée de
« bile, sel tartre, ou comme on voudra, j'y consens, pourvu
« que la chose elle-même soit bien expliquée.»

Cette humeur morbide existe dans le sang ; elle provient
d'une mauvaise élaboration, d'une mauvaise concoction du
sang. Or trois organes participent à l'élaboration du sang :
l'estomac, le foie et la rate, surtout ces deux derniers. S'ils
sont lésés en quelque chose (et il constate qu'il n'est pas aisé
de déterminer en quoi cette lésion consiste), les parties inutiles,
inassimilables, salées, *tartariques*, contenues dans le chyle,
n'en seront pas séparées normalement, mais se trouveront
mêlées au sang, et passeront avec lui dans les veines.
(Delpeuch).

Sennert développe ici une théorie par suite de laquelle,
chez les goutteux, il y a dans le foie et la rate, des dispositions
pathologiques, comme il y a dans le rein de certains malades
une *force lithopoiétique*. Cette disposition vicieuse de ces
viscères produit *ce sel, ce tartre*. (Delpeuch).

« Parfois, ajoute-t-il, l'Arthritis (goutte) est héréditaire, et
« ce n'est pas seulement la faiblesse des jointures, mais aussi
« celle des viscères d'où provient l'humeur vicieuse, qui est
transmise des parents et des aïeux aux fils et aux petits-fils ».

Relativement à la fluxion et à la localisation, Sennert
considère qu'elle se fait par les veines et par les artères.

« En effet, dès que l'accès menace, les vaisseaux qui se
« rendent aux mains ou aux pieds et se portent aux dernières
« articulations sont manifestement tuméfiés. »

Baillou (1538-1616) n'a que des idées bien vagues et parfois
contradictoires sur les conditions qui donnent naissance à la
goutte ou au rhumatisme.

Dans son livre de Arthritide, de 1591, il professait que les
arthritis se font, les unes par défluxion, les autres par congestion. Dans toutes, il admettait une faiblesse préalable des jointures et une diathèse arthritique. « Quand elles se font par
« défluxion, elles proviennent soit de la *cacochymie* du corps,
« soit d'une *humeur découlant de la tête*, double origine que
« Fernel n'a reconnu que plus tard et insuffisamment. Je dis
« *cacochymie* et *crudité*, quand il y a *impureté des viscères*,
« que la masse du sang est viciée, que le corps est fluent et
« travaillé το ρευματισμω, surtout quand il abonde en *suc salé*,
« succo nitroso scatet. Hippocrate a reconnu en effet que le
« corps de certains hommes était salé. Dans un organisme
« ainsi fait, la genèse des douleurs et de l'arthritis est facile,
« l'humeur salée envahissant la région articulaire. Et ce qui
« chez les femmes engendre l'écoulement το ρουν peut produire
« les diathèses rhumatiques et les rhumatismes. »

Plus tard, quand il eût formellement constitué le rhumatisme, il le définissait en disant qu'il serait mieux désigné sous
le vocable d'*apostasis* ou de *nausée* des veines. Il en rapportait
quelques observations à propos desquelles il faisait remarquer
que le sang, « alors même qu'on en tire souvent et beaucoup,
est entièrement corrompu, dissous en une sorte de sérosité
putride ». Il terminait la description des douleurs généralisées
par l'interprétation suivante : « Ainsi se fait dans l'habitus du

« corps un *rejet*, une *excrétion*, un *transport*, une *fonte*, un
« *dépôt*, un *rhumatisme* enfin de ρεω couler, puisque l'humeur
« coule dans l'habitus et l'inonde ». Et contrairement à ce
qu'il avait dit quelques années auparavant, il ajoutait : « Et ce
« n'est pas de la tête que vient le flot, comme le croit le
« vulgaire. » (1)

Baillou, dans un parallèle de la goutte et du rhumatisme
déclarait que « dans l'arthritis, mal tenace, il faut considérer,
outre l'humeur, la lésion articulaire, qu'elle soit héréditaire ou
qu'elle soit due à un mauvais régime ou aux excès de l'amour »
tandis qu'il n'en est pas de même du rhumatisme ; « car il ne
fait que passer ».

Dans une thèse soutenue à l'école dix ans après sa mort,
et qui a été jointe à ses œuvres parce que le programme de la
discussion touchait à ce que l'on considérait comme le domaine
propre de Baillou et représentait ce que l'on regardait non
seulement comme le fond de sa doctrine, mais sa pensée même
conservée religieusement au sein de la Faculté, on trouve
quelques lignes qui reproduisent synthétiquement sa doctrine
et précisent l'interprétation qu'on lui attribuait des conditions
pathogéniques du rhumatisme. Nous empruntons ce passage à
Delpeuch : « Le rhumatisme n'est pas la descente d'une humeur
« pituiteuse venue de la tête, c'est un débordement d'humeur
« séreuse qui envahit non seulement les jointures, mais la
« *continuité des membres et l'habitus extérieur du corps*, y
« provoquant des douleurs morbides qui se remplacent l'une
« l'autre et ressemblent à celles de l'arthritis et de la vérole.
« *L'origine de cette affection est un ichor malsain et pernicieux*,
« spécial aux quatre humeurs, et *provenant d'un foie échauffé*,
« il se transporte des parties fortes dans les faibles et de là
« dans les plus humbles de toutes, *bouillonne* et *ondule* dans
« les *veines hématopoiétiques pour être vomi* tantôt d'un côté,
« tantôt de l'autre, par soubresauts imprévus, etc., etc. »

Pour François de le Boë Sylvius, l'arthritis conserve toujours
sa large signification. L'entité de Baillou n'est pas encore

(1) *in* Delpeuch.

arrivée jusqu'à lui, ou bien il ne l'a pas acceptée. Sa pathogénie
est humorale ; mais il n'accepte pas un mythe comme principe
morbifique ; son humeur peccante est due à une altération
chimique des humeurs de l'économie.

« Dès l'époque légendaire ou la Iatrochimie fleurissait —
a dit Drouin — un de ces précurseurs qui ont entrevu dans
leurs rêves des vérités que nous nous efforçons aujourd'hui de
démontrer laborieusement, De Le Boë Sylvius, avait bâti tout
un système de pathologie sur les variations de l'alcalinité et de
l'acidité des humeurs.

Suivant lui la cause des maladies résidait dans les âcretés
du sang ; et il distinguait une âcreté acide et une âcreté alcaline. Les troubles variaient suivant que l'une ou l'autre arrivait
à prédominer.

Partant de ces principes, il expliquait certains désordres
des organes digestifs par un excès ou par un défaut d'acide au
sein des organes ; ou bien encore il assignait pour cause aux
phénomènes inflammatoires la stagnation du sang, qui perdait
alors ses parties les plus volatiles, destinées en temps ordinaire
à tempérer les parties acides susceptibles de déterminer l'effervescence.

Entraîné par une sorte de vision prophétique, Sylvius
émettait ainsi tour à tour les erreurs les plus singulières et
d'ingénieuses théories que l'expérience devait confirmer. »

Pour Sylvius, la cause efficiente de l'arthritis était une
humeur âcre, bilieuse, riche en sel lixivieux, fixe ou volatil, et
séreuse, quand il y avait en même temps douleur et ardeur.

Quand la douleur âcre existait seule, l'humeur était *acide*.

Quand il n'y avait ni ardeur, ni douleur âcre, ni rougeur,
c'était l'humeur pituiteuse qui était en cause.

Quelquefois du reste, il y avait plusieurs humeurs peccantes.

Quel est le foyer, le siège de l'humeur peccante, le lieu où
elle prend naissance, où elle s'accumule ? « Les uns incriminent
la tête, soit la surface, soit la profondeur, les autres en cher-
chent la source dans les vaisseaux, dans les veines et dans les
artères. Laissant à chacun le soin de faire la preuve de ses
assertions, nous pensons que l'arthritis, les fièvres intermit-

tentes, les fièvres catarrhales surtout, ont un même foyer : je
veux dire *les glandes conglomérées du Pancréas et toutes les
glandes conglobées éparses.* » Parmi ces glandes, il cite les
glandes sus et sous-maxillaires : et vraisemblablement par
glandes sous-maxillaires il désigne la thyroïde dont le rôle a
acquis de nos jours, tant d'importance.

Il en est ainsi quand « il se forme dans ces glandes un
ferment fébrile qui pénètre dans le sang, provoque la fièvre et
cause la douleur articulaire, ou par lui-même quand il traverse
les ligaments membraneux périarticulaires, s'y fixe et détermine des douleurs, ou bien par accident, lorsque entrant en
effervescence dans le cœur avec les autres parties du sang, ou
dans l'intestin grêle avec la bile et la pituite, il modifie ces
humeurs de telle sorte qu'il en résulte une *acrimonie* nuisible
qui se porte sur les articulations, s'y fixe et y produit les douleurs arthritiques. » (1)

Dans un autre passage, il conclut ainsi : « La douleur
arthritique est due essentiellement à un suc *acide* devenu plus
àcre lequel provient de la lymphe, surtout, ou du suc pancréatique altérés. Dolorem igitur Arthriticam proprie ac primario
deducimus a succo *acido* acriore a lympha præsertim aut succo
Pancreatico vitiatis originem suam habente. » (2)

Mais on doit relier et subordonner ce raccourci de pathogénie spéciale à sa grande conception de pathogénie humorale
se synthétisant dans les variations de l'alcalinité du sang.

Soulignons, comme introduction à la constitution des acrimonies du sang, cette déclaration de principe qui met les troubles
de la nutrition à la base de sa conception pathogénique :
Cachexia est vitiosa corporis universi nutritio. (3)

Sylvius admettait trois espèces d'*âcretés* ou *acrimonies* :
une *acrimonie acide* et une *acrimonie alcaline* qu'il opposait
l'une à l'autre, et une *acrimonie muriatique* qui correspond à

---

(1) DELPEUCH.

(2) SYLVIUS. — Praxeos medicæ idea nova 1674.

(3) SYLVIUS. — Praxeos médicæ, 1674. — Traité V.

la surcharge chlorurique du sang, question toute d'actualité,
au point de vue de la pathologie et de la thérapeutique, depuis
les travaux de Widal et de Quinton. « *Vitia ista frequentissima
et manifesta sunt : acrimonia tum acida, tum salia
muriatica, tum aliquando salsa lixiva et viscositas, vel
fluiditas nimia.* » (1)

A cet antagonisme entre l'acrimonie acide et l'acrimonie
alcaline correspond un antagonisme thérapeutique. Les acides
augmentent la viscosité des humeurs et du sang ; les alcalins
combattent cette disposition, ils ont une propriété fluidifiante :
« Succum acidum potentissime infringunt salia lixiva, tum
fixa, tum volatilia, ut et alia alterutro abundantia Corallio,
Margarita, Oculi Cancrorum, Creta, Lapis hematitus, Succinum,
Chalybis limatura et similia » ;

« Sic coagulatum et grumescentem sanguinem corrigunt
ac emendant Oculi Cancrorum, Mimia, Spermaceti, Os de corde
Cervi, Mandibulia Lucii et similia plura, sed uno verbo salia
volatilia.» (2)

Dans une étude sur les agents susceptibles d'augmenter la
fluidité du sang, après avoir cité l'air chaud, les aliments
chauds, les boissons chaudes et principalement les boissons
chaudes alcooliques, les émotions morales, il appelle de nouveau l'attention sur les sel *lixivieux volatils* et surtout sur les
sels volatils huileux, (dérivés ammoniacaux empyreumatiques) :
« Sanguinis fluiditatem augent : 1° aer quocumque modo aes-
tuens 2° alimenta et imprimis potulenta calidi assumpta ut et
spirituosa, huc referenda condimenta sed aromatica : ut et salia-
volatilia et imprimis valde oleosa ; ut et olea aromatica stillatitia ; 3° Corporis motus (3) ».

L'existence de deux entités antagonistes : l'une acide,
comportant les conséquences pathologiques d'une trop grande
viscosité des humeurs ; l'autre alcaline, comportant les conséquences pathologiques d'une trop grande fluidité des humeurs,
faisait naître de grandes difficultés dans la pratique médicale.

---

(1) Sylvius. — Edit. de 1671, de Cachexia et in specie anasarca Leucophlegmatiaque.
(2) Sylvius. — Ibid.
(3) Sylvius. — Ibid.

Car si Sylvius recommandait de prendre garde aux acides, sous peine de tomber dans l'acrimonie acide, le fantôme de l'acrimonie alcaline se dressait aussitôt. Il s'écriait alors : « Caveatur quoque ab usu volatilium qualiumcumque sed maxime oleosorum. »

Pour Sylvius, l'organisme semblait pris, en quelque sorte, entre les deux termes d'un dilemme qui ne lui laissait de chance de salut que dans un état virtuel des humeurs représentant un équilibre instable que pouvaient rompre les influences les plus banales.

Malgré ses exagérations et malgré une poursuite à l'extrême et jusqu'à l'absurde des conséquences théoriques d'une idée juste en soi, la doctrine des acrimonies de Sylvius n'en représente pas moins une conception originale, judicieuse et féconde d'où la science contemporaine a tiré la *dyscrasie acide* ou *hyperacidité humorale* et l'*hyperchlorurie organique*. Ce sont là des titres assez sérieux pour assurer à sa mémoire un honneur durable.

*
* *

3°. — *Période de disjonction et de constitution de deux entités*
(De la fin du XVIIᵉ siècle jusque vers la fin du XIXᵉ)

La constitution du Rhumatisme par Baillou et son étude distincte de la podagre ou de la goutte furent doctrinairement acceptées par ses successeurs, plusieurs années après sa mort, lorsque sa doctrine fut connue et répandue par les soins d'une publicité pieusement dévouée à l'œuvre du novateur et à sa mémoire. Ce ne fut qu'après 1643, époque de l'édition du livre de Baillou, sur le rhumatisme, publiée par les soins de son neveu Jacques Thévart, que la doctrine fut réellement connue en France. Elle ne fut connue, ou du moins adoptée, à l'étranger, que beaucoup plus tard. Ainsi que le constate Delpeuch, en appelant au témoignage de Frédéric Hoffmann, l'histoire du rhumatisme, au dix-septième siècle est toute Française.

Comme nous nous sommes efforcé de le faire comprendre dans l'historique nosologique, la constitution d'une entité :

le rhumatisme en face de l'entité, représentant la podagre ou goutte semblait briser tout lien entre les deux affections ; d'autant plus qu'en abandonnant à la goutte l'étiquette d'arthritis, on déshéritait le rhumatisme du nom patronymique et on le laissait sans état-civil pour revendiquer une filiation commune.

Une scission aussi radicale n'était pas dans la pensée de Baillou. Le créateur du rhumatisme avait constitué deux entités à côté l'une de l'autre, ainsi que deux sœurs, comme il les avait appelées. Or deux sœurs ont chacune une individualité propre, et n'en sont pas moins unies par une filiation commune. Baillou même avait entrevu entre le rhumatisme et la goutte qu'il désignait sous le nom d'arthritis des liens de parenté encore plus directs, lorsqu'il disait que le rhumatisme était une sorte de prodrôme et de préparation à l'arthritis.

On peut même se demander, d'après une exposition de doctrine de Jacques Thévart l'héritier de ses écrits et de ses notes, du soin de sa mémoire scientifique et aussi de la fortune du rhumatisme, si Baillou était bien convaincu d'une différence essentielle de nature entre l'humeur morbide qui produisait le rhumatisme et celle qui provoquait l'attaque de goutte, ou si plutôt il ne reconnaissait entre elles qu'une différence de degrés de malignité, plus prononcée dans celle qui inondait tout l'habitus du corps. Dans une thèse que Jacques Thévart proposait en 1627, et dont les deux pages, dit Delpeuch, sont tout imprégnées de l'esprit de Baillou, toutes pleines de ses propres expressions, on lit : « Quand cette sérosité se jette comme par bonds, sur toutes les jointures ou sur plusieurs, elle crée le rhumatisme ; quand elle attaque l'une ou l'autre articulation, en raison de sa faiblesse préalable qui est une des causes de retour des paroxysmes, elle provoque l'arthritis, ennemie des pauvres, fille de Bacchus et de Vénus, méprisée des femmes, des eunuques et des enfants.» (1).

On ne peut plus formellement reconnaître une pathogénie humorale commune au rhumatisme et à la goutte. Toute la question est de savoir si Jacques Thévart exprimait une inter-

---

(1) *in* DELPEUCH.

prétation qui lui était personnelle, ou s'il s'inspirait de l'esprit de notes trouvées dans les papiers de son oncle, lesquelles, à la vérité pouvaient être antérieures à la constitution définitive du rhumatisme. Ce qui est certain, c'est que l'auteur n'a pas cru émettre un sentiment contraire à l'esprit de la doctrine de Baillou, à la garde de laquelle il se considérait préposé, puisqu'il a joint ce document aux œuvres de son oncle.

Quoiqu'il en soit, les auteurs d'œuvres didactiques qui vinrent après Baillou considérèrent la scission comme formelle et légitimement établie, et décrivirent séparément la goutte et le rhumatisme comme deux affection distinctes et étrangères l'une à l'autre. Tandis qu'au contraire, dès la fin du XVIIIe siècle, la plupart des études spécialement consacrées à la goutte furent entrainées comme par une pente fatale à s'occuper du rhumatisme. C'est qu'à cette époque, la notion du rhumatisme chronique qui avait été entrevue par Sydenham et par Cullen commençait à se dégager, et imposait un rapprochement entre cette affection et la goutte, rapprochement qui par contre-coup correspondait à l'isolement complet du rhumatisme articulaire aigu, lequel, par son caractère franchement phlogistique et ses allures s'affirmait comme une maladie toute spéciale.

Pour la commodité de l'exposition, nous scinderons en en deux parties l'étude de cette période :

A. — L'une embrassant les principaux documents parus depuis les premières années de la seconde moitié du XVIIe siècle jusqu'au commencement du XIXe siècle ;

B. — L'autre embrassant les principaux documents produits depuis les premières années du XIXe siècle jusqu'à nos jours.

Plusieurs raisons nous sollicitent à agir ainsi :

1° Les documents qui comprennent la première partie sont peu abondants et, quoique sans un très grand intérêt, peuvent être envisagés individuellement ; tandis que ceux qui concernent l'époque correspondant à la seconde partie sont très abondants et ont intérêt à être étudiés par groupes pour présenter une vue d'ensemble.

2° A partir des premières années du XIX° siècle, le rhumatisme articulaire aigu est, définitivement en fait, comme en doctrine, considéré comme une maladie spéciale, tandis que le rhumatisme articulaire chronique est considéré comme une affection ayant avec la goutte des rapports d'une étroite intimité. Dès lors, la goutte, dont le vocable est accepté, synthétise la pathologie arthritique et recèle comme un ferment de diathèse qui couve et se révèlera de plus en plus.

3° En réalité, dès les commencements du XIX° siècle, la pathologie médicale tend, avec quelque succès, vers plus de précision dans les termes et dans les idées ; et les théories qu'elle invoque perdent de plus en plus le caractère de conceptions romanesques, pour revêtir une allure où l'on sent une tendance vers un positivisme scientifique.

*
* *

A. — Depuis le milieu du XVII° siècle jusqu'à la fin du XVIII°.

Lazare Rivière, le premier, dans sa *Pratique Médicale* parue en 1653, donna une étude didactique du rhumatisme. Il fit le tour de force de lui consacrer un long et intéressant chapitre sans citer le nom de Baillou, tout en faisant usage de quelques-unes des expressions imagées qui devaient trahir leur auteur. C'est en vain qu'il se bat les flancs pour formuler une pathogénie du rhumatisme différente de celle qu'il invoque pour la goutte ; et il a la mauvaise fortune de ne pas attribuer, à l'affection à laquelle il conviendrait le mieux et dont il relèverait opportunément la formule pathogénique, l'élément morbide qu'il introduit tout d'abord comme caractère en quelque sorte pathognomonique pour le réduire finalement à un rôle accessoire.

Qu'on en juge par les textes et les extraits suivants :

Arthritis (goutte). — « *La cause prochaine et immédiate de l'arthritis est une humeur séreuse.*

« Or ce sérum est rarement pur et sincère ; mais il y a « d'autres humeurs ou ichorosités mêlées à lui.....

« Il faut pourtant convenir que le sérum a plus ou moins
« d'*acrimonie*, selon qu'il a plus ou moins de *sel* mêlé avec lui.
« vu que le sérum dissout, et reçoit en soi des *sels hétérogènes*
« qui se ramassent des aliments dans le corps : c'est pourquoi
« tout sérum est *salé*. Selon qu'il reçoit plus ou moins de *sel*
« en soi ; et suivant que ces *sels* contiennent une plus grande
« ou moindre acrimonie, ils causent toujours plus ou moins
« de douleur.» (1)

Il constate que les uns incriminent les parties internes de
la tête, savoir le cerveau, comme origine de la fluxion qui
détermine les douleurs arthritiques, que d'autres assurent que
les humeurs morbides découlent des viscères du bas ventre,
savoir le foie, la rate, la matrice et autres viscères, comme
aussi de tout le corps par les veines et les artères, sur les
jointures. Pour lui les humeurs qui déterminent les douleurs
arthritiques découlent de la tête par les parties internes et
externes, et des viscères, et de tout le corps par les veines et
les artères ; mais il admet qu'il faut une disposition des jointures à les recevoir. Cette disposition est la faiblesse des articulations, soit qu'elle soit naturelle, du fait de l'hérédité, soit
qu'elle soit acquise.

En outre, dans la description des formes de l'affection, il
admettait que le mélange d'autres humeurs pouvait imprimer
certains caractères ; et il décrivait une forme bilieuse, une
forme pituiteuse et une forme mélancolique.

Rhumatisme — « *Donc la cause plus prochaine et immédiate*
« *de cette maladie est une humeur séreuse*, etc... Or la *pre-*
« *mière origine* de cette maladie est imputée au *foie*, lequel
« atteint d'une intempérie chaude et étant rendu plus faible,
« n'engendre pas un aliment assez convenable à la nourriture
« et afflige tout le corps d'une pareille faiblesse, en sorte qu'il
« est rendu par ce moyen fort propre à recevoir les superfluités ;
« et par la même intempérie et faiblesse du foie, il se fait un
« grand amas de mauvaises humeurs, lesquelles retenues plus
« longtemps dans les veines et dans les artères, acquièrent
« une certaine mauvaise corruption, et elles se fondent, et

---

(1) La Pratique de Lazare Rivière, traduction de Deboze.

« contractent la nature des ichorisités, et sont chassées par la
« nature comme un pesant fardeau, d'autant qu'elle n'est pas
« assez robuste pour les porter entièrement hors du corps.

« Or, quoique nous soyons de ce sentiment que la première
« origine de cette maladie se forme dans le foie, il est pourtant
« aisé de juger que *ces humeurs découlent* quelquefois *immé-*
« *diatement du cerveau;* ce qui est évident puisque les douleurs
« commencent, bien souvent, au derrière de la tête ou du col,
« et descendent ensuite sur les épaules et sur les bras. Il est
« tout vrai que la première production des humeurs âcres, a été
« dans le foie si échauffé et bouillant, lesquelles transportées
« au cerveau, tombent ensuite sur les parties qui sont au-
« dessous d'elles, après quoi elles abordent sur des parties qui
« sont au-dessous. »

Ces humeurs corrompues « bouillonnent dans les veines et
« sont ensuite insensiblement chassées des veines, et en sont
« comme vomies, d'où le mouvement est appelé assez à propos,
« la nausée des veines. » (1).

On trouve dans ces lignes non seulement la conception même
de Baillou, mais encore ses expressions imagées elle-mêmes.

Nous ne pouvons passer sous silence, dans cet historique,
une publication datée de 1664, non qu'elle contienne une pathogénie relative à l'objet de notre étude, mais parce qu'elle se
rattache directement à notre sujet, étant une réfutation
formelle et définitive d'une interprétation qui depuis tant de
siècles planait encore sur la pathogénie des différentes maladies
arthritiques.

Cette pathogénie avait cours encore vers le milieu du
XVIIe siècle, ainsi que le prouvent les textes tirés des œuvres
de Rivière, et ainsi que le rappelait Sylvius, quand, à propos de
l'origine de l'humeur peccante dont il plaçait le foyer dans les
glandes conglomérées du pancréas et dans toutes les glandes

---

(1) La Pratique de Lazare Rivière, traduction de Deboze.

conglobées éparses, il disait : « Les uns incriminent la tête,
« soit la surface, soit la profondeur, etc., etc. »

Après plusieurs années de recherches anatomiques les plus
sérieuses, les plus minutieuses et les plus opiniâtres, CONRAD
SCHNEIDER, dans son liber de catarrhis specialissimus, démontrait qu'aucun des os de la base du crâne, ne pouvait, sur le
vivant, être une voie de passage, pour une humeur venue du
cerveau et de ses ventricules, localisation où les anciens
avaient placé la source des catarrhes et le point de départ des
migrations de l'humeur morbide vers les articulations. Reprenant les sept catarrhes des livres Hippocratiques, il les discutait
et montrait l'erreur grossière de cette conception. Il s'écriait
alors, en forme de conclusion. « Je délivre les mortels de ces
« sept catarrhes du cerveau. Qu'ils n'en redoutent aucun mal
« pour l'avenir ; qu'ils ne se plaignent plus désormais de
« voir leur corps exposé à ces sept variétés d'inondation.
« Grâce à moi, à moi seul, ces sept catarrhes sont mainte-
« nant à sec, la source de leurs flots étant dérivée de la tête
« dans l'océan du corps, c'est-à-dire dans la masse sanguine.
« Maintenant tout est l'envers ; tout est l'opposé de ce que
« pensait Hippocrate. » (1)

Dans son livre de Arthritide qui complétait ses travaux
sur le catarrhe, il se glorifiait du résultat de ses recherches
et s'écriait en triomphateur : « C'est mon œuvre à moi, c'est
« en cela que consiste la révolution que j'ai faite, c'est en
« cela que je me suis séparé et isolé de tous. C'est moi qui
« le premier, et en suivant ma propre voie, ai renversé
« jusqu'à ses fondements la doctrine des catarrhes et arraché
« jusqu'au plus profond de ses racines cette opinion erronée. » (2)

Cette doctrine des catarrhes comme interprétation pathogénique des affections arthritiques était bien la conception la plus
puérile, la plus grotesque qu'il fût possible d'imaginer. L'esprit
se trouble, stupéfait, quand dans l'histoire de la médecine, il
constate que cette conception a été acceptée pendant deux mille

---

(1) *in* DELPEUCH.
(2)   id.

ans — deux mille ans ! — par des esprits cultivés, par d'illustres médecins, par de hautes intelligences. On demeure interloqué devant tant d'inanité, tant de grotesque, tant de naïveté puérile ! ! !

Pour qu'une théorie aussi grossière ait eu une telle fortune, il fallait sans doute qu'il y eût, au fond, quelque chose qui s'imposât, qui subjuguât la conviction, qui forçât les pudeurs de l'intelligence.

Si l'on met, en dehors du débat, la goutte que les anciens, depuis les temps d'Hippocrate jusqu'au commencement du second siècle de notre ère, savaient distinguer du rhumatisme articulaire aigu, il y avait, en effet, au fond de cette théorie grotesque, la considération d'un fait d'observation clinique, la constatation d'une coïncidence pathologique qui par son apparition dès le début de la maladie, leur avait imposé sa prédominance et à laquelle ils avaient tout subordonné.

Les Anciens, nos maîtres en observation, avaient remarqué que les premières atteintes du froid chez les sujets qui étaient, peu après, affectés de rhumatisme articulaire aigu, se manifestaient par une sécrétion anormale comme quantité, irritative et vraisemblablement morbifique, du nez et de la gorge.

Au lieu de placer l'origine de cette humeur dans les tissus où ils en constataient la transsudation ; par une hypothèse grotesque, ils la plaçaient dans le cerveau et dans ses ventricules et considéraient l'irritation des tissus, par où l'humeur s'écoulait d'une façon apparente, comme le résultat de l'action du flux morbide à sa première étape. Ils supposaient en outre un flux interne de l'humeur morbide dans les vaisseaux qui la transportaient jusqu'aux articulations.

Si l'on fait abstraction de la grossière erreur de lieu, relativement au foyer de l'humeur, il était assez rationnel, vu la fréquence de l'angine (1), comme manifestation primitive de

---

(1) Kingston-Fowler estime que l'angine existe dans la proportion de 80 pour cent.

Auclair estime qu'elle est constante.

Widal l'a constatée dans les deux tiers des cas.

la maladie, de considérer les localisations articulaires comme
le résultat de l'apport, en ces points, de l'humeur morbide,
par la voie interne des vaisseaux.

Réduite à cette formule et ainsi rectifiée l'interprétation
pathogénique des Anciens ne se présente pas, comme mécanisme, quoique essentiellement différente pour le fond, sous
un aspect bien différent de celui que la microbiologie nous
oblige à admettre dans nombre de cas de rhumatisme articulaire aigu et surtout de douleurs rhumatoïdes accompagnées
de fièvre. Les tissus atteints par l'inflammation angineuse ne
sont-ils pas dans des cas plus nombreux qu'on ne le croit
généralement, le point de départ du processus infectieux, soit
qu'il y ait eu en ces points pénétration de microbes pathogènes,
soit que les microbes qui sont les hôtes normaux de la région,
où se crée le foyer de l'infection, aient acquis une valeur
pathogène.

On doit donc excuser les Anciens qui n'avaient ni nos
connaissances anatomo-physiologiques, ni la notion du microbe
et de la réaction de défense, ni celle des conditions de terrain
(arthritique) qu'exige, pour se créer et évoluer, le processus
d'infection qui détermine le rhumatisme articulaire aigu.

Chez SYDENHAM, la pathogénie reflète la prudence de son
esprit clinique.

Goutte. — Dans son livre de Podagrâ (1683) qui restera un
modèle clinique, voici son interprétation : « Une tension aigüe
« de toutes les forces de mon esprit dans la méditation des
« phénomènes de cette maladie, m'a amené à penser qu'elle
« est due à l'apepsie, c'est-à-dire à un affaiblissement de la
« concoction tant dans les parties solides que dans l'ensemble
« des humeurs du corps Chez ceux, en effet, qui sont sujets à
« la podagre, qu'ils soient vraiment déprimés par l'âge, ou
« qu'ils aient provoqué une vieillesse anticipée par la licence
« effrénée de leurs mœurs, les *esprits animaux* sont en défaut
« dans le corps entier. Le corps languit, la concoction ne

« s'opère plus correctement, les résidus excrémentiels des
« humeurs qui étaient éliminés auparavant, grâce à l'exercice,
« restent maintenant enfermés dans les vaisseaux, *véritable*
« *graine de maladie.*» (1).

Dans un autre paragraphe il complète son interprétation
par la formule des indications à satisfaire : « Pour moi, après
« avoir examiné soigneusement tous les symptômes, je trouve
« qu'il faut principalement attaquer deux causes : la première
« est la *cause antécédente*, c'est-à-dire d'indigestion des humeurs
« produite par un défaut de chaleur et une faiblesse des esprits ;
« la seconde est la *cause conjointe*, c'est-à-dire la chaleur et
« l'inflammation des mêmes humeurs, lorsqu'ayant séjourné
« trop longtemps dans le sang, à raison de leur crudité, elles
« se sont alcalisées et sont devenues âcres.» (2).

Les commentaires qui précèdent les conseils thérapeutiques
apportent encore de nouveaux documents qui complètent sa
pensée : « Fortifier l'estomac afin qu'il fasse dûment la coction
« des aliments ; donner de la vigueur au sang afin que le chyle
« se change parfaitement en cette liqueur ; fortifier les parties
« solides afin qu'elles convertissent mieux en leur propre
« substance les sucs destinés à leur nourriture et à leur
« accroissement ; conserver les différents organes sécrétoires
« et excrétoires dans un état convenable pour bien faire leurs
« fonctions.» (3).

« C'est toute l'habitude du corps qu'il faut transformer, dit-
« il encore ; c'est l'homme tout entier qu'il faut refaire sur une
« nouvelle enclume. »

Rhumatisme. — Son étude sur le rhumatisme, parue en
1685, est un court et banal chapitre. En fait de pathogénie
voici tout ce qu'on y trouve : le rhumatisme « semble provenir
« de l'inflammation, ce que prouvent et les phénomènes et
« surtout la couleur du sang de la saignée qui ressemble au
« sang des pleurétiques comme un œuf à un autre œuf ; on ne

(1) Sydenham de Podagrâ. Traduction de Delpeuch.
(2) Sydenham de Podagrâ. Traduction de Tartenson.
(3) Sydenham. Traduction de Tartenson.

« trouverait personne pour douter que ces derniers ne souffrent
« d'une inflammation. Cela étant, je pense qu'il ne faut pas
« chercher le traitement du rhumatisme en dehors de la sai-
« gnée. » (1)

Sydenham mentionne en outre un rhumatisme scorbutique.

BOERHAAVE, humoriste et chimiâtre, en dépit de sa théorie sur
la prédominance des actions nerveuses, admet plusieurs acrimonies : une acrimonie muriatique, une acrimonie acide et une
acrimonie alcaline. Ces acrimonies résultent de l'acrimonie
correspondante des aliments ; mais en face de l'acrimonie
acide résultant des propriétés des aliments et déterminant une
viscosité des humeurs, il existe une acrimonie glutineuse
spontanée (glutinosum spontaneum) ; comme en face de l'acrimonie alcaline d'origine alimentaire, il existe une alcalescence
spontanée des humeurs (morbi ex alcalino spontaneo).

L'acrimonie qui réside dans les fruits qui ne sont pas assez
mûrs, surtout celle qui a son siège dans les vins acides ou le
vinaigre déterminent, par un long usage des substances qui
la recèlent, l'acrimonie acide. La sérosité du sang devient âcre
et acide : d'où naissent les rhumatismes, la goutte et autres
maux semblables.

Selon que l'acide, l'alcali, le sel muriatique, l'huile ou la
terre dominent, le sang, le sérum et la bile sont le siège de
telle ou telle acrimonie et présentent un état de viscosité ou
d'oléosité, etc., etc.

Logique dans sa thérapeutique, il combattait l'accrimonie
alcaline par l'usage des acides et l'acrimonie acide par l'usage
des alcalins, en soulignant cette pratique par la formule allo-
pathe : Contraria contrariis curantur.

Boerhaave a décrit distinctement la podagre et le rhumatisme.

Podagre. — La cause prochaine de la podagre est la viciation des conditions des plus petits vaisseaux et des plus petits

---

(1) Sydenham, le rhumatisme traduction de Delpeuch.

nerfs du corps ainsi que du liquide qui entretient les parties nerveuses : « ex quibus cunctis liquet, causam proximam hujus « mali esse vitiatam indolem minimorum, adeoque nervosorum, « vasculorum in corpore, tum etiam liquidi, quod nervosas « partes alluit. »

L'origine prochaine de ce vice réside dans l'indigestion des viscères qui n'atténuent pas suffisamment les ingesta et ne les assimilent pas d'une façon convenable au liquide nerveux ; c'est pourquoi la dernière élaboration du fluide vital étant défectueuse, ce vice s'introduit dans la substance prolifique de la semence et y adhère : « Ejus vitii autem origo proxima in indigestione viscerum non attenuantium assimilantiumque satis assumpta in indolem requisitam in liquido nervoso ; idest ultima elaborationis ultima effectu, spiritui vitœ, et radicali seminis proliferi materiœ, hinc se innectit clanculum. » (1).

En ce qui concerne la localisation, Boerhaave fait diverses hypothèses. D'abord, il admet que, quand le sang s'engage dans d'autres vaisseaux que les siens, il est la cause de toutes les maladies inflammatoires ; et, à son avis, c'est le cas de la podagre. Quant à la prédilection de la podagre pour le gros orteil, elle est due à ce que cette partie du pied est la moins perméable aux liquides, à ce qu'elle est la plus éloignée du cœur et la plus exposée à la pression et aux chocs, etc., etc.

Rhumatisme. — Boerhaave, dit E. Besnier, ne fixa son attention d'une manière précise sur la distinction des deux états morbides que pendant la convalescence d'un rhumatisme grave qui l'avait retenu plusieurs mois au lit. Nous pensons qu'il s'agit d'une poussée aigüe de rhumatisme de la hanche dont il était atteint chroniquement. Quoiqu'il en soit, il se préoccupa alors de connaître la question et fit des recherches dans les auteurs anciens et modernes. Mais il ne trouva aucun renseignement intéressant dans tous les auteurs qu'il compulsa, si ce n'est, dit-il, dans le livre de Sydenham : « Sed non multum bonœ frugis invenit, prœterquam in solo Sydenham ».

---

(1) BOERHAAVE. Aphor. de Cognoscendis morborum causis. Aph. 1261

Il ne se montre pas difficile, attendu que le chapitre du rhumatisme a à peine quelques pages sans grand intérêt. Du reste, la documentation qu'il a pu acquérir sur la question se réduit à bien peu de chose si l'on en juge par ce qu'il a écrit sur le sujet. La pathogénie qu'il donne du rhumatisme est la suivante :

La *cause prochaine* du rhumatisme est une inflammation des vaisseaux lymphatiques des membranes péri-articulaires, inflammation qui ne va pourtant pas jusqu'à la suppuration : « Causa proxima ejus videtur inflammatio in arteriis lymphaticis membranarum, quœ ad ligamenta juncturarum non tam sœva ut in suppurationem eat. » (1).

Ce laconisme trahit-il, chez cet illustre praticien et savant, une indigence de notions bien assises sur le rhumatisme, ou bien une certaine hésitation à accepter formellement la distinction nouvellement formulée entre la podagre et le rhumathisme ?

On pourrait pencher vers cette dernière solution, lorsque l'on voit son commentateur et élève Van-Swieten dire à ce propos : J'ai lu beaucoup d'auteurs qui ont écrit sur le rhumatisme ; mais malgré tout, il me paraît rester de grandes difficultés pour faire une distinction formelle entre le rhumatisme et l'arthritis : « Plures certe vidi auctores qui de rhumatismo scripserunt ; sed mihi visa fuit semper aliquœ remanere difficultas in distinctione adœquata inter rhumatismum et arthritidem. » (2).

Stahl (1660-1734), le premier, rompant avec l'idée d'une matière morbifique, prétendit que la goutte dépend, non d'une altération des humeurs, mais d'un état particulier *du système*.

La maladie, en général, était définie par lui : *un trouble, une irrégularité dans le gouvernement de l'économie, par l'affection de l'âme*.

La pléthore sanguine, causée par des excès alimentaires, était, dans son système, la cause la plus fréquente des ma-

---

(1) Boerhaave. Aphor. 1493 de Cognoscendis morborum causis.

(2) Van-Swieten. Commentaires de Boerhaave.

ladies. La pléthore entraînait la congestion et la stase. La pléthore de la veine porte surtout (*Vena portarum, porta malorum*), par un effet de varice et de constriction déterminait de la stase des viscères abdominaux, du foie surtout ; et dans la stase était la source d'une foule d'affections ayant des affinités entre elles : *la goutte*, les hémorrhoïdes, l'hypochondrie, la mélancolie, les affections calculeuses, les dartres...

Coste, dans son traité pratique de la goutte (1764), résume les différentes théories humorales en discussion à cette époque, comme moyens d'interprétation pathogénique de la goutte :

1°. — Les uns supposent que la matière goutteuse est produite par le mélange d'humeurs excrémentielles différant par leurs qualités et par leurs usages ;

2°. — D'autres y voient un composé de matières étrangères, hétérogènes, qui, en se combinant, deviennent capables de produire la maladie ;

3° Une troisième classe de médecins prétend qu'elle n'est autre que la matière même de la transpiration retenue dans l'organisme et y ayant subi une décomposition ;

4 D'après une quatrième opinion, c'est un extrait mucilagineux provenant des aliments solides et liquides ;

5° Et enfin, pour une dernière catégorie d'auteurs, c'est un mélange de certains sels subtils et pénétrants (1).

Brown, créateur d'un système qui a eu ses années de vogue, soutient, dans ses Elementæ Medicinœ (1779), que les phlegmasies des grandes articulations (*Rhumatismes articulaires aigus*) dépendent d'un excès de sang et de forces, tandis que celles des petites (*Goutte*) sont l'effet de l'asthénie.

Pour lui, il n'existe aucune différence entre dyspepsie, pyrosis, gastralgie, vomissement, colique, etc. et la maladie que les auteurs appellent *goutte*. Ce sont des *asthénies générales* qui se prononcent d'une manière plus particulière dans un point ou dans un autre, sans qu'il y ait lieu de faire quelque

---

(1) *in* Lecorché. Traité de la goutte.

différence comme traitement. Il dit, dans la préface, qu'étant lui-même goutteux, les remèdes qu'on lui avait conseillés pour combattre l'état de pléthore considéré comme cause efficiente de la maladie, n'avaient fait. pendant deux ans, que rendre les accès plus violents et plus rapprochés ; et qu'ayant saisi le rapport qui existe entre la débilité des organes digestifs et la goutte, il avait pris des stimulants dont les effets bienfaisants s'étaient fait ressentir simultanément sur la fonction digestive et sur la goutte même.

GAUBIUS (1705-1780) éléve de Boerhaave, humoriste et chimiâtre comme lui, admet que les maladies appartenant aux fluides peuvent se rapporter : 1° à un défaut de cohésion (trop ou trop peu), soit qu'il y ait trop de matières solides dans la *Crassamentum* du sang, soit qu'il s'y trouve trop d'eau ; 2° à la séparation d'un ou de plusieurs éléments des liquides, comme les sueurs, les urines, la salivation ; 3° à un plus ou moindre degré d'acrimonie. Il y a un âcre mécanique qui tient à la forme des particules, et un âcre chimique qu'on ne peut reconnaître à la vue, mais qui dépend de la constitution intime du liquide. La putridité naît d'une espèce d'âcreté ammoniacale ou alcalescente. Il y a des causes innées de ces âcretés, et des causes qui tiennent aux aliments, aux milieux où l'on vit. Rien n'agit plus efficacement pour produire une âcreté que les vices de la coction. D'où naissent ces vices eux-mêmes ? du défaut de tonicité (1).

PIETSCH (1777) soutient que la cause générale de la goutte est la viciation du sang par résorption. faute d'évacuation, de l'humeur spermatique mal élaborée par les organes de la génération atteints d'un état particulier de faiblesse.

CULLEN, dans ses Eléments de Médecine pratique (1785) étudie d'une façon absolument distincte la podagre et le rhumatisme articulaire aigu. Il distingue même le rhumatisme

---

(1) in DAREMBERG. T. 2°.

chronique comme un genre à part, quoiqu'il soit, d'après lui, toujours la suite du rhumatisme aigu (1).

Podagre — Cullen préfère ce terme à celui d'arthritis parce qu'il désigne mieux le type principal de la maladie. La pathogénie qu'il formule est assez complexe :

1°. — La Goutte est une maladie de *tout le Système*, c'est-à-dire qui dépend d'une certaine conformation générale et d'un état particulier du corps, etc., etc.

Mais l'état général du système dépend particulièrement de l'état des premières puissances motrices ; par conséquent, l'on peut supposer que la goutte consiste principalement dans l'affection de ces puissances.

2°. — La goutte est évidemment une affection du système nerveux, dans lequel résident les premières puissances motrices de tout le système. Les causes occasionnelles ou qui déterminent la maladie sont presque toutes de nature à agir directement sur les nerfs et sur le système nerveux ; et la plupart des symptômes de la goutte atonique ou rentrée, sont certainement des affections du même système. Ce qui oblige d'avoir recours, pour expliquer l'ensemble de la maladie, aux lois du système nerveux, et en particulier aux changements qui peuvent survenir dans l'équilibre de ses différentes parties.

3° L'estomac, qui a une sympathie si universelle avec le reste du système, est de toutes les parties internes celle qui est le plus fréquemment, et souvent, le plus vivement affectée par la goutte. Les paroxysmes de la maladie sont communément précédés d'une affection de l'estomac ; une grande partie des causes déterminantes agissent d'abord sur ce viscère ; les symptômes de la goutte atonique et de la goutte rentrée sont communément et particulièrement des affections du même organe. Cette observation conduit à remarquer qu'il y a un équilibre entre l'état des parties internes et celui des parties externes ; et en particulier que l'état de l'estomac a une

---

(1) CULLEN. — Eléments de Médecine Pratique, traduction Bosquillon. Note du trad.

connexion avec celui des parties externes, de manière que le ton qui existe dans l'un peut se communiquer aux autres.

D'après ces observations, il propose la pathologie suivante de la goutte :

Il y a chez quelques personnes un certain état de vigueur et de pléthore du système qui, à une période particulière de la vie, est sujet à une perte de ton dans les extrémités. Cette perte de ton se communique jusqu'à un certain point à tout le système, mais se manifeste particulièrement dans les fonctions de l'estomac.

« Lorsqu'elle survient pendant que l'énergie du cerveau « conserve sa vigueur, la nature redouble ses efforts pour réta-« blir le ton des parties ; et elle y parvient en excitant une « affection inflammatoire dans quelque partie des extrémités. « Lorsque cette affection inflammatoire a subsisté quelques « jours, le ton des extrémités et de tout le système se rétablit, « et le malade recouvre son état ordinaire de santé. » (1)

Rhumatisme articulaire aigu. — Cullen dans sa nosologie avait ainsi défini cette affection :

C'est une maladie *produite par une cause externe et communément évidente.*

Dans ses Eléments de médecine pratique, après avoir rappelé que plusieurs auteurs ont supposé que la cause prochaine du rhumatisme était une *viscosité* des fluides qui bouchait les vaisseaux de la partie, il déclare qu'il ne voit aucune raison qui permette d'admettre que cette maladie dépend d'un changement dans l'état des fluides. Il conclut : « La cause « prochaine du rhumatisme aigu est communément la même « que celle des autres inflammations qui ne sont pas produites « par un stimulus direct » (2).

« Je suppose que la cause éloignée la plus commune du « rhumatisme, savoir *le froid*, agit spécialement sur les vais-

---

(1) CULLEN. Eléments de Médecine pratique. Traduction par Bosquillon, paragraphe 533.

(2) CULLEN. — Loc. cit. §. 457.

(2) CULLEN. — Loc. cit. §. 458.

« seaux des articulations, parce qu'ils sont moins couverts de
« tissu cellulaire que ceux des parties intermédiaires des extré-
« mités. L'action du froid produit en outre une constriction
« dans l'extrémité des vaisseaux de la surface, et augmente en
« même temps le ton ou la diathèse inflammatoire dans le reste
« de ces mêmes vaisseaux : ce qui accélère la circulation du
« sang, devient en même temps un obstacle à son passage, et
« donne lieu à l'inflammation ou à la douleur. Enfin, la résis-
« tance, que le sang trouve, oblige la force médiatrice de la
« nature d'accélérer la vélocité de la circulation ; c'est pourquoi
« l'accès de froid survient, le spasme se forme, la pyrexie et la
« diathèse inflammatoire se manifestent dans tout le systè-
« me. »

Il admet qu'il existe en outre, dans le rhumatisme aigu,
une affection particulière des fibres musculaires.

Il termine son interprétation en déclarant « qu'il est certain
« que dans le rhumatisme aigu, au moins toutes les fois qu'il
« n'est pas produit par des stimulus directs, il existe une affec-
« tion inflammatoire des parties malades et *une diathèse phlo-*
« *gistique* dans tout le système » (1).

Rhumatisme chronique. — Cullen est porté à admettre que
la cause prochaine du *vrai* rhumatisme chronique consiste
dans l'atonie des vaisseaux sanguins et des fibres musculaires
de la partie affectée, jointe à un certain degré de rigidité et de
contraction des fibres, comme il arrive fréquemment dans les
cas d'atonie (2).

Murray Forbes, dans son traité de la goutte et de la gravelle (1793), mettant à profit la découverte de Scheele qui a
montré que l'acide lithique (acide urique) existe dans les
calculs urinaires et dans l'urine, en conclut par une admirable
intuition qu'il doit exister aussi dans le sang des goutteux. Le
premier, il spécifie le principe morbifique qui caractérise la
goutte et donne comme formule pathogénique un excès d'acide
lithique dans les humeurs.

---

(1) Cullen. — Loc. cit. §. 461.
(2) Cullen. — Loc. cit. §. 472.

BARTHEZ, dont l'ouvrage (1802), est resté pendant plus de trois quarts de siècle l'unique document français, de quelque importance, sur la goutte, a une pathogénie tellement nuageuse que Lecorché la déclare incompréhensible. L'auteur consacre la dernière partie de son ouvrage sur les maladies goutteuses à l'étude du rhumatisme auquel il reconnaît certaines affinités avec la goutte. Il rappelle, à ce propos, que Baillou considérait le rhumatisme comme une préparation à la goutte.

Goutte. — Barthez commence par déclarer qu'il lui paraît que la bile et la pituite surabondent plus que normalement chez divers goutteux, et peuvent même y coexister à un haut degré (d'après les observations de VAN DER BOSCH et de FINCK) suivant les différences de leurs tempéraments. Cette surabondance est due à l'altération générale des humeurs qui sont mal élaborées.

Il lui paraît « que l'état goutteux du sang est un vice de sa « *mixtion,* qui intercepte à des degrés différents la formation « naturelle de ses humeurs excrémentielles ; de sorte que ces « humeurs étant plus ou moins altérées subissent une décom- « position spontanée qui y fait prédominer la substance terreuse. » (1).

A ce propos, il rapporte deux faits d'après lesquels la chaux paraîtrait jouer un rôle dans l'établissement de la maladie :

Le premier fait est celui rapporté par MUSGRAVE. Cent ans avant le temps où il écrivait, on ne se servait que peu ou point de chaux pour la culture des champs dans le Devonshire ; à cette époque, la goutte était extrêmement rare dans ce pays. Mais, à mesure que l'usage de la chaux était devenu commun, la goutte s'était multipliée dans la même proportion.

Le second a été rapporté par Alexandre BENEDICTUS de Verone et a été reproduit par FORESTUS. En Crête (Candie) où l'on emploie, pour la préparation des vins, du gypse et de la chaux, les étrangers les plus fortement constitués ne peuvent boire de ces vins pendant quelques années, sans être pris d'une goutte aux articulations qui leur tord les mains et les pieds, avec des nodus.

---

(1) BARTHEZ. Traité des maladies goutteuses. p. 40.

D'après Barthez, BERTHOLLET aurait constaté, au moyen de nombreuses observations, que l'acide phosphorique (qui est toujours dans l'urine combiné en excès avec une terre calcaire) est naturellement en beaucoup moins grande quantité dans l'urine des personnes sujettes à la goutte et au rhumatisme que dans celle des personnes jouissant d'une bonne santé ; mais qu'aux approches d'un accès de goutte et pendant cet accès, l'urine contient autant d'acide phosphorique que celle d'hommes d'une forte constitution, et beaucoup plus qu'elle n'en contient dans l'état ordinaire des goutteux.

Rhumatisme. — On a lieu de croire, dit Barthez, que dans le rhumatisme l'altération du sang empêche l'évolution des parties salines des humeurs, de même qu'il arrive dans la goutte.

« Ainsi il me parait que l'état du sang dans le rhumatisme « est un vice de sa mixtion, qui fait que ses parties lympha- « tiques sont trop liées entre elles et trop séparées de ses « autres parties constitutives.

« Le sang de l'état rhumatique, comme celui de l'état « goutteux, intercepte la formation naturelle des humeurs « excrémentielles. Mais dans le rhumatisme, s'il ne participe « de la goutte, ces humeurs ne subissent point au même degré « que dans l'état goutteux une décomposition terreuse. » (1)

La pathogénie de la goutte proposée par Barthez est telle-ment vague, tellement imprécise, et la formule qu'il en donne représente si peu une conception saisissable et comparable à quelque autre, qu'il nous a paru impossible de la comprendre dans l'étude par groupes des différentes hypothèses qui ont été émises dans le XIXᵉ siècle pour expliquer la pathogénie de la goutte. C'est pourquoi nous empiétons de deux années sur le XIXᵉ siècle, dont le début eût été une limite naturelle, en plaçant ici ce document.

**

---

(1) BARTHEZ, loct. cit. p. 317.

B. — Des premières années du XIXᵉ siècle jusqu'à
la constitution de l'arthritisme moderne.

Goutte. — Nous rangerons en cinq types les hypothèses
émises pour expliquer la pathogénie de la goutte :

Le 1ᵉʳ type est constitué par les théories qui donnent
comme point de départ à la goutte des troubles fonctionnels
du tube digestif : théories de Sutton, de Guilbert, de Todd.

Le 2ᵉ type correspond aux hypothèses qui font jouer à
un état de pléthore primitif ou secondaire un rôle essentiel
dans la goutte : théories de Scudamore, de Parry, de Gairdner.

Le 3ᵉ type est représenté par les théories qui, s'inspirant
de Cullen, rattachent, en dernière analyse, la goutte à un
trouble d'origine nerveuse : théories de Copland, de Braun.

Le 4ᵉ type est constitué par les théories qui aboutissent à
faire de la goutte une maladie par défaut d'oxydation : théories
de Bence Jones, de Bouchard et de Beneeke.

Le 5ᵉ type représente les théories qui considèrent un excès
d'acide urique dans le sang et dans les humeurs comme le
substratum pathogénique de la goutte : théories de Garrod,
de Lecorché.

1ᵉʳ *Type.*

Sutton (1813) admet que la maladie est locale dès son
origine, et que la cause prochaine est une *sécrétion particulière* du canal alimentaire : « Les symptômes qui accompa-
« gnent la goutte, dit-il, donnent lieu de supposer que la cause
« principale et excitante réside dans le canal alimentaire.» (1)
L'action bienfaisante des purgatifs dans l'accès de goutte
vient, pour lui, à l'appui de cette interprétation.

Guilbert (1817 et 1820) suppose que sous l'influence de
certaines causes qui entravent le jeu des organes digestifs,
troublent les fonctions de la peau et occasionnent un état pléthorique, il y a rétention de certains produits excrémentiels

---

(1) *in* Lecorché. — Traité de la Goutte.

11

qui remplissent les vaisseaux lymphatiques et sont en réalité la cause matérielle des accidents morbides.

Todd (1856) considère « la matière goutteuse comme un « produit composé qui se forme en partie par suite de l'activité « maladive de l'estomac. Ce produit après sa résorption, se « combine dans le sang avec les éléments de la bile qui y sont « retenus par suite de la diminution de la sécrétion du foie. « Comme ces mêmes causes produisent la diathèse urique, il « nous arrive très fréquemment de trouver les deux affections « réunies, mais la première peut exister sans la seconde, et la « goutte sans qu'il y ait dans le sang un excès d'acide urique. « Cette combinaison organique anormale peut persister dans « le sang en quantité variable et pendant longtemps, altérant « ainsi graduellement la constitution dans plusieurs généra- « tions, et donnant peu à peu naissance à la diathèse goutteuse. « Dans d'autres cas, il se fait des stases périodiques qui ne sont « dissipées que par des paroxysmes périodiques » (1). Todd signale aussi dans le sang des goutteux de l'acide lactique qui aurait pour origine les troubles dyspeptiques et qui, par l'exagération de l'acidité qu'il provoquerait, déterminerait la précipitation des urates (Bouchard).

2e *Type.*

Scudamore (1816) formule ainsi son opinion : « La goutte est une maladie qui dépend d'une surabondance du sang eu égard au pouvoir de la circulation ; maladie affectant particu- lièrement le système de la veine-porte et conséquemment les fonctions du foie. — jointe à la production d'un changement morbifique dans les produits de sécrétion du canal alimentaire en général, et du rein en particulier.» Cette pléthore s'accom- pagne d'altération du système vasculaire, ainsi que le montre la fréquence des hémorrhoïdes et de l'apoplexie chez les gout- teux. La pléthore qui n'existe que par périodes dans les localisations est au contraire permanente dans le système de la veine-porte et influence les fonctions biliaire, intestinale

---

(1) *in* Lecorché. — Loc. cit.

et rénale. Scudamore admet que l'estomac joue un rôle considérable dans la constitution de la pléthore : « L'estomac est
« le vrai milieu où la goutte est créée. Les excès de table au-
« delà des pouvoirs d'une saine assimilation, et la surabon-
« dance du sang au-delà de la proportion exigée pour les fonc-
« tions nécessaires du corps, sont la base matérielle de la
« maladie.» (1)

PARRY (1825) ne voit dans la goutte que le fait de la pléthore.
« La maladie, dit-il, ne se termine que lorsque la circulation
est dirigée d'une manière régulière ». L'attaque de goutte,
dit-il « est un moyen de rétablir un équilibre circulatoire
convenable, quand le sang tend à se porter en excès vers
d'autres parties plus vitales.» (2)

GAIRDNER (1854) considère la congestion veineuse « comme
la première condition nécessaire au développement de la diathèse goutteuse ». La pléthore veineuse abdominale détermine
un vice fonctionnel des viscères tels que : le foie, l'estomac,
les intestins et le rein, rend leurs sécrétions moins actives ; et
de ce fait la pléthore générale subit une aggravation. La stase
dans ces viscères amène la rétention des matières excrémentielles. Le cœur lui-même subissant le contre-coup de la
torpeur de la circulation veineuse, est troublé dans son fonctionnement, aggrave les conditions de la circulation veineuse
et provoque une tension extrême dans les capillaires.

De même l'attaque de goutte est déterminée par la congestion vasculaire locale qui provoque localement une sorte d'apoplexie qui aurait pu se produire dans le cerveau.

« La congestion veineuse est donc la condition première et
« essentielle du développement de la diathèse goutteuse, et
« l'attaque de goutte a des liens de parenté très intimes avec
« les varices, les hémorrhagies et l'apoplexie » (3).

GARROD a fait observer que si cette interprétation était
exacte, tous les individus atteints d'affections cardiaques

---

(1) in SCUDAMORE. — Traité de la Goutte.
(2) in LECORCHÉ. — Loc. cit.
(3) in LECORCHÉ. — Loc. cit.

devraient être goutteux; car ces affections réalisent les conditions de stase de tout le système vasculaire veineux.

3e *Type*.

Copland (1837) considère l'affaiblissement de l'énergie de l'influx nerveux comme le fait primordial et essentiel, dans la goutte. Comme c'est le système nerveux qui règle les fonctions de digestion, d'assimilation, de sécrétion et d'excrétion, il résultera de l'affaiblissement de l'influx nerveux une foule de troubles fonctionnels: vices de la digestion et de l'assimilation, torpeur du foie, paresse de l'intestin, altérations des sécrétions, insuffisance des excrétions et accumulation dans le sang de matières excrémentielles, développement d'une activité vasculaire morbide, générale et locale. « C'est cet état, dit-il, qu'on « peut regarder comme la base et le fondement de la diathèse « goutteuse, et celle-ci une fois constituée, l'irritation locale « sera déterminée par l'une ou l'autre des causes qui provo- « quent directement une attaque » (1). C'est toujours la faiblesse du système nerveux qui, d'après lui, peut expliquer la localisation de la maladie, les déplacements d'un endroit dans un autre, ainsi que les manifestations de la forme rétrocédée.

Braun (1860) a développé une théorie très ingénieuse, d'une physionomie clinique, et qui tient compte des acquisitions scientifiques. Pour lui, la diatèse goutteuse consiste dans l'action d'un influx nerveux morbide particulier sur les fonctions de la vie végétative, qui se traduit par une insuffisance de ces fonctions. Il en résulte : Une torpeur du foie et des fonctions de la peau, une viciation de la digestion et de l'assimilation, de la paresse intestinale, des troubles et des altérations des métamorphoses organiques, une entrave dans la circulation et une insuffisance rénale qui joue un rôle prédominant.

Classant par ordre d'importance morbide les anneaux formant la chaîne des troubles fonctionnels qui réalisent la diathése goutteuse, place au premier rang la diminution d'activité des reins qu'il considère « comme le symptôme essentiel de la

---

(1) *in* Lecorché. — Loc. cit.

diathèse. Il met au second rang les troubles digestifs qui, du reste, ne sont pas constants ; et il ne range qu'en troisième rang les troubles sécrétoires du foie et de la peau, la paresse de la circulation et des fonctions intestinales, et enfin le ralentissement du mouvement d'assimilation et de désassimilation.

Dans la diathèse goutteuse, il existe, à son avis, une altération du sang, soit par rétention, soit par transformation incomplète de certains principes. L'excès d'acide urique est un résultat et non la cause. « La dyscrasie goutteuse du sang est « caractérisée certainement par un excès d'acide urique et « fréquemment par un excès d'urée, par une veinosité anormale, par la présence des éléments de la bile et par la rétention de produits de combustion, tels que l'acide lactique » (1).

Braun assimile l'attaque de goutte à une névralgie.

4ᵉ Type.

BENCE JONES (1856 et 1865) estime que la goutte résulte d'une oxydation incomplète des matières albuminoïdes. L'oxydation complète des substances azotées aboutit à la formation de l'urée et de l'acide carbonique ; une oxydation un peu incomplète produit de l'urée et de l'acide oxalique ; une oxydation très incomplète donne des urates en excès. La diathèse goutteuse se caractérise par un excès d'urate de soude dans les humeurs et dans les tissus vasculaires ou non. L'attaque de goutte réalise localement l'oxydation complète et la transformation, en carbonates, des urates accumulés, et prévient, par ce moyen leur précipitation.

BOUCHARD et BENECKE (1872) considèrent la goutte comme une maladie caractérisée essentiellement par le retard de la nutrition. Le caractère chimique de la nutrition retardante est la formation exagérée ou la destruction trop lente des acides organiques ; la surabondance de ces acides crée la dyscrasie acide. C'est à la diminution de l'alcanité du sang qui en résulte, qu'est due la rétention de l'acide urique dans le sang et dans les tissus. Beneke a formulé une loi d'après laquelle, dans la

---

(1) *in* LECOUCHÉ. — Doc. cit.

goutte, il y a enchaînement entre ces trois termes : tendance aux précipitations uriques ou uratiques, oxalurie, excès des phosphates terreux. Les recherches de Bouchard « seraient plutôt confirmatives de la loi de Benecke ». Les goutteux brûlent mal la graisse, brûlent mal le sucre ; et chez eux dans les métamorphoses désassimilatrices que subit la matière protéique, une part plus considérable qu'à l'état normal, s'élimine sous la forme d'acide urique, sans arriver à l'état d'oxydation plus parfaite qui donne naissance à l'urée.

5ᵉ *Type.*

Parmi les auteurs dont les hypothèses ressortissent à ce type, il faudrait donner la présidence d'honneur à Murray Forbes qui, dès 1793, avait admis, par une véritable intuition, que l'acide lithique (urique) devait exister en excès dans le sang des goutteux et avait établi une relation directe entre la goutte et la présence de cet acide dans le sang. Cette interprétation basée sur ce qui n'était alors qu'une hypothèse fut acceptée, en Angleterre par Parkinson, Wollaston, Sir Home et Holland ; en France par Cruveillier, Rayer et Petit, de Vichy.

Garrod (1848-1859 et 1862) fournit la preuve expérimentale de l'existence d'un accès d'acide urique dans le sang des goutteux et fonda sur cette constatation une théorie très rationnelle de la goutte. Le Dr Crizmann a donné de sa synthèse une formule très humoristique quand il a dit : « Le rein est « la pierre angulaire de l'édifice pathogénique de la podagre ; « l'acide urique en est le ciment ».

Garrod a formulé sa théorie sous forme de propositions dont on peut extraire les suivantes : (1)

Dans la goutte, l'acide urique sous la forme d'urate de soude existe toujours en proportion anormale dans le sang, aussi bien antérieurement à l'accès que pendant sa durée même. La seule présence de l'acide urique en excès ne suffit pas à expliquer le développement de l'accès de goutte, attendu que dans l'intoxication saturnine et dans d'autres circonstances

(1) Garrod. — La Goutte, sa nature et son traitement.

morbides, l'acide urique peut s'accumuler dans le sang, sans qu'il s'en suive aucun symptôme articulaire.

L'existence d'un dépôt d'urate de soude dans les tissus affectés est un caractère constant de la véritable inflammation goutteuse et qui est propre seulement à celle-ci.

L'urate de soude qui constitue ces dépôts doit être considéré comme la cause, et non comme l'effet de l'inflammation goutteuse.

L'inflammation goutteuse tend à détruire l'urate de soude dans le sang de la partie où elle siège, et, par suite dans tout le système circulatoire.

Les reins sont affectés dans la goutte vraisemblablement dès la période initiale; ils le sont très certainement lorsque la maladie est devenue chronique.

Indépendamment des particularités individuelles, toutes les causes qui provoquent, dans l'économie, la surproduction de l'acide urique, ou sa rétention, prédisposent à la goutte.

Les causes excitantes de l'accès de goutte sont toutes les circonstances qui, à un moment donné, augmentent d'une manière notable la formation de l'acide urique, ou qui entravent temporairement l'élimination de cet acide par la voie rénale; et toutes celles qui tendent à diminuer l'alcalinité du sang.

LECORCHÉ (1885) *est convaincu que la goutte est une maladie qui, loin d'être due à des phénomènes de nutrition retardante, est caractérisée par une hyper-nutrition, c'est-à-dire, par une désassimilation plus considérable, par une exagération des échanges moléculaires.* Dans la goutte, en effet, il y aurait, selon lui, en même temps qu'augmentation de l'urée, augmentation des bases, potasse, soude, chaux, magnésie, augmentation qui, d'après ZUELZER, est toujours en rapport avec de l'hypernutrition. Du reste le fait qu'on améliore ou qu'on guérit la goutte, en ralentissant la nutrition au moyen des eaux bicarbonatées qui ont pour propriété de modifier l'intensité des échanges moléculaires azotés, est un argument qu'il invoque en faveur de sa thèse. Si la goutte était une maladie par ralentissement de la nutrition, on ne rencontrerait pas, pense-t-il, ces familles anglaises, où l'on observe une goutte héréditaire dont l'origine remonte à quatre ou cinq cents ans ; la maladie se serait éteinte avec la race.

La goutte a pour caractéristique une dissociation exagérée des matières azotées. Elle est due tout entière à une suractivité des cellules organiques.

Que les cellules soient douées d'une force de transformation plus grande (par l'action des ferments qu'il fait intervenir), ou que les sucs soient plus riches en matière azotée, et l'on verra augmenter la somme de l'urée, de l'acide urique.

Pour qu'il y ait goutte, il faut qu'il y ait dans le sang de l'acide urique en excès, ou bien il faut que, sans y être aug- menté, il passe par le fait d'une diminution d'alcalescence, à l'état d'acide biurique. Pas de goutte sans biurate de soude.

Etant admis que la formation en excès, ou la rétention dans le sang de l'acide urique est la cause immédiate de la diathèse goutteuse, le passage de l'acide urique à l'état d'acide biurique est la cause déterminante des manifestations articulaires ou viscérales de la goutte.

L'attaque de goutte, c'est-à-dire la diathèse goutteuse à sa plus haute puissance, n'est le plus souvent que la conséquence appréciable d'un fait qui réalise rapidement la diminution de l'alcalinité du sang, (exagération de l'acidité gastrique par l'effet d'un repas copieux, ingestion de substances acides, rétention de l'acide sudorique sous l'influence d'un arrêt subit de la transpiration).

Lecorché explique la localisation, de prédilection, de l'atta- que de goutte, de la façon synthétique suivante :

« Gêne circulatoire d'une part, fréquence des traumatismes « de l'autre, telles sont les conditions principales qui créent, « dans l'articulation du gros orteil, un locus minoris resis- « tentiœ. pour la localisation goutteuse. Ces deux causes ont « pour effet commun une diminution de la vitalité des parties, « parties qui n'ont déjà qu'une vitalité très obscure. »

Voulant pousser la recherche de la solution du problème que pose la pathogénie de la goutte, jusqu'aux limites extrêmes marquées par nos connaissances scientifiques, Lecorché aborde la question relative au foyer de la formation de l'acide urique. Frappé du fait de l'augmentation de la production de

l'acide urique dans les maladies du foie, il déclare : « cette
« propriété, que possèdent les affections hépatiques d'augmenter
« la formation de l'acide urique, nous porte à considérer le foie,
« ainsi que déjà l'ont fait quelques auteurs, comme le siège
« principal, sinon unique de cette formation » (1). Dans un
passage de l'exposition de la pathogénie de la goutte, il associe
la rate au foie ; « Aussi conçoit-on très bien que l'acide urique
« ait le foie et peut-être la rate, comme nous le pensons,
« pour siège de sa formation » (2).

*
**

Rhumatisme.

Rhumatisme articulaire aigu. — On peut ramener à sept
types les diverses théories émises, pour expliquer la pathogénie
du rhumatisme articulaire aigu, depuis les premières années
du XIXᵉ siècle jusqu'à la constitution de l'arthritisme moderne. Ces sept types sont représentés par :

1° La théorie de la phlegmasie symptomatique,

2° La théorie de la phlegmasie idiopatique,

3° La théorie embolique,

4° La théorie névrotrophique,

5° La théorie chimique,

6° La théorie neuro-chimique,

7° La théorie infectieuse.

1° *Théorie de la phlegmasie symptomatique.*

La théorie d'un état phlegmasique articulaire, né sous l'influence du refroidissement, mais intimement lié à l'existence
d'une diathèse phlogistique, nettement formulée par Cullen, fût
un héritage que le XIXᵉ siècle trouva dans son berceau. Cette
interprétation pathogénique était aussi clinique qu'elle pouvait
l'être à cette époque.

La plupart des auteurs qui se sont occupés de cette affection. pendant la plus grande partie du XIXᵉ siècle, ont consi-

(1) LECORCHÉ. Traité de la goutte, p. 82.
(2)   id.   id.   p. 519.

déré le rhumatisme articulaire aigu comme une phlegmasie ;
mais les uns ont considéré cette phlegmasie comme une phlegmasie ordinaire, ayant seulement une cause spéciale ; tandis que
les autres ont considéré cette phlegmasie comme spécifique et
ayant des caractères et une cause qui la différencient des
phlegmasies simples. La plupart des cliniciens ont vu dans la
localisation articulaire, une phlegmasie symptomatique.

CHOMEL et REQUIN, dans la clinique médicale de l'Hôtel-Dieu,
disaient : « Le rhumatisme ne doit pas être rangé dans les
« phlegmasies proprement dites ; et lorsqu'il se présente sous
« la forme inflammatoire, l'inflammation n'est pas idiopathique,
mais *symptomatique*... et « elle a une nature spécifique. Il faut
« regarder les rhumatismes comme des maladies sui generis,
« et en faire une classe à part en nosologie » (1).

MONNERET, dans une thèse de concours pour une chaire à la
Faculté de médecine, disait de son côté : « Mais ce que la
« médecine ne saurait oublier, c'est que dans le rhumatisme,
« l'arthrite n'est pas toute la maladie ; elle n'est que la déter-
« mination morbide locale d'un élément plus général qui tient
« l'économie sous sa dépendance » (2).

Il rappelait que lors d'une discussion récente (1850) sur le
rhumatisme, à l'Académie de médecine, GERDY, PIORRY, PAR-
CHAPPE, BOUCHARDAT et MICHEL LÉVY avaient considéré le rhumatisme comme formé par deux élémenls morbides, l'un général,
l'autre local, inflammatoire.

Pour TROUSSEAU et PIDOUX, le rhumatisme a de nombreuses
manières de se manifester, et l'inflammatoire n'est pas la
seule (3). L'arthrite n'est donc pour eux qu'une localisation
symptomatique.

Pour GRISOLLE, le rhumatisme, qu'il soit ou non accompagné
d'accidents inflammatoires, est une affection d'une nature

---

(1) CHOMEL et REQUIN. Clinique de l'Hôtel-Dieu, de Chomel, 1837.

(2) MONNERET. De la goutte et du rhumatisme. Thèse de concours pour
une chaire à l'école.

(3) TROUSSEAU et PIDOUX. Traité de thérapeutique. T. 1.

spéciale, une affection sui generis, qu'il faut distinguer, en théorie comme en pratique, des phlegmasies franches ou vraies.

Quelques auteurs parmi lesquels LANCEREAUX, ne désignent le rhumatisme articulaire aigü que sous le nom de fièvre rhumatismale, entendant par là montrer qu'ils considèrent la fièvre comme la maladie primitive et l'arthrite comme une détermination mordibe.

A l'étranger, GRAVES, TODD et FULLER ont considéré la fièvre comme l'élément morbide primitif (Arch. Garrod).

2°. — *Théorie de la phlegmasie idiopatique.*

Chose singulière! Le chef de cette école qui, en faisant, d'une localisation, une affection primitive, s'est si profondément mépris sur la nature de la maladie, est justement le clinicien éminent dont le nom est inséparable de l'histoire du rhumatisme, celui qui s'est illustré par la détermination de la particularité clinique la plus intéressante et la plus caractéristique du rhumatisme articulaire aigü, BOUILLAUD.

Bouillaud avait rencontré des lésions rhumatismales avec suppuration. Les connaissances microbiologiques que nous avons acquises, permettent aujourd'hui d'expliquer ces suppurations par des infections secondaires. Mais à l'époque dont il s'agit, la suppuration caractérisait l'évolution achevée des inflammations les plus franches. Ce caractère avait pour Bouillaud une valeur décisive. Aussi, frappé, dit-il, de certaines considérations qu'il énumère « et auxquelles nous pourrions en « ajouter quelques autres, nous déclarons que le rhumatisme « articulaire bien caractérisé doit-être placé au premier rang « des maladies essentiellement inflammatoires, dont il consti- « tue, je ne crains pas de le dire, un des modèles ou des types « les plus parfaits » (1).

Les recherches sur le sang d'ANDRAL et GAVARRET semblaient apporter un argument nouveau en faveur de cette interprétation.

---

(1) BOUILLAUD. — Le Rhumatisme, 1840.

Elles établissent que dans le rhumatisme articulaire aigü, il se produit une augmentation excessive de fibrine dont la proportion oscille entre 6 et 10 pour mille, alors que la moyenne physiologique est de 3 pour mille. Aucune phlegmasie n'offre une plus forte élévation du chiffre qui représente la fibrine.

Pour Bouillaud, la fièvre rhumatismale sans artropathie, forme morbide déjà connue de J. FRANCK et décrite par lui, était dûe à de l'endocardite rhumatismale.

Le refroidissement était, pour Bouillaud, la cause presque unique du rhumatisme.

3°. — *Théorie embolique.*

HUETER en 1871 a soutenu que les lésions articulaires, dans le rhumatisme articulaire aigü, étaient dûes à des embolies capillaires jetées dans la circulation par une endocardite primitive. Sénator et Bouchard ont fait observer que ce n'était pas là la voie habituelle des embolies endocardiques.

Il manque à cette théorie la constatation des prétendues embolies et l'existence habituelle d'une endocardite d'emblée qui est, au contraire, exceptionnelle dans le rhumatisme articulaire aigü (1).

4°. — *Théorie névrotrophique.*

Un médecin américain le Dr G. K. MITCHELL (en 1831 et 1833) a le premier soutenu que les arthropathies rhumatismales étaient dûes à des lésions médullaires. Mais les cas qu'il rapportait à l'appui de sa thèse ne relevaient pas du rhumatisme ; c'étaient des cas d'arthropathie spinale.

Cette théorie a été reprise par plusieurs auteurs, à l'étranger, où elle a eu surtout du succès. CONSTATT (1844), FRORIEP (1843), HEYMANN (1872), HUTCHINSON (1881), BUZZARD (1882), ont prétendu que les localisations du rhumatisme articulaire dépendaient d'un trouble de la moëlle ou du bulbe provoqué

---

(1) HUETER in Arch. Garrod ; le Rhumatisme.

par l'impression du froid sur une grande étendue du réseau nerveux sensitif de la surface cutanée. Mais l'interprétation du mécanisme qui intervient pour réaliser l'arthropathie varie suivant les auteurs.

Constatt admet que les troubles vaso-moteurs d'ordre réflexe sont suffisants pour produire les lésions articulaires.

Heymann regarde l'influence motrice comme insuffisante et invoque une affection des nerfs trophiques de la région affectée.

Buzzard pense que l'irritation transmise au bulbe agit à la fois sur le centre trophique des jointures et sur le centre de sudation, dont il admet, hypothétiquement, et l'existence et le voisinage. L'existence d'un centre trophique dans le bulbe serait déduite du fait de la fréquence des crises gastriques dans l'ataxie locomotrice avec arthropathies.

Pour Hutchinson l'arthrite rhumatismale « est une névrose catharrale, dans laquelle l'exposition au froid d'une certaine surface de la peau ou d'une muqueuse agit comme influence excitante » (1). Cette influence produit, selon lui, plus facile- ment le rhumatisme, chez les arthritiques héréditaires.

Pour Friedlander les déterminations articulaires sont la conséquence d'une localisation bulbaire au niveau du centre trophique des jointures, qu'il admet hypothétiquement, et qu'il place près des noyaux d'origine des nerfs pneumo-gastrique et glosso-pharyngien. La localisation du centre trophique des jointures à ce niveau élevé met toutes les articulations à la merci de sa théorie, et explique de la même façon, par le voisinage du pneumo-gastrique, les complications cardiaques si fréquentes dans le rhumatisme articulaire aigü. La maladie telle que la conçoit Friedlander n'implique pas des lésions d'ordre inflammatoire ; mais les troubles de l'innervation créent, dans les parties qui en sont affectées, des conditions éminem- ment propices à l'action des causes banales qui font naître l'inflammation.

(1) in Arch. Garrod. — Le Rhumatisme.

5°. — *Théorie chimique.*

a. — Théorie lacticémique.

Prout le premier (1825) déclara que l'acide lactique (résultant d'une perversisn des processus nutritifs) pourrait bien être le poison chimique déterminant le rhumatisme.

Fuller (1860) se fit l'avocat de cette hypothèse et développa une théorie que l'on peut résumer ainsi : Par suite du refroidissement, l'arrêt de l'excrétion sudorale arrête l'élimination de l'acide lactique, produit du travail des muscles, qui s'élimine normalement, par oxydation, en eau et en acide carbonique. L'acide lactique ainsi retenu s'accumule dans l'organisme, surtout si l'arrêt d'excrétion est suivi d'un exercice violent. D'après Fuller, la rétention est la cause de l'attaque du rhumatisme ; mais il faut en outre que la production excessive de l'acide lactique se continue pendant tout le temps de l'attaque. Fuller admet, en effet, qu'une grande partie de l'acide lactique existant dans l'organisme est dûe à un processus vicieux de l'assimilation.

A l'appui de cette théorie qui a été accueillie avec assez de faveur en Angleterre, Archibald Garrod, sans s'en déclarer l'avocat, cite deux cas de sir Walter Forster publiés en 1871. Le premier de ces cas est relatif à un diabétique auquel sir Forster administra de l'acide lactique à six reprises et qui chaque fois fut rapidement atteint d'arthropathies absolument semblables à celle du rhumatisme articulaire aigü et accompagnées pareillement d'une élévation de température et de diaphorèse. Le malade finit cependant par acquérir l'accoutumance et l'immunité. Le second cas serait semblable à celui-ci (1), Il y a lieu, sans entrer dans la discussion du sujet, de faire ici la remarque, qu'il est certaines formes de diabète où l'hyperacidité humorale est considérable.

Widal, dans son étude sur le rhumatisme articulaire aigü, de la collection Brouardel et Gilbert, invoque contre la théorie pathogénique par hyperacidité lactique, les résultats de

---

(1) Arch. Garrod. — Loc. cit.

l'expérimentation pratiquée sur lui-même par PAGNIER, élève
de Hanot, qui n'a jamais éprouvé de souffrance articulaire à la
suite de l'usage prolongé de l'acide lactique (1).

b. — Théorie uricémique.

Le Dʳ HAIG (1890) (2) est convaincu que l'acide urique est
la véritable matière morbifique du rhumatisme aussi bien que
de la goutte. Il base cette interprétation pathogénique : 1° sur
ce fait que le rhumatisme se développe à la suite de certaines
maladies fébriles, telles que la scarlatine ou l'amygdalite qui
déterminent une diminution de l'alcalinité du sang ; 2° sur
l'existence chez les rhumatisants de troubles légers imputables
à cet acide ; 3° sur l'influence, dans le rhumatisme et la goutte,
du salicylate de soude dont l'action pharmacodynamique
consiste, pour lui, à permettre l'élimination de l'acide urique.

On a fait à cette théorie l'objection classique, que jamais
l'acide urique n'a été trouvé en excès dans le sang des rhumatisants. Haig répond à cette objection en disant que par suite
de l'acidité que détermine la fièvre, l'acide urique passe du
sang dans les jointures. Une nouvelle objection se présente
encore ; c'est qu'on ne trouve pas d'urate de soude dans les
jointures.

Cet argument semble sans réplique, toutefois, il y a lieu
de faire remarquer que l'on faisait les mêmes objections à
l'interprétation par l'uricémie, de certaines formes chroniques
du rhumatisme, interprétation que certains auteurs s'opiniâ-
traient à formuler. Or, depuis, J. Teissier et Roque (3) ont établi
que dans ces formes qu'ils étudient sous le nom de rhumatisme
goutteux, l'épreuve du fil, dans la sérosité du vésicatoire,
donne parfois de l'urate de soude, et le plus souvent des cristaux d'oxalate de chaux. Ils ont été amenés à concevoir une
théorie par suite de laquelle, il existerait, dans ces cas, une

(1) PAGNIER. — Essai sur l'étiologie du rhumatisme articulaire aigü.
Thèse de Paris 1884.

(2) Arch. GARROD. — Loc. cit.

(3) Les Rhumatismes. — Collection Brouardel et Gilbert, J. Teissier et
Roque.

uricémie spéciale, avec transformation, sous l'influence de causes encore inconnues, de l'acide urique en urée et en acide oxalique.

6°.— *Théorie neuro-chimique*

Le Dr LATHAM a émis (1886) une théorie très compliquée dont le mécanisme pathogénique peut être ainsi représenté :

Le refroidissement provoque la constriction des vaisseaux superficiels d'une certaine zône et une vaso-dilatation des vaisseaux des muscles et des viscères des parties profondes correspondantes. L'hypérémie musculaire ainsi produite s'accompagne d'une exagération des transformations moléculaires dans le tissu musculaire, avec élévation de température et formation d'acide lactique et glycolique. Les disponibilités en oxygène ayant reçu un emploi, ces produits acides n'étant pas oxydés passeront dans la circulation. Normalement, l'acide urique qui se forme agirait comme stimulant sur les centres vaso-moteurs, déterminerait la constriction des vaisseaux dilatés des territoires musculaires, enrayerait l'hypérémie et préviendrait les processus morbides mis en mouvement. Mais, dans la fièvre *a frigore*, il se fait une grande surproduction de glycogène dans le tissu musculaire ; et ce glycogène se transforme en hydantoïne d'abord, puis, dans le foie et la rate, en acide urique. Il sera donc produit en excès.

Or, si par suite de conditions innées ou acquises, le centre vaso-moteur réagit mal, ou s'il se laisse épuiser par une excitation continue de l'acide urique ; la vaso-constriction ne sera pas réalisée, la chaleur s'exagèrera, la surproduction de glycogène et d'acide lactique se continuera. La surproduction de glycogène entraînera la surproduction d'acide urique ; l'acide urique s'accumulera dans l'économie, précipitant le cours du processus morbide. L'acide lactique produit en excès déterminera une dilatation des petites artères et stimulera les centres thermiques, aidant ainsi à sa propre élimination par la peau.

L'arthropathie rhumatismale serait dûe, d'après cette théorie, à l'accumulation de l'acide urique dans les centres trophiques des jointures.

Cette théorie représente un mécanisme tellement machia-
vélique, qu'il nous suffit d'avoir tenté d'en donner un aperçu.
Nous renvoyons les lecteurs, qui seraient désireux d'en appro-
fondir les mystères, aux explications quelque peu ardues et
peu suggestives du docteur Arch. Garrod.

7°. — *Théorie infectieuse.*

La théorie infectieuse n'a pas encore, à l'heure actuelle, de
sanction bactériologique incontestable ; mais elle a pour elle
qu'elle s'adapte étroitement, non seulement à l'interprétation
de chacun des éléments morbides, mais encore à celle de leur
ensemble. Vraie ou fausse, elle seule permet d'arriver à une
conception nette et complète de la maladie.

KLEBS (1875) et HUETER avaient trouvé, dans l'endocardite
rhumatismale, des monades que le Dr PETRONE a constatées depuis
(1886) deux fois dans le liquide articulaire de jointures affectées
de rhumatisme aigü. MANTLE a décrit (1886 et 1887) des micro-
organismes qu'il a trouvés dans les arthrites du rhumatisme
articulaire aigü, ainsi que dans des arthrites blennorrhagiques
et rhumatoïdes. LION, dans trois cas de rhumatisme articulaire
aigü, a rencontré, dans les divers liquides de l'organisme, un
streptocoque qui ne donnerait, en culture dans le bouillon,
qu'une seule génération (Widal) (1). BORDAS (1890) a retiré,
deux fois sur dix, du sang du vivant, une culture d'un bacille
immobile (Widal). LEYDEN (1894) dans plusieurs cas d'endocardite rhumatismale, a trouvé, sur les végétations, de petits
diplocoques qu'il n'a pu cultiver qu'une fois dans le liquide
ascitique humain (Widal). Leyden est disposé à considérer ce
diplocoque comme l'agent spécifique du rhumatisme articulaire aigü. WASSERMANN a signalé le *diplococcus* rheumaticus
qui semble, d'après les travaux de PAYNTON et de PAYNE, devoir
être considéré comme l'agent du rhumatisme (Roger) (2).

Enfin des microbes vulgaires, tels que streptocoques,
staphylocoques blancs ou dorés, citreus, ont été trouvés tantôt

---

(1) WIDAL. — Le Rhumatisme. Collection Brouardel et Gilbert.
(2) ROGER — Introduction à la médecine.

dans la sérosité articulaire, tantôt dans le sang, tantôt dans les végétations d'endocardite, chez des malades atteints de rhumatisme articulaire aigü.

Malgré l'absence de sanction bactériologique incontestable, certains auteurs, escomptant l'avenir, au nom d'une induction que la clinique semble autoriser, ont persisté à considérer le rhumatisme articulaire aigü comme une maladie infectieuse spécifique.

D'autres auteurs tenant compte de la superficialité du processus phlegmasique habituel, dans le rhumatisme articulaire aigu, ont admis une infection à microbes vulgaires, mais dont la virulence a été atténuée.

D'autres enfin, considérant que les agents pathogènes ne franchissent qu'exceptionnellement les barrières du système circulatoire — ce qui semble prouvé par l'absence de lésions rhumatismales bien marquées, en dehors de l'endocardite, et par la rencontre de microbes dans le sang alors que les liquides articulaires en sont exempts -- ont conclu à la nature septicémique des lésions articulaires ou viscérales.

Mais comme les microbes, le plus souvent pyogènes, que l'on rencontre dans le sang des rhumatisants, sont de nature et d'espèces différentes, ils ont admis un pléomorphisme étiologique (L. de Saint-Germain).

Cette théorie proposée par G. Sée et son élève Bordas a été depuis reprise par Triboulet (1).

*
* *

Rhumatisme articulaire chronique. — Le rhumatisme chronique a été tantôt rattaché au rhumatisme articulaire aigü auquel il succède souvent et dont il est en quelque sorte une prolongation refroidie, tantot au *rhumatisme* tout court ; tantôt enfin il a été rattaché à la goutte.

Les rhumatismes articulaires chroniques, comme du reste les rhumatismes articulaires aigüs ou subaigüs représentaient

---

(1) Dr L. de Saint-Germain. — Le Rhumatisme. Thèse de Paris, 1892.

un chaos dans lequel depuis quelques années seulement la clinique a mis un peu d'ordre en mettant hors cadre : 1° le rhumatisme chronique progressif, comme n'étant pas d'essence rhumatismale ; 2° une foule d'arthropathies d'ordre trophique dépendant soit d'une névrose, soit d'une lésion du système nerveux central ou périphérique ; 3° enfin des arthropathies post-infectieuses, ou auto-infectieuses, ou toxiques. La catégorisation résultant de ce travail, quoiqu'elle ait débrouillé l'écheveau si confus jusque-là, ne saurait être que provisoire. Le jour prochain où il sera démontré que le rhumatisme articulaire aigü représente une infection spécifique, il faudra trouver un terrain pour rassembler toute la famille rhumatismale éparse et la grouper en un faisceau homogène. C'est la diathèse arthritique qui fournira ce terrain où, auprès d'autres éléments morbides dont la place y est aussi marquée, viendront se grouper toutes les arthropathies infectieuses ou toxiques dont l'agent pathogène ou toxique ne peuvent réaliser leur action morbifique, que parce qu'ils opèrent dans un milieu qui représente la spécificité de la diathèse.

Rattachant certaines formes du rhumatisme articulaire chronique au rhumatisme articulaire aigü ou au rhumatisme en général, et certaines autres à la goutte, les auteurs ne se sont pas préoccupés de rechercher une interprétation pathogénique spéciale et se sont contentés d'appliquer aux variétés de rhumatisme articulaire chronique l'interprétation pathogénique qui leur semblait applicable à l'entité à laquelle ils les rattachaient.

Parmi les théories invoquées pour l'interprétation pathogénique du rhumatisme articulaire aigü, il en est plusieurs qui sont applicables à des arthropathies chroniques qui, jusqu'à ces dernières années, étaient comprises dans le groupe des rhumatismes articulaires chroniques.

Certaines relèvent de la théorie névrotrophique, certaines autres de la théorie chimique, d'autres enfin de la théorie infectieuse ; il faudrait même ajouter une théorie toxique.

Relativement à l'application de la théorie infectieuse aux formes chroniques du rhumatisme, il y a lieu de dire ici que les cultures du diplococcus rheumaticus, signalé par Wassermann, et que les travaux de Paynton et de Paine tendent à faire considérer comme l'agent du rhumatisme, semblent provoquer également les formes aigües et les formes chroniques (ROGER).

D'autre part, ainsi que nous l'avons dit, depuis la fin du XVIIIᵉ siècle, une grande tendance s'était manifestée parmi les praticiens s'occupant avec prédilection des études sur la goutte, à rattacher à cette affection les formes les plus chroniques du rhumatisme articulaire. Une si étroite parenté dans certaines formes du rhumatisme chronique, s'affirme, en effet, tantôt avec les parentés les plus proches de la goutte, tantôt avec la goutte même, qu'on est obligé, dans bien des cas, de les considérer comme le produit du mariage de raison de la goutte et du rhumatisme.

Cette interprétation conduisait à considérer le rhumatisme goutteux comme relevant de la diathèse urique qui se caractérise par l'uricémie.

A cette prétention de rattacher ces arthropathies à l'uricémie, on objectait depuis Garrod l'absence de constatation d'acide urique dans le sang, hors la goutte.

Or, J. Teissier et Roque ont constaté, par l'expérience du fil, l'existence de l'urate de soude ou plus souvent encore celle de l'oxalate de chaux, dans la sérosite du vésicatoire, chez une catégorie de malades présentant certaines formes d'arthropathie chronique qu'ils étudient sous le nom de rhumatisme goutteux.

Pour expliquer l'absence de tophus dans cette forme de goutte rhumatismale, ils supposent que l'acide urique est dans le sang de ces imalades, à l'état de combinaison instable, et qu'au lieu de circuler comme dans la goutte typique, à l'état d'urate de soude prêt à former du biurate insoluble, sous l'influence de l'hypoalcalinité des humeurs, et par conséquent à se déposer sous forme de concrétions tophacées, il est en état de continuelle mutation et se transforme sans cesse, sous des influences variables et encore mal connues, en urée et en acide oxalique.

Dans cette théorie, l'uricémie ne serait pas comme dans la goutte franche, le fait de l'innéité, elle serait *acquise*.

Cette uricémie serait créée soit par une entrave aux fonctions cutanées, sous l'influence du froid humide, soit par des troubles digestifs prolongés donnant lieu, par les fermentations gastriques (ancienne dilatation de l'estomac), à la production de proportions importantes d'acide lactique, lequel se combinerait avec l'urée formée en excès par un foie hyperémié secondairement, pour réaliser, dans l'organisme, la synthèse classique de l'acide urique.

4°. — *Période de constitution de l'arthritisme moderne*

Nous nous sommes efforcés de montrer, dans l'historique nosologique, par quelle évolution d'idées doctrinales, la notion de diathèse arthritique s'était peu à peu imposée à quelques bons esprits. Nous avons montré que Bazin fût l'instaurateur de cette notion féconde, que Pidoux en proposa la formule et la fit adopter, que notre regretté ami Sénac, de Vichy, apporta une large contribution aux assises de l'édifice, et que les magistrales leçons du professeur Bouchard le couronnèrent après en avoir étendu les bases et les avoir établies sur les vices des processus de la nutrition.

Etablissant, au nom de la clinique et de la statistique, les parentés et les affinités morbides d'un groupe d'affections, le professeur Bouchard avait dressé un tableau d'ensemble de l'arthritisme, dont la dyscrasie acide ou l'hyperacidité humorale formait le fond et représentait implicitement, malgré sa réserve à le constater, le lien pathogénique entre les diverses modalités morbides de la diathèse. « Le trouble de l'activité « cellulaire était au commencement. Le changement de réac- « tion du milieu arrivait comme conséquence »

Dans ce tableau d'ensemble figuraient : l'ostéomalacie, la lithiase biliaire, l'obésité, le diabète, la goutte, la gravelle, le rhumatisme, l'asthme, la migraine, les névralgies, l'eczéma, la dyspepsie, les hémorrhoïdes.

Dans les conclusions de ses leçons qui comblaient une des lacunes de la science, signalant l'association si fréquente de la dyscrasie acide, de l'oxalurie, de la lithiase biliaire, de l'obésité, du diabète, de la gravelle et de la goutte, il déclarait que ces affections « constituent comme le premières assises dans ce « monceau de maladies qui toutes relèvent de la nutrition « retardante. »

Si les états pathologiques qu'il énumérait dans son tableau d'ensemble constituent le groupe proprement dit des affections arthritiques, la définition qu'il donnait de la diathèse sous la formule : la diathèse est un tempérament morbide, implique qu'il reconnaît que dans une foule d'états morbides qui ne sont pas du domaine propre de la diathèse, celle-ci leur imprime des caractères en quelque sorte spécifiques dont il y a lieu de tenir compte dans le traitement.

Le rhumatisme figure à juste titre dans l'inventaire dressé par Bouchard. « Si l'analyse des observations, dit-il excellem-« ment, fait reconnaître des relations intimes et presque cons-« tantes entre les maladies dites rhumatismales et le rhuma-« tisme articulaire aigü, elle fait découvrir aussi d'autres rela-« tions plus indirectes et moins fréquentes entre les maladies « que nous avons étudiés ; la goutte, la gravelle, le diabète, « l'obésité, la lithiase biliaire, maladies qui, en raison de ce « lien de parenté avec le rhumatisme et avec la goutte ont « mérité d'être désignées sous le nom de maladies arthritiques. »

Bouchard range résolument le rhumatisme articulaire aigu parmi les maladies arthritiques, et il l'y maintient, en prévoyant et en réfutant victorieusement l'objection que pourrait permettre de lui adresser la preuve formelle d'une réalisation infectieuse. Il ne croit pas à l'infection et s'en tient à une pathogénie humorale hyperacide. « Je ne sais pas, dit-il, ce que l'avenir « réserve à la doctrine infectieuse du rhumatisme ; mais si elle « doit être un jour démontrée, elle devra faire cette concession « que la *monade rhumatismale* exige pour se développer un « organisme modifié par la nutrition retardante, et qu'elle « attaque de préférence les hommes dans la famille ou dans « les antécédents desquels on peut retrouver, avec une fréquence « exceptionnelle, toutes ces maladies dont nous avons étudié « déjà les circonstances pathogéniques et que nous attribuons « à la nutrition ralentie. »

Il manque encore, à l'heure actuelle, le critérium qui permette d'affirmer la nature infectieuse du rhumatisme articulaire aigu, et comme conclut le D' L. de Saint-Germain dans sa thèse si documentée : « la clinique permet donc seule, « jusqu'à présent, de considérer comme très probable la nature « infectieuse du rhumatisme aigu ». Mais ne peut-on dire en l'espèce — en substituant au critérium de la chimie, celui de la bactériologie dont relève la cause — ce que disait Rayer, à propos de la présence de l'acide urique dans le sang des goutteux, avant que la preuve expérimentale n'en eût été donnée : mais ce que l'*analyse bactériologique* n'a pas démontré, l'induction pathologique tend à l'établir ?

Quant à nous, nous sommes fermement convaincus que le problème que pose le rhumatisme articulaire aigu comporte deux termes : l'un le microbe infectieux, l'autre le terrain arthritique. Le microbe n'est qu'un des termes de la combinaison, et ne peut rien sans l'autre. Or, tout état pathologique, dépendant d'une infection qui n'aurait pu se réaliser sans les conditions d'opportunité morbide que représente l'arthritisme, relève pour nous de cette diathèse.

Bouchard rattache à l'arthritisme la plupart des formes du rhumatisme chronique. Parmi celles-ci il nomme le rhumatisme mono-articulaire ou rhumatisme chronique partiel, qui succède souvent au rhumatisme articulaire aigu, et le rhumatisme d'Heberden. Il établit les parentés et les affinités morbides de ces deux formes avec d'autres modalités de la famille rhumatismale ou avec d'autres représentants des plus marquants de la famille arthritique. Il admet aussi, comme relevant de l'arthritisme, le rhumatisme chronique fibreux signalé par Jaccoud et les différentes formes du rhumatisme musculaire. Mais il rejette formellement hors de l'arthritisme, le rhumatisme chronique progressif ou déformant, dit aussi rhumatisme noueux et encore arthrite rhumatoïde. Non seulement il ne lui reconnaît aucune parenté avec les maladies arthritiques ; mais il trouve la scrofule comme antécédent, pendant l'enfance, et la phthisie, l'albuminurie, les états de déchéance caractérisés comme coïncidences habituelles. La plupart des auteurs sont du même avis que Bouchard et considèrent le rhumatisme

chronique progressif ou déformant, comme un type clinique
qu'il y a lieu, formellement, de mettre à part.

Les arthropathies, que l'on observe si souvent dans divers
états infectieux, ont été exclues, par Bouchard, du cadre du
vrai rhumatisme et désignées par lui sous le nom de pseudo-
rhumatismes infectieux. Bouchard définissait nettement leur
caractère pathogénique, quand dans son cours de 1881, il
disait : « Toutes les maladies infectieuses peuvent présenter
« parmi leurs manifestations contingentes des déterminations
« articulaires distinctes du vrai rhumatisme et relevant de
« l'infection générale de l'économie ». Quoique les recherches
bactériologiques n'aient que rarement rencontré, dans les
arthrites, l'agent spécifique, et que, dans les cas donnant lieu
à des constatations, elles n'aient le plus souvent établi que la
présence d'agents d'infection secondaire, la notion de pseudo-
rhumatismes infectieux formulée par Bouchard a reçu la consécration de l'adhésion unanime des cliniciens, comme une vérité
qui s'impose.

L'arthritisme n'a pas à imposer sa considération aux arthropathies déterminées par des infections qui ont pu se réaliser
sans la coexistence des conditions d'opportunité morbide que
représente la diathèse ; mais elle a peut-être à subir la considération de certaines infections qui, par les altérations humorales qu'elles ont déterminées, ont créé les conditions mêmes
qui constituent l'arthritisme. Cette question doit se poser ; elle
ne peut actuellement être résolue.

*
* *

Pathogénie selon Bouchard, des maladies de la Nutrition

Généralités sur la nutrition normale et sur la nutrition retardante. — Reprenant, par une brillante étude, dans le traité de pathologie générale, la recherche de la solution des problèmes que posent les maladies par ralentissement de la nutrition, BOUCHARD maintient les interprétations pathogéniques qu'il avait exposées, mais tenant compte de la notion des ferments, depuis lors introduite dans la science, il les fait intervenir dans les processus de la nutrition et il place leur mise en jeu sous la dépendance du système nerveux qui incite ou modère leurs actions chimiques.

DUCLAUX considérait que les diastases avaient détrôné la cellule : « ce que la cellule conserve et qu'on n'a pu lui enlever jusqu'ici, c'est la direction de cet ensemble de forces qu'elle aménage de façon à être à la fois un organe très plastique et très résistant. Elle a à sa disposition un certain nombre, probablement un grand nombre de serviteurs qu'elle fait concourir à son entretien, à son bien être, à son besoin de multiplication, à tenir son rang et à jouer son rôle dans le monde, à se défendre de la mort. Bref, chaque cellule vivante nous apparaît, en quelque sorte, comme la cour d'un prince indien, avec sa hiérarchie, son cérémonial immuable et ses domestiques nombreux et tous spécialisés ». (1)

Pour Bouchard, ces ferments expliquent les métamorphoses, ils ne suppriment pas pour cela le rôle des cellules dans la nutrition. « L'activité de la cellule, en tant qu'élaboration de « la matière, consiste en ceci, qu'elle place, au contact de la « matière à élaborer un ferment qui provoque l'hydratation ou « la déshydratation dans la cellule ou à proximité de la cellule, « comme cela pourrait se faire *in vitro*. L'élaboration n'est pas « en soi un acte vital. Ce qui est vital, c'est peut-être la for- « mation du ferment, c'est certainement la mise en jeu de ce « ferment par le système nerveux ». (2)

(1) DUCLAUX. — T. 2, p. 757.

(2) BOUCHARD. — Pathologie générale, tome 3, 1re partie, page 362.

Insuffisance de la sécrétion des ferments, trouble de l'action nerveuse qui met en jeu ces ferments, ce sont là pour lui deux notions nouvelles, dont l'une semble expérimentalement établie, et dont l'autre est on ne peut plus vraisemblable, introduites dans le complément de la pathogénie des maladies de la nutrition. Si l'interprétation du déterminisme des métamorphoses que subit la matière a subi un changement, l'interprétation des métamorphoses reste telle qu'il l'a exposée.

Dans la nutrition, il y a quatre actes isolés qui résument l'ensemble des mutations nutritives :

Translation de pénétration,

Transmutation assimilatrice,

Transmutation rétrograde,

Translation d'expulsion.

Toutes les causes qui augmentent ou diminuent un de ces processus créent des conditions de troubles de la nutrition.

La nutrition, comme la vie, est variable dans son intensité, à côté de la nutrition parfaite, il y a la nutrition moins parfaite.

La destruction de l'albumine peut être plus ou moins abondante ; elle peut être plus ou moins parfaite. Il y a des produits initiaux qui par des métamorphoses successives s'acheminent vers des formations excrémentielles. Si les transformations terminales ne s'opèrent pas, les produits intermédiaires s'accumulent dans l'organisme et vicient le sang.

Pour le sucre, à côté de la complète utilisation par combustion, il y a une élaboration inférieure qui lui permet de se déposer sous forme de graisse dans les dépôts d'énergie de réserve.

Pour la graisse, à côté de la combustion complète qui représente le processus supérieur de destruction, il y a la combustion incomplète, processus cependant supérieur à l'emmagasinement en nature, par laquelle la graisse sans emploi immédiat est mise en réserve, sous forme de glycogène.

« Dans les trois ordres de principes immédiats on trouve « deux types d'élaboration : l'un la nutrition intense qui livre

« libéralement toute l'énergie, l'autre la nutrition amoindrie
« qui en livre le moins possible et en réserve le plus possible. » (1)

La prédominance des types inférieurs de la nutrition, c'est
l'acheminement vers la maladie.

Il existe encore un autre mode de nutrition retardante c'est
celui où l'élaboration se faisant par des procédés normaux, il
y a dans un temps donné, une moindre quantité élaborée que
celle qui devrait l'être.

« La nutrition peut donc être plus ou moins parfaite.

Elle peut être amoindrie en tant que quantité. Elle peut
être amoindrie au point de vue du mode de l'élaboration.

Elle peut être amoindrie au point de vue de l'accomplissement complet ou incomplet de l'acte destructif commencé. »

Tous ces amoindrissements de la vie sont compatibles avec
la santé relative, médiocre ou mauvaise ; c'est une disposition
morbide qui représente ce que l'on appelle la diathèse.

Cet amoindrissement de la nutrition, c'est la continuation,
à travers l'ovule ou le spermatozoïde, dans la série des cellules
qui dérivent de cet ovule ou de ce spermatozoïde, du trouble
nutritif qui s'est installé d'une façon durable, chez quelque
ascendant.

Dyscrasie acide. — Formation exagérée ou destruction trop
lente des acides organiques ; c'est là un des caractères qui
appartiennent à ce que nous appelons la nutrition retardante ». (2)

Parmi les acides qui entrent ou qui se forment dans l'organisme, plusieurs y brûlent complétement ; d'autres sont brûlés
en partie, mais s'éliminent en partie.

« La désassimilation de la matière azotée décompose cette
« matière en quatre ordres de corps. Les uns sont des compo-

---

(1) BOUCHARD. — Pathologie générale. T. 3, 1re partie, p. 291.
(2) BOUCHARD. Maladies par ralentissement de la nutrition. p. 272.

« sés azotés ; au nombre desquels se trouvent les acides
« urique, hippurique, oxalurique ; et l'acide oxalique, qui n'est
« pas azoté, peut dériver de transformations ultérieures subies
« dans l'organisme par l'acide urique et par l'acide oxalurique.
« La matière azotée donne naissance en second lieu à des
« composés sucrés et transformables en acide dont le type est
« l'acide lactique avec ses dérivés. Les matières azotées four-
« nissent en troisième lieu une autre série de corps où l'on
« trouve à côté de la cholestérine des acides, parmi lesquels
« dominent les acides gras volatils. Dans cet ordre on trouve
« les acides caprylique, caproïque, valérique, butyrique, pro-
« pionique, acétique et oxalique. Enfin la matière albuminoïde,
« en se décomposant en ces trois ordres de corps, abandonne
« le soufre, qui est un de ses éléments constituants, et ce
« soufre en s'oxydant forme l'acide sulfurique excédant, qui
« fait que les sulfates d'élimination l'emportent sur les sulfates
« d'alimentation. Les métamorphoses que les matières grasses
« subissent dans l'organisme donnent naissance d'une part à la
« glycérine qui par oxydation directe ou indirecte se résoudra
« en eau et en acide carbonique. Elles donnent d'autre part
« les acides gras, stéarique, oléique, palmique, qui par des
« transformations ultérieures aboutiront aux acides caproïque,
« valérique, formique, oxalique.

« Enfin, l'amidon après avoir passé par l'état de dextrine et
« de glycose, donne naissance aux acides lactique, butyrique,
« acétique et oxalique ». (1)

Tous ces acides sont les produits naturels de la désassimilation de toutes les substances organiques du corps ou des
aliments. Si ces acides, dans les conditions physiologiques,
ne créent pas l'hyperacidité humorale, c'est parce que, normalement ils se brûlent en grande partie, et que ce qu'il en reste
s'élimine par les émonctoires.

Mais la production des acides organiques peut se faire avec
exagération (fermentations digestives anormales, fermentations
intra-organiques), leur combustion peut-être insuffisante,
leur élimination peut-être entravée ; ils s'accumuleront, dimi-

----

(1) BOUCHARD. Maladies par ralentissement de la nutrition, p. 59-60.

nueront l'alcalinité du sang et des humeurs, ils réaliseront la dyscrasie acide.

La prédominance des acides peut déjà constituer une maladie. En outre des accidents locaux que pourra provoquer ultérieurement l'élimination de ces acides, leur accumulation peut déterminer des altérations trophiques. « La constitution « intime des tissus est altérée par le fait de la dissolution plus « facile ou de la fixation entravée des éléments minéraux qui « sont la charpente de tous les éléments anatomiques. *Tout* « *l'organisme est lésé* ; certains tissus le sont plus particulière- « ment, et de ce nombre est le tissu osseux ». (1)

L'accumulation des acides organiques dans l'organisme est démontrée « pour le rachitisme, pour l'ostéomalacie, pour « la lactation, pour le rhumatisme, pour certaines phases du « diabète où l'on voit apparaitre dans les urines l'acide lactique « en même temps que l'excès de phosphates ». (2)

Ce sont encore les acides organiques en excès qui interviennent dans la pathogénie de la lithiase biliaire. « Ils jettent « dans la bile un excès de chaux qui précipite les savons et les « sels biliaires et diminue la solubilité de la cholestérine ». (3)

La prédominance acide « ce premier effet de l'entrave « apportée aux actes nutritifs, *joue un rôle* dans la production « des maladies engendrées par l'élaboration trop lente d'autres « principes immédiats » (4). L'étude des maladies de la nutrition démontre, en effet, que si un principe immédiat est plus particulièrement entravé dans sa destruction, les autres principes immédiats, à des degrés divers, subissent un ralentissement dans les métamorphoses qui les acheminent vers la destruction. C'est par cette solidarité qui, dans la nutrition ralentie, existe, à des degrés divers, entre tous les principes essentiels, que l'on peut expliquer la transformation des modalités pathologiques, ou encore l'association, aux anciennes, de nouvelles modalités, dans l'individu ou dans la race.

---

(1) BOUCHARD. Maladies par ralentissement de la nutrition, p. 58.
(2) BOUCHARD. Loc. cit. p. 55.
(3) BOUCHARD. Pathologie générale. T. 3ᵉ, 1ʳᵉ partie, p. 364.
(4) BOUCHARD. — Maladies par ralentissement de la nutrition, p. 374.

Obésité. — Bouchard, dans son traité des maladies par ralentissement de la nutrition, avait formulé une pathogénie de l'obésité dans laquelle intervenaient divers facteurs :

1° Comme cause première, le ralentissement de la nutrition qui diminue les oxydations. L'insuffisance des oxydations ne porte pas seulement sur les graisses ; mais aussi sur les acides organiques dont l'accumulation aggrave les conditions critiques des combustions intra-organiques. L'accumulation des acides se trahit par la présence de l'oxalate de chaux dans les urines, et par la fétidité de la peau par où s'éliminent tardivement les acides gras volatils.

Cette insuffisance d'oxydation s'exerce non seulement sur la graisse accumulée dans les mailles du tissu adipeux ; mais aussi sur celle des éléments anatomiques, provenant de la désassimilation de la matière azotée.

2° Excès de graisses ou d'autres combustibles alimentaires créant un besoin plus grand d'oxydation, qui, s'il n'est pas satisfait, aura pour conséquence une épargne de la graisse et son accumulation.

3° La dyspepsie acide qui peut empêcher, dans l'intestin, le dédoublement des graisses, dédoublement qui facilite l'oxydation. L'insuffisance de bile alcaline et l'acidité de l'intestin peuvent produire le même résultat. Dans ces cas d'acidité gastro-intestinale il se fait en outre une résorption d'acides qui aggravera encore les entraves apportés aux oxydations.

Bouchard reconnait que, depuis l'introduction, dans la science, de la notion des ferments cellulaires, cette interprétation pathogénique, qui correspondait à la science d'il y a vingt ans, est insuffisante à l'heure actuelle. Il dit même dans son étude de pathologie générale, parue en 1900 : « Actuelle-« ment nous ne possédons pas une pathogénie de l'obésité ou « des obésités » (1). Néanmoins, il tente l'aventure et expérimente les hypothèses, en tâtant leur vraisemblance d'après les clartés qu'elles apportent en même temps, dans l'interprétation pathogénique des associations que, parmi les maladies du groupe, contracte habituellement l'obésité.

(1) BOUCHARD. — Pathologie générale. Tome 3. — 1ʳᵉ partie, p. 363.

On peut, dit-il, imaginer :

1° Une obésité par défaut du ferment hydratant ou saponifiant qui aurait pour conséquence de ne pas amener la graisse à l'état de glycérine et de savons alcalins. Si, normalement, les savons alcalins qui s'éliminent avec la bile ont cette origine, l'insuffisance du ferment saponifiant réaliserait, à la fois, les conditions qui donnent naissance à l'obésité et à la lithiase biliaire, sans qu'il y ait, solidairement, production de glycosurie ou d'azoturie.

2° Une obésité par insuffisance de l'oxydase qui normalement brûle la graisse. La graisse dédoublée se reconstituerait ou se transformerait en glycogène musculaire, tandis qu'une portion correspondante du glycogène hépatique épargné se transformerait en graisse. Ce serait l'obésité pure, sans association.

3° Une obésité par insuffisance du ferment glycolytique. Dans ce cas, une partie du sucre qui aurait dû se détruire, se transformerait en graisse. Si l'insuffisance de la glycolyse était très marquée, il y aurait, à la fois, obésité et diabète, sans qu'il y ait, solidairement, azoturie ni lithiase biliaire.

4° Une obésité, enfin, par surabondance du ferment hydratant de l'albumine. Cette surabondance créerait une activité exagérée dans le dédoublement de l'albumine des tissus et des aliments. Il en résulterait une production exagérée de déchets azotés, un excès de cholestérine et un excès de glycogène lequel, après que le foie s'en serait saturé, se transformerait en graisse. Ces divers processus pourraient déterminer une association nouvelle : Obésité, lithiase, azoturie. (1)

La clinique, ainsi que le fait remarquer Bouchard, fournit de nombreux exemples de ces diverses associations de maladies du même groupe.

Diabète. — Le diabète est pour Bouchard la pierre angulaire de la doctrine des maladies par ralentissement de la nutrition.

---

(1) BOUCHARD. — Pathologie générale. Tome 3. 1ʳᵉ partie, p. 363.

Pour lui, « le diabète est une maladie générale de la
« nutrition, caractérisée primitivement et essentiellement par
« un défaut ou une insuffisance des actes de l'assimilation, et
« en particulier par un défaut de la consommation du sucre
« dans les éléments anatomiques » (1).

La glycogénie hépatique explique la glycémie normale ;
l'hyperglycémie et par conséquent la glycosurie dépendent
surtout d'une diminution de l'activité nutritive des éléments
anatomiques. Tant que cette activité est intacte, les augmentations dans la production ou dans l'introduction du sucre
importent peu.

Le sucre n'est pas destiné seulement à être fixé par les
tissus ; une partie doit être brûlée. Toute entrave apportée à
l'assimilation ou à l'oxydation du sucre (diminution de l'alcalinité du sang, diminution du nombre et de la valeur des globules, affaiblissement respiratoire) augmentent l'hyperglycémie.

Chez le diabétique, il y a formation normale du sucre par
le foie, utilisation insuffisante du sucre par les tissus.

La preuve péremptoire que l'hyperglycémie ne dépend pas
de l'excès du sucre produit, mais de l'incapacité de l'organisme
à l'utiliser ou à le détruire, ressort de l'expérience suivante :

Prenons, dit-il, un diabétique, chez lequel, par la suppression de tous les hydrates de carbone alimentaires, on a réduit
la glycosurie à 50 grammes de sucre par jour. Si l'activité
glycolytique n'était pas diminuée chez le sujet, on pourrait
admettre que ses tissus sont capables d'élaborer 630 grammes
de sucre, et que les 50 grammes qui sont éliminés par les
urines représentent la quantité qui dépasse leurs moyens. Or,
les 700 grammes qui représentent la quantité de sucre produit
ne proviennent pas d'amidon ou de sucre ingérés, puisque le
régime a été réglé. S'ils proviennent de l'élaboration de l'albumine, cela suppose 1250 grammes d'albumine détruite, un peu
plus de 6 kilogrammes de viande ingérée ou de tissus détruits.
Si tout le sucre vient de la graisse, en supposant qu'elle est
uniquement utilisée à faire du sucre, cela représente la destruc-

---

(1) BOUCHARD. — Maladies par ralentissement de la nutrition, p. 179.

tion journalière de 450 grammes de graisse. Cette consommation intra-organique réclamerait une ration de graisse quatre fois plus forte que normalement ; ou imposerait, si toute la graisse était empruntée aux tissus, un amaigrissement capable de faire disparaître tout le tissu adipeux en 18 jours.

Bouchard conclut : « Une glycosurie permanente de toutes « les heures et de tous les jours, même si elle est modérée, « même, si après régime établi, elle ne dépasse pas 50 grammes « par jour, ne peut pas exister, si l'on suppose normale l'apti- « tude des tissus à transformer le sucre. Elle est impossible, « parce qu'elle supposerait nécessairement ou une polyphagie « qui dépasse l'imagination ou une autophagie invraisem- « blable » (1).

L'hyperglycémie modifie les conditions de l'osmose, détruit l'équilibre des échanges entre le sang et les tissus, diminue, pour chaque cellule organique, la translation de pénétration, et augmente la translation d'expulsion.

Résumant sa conception pathogénique du diabète, Bouchard, dans son cours de 1879-1880, disait: « La condition « préalable est un trouble nutritif d'origine nerveuse ou de « toute autre origine, quelquefois acquis, le plus souvent « congénital. Ce trouble consiste essentiellement en un ralen- « tissement de la nutrition ; il peut rendre plus lente ou plus « incomplète la transformation intra-organique des acides, de « la cholestérine, des graisses, de la matière azotée et même « du sucre, et provoquer l'obésité, la lithiase biliaire, la gra- « velle, et enfin, quand l'élaboration du sucre sera viciée, le « diabète. Il y a alors accumulation dans le sang du sucre non « utilisé, fixation d'eau dans le sang, polyurie et glycosurie, « déshydratation des tissus, soif, défaut de consommation « d'oxygène, abaissement de température ; puis apparaissent « les troubles nutritifs secondaires : albuminurie, azoturie avec « ou sans polyphagie, phosphaturie, consomption. Enfin peu- « vent apparaître des désordres plus profonds ; les cellules « anatomiques, modifiées dans leur constitution chimique, « subissent plus facilement l'action des causes de destruction, « leur puissance formatrice est viciée, les éléments de prolifé-

(1) BOUCHARD. — Pathologie générale. T. 3, 1re partie, p. 305.

« ration deviennent incapables de parcourir les phases succes-
« sives de leur destinée normale, et l'on voit survenir les
« inflammations, les suppurations, les ulcérations, les caséifi-
« cations et les gangrènes » (1).

L'intervention, dans l'interprétation de l'élaboration intra-
organique du sucre, de la notion du ferment glycolytique ne
renverse pas, pense-t-il, sa conception pathogénique du
diabète. Bouchard considère, comme positivement démontrée,
l'insuffisance d'élaboration du sucre, dans le diabète ; mais il
ne fait aucune difficulté pour accepter, comme une hypothèse
probable, l'interprétation qui ferait dépendre cette insuffisance
d'élaboration, d'un défaut de sécrétion d'un ferment glycolytique qui, vraisemblablement, est fabriqué par le pancréas.
« Les ferments expliquent les métamorphoses ; ils ne suppri.
« ment pas pour cela le rôle des cellulles dans la nutrition » (2).

Goutte. — Dans la Goutte, comme dans les maladies de
la nutrition en général, il y a formation exagérée ou destruction trop lente des acides organiques. Parmi ceux-ci il y a lieu
de signaler l'acide oxalique. Mais la goutte représente un des
degrés les plus élevés du vice de la nutrition retardante ;
l'insuffisance des mutations nutritives épargne même la matière
azotée. En outre, comme conséquence de la loi de solidarité
formulée par lui et qui fait que, dans la nutrition retardante,
la mauvaise élaboration de l'un des principes essentiels se
complique généralement de la mauvaise élaboration, à des
degrés divers, des autres principes essentiels : si le goutteux
brûle mal la matière azotée, il brûle mal aussi la graisse et le
sucre. La lithiase biliaire n'est pas rare chez le goutteux ;
l'obésité est fréquente ; la glycosurie passagère s'observe assez
fréquemment au cours de la goutte.

Chez le goutteux, dans les métamorphoses désassimilatrices que subit la matière protéique, une quantité plus considérable qu'à l'état normal s'élimine sous la forme d'acide
urique. Parfois même les métamorphoses des matières albu-

---

(1) BOUCHARD. — Maladies par ralentissement de la nutrition, page 217.
(2) BOUCHARD. — Pathologie générale. T. 3, 1ʳᵉ partie, p. 362.

minoïdes ne subissent pas une évolution capable d'amener ces substances à l'état cristalloïde ; c'est ainsi qu'on peut observer, surtout pendant l'accès, des pseudo-albuminuries, que leurs caractères permettent de ne pas rapporter à une lésion rénale.

On a fait, de la formation exagérée de l'acide urique, ou encore de l'imperméabilité rénale, les conditions pathogéniques de la goutte. Mais la dyscrasie urique ne suffit pas à expliquer la goutte Dans la leucocythémie, dans la cirrhose hépatique, on constate des productions bien plus exagérées d'acide urique, sans qu'il survienne d'accidents goutteux.

Dans la goutte, la formation exagérée de l'acide urique intervient à un degré incomparablement moindre que les conditions qui déterminent sa rétention dans le sang et dans les tissus. Ces conditions ne résultent pas d'une prétendue imperméabilité rénale, mais elles sont déterminées par la diminution de l'alcalinité du sang, par la prédominance des acides, parmi lesquels l'acide oxalique dont la présence est presque constante chez les goutteux, et l'acide lactique signalé par Todd. Il y a, en outre, suivant la loi de Benecke, que ses expériences personnelles paraissent confirmer, une exagération de l'élimination des phosphates terreux. Or, la présence des acides favorise la précipitation de l'acide urique, à l'état libre ou à l'état d'urate acide, alors même qu'il ne se trouve pas en excès.

Précipitation de l'acide urique ou des urates acides dans les urines, ainsi qu'on l'observe fréquemment chez les goutteux, précipitation d'urate acide dans les tissus, oxalurie et oxalémie, déperdition des phosphates, ne sont-ce pas les caractères de la goutte ? Et ces caractères ne sont-ils pas ceux d'un état dyscrasique à prédominance acide ?

Tous les organes sont-ils le siège d'une élaboration vicieuse de la matière, ou bien en est-il un dont le fonctionnement défectueux, puisse être rendu responsable de la création des conditions morbides que représente l'état goutteux? Nombreux sont ceux qui incriminent le foie ; Bouchard déclare qu'il ne saurait céder *aux entraînements du jour* et souscrire à cette interprétation.

Quant aux quantités importantes d'urates qui se déposent pendant la période aigüe de la fluxion goutteuse, viennent-ils du sang ou se forment-ils dans les tissus articulaires ? Il n'est pas possible de résoudre la question d'une façon certaine.

Toute la masse du sang d'un goutteux contient au maximum 1 gramme d'acide urique. Or, au début de l'accès, il peut y avoir une élimination quotidienne, par les urines, de 1 ou 2 grammes de cet acide. En outre, le tophus qui se forme en contient parfois plusieurs grammes. Si les grandes quantités d'acide urique qui se déposent soit dans les urines, soit dans les tissus, viennent du sang, il est vraisemblable d'admettre qu'il se forme exceptionnellement, à ce moment même, des proportions exagérées d'acide urique qui ne font que traverser le sang, sans s'y accumuler.

Ce sont là du reste, les conditions du paroxysme goutteux, et non celles de la goutte même.

Reprenant, dans son Traité de Pathologie générale, cette question étudiée par lui, il y a vingt ans, Bouchard maintient l'interprétation pathogénique, qu'il a donnée, de la goutte, à cette époque. A ce propos, il s'élève contre les hypothèses qui ont servi de bases à plusieurs théories imaginées pour expliquer la goutte. Non, pour lui, la goutte ne dépend pas essentiellement d'une formation exagérée de l'acide urique ni de la rétention de l'acide urique par suite de l'imperméabilité rénale, ainsi que l'avait pensé Garrod ; ni du fait d'une désassimilation trop active de certains organes riches en nucléo-albumines ou encore de la partie nucléaire des cellules ; ni de l'insuffisance du ferment qui dans le foie des mammifères transforme l'acide urique en urée. Ces explications pourraient, tout au plus, être discutables pour l'accès de goutte ; mais elles n'interprètent pas les conditions pathogéniques de la goutte même.

Et pour conclure, il déclare que, dans la goutte, il s'agit bien moins d'une production exagérée d'acide urique, que des conditions d'insolubilité de cet acide. (1)

Quant aux autres maladies de la série arthritique, Bouchard, dans le même passage de son traité de Pathologie générale, se

---

(1) BOUCHARD. Pathologie générale. T. 3 1re partie, p. 364-365.

refuse à en aborder les hypothèses pathogéniques. Pour lui, l'heure n'est pas encore venue de s'attaquer à ces problèmes sur le terrain desquels on ne saurait s'engager sans courir le risque de perdre pied.

« Nous possédons, actuellement, deux notions positives « seulement, l'une d'ordre expérimental, l'autre d'ordre cli- « nique.

« Nous savons que dans le diabète, il y a, par un procédé, « ou par un autre, moindre aptitude de l'économie à détruire « le sucre qu'à l'état normal.

« Nous savons, avec une égale certitude, que des maladies « multiples (celles de la série arthritique) se groupent autour du « diabète et se groupent entre elles, avec une affinité si intime, « *qu'elles constituent avec le diabète une même famille mor-* « *bide* ». (1)

---

(1) BOUCHARD. Pathologie générale. T. 3 1re partie, p. 365.

CHAPITRE HUITIÈME

Synonymie et Théories pour interpréter ce qu'est l'Arthritisme.

Synonymie simple ; Formules nosologiques inspirées de la caractéristique clinique ; Formule nosologique spéciale comportant une pathogénie spéciale ; Formules nosologiques à prétention pathogénique ; Homonymie avec pathogénie spéciale.

Synonymie simple.

La synonymie simple ne prétend qu'à substituer, au vocable en circulation, un néologisme qui caractérise mieux les conditions pathogéniques formulées.

Préoccupé de condenser dans une formule brève, la signification de cette périphrase : diathèse caractérisée par la nutrition retardante, BOUCHARD avait songé à proposer deux formules. L'une indiquait, qu'en un temps donné, la nutrition transforme moins de matières que normalement ; c'était la diathèse *oligotrophique*, dont l'usage eût fait l'*oligotrophie*. L'autre qui caractérisait la paresse des mutations nutritives : c'était la diathèse *ocnotrophique*, qui serait devenue l'*ocnotrophie*. Mais il a hésité devant le néologisme très acceptable de LANDOUZY qui caratérise la lenteur des métamorphoses nutritives : *la diathèse bradytrophique* qui serait appelée à devenir la *bradytrophie*. En attendant que ce néologisme ait conquis le droit de cité, il trouve plus simple, pour être compris, de continuer à désigner la disposition morbide qui tient sous sa dépendance toute la famille pathologique, telle qu'il l'a constituée, sous la formule de diathèse arthritique, à la condition de ne pas attacher au mot sa signification étymologique ; ce à quoi personne, de nos jours, n'oserait songer.

Formule nosologique inspirée de la caractéristique clinique.

Diathèse congestive. — Notre ami, Sénac, qui fut un ouvrier de la première heure parmi ceux qui firent pénétrer dans l'esprit médical et qui acclimatèrent la notion de diathèse arthritique, Sénac, qui a étendu les limites de ce domaine alors si discuté, frappé du caractère congestif que revêtent les manifestations arthritiques et par lequel se révèle le génie de la diathèse, avait, à la suite de son maître et ami Cazalis, proposé de faire, de cette caractéristique, la spécificatton de la diathèse et de la désigner sous la formule de *diathèse congestive.*

L'acte congestif de l'arthritisme avait, pour lui, des caractères assez tranchés pour intervenir significativement dans la détermination de la diathèse. « Tels sont par exemple : la mobi- « lité extrême et la facilité avec laquelle ces congestions se « déplacent et se remplacent, leur tendance à ne pas se « terminer par suppuration, leur apparition à des époques fixes, « donnant lieu ainsi à la périodicité ; enfin, la marche de ces « poussées congestives qui deviennent de plus en plus graves « et moins mobiles, à mesure que l'arthritis se prononce et « vieillit, soit chez l'individu, soit dans la famille » (1).

Le processus congectif constituait, pour lui, l'élément caractéristique de la séméiologie arthritique ; il y voyait le symptôme primordial qui imprimait un caractère spécial à toutes les manifestations diathésiques, quel qu'en fût le siège.

Le trouble circulatoire générateur de cet état de congestibilité, dans l'arthritisme, procédait, à son avis, de la périphérie au centre ; quelle que fût la cause déterminante, son siège primitif paraissait être le réseau capillaire. C'est en ce point que la propulsion du sang s'exerce le plus difficilement, et c'est là qu'est le siège de l'acte de nutrition et de rénovation.

Ces troubles congestifs, Sénac se refusait à en chercher l'explication dans une cause mécanique ou une cause chimique, telles que les conditions de la crase sanguine ou les altérations

---

(1) Sénac. — De la diathèse congestive (diathèse arthritique) p. 25-26. Thibaud. — Clermont-Ferrand. 1882.

anatomiques ou physiologiques des parties qui sont le siège de l'anomalie circulatoire. Convaincu que l'intelligence humaine ne peut parvenir à la connaissance des causes premières et lui substitue des théories pour bercer sa vanité, il se contentait de constater la tendance congestive, la disposition toujours présente au molimen, sans se hasarder à chercher une explication illusoire.

Les caractères cliniques qui s'attachent à ce processus l'intéressaient seulement ; et leur connaissance lui paraissait suffisante pour une bonne pratique médicale. C'est à cette étude qu'il a consacré deux fascicules, d'environ cent pages chacun, où se révèlent son grand sens clinique et la sureté de son observation.

La formule proposée par Sénac, sous le patronage du souvenir de Cazalis, n'a pas été acceptée ; la tendance à la congestion n'est pas, en effet, une caractéristique suffisante de l'arthritisme.

Etat constitutionnel caractérisé par une moindre résistance du tissu conjonctif.

Hanot considère que l'arthritisme consiste en « un état « constitutionnel caractérisé, entre autres éléments constitutifs, « par une viciation ordinairement congénitale et héréditaire de « la nutrition du tissu conjonctif et de ses dérivés, qui « deviennent des tissus de moindre résistance. »

Il fait remarquer que si grossière et si incomplète que soit cette façon d'envisager l'arthritisme, en la caractérisant par ses manifestations les plus apparentes et les plus indiscutables, elle suffit à l'interprétation des phénomènes cliniques.

Et pour donner à sa pensée une précision absolue, il reprend : « Au point de vue fonctionnel et anatomo-pathologique, « l'arthritisme se caractérise par la vulnérabilité plus grande « du tissu conjonctif, avec tendance à l'hyperplasie, à la « transformation fibreuse, à la rétraction fibreuse » (1).

---

(1) Hanot. — Considérations sur la cirrhose alcoolique. — *Semaine médicale*, 1893, p. 209.

Nous admettrons volontiers, avec Hanot, que dans l'arthritisme, le tissu conjonctif est pathologiquement atteint, avec une véritable prédilection ; et nous ne voyons aucun inconvénient à ce que l'on fasse de cette prédilection un des caractères de l'arthritisme, attendu que les atteintes dont le tissu fibreux est le siège représentent le processus morbide de quelques unes des manifestations les plus communes et les plus accusées de la diathèse. Mais il ne saurait être permis de faire, de la tendance à des lésions du tissu conjonctif, *la caractéristique absolue* de l'arthritisme, attendu qu'il existe de nombreuses et importantes affections relevant de la diathèse dans lesquelles le tissu conjonctif n'est pas nécessairement intéressé, par exemple : le diabète en général, l'obésité, la lithiase biliaire et la lithiase urique.

Comme la tendance congestive, la vulnérabilité du tissu conjonctif ne peut interpréter l'arthritisme.

Formule nosologique spéciale comportant une pathogénie spéciale.

Herpétisme. — C'est Amédée Fontan, de Luchon, qui a créé ce néologisme, avec l'intention de représenter le principe herpétique, à côté du rhumatisme, du lymphatisme, du syphilisme, du podagrisme et du cancérisme (1).

L'année même où Fontan constituait son herpétisme (1853), Gintrac, dans son traité de Pathologie interne, formulait de son côté, la notion de diathèse herpétique.

Bazin, au moment même où, dans une lueur de génie, il créait l'arthritis, trouvant sous sa main quelques modalités pathologiques difficiles à classer parmi les manifestations soit de l'arthritis, soit de la syphilis, soit de la scrofule, ne crut pouvoir mieux faire que de les abandonner au principe de la dartre, et s'attacha à faire accepter la notion de l'herpétis, maladie constitutionnelle, à laquelle il confia quelque débar-

---

(1) Fontan. — Recherches sur les eaux minérales des Pyrénées. 2ᵉ édition, 1853.

ras. On a, avec assez de raison, reproché aux manifestations de l'herpétis, de Bazin, de manquer de toute caractéristique (1) ; lui-même, dans la discussion des éléments de diagnostic différentiel, a marqué son manque d'assurance et a laissé percer la maigre confiance que lui inspirait la valeur du critérium dont il disposait.

La même année Durand-Fardel et Lebret consacrèrent un chapitre de leur dictionnaire des eaux minérales à l'étude de l'herpétisme.

Dans la pensée de ces auteurs, l'herpétisme ou l'herpétis représentait une maladie générale dont les manifestations étaient sous la dépendance du principe dartreux.

L'herpétisme, tel que ces auteurs l'avaient conçu, était certainement taillé dans le drap de l'arthritisme ; mais ils y avaient apporté de la discrétion et s'étaient contentés d'écorner la pièce.

Pidoux, qui primitivement avait reconnu l'herpétisme comme une maladie essentielle, en était arrivé à le considérer comme une résultante bâtarde des trois maladies chroniques capitales ou primitives : la scrofule, l'arthritisme et la syphilis (2) (Merklen).

De même Gueneau de Mussy qui, quelques années auparavant avait considéré l'herpétisme comme un état morbide distinct (3), ne le considérait plus que comme une forme dérivée ou dégénérée ou même comme une modalité de l'arthritisme (4).

L'herpétisme d'A. Fontan, de Gintrac, de Bazin, de Durand-Fardel et Lebret n'était qu'une discrète déposession d'une des parcelles du domaine de l'arthritisme. Mais l'herpétisme de Lancereaux vise à un accaparement plus substantiel. Il démembre l'arthristisme, auquel il ne concède que l'obésité,

(1) Bazin.— Des affections cutanées de nature arthritique et dartreuse. Paris 1860.

(2) Pidoux. — Société d'hydrologie 1861-1864.

(3) Gueneau de Mussy.— Traité de l'angine glanduleuse. Paris 1857.

(4) Gueneau de Mussy.— Herpétisme utérin. Paris 1871.

le diabète gras, la gravelle urique et la goutte ; il en exclut le rhumatisme articulaire aigü dont il proclame l'autonomie ; et de toutes les autres dépendances du domaine de l'arthritisme il constitue le royaume de l'herpétisme.

« L'herpétisme est une maladie constitutionnelle à longues « périodes, essentiellement héréditaire, non contagieuse, carac- « térisée par des désordres dynamiques des trois grandes « fonctions nerveuses et des lésions trophiques des téguments, « du système locomoteur et sanguin » (1).

L'évolution de la maladie comporte deux périodes : une période de désordres fonctionnels ou dynamiques et une période de lésions matérielles.

Période des désordres fonctionnels ou dynamiques

Le point de départ habituel des désordres de cette phase est dans le système nerveux sensitif dont l'impressionnabilité et l'excitabilité réflexe sont toujours plus ou moins exagérées chez les herpétiques.

1° Désordres de la sensibilité : prurit de la peau et des muqueuses voisines des orifices naturels ; névralgies accompagnées de phénomènes congestifs et parfois œdémateux ayant le plus souvent pour siège les nerfs de la face, moins souvent les nerfs sous-occipitaux, le nerf cervico-brachial, les nerfs intercostaux, les nerfs lombaires assez fréquemment chez la femme, enfin les nerfs sciatiques dans quelques cas ; viscéralgies : gastralgie, entéralgie, cystalgie, hystéralgie ; migraine, manifestation très fréquente.

2° Désordres du mouvement : spasmes des voies respiratoires (asthme nasal, spasme glottique, asthme trachéal, asthme bronchique) ; spasmes des organes circulatoires (palpitations cardiaques, palpitations artérielles) ; spasmes des voies génito-urinaires (spermatorrhée, aspermatisme, spasme de la vessie, vaginisme) ; spasmes des voies digestives (œsophagisme, spasme stomacal, spasme anal).

3° Désordres vaso-moteurs : hyperhémies (nasale, pharyngienne, bronchique, pulmonaire, hémorrhoïdale) ; hémorrha-

(1) LANCEREAUX. — Traité de l'Herpétisme. Paris, 1883, p. 1 et 2.

gies (épistaxis, hémoptysie, hématémèse et entérorrhagie, hémorrhagie anale, métrorrhagie) ; hydropisies d'origine névropathique siègeant surtout aux membres, principalement aux faces dorsales des pieds et des mains ; hypercrinies (cutanées : sueurs et séborrhée — gastro-intestinales : embarras gastrique, diarrhée — biliaire — polyurie.

4° Désordres intellectuels : facultés mentales mal pondérées, mobilité, indécision, tristesse, hypochondrie, quelquefois des désordres plus sérieux tels que la claustrophobie et l'agoraphobie, la monomanie, celle de la maladie en particulier.

Période des lésions matérielles

Lésions cutanées, herpétides exanthématiques : éruptions érythémateuses et papuleuses (érythèmes : simple, papuleux. noueux, — urticaire, — lichen) ; éruptions squammeuses (pityriasis, psoriasis) ; éruptions vésiculeuses (eczéma — herpès phlycténoide et herpès zoster ou zona — pemphigus — acné) — lésions des poils et des ongles.

Lésions des membranes muqueuses : Herpétides exanthématiques : des voies respiratoires (rhinite — blépharite — palato-pharyngite, — laryngite, — trachéo-bronchite, — emphysème) ; lésions des voies digestives (psoriasis lingual, — dilatation de l'estomac, — entérite membraneuse) ; lésions des voies génito-urinaires (gravelle urique, — blennorrhée, — herpétides utérines).

Lésions du système locomoteur : lésions des muscles (crampe des écrivains) ; — lésions des os (ostéite épiphysaire hypertrophiante) ; — lésions des articulations (arthrite aiguë, arthrites chroniques : déformante partielle, déformante généralisée ; — synovites) ; lésions des tissus fibreux (sclérose ou rétraction de l'aponévrose palmaire, — lésions des tissus fibreux de l'œil (sclérotite, compliquée parfois de kératite, d'iritis, de choroïdite) ; — lésions des tissus fibreux de l'oreille (durcissement, opacité et rétraction du tympan, déplacement des osselets, lésions des articulations et ankylose des osselets, etc.) ; lésions du système vasculaire : veines (veines sinueuses ou phlébectasie, etc.) ; — artères (athérome artériel ayant l'aorte comme centre d'irradiation et ayant de la tendance à se généraliser et à compromettre la nutrition des viscères).

Lésions viscérales consécutives. — « Ces lésions consistent
« partout dans la nécrose du parenchyme organique alimenté
« par des vaisseaux rétrécis ou obstrués. » : encéphale (cerveau
atrophié avec hydropisie ventriculaire, hémorrhagies, foyers
de ramollissements, etc.) ; — cœur (hypertrophié à gauche,
infiltrations sanguines et dégénérescence graisseuse du
myocarde) ; — foie (généralement petit et induré, hypérémié
quand il y a dilatation du cœur droit) ; — rate (petite, atrophiée,
parfois parsemée de dépressions déterminées par le rétrécissement ou l'oblitération des branches artérielles) ; — tube
digestif (pointillé hémorrhagique, ulcères) ; — rein (infiltration
sanguine, atrophie partielle du parenchyme, sclérose, etc.) ; —
membres (muscles flasques et graisseux, athérome artériel et
gangrène sèche, etc., etc.)

Tel est l'Herpétisme de Lancereaux. Sans l'obésité, le diabète
gras, la gravelle urique, la goutte et le rhumatisme articulaire
aigu, c'est l'Arthritisme avec les lésions qu'il peut éventuellement déterminer, mais qui sont alors hors de la sphère de la
diathèse.

PATHOGÉNIE DE L'HERPÉTISME.

Quelles que soient les manifestations de l'herpétisme,
même les lésions matérielles telles que l'arthrite déformante et
l'athérome artériel, un désordre nerveux préside au développement de chacune d'elles, soit comme phénomène essentiel,
soit comme phénomène initial. Les désordres nerveux dépen-
dent-ils d'une lésion matérielle ou d'un simple trouble fonctionnel ? Les déterminations morbides de la première période
sont certainement le résultat d'un simple trouble dynamique ;
les affections de la seconde période, constituées par des lésions
de tissus ou d'organes, *paraissent* devoir dépendre d'un état
matériel des centres ou des cordons nerveux. La symétrie
habituelle des affections, semblerait devoir faire admettre un
point de départ médullaire. Malheureusement, ajoute Lancereaux, cet organe a été peu étudié et n'a présenté jusqu'ici
aucune lésion pouvant les expliquer. Mais, malgré l'absence de
toute constatation pouvant donner corps à son hypothèse, il
déclare : « Quoi qu'il en soit, l'herpétisme n'est pas moins le

fait de troubles de l'innervation sensitive, motrice, mentale et vaso-motrice ; et partant il constitue une *névrose complexe*.» (1).

La névrose, c'est bientôt dit. Le mot n'a-t-il pas été inventé pour masquer magistralement nos ignorances ? Mais quel est le point de départ de cette névrose ? Quelles sont les conditions de son existence ? Lancereaux ne se dissimule pas que ces questions se posent naturellement ; mais il déclare que pour répondre, il faudrait connaître la cause réelle de l'herpétisme. Or, celle-ci nous échappe. Se souvenant alors que sa diathèse est faite des pièces et morceaux de l'arthritisme, il rappelle que quelques auteurs ont rapporté à un excès d'acide urique dans le sang, la plupart des désordres matériels qu'il a groupés sous le chef d'herpétisme. Sans doute, dans quelques cas, les manifestations de l'herpétisme sont accompagnées d'un excès d'acide urique dans les urines ou même dans le sang. Il le reconnait ; mais il demande qu'on reconnaisse aussi que souvent, on ne constate pas d'acide urique. Du reste, objecte-t-il, la composition des urines ne dépend-elle pas de l'action du système nerveux ? Ce qui permet de se demander si ceux qui font jouer un rôle pathogénique à l'uricémie n'ont pas pris l'effet pour la cause. Or, pour lui, l'uricémie est la conséquence d'un désordre nutritif lié au mauvais fonctionnement de l'appareil nerveux ; et de cette interprétation il retire un nouvel argument en faveur de l'origine nerveuse de l'herpétisme.

Par une étrange contradiction, après avoir écrit un volume et dépensé un réel talent pour montrer que les affections qu'il a étudiées sous le nom d'herpétisme ont des caractères bien bien distincts de ceux qui spécifient l'arthritisme. Lancereaux déclare que la place de l'herpétisme est à côté du rhumatisme et surtout de la goutte et du diabète. Il est vrai qu'il profite de cet aveu pour faire rentrer le rhumatisme, la goutte et le diabète sous la dépendance immédiate d'un trouble d'innervation dont la cause est aussi inconnue. Mais si l'herpétisme et ce qui reste du démembrement de l'arthritisme forment ensemble un groupe morbide ayant, *pour pathogénie commune, un trouble primitif de l'innervation, de cause inconnue*, à quoi bon

(1) LANCEREAUX. — Traité de l'herpétisme, p. 275.

démembrer la diathèse consacrée par la clinique, pour la reconstituer sous une forme fédérative ? Il suffisait de proclamer que l'arthritisme est une maladie d'origine essentiellement et primitivement nerveuse.......

Malgré son incontestable talent, Lancereaux n'a pu faire accepter de l'herpétisme, ni le mot, ni la chose.

Formules nosologiques à prétention pathogénique

Hépatisme. — La pathologie classique du foie n'appelle, encore de nos jours, l'attention que sur le lobe droit du foie. L'examen des conditions physiques du foie consiste dans la détermination des conditions physiques de la partie droite du foie ; on néglige systématiquement l'exploration du lobe gauche. Telle est, encore aujourd'hui, la pratique classique.

A Vichy, il y a plusieurs lustres déjà, la notion de l'existence, dans certains cas, d'engorgement partiel du foie, c'est-à-dire de la congestion de l'un des deux lobes du foie, sans que son congénère soit atteint, était acquise, du moins dans la pratique de l'un des anciens et des meilleurs médecins de la station thermale, l'excellent et regretté Popier. L'un de nous a recueilli cette notion dans des causeries amicales ; et il se hâte d'avouer, humblement, qu'il n'en a tiré que des indica· tions, pour le choix des sources, dans la direction à imposer à la cure.

La notion de cette particularité pathologique, qui impliquait la pratique de la palpation de l'un et de l'autre lobe du foie, était restée stérile pour la pathologie hépatique, jusqu'aux travaux de notre ami Glénard. La rencontre de ces congestions lobaires indépendantes fut pour lui un trait de lumière et lui fit concevoir l'idée d'une indépendance anatomique, physiologique et pathologique de chacun des lobes du foie.

A la démonstration de cette indépendance Glénard a consacré de nombreux travaux, la plupart entièrement personnels, un en collaboration ; en outre il en a inspiré d'autres, parmi lesquels les belles études expérimentales de Sérégé dont les résultats confirment les conclusions que Glénard avait formulées d'après l'interprétation des constatations cliniques.

La notion acquise et fermement établie de l'indépendance des lobes du foie provoquait tout naturellement la recherche des conditions pathologiques qui correspondaient à la localisation dans tel ou tel lobe. Dans ces recherches qui comportaient une exploration minutieuse et systématique du lobe droit et du lobe gauche, Glénard crût constater que dans chacune des sept maladies telles que : dyspepsie, névropathie, entéroptose, lithiase biliaire, gravelle, diabète, goutte, on trouve un minimum de 60 pour cent des cas chez l'homme, et de 50 pour cent des cas chez la femme, où le foie est objectivement anormal. De ces données fournies par la statistique, Glénard crût pouvoir conclure que le foie morbide pourrait être le principe morbide d'une maladie diathésique ; les affections relevant de la diathèse ayant, comme substratum commun, une perturbation fonctionnelle du foie.

Cette perturbation fonctionnelle du foie, en s'organisant progressivement, créerait un tempérament morbide pouvant se traduire par des manifestations morbides multiples et variées, successives ou simultanées, qui correspondraient chacune à une des phases du processus hépatique.

Ce sont ces maladies reliées entre elles par un caractère commun : « Celui de présenter, comme substratum, une perturbation fonctionnelle du foie », que Glénard propose de grouper « en un faisceau de l'Hépatisme ». Ce groupement lui semble justifié « non seulement par leur localisation dans le « foie, mais par une pathogénie, une étiologie, un diagnostic (?) « et une thérapeutique dont l'état fonctionnel du foie forme la « clef, le pivot, l'élément capital d'indications. » (1).

Glénard fait rentrer dans le groupe qu'il propose de fonder, sous le nom d'hépatisme, en outre des affections considérées jusqu'ici comme constituant le domaine de l'arthritisme, quelques affections qu'il déclare n'être que des syndrômes mal déterminés et mal classés, tels que : la dyspepsie chimique, nervomotrice ou nerveuse, ou gastro-intestinale, le catarrhe gastrique chronique, la dilatation de l'estomac, la colite chronique muco-membraneuse, la névropathie, la gastralgie, la neurasthénie primitive, le rhumatisme goutteux, etc. etc. (2).

---

(1) GLÉNARD. — *Revue des Maladies de la Nutrition*. 1893. p. 71.
(2) — p. 71 et 72.

Voulant bien préciser, qu'entre l'Hépatisme qu'il veut
implanter et l'Arthritisme qu'il veut détrôner, ce n'est pas une
vaine querelle de mots qui s'agite ; mais qu'il s'agit d'un duel
à mort entre deux doctrines radicalement différentes, Glénard
formule les principes fondamentaux de l'Hépatisme :

1° « Les maladies de la nutrition *sont le fait* d'une pertur-
« bation fonctionnelle du foie, tantôt héréditaire, tantôt, et
« fort souvent, acquise.

« 2° La localisation hépatique est constante, essentielle ;
« elle est primitive dans les maladies diathésiques de la nutri-
« tion. Lorsque celles-ci revêtent l'aspect franchement hépa-
« tique, ce n'est pas le fait d'une complication, c'est par le fait
« d'une évolution du processus hépatique fondamental de la
« maladie de la nutrition. » (1).

Et il ajoute : « Avec l'hépatisme, c'est le foie qui ouvre la
« scène morbide, la viciation humorale chronique est la consé-
« quence de l'affection du foie devenue chronique ; avec
« l'arthritisme, c'est la viciation humorale qui commence, c'est
« elle qui entretient la maladie, et c'est par accident seulement
« que le foie ou tout autre organe, au même titre que le foie,
« peuvent être atteints. » (2).

Il faut savoir gré à Glénard du talent et de l'opiniâtreté
avec lesquels il a poursuivi la restitution de la prédominance,
jadis accordée au foie, parmi les viscères. Comme lui, nous
reconnaissons que, par ses fonctions complexes et d'un ordre si
élevé, cet organe impose une considération toute particulière ;
comme lui, nous reconnaissons que le foie intervient d'une
façon active, non seulement dans les maladies, proprement
dites, de la nutrition, mais encore dans une foule d'états
pathologiques qui ne relèvent pas de l'arthritisme. Dans
l'arthritisme son rôle est considérable ; et nous serions tentés
de considérer le foie comme l'agent principal par lequel la
diathèse réalise son action morbide. Mais sans contester que
les désordres dont il est le siège ne puissent, en certains cas,
ouvrir la scène et réaliser la diathèse, nous considérons que,

---

(1) GLÉNARD. — *Revue des Maladies de la Nutrition*. 1896. p. 194.
(2) GLÉNARD. — *Revue des Maladies de la Nutrition*. 1896, p. 194.

le plus souvent, les perturbations de son fonctionnement sont
secondaires. La solidarité qu'il subit avec tant d'organes et tant
d'appareils lui crée une vulnérabilité dont les manifestations
si fréquentes sont, pour cette raison, fatalement subséquentes.
Au reste, le pourcentage invoqué par Glénard, et qui correspond à 60 pour 100 des cas, chez l'homme, et à 50 pour 100
des cas, chez la femme, où le foie est objectivement anormal,
ne crée pas le caractère de constance auquel prétend l'Hépatisme. Ce pourcentage représente un nombre important de
coïncidences ; mais ce nombre, malgré son importance, laisse
une marge trop large pour permettre de supposer que dans les
cas où, malgré une recherche minutieuse et systématique, la
coïncidence n'a pas été constatée, elle devait vraisemblablement
exister, sans se révéler par des signes appréciables. Le caractère de constance eût pu prétendre à imposer l'interprétation
proposée ; celui de coïncidence ne peut avoir de signification
que celle que le mot exprime. Malgré, donc, l'importance du
rôle que nous reconnaissons au foie, dans les processus de
l'Arthritisme, nous ne pouvons souscrire à la théorie de Glénard,
très ingénieuse et très habilement soutenue par lui.

Car :

1° Comme nous nous sommes efforcés de le montrer, la
question est d'un ordre beaucoup plus élevé.

2° Si, pour des raisons quelconques, héréditaires, hygiéniques, métaphysiologiques ou accidentelles, il peut y avoir,
il y a même hypoosmotie hépatique ; l'hypoosmotie hépatique
ne suffit pas à elle seule à expliquer l'ensemble des manifestations de l'Arthritisme-diathèse.

L'hypoosmotie ectodermique (peau, poumons) ou endodermique (tube gastro-intestinal, capillaires, septums cellulaires
dans leur ensemble) peuvent être, pour l'arthritisme, cause
première de ses troubles nutritifs.

Le mot *hépatisme* lui-même a le tort de ne pas préciser le
mécanisme hypo ou hyper fonctionnel des troubles nutritifs du
foie dans la genèse des manifestations arthritiques. Il n'est
pas même suffisant pour caractériser l'état morbide du foie.
Ainsi que l'a montré E. GAUTRELET : l'hypoosmotie hépatique
n'est pas forcément l'hypo-fonction du foie. De même que pour
une affection du poumon, il est nécessaire de spécifier s'il

s'agit de tuberculose, de congestion, de pneumonie, etc., etc.,
ce à quoi on ne saurait se soustraire, en invoquant du *pulmo-
nisme*; de même lorsqu'il s'agit d'un état morbide du foie,
dont la complexité fonctionnelle est si grande qu'on ne peut
préciser les particularités pathologiques de chaque processus
qui en dépend, le minimum que l'on puisse faire, c'est
d'indiquer s'il s'agit d'un hyper ou d'un hypo-fonctionnement.

Les termes proposés par Gilbert : hyperhépatie, anhépatie
satisfont à cette obligation. On pourrait, de même, se servir des
termes : hyperhépatisme, hypohépatisme ou encore dyshé-
patisme pour spécifier l'exagération ou l'insuffisance du fonctionnement hépatique. En attendant l'heure où il sera possible
d'apprécier et de préciser la valeur de chacun des éléments dont
se compose la fonction, on a, du moins ainsi, les moyens de
satisfaire à l'obligation formelle d'exprimer le sens des variations, par rapport à la normale, de l'ensemble des processus
qui représentent le fonctionnement hépatique.

Diathèse d'auto-infection. — Le professeur Gilbert avait
d'abord songé à faire, de la cholémie familiale, une diathèse
destinée à supplanter la diathèse arthritique. Il s'est bien vite
aperçu que la base sur laquelle repose la diathèse biliaire était
trop étroite pour permettre à celle-ci de faire face à la grande
diathèse arthritique et de la détrôner. Voulant créer une rivalité
digne de cette dernière, il fait, du processus hépatique qui
aboutit à la cholémie, un incident d'un état morbide général,
non défini, qui représente la prédisposition à l'auto-infection.

Le tube digestif et les canalicules qui s'ouvrent dans sa
cavité sont peuplés de germes. Le canal de Sténon est envahi
par les microbes de la bouche ; les voies biliaires extra-hépa-
tiques, le canal cholédoque, le canal cystique, la vésicule
biliaire, le canal hépatique, l'entrée du canal pancréatique sont
envahis par les microbes du duodénum ; l'appendice est peuplé
les bactéries du cœcum. Parmi ces microbes, les uns, les aérobies
ne pénètrent pas profondément ; mais les anaérobies sont rencontrés à une certaine profondeur.

Les microbes qui peuplent le tube digestif et ses canalicules
annexes menacent la santé, et par les poisons qu'ils sécrètent,
et par le danger d'une infection.

Depuis longtemps déjà le professeur Gilbert semble avoir établi que, pour ces microbes communs et habituels, tant que l'infection reste cavitaire, elle est physiologique ; mais qu'elle devient pathologique, dès qu'elle devient pariétale ou instertitielle.

Pour Gilbert et son école, le danger est donc dans le passage de l'infection cavitaire, physiologique, à l'infection pariétale ou interstitielle.

Au point de vue étiologique, il admet que l'auto-infection peut être primitive ou secondaire.

Secondaire, il admet qu'elle peut se développer à la suite d'états pathologiques qui enlèvent à l'organisme ses moyens de défense et de résistance. C'est un accident banal de la vie, auquel est exposée l'animalité, sans qu'il soit besoin de faire intervenir une diathèse de prédisposition qui ne saurait être, si l'on exigeait son intervention, que la diathèse de morbidité : triste apanage de tout ce qui a vie.

Au contraire, lorsque l'auto-infection est primitive, « elle « se produit sans circonstance occasionnelle saisissable, mais « sous l'action *d'une prédisposition organique congénitale*, « *familiale et héréditaire* » pour laquelle avec LEREBOULLET, il propose l'appellation de *diathèse d'auto-infection*.

Ces infections affectant quelquefois la forme aigüe, mais le plus souvent une allure chronique, déterminent des lésions inflammatoires du tube digestif, des canalicules glandulaires et des glandes, ainsi que de divers organes.

Les canaliculites glandulaires, suivant l'état statique et dynamique de la graine et du terrain, affecteront le type *catarrhal, purulent, lithogène* ou *sclérogène*.

On saisit tout de suite la gravité qui peut résulter de ces canaliculites, suivant le type anatomo-pathologique qu'elles affecteront et suivant les organes où elles siégeront.

Avec les canaliculites biliaires et pancréatiques, même simplement catarrhales, on peut entrevoir, quand elles ne sont pas éphémères, outre l'angiocholécystite et l'angiopancréatite, la tendance au rétrécissement et à l'oblitération, déterminant une gêne dans l'écoulement des produits de sécrétion. Cette gêne prive l'intestin de sécrétions utiles à la digestion, et en déterminant de la rétention, favorise la résorption par le sang des produits de sécrétion. S'il s'agit du foie, il en résultera de la cholémie et de l'ictère.

L'obstruction plus ou moins effective des conduits excréteurs des glandes détermine des modifications matérielles et fonctionnelles de l'élément glandulaire lui-même capables de retentir sur l'économie. En outre, s'il s'agit toujours du foie, il existe une si étroite contiguité entre les canalicules biliaires et les petites branches de la veine-porte que les canalicules biliaires ne peuvent être dilatés ou épaissis sans comprimer les dernières ramifications de la veine-porte, de même qu'ils ne peuvent être infectés sans que l'infection ne se propage rapidement à ces dernières. Il en résultera une hypertension portale avec toutes les conséquences qu'elle comporte.

La gravité de la canaliculite appendiculaire est tout entière dans la contiguité qui existe entre l'appendicite et le péritoine.

L'auto-infection se complique en outre d'accidents d'intoxication. L'intoxication a des sources multiples : les poisons sécrétés par les microbes mêmes ; et ceux qui se forment en excès dans le tube digestif par suite des troubles sécrétoires et fonctionnels. De plus, non seulement les conditions de l'auto-intoxication sont exagérées du fait de l'excès de production des poisons, mais encore par le fait d'une résorption plus active, déterminée par les lésions pariétales de l'intestin. Si, ce qui est dans les vraisemblances, l'insuffisance hépatique et l'insuffisance rénale viennent brocher sur ce complexus pathologique, quelle planche de salut peut-il rester à l'organisme ?

C'est sur ce large substratum anatomique, fonctionnel et chimique, que Gilbert dresse la pathologie qui découle de sa diathèse d'auto-infection. Aussi cette pathologie comprend une liste de maladies et de perturbations morbides que l'on peut actuellement ouvrir « mais qu'il serait imprudent d'ores et déjà de clore ». Cette liste comprend : « l'entérite muco-membra-« neuse et l'appendicite ; la gastrite hyperpeptique ; le diabète « sucré ; les maladies de la famille biliaire : cholémie familiale, « lithiase biliaire, cirrhose biliaire, ictères aigus et chroniques, « flux bilieux, etc. ; la goutte et la lithiase urique ; la neuras-« thénie, la mélancolie, l'hypochondrie, l'hystérie, l'asthme,

« la migraine ; les hémorrhoïdes, le pseudo-ulcère stomacal,
« la splénomégalie ; les épistaxis de croissance, les hémorrha-
« gies et l'hémophilie ; l'albuminurie continue et intermittente ;
« la mélanodermie, le xanthélasma, les nervi vasculaires,
« capillaires et artériels, le prurigo et l'urticaire ; la stomatite,
« l'angine ; le rhumatisme articulaire et musculaire aigu et
« chronique. » (1)

Tel est le bilan provisoire de la diathèse d'auto-infection.
Gilbert déclare qu'il pourrait étayer sur la statistique la preuve
des connexions qui existent entre les diverses affections qui en
dépendent ; mais il ajoute que, quoique sa nomenclature pathologique ne soit pas absolument superposable à celles qui ont
été données des maladies relevant de l'arthritisme, du ralentissement de la nutrition et de l'herpétisme, « il y a cependant
« entre elles assez de points communs pour que les arguments
« fournis en faveur de l'existence d'une famille arthritique,
« bradytrophique et herpétique, puissent être utilisés à l'appui
« de la réalité de l'existence d'une famille auto-infectieuse. » (2)

Nous pensons que Gilbert et Lereboullet ont mis le doigt
sur une grande vérité quand ils ont surpris l'existence d'une
prédisposition à l'auto-infection ; mais ils ont outrepassé les
droits que leur conférait leur constatation clinique, et ceux
aussi de l'induction, quand ils ont fait, de cette prédisposition,
une diathèse.

Gilbert dit, en parlant de la prétendue diathèse d'auto-
infection : « En quoi consiste-t-elle ? A-t-elle un fondement
anatomique ou histologique ? Réside-t-elle dans un trouble
fonctionnel ? A ces questions nulle réponse n'est parvenue
actuellement. Nul ne le sait. » La Fatalité n'est vraiment pas
plus mystérieuse ; mais le mystère qui l'entoure la préserve
du moins de toute tentative d'interprétation illusoire ! Si la prédisposition à l'auto-infection ne laisse percer de son mystère
que l'établissement de conditions qui permettent la réalisation
de l'auto-infection, il n'est permis, en attendant que l'on détermine ces conditions, que de lui attribuer les seuls effets que
l'on constate et que de les exprimer par le seul caractère qu'elles

---

(1) GILBERT. — Presse médicale. 25 août 1905.
(2) GILBERT. — Id.

révèlent, par la prédisposition à l'auto-infection. Quoi qu'en ait dit un professeur de clinique médicale de la Faculté de Paris, notre foi dans les diathèses ne va pas jusqu'à la *suggestion par le roman des diathèses*. (1)

La prédisposition à l'auto infection n'est ni une abstraction, ni une chimère ; elle résulte donc nécessairement de certaines conditions biologiques innées ou acquises qui ont un substratum organique. Ces conditions, quelles qu'elles soient, ne révèlent aucun des caractères qui constituent la diathèse, puisque le seul effet morbide qu'on puisse leur reconnaître c'est de prédisposer à l'auto-infection, de la réaliser même si l'on veut. Mais ce sera la localisation même de l'auto-infection qui déterminera la variété des manifestations pathologiques. L'infection des voies biliaires déterminera la cholécystite, l'angiocholite et les manifestations pathologiques qui relèvent de ces processus : la cholémie, l'ictère, etc. ; l'infection des canalicules pancréatiques déterminera l'angiopancréatite, la pancréatite et pourra même créer des altérations capables de produire le diabète ; de même l'infection pariétale, appendiculaire, créera l'appendicite et pourra provoquer la péritonite, etc., etc. Mais tous ces accidents pathologiques, dont on a voulu faire des modalités de manifestations relèvent d'une diathèse, ne dépendent, absolument, que de la localisation du processus auto-infectieux. Les conditions biologiques qui constituent la prédisposition ne sont intervenues que d'une façon univoque ; elles ont rendu l'auto-infection réalisable. Les conditions biologiques qui créent la prédisposition à l'auto-infection ne présentent donc, dans leur intervention, aucun des caractères par lesquels se manifeste l'exercice d'un pouvoir diathésique. A aucun titre, on ne saurait voir dans la prédisposition à l'auto-infection le principe morbide constitutif d'une diathèse.

La formule : Diathèse d'auto-infection est particulièrement spécieuse. Tandis que sous la suggestion qu'exerce l'affirmation de l'existence d'une diathèse, l'esprit se livre, sans défiance, à un examen superficiel et d'ensemble, il voit se déployer les multiples états pathologiques que, de première ou de seconde

(1) DEBOVE. — Congrès français de Médecine du 14 au 16 août 1907.

main, est susceptible de créer l'auto-infection. Et comme ces divers états pathologiques, véritable gerbe d'un feu d'artifice macabre, jaillissent de foyers morbides allumés par la prédis- position, il se produit comme un mirage de diathèse. Mais le mirage s'évanouit aussitôt que, se ressaisissant, l'esprit se livre à une froide analyse. . . . . . .

Pourquoi le professeur Gilbert, abandonnant le solide et fécond terrain où ses recherches remarquables avaient élucidé maints problèmes que pose l'auto-infection et avaient ouvert une voie nouvelle à la pathologie hépatique, a-t-il couru le risque de compromettre son œuvre en lui donnant pour assise une conception mystique, sur la consistance de laquelle il n'a pu se faire illusion ? C'est parce que, ayant déjà constitué la diathèse biliaire, fille de l'auto-infection localisée, il ne pouvait moins faire que de lui donner, pour mère, une diathèse plus générale de laquelle devait relever toute auto-infection. En faisant peser sur la prédisposition la responsabilité de tous les méfaits pathologiques déterminés, directement ou indirectement, par l'auto-infection qu'elle avait déchaînée, il faisait de la prédis- position le foyer virtuel de tous ces méfaits ; et pour consacrer l'existence et l'importance de ce foyer, il élevait la prédispo- sition à la dignité de diathèse. La sous-diathèse biliaire avait ainsi une mère qu'elle pouvait avouer.

Si la doctrine que Gilbert a tenté d'introduire dans la pathologie générale ne peut tenir debout devant la critique, les notions que ses remarquables travaux ont acquises à la pathologie de l'auto-infection et à la pathologie biliaire, en particulier, restent en dehors de la discussion ; et nul, plus que nous, n'en apprécie la portée et la valeur pratique.

C'est grâce à ces travaux que nous connaissons en quo[i] consiste le processus de l'auto-infection. Gilbert a établi que l'auto-infection consiste dans le processus que déterminera l'infection pariétale ou interstitielle, par des microbes dont la présence, soit dans la cavité du tube digestif, soit dans celle des canaux excréteurs des glandes annexes, ne constitue, selon son expression, qu'une infection physiologique.

Si nous ne pouvons actuellement percer le mystère des conditions, sans doute fort complexes, qui interviennent dans la détermination de l'auto-infection, nous savons, du moins, que certaines conditions pathologiques sont éminemment favorables à la réalisation de ce processus.

On sait, de la façon la plus formelle, que les trois conditions suivantes jouent un rôle pathogénique important dans le processus de l'auto-infection.

1° La diminution des moyens de défense de l'organisme : formule synthétique qui exprime à la fois une réalité et notre ignorance de tous les éléments qui interviennent dans le problème ;

2° Un milieu de culture favorable ;

3° La fragilité des barrières qui protègent contre la pénétration pariétale.

Nous n'insisterons pas sur la diminution des moyens de défense de l'organisme, attendu qu'il est impossible d'apprécier la part qui revient à l'intervention de ce facteur pathogénique, dans un cas donné. Il est admis que cette intervention ne fait jamais défaut, lorsque l'organisme est sous le coup d'un trouble, même fonctionnel, de quelque importance. Aussi l'intervention de ce facteur, dont la valeur est variable, il est vrai, suivant les circonstances, n'est-elle le monopole d'aucun état pathologique.

Les deux autres conditions possèdent chacune une valeur absolue, qui peut être telle que chacune, sans le concours de l'autre, puisse jouer un rôle décisif dans la réalisation du processus d'auto-infection. L'intervention combinée de ces deux facteurs pathogéniques peut créer des conditions d'imminence morbide telles, que la fatalité ne dépend plus que de la valeur des moyens de défense de l'organisme.

A l'existence d'un milieu de culture favorable se rattache, vraisemblablement, outre la pullullation des microbes, l'acquisition par ceux-ci de propriétés constitutionnelles augmentant leur valeur physiologique, si toutefois leur virulence n'est pas, parallèlement, exaltée.

La fragilité des barrières qui, normalement, protègent contre la pénétration pariétale, est réalisée par le mauvais état constitutionnel des épithéliums. L'état des épithéliums peut être tel que la porte soit largement ouverte à l'infection, sur plusieurs points à la fois.

Or, il existe un état diathésique bien connu, dont l'importance est considérable en pathologie générale, l'Arthritisme enfin, qui, par l'hyperacidité humorale en laquelle il s'incarne, constitue un milieu, à la fois éminemment favorable à la culture des agents de l'auto-infection, et éminemment défavorable aux actes trophiques dont les épithéliums sont le siège.

Le mauvais état des épithéliums, dans l'arthritisme, est mis en relief par la fréquence des manifestations diathésiques dont les muqueuses sont le siège. Et d'une façon plus générale, on peut dire que, dans l'arthritisme, tout le système épithélial se trouve dans des conditions dystrophiques qui constituent un état morbide de cet élément histologique.

Il n'est donc pas nécessaire de créer un mythe pour expliquer la prédisposition à l'auto-infection ; la vraie diathèse d'auto-infection serait l'Arthritisme, si l'on tient à faire escale à ce point de vue, pour aborder ultérieurement des problèmes d'une portée beaucoup plus générale.

Trophonévrose d'origine mésocéphalique. — Pour HAYEM qui a proposé cette formule, les diverses manifestations de l'Arthritisme sont le résultat d'une action réflexe trophique, d'origine mésocéphalique. Cette théorie est le pendant de celle que CHARCOT a invoquée pour l'interprétation des lésions, au cours de certaines affections nerveuses ; c'est le pendant de celle de FRIEDLANDER, pour l'interprétation des artropathies du rhumatisme articulaire aigu ; c'est aussi le pendant de celle au moyen de laquelle LANCEREAUX interprète les diverses manifesfestations de l'herpétisme. Cette théorie *névrotrophique* représente une vue de l'esprit, ingénieuse, mais trop simpliste pour permettre d'interpréter la complexité des phénomènes pathologiques qui interviennent.

Dysgénèse glandulaire aiastasique. — La théorie pathogénique, qu'exprime cette formule d'ENRIQUEZ et SICARD, est la simple conclusion du syllogisme suivant : Les oxydases jouent un rôle prédominant dans les processus internes de la nutrition ; or, dans les maladies qui se caractérisent par un ralentissement de la nutrition, les oxydations sont insuffisantes ;

donc, l'insuffisance des sources principales des ferments oxydants, l'insuffisance des glandes vasculaires sanguines est la condition pathologique des maladies considérées comme relevant d'un ralentissement de la nutrition.

Toute la question est de savoir si le problème peut se poser en ces termes. Il serait imprudent de répondre affirmativement.

Enriquez et Sicard, auxquels on doit des recherches très ingénieuses et très intéressantes sur la question, ont démontré la présence, dans les humeurs et les tissus humains, de ferments oxydants directs, les oxydases, et de ferments oxydants indirects.

Passant de la pratique à la théorie, ces auteurs ont été particulièrement impressionnés par le rôle que l'expérimentation semble attribuer à la sécrétion interne de la thyroïde, dans les oxydations organiques. Ils disent du reste très nettement que : « c'est plus particulièrement du côté du corps « thyroïde que les recherches doivent être exécutées. » Toutefois, comme le pancréas, agent producteur du ferment glycolytique, avait sa place toute indiquée parmi les organes producteurs de ferments oxydants et faisait présumer que les autres glandes vasculaires sanguines produisent, vraisemblablement, quelque oxydase spéciale, que l'avenir révèlera, et qui doit, vraisemblablement, intervenir dans les phénomènes d'oxydation organique, ces auteurs ont généralisé et ont attribué, à l'insuffisance de la sécrétion interne des glandes vasculaires sanguines en général, la pathogénie des maladies interprétées, depuis Bouchard, par un ralentissement de la nutrition.

Cette réserve en faveur des propriétés diastasiques des autres glandes vasculaires sanguines est une mesure prudente qui sauvegarde les droits de l'avenir. Aussi, après avoir pris cette garantie qu'imposaient les lois de la vraisemblance, les auteurs de la formule pathogénique, que nous étudions, se sont bien gardés de s'aventurer en plein champ d'hypothèses successives, où ils savaient ne pouvoir rencontrer aucun point de repère pour s'orienter et trouver une issue. C'est donc, en prenant pour base le rôle de la thyroïde, sur lequel on possède quélques notions, encore bien incomplètes il est vrai, qu'ils ont, par une généralisation intempestive, édifié leur théorie.

En effet, que sait-on de la thyroïde au point de vue des oxydations ? Enriquez et Sicard établissent nettement la plateforme qui sert de point de départ à leur indication.

Le rôle de la thyroïde dans les phénomènes d'oxydations « est établi par les résultats concordants survenus dans les « échanges nutritifs à la suite de l'hyperthyroïdation expéri- « mentale et de la médication thyroïdienne chez l'homme. « Dans les deux cas, les oxydations sont augmentées ; et cette « oxydation se traduit par, etc , etc.

« Inversement, d'ailleurs, l'insuffisance de la sécrétion « thyroïdienne provoque une diminution des oxydations orga- « niques qui se produit dans la diminution des excreta, de « l'énergie musculaire et surtout par l'abaissement de la tem- « pérature, etc. » (1).

A cette dernière affirmation on peut opposer les résultats de l'expérimentation qui, disent Richardière et Sicard lui-même, « n'a pas réussi à développer à coup sûr l'obésité chez les « animaux privés de leur thyroïde, ou en état d'insuffisance « fonctionnelle thyroïdienne. » Et ils ajoutent : « L'obésité « expérimentale après ablation thyroïdienne est l'extrême « exception. » (2).

Si, d'autre part, on considère que, chez les animaux éthy-roïdés, on prévient les conséquences pathologiques de l'ablation de la thyroïde par la greffe, sous la peau, d'une parcelle de thyroïde, — de même que dans le diabète pancréatique expé-rimental, on fait disparaître la glycosurie par la greffe d'un fragment de la glande, — on est amené à se demander si le rôle prédominant, qu'Enriquez et Sicard font jouer aux diastases glandulaires dans les phénomènes d'oxydations de l'organisme, est aussi indiscutable qu'ils semblent l'admettre ?

La suffisance du rôle physiologique réalisée par un fragment de glande greffé, sous la peau, laisse entrevoir que

---

(1) Enriquez et Sicard. — Les oxydations de l'organisme (Actualités médicales).

(2) Richardière et Sicard. — Maladies de la nutrition du traité de Brouardel et Gilbert, p. 121. Paris 1907.

l'action du produit de la sécrétion interne de ces glandes consiste vraisemblablement à intervenir dans un enchaînement mystérieux d'actes organiques qui font aussi appel à de nombreux autres facteurs. Les processus qui assurent le fonctionnement de l'organisme ne s'exercent pas sous la forme synthétique, en quelque sorte brutale et indépendante, qu'évoque la formule par laquelle nous représentons le résultat constaté.

L'intervention de l'action spéciale des oxydases glandulaires est indispensable dans la réalisation des oxydations, comme le sont tous les termes d'un enchaînement, tous les anneaux d'une chaîne, tous les éléments d'un processus. Comment s'exerce cette intervention ? Est-ce par une action sur un centre nerveux spécial ? Est-ce par une neutralisation de principes tendant à empêcher l'action d'oxydases cellulaires? Est-ce par un amorçage de l'action de ces oxydases ? Tout n'est qu'hypothèse ; on ignore actuellement le mécanisme intime de cette intervention. Mais il est à présumer que, pour indispensable qu'elle soit, son importance ne saurait primer celles des actes physico-chimiques de la vie cellulaire, c'est-à-dire de la nutrition.

Homonymie avec Pathogénie spéciale

Arthritis, maladie générale, microbienne et transmissible. — Pour Guyot, « l'arthritis est une maladie infectieuse « ayant sa porte d'entrée dans les premières voies respira- « toires ou digestives, naso-pharynx ou cavité buccale, et « contagieuse par l'intermédiaire de l'un des microbes qui « peuvent y élire domicile, momentanément ou chroni- « quement. » (1).

Le microbe *spécifique* de l'arthritis est, pour Guyot, le diplostreptocoque étudié en 1894 par Leyden, en 1897 par Triboulet et Coyon, et depuis par divers auteurs, entre autres par Paynton et Paine qui lui ont donné le nom de diplocoque rhumatismal. Guyot est tellement convaincu du caractère infectieux de l'arthritis et de la spécificité de l'agent infectieux

---

(1) Guyot. — Arthritis, maladie générale, microbienne, transmissible. Paris, 1905, p. 25.

qu'il pense qu'on pourrait opportunément désigner la maladie sous le nom de *Diplococcie*. (1).

.« Comme dans les autres maladies infectieuses, c'est surtout « par les lymphatiques que le germe arthritique pénètre dans « l'économie pour arriver bientôt à la circulation rouge où il se « révèle par les signes si bien mis en évidence et à leur vraie « place importante et primordiale par Cazalis, Sénac et Gigot- « Suard. Ce germe pénètre sans doute aussi directement par « l'intermédiaire de la respiration ou de la déglutition dans les « parties plus profondes de l'arbre aérien et des voies diges- « tives, où il peut déterminer certaines affections arthritiques « dues à ce procédé spécial d'introduction. »

Guyot admet le cadre classique des affections qui consti- tuent l'arthritisme ; mais il insiste sur l'importance des alté- rations vasculaires avec leurs conséquences « qui font réel- lement la caractéristique de l'arthritis en tant que maladie générale, etc. » C'est par des troubles fonctionnels que s'exerce tout d'abord l'action du microbe sur les vaisseaux, artères, capillaires, veines ; mais à la longue se produit l'artérite qui réalise les lésions viscérales déterminant les manifestations les plus graves de la maladie.

« Dans une description didactique de l'arthritis, telle que je « la comprends, l'ordre devrait être celui-ci : affections de « début, d'invasion, coryza, angines, pharyngites, arthrite « alvéolaire infectieuse, engorgements ganglionnaires, troubles « digestifs ou respiratoires peu accentués ; puis troubles de « circulation, chlorose, lésions cardiaques, artérielles ou « veineuses ; ensuite, et sous la dépendance des précédentes, « affections des articulations, des muscles, des nerfs périphé- « riques, des organes de la respiration, de la digestion avec « leurs annexes, des reins, etc. ; et enfin lésions graves et « chroniques du système nerveux avec leurs complications qui « arrivent en dernière heure, comme dans les autres infections, « donner à celle de l'arthritis, sa plus caractéristique et « suprême expression de maladie constitutionnelle, *totius* « *substantiæ*. »

---

(1) GUYOT. — Arthritis, maladie générale, microbienne, transmissible. Paris, 1905, p. 284.

La théorie de Guyot est certainement très ingénieuse ; elle est développée avec une telle ardeur de conviction et un tel talent de suggestion et de spéciosité, involontaire du reste, que, si l'on n'y prend garde, elle donne l'illusion de croire que, grâce à elle, on peut tout expliquer de la façon la plus simple et la plus logique du monde. Mais, en réalité, cette théorie n'est fondée que sur des à peu près, des impressions cliniques personnelles et sur l'interprétation de constatations qui ne possèdent pas l'autorité que donne le caractère de constance, et qui, du reste, applicable à certains éléments du problème ne l'est pas à tous, en dépit du principe d'unité d'origine qu'invoque l'auteur pour toutes les manifestations d'une diathèse.

L'unité d'origine pour les diverses manifestations de l'arthritisme, c'est la diathèse, c'est le terrain morbide ; mais au-dessous de l'unité d'origine interviennent les causes particulières qui créent l'individualité des diverses manifestations morbides.

La théorie formulée par Guyot est très vraisemblable si on l'applique au rhumatisme articulaire et à ses complications cardio-vasculaires et nerveuses (chorée), à la condition formelle de faire évoluer le processus infectieux sur le terrain arthritique. On peut admettre comme très vraisemblable que, dans ces diverses manifestations morbides d'essence rhumatismale, il s'agit d'un processus infectieux ; et on ne pêche pas contre la vraisemblance en impliquant le diplocoque comme l'agent de cette infection et en lui attribuant un caractère spécifique. Le fait que, dans un nombre de cas déjà considérable, la présence du diplocoque a été constatée dans les humeurs ou dans les tissus de malades ayant présenté ces diverses manifestations morbides, et que, d'autre part, on a pu reproduire les mêmes manifestations par l'inoculation de cultures du diplocoque, rend cette interprétation vraisemblable. On peut même admettre que l'angine qui précède si fréquemment la fièvre rhumatismale représente la première atteinte par l'agent infectieux ; et l'on peut considérer cette localisation morbide comme constituant la porte d'entrée dans l'organisme du microbe pathogène.

Cette interprétation pathogénique des affections rhumatismales est vraisemblable, si l'on admet, et c'est là une condition sine quâ non, l'existence préalable du terrain arthritique permettant à l'infection de se réaliser. Que l'on ne vienne pas nous opposer la réalisation de l'infection expérimentale ; tout esprit de bonne foi conviendra que l'injection intra-veineuse d'une culture de diplocoque, microbe délicat et peu résistant, supprime les aléas que rencontre le processus de pénétration, lorsqu'il s'agit de tissus offrant un milieu de culture peu favorable et possédant tous leurs moyens de défense.

Mais, à quel titre, peut-on appliquer à la goutte, au diabète, à l'artério-sclérose et aux autres manifestations de l'arthritisme la pathogénie qui est applicable aux affections rhumatismales ?

Guyot convient qu' « on n'a pas encore reproduit l'artério- « sclérose, le diabète et les autres manifestations viscérales « chroniques de la maladie (arthritis) , par l'injection de « cultures du diplocoque. » Mais, au mépris des conclusions que semble imposer l'expérimentation, Guyot persiste dans son interprétation.

Quels arguments fait-il valoir pour légitimer sa conviction ?

Quelques cas de rhumatisme articulaire aigu conjugal ou domestique, quelques rares cas de goutte conjugale, des cas assez nombreux de diabète conjugal ou domestique lui font admettre la contagion de ces affections ou plutôt la contagion de l'arthritis dont relèvent ces affections.

Pour ce qui concerne le rhumatisme articulaire aigu, nous admettrons comme vraisemblable, non la contagion de la polyarthrite fébrile, mais la contagion de l'affection des premières voies aériennes d'où peut résulter, consécutivement, l'infection.

En ce qui concerne la goutte que, pour simplifier les choses, Guyot déclare une simple variété du rhumatisme articulaire, il ne nous paraît pas possible d'admettre la contagion, malgré l'opinion de Boerhaave, de Warner, de Sydenham, de Hoffmann et de Van-Swieten. Boerhaave cite des femmes de goutteux qui sont devenues goutteuses à leur tour ; qu'importe, il ne s'agit que de très rares coïncidences. Quant aux cas de personnes qui seraient devenues goutteuses pour avoir porté les chaussures de goutteux que cite Van-Swieten, d'après les auteurs allemands, nous ne les discuterons pas, pas plus que nous ne discuterons la vraisemblance de chiens, ayant contracté la goutte, pour avoir couché sur les pieds de goutteux. Ce sont là des puérilités d'un autre âge.

Quant au diabète, il est certain qu'il existe, dans la science, une statistique assez importante de cas de diabète conjugal ou domestique qui imposerait une sérieuse considération, si, passée au crible de la Biologie, on pouvait laisser survivre la valeur absolue qui paraît s'en dégager.

Sur 306 observations, recueillies en ces dernières années par E. Gautrelet, de malades, maris et femmes, dont l'urine a été analysée, simultanément ou à des intervalles très rapprochés, il résulte que quatre fois seulement, soit dans la proportion de 1,30 pour cent, il y avait glycosurie concomitante.

Cette proportion concorde avec celle qu'accuse SCHMITZ (1890) qui sur 2.320 diabétiques n'a observé que 26 cas de diabète conjugal, soit 1,10 pour cent ; avec celle de la pratique de OPPLER et KLUTZ qui sur 900 diabétiques n'ont rencontré que 10 cas de diabète conjugal (1886) ; avec celle de la pratique de SENATOR (1896) qui, sur 770 diabétiques n'a observé que 9 cas de diabète conjugal, et qui, plus tard, dans une statistique ne tenant compte que des gens aisés, ne relève, sur 897 cas de diabète que 15 cas de diabète conjugal, soit une proportion de 1,80 pour cent ; avec celle qui résulte du relevé des observations d'HIRSCHFELD qui, sur 300 cas n'a rencontré que trois ménages diabétiques ; avec celle qui résulte de la statistique de NAUNYN, qui sur 775 cas a observé 8 cas de diabète des deux conjoints ; avec celle qui résulte de la statistique générale dressée par BOISUMEAU, en 1897, qui sur 5.159 cas de diabète accuse 56 cas de diabète conjugal, c'est à-dire un pourcentage de 1,08 ; enfin, celle que relève la statistique de NOORDEN qui comporte 2.000 cas et qui représente aussi un pourcentage de 1,08.

Donc la glycosurie conjugale est relativement rare, puisque dans les diverses statistiques dont l'ensemble porte sur des milliers de cas, la proportion varie de 1 à 1,80 pour cent.

Cette proportion est insuffisante pour faire accepter la contagiosité du diabète.

Sans doute, il existe des coïncidences singulières et particulièrement suggestives. Nombre de praticiens ont observé des cas où la coïncidence aurait acquis, pour eux, une valeur significative. Mais les cas de ce genre sont restés des faits exceptionnels dans la pratique de chacun d'eux. L'un de nous a communiqué une observation particulièrement impressionnante, qui a été rapportée dans la thèse d'Hutinet, et qui avait un instant entraîné celui qui l'avait recueillie à conclure à la vraisemblance de la contagion du diabète.

L'observation était typique. Il s'agissait d'une famille dont tous les membres, représentant deux générations et deux alliances, étaient devenus successivement diabétiques : le père d'abord, puis la mère ; le fils et la fille ensuite ; enfin le gendre. Le diabète du fils et de la fille ne permettait d'invoquer que l'influence héréditaire ; mais le diabète de la mère et du gendre semblait faire intervenir le principe de la contagiosité. Etant donné le courant d'idées qui s'établissait dans les milieux cliniques pour affirmer la contagion du diabète, l'auteur de l'observation avait cru trouver en elle un argument décisif en faveur de la contagion.

Mais, en réalité, ce n'est pas de faits exceptionnels que l'on peut déduire des lois en pathologie. Le caractère de leur exceptionnalité permet déjà de préjuger de l'illégitimité de l'application de leur signification à la formule de données générales ; *l'exception confirme la règle*, comme le dit si bien la sagesse populaire.

Les statistiques ne sont que des totalisations brutales de faits disparates et d'inégale valeur, qui n'ont pour trait commun qu'une circonstance que l'intérêt, tout d'actualité, élève à la valeur de coefficient. Quand on fait passer au crible de la Biologie chacun des éléments qui les composent, on aboutit à des déductions qui sont en opposition avec celles qu'imposait un groupement artificiel et hétéroclite. « *Non numerandæ sed perpendæ observationes* ».

C'est ainsi que dans une discussion sur le diabète conjugal et la contagiosité du diabète, à la Société de Médecine de

Berlin, le 15 Janvier 1908, Senator, après avoir produit une statistique, où, sur 516 ménages, pour lesquels on avait des données précises, et dont l'un des conjoints étant affecté de diabète, on avait observé 226 cas où le diabète avait atteint les deux époux, démontre qu'on pouvait légitimement réduire la proportion de diabètes conjugaux à 19 pour 442 cas. Et encore, dans ces 19 cas, Senator estime qu'il en est plusieurs où l'on devrait faire intervenir l'influence de tares héréditaires.

De même, si l'on examine de près la séméiologie des quatre cas de diabète conjugal rencontrés par E. Gautrelet, sur un total de 306 observations recueillies par lui ces dernières années et intéressant des ménages dont les conditions ont été déterminées par l'analyse des urines de chacun des conjoints, on constate que deux d'entre eux se rapportent à de la syphilis conjugale, qu'un autre se rattache à du paludisme conjugal, et que le quatrième est le fait d'alcoolisme conjugal.

Dans les deux premiers cas, le spirochète pallida ; dans le troisième, l'hématozoaire de Laveran, suffisent, sans l'intervention d'un microbe hypothétique du diabète, à expliquer, — par des troubles anatomo-physiologiques du foie, pour la syphilis, par des troubles physiologiques du foie et de la rate, pour le paludisme, — l'hyperglycémie et par suite la glycosurie, chez les trois couples.

Il en est, mais intrinséquement, du diabète conjugal alcoolique, ce qu'il en est, extrinséquement, du diabète conjugal paludique. Le mari et la femme, soumis aux mêmes causes antihygiéniques, ne sont pas diabétiques par contage ; ils sont simplement et parallèlement diabétiques, parce que l'un et l'autre subissent les troubles fonctionnels du foie qu'entraînent des conditions communes d'alimentation nocive.

Si la valeur documentaire du dossier constitué pour établir la contagion conjugale du diabète est si formellement discutable, que dire de celle du dossier constitué pour établir la contagion domestique du diabète ? On a invoqué, comme argument décisif en faveur de la contagion, le fait d'une blanchisseuse et d'une lingère devenues diabétiques l'une après avoir lavé les mouchoirs de poche d'un diabétique, l'autre après avoir raccomodé son linge. Etrange coïncidence, nous en convenons ; mais, malgré son étrangeté, simple coïncidence. Si le maniement du linge particulier des diabétiques exposait si franchement à la contagion, la profession de blanchisseuse fournirait un contingent important à la statistique du diabète dans les localités qui recoivent une affluence considérable de malades atteints de cette affection ; or, il n'en n'est pas ainsi, nous pouvons l'affirmer.

Si d'autre part, le maniement du linge ayant appartenu à des diabétiques pouvait, même après lavage, représenter une voie de contage ; quel est celui de nous, dans les milieux peuplés de diabétiques, dont le linge « voisine » chez la blanchisseuse avec celui de ces malades, qui échapperait à la contagion ? Ce sont-là des arguments décisifs et certainement sans réplique.

Guyot invoque particulièrement, en faveur de sa conception pathogénique de l'Arthritisme, les trois cas de diabète conjugal observés par FOUQUET, du Caire, dans des ménages syriens. « Il a noté que, chez le deuxième conjoint atteint, une gingivite avait *précédé* la glycosurie, le premier ayant déjà de la gingivite ». Guyot ajoute : « Ces quelques mots, dans leur concision, ne nous font-il pas voir, de façon saisissante, le mécanisme de la contagion ! »

Le problème pathogénique que peut soulever l'interprétation des particularités des trois observations de Fouquet, ne saurait se poser si l'absence de toute glycosurie avant l'apparition de la gingivite chez le second conjoint n'a été formellement établie. Il importerait essentiellement de savoir d'une façon formelle si la gingivite a précédé la glycosurie ou si elle n'a précédé que la constatation de cette manifestation pathologique ? La chose valait la peine qu'on spécifiât les conditions du problème dont on proposait la solution ; car on ne saurait faire de la pathogénie avec des équivoques comme base.

Mais lors même qu'il serait établi que le conjoint secondairement atteint dans les trois ménages diabétiques de Fouquet était exempt de toute glycosurie au moment où il a subi la contagion de la gingivite, il ne résulterait pas de la priorité de la gingivite une preuve d'un rapport de cause à effet entre l'infection gingivale et l'éclosion du diabète. Ces faits, s'ils s'étaient passés dans les conditions que nous avons spécifiées, représenteraient, sans contredit, d'étranges coïncidences ; mais peut-on, en conscience, voir, dans l'évolution pathologique qu'ont présentée ces trois cas, autre chose qu'une coïncidence, alors qu'il est des milliers de cas de gingivite alvéolo-dentaire qui ne sont pas suivis de diabète, tandis qu'il en est un nombre incomparablement plus considérable encore où la gingivite n'est qu'un accident du diabète ?

Enfin, à la possibilité de réalisation de l'infection diabétique par l'infection alvéolo-dentaire, comme voie d'introduction du microbe spécifique, on peut opposer l'impuissance à réaliser le diabète par l'inoculation du diplocoque. L'inoculation présente, au point de vue de l'infection de l'organisme, des conditions autrement positives et effectives que la présence du prétendu microbe spécifique dans les foyers alvéolo-dentaires. Les résultats absolument négatifs de l'expérimentation jugent formellement la question.

Nous ajouterons que, pour beaucoup de praticiens, parmi les plus éminents dans l'art dentaire, l'arthrite alvéolo-dentaire n'est pas contagieuse.

Pour adapter sa théorie de la contagion à tous les cas, Guyot distingue une contagion homologue et une contagion hétérologue. Pour lui, ce n'est pas le diabète qui est contagieux ; c'est l'arthritisme qui est contagieux. Cette dernière formule précise la théorie dont il s'est fait le promoteur et qu'il a soutenue avec une ardente conviction, une ingénieuse spéciosité et un réel talent digne d'une meilleure cause. Cette généralisation risque fort de compromettre définitivement la doctrine de la contagion du diabète. S'il est un diabète contagieux, ce n'est pas, à coup sûr, le diabète arthritique.

L'Arthritisme = Tuberculose inflammatoire. — Gravement et indiscutablement assis sur les larges bases édifiées par les stratifications successives des siècles, l'Arthritisme n'avait pu être entamé par les multiples assauts que lui avaient livrés de brillantes et ingénieuses conceptions.

Ces échecs constants, infligés par l'Arthristisme à toutes les tentatives dirigées contre son domaine, consacraient l'intangibilité de l'entité, dans son essence, et imposaient la reconnaissance de son autonomie à la pathologie médicale. C'est alors qu'un chirurgien lyonnais, se souvenant du procédé d'Alexandre le Grand, songea à solutionner la pathogénie de l'Arthritisme du tranchant de son bistouri.

Nous ne doutons pas qu'une absolue conviction n'ait inspiré PONCET ; nous rendons hommage à la parfaite loyauté avec laquelle il a reconnu les faits qui ne semblaient pas particulièrement favorables à la thèse qu'il soutenait, en sachant toutefois concilier les devoirs de la conscience avec ceux de l'avocat, dont le rôle consiste à atténuer, inconsciemment, mais systématiquement, les significations défavorables. Proclamant hautement et laissant en dehors du débat la valeur morale, intellectuelle et chirurgicale du novateur, nous ne considérerons que la thèse en face de laquelle il place notre foi clinique, et nous la jugerons avec toute la sévérité qu'elle comporterait si elle était anonyme.

Par l'artifice inconscient d'une équivoque créée par un simple mot, l'auteur de la thèse que nous étudions a pu, d'un tour de main, sous les yeux ahuris des cliniciens les plus consommés, faire passer, tout d'un trait, toute la pathologie de l'Arthritisme sous le gobelet de la Tuberculose. Pour réaliser ce prodige merveilleux et déconcertant, il lui a suffi de faire accepter, sans éveiller la défiance, une hypothèse sans prétention bruyante, d'apparence innocente et modeste, celle d'une *tuberculose inflammatoire*. L'idée d'un caractère inflammatoire appliquée aux lésions de la tuberculose n'avait rien d'inopportun ni de subversif ; et la formule « Tuberculose inflammatoire » n'éveillait pas le soupçon qu'il s'agit simplement d'une tuberculose virtuelle, dépourvue de spécificité et de caractérisations anatomo-pathologiques, ne se manifestant que par des lésions inflammatoires banales. Mais, et c'est là qu'est l'artifice inconscient, c'est là qu'est le nœud gordien de la question, la tuberculose inflammatoire de Poncet serait une tuberculose atténuée, « en sommeil », latente spécifiquement, ne s'exprimant que par des lésions inflammatoires banales.

On saisit, d'un coup d'œil, l'étendue du domaine auquel

peut prétendre cette *tuberculose minor*, et la capacité de cette boîte de Pandore qui engloutirait aisément les trois quarts de la pathologie toute entière. En ce qui concerne l'Arthritisme, par les lésions inflammatoires, par le molimen fluxionnaire, par la sclérose qui représenteraient les processus par lesquels elle s'exprimerait, la Tuberculose inflammatoire, de par les droits de sa signature anatomo-pathologique, déposséderait l'Arthritisme de tout son domaine.

Il existe, pour Poncet, deux tuberculoses : l'une la *tuberculose major*, caséifiante, c'est la vieille tuberculose classique ; l'autre la tuberculose inflammatoire, la *tuberculose minor*, à tendance fibreuse, sclérosante, c'est la tuberculose « nouveau jeu » qui détrônerait l'Arthritisme et accaparerait la plus grande partie de la pathologie médicale et chirurgicale.

Cette tuberculose minor serait une tuberculose atténuée par l'effet d'une auto-vaccination s'exerçant progressivement et d'une façon insensible : auto-vaccination que peuvent réaliser seuls des bacilles de Koch virtuels ou n'opérant que par petites unités, mais que ne peuvent réaliser les mêmes bacilles opérant en masse et condamnés dès lors à faire de la spécificité. Singulière vaccination, du reste ; car si, dans la « lune de miel » du bacille, elle réduit l'atteinte tuberculeuse à des lésions inflammatoires simples, elle ne préserve pas l'organisme, de plus en plus vacciné, de subir ultérieurement, comme cela arrive parfois, les accidents de la *vraie* tuberculose. Entre cette immunité relative, dans les premières phases de la vaccination, et l'absence de toute immunité, dans les phases pleines de la vaccination, il existe une lacune qui ne peut être comblée que par l'existence éventuelle d'un bacille de Koch particulier, semblable à un de ceux que les cultures compliquées du laboratoire ont mis au monde et qui « sont incapables de tuberculoser les animaux en injections sous-cutanées ». Ce bacille de Koch « apprivoisé » n'a été obtenu jusqu'ici que par des artifices bactériologiques. C'est précisément à la réalisation de la transformation, *in vivo*, en ce bacille singulièrement émasculé, du bacille de Koch si malfaisant à l'état de nature, que tendent tous les efforts actuels de la médecine, dans la lutte contre la tuberculose.

On n'a pas non plus jusqu'ici rencontré, ni créé expérimen-

talement le bacille de Koch qui réalise la goutte, le diabète, la
lithiase biliaire, la lithiase urinaire, etc., etc. Cette démonstration qui aurait bien quelque signification manque encore
aussi à la consécration de la tuberculose inflammatoire.

Cette conception, comme interprétation de l'Arthritisme,
n'est donc qu'une hypothèse sans base clinique, sans base
expérimentale, et nous ajouterons sans vraisemblance.

Pour tirer de l'importance des coexistences une loi de
causalité, Poncet invoque la fréquence des antécédents de
tuberculose dans le passé des arthritiques. Une coïncidence
extrêmement frappante et suggestive fait que le chiffre qui
représente la proportion d'atteintes de *tuberculoses éteintes*
constatées dans cent autopsies représente également, très
approximativement, la proportion des arthritiques pour cent
sujets pris au hasard. Ce chiffre démontre, il est vrai, l'ubiquité
du bacille de Koch ; mais ce chiffre consacre aussi la valeur de
de l'immunité relative que confère le terrain arthritique vis-à-
vis de la tuberculose. Comment pourrait-on expliquer différemment la constance de la coïncidence de la cicatrisation scléreuse des atteintes tuberculeuses avec les conditions que réalise l'Arthritisme ? Poncet déclare qu'il n'a pas le *fétichisme du*
« *Post hoc, ergo propter hoc* » ; l'usage de cette sage réserve
ne saurait recevoir une meilleure application.

Poncet a eu l'intuition de l'abîme d' « invraisemblance » où
aboutissait la voie dans laquelle il s'engageait. « En poussant
à l'extrême votre mode de raisonnement nous dira-t-on, a
écrit Poncet, nous aboutirions à l'absurde. Nous n'en discon-
venons pas, mais cela ne saurait nous arrêter. Le tout est de
ne pas aller à l'absurde. » (1). Avec l'audace, la résolution et
la confiance en soi qui sont les vertus qui consacrent le tempérament chirurgical, il a mis le pied sur un terrain qu'il
sentait dangereux, comptant sur son tact clinique pour ne pas
dépasser la limite critique au-delà de laquelle il avait entrevu
« *l'absurde* ». Mais il a subi la logique et l'enchaînement des
propositions, l'entraînement de la pente fatale sur laquelle il
s'était engagé, et aussi la poussée d'un entourage qu'excitait
l'occasion d'un triomphe d'école. S'armant de résolutions il

_____

(1) Bulletin du *Lyon médical* n 20 — 29 mai 1908.

est allé jusqu'au bout, défendant brillamment, à chaque pas, le terrain où il se croyait victorieux et qui ne représentait que des étapes successives d'une défaite fatale.

Les chirurgiens eux-mêmes, que la pratique de leur art ne dirige pas vers une étude approfondie des questions de pathologie générale, sentent le besoin de protester contre l'absolutisme d'une doctrine qui est en contradiction si évidente avec les faits. Kirmisson, Broca, etc., ont, au sein de la Société de Chirurgie, hautement manifesté leur désaveu.

La conception pathogénique de Poncet ne visait tout d'abord que le rhumatisme. Plus tard, il a cédé au besoin de généralisation qui représente une des tendances de l'esprit humain, entraîné du reste, dans cette voie, par le mouvement révolutionnaire qu'il avait créé. Dans deux études récentes (1), il prononce une nouvelle plaidoirie en faveur de sa thèse, mais il n'en défend l'application qu'au seul rhumatisme. Est-ce une simple escarmouche marquant le début d'une campagne en règle ; ou bien, après tant de mécomptes, est-ce la vue claire que cette place est seule accessible à l'attaque, et sa possession est-elle l'unique objectif de la lutte ? Il n'importe.....

Il est certain que l'ancien bloc des rhumatismes ne peut plus tenir en entier sous la couverture de l'Arthritisme. Il se fait de toutes parts, dans le bloc, des crevasses par lesquelles il s'égrène.

On pourrait vraisemblablement faire une place à une variété de rhumatisme tuberculeux, dans le cadre des pseudo-rhumatismes infectieux, dont le genre a été défini par Bouchard. Les conditions de la circulation capillaire dans les tissus articulaires et péri-articulaires sont si précaires, qu'il est probable que chaque fois que les humeurs de l'économie sont polluées, soit par des produits de sécrétion microbienne, soit par des substances toxiques, il peut en résulter un état de phlogose locale. En effet, soit mécaniquement, par encrassement de la circulation capillaire (urates, oxalates); soit chimiquement, par induration de la tunique des capillaires (plomb);

(1) *Lyon médical* des 16 et 23 août (articles extraits d'un livre de la *Bibliothèque de la Tuberculose* sous presse),

soit physiologiquement par vaso-constriction des mêmes vaisseaux (toxines microbiennes); on peut voir aboutir à la phlogose, par anastamose de compensation, les troubles circulatoires résultant des causes que nous avons spécifiées.

Mais il est bien entendu qu'il ne s'agit là que de phénomènes réactionnels locaux, sans spécificité aucune, comme le seraient ceux d'un simple traumatisme accidentel ou chirurgical.

Si Poncet veut bien réduire son rhumatisme tuberculeux aux proportions moins encombrantes et plus modestes qu'il comporte, et accepter pour lui la place qui lui revient dans le cadre des pseudo-rhumatismes infectieux, il aura rendu un service à la pathologie médicale, en définissant un type de pseudo-rhumatisme que son origine rend particulièrement intéressant. Mais il est probable qu'il devra se résigner à voir dans son pseudo-rhumatisme tuberculeux, non le bénéficiaire d'une vaccination insensible, mais l'atteinte résultant d'une réelle infection.

Quoiqu'il en soit, l'existence d'un pseudo-rhumatisme infectieux d'origine tuberculeuse n'exclut pas l'existence du rhumatisme articulaire aigu type, à la fois infectieux et arthritique : infectieux de par le bacille spécifique, arthritique de par les conditions du terrain qui permettent la culture du bacille ; elle n'exclut pas non plus celle du rhumatisme chronique arthritique résultant des conditions de l'hyperacidité organique, ou encore des toxines produites par les vices de la nutrimentation et synthétiquement par les troubles de la nutrition.

Quant au *rhumatisme chronique thyroïdien*, dont les travaux de Lancereaux et Paulesco, puis de Viala, et ultérieurement de Sergent et Pierre Ménard, de Léopold Lévy et de Rothschild paraissent établir l'existence, Poncet en reconnaît la réalité ; mais il fait de l'insuffisance thyroïdienne, quand elle existe chez un tuberculeux, comme l'expression de la tuberculose inflammatoire. Il précise : « Le rhumatisme est thyroïdien ; mais le thyroïdisme est d'essence tuberculeuse. » Cette formule lui permet d'accorder cette nouvelle pathogénie avec la thèse qui lui est chère.

Il y aurait beaucoup à dire sur les relations pathogéniques de l'insuffisauce thyroïdienne à laquelle les récents travaux de haute culture scientifique tendent à donner une importance trop générale et trop prépondérante, et en quelque sorte absolue et spécifique, riche en manifestations variées et de nature dissemblable.

L'insuffisance thyroïdienne n'est bien souvent que l'appoint de conditions pathologiques, qui agissent parallèlement et dont on néglige la participation dans les résultats, pour ne considérer que l'effet décisif de la goutte d'eau qui fait déborder le vase. Les résultats de l'opothérapie démontrent d'ailleurs une spécialité d'action, mais non une spécificité pathogénique.

Toutefois, il est des cas, qui ne sont pas une rareté, où, effective, cette insuffisance est capable de déterminer des actes pathologiques qui sont propres à son essentialité.

Bien souvent aussi, cette insuffisance est le résultat de processus qui sont, soit sous la dépendance d'une infection, infection que peut réaliser le bacille de Koch aussi bien que d'autres agents microbiens, soit sous la dépendance de l'Arthritisme. On ne peut invoquer, pour le thyroïdisme, une pathogénie univoque, en l'état actuel de la question ; et cet état est environné, à l'heure actuelle, de mille obscurités.

La Tuberculose inflammatoire a battu son plein ; il semble que l'heure de la déclaration de la faillite est proche.

L'Arthritisme a la « vie dure » ; et le dernier assaut qu'il vient de subir consacrera une fois de plus, par un échec retentissant, l'intangibilité de la base, essentiellement et fondamentalement constituée par les troubles de la nutrition, sur laquelle il repose.

DEUXIÈME PARTIE
COMMENT SE MANIFESTE L'ARTHRITISME

QUATRIEME DIVISION

Manifestations Arthritiques d'Ordre Général

Les considérations géologiques que nous avons rappelées sous forme de « prolégomènes » en tête de la seconde division de ce Livre, n'avaient pas seulement pour but :

De montrer la filiation naturelle des espèces animales et végétales au cours des longs siècles de la Préhistoire ;

Mais, surtout, de faire toucher du doigt l'adaptation des diverses espèces animales et végétales aux différents milieux que la succession des Epoques préhistoriques a présentée.

En fait, et quelle que soit la PHILOSOPHIE dont on se réclame :

A. — DÉISME ! Avec **création** *de plano* de la cellule protoplasmique, — végétale ou animale, — primitive.....

B. — EVOLUTIONISME ! Avec, — sous l'influence du milieu spécial d'alors, hyperthermique, hyperbarique, hypophoté, hyperhydrique, hypercarbonique, hyperchloruré, — trois types d'organisation successive :

a. Simple **Combinaison**, simple **Synthèse organique binaire** du Carbone et de l'Hydrogène des « ions » primordiaux en *Naphte* pour constituer les gisements pétroliers ;

16

b. **Groupement synthétique ternaire** du Carbone, de l'Hydrogène et de l'Oxygène des éléments atmosphériques et aqueux fondamentaux en *cellulose ;* puis réaction du même milieu salé et hypercarbonique sur un « sac » cellulosique balloté au gré des flots, pour la conjonction de la cellule protoplasmique végétale primitive (diatomées) ;

c. **Agrégation moléculaire quaternaire** du Carbone, de l'Hydrogène, de l'Oxygène et de l'Azote des mêmes éléments aériens et hydriques primitifs en *sphéroïde chitineux* pour la substratisation d'un septum ovulaire animal initial sous l'action secondaire d'une ambiance chlorurée et carbonique excessive (plankton).....

C. — Transformisme ! Avec **adaptation**, au « milieu terrestre » préhistorique initial, de cellules, — végétales ou animales, — provenant d'Astres à « ions » déjà végétalement et zoologiquement différenciés.....

Il est acquis, sans conteste, que :

1°. — A l'époque de la constitution géologique **primitive** de l'écorce terrestre ;

Sol, aussi bien que Mers, étaient inhabitables pour des Êtres tels que nous pouvons en concevoir, puisque la température du sol, de même que celle des eaux salées qui recouvraient presque complètement l'écorce terrestre, était voisine de l'ébullition, soit + 100° C.

2°. — Lors de l'apparition, dans les mers de l'Epoque primaire, des premiers végétaux et animaux, — car primitivement tous les Etres furent marins (algues, madrépores, brachiopodes), — les conditions physico-chimiques du milieu étaient tellement défavorables au règne animal que ses rares manifestations témoignaient toutes, — par la simplicité de leur organisation anatomique, par l'état embryonnaire de leurs actes physiologiques, par l'état rudimentaire de leur « ovulation », absolument libre à l'égard de toutes questions de Fécondation ou de Nutrition, — de la restriction alors mise par la Nature à la dispensation de ses biens.....

3°. — Mais, dès que l'œuvre de salubrité hydro-carbonique accomplie par les forêts géantes de la *période houillère* fut parachevée, c'est-à-dire dès qu'une atmosphère respirable, par réduction de l'acide carbonique et de la vapeur d'eau de l'air ambiant à un taux voisin de celui de nos jours, fut constituée ; l'on vit apparaître, sur les « grés bigarrés » ayant formé les limons des *mers triasiques* **secondaires**, les empreintes de pas d'oiseaux ayant vraisemblablement appartenu à l'ordre des échassiers.

Oiseaux : c'est-à-dire animaux à organes déjà anatomiquement fort différenciés, animaux à organes déjà physiologiquement très diversement adaptés, animaux à « ovulation » demi-libre, autrement dit à ovules emportant avec eux, — avec ou sans fécondation, — tous les éléments d'une nutrition embryonnaire indépendante.

4°. — La fin de l'Epoque secondaire, géologiquement définie par le « *système oolithique* », voit, enfin, apparaître les premiers-nés de la classe qui occupe, — aujourd'hui encore, — le rang le plus élevé dans l'échelle animale : tant au point de vue de ses multiples différenciations anatomiques, que de ses fonctions physiologiques des mieux adaptées, qu'encore de son « ovulation » symbiotique exclusivement postérieure à la fécondation.

Mais, ce ne sont point encore des Mammifères vrais, c'est-à-dire des animaux offrant un parasitisme utéro-placentaire complet.

Ce sont de simples, et mêmes infimes, Marsupiaux : en un mot, des animaux dont le « parasitisme de gestation » limité pour l'utérus, s'active en « parasitisme de lactation » exagéré, dans la « poche » spéciale que les femelles de ce groupe zoologique portent fixée à l'abdomen au-dessous des mamelons des glandes à sécrétion lactée : conditions de gestation, on le comprendra d'après nos explications précédentes, moins désavantageuses au point de vue des échanges généraux du fœtus que celles du parasitisme utéro-placentaire complet des jeunes Mammifères proprement dits, que celles de la « symbiose » totale du « *fils de l'Homme* » — pour parler le langage de l'Ecriture.

5°. — Pour constater dans les assises terrestres la présence de Mammifères vrais, c'est-à-dire d'animaux offrant sensiblement les conditions anatomiques, physiologiques et de reproduction de l'Homme, il faut arriver à la *période éocène* de l'Epoque ternaire.

Après la longue succession des dépôts crétacés, la physionomie du Globe est considérablement modifiée dans sa constitution géographique. Les mers, qui dominaient jusqu'ici, se
retirent ; de nouvelles terres émergent ; les continents se
dessinent ; des lacs d'eau douce apparaissent.

6°. — L'Homme, enfin, fait son entrée dans le Monde, à la
suite des Pachydermes, des Carnivores, des Herbivores, des
Quadrumanes divers, à la fin de cette Epoque ternaire, à la
période pliocénique : dont les conditions de végétation, d'habitat général étaient des plus rapprochées de celles de l'EPOQUE
QUATERNAIRE *terminale,* c'est-à-dire de celles de notre temps.

7°. — Mais, si l'Homme est le Mammifère primate le plus
différencié anatomiquement et physiologiquement de l'ensemble des Etres de toute l'échelle animale connue tant de nos
jours qu'aux Epoques de la Préhistoire ; il n'en reste pas
moins que : au point de vue de sa reproduction, c'est-à-dire
embryologiquement parlant, l'Homme n'est encore que l'humble métamorphiste des divers stades zoologiques constatés au
cours des Temps.

Pendant son évolution utérine de neuf mois, l'« ovule »
humain reproduit, en effet, avec l'ensemble de leurs détails, la
totalité des « modes » embryogéniques des animaux à « ovule
semi-libre », et des animaux « à ovule demi-fixe », que l'*Evolution zoologique générale* a mis des milliers et des milliers
d'années à franchir par lentes transitions...

Ce qui nous conduit, une fois de plus, à concevoir que les
conditions de comparaison, — que nous avons déjà faite et que
nous nous proposons encore de faire, — des fonctions biochimiques, c'est-à-dire osmo-nutritives de l'Homme avec celles
des animaux, aussi inférieurs soient-ils, que nous prenons
comme exemples, peuvent être considérées comme rationnelles
et justifiées

**

Quoiqu'il en soit de cette disgression physiologico-géolo-
gique ; et c'est le point sur lequel nous désirons tout spécialement attirer l'attention :

L'Homme, du fait de son « parasitisme de gestation », nait
dans des conditions biologiques qui ne sont autres que celles

des animaux inférieurs, c'est-à-dire des animaux à échanges biochimiques défectueux.

Grâce à son « parasitisme de lactation », l'Homme peut atténuer ces conditions physiologiques rétrogrades.....

Mais, toutes les fois que :

Soit par Hérédité ;

Soit du fait d'une Alimentation mal appropriée ;

Soit en raison d'un Habitat défectueux ;

Soit pour des raisons d'Hygiène mal comprises ;

Soit en vertu d'autres Conditions extrinsèques vicieuses ;

Soit, enfin, du coup de Causes métaphysiologiques ou morbides spéciales ;

L'Homme a subi les atteintes de l'Arthritisme :

Son **organisme** tend à revenir aux conditions biochimiques primitives ; c'est-à-dire aux conditions physiologiques, aux conditions histologiques, et même aux conditions de reproduction des Ages primitifs ; donc, en un mot, aux conditions osmo-nutritives générales des êtres l'ayant précédé du plus loin dans l'évolution zoologique préhistorique !

De telle sorte que l'on pourrait, presque vraisemblablement, dire de la Dysfonction osmo-nutritive envisagée au point de vue philosophique, que :

L'Arthritisme est à l'Homme moderne une simple réminiscence biologique préhistorique !

Et, c'est ce que nous allons essayer de faire comprendre dans la série des chapitres ayant trait aux détails des manifestations arthritiques d'ordre général.

Cette façon de poser la question, nous semble, en effet, des mieux indiquée :

Pour expliquer ultérieurement, d'une façon à la fois positive et complète, l'Arthritisme-Diathèse ;

Pour justifier l'heureuse action de la Cure de Vichy sur les diverses Manifestations de la Diathèse osmo-nutritive.

CHAPITRE NEUVIÈME

Manifestations arthritiques générales d'ordre physique

Hypothermie. — Dysfonction cutanée. — Abaissement de l'état électrique. — Ralentissement circulatoire.

Les deux formes de l'Energie, qui se rencontrent le plus couramment chez l'Homme et chez les Animaux, sont l'*Energie calorifique* et l'*Energie mécanique*, reliées entre elles par le premier principe :

$$T = Q \times E$$

de la Thermodynanique (Mayer), lequel peut d'ailleurs se traduire par :

« Il y a équivalence entre le « Travail » et le produit de la « quantité de chaleur correspondante » par l' « Equivalent mécanique de la chaleur » (1).

Aussi, la manifestation physique générale de la Dysfonction osmo-nutritive la plus facile à observer cliniquement, et encore l'une des plus constantes, est-elle, sans contredit, l'abaissement thermique, l'Hypothermie présentée par tous les sujets atteints d'Arthritisme, même en dehors des périodes critiques, même en dehors de toutes manifestations, — subjectives ou objectives, — apparentes et prémonitoires d'un accident quelconque, c'est-à-dire en simple « période d'état ».

Mais, parler d'Hypothermie, d'Abaissement thermique, chez les Arthritiques, implique l'idée de « température normale et moyenne » pour l'Homme.....

Nous allons donc, de suite et à titre de repères, à titre de bases, étudier :

Ce que c'est qu'une « température constante », ou une « température variable » en Physico-biologie ;

---

(1) T = travail, Q = quantité de chaleur dégagée, E = 425 équivalent mécanique de la chaleur.

Ce que c'est qu'une « température moyenne » ;

Et ce qu'est la « température normale et moyenne » de l'Homme sain :

tant en comparaison de celle des animaux nous environnant,

qu'en comparaison, encore et surtout, de celle des Arthritiques.

Nous chercherons ensuite à déduire de ces données les conditions calorimétriques différentielles des sujets sains et des sujets arthritiques, c'est-à-dire à remonter aux sources osmo-nutritives.

Nous essaierons, enfin, de faire comprendre les inconvénients biologiques résultant pour l'Homme arthritique d'un abaissement thermique constant.

**

Lorsque l'on place un corps chaud dans une enceinte dont la température est plus basse que la sienne, le corps chaud perd de la chaleur par sa surface et se refroidit peu à peu jusqu'à ce que sa température devienne égale à celle de l'enceinte dans laquelle il est plongé (NEWTON).

« Soit une source constante de chaleur placée dans un milieu à température invariable.

Cette source, si sa température est plus élevée que celle du milieu, cédera de la chaleur, par conductibilité, par convection, par rayonnement.

Si les causes de déperdition restent les mêmes, il s'établira un certain régime entre la source et le milieu, qui amènera un état d'équilibre thermique entre le corps et l'enceinte ; la température de la source, — cet équilibre atteint, — deviendra constante.

Si, au contraire, l'on vient à modifier les conditions physiques du milieu ambiant, les quantités de chaleur perdues par le corps chaud changeront, et sa température prendra une autre valeur. » (BORDIER).

BERGONIÉ a reproduit expérimentalement ces conditions au moyen d'une série de trois expériences parallèles.

Dans trois tubes de verre, A, B, C ;

tous trois identiques de forme et de contenance ;

fermés tous trois à leurs deux extrémités au moyen de bouchons en caoutchouc ;

et traversés tous trois encore par une spirale de platine reliée :

directement aux bornes de deux bobines de Rumkorff également identiques, pour les tubes A et B,

indirectement aux bornes d'une troisième, mais plus forte, bobine de Rumkorff, par l'intermédiaire d'un régulateur électrique, pour le tube C ;

L'on fait passer, au moyen d'ajutages analogues :

un courant d'acide carbonique dans le premier (A),

un courant d'hydrogène dans le second (B) et le troisième (C).

Et, alors, l'on peut remarquer que :

Tandis que les tubes A et C s'éclairent par rougissement de leur spirale respective de platine ;

Au contraire le tube B reste obscur, ne témoignant d'aucune Énergie lumineuse.

C'est que ; en effet, l'acide carbonique étant mauvais conducteur de la chaleur, la spirale de platine du tube A, échauffée par la transformation de l'Energie électrique en Energie lumineuse, a pu manifester cette double mutation énergétique sans déperdition aucune par entraînement mécanique de la part du courant gazeux ;

Tandis que dans le tube B, le courant d'hydrogène, gaz bon conducteur de la chaleur, a refroidi suffisamment la spirale de platine, — échauffée dans des conditions de transformation énergétique électro-calorifico-lumineuse identiques à celles du tube A, — pour supprimer la manifestation lumineuse, indice de la haute température à laquelle la spirale de platine était portée par le courant électrique, dans le tube A.

Quant au tube C : on remarquera que les conditions de refroidissement de la spirale de platine par le courant d'hydrogène sont les mêmes que celles du tube B ;

Si donc la chaleur que l'Energie électrique développe en traversant cette spirale est assez forte pour la maintenir à l'état lumineux : c'est qu'il y a eu régularisation du courant électrique, autrement dit exagération de l'Energie électrique pour l'obtention de la double mutation énergétique calorifico-lumineuse.

Eh ! bien :

Si le tube A donne le schéma d'un source de chaleur constante ;

Le tube B synthétise en quelque sorte les conditions thermiques de l'animal dont la température se modifie avec les conditions du milieu ambiant ;

Alors que le tube C reproduit fidèlement les conditions thermiques des animaux dont, la température du milieu extérieur venant à changer, la température de la « source thermique vivante », qu'ils constituent reste la même, grâce à leur régulateur thermique spécial, le système nerveux, proportionnant exactement, — par la quantité de sang laissée en circulation dans les capillaires cutanés, — la production de chaleur à la dépense dépendant du rayonnement et de la convection.

.•.

L'ensemble des Etres vivant, soit dans les Eaux, soit dans les Airs, soit sur le Sol ferme, se divise en deux catégories au point de vue de la température de leur masse corporelle :

1° Ceux qui :

Tant du fait d'une enveloppe protectrice externe (fourrure de la plupart des Mammifères, plumage des Oiseaux), tant du fait d'une enveloppe protectrice interne (couche adipeuse sous cutanée du porc et des Cétacés) ;

Que, inversement, du fait encore de la multiplicité des glandes sudoripares cutanées, ou enfin par adaptation polypnéique spéciale, nerveuse comme l'influence qui commande aux glandes sudoripares ;

Peuvent lutter spontanément : aussi bien contre les élévations de l'ambiance thermique, que contre les abaissements de la température atmosphérique, que contre le refroidissement que peuvent leur occasionner soit des courants gazeux, soit un séjour dans une ambiance quelconque mais moins chaude que leur température périphérique.

Ces animaux sont appelés : *homéothermes*, animaux à « température propre », animaux à « sang chaud » ; et comprennent seulement deux classes de Vertébrés : les Mammifères et les Oiseaux.

2° Ceux qui :

Au contraire, non pourvus d'enveloppe protectrice externe ou interne ;

Et, surtout, — en opposition avec les « homéothermes », — jouissant d'échanges biochimiques réduits (voir le tableau de la page 25), offrent d'une façon constante pour leur masse corporelle, à quelques dixièmes de degré centigrade près (BERGONIÉ, BORDIER), la température du milieu ambiant.

On nomme ces animaux : *poikilothermes*, c'est-à-dire animaux à « température variable », animaux à « sang froid », animaux obéissant presque complètement aux lois physiques : auxquelles sont soumis les corps inertes mauvais conducteurs de la chaleur : lois physiques auxquelles échappent au contraire à peu près entièrement les animaux « homéothermes » à échanges biochimiques actifs.

Les « poikilothermes » sont zoologiquement représentés par tous les Invertébrés et les Vertébrés autres que les Mammifères et les Oiseaux.

D'après CH. RICHET, GLEY et RONDEAU, BORDIER, qui, à la suite de CLAUDE BERNARD, se sont occupés de cette question, l'influence de l'enveloppe protectrice naturelle des animaux sur leur température propre est la suivante :

1°. — *Homéothermes à fourrure épaisse* (plumage) avec température moyenne de + 41° C. 70, soit 42° C. en chiffres ronds :

Oie	42° C. 70	‖	Pigeon	42° C 00
Canard	42 11	‖	Perroquet	41 10

2°. — *Homéothermes à fourrure moyenne*, ou *avec enveloppe protectrice sous-cutanée*, offrant une température moyenne oscillant autour de + 39° C. :

Loup	40° C.	50	Renard	39° C.	20
Lièvre	39	70	Cobaye	39	17
Bœuf	39	70	Panthère	38	90
Lapin	39	55	Ecureuil	38	80
Mouton	39	50	Chat	38	80
Porc	39	50	Baleine	38	80
Veau	39	50	Rat	38	40
Chèvre	39	30	Chacal	38	30
Chien	39	25			

3°. — *Homéothermes à fourrure maigre ;* soit avec une moyenne thermique de + 37° C. 60 :

Singe	38° C.	10	Ane	37° C.	40
Cheval	37	70	Tigre	37	20

L'Homme, Vertébré Mammifère, est ainsi « homéotherme » par définition zoologique.

De fait :

Ses échanges osmotiques généraux élevés (voir toujours le tableau de la page 25) ;

La multiplicité de ses glandes sudoripares cutanées ;

L'importance du plexus nerveux qui les commande et gouverne également les vaso-moteurs cutanés ;

Lui permettent d'avoir, comme ses congénères, Mammifères ou Oiseaux, non pas une « température constante », — comme on le dit couramment à tort, — mais bien une « température différant de celle du milieu ambiant », une « température propre », oscillant autour d'un « point moyen » qui est le chiffre que l'on prend pour température normale personnelle.

L'Homme, considéré d'une façon générale, présente ainsi une température corporelle moyenne de + 37° C 25, d'après les travaux de Jager, Hartmann, Wenderlich, Redard, Jürgensen, Ch. Richet, — (température centrale, température rectale bien entendu.

Et l'oscillation, — en plus ou en moins, — de cette température propre, moyenne générale et moyenne journalière, est d'environ 0° C. 50 (Viault et Jolyet).

L'*ensemble des oscillations* est lié : tant aux conditions physico-physiologiques et bio-chimiques du sujet, qu'à ses conditions de travail ou de repos, de veille ou de sommeil, qu'encore, quoique faiblement, aux variations thermiques journalières de son ambiance ; (1)

L'*exacerbation vespérale maximum* se produit vers six heures de l'après-midi, c'est-à-dire à l'instant où les excitations du système nerveux et du système musculaire sont à leur plus haut degré ;

La *rémission matutinale minimum* correspond à six heures du matin, c'est-à-dire au moment de la nuit où la sédation la plus profonde des systèmes nerveux et musculaire par le sommeil est atteinte ;

Lorsqu'il y a *inversion nycthémérale*, autrement dit lorsque l'on fait du jour la nuit, et par réciprocité de la nuit le jour, les variations thermiques nycthémérales sont renversées (Krieger) ;

Si l'on détermine la *fréquence du pouls* en comparaison de la température corporelle, les variations diurnes de cette fréquence circulatoire coïncident avec les variations de la température : le maximum de température de l'après-midi précédant toutefois légèrement le maximum de fréquence du pouls (Van Barensprung) ;

Pendant le jeûne, les mêmes variations horaires de la température qu'en cas d'alimentation quelconque se constatent (Bordier).

---

(1) L'ascension thermique ne se fait pas chez l'homme d'une façon constante et régulière de la rémission matutinale minimum (six heures du matin : T = 36° C 75) à l'exacerbation vespérale maximum (six heures du soir : T = 37° C 75). Vers une heure et demi de l'après-midi une première exacerbation (exacerbation médiane : T = 37° C 50) se produit, suivie d'une légère descente du thermomètre (T = 37° C. 30) vers trois heures et demi, suivie enfin d'un nouveau et définitif relèvement thermique jusqu'à l'exacerbation vespérale.

Au point de vue « Arthritisme », nous appelons l'attention sur l'exacerbation médiane, dont nous aurons l'occasion de signaler l'importance clinique.

Or, comme l'ajoute Bordier :

1°.— La dernière observation repoussant nettement l'opinion qui fait dépendre du travail de la digestion,— et même, pourrait-on ajouter, des détails de l'Assimilation,— le maximum thermométrique de l'Homme ;

2'.— L'influence de 1° C. thermique, en plus ou en moins, pouvant être très grande sur la Nutrition et sur les fonctions vitales essentielles de l'Homme ;

3°.— L'Homme ne rentrant anatomiquement au point de vue tégumentaire dans aucune des catégories d'homéothermes sus-envisagées, puisqu'il n'a : ni plumage, ni fourrure,— depuis au moins les Temps historiques, — ni même enveloppe protectrice adipeuse sous-cutanée,— au moins pour l'Homme sain, pour l'Homme non obèse ;

Il s'en suit que l'Homme ne peut réaliser son équilibre thermique que grâce au concours des quatre conditions suivantes :

L'activité des échanges osmo-nutritifs d'ensemble,

Un certain développement de son système nerveux périphérique,

L'importance de son appareil sudoral,

Et la protection de sa peau par des vêtements.

D'où découlent déjà pour l'Homme :

1° La nécessité de subordonner ses échanges osmo nutritifs, sa ration alimentaire, ses calories nutritives aux conditions thermiques du milieu dans lequel il vit, tout autant qu'au travail qu'il a à effectuer ;

2°. — La raison de maintenir en équilibre parfait son système vaso-moteur cutané ;

3°. — Le soin d'entretenir son appareil sudoral en bon état de fonctionnement ;

4°. — La notion de pourvoir à sa « Nudité biblique » par une enveloppe protectrice factice de ses téguments externes appropriée aux conditions climatériques ou accidentelles que l'Habitat, l'Hygiène ou le Travail peuvent lui imposer.

**

Mais, il y a plus dans ces observations de Bordier !

Il y a, au point de vue de la Diathèse osmo-nutritive, dont nous étudions en ce moment les principales modifications physico-biologiques, l'explication de certains des troubles fonctionnels qu'elle occasionne !

Car :

1°. — *De l'abaissement thermique que présentent tous les Arthritiques* = 0° C. 75, ... 1° C, 25, ... 1° C. 45 (Bouchardat, Lomnitz, Rosenstein) ;

Abaissement thermique qui ramène ainsi les températures des Arthritiques aux chiffres de ;

Température générale et moyenne $= 37,25 - \dfrac{0,75 + 1,45}{2}$ $= 37,25 - 1,10 = 36°$ C. 15 ;

Température maximum moyenne d'exacerbation médiane $= 36,65 - 0,25 = 36°$ C. 40 ;

Température maximum moyenne d'exacerbation vespérale $= 36,15 + 0,50 = 36°$ C. 65 ;

Température minimum moyenne de rémission matutinale $= 36,15 - 0,50 = 35°$ C. 65.

2°. — De l'observation de Bordier concluant qu'il existe sûrement des troubles osmo-nutritifs chez l'Homme toutes les fois qu'il y a variations de plus de 1° C, de sa température propre et moyenne ;

L'on peut déduire :

Que l'Abaissement thermique, l'Hypothermie de l'Homme en puissance d'Arthritisme, est lié à ses mauvaises fonctions dialytiques assimilatives et désassimilatives, autrement dit est lié soit à des troubles endosmotiques, soit à des troubles exosmotiques de sa nutrition cellulaire.

Et d'ailleurs, c'est ce que prouve péremptoirement la manifestation « Adipose » de l'Arthritisme. Le chiffre thermique moyen, loin d'être relevé chez l'Homme obèse, — ainsi que biologiquement il serait logique de l'attendre d'après l'influence que les données physico-physiologiques précédentes attribuent au développement de la couche sub-tégumentaire adipeuse, — est au contraire encore abaissé.

Pareillement, chez l'obèse, les échanges osmotiques généraux se substratisent en Hémoalcalimétrie faible, Hématimétrie
inférieure, Hémoglobinhémie réduite, Coefficient respiratoire
atténué, autrement dit en toutes les causes et toutes les résul-
tantes d'une Osmo-nutrition moins active qu'à l'état normal.

Mais nous verrons tout à l'heure que le rôle de tégument
externe, soit directement par son durcissement histologique,
soit indirectement sous l'influence d'une perversion fonctionnelle, d'une « aboulie » des vaso-moteurs, entre également
en ligne de compte en la circonstance.

**

Un autre ordre d'idées est encore à envisager dans le fait,
indiscutable, de l'Hypothermie arthritique

C'est le côté pratique de la comparaison à établir par le
Clinicien qui, — appelé au chevet d'un malade présentant de
faibles manifestations morbides, une simple « angine herpétique » par exemple, — examine thermométriquement ce
malade pour la première fois, et lui trouve en la circonstance
un chiffre voisin de la moyenne générale, soit de + 37° C. à +
37° C. 50, (température rectale).

En raisonnant ainsi qu'il est d'usage de le faire habituellement en Clinique, c'est-à-dire en comparant le chiffre thermométrique alors observé avec la moyenne générale : 37° C. 25,
le Médecin ne doit logiquement pas conclure à de l'Hyperthermie.....

Et cependant : si l'on veut bien remarquer que même le
chiffre minimum de + 37° C. dont nous venons de parler est :

Un chiffre non-seulement supérieur au chiffre moyen de la
rémission thermique matutinale des Arthritiques ;

Un chiffre plus élevé que la moyenne thermique générale
des mêmes Arthritiques ;

Un chiffre dépassant également l'exacerbation thermique
vespérale et moyenne des Ralentis de la Nutrition !

Et cependant, encore : si l'on veut bien remarquer que
beaucoup de manifestations morbides bénignes, considérées

comme athermiques, sont rapidement jugulées par les antipyrétiques en général, la quinine en particulier !

L'on conviendra que l'appréciation clinique se trouve faussée
en la circonstance d'un examen thermométrique banal, c'est-à-
dire d'un examen thermométrique reposant sur la comparaison
pure et simple du chiffre thermique observé avec la moyenne
thermique générale humaine, ou, avec encore les moyennes
thermiques générales vespérale et matutinale.....

Mais, alors, que faire pour se placer dans les conditions
d'une appréciation thermométrique cliniquement vraie, autrement dit réellement utilisable dans l'analyse des symptômes
morbides d'un malade ?

Depuis longtemps déjà, un esprit judicieux a proposé d'é-
tablir, pour tout Homme, un « Carnet de Santé » relatant l'état
anatomique et physiologique de l'ensemble de ses organes et
appareils fonctionnels, de façon à pouvoir, en cas de maladie,
avoir pour le sujet examiné une base de comparaison personnelle, c'est-à-dire certaine.....

« Les moyennes, a dit Claude Bernard, sont, en Physiologie, les chiffres que l'on rencontre le moins souvent. »

Eh ! bien, ce serait l'établissement de ce « carnet de santé »,
— relatant notamment les températures : de rémission matutinale, d'exacerbation vespérale, et par suite moyenne d'un
sujet, — qui renseignerait le Clinicien d'une façon positive en
cette occurence.

De même, en effet, que : si tout Homme est pourvu d'un
nez ; l'Hérédité a créé ce nez fort différent comme Esthétique,
en longueur par exemple, pour divers sujets examinés ;

De même que : si tout Homme est porteur d'un foie ; l'Hérédité a donné à ce foie des dimensions qui ne sont pas toujours
en concordance avec les repères « normaux » pour plusieurs
sujets examinés ;

De même, enfin, que : si tout Homme offre une « température propre », voisine comme moyenne de celle de 37° C. 60,
c'est-à-dire de la moyenne thermique des animaux de la classe
physico-biologique des « homéothermes à fourrure maigre » ;
soit l'Arthritisme, soit d'autres états morbides à type plus ou

moins diathésique (la Tuberculose et le Cancer par exemple), peuvent faire varier la moyenne thermique, et par suite la rémission matutinale et l'exacerbation vespérale, positivement ou négativement, chez un ensemble de sujets examinés.

La généralisation d'un « carnet de santé » pour tout Homme, — « carnet de santé » tenu « à jour » de la naissance de cet Homme à sa mort, — a donc sa raison d'être, et se justifiera, à notre sens, dans de multiples cas pratiques, surtout si cet Homme est un Arthritique c'est-à-dire un « hypothermique par définition » pourrait-on presque dire !

.

L'ensemble des conditions biologiques, qui créent à l'Homme une « température propre et moyenne », estimable à + 37° C. 25, nécessite pour le maintien de son équilibre physiologique une proportionnalisation exacte de ses calories nutritives, soit au Milieu dans lequel il vit, soit au Travail qu'il a à accomplir.

C'est que, en effet :

Si l'Homme offre, comme tous ses congénères homéothermes une « température propre et moyenne » ; et si cette « température moyenne », faible dans l'échelle thermo-zoologique supérieure, est cependant assez élevée relativement aux conditions thermiques moyennes des climats tempérés ;

Il n'en est cependant pas moins réel que :

Exposé sans [enveloppe protectrice artificielle, autrement dit sans vêtements, à une température plus basse que sa température propre, ou même égale à sa température propre ;

Malgré le concours de ses vaso-moteurs cutanés aussi sains, aussi physiologiquement actifs soient-ils :

L'Homme, comme tous les homéothermes d'ailleurs, finirait par perdre, tant par rayonnement que par convection, une quantité de chaleur appréciable, par suite des conditions dans lesquelles fonctionne son régulateur thermique.

Des recherches de d'Arsonval, Ch. Richet, Sigalas, l'on doit en effet, déduire :

17

1°. — Que si les homéothermes suivent la loi de NEWTON sur le refroidissement par rayonnement ;

2°. — On constate cependant dans la façon dont les homéothermes suivent cette loi une différence notable avec celle présentée par les corps inertes ;

3°. — Qu'il existe, entre autres particularités, pour tous les homéothermes une « température optimum », c'est-à-dire une température jusqu'à laquelle les quantités de chaleur perdues du fait du rayonnement ou de la convection vont en augmentant au fur et à mesure que la température décroit ; mais au-delà de laquelle, au contraire, les quantités de chaleur perdues vont en diminuant ;

4°. — Que les « températures optimum » varient légèrement d'une espèce animale à une autre, et aussi selon certaines conditions biologiques générales, celle du « jeûne » en particulier.

5°. — Que, pour le cas qui nous occupe, la « température optimum » générale de l'Homme adulte et sain est de + 14° C. ; alors que la « température optimum » générale de l' « enfant » sain n'est que de + 18° C.

Autrement dit :

C'est dans une atmosphère présentant une température de + 14° C. que l'Homme adulte se refroidit au maximum ;

C'est dans une ambiance de + 18° C. que se produit le maximum de perte thermique pour l'enfant.

Le « régulateur thermique » que constitue pour les « homéothermes » le plexus des vaso-moteurs cutanés n'est sensible pour chaque espèce animale, pour chaque type biologique, qu'à une température spéciale, la « température optimum » jusqu'à laquelle il laisse partager à son « porteur » avec les corps inertes, — question d'enveloppe protectrice à part, — les conditions physiques générales du rayonnement et de la convection.

Nous venons de dire : « question d'enveloppe protectrice à part » . . . . .

On sait, en effet, que la quantité de chaleur qui traverse un mur à faces parallèles est d'autant plus petite que ce mur a ses parois plus épaisses et que le coefficient de conductibilité de ces parois est plus faible.

Les substances qui constituent les téguments des animaux, les plumes, les poils, les vêtements, doivent leur rôle protecteur tant à leur mauvaise conductibilité qu'à leur épaisseur plus ou moins considérable.

Il s'ensuit donc que, à surface tégumentaire égale, la quantité de chaleur perdue par les différents animaux est inversement proportionnelle à l'épaisseur du tégument protecteur.

Voici les chiffres, — calories rayonnées par unité de surface, — déterminés par Ch. RICHET à ce sujet :

Types de revêtements protecteurs	Animaux	Températ.		Calories
Fourrure très épaisse (plumage)...	Oie....	42 °c.	70	10.5
— épaisse (poils)..........	Chat...	38	80	11.5
— maigre (poils)..........	Chien..	39	25	14.2
— nulle (peau nue)........	Enfant.	37	50	16.2

Chiffres déjà intéressants en ce double sens qu'ils montrent contradictoirement que :

Plus la température centrale d'un homéotherme est élevée, moins sa perte par rayonnement est accentuée, moins donc la protection de sa peau doit être efficace ;

Moins la température centrale d'un homéotherme est élevée, — cas des Arthritiques relativement à l'ensemble des autres Hommes, — plus sa perte en rayonnement est grande, plus donc la protection de son tégument externe doit être forte.

Mais ce en quoi surtout les données unitaires de chaleur rayonnée sont à retenir pour le cas qui nous intéresse, celui de l'Arthritisme, c'est quand on en rapproche les résultats obtenus par Greiss, Landois, Bordier, pour la conductibilité des différents tissus de l'économie humaine :

TISSUS	Différences thermiques triangulaires $\theta^1 - \theta^2$
Tissu osseux (substance spongieuse)..............	4 °c. 61
— musculaire (section perpendiculaire aux fibres).	7 24
— — (section parallèle aux fibres)......	8 26
— tendineux.............................	10 64
— cartilagineux.........................	11 54
— adipeux..............................	14 79

En fait, le tissu adipeux étant de beaucoup le moins bon conducteur de la chaleur, on peut conclure :

1°. — Pour qu'un Arthritique « gras » offre un abaissement thermique notable, il faut que ses échanges osmo-nutritifs soient plus pervertis, plus atténués que ceux d'un Arthritique maigre ;

2°. — Corollairement : de deux Arthritiques, l'un gras et l'autre maigre, présentant la même Hypothermie, celui dont les échanges osmo-nutritifs généraux sont le plus atténués est certainement celui qui manifeste une augmentation de son tissu adipeux ;

3°. — Il y a intérêt, au point de vue de leurs échanges biochimiques d'ensemble (envisagés comme dépendance de la polarisation électrique par écarts thermiques centro-périphériques dont nous allons parler dans un instant), à ne point trop protéger la peau des Arthritiques « gras » ;

4°. — Il semble logique, au même point de vue, de chercher à faire perdre aux Obèses leur excédent de tissu adipeux, soit par restriction alimentaire, soit par hygiène d'exercice, etc. ;

5°. — L'Arthritique « gras » peut, en effet, avoir une peau : tant voisine de la normale au point de vue histologique, que sensiblement physiologique comme fonction de ses vasomoteurs ;

6°. — Mais l'Arthritique « maigre » est, fatalement,

affligé : tant d'un tégument externe histologiquement inférieur à la normale comme fonction endosmotique oxygénée, et comme fonctions exosmotiques carbonique et sudorale; que d'un appareil vaso-moteur à « température optimum » supérieure à + 14° C., donc hyper-sensible aux variations thermiques de l'Ambiance, et de ce fait permettant au sang de venir à la périphérie du corps, c'est-à-dire au contact atmosphérique, abaisser la température qu'il a contractée dans sa circulation centrale.

L'Arthritique « gras » offrirait donc des fonctions tégumentaires intactes ; et, de ce fait, serait peu sensible aux variations climatériques, ne serait pas « frileux » ;

Alors que l'Arthritique « maigre » posséderait des fonctions cutanées atténuées ; et, de ce fait aussi, serait très sensible aux variations thermiques de l'Ambiance, serait, peut-on dire, « frileux » par définition.

.·.

Mais, semble-t-il a priori, nous voici bien loin de la question de proportionner la ration alimentaire de l'Homme aux conditions thermiques de l'Ambiance et aux conditions thermo-dynamiques du travail effectué...

Et, cependant, nous y sommes ramenés de *plano* par la simple comparaison des chiffres du tableau de CH. RICHET pour les « calories rayonnées par unité de surface » dans les différentes conditions de protection tégumentaire avec les chiffres du tableau ci-dessous emprunté à D'ARSONVAL :

Quantités de chaleur dégagées par un Homme de 42 ans et pesant 74 kilogrammes pendant une heure, avec ambiance thermique égale à + 18° C.

CONDITIONS OPÉRATOIRES	CALORIES
A jeun, assis et habillé......................	79.200
Une heure après déjeuner, debout et habillé.......	91.200
Après un bain à + 28° C	48.000

Cette comparaison met en relief :

D'un côté, l'influence positive que la non-protection de la peau et le travail mécanique (occasionné par la station debout) exercent sur la calorification ;

De l'autre, l'influence négative qui découle de l'atténuation des fonctions exosmotiques cutanées par la vaso-constriction créée par un bain à température plutôt basse sans être froide.

D'après les tableaux de CHAUVEAU et KAUFFMANN :

1°. — La quantité de sang qui, pour un temps donné, traverse un muscle en activité est environ cinq fois plus grande que celle qui parcourt, dans le même temps, le même muscle au repos ;

2°. — La quantité d'oxygène qu'un muscle absorbe pendant un temps donné est sensiblement vingt fois plus considérable à l'état d'activité qu'à l'état de repos ;

3°. — La quantité de carbone brûlée par un muscle qui travaille est à peu près trente cinq fois plus forte que lorsque le même muscle est inactif, à temps égaux, encore bien entendu ;

4°. — La série des transformations énergétiques qui aboutit à la production du travail extérieur par un muscle est la suivante :

a. — Excitation nerveuse,

b. — Energie chimique,

c. — Energie physiologique (création d'électricité),

d. — Travail extérieur,

e. — Energie calorifique (à la fin de la contraction) ;

5°. — C'est exclusivement pour créer la force élastique du muscle que l'Energie chimique est dépensée ;

6°. — La contraction statique (c'est-à-dire la contraction sans travail extérieur ; celle qui consiste à maintenir un membre quelconque, une partie quelconque du corps en une position déterminée (cas de la station debout) échauffe davantage un muscle que la contraction dynamique et surtout que le travail mécanique musculaire complet, soit alternativement positif et négatif ;

7°. — Pour un même travail statique, l'échauffement du muscle est d'autant plus grand que le raccourcissement du muscle est plus prononcé.

Les deux tableaux ci-dessous résument ces propositions :

TRAVAIL EFFECTUÉ pendant 2 minutes	Angle du bras en degrés de cercle	Charge en kilogrammes	Echauffement en degrés centigrades
Statique	quelconque	1	0.250
id.	id.	2	0.580
id.	id.	5	0.115
id.	— 30	5	0.080
id.	— 10	5	1.180
id.	+ 10	5	1.500
id.	+ 30	5	1.640
Dynamique complet.....	— 40 à + 20	1	0.052
id. id.	— 40 à + 20	3	1.147
id. id.	— 40 à + 20	5	0.238

TRAVAIL EFFECTUÉ pendant 1 minute	Angle du bras en degrés de cercle	Charge en kilogrammes	Echauffement en degrés centigrades
Dynamique positif......	— 40 à + 20	4	0.108
id. négatif	— 40 à + 20	4	0.095

Il s'en suit donc, pour les Arthritiques en général, pour les Arthritiques obèses en particulier :

Tout d'abord, que le Repos, en diminuant leur calorification de même que leurs échanges osmo-nutritifs musculaires, leur est biologiquement défavorable ;

Ensuite, et par réciproque, que le Travail, qui augmente à la fois leurs échanges asssimilatifs et désassimilatifs généraux, musculaires plus particulièrement, leur est favorable :

Mais à deux conditions toutefois :

1°. — C'est que ce travail ne s'exerce pas sous la forme statique, — cas des gens travaillant « at home » en tournant et retournant sans cesse dans une pièce à dimensions limitées ; — travail statique qui augmente bien dans une certaine mesure les conditions de calorification, mais qui, par contre, augmente également et d'une façon très marquée l'acidité plasmatique, du fait des « contractions courtes » subies par la fibre musculaire, en un tel mode de manifestation de l'activité physique ;

2°. — C'est de proportionner, limiter devrait-on dire plus exactement, le travail dynamique, — exercice ou travail manuel proprement dit, — à l'atténuation : des valeurs hémoglobinique et alcalimétrique plasmatiques, de la valeur endosmotique pulmonaire que nous avons signalée faible chez tous les Arthritiques.

Autrement : à un emploi intensif du carbone circulatoire (glucose) correspondrait un apport insuffisant d'oxygène ; et les déchets désassimilatifs (exosmotiques) ainsi produits n'atteignant pas leur maximum d'hydrolyse (eau et acide carbonique), la Nutrition de l'Arthritique en travail statique continu, en travail dynamique trop accentué, se substratiserait partiellement, mais exagérément toutefois, en principes acides et fixes, tels l'acide lactique, qui créeraient à leur tour, — tant par leur action induratrice sur la membrane fondamentale des septums cellulaires d'ensemble, que par leur action antihématosante sur l'hémoglobine des hématies sanguines, — une nouvelle diminution des échanges osmo-nutritifs généraux...

D'où cercle vicieux : sur lequel nous nous permettons d'appeler avec insistance l'attention de tous ceux qui s'occupent des questions d'Hygiène appliquée à l'Exercice, pour cette raison que, à maintes reprises, nous avons constaté cette aberration nutritive secondaire chez des Arthritiques obèses auxquels le Travail ou l'Exercice, sous toutes leurs formes, étaient recommandés ; mais Travail ou Exercice que les malades faisaient d'une façon non méthodique, que les malades exagéraient, entravant ainsi non seulement le bénéfice de l'Hygiène auquel on voulait les faire participer, mais encore même parfois le bénéfice de la Cure de Vichy.

Il s'en suit, toujours :

Pour les Arthritiques en général, et les Arthritiques obèses en particulier, l'obligation de ne pas dépasser au point de vue « ration alimentaire » celle strictement nécessaire comme calories : — soit 22 calories par kilogramme de « poids théorique », et « au repos », plus 2 calories encore par kilogramme de « poids théorique » et par heure de travail au-dessous de la moyenne effectué, — au fonctionnement normal du « moteur à quadruple effet » : chimique, électrique, mécanique, calorifique, que leur organisme représente biologiquement ;

Pour les Arthritiques en général, et les Arthritiques obèses en particulier, la notion de restreindre leur Alimentation, sans toutefois l'abaisser au-dessous de la proportionnalité adéquate au Milieu thermique dans lequel ils vivent, adéquate aussi au Travail qu'ils ont à effectuer ;

Sans quoi ils retomberaient dans les conditions du « jeûne » qui, on le sait, transforme rapidement un herbivore en carnivore en lui faisant « consommer » osmo-nutritivement sa propre substance et, de ce fait, exagère considérablement à la fois :

son excrétion azotée (uréique) (1),

son hémoacidimétrie,

son hypothermie,

dans les conditions d'ambiance normale.

On sait que, par opposition, le jeûne atténue les éliminations exosmotiques de tous genres lorsque la température du milieu ambiant est élevée (J. Gautrelet et J.-P. Langlois).

Si les conditions que réalisent ces deux éventualités sont défectueuses pour tous Hommes, elles le sont particulièrement pour les Arthritiques, puisqu'elles constituent précisément l'exagération de leurs dysfonctions biologiques caractéristiques, donc aggravent les troubles déjà présentés par leur Osmonutrition : même en cas d'Adipose, ainsi qu'il nous a été donné de l'observer plusieurs fois sur les sujets ne maigrissant pas à Vichy tout en faisant beaucoup d'Exercice (exercice de tout genre, marche au soleil entre autres) combiné à un Régime alimentaire sévère.

**

Depuis la découverte par Galvani de courants électriques dans la patte de la grenouille, de nombreux observateurs

---

(1) En faisant hyperfonctionner son foie pour compenser l'ammoniaque formée lors de la désassimilation musculaire exagérée ainsi produite.

(Nobili, Matteucci, Dubois-Reymond, Claude-Bernard, Rosenthal, Grünhagen, d'Arsonval) ont corroboré leur existence dans l'ensemble des tissus vivants : muscles, nerfs, peau, glandes, muqueuse du tube digestif, cornée, etc,.

Et, de ces *courants électriques,* les uns sont continus ou *de repos,* les autres intermittents ou *d'action.*

La présence des *courants de repos,* — dans un muscle sectionné, — est mise en évidence par la réunion, — sous un dispositif plus ou moins ingénieux, — de la partie centrale et de la partie superficielle de l'organe examiné électriquement.

Il existe, en effet, entre ces deux surfaces une différence de « potentiel » qui produit un courant allant de la surface extérieure au centre de la section ; et cette différence de « potentiel » s'explique :

Soit par la théorie-loi de Becquerel :

« Deux liquides hétérogènes séparés par une membrane organique ou une section capillaire, ou même une substance albuminoïde, donnent naissance à un courant électrique » ;

Soit par la théorie de d'Arsonval qui :

« Comparant le rôle du « protoplasma » dans l'organisation cellulaire au rôle du zinc dans une pile, en a déduit : une production d'électricité dans les tissus animaux lors du fonctionnement du protoplasma pendant la nutrition des dits tissus. »

Et les preuves en faveur de la manière de voir de d'Arsonval, — manière de voir qui n'exclut pas d'ailleurs celle de Becquerel, — sont :

1°. — Dans la proportionnalité du courant électrique d'origine organique avec l'intensité des échanges interstitiels ;

2°. — Dans la diminution du courant électrique d'origine organique lors du refroidissement ou de l'anesthésie des tissus ;

3°. — Dans, au contraire, l'exagération du courant électrique organique quand la température de l'organe s'élève à un optimum déterminé.

Les courants, — que les appareils employés pour les mesurer permettent de déceler, — n'étant d'ailleurs très pro-

bablement qu'une dérivation faible du courant total produit
dans la masse d'un tissu, puisque les courants organiques
sont fermés sur eux-mêmes dans l'intimité des mêmes tissus.

Il n'en est pas de même d'un muscle excité.

Des courants d'action (HERMANN) y prennent naissance ; et
tout point excité par un irritant quelconque devient négatif par
rapport à la substance musculaire non excitée.

Si, au lieu de se contracter par suite d'une excitation, le
muscle est allongé par traction, il donne lieu à un courant
inverse ; la force électro-motrice pouvant atteindre, dans l'un
ou l'autre cas, un dixième de « volt » pour un muscle, et de
deux à trois centièmes de « volt » pour un nerf, chez l'Homme.

Ces phénomènes électriques sont d'ordre général, et se
présentent sous leur forme la plus intense dans certains poissons, comme la torpille, le gymnote, le silure, qui sont pourvus
d'organes électriques spéciaux composés de petits prismes
superposés et commandés par des nerfs. Ces poissons, lorsqu'on les touche, peuvent donner des décharges et des se-
cousses, comme le fait une bouteille de Leyde.

Les courants d'action sont bien différents de la « secousse
musculaire électrique », puisque, d'après HELMOLTZ, ils se produisent un millième de seconde après le passage du courant,
alors que la secousse a lieu dix fois plus tardivement, soit après
un centième de seconde seulement. Et ces courants sont encore
appelés « oscillation négative » ou « variation négative » du
muscle, par opposition avec le courant spécial au muscle téta-
nisé et qui annihile sa contraction (oscillation positive).

Quoiqu'il en soit de ce détail, la production des « courants
d'action » a été expliquée par d'Arsonval au moyen d'une loi
découverte par LIPPMANN ; et contrôlée synthétiquement au
moyen d'une expérience encore due à D'ARSONVAL.

La loi de LIPPMANN peut s'énoncer ainsi :

« Lorsqu'on déforme la surface de séparation de deux
liquides par des moyens mécaniques, il se produit une variation de potentiel dont le sens s'oppose à la continuation du
mouvement. »

« L'expérience de D'Arsonval consiste à reproduire artificiellement le schéma de la fibre musculaire et les mouvements d'extension et de contraction.

Un tube de caoutchouc est divisé, en un certain nombre de
compartiments, par des disques poreux maintenus au moyen
d'une ligature extérieure ;

Chaque compartiment est rempli d'une couche de mercure
surmontée d'une couche d'eau acidulée ; et, enfin, les deux
extrémités du tube sont reliées à un galvanomètre.

Lorsqu'on fait varier la longueur du tube, en l'allongeant
ou le laissant revenir à sa forme initiale, on constate au galvanomètre la production de courants alternativement de sens
contraire» (Rodary).

.·.

« Mais, dit Bordier, certaines personnes peuvent produire
de l'électricité lorsqu'elles sont isolées du sol ; on peut tirer de
leur corps des étincelles, faire dévier les feuilles d'un électroscope chargé, etc,.

Un sujet, étudié par d'Arsonval en 1888, présentait à ce
point de vue des manifestations très intéresssantes ; le potentiel,
mesuré à l'électromètre, dépassait 1.000 « volts ». Chaque côté
du corps était à un potentiel différent , et les excitations senso-
rielles (odeurs, couleurs) modifiaient instantanément la valeur
du potentiel.

A quelle cause peut-on attribuer ces phénomènes d'électri-
sation spontanée ? »

Pour Bordier, ils seraient d'origine extérieure et dus au
frottement des vêtements sur la peau plus ou moins sèche,
à l'instar des phénomènes électriques se révélant lors de
la friction de la main sur une peau de chat.

D'après Bordier encore : pour qu'un animal produise organiquement de l'électricité, cet animal devrait, de toute nécessité, posséder un organe « ad hoc », analogue à celui que l'on
constate chez les poissons électriques.....

Mais, cette dernière manière d'envisager la question est-
elle d'une exactitude complète ?

Nous ne le croyons pas !

Et voici les raisons de notre réserve :

Tout d'abord, l'on remarquera que, d'après DUBOIS-REYMOND et CLAUDE-BERNARD, c'est principalement dans les tissus des homéothermes que les « courants de repos » ont été constatés.

Ensuite, l'on notera avec CHARPENTIER, que, suivant la loi de la Transformation de l'Energie électrique, l'intensité d'un courant conduit par un nerf baisse quand le même nerf produit du Travail, autrement dit quand il fait contracter le muscle ; ce qui porte à penser qu'à tout Travail nerveux correspond une force électro-motrice d'ordre contraire à celle créant le Travail, force électro- motrice éphémère d'ailleurs puisqu'elle cesse lorsque le Travail prend fin.

Encore, l'on observera que l'intensité des « courants de repos » est liée à l'intensité des échanges nutritifs, c'est-à-dire des mutations osmotiques.

Toujours, l'on reconnaîtra que les actions extérieures :

Telles, directement, le mouvement ;

Ou telles, indirectement, la chaleur, les odeurs, les couleurs, — par l'intermédiaire du Travail du système nerveux du sujet examiné, — influent sur l'intensité des « courants de repos » ;

Enfin, l'on se persuadera que l'instrumentation des expérimentateurs précités est « mise en défaut », — ainsi que le remarque Bordier lui-même, — pour la détermination réelle de l'intensité électromotrice d'un muscle examiné, du fait de la déperdition du courant créé par la vie du muscle dans le muscle lui-même, — à l'état d'isolement et à plus forte raison *in situ*, — en raison de la parfaite conductibilité des tissus organiques.

Un mode d'exploration électrique, différant de celui ayant fait la base des recherches en question, était donc à trouver pour l'organisme, animal en général, humain en particulier.

Et, c'est ce qu'a réalisé, l'un de nous :

En se servant du dispositif expérimental physiologique de CLAUDE BERNARD pour la mise en lumière du courant musculo-cutané ;

Et en isolant, comme D'ARSONVAL, ses sujets.

Mais, toutefois, dans cette expérience, l'auteur du procédé n'applique pas ses électrodes l'une et l'autre à la surface du corps du sujet, sur sa peau, en des points différents ; il adapte, au contraire, l'une des électrodes à l'endoderme (rectum = électrode centrale), et l'autre électrode à l'ectoderme (peau = électrode périphérique) du même sujet, en un point constant : la « pointe du cœur », le point sous-mammelonnaire gauche où le choc de la « pointe du cœur » se laisse le plus sensiblement percevoir.

En reliant ces deux électrodes à un galvanomètre sensible, l'on constate alors une déviation : indice d'une force électo-motrice se dirigeant de l'électrode centrale à l'électrode périphérique.

«Ainsi, dit Rodary, E. Gautrelet a démontré qu'il existait une différence de potentiel entre le centre et la périphérie du corps humain ; ce qu'il a expliqué par une différence de température centrale et périphérique, par analogie avec la pile thermo-électrique ».

Et, ajouterons-nous, ce résultat de la démonstration des « courants autonomes », ou « courants globaux de repos » du corps, a été obtenu parce que cette expérimentation non-seulement synthétise organiquement la pile thermo-élec-trique, comme le dit Rodary ; mais encore, parce que, réalisant sous une forme simple la « polarisation en masse » de l'en-semble des tissus de l'économie, elle reproduit en grand le « courant musculo-cutané » découvert par Claude Bernard et avec lequel ni nos Physiciens, ni nos Physiologistes modernes, n'avaient fait de rapprochement !

Et cependant, du rapprochement de la découverte de Claude Bernard, de l'observation de d'Arsonval, et de la démonstration de E. Gautrelet, avec les travaux de Dubois-Reymond, il découle deux faits certains :

Des courants électriques parcourent le corps de l'Homme en l'état de repos ; et ces courants sont influencés tant par les phénomènes osmo-nutritifs que par les agents modificateurs externes de l'impression nerveuse (chaleur, lumière, odeurs) ;

Des courants électriques naissent non-seulement des con-tractions musculaires appréciables à la vue, mais même des mouvements musculaires inappréciables par l'œil et qui sont engendrés par des réflexes liés à de simples phénomènes psychiques de cause extérieure.

Donc, en tenant compte que « l'écart thermique » entre les organes centraux du corps et la périphérie varie entre 0° C. 5 et 5° C. selon la conductibilité des tissus organiques aux points observés, on peut conclure :

1°. — Il existe chez tous les animaux à sang chaud une différence de potentiel entre le centre et la périphérie du corps ;

2°. — Cet écart de potentiel est inférieur chez les animaux à fourrure épaisse à celui des animaux à faible couverture ectodermique ;

3°, — Chez l'homme sain, cet écart de potentiel est d'autant plus faible que le corps est plus abrité par des vêtements ;

4°. — Chez l'homme sain, cet écart de potentiel est maximum quand l' « ambiance » offre la « température optimum » pour la fonction des vaso-moteurs, donc est supérieur pendant la saison froide, et inférieur pendant la saison chaude au chiffre obtenu au cours des saisons moyennes ;

5°. — Chez l'homme sain, cet écart de potentiel est augmenté par la douche froide et les ablutions à basse température ;

6°. — Chez l'homme sain, ayant l'habitude de vêtements chauds, le simple fait de se « dévêtir », exagère cet écart de potentiel ;

7°. — Chez l'homme sain, le simple état métaphysiologique du « jeûne » crée un abaissement de l'écart du potentiel ;

8°. — Chez l'homme malade, l'écart de potentiel est atténué pour l'Arthritique, augmenté pour le Tuberculeux.

Quant aux détails des manifestations aberrantes, soit des courants de repos, soit des courants d'action ; nous ne pouvons que renvoyer aux recherches de MENDELSOHN qui en subtratise les résultats dans les conclusions suivantes :

« 1°. — Les muscles en activité chez l'Homme produisent des phénomènes électromoteurs pour les affections du système musculaire.

2°..— Les affections galvaniques dans un muscle en action sont en rapport direct avec la contractilité musculaire. Il existe aussi un rapport entre certains phénomènes galvaniques du muscle et son excitabilité électrique directe et indirecte ;

3°. — Les variations de l'état électrique du muscle sont en rapport avec le degré de son pouvoir moteur ;

4°. — Les variations de l'état électrique du muscle sont aussi en rapport avec l'état de sa nutrition ;

5°. — A l'état de santé, comme à l'état de maladie, il existe un parallélisme complet entre les phénomènes galvaniques et les phénomènes mécaniques de l'activité musculaire ;

6°. — Ce point prouve que les Transformations d'Energie, qui se passent dans l'organisme à l'état de santé, se troublent à l'état de maladie. »

Chez l'Arthritique, donc, il y a « dysfonction électrique d'ensemble », « hypofonction électrique » pour préciser...

Et cette « hypofonction électrique d'ensemble » correspond à tout ce que nous avons dit, — tant au point de vue général, qu'au point de vue de la Dysfonction osmo-nutritive, dont nous faisons non-seulement le « pivot », mais le « synonyme » même de l'Arthritisme-Diathèse, en un mot des conditions bio-chimiques et bio-physiques du « Ralentissement de la Nutrition ».

Si, d'ailleurs, nous rapprochons ce que nous savons maintenant des conditions autonomo-électriques de l'Homme sain et de l'Homme arthritique, — c'est-à-dire la notion d'un écart plus ou moins grand de potentiel entre son endoderme et son épiderme par suite de l'écart de ses températures centrale et périphérique, — de ce que nous a appris d'autre part l'étude thermique proprement dite de l'organisme humain en l'état de santé parfaite, et en l'état de Dystrophie osmo-nutritive ;

Nous verrons :

1°. — Que ce que nous avons dit de l'utilité d'une protection du tégument externe de l'Homme par les vêtements est réelle, particulièrement pour les arthritiques ; mais qu'elle ne doit pas être exagérée pour les obèses, parce qu'elle créerait un écart thermique insuffisant entre le centre et la périphérie du corps : écart thermique ayant sa raison d'être pour l'exercice de la « fonction électrique », base de l' « ionisation » régulatrice des échanges dialytiques généraux ;

2°. — Que ce que nous avons dit des conditions de climat à la fois chaud et humide, — qui atténuent l'écart thermique endo-ectodermique, — s'applique également aux modifications électriques subies par l'Arthritique, plus encore peut-être que pour l'Homme sain : en ce sens que ses vaso-moteurs mal équilibrés le plus souvent ne savent pas toujours, à temps voulu, élever entre la circulation interne et la circulation périphérique la barrière nécessaire à une régularisation thermique favorable aux échanges généraux.

Si donc, la Dystrophie osmo-nutritive, — par l'Hypoalcalinité plasmatique que réalisent ses causes externes, internes, métaphysiologiques et morbides, — tend à créer aux septums tégumentaires de mauvaises conditions osmotiques par atténuation de la valeur solvante pour l'oxygène du « milieu extérieur » ;

La même Dystrophie osmo-nutritive a, en outre, pour résultat de concréter aux mêmes septums tégumentaires de mauvaises conditions osmotiques sous la forme de l'Hyperdensification des septums cellulaires superficiels.

De telle sorte que :

En plus des conditions chimico-physiques d'atténuation de l'Osmose que crée le mauvais fonctionnement de la peau ;

Les altérations histologiques du tégument externe, si faibles soient-elles, ont pour résultat secondaire une diminution de l'état électrique autonome du sujet, donc de son départage « ionique » primordial, donc de ses fonctions osmo-nutritives d'ensemble.

***

C'est sur les Mammifères que la circulation du sang a été découverte par Harwey (1618-1629).

La circulation des Mammifères et des Oiseaux présente, en effet, une similitude à peu près complète avec celle de l'Homme.

Il y a chez eux, comme chez l'Homme, un cœur avec deux oreillettes et deux ventricules ; le « cœur droit » (oreillette et ventricule droits) et le « cœur gauche » (oreillette et ventricule gauches) étant séparés l'un de l'autre par des cloisons, — complètes lors de l'état adulte, — en constituant dans leur ensemble une pompe aspirante (diastole) et foulante (systole) à double corps.

De telle sorte que le « cœur droit » est limité comme travail à l'aspiration du sang veineux ramené par la veine cave inférieure de l'ensemble des capillaires tissulaires et à son refoulement aux poumons pour y subir l'acte de l'hématose, c'est-à-dire la suroxygénation hémoglobinique (petite circulation).

De telle sorte que le « cœur gauche » a pour fonction exclusive de pomper le sang pulmonaire oxyhémoglobinique pour le lancer dans la circulation générale au moyen des artères jusqu'aux capillaires terminaux du cycle de la grande circulation : le mouvement ascensionnel du sang veineux de cette même grande circulation n'étant que la continuation par « vis a tergo » de l'impulsion cardiaque gauche.

Les Mammifères d'ensemble et les Oiseaux sont donc, de même que le Mammifère primate : Homme, non seulement des « homéothermes », des animaux à « température sensiblement constante », des animaux à « sang chaud » ; mais ils offrent tous aussi une « double circulation ».

Si nous ajoutons que le sang des Mammifères et celui des Oiseaux sont rouges, c'est-à-dire riches en « pigment ferrugineux » vecteur de l'oxygène et véhiculé lui-même, comme pour l'Homme, en des globules particuliers (hématies) plus spécialement chargés, par la réalisation d'un contact parfait de l'oxyhémoglobine pigmentaire avec les parois capillaires, de régulariser les échanges osmotiques circulatoires ; nous aurons achevé le parallélisme existant entre la circulation de l'Homme et celle des animaux supérieurs en leur état de Vie à l'air libre.

C'est que, en effet, il n'en est pas toujours ainsi, ni pour l'un ni pour l'autre de ces groupes zoologiques.

Dans la seconde partie de leur vie embryonnaire, c'est-à-dire pour le fœtus humain, à partir du troisième mois de conception, les Mammifères et l'Homme ont un cœur offrant, — en adaptation au parasitisme utéro-placentaire, — une libre circulation (trou de BOTAL) entre les deux oreillettes.

De telle sorte que, à l'aide de la valvule d'EUSTACHI qui évite le refoulement veineux, le liquide projeté par le ventricule gauche dans la circulation générale est un sang mixte (artériel et veineux) puisqu'il est puisé :

D'une part à un poumon qui n'hématose pas encore du fait de sa non-communication avec l'atmosphère ;

Et d'autre part à un système veineux qui, outre le sang des capillaires généraux ramène à l'oreillette droite, par l'entremise de la veine ombilicale, une certaine proportion d'oxyhémoglobine de l'hématose maternelle (deuxième circulation) :

Sang en tout cas insuffisamment riche en oxygène pour donner aux fœtus des Mammifères et de l'Homme « en second stade de gestation » des échanges osmo-nutritifs analogues à ceux des adultes du même groupe zoologique ;

Sang, en un mot, juste à point, quant à sa valeur oxyhémoglobinique, pour permettre de comparer les embryons des Mammifères et de l'Homme, — en leur ultime circulation fœtale et en tant que résultats dialytiques généraux, — aux « Reptiles » avec la circulation desquels cette circulation fœtale temporaire offre une analogie frappante anatomiquement et biologiquement parlant.

Mais, ce n'est point tout !

La première période embryonnaire des Oiseaux, des Mammifères et de l'Homme représente, comparativement, une circulation encore plus élémentaire, donc moins hématosante, donc moins osmo-nutritive.....

Vers le quinzième jour de l' « ovulation active », c'est-à-dire vers le quinzième jour après la fécondation, se montrent, chez le fœtus, les premiers rudiments de la circulation.

Ils consistent tout d'abord en des vaisseaux appliqués sur toute l'étendue du feuillet interne de la vésicule blastodermique, en formant un cercle à peu près complet, d'où partent des rameaux communiquant avec le cœur de l'embryon ; lequel cœur s'est développé, — sous la simple forme d'un diverticulum rectiligne, — dans la région encéphalique et, — de même que chez les Annélides, — ne contribue pas encore alors activement à la circulation.

Ce cercle se parachève peu à peu, et dès lors le sang se meut dans cet appareil circulatoire élémentaire sous l'influence des contractions du cœur : lequel d'ailleurs s'est alors incurvé et donne naissance, — comme chez les Crustacés, — à deux groupes de vaisseaux :

L'un, — celui qui représentera ultérieurement le système artériel de la deuxième circulation et de l'adulte, — porte alors le nom d' « arc aortique » et d'artère omphalo-mésentérique ; il envoie le sang d'une extrêmité du cœur tout le long du corps de l'embryon jusqu'au « sinus terminal » sur le feuillet interne de la vésicule blastodermique devenue vésicule ombilicale ;

L'autre, — qui représentera en l'état de deuxième circulation et chez l'adulte les veines générales, — porte alors le nom de veines omphalo-mésentériques et ramène le sang du « sinus terminal » à l'autre extrémité du cœur.

Chez les Oiseaux, la deuxième circulation s'établit aussi ; mais, en raison de l'état de « liberté relative » de leur ovulation, la première circulation persiste partiellement durant toute l'incubation et même pendant les premiers jours qui suivent la sortie de l'œuf de la coquille, de façon à permettre au « jaune » de leur œuf de jouer à la fois le rôle de placenta et de « réserve nutritive. »

Les conditions embryologiques de la circulation du fœtus humain tendent donc, une fois de plus, à laisser supposer : tant ses Hérédités préhistoriques anatomique et physiologique, que leur conséquence l'Hérédité préhistorique biologique :

C'est dire que les conditions embryologiques de la circulation fœtale fournissent, pour la question de la Dystrophie osmo-nutritive, une nouvelle preuve des causes arthritisantes de l'embryon humain par l'Ancestralité.

Donc, une fois de plus encore, il semble démontré que : d'une façon absolument générale, l'Homme apporte en naissant la « tare originelle » de l'Arthritisme : « tare originelle » ancestrale connue d'ailleurs de toute Antiquité, puisque, des préceptes alimentaires inclus dans la « Bible » et dans le « Coran », l'on peut conclure que les Hygiénistes profonds que furent Moïse et Mahomet en avaient déjà la notion !

**
*

Le « pouls lent », la diminution de l' « activité de circulation » des Arthritiques, a été signalé par Potain il y a plus de trente ans ; et la Clinique, de même que la Physiologie, témoignent encore, à l'heure actuelle, de la véracité de cette assertion.....

Mais, comment expliquer ce phénomène physico-biologique?

A notre avis, en dehors de la théorie de Bouchard, — qu'appuient cependant de nombreuses expériences positives, — théorie qui attribue exclusivement à l'*autointoxication alimentaire* l'ensemble des variations du rythme circulatoire chez les arthritiques, il existe certainement chez lesdits arthritiques une cause histo-chimique de cette anomalie fonctionnelle diathésique.

Nous voulons parler :

Tant de l'*Hyperacidité* organique que Bouchard a ressuscitée des ténèbres dans lesquels était tombée la théorie de l'*Acrimonie acide* de Sylvius ;

Que des conséquences que l'atténuation de l'alcalinité apparente du « milieu intérieur » peut avoir sur la composition élémentaire relative des tissus en général, sur la constitution histologique de la tunique des vaisseaux en particulier.

Il est hors de doute, en effet, aujourd'hui, nous enseigne l'Histologie pathologique, que : à toute surcharge chlorurique ou hyperlactique du sérum sanguin, correspond, pour l'ensemble des tissus, pour le système circulatoire en particulier, une dégénérescence conjonctive plus ou moins appréciable, à laquelle la Thérapeutique a d'ailleurs recours, l'a dit E. Gautrelet (1), pour, en certains cas (tuberculose, dysruptions tissulaires mécaniques) limiter les accidents consécutifs.

Dégénérescence conjonctive, encore dite scléreuse, — plus ou moins généralisée comme intensité et comme étendue, — mais dont, au point de vue cinématique, l'on peut facilement déduire un trouble de fonction circulatoire d'ordre rétrograde, c'est-à-dire équivalent à un débit atténué ; puisque les conditions constitutives primordiales des organes destinés à porter le « milieu intérieur », la « chair coulante », le « sang » du cœur aux plus intimes replis anatomiques, sont lésées fondamentalement en ce sens qu'elles ont leur « ressort » initial, — l'élasticité, — amoindri comme valeur mécanique.

L'expérience de Marey sur le débit de deux tuyaux à parois : élastiques pour l'un, rigides pour l'autre, est, en fait, formelle comme conclusions.

Si l'on alimente deux tubes de même calibre, de même longueur, ayant des ajutages de débit identiques, au moyen d'un même réservoir, autrement dit avec le même liquide et sous la même pression ; et que l'on y produise des intermittences d'afflux, l'on constate que :

1°. — Le « tube rigide » émet à son orifice d'écoulement des jets, intermittents comme le sont les afflux eux-mêmes ;

2°. — Le « tube élastique » fournit au contraire un écoulement régulier et continu ;

3°. — La quantité de liquide débitée par le tube élastique l'emporte sur celle émise par le tube rigide.

Or, de ces résultats expérimentaux comparés à la circulation sanguine dans la série animale générale, l'on peut conclure que : l'élasticité des artères permet aux vaisseaux, — artères pour la grande circulation, veines pour la petite circulation,

---

(1) E. Gautrelet. — Urines, dépôts, sédiments, calculs. Application de l'analyse urologique à la Séméiologie médicale. J.-B. Baillière et fils, éditeurs, 1889.

— de recevoir plus abondamment, — parce qu'elle fait écouler plus facilement, — le sang que les contractions cardiaques leur injecte ; en d'autres termes, le cœur éprouve moins de peine à se vider dans des vaisseaux très élastiques que dans des vaisseaux ayant perdu une certaine proportion de leur extensibilité.

Et ces déductions sont pleinement confirmées par les faits recueillis par la clinique.

Les ventricules du cœur, le ventricule gauche tout particulièrement, parce que la résistance qu'il a à vaincre dans son travail de propulsion sanguine est double de celui du ventricule droit, — de même que tous muscles qui travaillent d'une façon exagérée, — s'hypertrophient quand un obstacle s'oppose d'une manière permanente à l'évacuation de leur onde sanguine, comme dans le cas de rétrécisssement aortique, comme dans les cas d'artério-sclérose plus ou moins accusée, plus ou moins généralisée.

Or, n'est-ce pas ce qui se passe toutes les fois que, sans même atteindre la sclérose proprement dite, il y a simple atténuation de la valeur fontionnelle élastique des artères de la grande circulation et des veines pulmonaires ? Toutes les fois que, au contraire, il y a augmentation de la dilatabilité des veines de la grande circulation et des artères pulmonaires ?

Or, n'est-ce pas encore ce qui se passe lorsque, du fait de repos exagéré, un appel insuffisant du sang cardiaque aux muscles se produit ?

Mais, dans le même ordre d'idée que celui de l'atténuation de l'élasticité des « vaisseaux efférents » et de l'exagération de l'élasticité des « vaisseaux efférents » du cœur, il y a encore à considérer que :

A toute surcharge chlorurique et hyperlactique du « milieu intérieur » correspond également une fonte musculaire plus ou moins accusée, une « amyotrophie » plus ou moins objective, qui, également, détermine une atténuation fonctionnelle, aussi bien des « pistons » de la pompe cardiaque, du « propulseur » de l'onde sanguine, que de la tunique moyenne (musculeuse) des vaisseaux d'ensemble.

D'où, nouvelle et même double cause de retard dans la rapidité circulatoire, nouvelle et double cause d'atténuation de la circulation ; car (Monnoyer) :

Le travail total du cœur, ou plus exactement du ventricule gauche se compose de trois travaux partiels :

1°. — Du travail nécessaire pour communiquer à la masse de sang qui pénètre dans l'aorte la vitesse nécessaire à la circulation ;

2°. — Du travail exigé pour vaincre les résistances opposées par la longueur et le diamètre (successivement plus faible) des vaisseaux (artères et capillaires) où le sang est propulsé ;

3°. — Du travail « nuisible » peut on dire — se rapportant au refoulement de la masse sanguine veineuse par la « vis a tergo ».

**

Si aux causes mécaniques, originelles, peut-on dire, et par suite absolument générales et constantes, de troubles circulatoires pour les arthritiques, aussi bien en « période d'état » qu'en « période de crises », l'on ajoute une série de causes secondaires assez fréquentes, — tout au moins pour les malades venant réclamer de la Cure de Vichy le rétablissement d'une santé déjà fortement compromise, — l'on aura une impression saisissante des conditions critiques de la circulation.

Nous voulons parler des autointoxications en général, et spécialement de l'une des plus fréquentes à notre sens, l'oxalurie ; ainsi que de la plus pernicieuse, — qui ne se rencontre guère qu'à une période avancée du diabète, — l'acétonhémie oxybutyrique.

La première de ces autointoxications, — l'oxalurie, — agit à la fois par :

Empoisonnement du système nerveux, donc sub-conditions de travail du cœur et sub-conditions de réaction des vaso-moteurs ;

Intoxication du système sanguin, donc mauvaises conditions de fixation de l'oxygène sur l'hémoglobine hématique lors de l'hématose pulmonaire et diminution même de l'hémoglobine vraie par formation d'hémoglobine oxycarbonée ;

L'autre intoxication, — l'acétonhémie oxybutyrique, — se conduit en véritable « inhibiteur » du système nerveux ; et, de ce fait, elle réduit les échanges osmotiques généraux et locaux au point excessif de faire déverser dans le torrent circulatoire les déchets les moins oxydés, donc les plus toxiques, qu'un état morbide soit à même de créer.

Ainsi, croyons-nous, s'explique d'une façon aussi simple que lucide l'ensemble des troubles circulatoires que peuvent présenter les arthritiques, tout au moins dans le cas de « pouls lent », de ralentissement circulatoire, de rythme pulsatile équivalant comme moyenne, pour l'ensemble des arthritiques, à environ les trois quarts de la normale, soit environ 55-60 pulsations radiales par minute pour les adultes à jeun et dans la position horizontale.

Toutefois, ajouterons-nous, aux causes histologiques et chimiques que nous venons d'énumérer, s'en ajoute une, d'ordre purement physiologique, sur laquelle nous appellerons aussi l'attention.

Nous voulons parler de la « contracture » qu'occasionne à tout muscle un milieu hyperacide en général, hyperacide par acide lactique en particulier.

Cette contracture, tout le monde la connaît pour l'avoir constatée sous forme de « crampes » locales à la suite de fatigue de muscles divers.

Mais, à la fatigue en général, — car la fatigue cérébrale agit de même que la fatigue physique, — « fatigue » qui abaisse l'alcalinité plasmatique, peuvent se substituer mille et une causes, que nous avons déjà rappelées, de formation pour le « milieu intérieur » d'un substrateur anormal comme richesse relative en « ions positifs ».

De telle sorte que la tunique musculeuse artérielle :

Non seulement peut se contracter outre mesure sous l'influence directe de ses vaso-constricteurs irrigués par un liquide sanguin insuffisamment alcalin ;

Mais peut même voir ses fibres musculaires se mettre en contraction plus ou moins « tétanique », — comme elles le feraient sous l'influence d'un courant électrique d'ordre élévé ou par action de certains médicaments (quinine) ou aliments (thé, café, chocolat), — par excitation directe due à un excès d' « acidité lactique » du même plasma sanguin.

D'où, entrave à la libre circulation du sang par contrebalancement de la poussée cardiaque d'une part et réplétion veineuse d'autre part ;

D'où, fatigue du cœur ; et, conséquemment, son hypertrophie !

Aussi, nous ne saurions trop le répéter, en cette circonstance d'étude clinique des Arthritiques, de même qu'en la question d'étude thermique des mêmes sujets, il ne suffit pas d'avoir une moyenne générale = 70-72 pulsations radiales par minute pour l'Homme sain, — d'âge moyen à l'état de veille et avant les repas, — comme moyenne générale comparative à laquelle on puisse rapporter les décomptes pulsatiles d'un sujet examiné. ...

Il faudrait appliquer également au « décompte » du pouls de tout malade, vu cliniquement pour la première fois, une normale individuelle prise en l'état de santé apparente le plus strict possible ; car, si un sujet athéromateux franc laisse compter 72 pulsations radiales par minute, ce sujet bien qu'offrant la normale rythmique moyenne générale, loin d'avoir sa normale rythmique personnelle, présente certainement de l'Hyperrythmie, puisque, antérieurement à sa sclérose généralisée, il devait, et, certainement peut-on dire, il possédait une circulation à rythme intérieur à la normale générale.

**

Il nous reste encore à envisager un second côté de la question « circulation » dans ses rapports avec la Dystrophie osmo-nutritive,

Nous voulons parler du « choc en retour », — produit par l'atténuation du nombre des pulsations cardiaques, la diminution des impulsions que donne à la masse sanguine d'ensemble une contraction ventriculaire faible ou contrebalancée par une hypo-élasticité vasculaire dont témoigne la « lenteur du pouls », — sur les multiples échanges osmotiques de l'économie.

Or, des recherches de VIERORDT groupées dans le tableau ci-dessous, il résulte que :

ESPÈCE DE L'ANIMAL	Nombre de battements du cœur par minute	Durée moyenne d'une révolution sanguine en secondes
Ecureuil...................	320	4,39
Corbeau..................	280	5.92
Chat....................	240	6.69
Cobaye..................	230	7.03
Lapin...................	220	7.79
Renard..................	172	8.20
Canard..................	163	10.64
Oie.....................	144	10.86
Chien...................	115	15.00
Homme..................	72	23.00
Bœuf...................	40	.....

1°. — Pour un même poids de tissu vivant correspond un poids de sang à valeur sensiblement égale ;

2°. — La rapidité du « transit circulatoire » augmente au fur et à mesure que la taille des animaux diminue : fait en accord avec l'activité supérieure des phénomènes respiratoires et la production plus élevée de chaleur animale chez les mêmes sujets ;

3°. — La fréquence de l'impulsion cardiaque diminue à mesure que la durée d'une révolution circulatoire augmente : celle-ci, chez les Mammifères supérieurs et chez l'Homme, se faisant en moyenne dans le temps pendant lequel le cœur exécute 27 battements.

*
**

Un dernier cas peut, enfin se présenter : — et il est certainement presque aussi fréquent que le « pouls lent » chez nos malades de Vichy, c'est-à-dire chez les arthritiques en puissance morbide :

Nous voulons faire allusion aux cas d'accélération du pouls » qui, — sans atteindre la « tachycardie » de Bouchard, dont nous n'admettons pas la détermination nosologique au-dessous du chiffre de 120 pulsations radiales à la minute, mais qu'en tous cas nous faisons rentrer dans le groupe physiologique statistique du « pouls accéléré » déjà mentionné, — se révèle dans maints états à filiation certaine de l'Arthritisme, mais qui, comme la vieillesse « pure et sereine », ne sont au fond que le retour inéluctable aux conditions ancestrales.

Et, pour expliquer cette exagération du rythme cardio-vasculaire, trois théories, revenant toutes au fond à la Dysosmotie, sont en présence :

1°. — Dégénérescence conjonctive sénile, et sénile, — car au fond l'on peut se demander : pourquoi l'animal, pourquoi l'homme ne restent-ils pas éternellement jeunes ? et il faut bien expliquer la vieillesse ! — par autointoxication faible mais chronique chez l'homme d'un certain âge ;

2°. — Autointoxication aiguë sous toutes ses formes chez l'adulte ;

3°. — Hérédité histologique chez l'arthritique de tout âge, car l'on a pu observer de l'artério-sclérose chez une jeune fille de 13 ans !

En somme : troubles osmo-nutritifs, soit lents, soit aigus ; soit dépendant de la viciation du « milieu intérieur », soit liés à une moindre valeur dialytique des septums cellulaires initiaux.

Nous avons parlé, il y a un instant, à propos des variations horaires de la température du corps, de leurs rapports positifs avec la circulation.

Pour la respiration, nous pouvons dire qu'il en est de même.

Alors qu'un adulte, qui respire de 16-18 fois par minute, n'offre qne 70-72 pulsations cardiaques en moyenne dans le même laps de temps ;

Un nouveau-né, qui fait en moyenne 35 mouvements respiratoires (soit le double de l'adulte) à la minute, a, en moyenne encore, 140 propulsions circulatoires dans cette même minute.

Or, l'arthritique présente précisément, lui aussi, ce parallélisme : soit quatre fois plus de mouvements du cœur que de mouvements costo-diaphragmatiques pulmonaires ; et, de ce fait, offre un rythme respiratoire abaissé à 12-15 respirations par minute.

Autre condition mauvaise pour les échanges osmotiques généraux : hépatiques aussi bien que capillaires et que cellulaires d'ensemble : puisque, nous venons de le rappeler d'après Vierordt, la rapidité de la révolution sanguine est :

en rapport avec la production de la chaleur animale, témoin des échanges biochimiques fondamentaux ;

en rapport, aussi, avec la ventilation pulmonaire, c'est-à-dire avec l'osmose oxyhémoglobinique ;

en rapport, enfin, avec la marche du sang veineux en général (POISEUILLE), et particulièrement avec l'aspiration du sang de la veine cave (BARRY), laquelle aspiration règle la circulation hépatique (SÉRÉGÉ).

⁎⁎⁎

Nous n'avons point jusqu'ici considéré la question de la pression exercée par le cœur sur le sang, et conséquemment sur l'ensemble hydrostatique du système circulatoire, lors des actes physiologiques de poussée ondulatoire plasmatique par contraction rythmique des ventricules (systole).

Mais d'après les données diverses exposées précédemment, il a été facile de comprendre que la tension permanente du liquide circulatoire des animaux à circulation double vraie, — de l'Homme en particulier depuis le parachèvement de sa première circulation, — tension tant subordonnée à l'élasticité des « vaisseaux efférents » du cœur que commandée par les systoles ventriculaires, peut, doit même varier d'une façon assez considérable selon les rapports existant entre ces deux conditions histologiques et mécaniques.

De fait, c'est ce que la Physiologie, la Clinique et l'Anatomo-pathologie enseignent,

Et plusieurs cas peuvent se présenter :

1° Contraction cardiaque normale avec vaisseaux efférents (1) insuffisamment élastiques ;

2° Contraction cardiaque faible avec vaisseaux efférents normalement élastiques ;

3° Contraction cardiaque faible avec vaisseaux efférents d'élasticité réduite ;

4° Contraction cardiaque forte avec vaisseaux efférents d'élasticité normale ;

5° Contraction cardiaque forte avec vaisseaux efférents à élasticité faible.

A l'état normal (WOLKMANN, VIERORDT), chaque contraction cardiaque systolique gauche propulse dans l'aorte chez un Homme adulte un chiffre moyen de 175-180 grammes de sang avec une vitesse moyenne de cheminement de 0 m. 40 à la seconde, alors que chaque contraction cardiaque systolique droite projette dans les veines pulmonaires sensiblement la même quantité de sang mais avec une vitesse réduite de moitié, soit d'environ 0 m. 20 à la seconde :

_____

(1) Aorte et artères générales, veines pulmonaires.

Sang que contribue mécaniquement à faire progresser l'élasticité des vaisseaux efférents du cœur : élasticité en rapport absolu avec la valeur histologique de la tunique musculaire qui entre dans leur composition anatomique, et agissant comme régulateur de la propulsion cardiaque à la manière de l'air comprimé de la pompe aspirante et foulante (WEBER) à laquelle nous avons déjà comparé chaque cœur, droit et gauche.

Une systole cardiaque normale, avec artères insuffisamment élastiques, doit donc fatalement donner au porteur de ce cœur un « pouls lent », puisque la vitesse de cheminement du sang dans ses vaisseaux efférents sera atténuée chez lui ;

Une systole cardiaque faible, — comme dans les auto-intoxications passagères, — avec artères générales et veines pulmonaires normales comme élacticité, doit conduire au même résultat pratique : « pouls lent » ;

Une poussée ventriculaire faible, — auto-intoxications diathésiques et « cœur gras » par exemple, — avec artères générales ou veines pulmonaires, — les premières surtout, — à élasticité réduite, exagère les conditions de « pouls lent » ;

Une contraction systolique forte avec vaisseaux efférents normalement élastiques produit un « pouls rapide et fort » (pouls fébrile) ;

Un mouvement systolique exagéré avec artères générales ou veines pulmonaires faiblement élastiques, — artères générales principalement, — ne peut que donner un « pouls rapide et faible » (tachycardie plus ou moins accusée, pouls accéléré).

Mais, de multiples autres conditions sont encore à remplir par le système circulatoire chez l'Homme pour assurer un fonctionnement biologique normal.

La circulation du sang, s'opérant dans des canaux élastiques et contractiles, n'est, en effet, point comparable, d'une manière absolue, avec le cours des liquides dans des tuyaux inextensibles.

Nous venons de rappeler la part à faire en ce sens à l'élasticité vasculaire ; mais il y a encore à voir la question de la contractilité des artères ; contractilité liée d'une façon si formelle au réflexe cutané, et dont on peut déjà dire en quelque sorte qu'elle est la « Mère des Métastases ».

En dehors de la question d'hypertrophie cardiaque que nous avons exposée précédemment, la contractilité exagérée de la tunique « musculeuse» du système artériel en général et des veines pulmonaires importe peu au cheminement général du sang vu sa faible action sur des vaisseaux de calibre un peu élevé.

Mais, quand il s'agit d'artères comprises (petites et moyennes) comme section entre un et six centièmes de millimètre (1), la question est tout autre.

On comprend, en effet, que le nombre de ces artères étant considérable, donc leur « cube » étant normalement élevé : la moindre variation dans leur calibre peut déterminer le déplacement, le refoulement dans le système veineux s'y réfèrant, d'une masse sanguine non négligeable, en même temps que, le « cube général » du système circulatoire étant restreint, une résistance plus forte quà l'état physiologique vrai se produit à la poussée cardiaque.

Or, si l'élasticité artérielle est limitée à la vingt-deuxième partie environ du calibre primitif des vaisseaux efférents ; au contraire, l'on peut presque dire que la contractilité artérielle est illimitée : et c'est à elle que l'on doit de trouver sur le cadavre l'arbre artériel à peu près vide de sang, alors que le système veineux est au contraire très distendu.

En ce cas, c'est-à-dire au moment de la mort, la tension artérielle s'abaisse peu à peu à zéro, et la contractilité artérielle peut s'exercer en toute liberté : chassant peu à peu aussi vers le système vein_ux plus dilatable, — parce qu'il n'offre généralement pas de tunique musculeuse, — le sang que les artères renfermaient préalablement ; ce qui pourrait conduire à dire que :

La mort correspond à un déplacement métastatique ; la mort est enrégistrée par un déplacement métastatique.

---

(1) Au-dessous de un centième de millimètre les artères n'offrent plus de tunique musculeuse, donc ne sont plus contractiles, de même que les capillaires qui les prolongent.

	NORMALES PAR 24 HEURES	
Volume	72 × 24.	= 1728 c.c.
Eléments fixes . . . . : . .	72 × 1.000 =	72g.000
Acidité totale en P² O⁵	72 × 0.030 =	2.160
Chlore	72 × 0.100 =	7.200
Urée	72 × 0.450 =	32.400
Acide urique	72 × 0.010 =	0.720
Acide phosphorique	72 × 0.050 =	3.600
Urobiline	72 × 0.010 =	0.720
Uroérythrine	72 × 0 006 =	0.432
Potasse	72 × 0.050 =	3.600
Soude	72 × 0 100 =	7.200
Chaux	72 × 0.005 =	0.360
Magnésie	72 × 0.005 =	0.036
Soufre total	72 × 0.055 =	3.9?0
Acide sulfurique	72 × 0.050 =	3.600
Soufre sulfoconjugué	72 × 0.005 =	0.360
Azote total	72 × 0.233 =	16.776
Ammoniaque	72 × 0.020 =	1.440
Sels totaux	72 × 0.365 =	26.280

plasmatique inférieure à sa « normale d'adulte » et telles que,
— malgré l'hyperhémoglobinhémie qu'il présente toujours
(Landois) du fait de l'accumulation ferrugineuse à laquelle la
double condition d'exosmolyse parasitaire conduit le « conceptum » humain, jusqu'à sa possibilité de défécation, — ses
échanges biochimiques généraux se. trouvaient alors réduits
dans la même proportion que ceux présentés par la moyenne
des arthritiques adultes.

Nous avons aussi fait voir que la « conception » de l'Homme
par des « générateurs » arthritiques contribuait, dans une
mesure non douteuse, à lui créer un état histo-physiologique,
c'est-à-dire à la fois plasmatique et tissulaire, inférieur au point
de vue fonctionnel, en ce sens qu'il ne lui attribuait que des
échanges dialytiques généraux encore plus réduits que ceux
représentés par la moyenne des nouveaux-nés.

Les trois tableaux qui vont suivre, — et malgré leur origine
déjà presque rétrospective, — montreront que, en effet, dans la
plupart des manifestations de l'arthritisme, le plasma sanguin
offre :

Deux des conditions : *hyperchlorurie* et *surcharge uréique*,
auxquelles, — d'après Quinton et d'après Rodier, — correspond
d'une façon générale dans la série animale, et, par dysosmolyse
hémoglobinique secondaire, la diminution des échanges organiques que, répétons-le, traduit biochimiquement l'abaissement des trois facteurs physiologiques : coefficient respiratoire,
hémoalcalimétrie, hémoglobinhémie.

Mais, on pourra facilement le remarquer, intervient aussi
dans ces tableaux une troisième condition, non négligeable
également en la question de véhiculisation de l'oxygène
atmosphérique aux capillaires généraux du système circulatoire de l'Homme, conséquemment à ses éléments anatomiques primordiaux.

Nous voulons parler de la « viscosité » plus ou moins grande
offerte par son sang ; viscosité qui, elle, dépend de toute
augmentation du « fibrinogène » circulatoire.

A toute augmentation de l'activité plasmatique, — car, au
fond, si le sang offre une « réaction » alcaline apparente, il
n'en est pas moins de « fonction chimique » acide puisque,

20

même normalement, il contient « libre » un notable excès de gaz acide carbonique, — correspond une augmentation relative des albuminoïdes du type « syntonines » autrement dit « acide-albuminines » dont la viscosité se démontre par leur précipitation « gommeuse », soit au moyen de l'éther (ANNEQUIN), soit au moyen des sels neutres (chlorures et sulfates de sodium et de magnésium).

Et, comme, précisément, de la fluidité de tout liquide découle la rapidité de sa circulation canaliculaire (POISEUILLE) ; on comprend donc qu'aux entraves mécaniques secondaires crées par l'Arthritisme lui-même, sous forme d'amoindrissement histologique et physiologique des fibres musculaires du cœur, sous forme d'atténuation de la valeur élastique du système artériel, sous forme de la distension du système veineux, à la libre impulsion cardiaque du liquide plasmatique, s'ajoute, comme cause primaire, chez tout sujet arthritique, celle de la viscosité du sérum sanguin, issue de ses « fonctions chimiques », « hyperacide » et « hyper chlorurique ».

Moyennes d'Analyses du Sang de l'Homme
(Sang veineux) — (BECQUEREL et RODIER)

ÉLÉMENTS	HOMMES	FEMMES
Eau	780.00	791.00
Globules.	140.00	127.00
Albumine.	69.00	70.00
Fibrine.	2.20	2.20
Matières extractives et sels.	6.80	7.40
Séroline	0.02	0.02
Matière grasse phosphorée	0.49	0.46
Cholestérine.	0.09	0.07
Savon.	1.00	1.05
Pertes.	0.40	0.80

SELS contenus dans 1000 gr. de Sang	HOMMES	FEMMES
Chlorure de sodium.	3.100	3.900
Autres sels solubles..	2.500	2.900
Fer.	0.565	0.541
Phosphates.	0.330	0.354

ANALYSES RÉSUMÉES DE SANG HUMAIN (C. Schmidt).

Homme de 25 ans

1000 grammes de sang (D = 1,0599)

Globules : 513 g. 02		Plasma : 486 g. 98	
Eau...............	349.69	Eau...............	439.02
Résidu fixe..........	163.33	Résidu fixe...........	47.96
Hémoglobine et autres		Fibrinogène...........	3.93
albumines..........	159.59	Autres albumines.......	39.89
Sels minéraux........	3.74	Sels minéraux........	4.14
Chlorure de potassium...	1.887	Chlorure de potassium....	0.175
Sulfate de potassium.....	0.068	— sodium......	2.701
Phosphate bi-potassique..	1.202	Sulfate de potassium.....	0.137
— bi-sodique.....	0.325	Phosphate bi-sodique....	0.132
Soude................	0.175	Soude...............	0.746
Phosphate tri-calcique....	0.048	Phosphate tri-calcique....	0.145
— tri-magnésien .	0.031	— tri-magnésien.	0.106
Total =	3.736	Total =	4.142

Femme de 30 ans

1000 grammes de sang (D = 1,0503)

Globules : 396 g. 24		Plasma : 603 g. 76	
Eau...............	272.56	Eau...............	551.99
Résidu fixe...........	123.68	Résidu fixe...........	51.77
Hémoglobine et autres		Fibrinogène..........	1.91
albumines..........	120.13	Autres albumines.......	44.79
Sels minéraux.........	3.55	Sels minéraux.........	5.07
Sulfate de potassium.....	0.062	Sulfate de potassium.....	0.131
Chlorure de potassium....	1.353	Chlorure de potassium....	0.270
Phosphate bi-potassique..	0.835	— sodium......	3.417
Potasse...............	0.340	Phosphate bi-sodique	0.267
Soude	0.874	Soude...............	0.648
Phosphate tri-calcique.... }0.086		Phosphate tri-calcique.... }0.332	
— tri-magnésien..		— tri-magnésien..	
Total =	3.550	Total =	5.065

(Hugounenq).

COMPOSITION DU SANG DANS LES MALADIES, d'après BECQUEREL & RODIER

	Densité du sang défibriné	Densité du sérum	MATIÈRES ORGANIQUES DE 1000 PARTIES DE SANG										COMPOSITION DES CENDRES DE 1000 PARTIES DE SANG			
			Eau	Globules	Albumine	Fibrine	Matières extractives et sels	Matières grasses	Séroline	Matières phosphorées	Cholestérine	Savon	Chlorure de sodium	Sels solubles	Phosphates	Fer
Pléthore .... { hommes..	1,059	1,029	780,4	138,0	72,3	2,40	6,3	1,550	variable	0,483	0,088	1,014	3,7	2,9	0,341	0,547
femmes..	1,058	1,028	784,0	131,5	75,1	2,10	5,8	2,150		0,673	0,114	0,138	3,5	2,8	0,334	0,544
Phlegmasies ...... { hommes..	1,056	1,027	791,5	128,0	66,0	5,80	7,0	1,724	0,020	0,602	0,136	0,984	3,1	2,4	0,448	0,490
femmes..	1,054	1,026	801,0	118,6	65,5	5,70	7,2	1,659	0,024	0,601	0,130	0,914	3,0	2,7	0,344	0,480
Fièvre typhoïde..	1,054	1,025	799,0	127,4	64,8	2,80	6,3	1,773	variable	0,471	0,089	1,093	2,9	2,5	0,497	0,555
Fièvre éphémère....	1,056	1,025	781,7	142,4	63,7	2,80	5,8	1,770	variable	0,563	0,112	1,005	2,7	2,8	0,321	0,569
Pleurésie	1,055	1,026	798,6	120,4	65,4	6,10	7,6	1,905	variable	0,703	0,182	1,020	3,0	2,0	0,478	0,461
Pneumonie..................	1,052	1,025	801,0	122,5	61,1	7,40	6,4	1,687	variable	0,504	0,101	1,062	2,8	2,7	0,208	0,493
Bronchite aiguë.... { hommes..	1,056	1,027	793,7	120,2	64,9	4,80	5,8	1,621	variable	0,479	0,169	0,952	3,2	2,9	0,345	0,513
femmes..	1,056	1,027	803,4	115,3	68,8	3,50	7,3	1,751		0,600	0,072	1,059	3,3	2,8	0,309	0,479
Rhumatismes aigus...........	1,055	1,025	789,9	118,7	66,9	5,80	8,1	1,647	variable	0,479	0,147	1,000	3,5	2,5	0,445	0,452
Chlorose....................	1,045	1,028	828,2	86,0	72,1	3,40	8,8	1,503	variable	0,541	0,054	0,888	3,1	2,3	0,441	0,319
Tuberculeux pulmonaires... { hommes..	1,056	1,028	794,8	125,0	66,2	4,80	7,7	1,584	variable	0,591	0,034	0,809	3,3	2,7	0,493	0,489
femmes..	1,055	1,028	796,8	119,4	70,5	4,00	7,6	1,729		0,601	0,082	1,011	3,1	2,5	0,302	0,484
Syphilis constitutionnelle............	1,060	1,028	777,0	138,1	71,8	2,23	9,3	1,820	variable	0,640	0,115	0,972	3,4	2,7	0,262	0,566

MALADIES DANS LESQUELLES LA FIBRINE AUGMENTE

(ANDRAL ET GAVARRET)

MALADIES	Malades	Saignées	Fibrine	Globules	Matières solides du sérum	Eau	SÉRUM		
							Matières organiques	Matières inorganiques	Nombre de saignées dans lesquelles on a dosé ces matières
Rhumatisme articulaire aigu....................	14	43	6,8	101,6	86,1	805,5	79,3	6,8	22
Rhumatisme articulaire subaigu et chronique	10	10	3,8	108,2	95,3	792,7	89,0	6,3	7
Pneumonie...............	21	58	7,8	113,0	81,5	797,7	75,0	6,5	42
Bronchite capillaire aiguë.	6	9	6,6	123,9	76,6	792,9	69,7	6,9	3
Bronchite chronique avec emphysème pulmonaire.	4	5	3,0	121,2	83.0	792,8	76,3	6,7	3
Pleurésie........	12	15	4,8	110,5	86,3	798,4	78,9	7,4	11
Péritonite aiguë..........	4	8	5,0	99,2	85,2	810,8	77,7	7,5	7
Amygdalite...............	4	6	5,5	105,3	91,9	797,3	85,1	6,8	5
Erésipèle...............	5	8	5,9	99,2	88,2	806,7	81,6	6,6	8
Tuberculoses pulmonaires.	21	22	4,4	100,5	85,4	809,7	79,0	6,4	11
Phlegmasies diverses.....	»	«	5,4	111,4	97,4	785,8	»	»	»

D'où, de toute évidence, il résulte pour l'Arthritique des « fonctions chimiques », « hyperacide » et « hyperchlorurique », des fonctions biologiques « hyperviscosique » et « hypertoxique » :

Que, répétons-le de nouveau et d'une manière générale, l'Homme le plus physiologique apporte en naissant ;

Que le Nouveau-né doit atténuer par une alimentation puisée soit au sein de sa mère, soit au sein d'une nourrice mercenaire ; ou bien fournie, soit par le lait d'ânesse, soit par tout autre « lait à caséone » ;

Que l'alimentation infantile la plus rationnelle ne peut corriger entièrement puisque, l'a-t-on vu, l'hyperacidité plasmatique persiste pendant l'adolescence, c'est-à-dire pendant la période de croissance dont, par les phénomènes métastatiques qu'elle crée, elle est, peut-on dire même, la raison d'être ;

Que l'adulte, le plus sain, et ayant eu l' « heur » de se maintenir en un état osmo-nutritif normal, voit se substratiser histologiquement en sa période de déclin, à la vieillesse, par le fait des faibles, mais cependant inéluctables, phénomènes métaphysiologiques d'autointoxication auxquels, malgré toute sa vigilance hygiénique, il ne peut échapper.

. . . .

Ainsi se trouvent concrétées les vues prophétiques sur la « Dyscrasie acide » et sur la « Dyscrasie muriatique » de Sylvius!

De ce Sylvius, tant discuté de son vivant, mais dont, après Andral, l'éminent thérapeute Gubler a contribué à réhabiliter la mémoire dans l'éloquent panégyrique que comportent les lignes ci-dessous :

« Homme d'initiative et de progrès, Sylvius a projeté la lumière dans toutes les voies de la médecine.

Ne voir en lui que le père de la Chimiátrie, c'est désormais négliger sciemment plusieurs des grands aspects de cette imposante figure.

Anatomiste habile, physiologiste ingénieux, pathologiste et clinicien profond, tour à tour analyste délicat et généralisateur élevé, toujours observateur sagace, Sylvius a droit à toute notre admiration.

Si l'erreur se mêle trop souvent à la vérité dans ses œuvres, soyons indulgents en souvenir de l'état abject dans lequel la médecine végétait au commencement du xviiᵉ siècle, lorsque Sylvius entreprit avec des moyens limités de nettoyer cette *étable d'Augias*, ce *bourbier d'ignorance*, ainsi qu'il l'appelle.

Si, malgré sa profession de foi baconnienne : « *Omnis veritas in medicinâ et in physicâ ab experientiâ* », les inductions chimiques ont été quelquefois forcées, si les applications de cette science à l'Art de guérir ont été prématurées ; du moins l'auteur de l'Iatrochimie a-t-il eu le mérite incontestable de doter la médecine d'une méthode rationnelle et féconde qui devait de nos jours porter tant et de si excellents fruits.

Avec les grands travaux accomplis en Chimie physiologique et pathologique, nous lui devons en partie les brillantes conquêtes de la Physiologie moderne, les progrès plus modestes de la Pathologie, et jusqu'à l'avancement de la Thérapeutique : but suprême de nos efforts. »

C'est que, en effet :

« Les matières azotées, les matières organiques ternaires (graisse ou amidon) peuvent les unes et les autres former des acides en se décomposant.

La destruction de la *matière azotée* aboutit à la production de quatre ordres de corps :

1°. — Des composés azotés, parmi lesquels les acides urique, hippurique, oxalurique ; et des transformations ultérieures de l'acide urique et de l'acide oxalurique dans l'économie peut naître l'acide oxalique qui n'est pas azoté ;

2°. — Des composés sucrés qui peuvent se transformer en acides, comme l'acide lactique et ses dérivés ;

3°. — Des corps comme la cholestérine et les acides gras volatils : acides caprylique, caproïque, valérique, butyrique, propionique, acétique et oxalique ;

4°. — Le soufre, que met en liberté la matière albuminoïde en se détruisant pour engendrer les trois ordres de corps précédents, s'oxyde et forme de l'acide sulfurique ; aussi l'urine élimine-t-elle plus de sulfates que l'alimentation n'en apporte.

Les *matières grasses* se dédoublent en glycérine, qui, en s'oxydant, forme de l'eau et de l'acide carbonique, et en acides gras (stéarique, oléique, palmitique), d'où dérivent les acides caproïque, valérique, formique, oxalique.

L'*amidon* passe à l'état de dextrine et de glycose, puis engendre les acides lactique, butyrique, acétique et oxalique. » (Le Gendre).

C'est que, par voie de synthèse, Kuhne a réussi à produire la totalité de ces acides en faisant agir le chromate de potasse et l'acide sulfurique sur l'albumine, nous démontrant ainsi qu'ils peuvent être tous le résultat d'oxydations successives et plus ou moins accentuées des matières azotées.

Ce que la Chimie biologique savait déjà pratiquement puisqu'elle retrouvait ces acides dans le « milieu intérieur » ou dans les « excreta » de l'Homme, lorsque son alimentation était nulle, et que sa réduction tissulaire graisseuse était complète ;

Ce que l'on voit, cliniquement, se produire chez l'homme, lors des accidents toxiques de l'hyperacidémie.

Si, encore, comme corollaire des viciations sanguines de l'Arthritisme énumérées précédemment, nous ajoutons que l'Hémato-cryoscopie et l'Hémato-tonométrie sont élevées chez les Dysosmotiques, donc que leur tension osmotique est plus forte que celle des Vertébrés supérieurs, donc que leur pression osmotique tend à les rapprocher des « êtres » inférieurs ;

Si, enfin, comme complément de l'étude hémoglobinique du « milieu intérieur », nous rappelons que le « sang de rate » contient normalement de la méthémoglobine (E. GALTRELET), et que le « sang de la circulation générale » contient de l'hémoglobine oxycarbonée lors des « intoxications par l'oxyde de carbone » dont le cortège clinique, par les névralgies généralisées, la gêne respiratoire, l'asthénie intense, rappelle au plus haut point les conditions morbides les plus accusées de la « Dysosmotie nutritive » ;

Nous aurons, croyons-nous, complété le cycle des connaissances acquises à l'heure actuelle sur la « crase » sanguine des sujets atteints de ralentissement de la nutrition :

Cycle, qui se ferme ainsi :

d'un côté, avec les modifications histologiques des septums cellulaires d'ensemble ;

d'un autre côté, avec les altérations diverses du milieu endosmotique sanguin ;

pour constituer l'ensemble des conditions méta-physiologiques d'une osmo-nutrition aberrante.

*
* *

Toutefois, au « bilan négatif » ainsi dressé de l'Arthritisme pour ses fonctions histologiques, physiques, chimiques et nutritives générales, nous ajouterons l'étude d'un facteur important dans sa biologie pratique : son Urologie.

Son « Urologie », à laquelle le Clinicien a recours toutes les fois que, à des symptômes subjectifs ou objectifs indécis, il veut opposer la précision des données biochimiques vulgarisées tant par les recherches de Bouchard, que par les travaux de E. Gautrelet ;

Son urologie dont les multiples résultats biologiques déjà acquis à la séméiologie de l'Arthritisme ont fourni à la Pathologie générale et à la Pathogénie dysosmotique des éléments dont la portée thérapeutique ne peut plus être discutée.

Disciple, — éloigné il est vrai, mais d'autant plus fervent peut-être, — de Sylvius, et maître éminent lui-même en biologie, BOUCHARD dont l'œuvre considérable domine actuellement, et certainement dominera longtemps encore la Pathologie des maladies chroniques, — a, en effet, posé pour le « Ralentissement de la Nutrition » un « jalon » dont la valeur, — indiscutable évidemment, mais « non exclusive » non moins certainement, — a longtemps orienté à lui seul l'étude chimique des maladies par Dystrophie osmo-nutritive.

Nous voulons parler de l' « Hyperacidité humorale » et de sa filiale l' « Hyperacidité urinaire », dont E. GAUTRELET a adopté les grandes lignes, — en l'opposant à l' « Hypoacidité organique » et à l' « Hypoacidité urinaire », — mais en reconnaissant toutefois que l'Hyperacidité était insuffisante en beaucoup de cas comme diagnose uro-séméiologique.

Donc :

Lorsque Bouchard, en jetant les bases physiologiques de ses « Maladies par Ralentissement de la Nutrition », montra qu'elles reposaient entièrement sur un substratum « hyperacide » des « humeurs », il ne vint à l'esprit de personne que nombre de cas de maladies par « Hyperacidité organique » pourraient, à certains moments, présenter des liquides d'excrétion et de sécrétion très au-dessous de la normale en tant que réaction acide sur les indicateurs colorants.

Et, cependant, c'est ce qui est en réalité, et ce que, quelques années plus tard, E. Gautrelet démontrait en créant l' « Hyperacidité virtuelle », c'est-à-dire en inaugurant dans le grand groupe des maladies par auto-intoxication acide, une classe à part pour les états ne se manifestant urologiquement qu'avec une dimininution réelle de l'acidité urinaire.

Il s'en suit que si :

Comme l'a si brillamment fait voir Bouchard, on peut se fonder sur la constatation d'une augmentation de l'acidité urinaire pour conclure au Ralentissement de la Nutrition, la proposition inverse n'est point admissible ;

Et que, parmi les malades présentant une diminution de l'acidité urinaire, tous ne sont point des « Exagérés de la Nutrition », beaucoup peuvent encore être des « Ralentis de la Nutrition ».

Puisque l'Hyperacidité humorale, quelque fréquente qu'elle soit comme cause de l'Arthritisme, — et quoique elle soit le résultat le plus général de l'Arthritisme, — peut cependant ne pas se traduire urologiquement d'une façon positive pour l'une ni pour l'autre de ces conditions biologiques, dans les auto-intoxications vraies, et dans la caducité de la vieillesse par exemple.

Il s'en suit encore que le signe de l' « Hyperacidité urinaire » n'étant point un signe constant du Ralentissement de la Nutrition, — tout au moins quand il se traduit négativement, — un autre signe urologique plus fixe était à rechercher pour cette donnée biologique anormale de l' « Hyperacidité plasmatique ».

Ce signe urologique plus fixe de la Nutrition ralentie, E. Gautrelet crut, tout d'abord, le trouver dans la diminution de l'excrétion phosphorique urinaire généralement constatée chez ces malades, contrairement à l'avis de Bouchard dont nous regrettons d'avoir à nous séparer sur ce point particulier.

Mais, cependant, en serrant les chiffres de plus près, il s'aperçut qu'un fait opposé pouvait lui être objecté :

Nombre de chroniques, présentant des signes cliniques évidents de Dystrophie osmo-nutritive, n'offrent point une atténuation de leur excrétion phosphorique urinaire.

C'est que, en effet, si, normalement, toute Hyperacidité humorale a tendance, en faisant former avec les phosphates terreux (phosphates de chaux et de magnésie) circulatoires des sels à fonction acide et par suite très-solubles, qui sont ainsi susceptibles de porter au tissu osseux une minéralisation s'y fixant d'autant mieux que la circulation est à la fois plus lente et les échanges dialytiques plus complets dans ce tissu par suite du plus faible diamètre de ses capillaires, la précipitation de ces phosphates acides sous forme de phosphates neutres ou basiques en découle ;

C'est que, en effet, encore, si, normalement, toute Hyperacidité humorale tend, en faisant réagir les phosphates acides ainsi formés sur les matières grasses en circulation, à former avec elles des phosphines (éthers phosphoriques de la glycérine = phosphoglycérates) qui, sous l'influence d'échanges dialytiques atténués sont susceptibles d'être dédoublés en graisse (se précipitant localement) et en phosphates neutres (rentrant dans la circulation générale sous forme peu soluble, donc peu dialysable), dans les tissus à mauvaise circulation (tissu cellulaire en particulier) ;

Il existe chez certains arthritiques, contrairement à ces modes de captation des phosphates alimentaires, une condition biologique qui peut corriger dans une certaine mesure leur rétention phosphorique normale ou plutôt ordinaire. .

Nous voulons parler tant de la suralimentation que des médications phosphoriques diverses et plus ou moins directes.

De fait :

Si un régime carné exagéré, ou un régime à base de légumineux (riches en nucléines = albumines végétales phosphorées) ou encore un traitement à bases de composés phosphorés organiques font entrer dans l'économie une quantité de phosphines, de lécithines ou de nucléines élevée ;

Celles-ci, lors de leur dédoublement alimento-nutrimentaire par les diastases intestinales, déversent leur composant fondamental, l'acide phosphorique, dans la circulation « porte », et de là dans la circulation générale en proportion telle que ni la précipitation osseuse phosphatique ni la précipitation graisseuse cellulaire, ne suffisent à extraire en entier cet excès d'acide phosphorique de la circulation ...

Donc cet excès d'acide phosphorique surcharge le sang ; et, de ce fait, dialyse au rein en quantité exagérée ;

Donc cet excès d'acide phosphorique est conséquemment susceptible de donner au liquide urinaire une exagération phosphatique contraire à la loi précédente.

Les deux caractéristiques uroséméiologiques de l'Arthritisme : L' « Hyperacidité » de Bouchard et l' « Hypophosphaturie » de E. Gautrelet se trouvaient ainsi, parfois, en défaut l'une et l'autre.

Il fallait donc dégager pour l'Arthritisme un caractère pathognomonique nouveau.

Et, vraisemblablement, ce caractère pouvait être fourni par le viscère dont la biochimie est si constamment troublée dans l'Arthritisme qu'on a pu songer à faire des vices de son fonctionnement non-seulement la caractéristique mais encore la condition pathogénique elle-même de la Diathèse osmonutritive.

Si, en effet, les viciations du sang ou des septums cellulaires atteignent, chez les arthritiques, l'ensemble des fonctions osmotiques ; fatalement, il doit exister chez tous les Ralentis de la Nutrition, — soit en l'état causal, soit en l'état de déterminisme relatif, — un trouble de fonction de la glande hépatique.

Et, comme les fonctions de la glande hépatique sont surtout des fonctions d'assimilation, voyons si dans les déchets de l'assimilation alimentaire il ne s'en trouve pas un qui, non susceptible d'être utilisé dans la circulation générale, pourrait dialyser au rein, et donc se retrouver intact à l'examen urolologique ?

Or, des deux types d'aliments généraux : éléments quaternaires (aliments azotés : viandes, et albuminoïdes sous toutes leurs formes, même végétales) et éléments ternaires (aliments gras, féculents et sucrés), il est de toute évidence que le premier seul correspondait à la donnée cherchée.

On sait en effet :

d'une part, qu'une très faible proportion de graisse passe par le foie, — puisque le système lymphatique est plus spécialement préposé à son hydrolyse et la jette dans le torrent circulatoire en aval du foie relativement au cœur, — ;

d'autre part, que le glucose, terme ultime des dédoublements alimento-nutrimentaires des éléments amylacés et
sucrés dans le tube digestif, doit se transformer normalement
en glycogène dans le foie, qu'il s'y fixe sous cette forme et
finalement qu'il y est repris au fur et à mesure des besoins
énergétiques de l'organisme pour aller temporairement alimenter la réserve glycogénique musculaire, d'où à nouveau il est
repris, et éliminé sous forme d'eau et d'acide carbonique après
régression en glucose, puis alcool, par les échanges interstitiels.

Or, en les conditions normales, c'est-à-dire courantes de
fonctions sensiblement physiologiques des arthritiques, en
« période d'état » c'est-à-dire sans manifestations morbides
proprement dites, il ne fallait pas songer à retrouver dans leur
urine l'excédent de glucose non fixé au foie sous forme de
glycogène ; cet excédent étant des plus faible et presque toujours absorbé par la fonction énergétique musculaire, en tous
cas insuffisant pour créer une dialyse glycosique rénale alors
même qu'il créerait une légère hyperglychémie.

C'est donc aux produits de dédoublements gastro-intestinaux, autrement dit aux produits alimento-nutrimentaires des
éléments quaternaires que E. Gautrelet s'attaqua ; .... et, ce,
avec succès, puisqu'il put montrer que, sur des milliers d'analyses d'urines d'arthritiques, pas une seule fois les peptones,
ou plus exactement leur « noyau xanthique », — à dose plus ou
moins forte bien entendu, — ne faisait défaut comme réaction !

La PEPTONURIE constitue donc, pourrait-on dire, non-seulement la *donnée uroséméiologique fondamentale de l'Arthritisme;*

Mais encore la *donnée séméiologique prémonitoire de
l'Arthritisme :*

puisqu'on la trouve non seulement chez tous les arthritiques
présentant un ou plusieurs des signes cliniques évidents de la
Diathèse ; mais aussi présentant les deux autres données urologiques générales précitées : l'Hyperacidité et l'Hypophosphaturie :

puisqu'on la retrouve encore chez les arthriques dont le
septum glomélulaire a tout particulièrement subi une dégénérescence modifiant les conditions de la dialyse rénale ; les
Intoxiqués vrais et les Vieillards par exemple, qui, « hyperacides » quand au plasma sanguin, sont « hypoacides » urologiquement parlant.

Et elle constitue la *donnée séméiologique prémonitoire de l'Arthritisme* :

car, alors même qu'aucun signe clinique objectif ou subjectif ne fait supposer cette diathèse chez des Hommes jouissant d'un état de santé en apparence absolu, elle peut être constatée ;

car, ultérieurement, la Clinique retrouve ses droits chez les sujets en enrégistrant des manifestations plus ou moins diverses et plus ou moins bruyantes de la Dystrophie osmonuiritive....

Les bases urologiques du trouble osmo-nutritif que constitue la Diathèse arthritique sont donc, dans l'ordre de « préséance de fréquence » ;

Peptonurie ;

Hypophosphaturie ;

Hyperacidurie ;

qui, d'après leur variations individuelles , permettent d'affirmer :

tant la Diathèse en elle-même (peptonurie) ;

que son origine : héréditaire (hypophosphaturie), ou acquise par les aliments ou les médicaments (hyperphosphaturie ou même simplement phosphaturie normale de compensation) ;

qu'encore son état réel (hyperacidurie des stades non critiques),

qu'enfin son état virtuel (hypoacidurie ou acidurie normale des stades critiques ou des conditions de caducité et d'intoxication).

Et, bien entendu, par Hyper ou Hypoacidurie, par Hyper ou Hypophosphaturie, nous n'entendons pas la simple comparaison des chiffres bruts en Acidurie totale ou en Acide phosphorique décelés par l'analyse urinaire aux moyennes générales du litre ou de l'ensemble des 24 heures.

Nous voulons parler de la comparaison à établir entre les chiffres trouvés pour l'excrétion urinaire globale des 24 heures et les données biochimiques normales que l'un de nous a synthétisées sous les formes : du « *Coefficient biologique* » du « poids physiologiquement actif », ou plus simplement du «poids actif», et des « unités urologiques », des « normales urologiques unitaires », c'est-à-dire des « normales d'excrétion de chaque élément urinaire pour chaque kilogramme de poids actif » d'un sujet quelconque (1).

« Unités urologiques » = poids de chaque élément urinaire normal excrété en 24 heures par chaque kilogramme de poids d'un sujet sain : comprises dans le tableau ci-dessous :

Volume...............................	24 c.c.	
Eléments fixes (Extrait à + 100° C.)..............	1 gr.	000
Acidité totale (exprimée en $P^2 O^5$)...............	0	030
Chlore (des chlorures salins)....................	0	100
Urée................................	0	450
Acide urique (total = libre et salin)..............	0	010
Acide phosphorique (des phosphates salins).........	0	050
Urobiline................................	0	010
Uroérythrine..............................	0	006
Potasse................................	0	050
Soude......................	0	100
Chaux..................................	0	005
Magnésie...............................	0	005
Soufre total.............................	0	055
Acide sulfurique.........................	0	050
Soufre sulfoconjugué	0	005
Azote total....	0	233
Ammoniaque...........................	0	020
Sels totaux................................	0	365

« Coefficient biologique » = poids en kilogrammes sous lequel un sujet quelconque fonctionne physiologiquement : exprimé par la formule ci-après :

$$X = \frac{P + \frac{(T \times 0,4) + (C \times 1,6) + A}{2}}{2} \times \frac{R}{E}$$

dans laquelle pour un sujet donné :

(1) Cf. E. GAUTRELET : *Urines, dépôts, sédiments, calculs ; Application de l'analyse urologique à la Séméiologie médicale*, J.-B Baillière, Paris, 1889.

et E. GAUTRELET : *Physiologie uroséméiologique. Comment on lit une analyse d'urine*, A. Maloine, Paris, 1906.

X étant le « coefficient biologique » ou « poids actif » cherché (obtenu en kilogrammes) ;

P étant le poids vrai du sujet (poids corporel net = poids réel sans vêtements) exprimé en kilogrammes aussi ;

T étant sa taille (hauteur) exprimée en centimètres ;

C étant sa carrure (distance interacromoniale en arrière) également exprimée en centimètres ;

A étant la correction à faire subir aux deux chiffres précédents (pour avoir le poids théorique) d'après l'âge du sujet ;

R étant le régime alimentaire que suit le sujet exprimé en calories :

E représentant la ration d'entretien qui serait nécessaire physiologiquement à ce sujet d'après la moyenne précédente et l'exercice qu'il fait ; ration exprimée en calories (en supposant un entrainement d'exercice moyen) :

Exemple : M. K...

Age........................ 36 ans.
Taille..................... 172 centimètres.
Carrure 45   —
Poids brut (avec vêtements)..... 88 kg. 200.
Poids net (sans vêtements)...... 84   000.
Régime alimentaire........... lacté (3 litres).
Exercice.................... 6 kilomètres environ.

$$X = \frac{84 + \dfrac{(172 \times 0,4) + (45 \times 1,6) + 3}{2}}{2} \times \frac{3 \times 690}{78,6 \times (22 + 6 \times 1,3)}$$

$$X = 78,4 \times \frac{2170}{2336} = 72 \text{ kilogrammes}$$

Coefficient biologique (poids actif) = 72.

Lequel coefficient biologique = 72 constitue, avec les données urologiques unitaires de la page précédente, au sujet examiné une excrétion normale globale dont les détails sont les suivants :

	NORMALES PAR 24 HEURES		
Volume .	72 $\times$ 24.	=	1728 c.c.
Eléments fixes	72 $\times$ 1.000	=	72g.000
Acidité totale en $P^2 O^5$	72 $\times$ 0.030	=	2.160
Chlore	72 $\times$ 0.100	=	7.200
Urée	72 $\times$ 0.450	=	32.400
Acide urique	72 $\times$ 0.010	=	0.720
Acide phosphorique	72 $\times$ 0.050	=	3.600
Urobiline	72 $\times$ 0.010	=	0.720
Uroérythrine	72 $\times$ 0 006	=	0.432
Potasse	72 $\times$ 0.050	=	3.600
Soude	72 $\times$ 0 100	=	7.200
Chaux	72 $\times$ 0.005	=	0.360
Magnésie	72 $\times$ 0.005	=	0.036
Soufre total	72 $\times$ 0.055	=	3.9:0
Acide sulfurique	72 $\times$ 0.050	=	3.600
Soufre sulfoconjugué	72 $\times$ 0.005	=	0.360
Azote total	72 $\times$ 0.233	=	16.776
Ammoniaque	72 $\times$ 0.020	=	1.440
Sels totaux	72 $\times$ 0.365	=	26.280

Les données normales individuelles sont, en effet, (E. Gautrelet) les seules qui, dégageant les diverses influences osmo-
nutritices intrinsèques et extrinsèques générales, permettent
une appréciation séméiologique raisonnée, c'est-à-dire véritablement physiologique des résultats analytiques urinaires :

Résultats analytiques urinaires que les grandes variations
de taille, de stature, de poids, d'âge, de conditions d'exercice
ou de repos, des sujets pouvant être observés urologiquement
rendent, autrement, absolument discordants comme comparaison d'ensemble.

De même il y aura lieu de comparer des « normales
individuelles » et non pas des « normales » ou des « moyennes
générales » pour ce que nous allons dire des enseignements de
l'Urologie relativement à la détermination des « deux sous-

classes » de la Dystrophie osmo-nutritive que l'on a l'habitude
de considérer dans la pratique médicale de Vichy.

Nous voulons parler de :

La « *Spécificité goutteuse* ».

Et la « *Spécificité rhumatismale* » des Manifestations diverses de l'Arthritisme.

Mais, tout d'abord, commençons par bien préciser que,
par « Rhumatisme », nous n'entendons pas ici le bruyant fait
clinique du « Rhumatisme articulaire aigu » ; lequel, à notre
sens, n'est autre chose que la manifestation d'une superfétation infectieuse et toxique, — par le diplococque et ses diastases, — à un terrain diathésiquement hypoalcalin, d'une
manière analogue à ce qui se passe pour les « Rhumatismes »
gonococciqne et dipthéritique.

Non, ce que nous entendons par « spécificité rhumatismale » :

C'est cet état d' « hyperacidité humorale » qui se traduit le
plus souvent par de simples douleurs musculaires, par ce que
DE GRANDMAISON a appelé, à tort croyons-nous, « Goutte musculaire », et que nous croyons désigner plus justement par les
appellations de « Rhumatisme musculaire ».

C'est cet état d' « hémoalcalimétrie inférieure à la normale »
dans lequel, lorsqu'il y a extension du vague état morbide
musculaire aux articulations, celles-ci ne se « prennent »
jamais isolément, — comme dans la « goutte proprement dite »,
— mais soit simultanément, soit successivement d'une façon
multiple, de telle sorte qu'il y a toujours « polyarthralgie ».

C'est cet état d' « hyperacidurie », commun évidemment
à la « goutte » et au « rhumatisme », mais dont l'étude de
l'ensemble de l'excrétion urinaire des Arthritiques va nous
permettre d'établir biologiquement les points de départ différents pour les deux sous-classes fondamentales « spécificité
goutteuse » et « spécificité rhumatismale » de la Dystrophie
osmo-nutritive.

*
* *

Nous avons dit que par Nutrition il fallait'entendre :

La Balance entre :

Les *apports endosmotiques assimilitifs*,

Et les *déports exosmotiques désassimilitifs*.

La « Nutrition » peut donc se synthétiser en un « bilan commercial » :

dont l'équilibre dépendrait d'un série de facteurs multiples, mais qui, cependant, dans la pratique biologique, se résument en les deux termes : « assimilation » et « désassimilation » ;

Et, « bilan commercial » que les six groupements suivants envisagent sous tous les aspects de combinaisons « statiques » et « dynamiques » de l'Assimilation et de la Désassimilation :

1°. — Apport nutrimentaire normal, et désassimilation générale normale aussi = *statique biologique physiologique* ;

2° et 3°. — Apport nutrimentaire exagéré et déports désassimilatifs normaux ou faibles = *statique biologique avec excès assimilatifs* ;

4° et 5°. — Apport nutrimentaire normal et désassimilation générale exagérée ; ou bien : apport nutrimentaire faible avec désassimilation générale normale = *statique biologique insuffisante*.

6°. — Apport nutrimentaire normal avec déports désassimilatifs faibles = *statique biologique hypodésassimilative*.

Nous n'avons pas, en la question qui nous occupe en ce moment, à envisager les cas physiologiques et métaphysiologiques : 1, 4 et 5 de la Balance nutritive, et renverrons simplement aux deux volumes précités de E. Gautrelet.

Mais, en tant qu'étude urologique de la Dystrophie osmo-nutritive, nous retiendrons les groupements extra physiologiques 2, 3 et 6, qui, précisément, donneront, en l'examen détaillé de leurs manifestations d'excrétion urinaire, la « Clet physiologique » de la différence biologique à faire entre la « spécificité goutteuse » et la « spécificité rhumatismale » de l'Arthritisme.

En fait, envisagées uroséméiologiquement, les deux « spécificités » de la grande classification des Dysosmoties sont nettement tranchées :

A la première, « spécificité goutteuse » correspond une diminution de l'excrétion urinaire globale « éléments fixes », comme si une atténuation des échanges désassimilatifs était seule en cause en la circonstance ; et en réalité l'on peut s'en rendre compte par les variations de l'ensemble des éléments normaux (faible urobiline, rapport azoturique plutôt bas), ou la présence des éléments anormaux (oxalurie très-fréquemment, glycosurie assez souvent, acétonurie (1) presque constamment).

A la seconde, « spécificité rhumatismale », se réfère une augmentation de l'excrétion urinaire globale « éléments fixes », comme si une exagération des échanges assimilatifs en était le point de départ initial ; et l'hyperurobilinurie, l'hyperiodoxylurie, avec toutefois un rapport azoturique faible, en font foi d'autre part, et en opposition avec le cas précédent.

Donc, pathogéniquement, les deux grandes subdivisions cliniques de l'ARTHRITISME peuvent se classer ainsi qu'il suit :

« Spécificité goutteuse » *correspondant à échanges osmotiques généraux inférieurs à la normale ;*

« Spécificité rhumatismale » *dépendant d'échanges osmotiques hépatiques supérieurs à la normale.*

Donc, encore :

L'Arthritisme à « spécificité rhumatismale » serait une Dystrophie osmo-nutritive par hyperassimilation, c'est-à-dire par troubles fonctionnels de la « porte d'entrée », par « Exagération de la Nutrition » :

L'Arthritisme à « spécificité goutteuse » serait une Dysosmotie par hypodésassimilation, autrement dit par vice fonctionnel de la « porte de sortie », par « Ralentissement de la Nutrition » ;

D'où : concordance des théories de Lecorché et de Bouchard sur la question de la Nutrition ainsi discisée, et dont chacun

---

(1) Bien entendu, il s'agit là d'*acétone* vraie, et non pas d'acide oxybutyrique, lequel constitue en réalité le principe toxique que l'on constate dans les formes graves du diabéte, ainsi que nous l'expliquerons d'ailleurs au chapitre XI.

de ces Maîtres n'avait envisagé que l'une des faces : face
« Hyperassimilation » = Exagération de la Nutrition (Lecorché),
face « Hypodésassimilation » = Ralentissement de la Nutrition
(Bouchard), répétons-le pour bien préciser la question.

* *

Mais les variations métaphysiologiques de quatre autres
éléments urinaires normaux peuvent encore contribuer à mettre
au point les conditions secondaires de la Dysosmotie arthritique.

Le volume urinaire tout d'abord, ou plus exactement son
rapport relatif à l'excrétion des éléments fixes, ou autrement
dit encore le rappport du pourcentage « volume » au pourcentage « éléments fixes » dans l'ensemble des rapports uroséméiologiques, est à considérer.

On ne peut, en effet, disconvenir que :

Pour qu'une alimentation rationnelle, — et pour le moment
nous n'envisageons que cette condition alimentaire normale,
— laisse exosmoser aux reins moins d'eau proportionnellement
que d'éléments fixes, il faut :

Ou bien que les conditions histologiques du septum glomérulaire soient perturbées ;

Ou bien que les conditions biologiques d'hydrolyse désassimilative soient viciées négativement ;

Ou bien, encore, que les conditions physiologiques de la
tension artérielle, — générale ou locale, — soient atténuées.

Et le premier cas se différencie facilement du second, en
ce que :

A toute lésion de l'épithélium glomérulaire correspondent,
urologiquement, et la constitution chimique de l'albumine,
— sérine, et la présence microscopique d'éléments glomérulaires eux-mêmes.

De même que le second cas se distingue du troisième, en
ce qu'il correspond plutôt à une hypo-excrétion uréique
qu'à une hyper-élimination de l'azote complètement oxydé,
puisque une hyperélimination uréique agirait sur le rein en
favorisant la diurèse : ce qui n'est pas dans la réalité...

Donc, toute Dysosmotie accompagnée de diminution du volume urinaire, conséquemment d'Hypotension de l'appareil circulatoire, est synonyme d'hypo-hydrolyse des éléments glycosiques circulatoires, quand il y a simultanément diminution de l'excrétion uréique !

Et, pour qu'une alimentation rationnelle fasse dialyser au rein plus d'eau en proportion que d'éléments fixes, chez un arthritique, il faut admettre :

ou bien que ses conditions histologiques rénales sont viciées positivement ;

ou bien, que les conditions d'hydrolyse désassimilative sont anormalement exagérées ;

ou bien, enfin, qu'il y a hypertension artérielle, soit générale, soit locale.

Et, relativement à l'hyperexcrétion aqueuse urinaire, la première de ces conditions se distingue de la seconde par la présence à l'examen chimique de l'élément anormal « albumine-sérine » qu'accompagnent encore microscopiquement des débris de l'épithélium glomérulaire plus ou moins importants ;

De même que la seconde condition se différencie de la troisième par une augmentation de l'azote uréique, signe d'hyperhydrolyse désassimilative des éléments quaternaires.

Quoiqu'il en soit, une chose est certaine :

C'est que, rarement, chez l'Arthritique le volume urinaire est normal ;

C'est que, chez les Arthritiques :

Il y a tantôt, — et c'est plutôt la règle, — « oligurie », c'est-à-dire hypotension artérielle ;

Il y a tantôt « polyurie », c'est-à-dire hypertension artérielle ;

Et le tableau ci-dessous, résumé d'une longue série de recherches de l'un de nous (E. GAUTRELET), donne la note précise de ces variations du volume urinaire relatif, et des variations de la tension artérielle chez les malades venant réclamer de la cure de Vichy le soulagement de leur misère physiologique.

Situation des volumes urinaires relatifs	Tension artérielle	Pourcentages généraux
Urines à rapport $\dfrac{V}{E.\,F.} = 1$	normale = 16-17	2.7 %
Urines à rapport $\dfrac{V}{E.\,F.} < 1$	faible < 17	63.0 —
Urines à rapport $\dfrac{V}{E.\,F.} > 1$ (1)	forte > 17 (2)	34.3 —

* *

Les chlorures de l'économie proviennent, de toute évidence, des chlorures alimentaires ; et, d'une manière générale, l'on peut dire que, un certain équilibre osmotique s'établissant normalement entre les chlorures du plasma sanguin d'une part et les chlorures du plasma cellulaire d'autre part, le chiffre de « chlore » éliminé par l'urine comme *excretum* de surcharge du sang (4 gr. 90 par litre), correspond :

Sinon au chiffre de « chlore » ingéré à l'état de chlorures (sel marin d'assaisonnement et chlorures autogènes des aliments et boisson), puisque la bile en est aussi légèrement chargée (2 fr. 50 par litre) ;

Du moins à un pourcentage sensiblement constant (80 0/0) du chiffre du chlore absorbé dans l'alimentation :

Les fœcès n'en contenant presque pas par suite de la haute valeur dialytique (bucco-gastro-intestinale) des chlorures alcalino-terreux.

Et, comme nous l'avons fait remarquer d'après les recherches de Quinton et de J. Gautrelet, le rôle du chlorure de

(1) V = Rapport du volume urinaire à la normale du sujet ; E. F. = rapport des éléments fixes d'excrétion globale des 24 heures à la normale du sujet.

(2) Tension artérielle prise à jeun (10 heures du matin) avec le sphygmomanomètre de Potain ou celui de Verdin.

sodium dans les échanges interstitiels étant en somme celui d'un « frein » des oxydations, il s'en suit que :

Un parallélisme net existant d'autre part entre l' « alcalinité apparente du sang » et les échanges généraux,

A toute augmentation de la chlorurie plasmatique devrait correspondre une diminution de l' « alcalinité apparente » du « milieu intérieur »,

De même que, inversement à toute diminution de la chlorurie plasmatique devrait répondre une augmentation de l'hémoalcalimétrie, répond une suractivité des échanges généraux.

Et, cependant, il n'en est rien en réalité.... C'est que, en effet, ainsi que les recherches de GAYON l'ont montré, l'**Osmose**, pour un septum considéré, *n'est point toujours bilatérale.*

Et en particulier pour les Arthritiques dont nous avons montré les septums cellulaires généraux viciés :

« Ab ovo » peut-on dire, — par une hyperdensification protoplasmique d'origine spermatozoïque, « si le fécondateur » est arthritique ; par une hyperdensification protoplasmique d'origine chimique, si la « fécondée » est atteinte de Dysosmotie ; par les deux causes à la fois, si les deux « générateurs » sont l'un ou l'autre des « Ralentis de la Nutrition » ;

Secondairement mais non moins sûrement si l'Arthritisme du sujet considéré est d'origine alimentaire (alcoolique ou toxinutritif).

Il résulte que la dialyse chlorurique plasmo-cellulaire n'est point toujours équilibrée d'une façon générale ; et que certaines conditions biologiques secondaires peuvent l'influencer, donc, par suite, avoir une répercussion réelle sur les échanges dialytiques rénaux.

De fait, c'est ce que l'on observe chez les Hyperacides qui :

Sauf les deux cas : d'Hyperchlorhydrie gastrique primitive et de Syphilis hépato splénique, — où toujours une Hyperchlorhydrie gastrique secondaire se présente, —

Offrent d'une façon à peu près constante une hyperexcrétion urinaire chlorurique : témoignage à la fois d'une hypodialyse cellulaire et d'un utilisation de sécrétion gastrique inférieure à la normale.

Ceci, bien entendu, en dehors des cas spéciaux : d'ascite cirrhotique ou d'endosmose pleurale ou péricardique exagérée, ainsi d'ailleurs aussi que hors des cas d'œdèmes locaux, dont les liquides sont toujours riches en chlorures alcalins, et soustraient à la dialyse rénale une notable proportion de son NaCl d'excrétion normale.

.

Pour ce qui est de l'azote urinaire dans ses rapports avec l'Arthritisme nous rappellerons dans le tableau ci-dessous les recherches spéciales de l'un de nous (E. Gautrelet) en la question générale d'élimination uréique, urique ou xantho-urique dans les divers troubles de la nutrition soit avec hyper soit avec hypoacidité plasmatique :

AZOTE TOTAL = 100	HYPERACIDITÉ organique	ÉTAT normal	HYPOACIDITÉ organique
Azote complètement oxydé	80	100	130
Azote moyennement oxydé	90	100	110
Azote faiblement oxydé..	130	100	80

En faisant simplement cette remarque que l'urée, — « cet amide, que, en Physiologie générale et comparée, l'on voit croître dans le sang des Oiseaux aux Invertébrés, de même que la richesse du globule rouge diminue dans le même sens » (J. Gautrelet), — l'urée provenant d'une suralimentation carnée ou par albuminoïdes végétaux doit être, de par son action spécialement défectueuse sur la tension osmotique plasmatique (Rodier), l'une des principales causes des mauvaises conditions nutritives : non seulement des « gros mangeurs » par appétence spéciale, mais aussi des « gros mangeurs » par « ordonnance de la Faculté ! »

Il arrive, en effet, parfois, que des sujets anémiques, auxquels la suralimentation azotée est thérapeutiquement imposée,
voient leur état morbide rester stationnaire ou même s'aggraver, sans que le médecin-traitant se doute le plus souvent que,
en encombrant leur torrent circulatoire d'un excès d'urée alimentaire, il a suratténué leurs conditions biologique d'hématose, il a suramoindri leur osmo-nutrition cellulaire au lieu de
l'améliorer... comme il se le proposait.

Et, nous nous permettons d'attirer l'attention des cliniciens sur ce point : — auquel ils pourront songer comme
repère uroséméiologique lorsqu'ils auront à formuler une
prescription d'hygiène par suralimentation, — à toute hyperacidité urinaire accompagnée d'un chiffre uréique d'excrétion
supérieur comme « rapport » urologique au « rapport »
éléments fixes, chez les azoturiques par exemple, correspond
déjà une hématolyse exagérée, donc qu'il n'y a pas lieu :

Soit d'hyperchlorurer,

Soit d'hyperazoter, ces malades, sous peine de voir leurs
globules rouges s'amoindrir encore en quantité, sous peine de
voir leur hémoglobine s'abaisser de nouveau, sous peine de
voir leur anémie s'exagérer !

Quant au détail de l'excrétion urinaire en « azote ammoniacal » qui n'est pas compris dans les trois premières formes
précitées ;

lesquelles correspondent seulement aux trois groupes
d'oxydation de la « molécule carbone » de ces éléments quaternaires ci-dessous exprimées :

$$\frac{\text{Oxygène}}{\text{Carbone}} = \frac{O}{C} = \frac{100}{100} = \text{Urée,}$$

$$\frac{\text{Oxygène}}{\text{Carbone}} = \frac{O}{C} = \frac{60}{100} = \text{acide urique,}$$

$$\frac{\text{Oxygène}}{\text{Carbone}} = \frac{O}{C} = \frac{40}{100} = \text{dérivés xanthiques ;}$$

puisqu'il n'existe pas de « molécule carbone » dans l'ammoniaque ;

Il n'y a qu'à se reporter aux recherches de J. GAUTRELET pour se rendre compte que son élimination relative est exclusivement liée, sauf le cas d'absorption en nature d'acides minéraux qui l'augmentent, — à des altérations fonctionnelles hépatiques vraies (cancer du foie), ou à des altérations fonctionnelles hépatiques secondaires (carcinômes des organes abdominaux, c'est-à-dire des organes déversant directement leur sang veineux au foie).

Ceci, bien entendu, dans le cas « hyperacidité urinaire ». Autrement, c'est-à-dire dans le cas d'hypoacidité urinaire, il y aurait lieu de s'assurer si l'excès d'azote ammoniacal alors constaté ne coincide pas avec une hyperchlorurie massive (scorbut), ou avec des fermentations urinaires secondaires (rétention urinaire, calculs phosphatiques vésicaux) que : soit la présence de l'ammoniaque sous forme carbonatée, soit la présence de l'ammoniaque sous forme de phosphate ammoniaco-magnésien préciseraient.

Donc, en cas douteux : de localisation hépatique ou de localisation abdominale carcinomateuses, il y a intérêt à connaître non-seulement le quantum uréique éliminé, non-seulement le « chiffre brut » de l'azote ammoniacal dialysé au rein (pour 24 heures bien entendu), mais encore le rapport de l'azote ammoniacal éliminé à l'azote ammoniacal pour le sujet considéré, mais enfin le rapport de ce pourcentage « ammoniacal » au pourcentage des « éléments fixes » globaux.

Et, en cas positif d'élimination ammoniacale supérieure à tous ces rapports, il y a forte présomption, — ainsi que nous l'avons à maintes reprises constaté nous-mêmes, — d'une localisation hépatique ou d'une localisation viscérale du cancer soupçonné ;

Localisation hépatique ou localisation viscérale que l'étude des pigments urinaires normaux tranchera à son tour, nous le montrerons dans un instant.

En tous cas, la non augmentation dans l'urine de l'ammoniaque parallèlement à l'acidité :

tant dans l'Arthritisme d'une façon générale que dans le

cas où, plus particulièrement, la « spécificité goutteuse », est
en jeu,

que, encore, au cours de ses manifestations hépatiques ;

tend à prouver que :

La Dysfonction osmo-nutritive de l'Arthritisme considérée
dans son ensemble n'est jamais constituée par une osmo-nutrition hépatique atténuée : sauf en quelques cas particuliers, et
précisément alors la docimasie « ammoniacale » fournit la
donnée uroséméiologique cherchée.....

Le rôle du foie dans la genèse de l'Arthritisme — lorsque
cet organe intervient d'une façon générale comme « facteur
dysosmotique », dans la « spécificité rhumatismale » par exemple,
ou même lorsque cet organe témoigne, par une localisation
morbide d'un « trouble de fonction dialytique » autochtone, —
doit être considéré d'une façon absolument opposée à celle
qu'admettaient nos devanciers.....

Le rôle du foie vis à vis de l'ammoniaque circulante, —
qu'il transforme en urée par déshydratation, — est, de fait,
d'après les recherches précitées, plus qu'une action antitoxique,
plus qu'une défense de l'organisme, sans laquelle d'ailleurs la
basicité sanguine ammoniacale serait telle au bout de 72 heures
que l'Homme risquerait alors d'être intoxiqué par ses déchets
de désassimilation musculaire normale.....

La fonction uropoiétique du foie est, simultanément avec
l'antitoxie générale et ammoniacale, une fonction d' « acidification » réelle pour l'organisme, puisqu'elle débarrasse journellement l'économie d'une quantité d' « alcali » supérieure
comme « valeur basique » au quantum acide normal de l'urine.

Et « fonction acidifiante » offrant le double avantage :

tant de placer les septums cellulaires d'ensemble dans un
milieu : à la fois simplement « acide par des sels acides », tels
les bicarbonates alcalino-terreux dont l'un de nous (H. DE
LALAUBIE) a montré toute la valeur histogénique ;

que de régulariser les échanges dialytiques généraux en ne
maintenant dans le plasma sanguin que des éléments d'une
solubilité complète, donc d'une « osmose de tout repos ».

Or, comme chez la plupart des Arthritiques, l'Hypoalcalinité plasmatique, l'Hyperacidité organique, l'Hyperacidurie sont la règle (BOUCHARD, E. GAUTRELET, DROUIN, J. GAUTRELET, après Sylvius, et pour ne citer que les travaux les plus importants en ce sens) ;

Il s'en suit que le foie remplit chez ces diathésiques son rôle antiammoniacal, son rôle hyperacidifiant, d'une manière plus que complète, dans un sens dépassant même sa fonction physiologique.

Donc, chez les Arthritiques, en général, et même chez la majeure partie des Arthritiques à manifestations hépatiques dans la période floride, hors certains incidents:

il n'y a pas Hypofonction hépatique ;

il y a, tout au contraire, Hyperfonction hépatique.

Et l'on va se rendre compte des motifs de cette Hyperfonction hépatique présentée par l'ensemble des malades atteints de Dystrophie osmo-nutritive, en étudiant précisément les phénomènes osmotiques de l'organe « foie », au moyen de la notation des variations métaphysiologiques des pigments urinaires normaux : urobiline et uroérythrine dans leurs rapports avec les pourcentages des autres éléments urologiques physiologiques.

Mais puisque nous en sommes à l'étude de l'excrétion urinaire en azote ammoniacal, profitons-en pour précisément départager la question de l'Hyper et de l'Hypofonction hépatique.

D'après les données précédentes, on comprend, en effet, qu'à toute hyperfonction correspond une diminution de l'excrétion ammoniacale normale, comme dans toute hypofonction se rencontre une augmentation de l'excrétion ammoniacale physiologique.

*
**

La question de l'élimination, physiologique, aussi bien que métaphysiologique ou morbide, des pigments : urobiline et uroérythrine, — dont la totalisation synthétise spectroscopiquement l' « hémaphéine » de GUBLER, — est l'une des plus complexe de la Chimie biologique.

Nous allons donc être obligé d'exposer ici l'ensemble de l'Uroséméiologie hépatique pour :

faire concevoir d'une façon raisonnée les conditions diverses de formation ou d'élimination de ces dérivés hémolytiques de l'hémoglobine circulatoire ;

et tirer de l'étude de ces conditions de formation ou d'élimination pigmentaire des conclusions générales pour les « diverses manières d'être » du « Protée » que représente l'Arthritisme-Diathèse.

Il n'est pas un ouvrage de Physiologie générale ou spéciale qui, en présentant la « fonction hépatique », ne la dissocie en chacun de ses éléments constitutifs.

Il peut donc ainsi sembler que le foie soit un organe ana_ tomiquement composé d'une série de glandes : enchevétrées les unes dans les autres, mais fonctionnant isolément de façons différentes.

Il n'en est rien en réalité, cependant.....

Il n'existe pas plus de « foie biligénique » que de « foie glycogénique », que de « foie uropoïétique », que de « foie antitoxique », que de « foie martial ».

Le foie est « un » au point de vue physiologique...

Et :

si le foie « fait » de la bile, du glycogène ou de l'urée ;

si le foie fixe ou détruit la majeure partie des poisons qui le traversent ;

si le foie soustrait du fer au sang qui l'irrigue, ou lui en déverse selon les circonstances biologiques ;

ces multiples actes biochimiques ont un point de départ commun, dérivent d'un processus unique :

l'activité chimique du courant sanguin hépatique.

Laquelle activité chimique du courant sanguin hépatique dépend :

tant de la différence de composition chimique existant entre les trois groupes sanguins déversés au foie par la « veine porte » et l' « artère hépatique » ;

que du temps biologiquement long, — 96 secondes pour le lobe gauche, 45 secondes pour le lobe droit = en moyenne 65-70 secondes pour la seule traversée du foie, au lieu des 90 secondes mises par le sang de la circulation générale à faire le tour du corps dans son entier (JOLYET et ROSAPELLI, SÉREGÉ et SOULÉ) — temps pendant lequel ces sangs de composition différente restent en contact.

Et à l'égard de ce facteur « temps », tout le monde a présente à l'esprit la série suivante d'expériences classiques des cours élémentaires de chimie minérale.

Le professeur fait voir à ses élèves (dans une chambre noire) un mélange de chlore et d'hydrogène conservé depuis plusieurs heures dans l'obscurité, et dont on peut cependant séparer les deux composants primitifs intacts sans qu'ils aient réagi l'un sur l'autre.

Le professeur montre ensuite à ses élèves qu'un tel mélange n'existe plus, qu'une combinaison du chlore et de l'hydrogène s'est effectuée pour former de l'acide chlorhydrique, lorsque ce sont des jours et non plus des heures pendant lesquels le contact a été prolongé, ou encore lorsque le mélange a été exposé aux rayons solaires pendant quelques instants seulement.

Eh ! bien, il en est de même en Chimie organique, et par suite en Biochimie.

De même qu'un mélange d'alcool et d'un acide s'éthérifie : d'autant plus profondément que le contact a été plus prolongé à froid, ou d'autant plus vite que la température du mélange a été plus élevée ;

De même l'oxyhémoglobine perd davantage d'oxygène quand on l'a laissée un temps plus long en présence d'éléments réducteurs.....

Mais une autre expérience, bien connue elle aussi en Chimie minérale, vient encore apporter à la « chimie du foie » une explication probante.

On peut, indéfiniment, à la lumière ordinaire, laisser en contact un mélange d'oxygène et d'hydrogène sans qu'il y ait formation d'eau.

Au contraire, projette-t-on un tel mélange sur de la « mousse » de platine, il s'enflamme par conjonction oxy-hydrogénique en donnant naissance à de l'eau.

Or, sans vouloir insister ici sur la « force catalytique » que le passage au travers de capillaires aussi fins que les capillaires hépatiques peut être supposé engendrer, nous ferons remarquer que le foie est l'un des organes les plus riches en ferments solubles ; et que, tout particulièrement, BATELLI et STERN y ont trouvé des « catalases » à très fortes doses, ABELOUS et BIARNÈS y ont dosé des chiffres relativement élevés d' « anaéroxydases ».

Quantités d'acide salicylique fourni par 100 grammes d'organes dans des conditions d'action identiques sur l'aldéhyde salicylique. (Dosage des anaéroxydases).

ORGANES	VEAU	BŒUF
Muscles	0.000	0.000
Cerveau	0.000	0.000
Pancréas	0.000	0.000
Testicules	0.023	0.025
Capsules surrénales	0.060	0.021
Thymus	0.061	.....
Reins	0.062	0.021
Corps thyroïde	0.098	0.009
Foie	0.139	0.126
Poumons	0.146	0.046
Rate	0.252	0.078

Or l'hémoglobine, agissant sur la résine de gayac pour la bleuir, peut être considéré comme jouissant des propriétés des oxydases.

Mais, de plus, les anaéroxydases agissant sur l'oxyhémoglobine, comme sur les peroxydes, pour en extraire l'oxygène en le reportant sur les corps voisins incomplètement oxydés, peuvent être considérées comme des ferments solubles hématolysants, c'est-à-dire réducteurs.

C'est la raison pour laquelle, d'une façon générale, une petite partie de l'oxyhémoglobine cède la plus grande part de son oxygène dans les actes biochimiques d'ensemble.

C'est la raison pour laquelle, d'une façon plus spéciale, l'oxyhémoglobine d'ensemble cède hémolytiquement la presque totalité de son oxygène dans les actes biochimiques hépatiques.

Lorsqu'on étudie le tableau résumant une série de 244 dosages des différentes variétés d'hémoglobine pratiqués par E. GAUTRELET (1) sur des lapins ou des chiens dans des conditions alimentaires diverses, l'on se rend facilement compte que :

1°. — Si le sang artériel d'un animal contient

HÉMOGLOBINES p. 100	ÉTAT NORMAL
Suroxygénée	11.60
Réduite	0.40
Totale	12.00

2°. — Le sang des veines générales du même animal, — tel le sang de ses veines fémorales, — renferme :

HÉMOGLOBINES p. 100	ÉTAT NORMAL
Suroxygénée	3.40
Réduite	7.60
Totale	11.50

(1) E. GAUTRELET. — *Essai d'Uroséméiologie hépatique.* Soc. Méd. prat. déc. 1905.

22

3°. — Tandis que le sang de la « veine porte » du même animal donne quantitativement et respectivement :

HÉMOGLOBINES p. 100	ÉTAT NORMAL
Suroxygénée	3.98
Réduite	6.43
Totale	10.20

4°. — Tandis que, encore, le sang des veines sushépatiques montre d'une façon globale :

HÉMOGLOBINES p. 100	ÉTAT NORMAL
Suroxygénée	1.04
Réduite	8.42
Totale	10.08

5°. — Tandis que, de nouveau, les veines sus-hépatiques droite et gauche présentent respectivement les chiffres ci-après:

HÉMOGLOBINES p. 100	V. S. H. DROITE	V. S. H. GAUCHE
Suroxygénée	3.00	0.70
Réduite	8.00	9.30
Totale	11.00	10.00

6°. — Tandis que, enfin, l'on a aussi pour les sangs de la veine splénique et de la petite mésentérique :

HÉMOGLOBINES p. 100	V. SPLÉNIQUE	V. P. M.
Suroxygénée	3.40	3.19
Réduite	7.83	7.59
Métoxygénée	traces	traces
Totale	11.20	10.88

7°. — Alors que, toujours, les expériences correspondant aux périodes de la digestion, et celles se référant aux temps intercalaires, donnent, en moyenne, pour le sang sus-hépatique d'ensemble :

HÉMOGLOBINES p. 100	DIGESTION	REPOS DIGESTIF
Suroxygénée	0.21	2.13
Réduite	9.86	8.01
Totale	10.07	10.14

Donc :

1°. — Il existe moins de différence entre le sang de la « veine porte » (1) et le sang artériel, — biochimiquement parlant, c'est-à-dire comme valeur oxydante, — qu'entre le sang artériel et les autres sangs veineux ;

2°. — Le foie opère sur les sangs artériel et porte qui l'irriguent une hémolyse plus accentuée que ne le fait le système musculaire sur le sang artériel en général ;

---

(1) La proportion plus forte d'oxyhémoglobine existant dans le « sang porte » que dans les « sangs veineux » d'ensemble doit tenir au diamètre relativement élevé des capillaires mésentériques ; lequel, malgré la présence d'éléments réducteurs multiples contenus dans les produits d'endosmose intestinale, ne permet qu'une réduction faible de l'oxyhémoglobine circulante à son passage à la « filière capillaire » gastro-entéro-colique.

3°. — Cette hémolyse hépatique s'accentue encore pendant les périodes digestives ;

4°. — Cette hémolyse hépatique est plus marquée au lobe gauche qu'au lobe droit ;

5°. — La réduction considérable de l'oxyhémoglobine circulatoire au foie se double d'une destruction totale de l'ensemble de l'hémoglobine, donc d'une perte en fer.

Et comme l'hydrolyse de l'hémoglobine, c'est-à-dire sa dislocation moléculaire : en globuline et en hématine tout d'abord, puis en bilirubine et en urobiline ou uroérythrine, résulte toujours de l'une ou de l'autre des deux conditions physico-chimiques suivantes : hypertonie chlorurique ou uréique, modification chimique acide ou basique du milieu ;

Voyons ce qui se passe physiologiquement au foie, — autrement dit dans les conditions fonctionnelles biologiques du foie, — qui réponde à l'une ou à l'autre de ces conditions physico-chimiques ?

. . . .

Au foie, le liquide sanguin arrive :

D'une part, au moyen de l'artère hépatique véhiculant, entre autres éléments, les chlorures alcalins et l'azote uréique ou ammoniacal de la circulation générale ;

D'autre part, au moyen de la « veine porte » charriant, entre autres principes, les chlorures alcalins et les dérivés amidés divers puisés dans les ramuscules gastro-entéro-coliques.

Du foie sortent :

D'une part, et en nature, du sang « proprement dit » par les veines sus-hépatiques ;

D'autre part, un dérivé du sang, la « bile », par les « canalicules hépatiques ».

Or :

D'après les recherches de l'un de nous (E. GAUTRELET) (1), le sang des veines sus-hépatiques contenant 6 gr. 880 par litre de chlorures alcalino-terreux ;

_____

(1) E. GAUTRELET. — *Loc. cit. ult.*

D'après les données de FRERICHS, la bile ne renfermant que 2 gr. 50 de NaCl par litre ;

Il s'en suit que, physiologiquement, par la formation de la bile, le sang d'apport au foie s'enrichit en chlorures ;

On doit admettre que la « tonie » chlorurique du sang traversant le foie va en augmentant des points de pénétration de la « veine porte » et de l'artère hépatique à l'issue des veines sus-hépatiques.

Et, dans ce sens, J. GAUTRELET ayant montré, — en partant des expériences de Quinton, — que toute surcharge chlorurique d'un sang a pour double résultat biochimique :

1°. — D'hydrolyser son hémoglobine, c'est-à-dire de la faire passer à l'état de composés non susceptibles de fixer et par suite de véhiculer l'oxygène : composés comprenant l'hématine en première ligne, comme on le verra plus loin ;

2°. — De réduire ainsi l'activité des échanges moléculaires, donc de diminuer l'alcalinité du milieu, d'acidifier le milieu ;

Il en résulte que le « mécanisme fonctionnel » fondamental du foie à déduire de cet ensemble de données est :

En surchargeant le sang de chlorures alcalins, de dissocier son hémoglobine et former des principes nouveaux de forme chimique acide.

De telle sorte que non seulement les résultats obtenus par J. Gautrelet confirment les recherches spectroscopiques précitées ; mais que l'ensemble de ces recherches explique biologiquement d'une façon nette la « fonction acidifiante » du foie.

Et comme, de plus, on sait, en Chimie pathologique (1), que : le tissu hépatique se charge d'autant plus de pigment ferrugineux spécial (hépatoferrine) que l'acidité humorale est plus grande, que l'alcalinité du sang est moindre, que la fonction hépatique est plus troublée, il s'ensuit qu'une nouvelle démonstration vient s'ajouter à celle des recherches physiologiques de E. Gautrelet, comme à celle des recherches de biologie comparée de J. Gautrelet.

Mais, dans cette hydrolyse de l'hémoglobine au foie, il est de toute évidence que : si l'élément fondamental du pigment

---

(1) HUGOUNENQ. — *Précis de chimie physiologique.*

vecteur de l'oxygène, le fer, se fixe au tissu hépatique ou est encore (en petite proportion) éliminé avec la bile par les canaux hépatiques, les produits secondaires de ce dédoublement, de cette dissociation de l'hémoglobine, doivent être éliminés d'un autre côté.

Essayons de voir comment se fait cette élimination ;

Au foie arrivent, nous venons de le rappeler, deux courants sanguins :

L'un artériel (artère hépatique) ;

L'autre veineux (veine porte).

Du foie sortent :

D'abord un courant sanguin (veines sus-hépatiques) ;

Puis un courant spécial, biliaire (canaux hépatiques) ;

Or, que contiennent de nouveau et de particulier relativement à leurs courants d'origine (artériel et porte) les deux courants de sortie du foie (sus-hépatique et canaliculaire) ?

La réponse est facile.

D'abord le liquide biliaire (des canaux hépatiques) renferme un ou plutôt plusieurs principes pigmentaires nouveaux, les pigments biliaires vrais (bilirubine, biliverdine, biliprasine, bilifuschine, bilicyanine) découlant tous du premier d'entre eux, du pigment bilirubine.

Et la bilirubine est elle-même un simple produit de dégradation biochimique de l'hématine avec perte de fer sous l'influence d'une hydratation : l'hématine formée au foie n'étant elle-même que le produit de dédoublement, d'hydrolyse, de l'hémoglobine, avec perte de globuline (albumine) sous l'influence à la fois de l'hypertonie chlorurique et de sa conséquence : l'hyperacidité locale.

Ensuite, le liquide sanguin (veines sus-hépatiques) contient deux autres pigments nouveaux, ou plus exactement renferme l'exagération de deux autres principes pigmentaires ;

1°. — L'urobiline qui dérive elle-même de la bilirubine par hydratation et hydrogénation, c'est-à-dire par réduction hydratée ;

2°. — L'uroérythrine découlant de l'hématine par réduction simple, et entraînant ainsi, — par désintégration moléculaire moins complète de l'hémoglobine, — une certaine proportion du fer du principe pigmentaire fondamental.

Enfin, le même liquide sanguin (veines sus-hépatiques) contient un corps, entrant dans le foie à dose minime par les sangs artériel et porte et en sortant par cette voie à dose forte : l'urée.

Or, l'urée a une double origine :

1°. — Elle provient de la déshydratation par le foie de l'ammoniaque circulante fabriquée dans les échanges musculaires quaternaires ;

2°. — Elle peut encore être considérée comme le produit final de l'oxydation, de l'oxygénation des peptones, ou plus exactement du noyau xanthique des peptones (albuminoïdes alimentaires) apportés au foie par la veine porte.

De telle sorte que :

S'il a fallu au dit noyau xanthique, pour le faire passer d'un groupement moléculaire où il contient seulement 40 p. 100 d'oxygène relativement à son carbone à un autre groupement moléculaire qui offre une proportion de 100 p. 100 d'oxygène par rapport encore au carbone, une forte proportion d'oxygène ;

On est en droit de dire que le noyau xanthique alimentaire est ou a été susceptible d'agir comme élément réducteur et même comme élément hydratant, — puisqu'il a aussi perdu de l'eau dans ce passage ;

C'est-à-dire qu'au foie, le noyau xanthique se trouve vis-à-vis de l'hématine d'hydrolyse de l'hémoglobine dans des conditions biochimiques propres à réaliser à la fois : le dédoublement de cette hématine en pigments biliaires vrais, son dédoublement en urobiline, et à plus forte raison son dédoublement en uroérythrine.

Et alors, plus l'acidité hépatique est accusée, c'est-à-dire plus la surcharge du sang en chlorures alcalins est forte, — cas des arthritiques dont la densité et la tonie du sang sont plus considérables qu'à l'état physiologique, — plus la quantité d'hémoglobine hydrolysée en hématine est forte, plus donc la proportion de pigments secondaires formés devra être grande.

Mais, qu'on le remarque aussi !

Plus la proportion d'acidité hépatique sera élevée ;

Plus les phénomènes biochimiques de réduction primeront les phénomènes biochimiques d'hydratation ; plus donc il tendra à se former d'urobiline relativement à la bilirubine ;

Moins donc le foie tendra à former de pigments biliaires vrais (bilirubine et ses dérivés) ;

Plus donc le foie fournira de pigments biliaires secondaires (urobiline et uroérythrine).

Toute la théorie de l'uroséméiologie hépatique tient dans cette constatation, à laquelle, peut-être, fera-t-on, *a priori*, le reproche de ne point concorder, — apparemment au moins, — avec les observations primitives de E. Gautrelet (1).

Cet auteur a, en effet, écrit jadis que la formation de l'urobiline aux dépens du pigment rouge du sang, l'hémoglobine, était un fait d'ordre général, n'était pas l'apanage de la fonction hépatique, était susceptible de se produire dans tous les échanges capillaires.

Pourquoi, alors, si l'urobiline semble, au foie, ne découler de l'hématine qu'indirectement, c'est-à-dire par l'entremise du principe pigmentaire intermédiaire, la bilirubine ; pourquoi n'en est-il pas de même lors de tous les autres faits d'hydrolyse de l'hémoglobine ? Pourquoi toute réduction capillaire d'hémoglobine en hématine et urobiline ne laisserait-elle pas aussi se former des pigments biliaires vrais, de la bilirubine et de ses dérivés ?

La réponse est toute faite, nous semble-t-il, dans le rapprochement des expériences rapportées sous les numéros 2 et 3 aux pages 333 et 334.

On peut, de fait, comme nous l'avons déjà dit, remarquer que le sang « porte » est plus riche en oxyhémoglobine que le sang veineux vrai.

---

(1) E. GAUTRELET. — *Urobilinimétrie spectroscopique. Application de la spectroscopie à la recherche, le dosage et la séméiologie des pigments urinaires normaux.* Congrès des Sociétés savantes, 1896.

Donc, quand une hydrolyse de l'hémoglobine se passe dans un sang veineux vrai, les dérivés de l'hématine provenant de cette hydrolyse, ou subissant l'hydratation, subissent aussi fatalement et toujours une réduction : d'où il s'en suit que, dans de telles conditions biochimiques, le « terme », bilirubine est toujours dépassé, le « terme » urobiline est toujours atteint !

Une seconde raison biochimique vient encore se joindre à la première : c'est que l'hydrolyse hémoglobinique se produisant dans les capillaires généraux n'a pas le même point de départ que l'hydrolyse hémoglobinique hépatique.

Cette dernière a pour origines fondamentales : à la fois l'hypertonie uréique découlant de la déshydration du carbonate d'ammoniaque circulatoire et l'hypertonie chlorurique hépatique résultant : tant de la surcharge en chlorures alcalins spéciale à la veine porte sous l'influence de la chlorurie alimentaire que du départage inégal en chlorures alcalins qui se fait, au foie, entre le sang des veines sus-hépatiques et le liquide biliaire.

Dans cette dernière hydrolyse, — l'hydrolyse hépatique, — si l'acidité joue un rôle, ce rôle est secondaire et porte plutôt sur le dédoublement de la bilirubine que sur l'hydrolyse primitive de l'hémoglobine.

Or dans le système musculaire il en est tout autrement.

Là, aucune raison de surcharge uréïque ni de surcharge chlorurique du sang n'existant, l'hydrolyse de l'hémoglobine a pour cause première et exclusive la fonction musculaire elle-même, c'est-à-dire le mouvement.

On sait, en effet, qu'un muscle au repos présente : d'une part une réaction alcaline, et d'autre part jouit de propriétés oxydantes.

On sait, en effet, qu'un muscle en mouvement présente : d'une part une réaction acide, et d'autre part jouit de propriétés réductrices.

On peut donc en inférer que, eu égard à ce que nous avons dit précédemment de l'hydrolyse hémoglobinique hépatique et eu égard encore à cette remarque que les dérivés ammo-

niacaux de la circulation générale se transforment en urée
pendant leur passage au foie par simple perte d'eau :

Si dans le foie le dédoublement complet de l'hémoglobine
se fait en trois temps : hématine, bilirubine et urobiline ;

Et si dans le muscle ce même redoublement se fait en deux
temps seulement : hématine et urobiline ;

C'est que les phénomènes de réductions sont plus intenses
pour une hématine résultant d'une hydrolyse acide que pour
une hématine provenant d'une hydrolyse par hypertonie
uréique ou chlorurique, de ce fait que c'est le même milieu
qui fera la réduction qui a déjà fait l'hydrolyse ;

C'est encore que l'hydrolyse hématinique, à la fois hydratante et réductrice, a tendance à « faire sauter » au pigment
urobiline le « terme » intermédiaire de bilirubine.

Et si, quantitativement parlant, dans le foie, le dédoublement hémoglobinique complet est plus intense que dans le
système musculaire, c'est-à-dire produit plus d'urobiline, tout
en laissant se former de la bilirubine et dérivés ;

Ce n'est point seulement en raison de l'activité de la réduction liée à la présence des éléments quaternaires spéciaux
(peptones et noyaux xanthiques) provenant de l'alimentation
y circulant ;

C'est aussi du fait de la longueur, de la durée extraordinaire de la réaction.

Quoi qu'il en soit, pour le moment, de ce dernier détail, et
comme résumé d'ensemble relatif à la différence de fonction
pigmentaire constatée entre le foie et la circulation générale,
nous dirons :

1° Toute hyperacidité comme toute hypertonie uréique ou
chlorurique du liquide sanguin hydrolysent l'hémoglobine de
circulation et dédoublent cette hémoglobine en hématine et
globuline (albumine) ;

2°. — Tous phénomènes biochimiques secondaires d'hydratation transforment l'hématine en biluribine et hépato-ferrine ;

3°. — Tous phénomènes biochimiques ultérieurs d'hydratation doublés de réduction font produire de l'urobiline aux

dépens : soit directement de l'hématine, soit indirectement de la bilirubine.

Et comme, toutes les fois qu'il y a mouvement, le tissu musculaire contient de l'acide lactique, des dérivés xanthiques et de l'eau ;

Et comme d'une façon également non constante, mais proportionnelle aux dérivés azotés apportés par l'alimentation, le tissu hépatique contient également de l'acide lactique et de l'eau ;

On peut donc dire que les muscles, au même titre que le foie, sont susceptibles de produire de l'urobiline, et que foie et muscles font d'autant plus d'urobiline que plus ils fonctionnent.

Toutefois, comme pour certains muscles de la vie organique, — tels le cœur et les tuniques musculaires des artères et de l'intestin, — l'activité musculaire est permanente, alors qu'au contraire la fonction hépatique est limitée, — au point de vue des phénomènes réducteurs, — aux temps de passage des dérivés ternaires et quaternaires alimentaires d'origine gastro-intestinale, on peut encore dire que si le foie fait de l'urobiline, c'est d'une façon intermittente, tandis qu'au contraire si les muscles font de l'urobiline c'est d'une manière permanente.

De plus :

Comme les dérivés xanthiques, produits de dédoublement secondaire des albumines alimentaires, n'arrivent également au foie, en compagnie des chlorures alcalins de même origine, qu'à des intervalles bien déterminés par la digestion gastro-côlo-entérique, c'est-à-dire qu'à des intervalles intercalaires des repas ;

Et comme, encore, c'est surtout à l'hydrolyse hémoglobinique de source hyperchlorurique qu'est dû le terme ultime de ces phénomènes de réduction, l'hématine ;

On peut encore conclure que le foie fait surtout des pigments biliaires vrais entre les repas :

Connaissance que la Physiologie générale indiquait déjà en enseignant « que l'afflux de la bile est intermittent et qu'il atteint son maximum environ cinq heures après les repas ».

Quant aux proportions respectives des deux pigments fondamentaux d'origine hépatique ; l'un biliaire vrai, bilirubine ; l'autre biliaire secondaire, l'urobiline :

L'on peut ajouter que si l'hyper-bilirubinigénèse doit être rare puisque sa condition extra-physiologique, mais non pathologique, primitive, — et condition non pathologique pourrait-on dire même exclusive de formation, — l'hypertonie chlorurique, ne peut guère connaître d'autre origine que l'excès d'introduction du « sel » dans l'alimentation ;

Tout au contraire, l'hyper-urobilinigénèse doit être des plus fréquente : tous excès alimentaires contribuant à faire directement de l'acidité hépatique par les mécanismes biochimiques précités, de même que tout excès de travail physique, en faisant de l'Hyperacidité musculaire, déversent au foie par l'artère hépatique un sang moins alcalin que la normale, c'est-à-dire suracidifié et augmentant donc à la fois les conditions d'hydrolyse de l'hémoglobine et les conditions de réduction de l'hématine... font faire au foie un excès d'urobiline.

Et comme, nous l'avons montré antérieurement d'après les recherches de J. Gautrelet, l'Hyperacidité est la fonction physiologique normale du foie, il s'en suit que :

Puisque, encore, l'Hyperacidité contribue à l'exagération de la production hépatique d'urobiline ;

En mesurant l'urobiline excrétée par un sujet, on mesure du même coup sa fonction hépatique, et le rein étant la seule voie d'excrétion « courante » de l'urobiline urinaire, on procède logiquement au dosage de la fonction hépatique.

Nous venons de dire : que « le rein est la seule voie d'excrétion courante de l'urobiline » ; et que « logiquement le dosage de l'urobiline urinaire représente le dosage de la fonction hépatique ».

Nous tenons à nous expliquer à ce sujet.

1°. — En collaboration avec A. Desmoulière, E. Gautrelet (1)

---

(1) A. Desmoulière et E. Gautrelet. — De la présence constante d'urobiline dans le lait de vache normal. C. R. Soc. Biolog. 16 mai 1903.

a montré que tous les produits de sécrétion et excrétion de l'organisme, le lait entre autres, contenaient de l'urobiline.

Mais :

Comme la sécrétion lactée, sans être un produit morbide, ni même anormal, représente une condition exceptionnelle, c'est-à-dire extra-physiologique, de la vie de la femme ;

Il faut en conclure que, à l'état habituel, seule l'excrétion rénale est chargée d'éliminer l'urobiline formée dans les divers phénomènes de réduction hydratante de la vie physiologique tout d'abord ;

Puisque, en cas de sécrétion lactée chez la femme, il y aurait lieu, si l'on voulait mesurer la fonction hépatique, de joindre le total du dosage de l'urobiline sécrétée avec le lait au total du dosage de l'urobiline excrétée par l'urine.

2°. — Nous estimons qu'il n'y a pas lieu de tenir compte dans le dosage de l'urobiline excrétée par l'homme du peu de ce pigment qu'entraîne la stercobiline fécale.

Cette urobiline stercobilinique est, en effet, le plus souvent de formation secondaire et non hépatique ; elle est surtout due à la réduction de la bilirubine et de ses dérivés en milieu acide (fermentations acides du côlon), et ne doit pas entrer ainsi, de toute évidence, en ligne de compte dans la mesure de la fonction hépatique.

Enfin, même résorbée dans le gros intestin, comme nous l'avons constaté, elle n'offre qu'un intérêt très modéré vis-à-vis du dosage de la fonction hépatique dont elle parvient à peine à troubler la mensuration ; parce que cette résorption n'étant que superficielle relativement aux conglomérats constituant les « fœcès », son chiffre ne peut jamais être mis en balance avec celui résultant de la fonction hépatique elle-même, si réduite même soit cette fonction hépatique !

.*.

Nous venons d'étudier la genèse de la fonction hépatique dans la formation de ses trois types fondamentaux de dérivés bio-chimiques, voyons maintenant comment cette fonction hépatique peut être troublée, et quelles conséquences il en résulte pour la formation de ces trois types de dérivés pigmentaires normaux de la fonction du foie ?

Ce sera le moyen logique d'arriver à définir toutes les conditions pathogéniques secondaires de cette fonction hépatique ;

. . . .

Mais, toutefois, avant d'aborder ces troubles de la fonction hépatique en eux-mêmes nous rappellerons ce qu'est la condition réactionnelle normale du sang ; ce sera une préparation très importante à cette étude.

A l'état de fonctionnement normal des organes, deux types de produits dominent dans les échanges biochimiques :

Les uns basiques et de forme « ammoniacale » principalement, sont formés par les échanges généraux ;

Les autres acides, et de forme « lactique » pour la plupart, découlent des échanges hépatiques.

Si nous ajoutons que la combinaison de ces deux types de dérivés assimilatifs et désassimilatifs dans le torrent circulatoire ne se fait pas sur le type chimique de la « neutralité », mais sur un type chimique de réaction spéciale, celui des « sels acides » — ayant pour éléments fondamentaux les bicarbonates alcalino-terreux (bicarbonates de soude, de potasse, de chaux et de magnésie) on sera fixé biologiquement sur la réaction « vraie » du liquide sanguin.

De fait, cette réaction spéciale du sang — réaction que tous les réactifs indiquent comme « alcaline » et qui n'est et ne peut être réellement basique puisque un acide, l'acide carbonique, prédomine dans le milieu, — cette réaction spéciale du sang, disons-nous, permet seule aux globules rouges (hématies) du sang de, en conservant dans leur sein le principe actif vecteur de l'oxygène, l'hémoglobine. arriver à faire accomplir des échanges biochimiques aussi importants que ceux qui se passent chez les Vertébrés supérieurs en général, chez l'Homme en particulier.

De plus, l'hémoglobine a besoin pour céder aux tissus généraux, par exosmose, dans une mesure convenable son oxygène,

— acquis à l'endosmose pulmonaire — d'un contact parfait du globule rouge avec les parois des capillaires.

Or, ce contact parfait entre la paroi du globule et celle des capillaires ne s'établit que grâce à la différence de diamètre existant entre lesdits globules rouges et lesdits capillaires ; si bien que, lorsque, par exemple, pour les capillaires mésentériques, il se trouve que le diamètre de leur section est supérieur au diamètre de la section des capillaires généraux, en voit les globules rouges y circulant, — au lieu de prendre la forme « en boudin » exagérant la surface de contact de la paroi globulaire avec la couche mono-épithéliale des capillaires, — passer dans ces capillaires, les traverser, en n'appliquant que les extrémités des grands diamètres de leur « lentille » sur les parois des capillaires.

Résultat : dans ces capillaires à grande section (capillaires mésentériques, par exemple, répétons-le), au lieu d'une cession de 7 %, d'oxygène ramenant l'oxyhémoglobine 3 %, l'on ne constate plus qu'une cession de 6 % d'oxygène et un chiffre de 4 % d'oxyhémoglobine, comme nous l'avons dit précédemment.

....

Nous ne parlerons pas ici d'une façon étendue de la dialyse hémoglobinique par les globules rouges en présence de conditions réactionnelles différentes du milieu normal du sang ;

Tout ce qui a été écrit précédemment sur le parallélisme existant entre l'alcalinité apparente du sang (alcalinité par sels acides), son taux en hémoglobine, et la valeur des échanges généraux dérivant des travaux de J. Gautrelet, montre trop évidemment de quelle importance pour les échanges biochimiques d'ensemble est la conservation aux hématies tant de leur pigment fondamental que de leur forme normale qu'enfin de leur milieu réactionnel physiologiquement approprié.

Mais dans ce dernier sens, nous ajouterons cependant que :

1°. — L'hémoglobine pouvant être considérée chimiquement comme réagissant à la façon des composés galliques qui n'absorbent l'oxygène qu'en milieu présentant la réaction alcaline ;

2º. — Les acides, de même que les alcalis vrais, hydroly-sant l'hémoglobine pour la ramener à l'état de globuline d'une part et d'autre part d'hématine inapte aux échanges biochimi-ques ;

De toute obligation la réaction « alcaline apparente » par « bicarbonates » convenait exclusivement au pigment respira-toire, c'est-à-dire au pigment vecteur de l'oxygène dans le sang des animaux supérieurs.

Et telle est la raison pour laquelle la Nature, toujours si prévoyante, a eu soin de contrebalancer les produits alcalins, l'alcalinité réelle des échanges biochimiques généraux, soit par les acides de provenance fonctionnelle hépatique, soit par une atténuation fonctionnelle, hépatique encore, par uro-poièse, de l'ammonihémie d'origine musculaire.

Et telle est la raison, de nouveau, pour laquelle la Nature a eu soin de ne pas faire prédominer normalement, physiolo-giquement, les acides hépatiques, de n'en laisser se former qu'une quantité insuffisante pour décomposer l'ensemble des bicarbonates alcalino-terreux provenant de l'alimentation ou dérivant de la combustion générale des éléments, — quater-naires comme ternaires,—des échanges généraux ou hépatiques.

Ces faits étant acquis, voyons comment peuvent s'exagérer les doses d'acide lactique normalement fabriquées par le foie ? En un mot, cherchons comment la fonction « acide » normale du foie peut se trouver pathologiquement, ou même simple-ment extra-physiologiquement exagérée ? En un mot, étudions quelles sont les conditions de circulation non seulement dans le foie mais encore dans les organes déversant leur sang au foie.

**

Jusqu'à il y a quinze ans :

Bien que l'Anatomie comparée montrât l'indépendance absolue des divers lobes du foie dans certaines espèces animales ;

Bien que, encore, l'Embryologie fit voir que cette indépen-dance des divers lobes du foie existait, et même d'une façon assez durable chez le fœtus humain ;

Bien que, enfin, la notion de l'indépendance des deux lobes au point de vue congestif eut été entrevue par quelques anciens praticiens de Vichy (PUPIER) (1), et eut été affirmée par un travail en collaboration de H. PEYRAUD et E. GAUTRELET ;

Jusqu'à il y a quinze ans, disons-nous, la Physiologie comme la Pathologie générale vivaient en réalité sur l'idée d'une circulation globale du foie.

Mais, en 1893, GLÉNARD et SIRAUD montrèrent que lorsqu'on injecte le foie par l'une ou l'autre de ses veines sushépatiques, la congestion se limitait au lobe correspondant, de même que lorsqu'on injectait le foie par son artère hépatique la congestion de l'organe, au lieu de se faire simultatément pour les deux lobes du foie (droit et gauche) débutait toujours par le gauche ; le droit ne commençant à devenir turgescent que lorsque le gauche l'était déjà complètement.

Mais SÉRÉGÉ, reprenant les recherches de Glénard et Siraud, montra tout d'abord physiologiquement en 1901, cette indépendance circulatoire absolue des lobes du foie ; puis donna en 1904 et 1905 l'explication de ce phénomène différentiel de turgescence en faisant voir la différence de vitesse d'écoulement du sang dans les deux lobes du foie, et sa cause, la « coudure » différente des veines sus-hépatiques droite et gauche à l'issue du foie.

Et les expériences de Sérégé, offrant une importance de premier ordre dans l'explication de la physiologie fonctionnelle hépatique, nous les résumons ici afin de bien poser les bases de la dissociation fonctionnelle de cet organe.

1°. — Ayant injecté, au moyen d'une seringue de Pravaz quelques gouttes d'encre de Chine soit dans les fins ramuscules de la veine grande mésentérique, soit dans les fins ramuscules de la veine petite mésentérique, Sérégé constata une coloration noire de la substance du foie dans son lobe droit presque exclusivement pour le premier cas, dans son lobe gauche presque exclusivement pour le second cas.

Et Sérégé explique, en substance, ce phénomène de la façon ci-après :

---

(1) Communication orale, v. p. 209 de ce volume.

De même qu'embryologiquement les veines grande et petite mésentériques, n'étant point soudées, portent isolément aux foies droit et gauche, également isolés, leurs sangs respectifs ; de même lorsqu'il y a eu fusion anatomique des divers lobes du foie pour constituer une masse hépatique unique en apparence, la veine porte, qui s'est alors également constituée, — par fusion sur une certaine longueur des deux mésentériques, — ne peut offrir une circulation unique et homogène par suite du dispositif angulaire spécial de soudure des deux mésentériques tant à leur point initial qu'à leur point final de jonction.

Autrement dit, l'angle formé par les deux mésentériques au moment où elle s'accolent pour devenir « porte » n'étant que peu ouvert, le sang apporté par chaque mésentérique continue à couler dans la veine porte côte à côte avec le sang fourni par sa congénère.

Puis au moment où la veine porte se bifurque, en reconstituant pourrait-on dire les deux mésentériques primitives, l'angle formé par les deux « portes » secondaires étant également peu ouvert et égal à l'angle initial des deux mésentériques, il s'en suit que le sang provenant de la veine grande mésentérique, qui a coulé isolé dans la section droite de la veine porte, s'en va directement au lobe droit du foie, de même que le sang provenant de la veine petite mésentérique qui a coulé isolé dans la section gauche de la veine porte, s'en va directement et isolément, lui aussi, se déverser dans le lobe gauche du foie.

Quant au lobe carré du foie, il ne reçoit pas directement, du moins habituellement, le sang de la veine porte ; il n'est irrigué que secondairement par des anastomoses avec les deux lobes principaux, droit et gauche ; il reçoit donc, lui, un sang mixte, c'est-à-dire provenant des deux veines : grande et petite mésentériques.

D'après Sérégé, encore, ce phénomène physique, qui ressemble absolument — pour sa première partie — au phénomène qui se passe au confluent de deux rivières se réunissant sous un angle peu ouvert et présentant des eaux de composition différente (tels le Rhône qui, après sa jonction avec la Saône en aval de Lyon, roule pendant 5 à 6 kilomètres des eaux jaunes sur sa rive droite et bleues du côté de sa rive gauche), ce phénomène aurait encore pour causes secondaires :

tant le peu de longueur de la veine porte qui n'arrive pas jusqu'au point de fusion physique des deux mésentériques ;

que la différence notable de densité des sangs des deux veines grande et petite mésentériques, s'expliquant par la différence forcée de composition de ces deux sangs vu la grande dissemblance physiologique de leurs territoires de formation : la grande mésentérique correspondant exclusivement à l'absorption des sucs digestifs de l'intestin grêle, du côlon ascendant et de la première moitié du côlon transverse, la petite mésentérique ramenant au foie gauche le sang des veines stomacales et de la rate en même temps que les sucs digestifs de la seconde moitié du côlon transverse et du côlon descendant.

2°. — Sérégé mesurant l'angle formé par chacune des veines sus-hépatiques à son issue du foie constata les résultats suivants :

a) Veine sus-hépatique issue du lobe droit : angle de 55 degrés au maximum,

b) Veine sus-hépatique issue du lobe gauche : angle pouvant atteindre 115 degrés.

Or comme d'après Poiseuille chaque coudure présentée par un tuyau retarde la marche de la colonne liquide circulant dans ce tuyau pour une pression identique, Sérégé pensa devoir découler de cette constatation l'explication des stases plus faciles au lobe gauche qu'au lobe droit du foie.

3°. — Et c'est ce que, en collaboration avec Soulé, il vérifia quelque temps après, en injectant du ferrocyanure de potassium dans la veine porte et en constatant le moment où ce sel faisait son apparition dans l'une et l'autre des veines sushépatiques (réaction des persels de fer).

Sérégé et Soulé arrivèrent ainsi, au résultat précité en trouvant que :

a) Le ferro-cyanure de potassium mettait 45 secondes pour traverser le lobe droit du foie ;

b) Le ferro cyanure de potassium mettait 96 secondes pour traverser le lobe gauche du foie.

Si maintenant nous ajoutons que ;

a) Les résultats expérimentaux des recherches de Sérégé sur l'indépendance physiologique des lobes du foie ont été contrôlés par Jolyet tant au moyen de la densité qu'au moyen de la cryoscopie, que cet auteur a lui-même trouvées différentes dans le sang de la veine porte en ayant soin de le puiser, au moyen d'une seringue de Pravaz, soit sur son bord droit, soit sur son bord gauche ;

b) Ainsi que Sérégé l'a fait voir en discutant une série d'observotions chirurgicales anciennes (donc non entachées d'idées préconçues), les lobes droit ou gauche du foie sont toujours infectés d'une façon correspondante aux sièges des lésions primitives du tube digestif ;

Nous aurons montré que l'ensemble des faits, si suggestifs pour la Physiologie et la Pathogénie hépatiques, mis en lumière par Sérégé, est indiscutable, et que nous pouvons nous appuyer sur eux pour arriver à l'explication physiologique des troubles de la fonction hépatique considérée en chacun des lobes de cet important organe d'assimilation.

Voyons donc quelles peuvent être les conséquences biochimiques et par suite uroséméiologiques du départage de la circulation hépatique ?

***

Le sang fourni au *lobe gauche du foie* par la veine petite mésentérique a une quintuple origine.

Il provient des veines gastriques, des veines spléniques et pancréatiques fusionnées, et enfin des ramuscules veineux s'enroulant autour de la dernière portion du gros intestin : dernière moitié du côlon transverse, côlon descendant et rectum (veines coliques gauches et veines hémorrhoïdales supérieures).

Recherchons quelles différences ce sang peut présenter avec les sangs artériels irriguant ces organes ou portion d'organes dans l'ensemble de leurs fonctions normales et anormales ?

1°. — A l'*estomac* — bien que l'absorption dans cet organe ait été niée à maintes reprises, mais nous fondant sur de nouvelles expériences très concluantes, — nous dirons que le sang artériel, en devenant veineux, emprunte aux liquides digestifs de l'estomac ;

a) Une petite quantité d'eau, et même d'alcool s'il y a eu des boissons spiritueuses ingérées pendant le repas ou surtout en dehors des repas ;

b) Du glucose et du lévulose : résultat de l'inversion locale du saccharose absorbé par l'acide chlorhydrique libre dans le suc gastrique ;

c) Des peptones découlant du dédoublement secondaire des albumines alimentaires (premier terme de ce dédoublement = syntonines = acide-albumines = propeptones) ;

d) Des sels alimentaires (chlorures alcalins surtout par suite de leur grande puissance de diffusion osmotique) ;

e) Encore de l'acide chlorhydrique ou plus exactement peut être de la chlorhydro-pepsine (acides amidés) de sécrétion gastrique normale ou exagérée ;

f) Enfin des acides de la série grasse provenant, par fonctionnement anormal de l'estomac, des fermentations acides des hydrates de carbone alimentaires.

2°. — A la *rate*, le sang artériel, en devenant veineux, emprunte entre autres éléments une petite proportion de méthémoglobine (dont la manifestation splénique objective est nettement montrée par la couleur rouge-brune spéciale du pigment de cet organe et que l'on retrouve nettement d'ailleurs à l'examen spectroscopique) ;

3°. — Au *pancréas*, le sang artériel, en devenant veineux, perd tout particulièrement ses éléments minéraux de type alcalin — devient donc plus acide que précédemment — en formant les bases du suc pancréatique ;

4°. — A la *dernière portion du côlon transverse* et au *côlon descendant*, le sang artériel, en devenant veineux, emprunte à peu près exclusivement de l'acide butyrique qu'y fabrique la dissociation de la cellulose alimentaire sous l'influence de la fermentation propre au « bacillus amylo-bacter » ; il ne peut, en effet, s'ajouter à l'absorption de l'acide butyrique que ce qui, des toxines et des dérivés phénoliques de fermentation intestinale, aurait échappé à l'absorption dans l'intestin grêle ou dans les deux premières portions du gros intestin ;

5°. — Dans la *circulation hémorrhoïdale*, c'est-à-dire péri-rectale et péri-anale, le sang artériel, en devenant veineux :

a) D'une part se charge d'acide carbonique, autrement dit s'acidifie, comme toutes les fois que le liquide hématique traverse un muscle, parce que, en ce point, les fibres musculaires sont développées d'une façon toute particulière : constituant au rectum deux véritables muscles connus sous les noms de : sphincter interne (constant) et sphincter supérieur (inconstant); constituant autour de l'anus le plancher périnéal comprenant les muscles ischio-coccygiens, releveurs de l'anus et sphincter anal ;

b) D'autre part ramène encore au foie, comme le sang venant de la dernière partie du côlon transverse et du côlon descendant, de l'acide butyrique, des toxines et des composés phénoliques, derniers éléments d'absorption des vaisseaux du tube digestif sur les résidus alimentaires.

Donc, le sang arrivant au lobe gauche du foie par la veine porte est un sang relativement très actif vis-à-vis de l'hémoglobine, puisque, du fait de sa richesse relativement grande en chlorures salins et en acidité « globale », non seulement il hydrolyse facilément l'hémoglobine, mais, la ramenant rapidement par cette double action à l'état d'hématine, il la prépare à des dédoublements secondaires qui, du fait de l'état très acide et hyperchloruré du même milieu hématique, font qu'il dispose cette hématine à facilement dépasser le terme bilirubine et à arriver au terme urobiline d'une manière plutôt exagérée.

Si l'on ajoute encore à ces causes chimiques de réduction exagérée de l'hémoglobine circulatoire par le lobe gauche du foie la cause physique précitée à deux reprises : c'est-à-dire la durée exceptionnellement longue de la traversée du foie gauche par le sang, durée plus que double de celle du foie droit, et créant ainsi des conditions toutes particulières de contact avec les éléments réducteurs et l'hémoglobine intra-hépatiques, on comprendra plus facilement encore que le foie gauche ait plus tendance à faire de l'urobiline que de la bili-rubine, que le foie gauche soit surtout un générateur de pigments biliaires secondaires et non pas de pigments biliaires vrais, que toute stase hépatique gauche, toute prolongation de la circulation hépatique à gauche, augmente notablement l'urobiline circulatoire et par suite l'urobiline urinaire.

Et, de fait, c'est ce que l'on constate cliniquement d'une façon à peu près générale, c'est-à-dire sauf pour quelques cas particuliers que nous envisageons à part un peu plus loin ; la congestion hépatique se présentant plus souvent du côté du lobe gauche.

Et alors, uroséméiologiquement, que voit-on ?

La production d'urobiline ayant tendance plus facile à s'accuser relativement à la formation de pigments biliaires vrais toutes les fois que, soit l'acidité gastrique, soit l'acidité colonique seront exagérées, toutes les fois que des chlorures alcalins en excès seront déversés par l'estomac au lobe gauche du foie ; on constatera une augmentation nette de l'urobiline urinaire, — témoin de l'hyperurobilinhémie, — toutes les fois aussi qu'il y aura des troubles de la fonction gastrique, de la fonction splénique, de la fonction pancréatique ou encore de la fonction rectale.

Mais l'urobiline formée de cette façon anormale, tout en portant l'excrétion normale à un taux supérieur à la moyenne générale ne peut cependant pas l'augmenter d'une façon absolue, c'est pourquoi on peut conclure uroséméiologiquement en disant que *dans les troubles fonctionnels du foie limités à son lobe gauche, il y a une augmentation relative du rapport* « *urobiline* » *relativement au rapport* « *éléments fixes* ».

Essayons maintenant de distinguer encore par l'urologie biologique la forme ou plutôt l'origine des troubles fonctionnels du lobe gauche du foie ?

1°. — Il est certain que si lesdits *troubles fonctionnels du lobe gauche du foie ont pour origine soit une augmentation de l'acidité colo-rectale, soit une résorption exagérée de toxines ou de dérivés phénoliques* (Skatol) *dans le côlon descendant ou le rectum,* comme en ces points du tube digestif il ne pourra être résorbé que ces trois types d'éléments anormaux, les seules manifestations urologiques constatables en sus de l'exagération de l'acidité urinaire générale seront donc :

Une augmentation relative du rapport « urobiline » relativement au rapport « éléments fixes » sans augmentation de tout autre rapport « urologique » à part le rapport « acidité », et en particulier le rapport « chlore » n'étant pas sensiblement différent du rapport « éléments fixes ».

Les manifestations rectales tendant à se différencier uroséméiologiquement des manifestations coliques par une atténuations des rapports relatifs « acidité » et « urobiline » et par la faiblesse quantative des toxines et des dérivés phénoliques exagérés aussi cependant.

2°. — Il est certain aussi que si les *troubles fonctionnels du lobe gauche du foie ont pour origine une hyperacidité chlorhydrique de la sécrétion gastrique*, comme en ce cas il y a toujours hypochlorurie locale, la quantité de chlorures alcalins résorbés par les veines gastriques étant plus faible que la normale, il y aura *diminution du rapport « chlore » relativement au rapport « éléments fixes » concomitamment à l'exagération relative du rapport « urobiline » relativement au même rapport « éléments fixes »*.

3°. — Tandis qu'au contraire si les *troubles fonctionnels du lobe gauche du foie sont dus à des fermentations gastriques, elles-mêmes liées à de l'hypochlorhydrie* et par suite à de l'hyperchlorurie stomacales, on aura *une exagération du rapport « chlore » relativement au rapport « éléments fixes » en même temps qu'une exagération relative du rapport « urobiline » toujours vis-à-vis du rapport de ces « éléments fixes »*.

4°. — Il est non moins sûr que si c'est *d'un trouble fonctionnel de la rate que dépendent les troubles fonctionnels du lobe gauche du foie*, comme le sang se charge alors d'une grande proportion de méthémoglobine, peu réductible, les oxydations intra-hépatiques des noyaux xanthiques alimentaires étant faibles et n'aboutissant pas dans la mesure normale au terme d'oxydations complètes des éléments quaternaires réprésentés par l'urée, on *trouvera* à l'analyse urologique biologique *parallèlement à l'augmentation relative du rapport « urobiline » relativement au rapport « éléments fixes » une exagération du rapport « acide urique » relativement au même rapport « éléments fixes ».*

Et, de plus, comme la difficulté de réduction de la méthémoglobine tend à exagérer dans ce cas les phénomènes de réduction intra-hépatique par rapport aux phénomènes d'hydratation, il y a donc déviation de la fonction hémolytique normale du foie aussi bien dans le sens de la production exagérée de l'uroérythrine que de l'urobiline ;

Il y a donc ainsi aussi *parallélisme entre les chiffres d'urobiline et d'uroérythrine* : le dernier étant, normalement, rappelons-le en passant, les deux tiers du premier.

Toutefois dans cet ordre d'idées on peut distinguer encore deux cas :

a) Celui où le *trouble de fonction splénique est lié à une auto-intoxication fébrile quelconque, cas en particulier du paludisme.* Or l'hyperchlorurie gastrique étant de règle dans les troubles gastro-intestinaux fébriles, on peut d'ores et déjà dire qu'il se présentera urologiquement *caractérisé par : à la fois une augmentation relative du rapport « urobiline », le parallélisme de l'uroérythrine avec l'urobiline, une augmentation quelconque du rapport « chlore » et enfin une autre augmentation, au moins relative, du rapport « acide urique », relativement (le tout) au rapport « éléments fixes ».*

b) Le cas où le trouble de *fonction splénique* n'est point dû à une auto-intoxication fébrile, *cas de la syphilis* seule à notre connaissance, qui, lui, ne comportant pas d'hypochlorhydrie, en tous cas pas d'hyperchlorurie gastrique, ne pousse pas à l'hyperexcrétion urinaire chlorurique, tend plutôt à créer de l'hypoexcrétion urinaire chlorurique, et qui, de ce fait, offre comme *caractéristique uroséméiologique : une augmentation relative du rapport « urobiline » accompagnée à la fois de l'équilibre uroérythrino-urobilinique et d'une augmentation, relative au moins, du rapport de « l'acide urique » relativement au rapport « éléments fixes », mais concordant avec une diminution du rapport « chlore » relativement au même rapport « éléments fixes ».*

***

Le sang apporté au *foie droit* par la veine grande mésentérique offre une origine double.

Il provient :

Tant des ramuscules veineux entourant l'ensemble de l'intestin grêle,

Que des multiples divisions veineuses se déployant à la surface du côlon ascendant et de la première moitié du côlon transverse.

Examinons, pour ce sang encore, quelles différences il peut présenter avec les sangs artériels irriguant les territoires anatomiques précités lors de l'ensemble de leurs fonctions normales et anormales ?

1°. — *Intestin grêle*. — Dans leur contact avec la muqueuse entérique, les ramuscules grand mésentériques absorbent :

a) La plus grande partie de l'eau alimentaire ;

b) La glucose et la lévulose résultant de l'interversion du saccharose alimentaire par l'acide chlorhydrique stomacal qui n'a pas été absorbé par la tunique gastrique, puis celui (glucose) provenant des amylacés alimentaires intervertis par la diastase salivaire et la pancréatine intestinale ;

c) Les peptones ou plutôt (d'après les recherches de A. Desmoulière) les noyaux xanthiques provenant des peptones dérivées des albuminoïdes alimentaires par l'intermédiaire de l'acide chlorhydrique et de la pepsine stomacale, comme encore par l'intermédiaire des alcalis et de la pancréatine, ou de l'entérokynase intestinales, et décomposées par la tunique intestinale.

d) Les sels alimentaires échappés à l'absorption gastrique ;

e) Les toxines de fermentation albuminoïdique intestinale ;

f) Les phénols et dérivés phénoliques, — conjugués ou non, — provenant des mêmes fermentations albuminoïdiques intestinales.

2°. — *Gros intestin*. — Dans leur contact avec les muqueuses du côlon ascendant et de la première partie du côlon transverse, les ramuscules grand mésentériques absorbent ;

a) A peu près tout ce qui reste d'eau à absorber de celle introduite par l'alimentation dans le bol alimentaire devenu bol fécal ;

b, c, d, e, f) Enfin ce qui n'a pas été absorbé non plus dans l'intestin grêle des glucose, lévulose, peptones, dérivés xanthiques, sels alimentaires, toxines et produits phénoliques plus ou moins complexes, acide butyrique, etc.

Donc le sang arrivant au lobe droit du foie par la veine porte, tout en étant chargé de nombreux déchets de l'alimentation, est un sang relativement moins actif comme agent réducteur vis-à-vis de l'hémoglobine que ne l'est celui qui arrive au lobe gauche par la même veine « porte ».

Donc ce sang « porte » droit ;

Plus dilué ;

Moins acide ;

Moins chargé en chlorures salins ;

Restant encore en contact moins prolongé que le sang « porte » gauche avec le foie $\left(\dfrac{45"}{95"} = \dfrac{47}{100}\right)$ est moins susceptible d'hydrolyser l'hémoglobine, ne produit de l'hémoglobine qu'une hémolyse légère, ne parvient pas à la double action réductrice et hydratante du sang porte gauche, fabrique donc plus de pigments biliaires vrais (bilirubine et dérivés) que de pigments biliaires secondaires (urobiline et uroérythrine).

De telle sorte que la *traduction uroséméiologique globale* de la fonction anormale de la glande hépatique droite est constituée par : une augmentation du *rapport de l'urobiline urinaire*, non pas vis-à-vis de la normale absolue (100), — comme ne le fait pas non plus d'ailleurs la dysfonction hépatique gauche, — non pas vis-à-vis de la normale relative = rapport « éléments fixes » — comme cela se présente, au contraire, pour la dysfonction hépatique gauche, — mais *vis-à-vis seulement du rapport « phosphorique »* qui, on se le rappelle, est chez les arthritiques, chez les hépatiques, chez les ralentis de la nutrition, le rapport urologique le plus abaissé par suite de la rétention physiologique des phosphates chez les hérédo-acides.

Quand à ce qui est de la genèse de cette fonction anormale du lobe droit du foie relativement aux provenances de l'intestin grêle et de la première portion du gros intestin, on peut encore la définir uroséméiologiquement de la manière ci-dessus :

1°. — Une augmentation anormale du rapport « urobiline » relativement au rapport « phosphorique » a-t-elle l'intestin grêle comme point de départ ?

C'est que celui-ci est irrité :

1°. — Soit par de l'*hyperchlorhydrie gastrique* qui, ayant réussi à franchir le « cap » du pylore, est déversée ainsi à l'intestin grêle et ne peut être saturée par des alcalis entériques insuffisants.

2° Soit par des *acides gras de fermentation de même provenance gastrique*, ayant aussi réussi par surprise à franchir la barrière pylorique : hyperchlorhydrie comme chylo-acidimétrie provoquant souvent du côté de la muqueuse intestinale un réflexe exagéré comme sécrétion catarrhale de défense.

a) *Dans le premier cas*, de toute évidence, il y *aura diminution du rapport « chlore » eu égard au rapport « éléments fixes » parallèlement à l'augmentation du rapport « urobiline » exclusivement augmentée vis a-vis du rapport « phosphorique ».*

b) *Dans le second cas, il y aura, au contraire, et en outre de la mucine urinaire exagérée* (par voie réflexe probablement), *augmentation du rapport « chlore » relativement aux « éléments fixes » concomitamment avec une augmentation du rapport « urobiline » limitée à ce qui dépasse le rapport « phosphorique » seulement.*

c). — Mais un cas mixte peut se produire : celui où *l'intestin grêle, fortement irrité par une hyperchlorhydrie de haute valeur docimasique gastrique* réagit à son tour par voie réflexe, et, comme travail de défense pour son épithélium, *sécrète aussi de la mucine d'une façon exagérée ;*

Dans ce cas il y a alors : *diminution du rapport « chlore » relativement au rapport « éléments fixes », exagération de la mucine, et diminution du rapport « urobiline » relativement au rapport « éléments fixes », mais augmentation de ce rapport « urobiline » relativement au rapport phosphorique.*

2°. — *Le gros intestin* (cœcum, côlon ascendant et première moitié du côlon transverse), est-il, au contraire, le point touché en la circonstance ?

De toute certitude le chlore à résorber y étant faible *le rapport « chlore » sera au-dessous du rapport « éléments fixes »* en même temps que « l'urobiline » sera comprise comme rapport « entre le rapport phosphorique » et le rapport « éléments fixes » ; mais alors de plus, le rapport « acidité totale », exagéré par suite des fermentations acides de l'estomac, sera très léger en même temps qu'une dose très forte d'acides gras, autres que l'acide lactique, sera constatée.

.

Parmi les considérants relatifs aux troubles de la fonction hépatique gauche, — comprise dans le sens des recherches de Sérégé, — nous avons cité l'influence du *pancréas* ; et cependant dans l'exposition des appareils uroséméiologiques relatifs à ces troubles de fonction hépatique gauche, nous avons omis toute mention « pancréatique » !

Eh bien ! cette omission était volontaire.

C'est qu'en effet, si anatomiquement, la circulation pancréatique relève exclusivement de la circulation porte gauche, physiologiquement les troubles de fonction pancréatique retentissent sur la fonction de l'ensemble des lobes du foie.

Voici comment !

Contrairement à ce qui se passe dans l'ensemble des autres organes dont le sang d'irrigation fait retour à la veine porte et par suite au foie, le pancréas, s'il diminue pendant son fonctionnement normal l'alcalinité du sang en lui empruntant les bicarbonates alcalins qu'il déverse à l'intestin en même temps que la pancréatine pour constituer le suc pancréatique, loin d'exagérer ce phénomène biologique en fonctionnement anormal, le réduit au contraire, de telle sorte que, l'alcalinité du suc pancréatique se trouvant atténuée, la fonction hépatique droite devient anormale en présence d'un suc intestinal plus acide, nous voulons dire moins alcalin, que la normale.

C'est-à-dire que, sauf le cas de dysfonction pancréatique liée pathogéniquement à de l'hyperchlorhydrie gastrique : il y a tendance à constitution tout d'abord, par voie réflexe, d'hypochlorhydrie gastrique, d'hyperchlorurie gastrique ; il y a, ou plutôt il doit y avoir, — ce que pratiquement l'on constate, — une hyperexcrétion urinaire chlorurique.

Puis les éléments quaternaires n'arrivant pas à leur point terminus de dédoublement entérique, — par défaut d'alcalinité locale, — les noyaux xanthiques restent en excès dans la circulation grande mésentérique, et le lobe droit du foie se trouve ainsi hyperfonctionner au même titre que le lobe gauche (ce dernier par hypertonie chlorurique) en fournissant en excès à la circulation générale des uréides incomplètement oxydés (tels l'acide urique).

De telle sorte que, à part l'exagération de l' « uroérythrine » parallèle à celle de l' « urobiline » constatée dans les cas de troubles spléniques fonctionnels, — et qui n'a aucune raison d'être ici puisque la rate n'est pas en jeu, — l'*uroséméiologie pancréatique* se trouve avoir les mêmes caractéristiques que l'uroséméiologie fébrile, c'est-à-dire :

Augmentation du rapport « urobiline », augmentation du rapport « chlore », augmentation du rapport « acide urique », toutefois avec ce correctif que l'augmentation du rapport « urobiline » est toujours totale, donc supérieure à 100 et supérieure aux « éléments fixes » puisque l'hyperfonction atteint ici les deux lobes du foie.

**

Pendant que nous sommes sur la question de l'uroséméiologie pancréatique nous ferons une petite diversion à l'ensemble de notre sujet relativement à une série de cas particuliers que l'un de nous a notés assez fréquemment au cours de ses exercices urologiques.

Souvent il arrive que, chez un sujet bien connu urologiquement, et qui présentait d'ordinaire une courbe quelconque de l'arthritisme, l'on rencontre, après diététique végétale prolongée destinée à l'amélioration des manifestations pathologiques primitives, il arrive que l'on rencontre, après un régime végétarien prolongé la courbe uroséméiologique des troubles de fonction du pancréas, avec cette variante toutefois que les excrétions « chlore » et « acide urique » (1) ne sont point

---

(1) Le régime végétarien, tel qu'on a tendance actuellement à l'instituer, comporte une grande richesse en nucléines végétales.....

comme les « éléments fixes » et l'urobiline augmentées d'une façon absolue (supérieure à 100 comme rapports) mais simplement augmentées d'une façon relative.

Et pendant longtemps nous avons cherché l'explication possible de ce phénomène !

Or, voici quelle réflexion physiologique la question nous a enfin suggérée !

Tout régime végétarien introduit des sels alcalino-terreux en excès dans le tube digestif ; et ces sels alcalino-terreux sont la plupart du temps de forme « carbonatée » ou du moins y régressent sous l'influence des processus biochimiques de la digestion.

Or les carbonates alcalino-terreux sont des corps jouissant de propriétés irritantes pour les muqueuses d'un côté, et de l'autre côté sont inaptes au dédoublement des composés xanthiques.

Il en résulte donc qu'un régime végétarien prolongé doit fatalement :

D'une part laisser passer aux ramuscules grand mésentériques les noyaux xanthiques des albumines végétales à noyau phosphoré, et ainsi faire produire au foie de l'acide urique, — au lieu d'urée, — d'une façon anormale ;

D'autre part, par voie réflexe, déterminer de l'hypochlorhydrie et par suite de l'hyperchlorurie gastrique.

D'où trouble de fonction hépatique droite, comme trouble de fonction hépatique gauche ;

Mais troubles atténués, donc produisant bien un peu plus (de chaque côté) d'urobiline que la normale sans arriver toutefois à dépasser le rapport normal « 100 » pour cet élément ;

Mais *troubles hépatiques généralisés se traduisant urosémiologiquement par :*

Exagération du rapport « *ch¹ore* » *relativement soit aux* « *éléments fixes* », *soit à la* « *normale absolue* = 100 », *exagération du rapport* « *urique* » *dans le même sens, mais exagération du rapport* « *urobiline* » *seulement vis-à-vis du rapport* « *éléments fixes* », *mais encore* « *acidité* » *relativement faible, mais enfin* « *uroérythrine* » *inférieure à* « *l'urobiline* » *comme proportion relative.*

.˙.

Enfin, pour ne rien laisser dans l'ombre de ce qui peut toucher à la « question hépatique » si importante dans l'étude des phénomènes osmo-nutritifs de la « porte d'entrée », voyons en détail sous quelles dépendances se trouve la circulation du foie.....

Le foie, avons-nous dit, reçoit deux courants sanguins, celui de l'artère hépatique de section relativement réduite ; celui de la veine porte (veines mésentériques fusionnées) de section relativement considérable.

Du foie sort un seul courant sanguin : celui des veines sus-hépatiques.

La Physiologie permet donc de conclure que les deux courants, artériel et « porte », ont dû se fusionner dans l'intimité du tissu hépatique ; donc que le sang artériel joue dans la fonction hépatique un rôle réel.

Si, de plus, l'on remarque que le système « porte » ne contient pas de valvules on se rend compte que *la fusion anatomique des sangs : artériel et porte dans le foie,* — constatée histologiquement par les nombreuses anastomoses des deux courants circulatoires d'entrée, — *a non seulement le but final de fournir de l'oxygène aux échanges biochimiques hépatiques, mais encore celui plus immédiat de contribuer,* — comme le ferait le « giffard » d'alimentation en eau d'une machine à vapeur, — *à l'entrainement mécanique du sang porte à la circulation hépatique.*

Quant à ce qui est de la sortie du sang du foie, par les veines sus-hépatiques : on se rappellera que la veine cave inférieure qui les prolonge, ne pouvant, de par l'agrandissement considérable de la section du réseau veineux qu'elle représente, recevoir une poussée sensible par la *vis à tergo*, doit son mouvement circulatoire à peu près exclusivement à l'inspiration thoracique liée aux mouvements costo-diaphragmatiques respiratoires, d'où le baillement si propice à l'acte digestif par hypercirculation « cave ». De telle sorte que toute stase des gros vaisseaux référents entrave le fonctionnement du « giffard » afférent dans la propulsion du sang « porte » au travers des ramuscules semi-artériels, semi-veineux du viscère hépatique ; d'où les conditions circulatoires si précaires du système hépatique !

On doit s'attendre à ce que l'uroséméiologie hépatique soit influencée par les conditions suivantes, qu'il y a lieu de rappeler :

1°. — Le lobe carré du foie étant irrigué anatomiquement et secondairement par les ramuscules « porte » droit et « porte » gauche, et étant de poids relativement faible vis-à-vis de ses congénères, on trouve uroséméiologiquement dans ses troubles de fonction les mêmes caractéristiques que celles des lobes droit et gauche mais atténuées et ne dépassant pas 5 % des rapports « phosphorique » ou « éléments fixes » ;

2°. — Un trouble de fonction hépatique portant sur l'ensemble des lobes se traduira forcément uroséméiologiquement par la superposition des rapports « urobiline » précédents, c'est-à-dire par un rapport « urobiline » toujours supérieur à la normale « absolue » comme rapport, c'est-à-dire par un rapport supérieur au rapport « 100 ».

Donc, pour aller du simple au composé, et en remarquant encore que l'étude du rapport « volume » relativement au rapport « éléments fixes », rapprochée de celle du rapport « urobiline », est susceptible de donner la mesure de la « perméabilité hépatique », si l'on admet que toute diminution du dit rapport « volume » relativement au rapport « éléments fixes » indique de l'hypotension artérielle, et que toute augmentation du rapport « volume » vis-à-vis du rapport « éléments fixes » concorde avec de l'hypertension artérielle :

I. 1°. — *Trouble de la fonction hépatique limité au lobe carré du foie et provenant d'altération du sang de la grande mésentérique* : carré droit :

Rapport « urobiline » supérieur à moins de 5 % du rapport « phosphorique » ;

2°. — *Trouble de la fonction hépatique limité au lobe droit du foie :*

Rapport urobiline supérieur à plus de 5 % du rapport « phosphorique », et compris entre ce rapport « phosphorique » et le rapport « éléments fixes ».

II. 1°. — *Trouble de la fonction hépatique limité au lobe carré du foie et provenant d'altération du sang de la petite mésentérique :* carré gauche :

24

Rapport « urobiline » supérieur à moins de 5 °/₀ du rapport « éléments fixes » ;

2°. — *Trouble de la fonction hépatique limité au lobe gauche du foie.*

Rapport « urobiline » supérieur à plus de 5 °/₀ du rapport « élément fixes », et compris entre ce rapport « éléments fixes » et le rapport « 100 » de la normale absolue.

III. — *Trouble total de la fonction hépatique.*

Rapport « urobiline » supérieur à rapport « phosphorique », supérieur à rapport « éléments fixes », supérieur à rapport « 100 » de la normale absolue.

IV. 1°. — *Trouble de la fonction hépatique avec hypotension artérielle :*

Rapport « urobiline » supérieur d'un chiffre quelconque à rapport « phosphorique », plus rapport « volume » inférieur à rapport « éléments fixes » ;

2°. — *Trouble de fonction hépatique avec hypertension artérielle :*

Rapport « urobiline » supérieur d'un chiffre quelconque à rapport « phosphorique », plus rapport « volume » supérieur à rapport « éléments fixes ».

V. — *Troubles de fonction hépatique secondaires et limitées au lobe droit ou carré :*

1°. — *Par entérite hyperchlorhydrique simple :*

Rapport « urobiline » inférieur à rapport « phosphorique », plus rapport « chlore » inférieur à rapport « éléments fixes » ;

2°. — *Par entérite catarrhale de défense vis-à-vis de l'hyperchlorydrie gastrique :*

Rapport « urobiline » supérieur à rapport « phosphorique », plus rapport « chlore » inférieur à rapport « éléments fixes », plus « mucine » en excès ;

3°. — *Par entérite catarrhale primitive :*

Rapport « urobiline » supérieur à rapport « phosphorique », plus rapport « chlore » supérieur à rapport « éléments fixes », plus « mucine » en excès ;

4°. — *Par fermentations anormales du côlon ascendant et de la première moitié du côlon transverse :*

Rapport « urobiline » supérieur à rapport « phosphorique », plus rapport « chlore » supérieur à rapport « éléments fixes », plus rapport « acidité » très élevé.

VI. — *Troubles de la fonction hépatique :*

1°. — *Par stase circulatoire des organes génitaux (utérus chez la femme) ou de leurs annexes (prostate chez l'homme) :*

Rapport « urobiline » supérieur à rapport « phosphorique » plus rapports limités aux lobes gauche ou carré ;

2°. — *Par fermentations anormales de la seconde moitié du côlon transverse, du côlon descendant et du rectum :*

Rapport « urobiline » supérieur à rapport « éléments fixes », plus rapport « chlore » supérieur à rapport « éléments fixes », plus rapport « acidité » très élevé ;

3°. — *Par hyperchlorhydrie gastrique simple :*

Rapport « urobiline » supérieur à rapport « éléments fixes », plus rapport « chlore » inférieur à rapport « éléments fixes »;

4°. — *Par hyperchlorhydrie gastrique avec catarrhe de défense :*

Rapport « urobiline » supérieur à rapport « éléments fixes », plus rapport « chlore » inférieur à rapport « éléments fixes », plus murine en excès ;

5°. — *Par fermentations gastriques d'origine hypochlorhydrique :*

Rapport « urobiline » supééieur à rapport « éléments fixes », plus rapport « chlore » supérieur à rapport « éléments fixes », rapport « acidité » quelconque, faible plutôt;

6°. — *Par troubles fonctionnels de la rate d'origine fébrile :*

Rapport « urobiline » supérieur à rapport « éléments fixes », plus rapport « chlore » supérieur à rapport « éléments fixes », plus rapport « acide urique » supérieur à rapport « éléments fixes » ;

7°. — *Par troubles fonctionnels de la rate d'origine syphilitique :*

Rapport « urobiline » supérieur à rappol t « éléments fixes »,
plus rapport « chlore » intérieur à rapport « éléments fixes »,
plus rapport « urique » supérieur à rapport « éléments fixes ».

VII. — *Troubles de la fonction hépatique totale sous l'influence de troubles fonctionnels pancréatiques :*

Rapport « urobiline » supérieur à rapport « éléments fixes »
et supérieur aussi au rapport « 100 » de la normale absolue,
plus rapport « chlore » supérieur à rapport « éléments fixes »,
plus rapport « urique » supérieur aussi à rapport « éléments
fixes », plus diminution de « l'uroérythrine » relativement à
« l'urobiline ».

VIII. — *Troubles de la fonction hépatique sous l'influence
d'un régime végétarien prolongé :*

« Urobiline » supérieure comme rapport à « éléments fixes »
et inférieure à « 100 », plus « chlore » supérieur à « éléments
fixes », plus « acide urique » supérieur à « éléments fixes »,
plus « uroérythrine » non augmentée proportionnellement à
l' « urobiline ».

IX. — *Troubles de fonction hépatique totale par superposition de troubles de fonction des lobes droit et gauche sous
l'influence de plusieurs des troubles fonctionnels du tube digestif
réunis :*

Rapport « urobiline » supérieur à rapport « phosphorique »,
supérieur à rapport « éléments fixes », supérieur au chiffre
« 100 » de la normale absolue.

Comme on le voit, l'étude urologique des fonctions hépatiques normales et metaphysiologiques ou morbides conduit
donc une fois de plus à conclure à la réalité de la Dystrophie
osmo-nutritive comme point de départ de l'Arthritisme.

Et si nous ajoutons que : pas plus la Cryoscopie que
la Tonométrie sanguines, les Cryoscopie et Tonométrie urinaires ne sont normales dans l'Arthritisme (1) :

---

(1) H. BOUTTÉ et E. GAUTRELET. — Urotonométrie des Etats diathésiques
avant, pendant et après la Cure de Vichy. *Rev. Mal. Nat. 1906.*

E. GAUTRELET et V. RAYMOND. — Urocryoscopie des Etats diathésiques
avant, pendant et après la Cure de Vichy. *Rev. Mal. Nat.* 1906, 1907, 1908.

C'est-à dire sont :

tantôt atténuées (spécificité goutteuse),

tantôt exagérées (spécificité rhumatismale) ;

L'on se rendra encore compte que l'Uroséméiologie concourt de tous points :

à démontrer des troubles osmotiques de la Nutrition chez les Arthritiques ;

et à préciser la nature initiale $=$ échanges généraux dans le premier cas, échanges hépatiques dans le second cas des troubles osmo-nutritifs de l'Arthritisme.

. . . .

Nous savons bien que les deux questions de l'Hyperacidurie et de l'Hypophosphaturie arthritiques ont été niées par Joulie.

Mais, — outre que nombre d'auteurs, Jécou entre autres, sont arrivés à des résultats uro-acidimétriques analogues à ceux de E. Gautrelet, — comme le procédé de Joulie pour le dosage de l'acidité urinaire, déjà faux en lui-même par le fait de l'emploi d'un sel instable de chaux (le saccharate ?), porte, de plus, exclusivement sur l'urine de l'émission matutinale, il s'en suit une double cause d'erreur enlevant toute valeur à la critique de cet auteur relative à la théorie de l'Hyperacidité organique de Bouchard !

Prétendre, en effet, juger de la valeur urologique absolue d'après une seule émission. — serait-ce celle du matin, — est une de ces *hérésies* que l'Urologie biologique moderne se refuse à discuter !!!

Mais, qui plus est, comme le procédé suivi par nombre de chimistes pour le dosage de l'acide phosphorique urinaire (nitrate d'urane avec la cochenille comme indicateur exclusif de la réaction finale) expose (1), selon les variations diverses de l'acidité du liquide analysé, à des erreurs considérables de docimasie phosphatique : il en découle que l'autre prétention

---

(1) A. Desmoulière fait, avec juste raison, employer la cochenille à titre de simple avertisseur de réaction ; c'est-à-dire que la fin de la réaction du nitrate d'urane sur les phosphates urinaires est indiquée (méthode de la touche comme Joulie l'a décrite) par le ferrocyanure de potassium, mais que l'approche de la réaction ferrocyani-uranique se prévoit par le virage au vert de l'infusion de cochenille acéto-sodique ajoutée à l'urine en ébullition.

de Joulie, celle de substituer, pour l'Arthritisme, l'Hyperphosphaturie et par suite l'Hypophosphathémie à l'Hypophasturie
et à l'Hypophasthémie de E. Gautrelet n'a aucun fondement !

.   .   .   .

Ce qui nous conduit, pour conclure, à regretter que Joulie,
qui fut, en Chimie analytique générale, le « père », — et le père
autorisé peut-on dire, — de la docimasie phosphatique, ait
pu, par une aberration inexplicable, — celle de l'emploi de
sels de chaux en titimétrie acide, alors qu'il condamnait formellement il y a trente ans l'emploi de la chaux dans le dosage
de l'acide phosphorique, — ait pu, disons-nous, pour les besoins
de la cause, réhabiliter cet emploi, de facon à arriver à formuler
pour l'Arthritisme la notion de l'Hypoacidité organique, alors
qu'est si bien entrée aujourd'hui dans les cerveaux médicaux,
— et ils sont nombreux les adeptes de l'éminent professeur de
Pathologie générale de la Faculté de Médecine de Paris, — la
notion de « Dyscrasie acide » que toutes recherches d'esprits
non prévenus ont constamment et subsidiairement démontrée.

CHAPITRE ONZIÈME

Manifestations Arthritiques Générales d'Ordre Physiologique

GOUTTE — RHUMATISME — OXALÉMIE — HYPERGLYCÉMIE — ACÉTONÉMIE et OXYBUTYRÉMIE — ALBUMINURIE

De toutes les affections qui constituent l'Arthritisme, la *Goutte* est la plus caractérisée. Il semble qu'elle représente l'essence même de la diathèse, qu'elle en soit le point culminant, si bien que toutes les autres, quand elles ne constituent pas un simple épisode d'accidents concomitants, ne représentent, à l'égard de la goutte, que des étapes d'évolution vers elle, ou au contraire de régression. Elle contient, en effet, au potentiel, le futur de toutes les autres manifestations de la diathèse arthritique qui incarne en elle son génie.

Tandis qu'une foule d'autres manifestations de la diathèse ne représentent que des troubles fonctionnels d'une durée plus ou moins éphémère, la goutte représente l'organisation matérielle, dans les moindres rouages de la vie animale, des conditions de troubles fonctionnels évoluant des actes biologiques les plus élémentaires aux actes les plus complexes. C'est cette idée que SYDENHAM a exprimée, lorsqu'il a dit du goutteux : « Totum corpus est podagra ». Après plus de deux siècles de recherches chimiques et expérimentales, et d'études cliniques ardemment poursuivies, il faut en revenir à cette formule qui synthétise mieux qu'aucune autre la pathogénie de la goutte.

On ne saurait aborder l'étude de la goutte sans qu'immédiatement s'impose à l'esprit le sentiment de la considération qui s'attache à la présence en excès, dans le sang des goutteux, de l'acide urique, et au rôle que l'acide urique en excès joue dans l'évolution pathologique de la maladie.

En effet, depuis les jours où SCHEELE (1774) découvrit l'acide urique, dans les calculs et dans l'urine ; où FORBES-

Murray (1793), frappé de la parenté morbide qui existe entre la goutte et la gravelle, émit l'hypothèse de la présence vraisemblable de l'acide urique dans le sang des goutteux ; où Tenant et Wollaston (1797) reconnurent que les tophus goutteux sont constitués par des urates ; où Garrod (1849) démontra qu'il existe des traces d'acide urique dans le sang normal, mais qu'il en existe des quantités pondérables et relativement importantes dans le sang des goutteux, l'acide urique a été considéré comme représentant « la matière peccante » de la goutte, suivant la vieille formule de la médecine humorale.

Mais quelque important que soit le rôle que joue l'acide urique, en excés dans le sang, dans l'évolution épisodique de la goutte, on ne saurait, sans offenser la logique, faire de l'hyper-uricémie la condition pathogénique de la goutte. C'est la goutte qui crée l'hyper-uricémie qui la caractérise ; or, interpréter la pathogénie de la goutte par l'uricémie, c'est renverser les rôles, c'est intervertir l'ordre des facteurs.

L'uricémie que crée la goutte s'accompagne de conditions particulières qui lui donnent sa valeur pathogénique.

Cela est si vrai qu'il existe des états pathologiques où la surcharge du sang en acide urique ne s'accompagne pas des accidents caractéristiques de la goutte. Dans l'anémie grave, dans la pneumonie après la crise, et surtout dans la leucémie, le sang peut contenir de l'acide urique en proportions appréciables, et souvent en bien plus grande quantité que dans la goutte même. Mais, dans ces états pathologiques, la surcharge urique du sang trouve une soupape de sureté dans l'hyper-excrétion urique rénale. Il n'en est pas de même dans la néphrite chronique qui, par le mécanisme de l'imperméabilité rénale, réalise une des conditions qui déterminent l'uricémie goutteuse, la rétention, qui, dans la goutte, fait intervenir des causes d'une grande complexité et d'une autre nature. Souvent, dans l'évolution de la goutte, il se fait une association toute naturelle de l'uricémie par imperméabilité rénale et de l'uricémie d'origine goutteuse. Cette association crée pour l'acide urique en excès dans l'organisme, des conditions particulièrement critiques.

Les notions que nous possédons sur la physiologie normale

et pathologique de l'acide urique sont pleines de contradictions et d'incohérence. Cela tient à ce que, jusque dans ces dernières années, les procédés dont on se servait pour déterminer la valeur de l'acide urique, soit dans le sang, soit dans l'urine, étaient inexacts. De ce chef, les affirmations qui semblaient les plus autorisées doivent être considérées comme suspectes, quand elles ne concordent pas avec les constatations qui résultent des recherches entreprises ces dernières années, au moyen de méthodes plus rigoureuses.

Avant d'entreprendre l'étude des conditions qui déterminent l'uricémie goutteuse, il est nécessaire de faire un court exposé des notions récemment acquises sur la physiologie de l'acide urique.

Physiologie de l'acide urique. — Le sang contient normalement une petite quantité d'acide urique. GARROD, à qui l'on doit la démonstration de la surcharge urique du sang dans la goutte, a le premier constaté la présence de l'acide urique, en toute petite quantité, dans le sang normal. En France, A. GAUTIER et FAUVEL admettent que le sang contient normalement une petite quantité d'acide urique. En Allemagne, les avis, à ce sujet, sont partagés. VON JAKSCH et KLEMPERER n'admettent pas la présence d'acide urique, en quantité pondérable dans le sang des sujets sains. NORDHORST est d'un avis opposé et soutient que si les recherches de VON JAKSCH et de KLEMPERER ont été négatives, c'est qu'ils ont opéré sur des quantités insuffisantes de sang (Fauvel). GOTO a montré que dans le sang l'acide urique se trouve en présence d'acide nucléinique ou d'acide thyminique, et que dans ces conditions il ne précipite pas. Cette démonstration rend suspectes les déterminations d'acide urique dans le sang faites par les procédés anciens qui ne tenaient aucun compte de cette particularité. Au reste, comme le fait judicieusement remarquer Fauvel, l'acide urique se formant non seulement dans le foie et la rate, mais encore dans tous les tissus, le sang doit, à priori, en contenir forcément. Nous ajouterons que l'interprétation par dialyse, de la sécrétion rénale, devait aussi faire admettre à priori, la présence normale de l'acide urique dans le milieu sanguin.

Longtemps on a considéré l'acide urique comme un produit

de la désintégration des protéiques et comme représentant un produit attardé, par insuffisance d'oxydation, vers l'urée. Cette notion découlait de la théorie, reconnue fausse depuis, de la formation de l'urée par oxydation directe de l'albumine (Fauvel).

Il semble acquis, actuellement, que l'urée et l'acide urique sont les produits de deux processus distincts. L'une se forme aux dépens des produits de dédoublement des albuminoïdes ; l'acide urique provient du dédoublement des nucléines de l'organisme et du dédoublement des nucléines des aliments, et aussi de l'oxydation des bases puriques qu'ils contiennent, libres ou combinées. L'acide urique est le produit de l'oxydation avancée des bases xanthiques ou purines. Les travaux de L. Fischer, Kossel, Weintraub, Hess, Schmoll et Fauvel ont démontré cette origine.

A. Gautier et H. Wienner admettent, cependant, que l'organisme est capable de produire de l'acide urique par synthèse, en partant de l'urée et de certaines substances non azotées telles que l'acide tartronique (Fauvel) (1) La réalisation se ferait au moyen d'une combinaison d'un couple ternaire à trois atomes de carbone avec deux molécules d'urée. Ce mode de formation pourrait peut-être être invoqué pour l'interprétation des conditions qui donnent lieu aux épisodes de la goutte.

Nucléines. — Nucléo-albumines. — Les diverses protéides formant les tissus animaux ou contenues dans la nourriture peuvent se distinguer en trois grandes classes différant par leur composition et leur valeur physiologique :

1° Albumines proprement dites constituant le protoplasma de la cellule vivante, animale ou végétale. Elles ne contiennent pas de phosphore. Les unes sont solubles dans l'eau, à la température ordinaire, sérine, albumine de blanc d'œuf, albumine des muscles et de la viande, légumine ; d'autres sont insolubles dans l'eau à la température ordinaire : globulines animales, gluten, protéides végétales diverses.

2° Les paranucléines, présentant toutes les propriétés et réactions des corps albuminoïdes, mais contenant un certain

_____

(1) Fauvel. — Physiologie de l'acide urique, Paris, Masson 1907.

pourcentage de phosphore. Leurs principaux représentants sont : la vitelline du jaune d'œuf et la caséine du lait. Parmi leurs produits de dédoublement, elles ne donnent pas de bases xanthiques ou purines.

3° Les nucléines (nucléo-albumines, nucléo-protéides), constituent l'ossature du noyau de la cellule ; elles contiennent un pourcentage important de phosphore et sont caractérisées par l'atome, groupe de l'acide nucléinique. En dédoublant les nucléines, on obtient : d'un côté, l'albumine simple, telle qu'elle est contenue dans le protoplasma ; 2° de l'autre, le groupe nucléinique. En dédoublant ce groupe, on obtient : 1° de l'acide phosphorique, 2° des hydrates de carbone, 3° des bases xanthiques (hypoxantine, xanthine, guanine, adénine), 4° de l'acide thyminique (acide thymique, thymo-nucléinique, nucléoti-phosphorique).

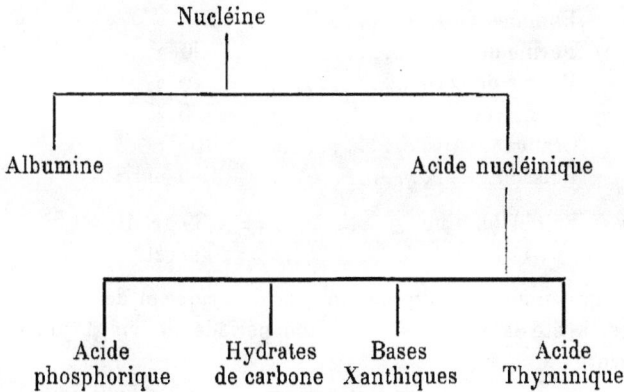

```
                        Nucléine
                           |
          +----------------+----------------+
          |                                 |
      Albumine                       Acide nucléinique
                                             |
                          +--------+---------+--------+
                          |        |         |        |
                        Acide   Hydrates   Bases    Acide
                     phosphorique de carbone Xanthiques Thyminique
```

L'acide urique a ainsi une double origine : une origine endogène et une origine exogène.

Origine endogène. — Plusieurs expérimentateurs avaient constaté que, s'il y a une concordance entre l'importance des apports de nucléines alimentaires et l'importance quantitative des purines et de l'acide urique excrétés, néanmoins avec un régime alimentaire exempt de purines, une certaine quantité de purines et d'acide urique continue à être excrétée régulièrement par la voie urinaire. Mais les recherches les plus probantes, sur cette question, ont été faites, en France, par F ʌ ᴜ ᴠ ᴇ ʟ, qui a apporté dans son expérimentation des conditions plus rigoureuses.

Comme point de départ d'une série de recherches, le sujet, qui s'est prêté à l'expérimentation, était sain, normal, âgé de trente-neuf ans et pesant 66 kilogr. ; depuis un an, au moins, il était soumis à un régime exempt de purines. Pendant les vingt jours d'observation expérimentale, il fût soumis à un régime identique, strictement végétal et exempt de purines, composé ainsi qu'il suit :

Pain.....................	300 gr.
Biscuits.................	60 »
Choux	140 »
Pommes de terre..........	240 »
Farine de maïs...........	30 »
Beurre de coco	40 »
Confitures	60 »
Oranges.................	100 »
Boisson................	Eau pure.
Soit Albumine........... =	39 gr. 10
Calories.............. =	2000 cal.

La moyenne, en élimination d'acide urique et de purines totales, a été la suivante, pour une période de vingt jours consécutifs :

	Purines	Acide urique	Urée	Albumine ingérée
Par jour.......	0 gr. 406	0 gr. 318	11 gr. 18	39 gr. 10

Le sujet était en état d'équilibre azoté.

D'autres séries d'expérimentation ont donné à Fauvel, des chiffres dont la valeur se rapproche très sensiblement de celle exprimée précédemment.

Les résultats de son expérimentation permettent à Fauvel de considérer la quantité absolue de purines d'origine endogène comme oscillant entre 0 gr. 40 et 0 gr. 50 pour les purines totales, et 0 gr. 280 à 0 gr. 350 pour l'acide urique seul. Ces chiffres concordent avec ceux donnés par différents auteurs :

Walker Hall (1903), trouve, pour le minimum des purines
(xantho-uriques) d'origine endogène, une valeur de 0 gr. 435
(exprimée en acide urique) pour une femme de 32 ans, pesant
48 kilogr. Pour un homme de 32 ans, pesant 70 kilogr., le
chiffre est de 0 gr. 487 ; Burian indique de 0 gr 459 à 0 gr. 606
pour des sujets variant de 68 à 77 kilogr. (Fauvel).

En ce qui concerne l'acide urique seul, Pfeil et Stœtbeer
indiquent 0 gr. 285 et 0 gr. 308 par 24 heures. Hones a obtenu
0 gr. 344 comme moyenne de 14 sujets suivant pendant plusieurs jours un régime exempt de purines (Fauvel).

« Nos expériences, conclut Fauvel, viennent donc confirmer
« la constance de l'excrétion xantho-urique et urique réduite
« à son minimum de production endogène. » (1).

D'après cet auteur, l'excrétion urique d'origine endogène
présente un minimum constant au-dessous duquel il est
impossible de descendre.

Il résulte aussi de ses expériences que la quantité de
purines et d'acide urique d'origine endogène *est constante
pour un même sujet, à condition qu'il suive un régime exempt
de purines*. Cette quantité serait même peu variable d'un
individu à un autre, à la condition, vraisemblablement, qu'il
s'agisse de sujets sains.

D'après le même auteur, *un travail musculaire, même
considérable, serait sans action sur l'excrétion endogène*. Cette
affirmation est sujette à caution. Les expériences de Burian
tendent à établir que le muscle produit constamment de l'hypoxanthine pendant le repos et que cette production augmente
pendant le travail.

Origine exogène. — La démonstration des rapports entre
les bases puriques et l'acide urique a été inaugurée par Horbac-
zewsky qui prétendait que la principale source de l'acide urique
était la désassimilation de la nucléine des globules blancs. La
preuve absolue des rapports entre nucléines et acide urique a
été donnée par Wenstrand qui a montré qu'après ingestion de
500 grammes de thymus, organe spécialement riche en
nucléines, l'excrétion de l'acide urique s'élevait de 0 gr. 50 à
à 1 gr. 80 et 2 gr par vingt-quatre heures. Les résultats de

---

(1) Fauvel, Paris, Masson 1907.

cette expérimentation démontrent bien, qu'en l'espèce, les nucléines ingérées représentent une des sources les plus importantes de l'acide urique excrété ; mais ils ne prouvent pas que ces corps soient la source unique de l'augmentation, au-dessus de la normale, de l'acide urique excrété. Il était possible, en effet, d'admettre qu'une partie de l'acide urique provenait de l'albumine insuffisamment oxydée. La preuve que les bases xanthiques sont l'origine unique de l'acide urique exogène, a été fournie par les expérimentations de Hess et Schmoll.

Ces deux expérimentateurs ont montré que, « *partant d'une diète uniforme et constante, pendant laquelle l'excrétion de l'acide urique était absolument constante, on pouvait influencer celle-ci par des corps contenant des bases xanthiques, mais qu'elle n'était nullement altérée par des corps albuminoïdes ou des paranucléines, tandis que l'excrétion de l'azote dénotait leur résorption* » (Schmoll).

Les recherches modernes tendent à confirmer ces conclusions dont la formule manque de quelque précision ; elles tendent aussi à démontrer que la quantité d'acide urique excrétée est indépendante de la quantité d'aliments azotés ingérés. L'ingestion des albumines vraies et des para-nucléines est sans influence sur l'excrétion urique. L'excrétion urique est, chez l'homme sain, proportionnelle à la quantité des nucléines et des purines alimentaires. A l'état physiologique, l'acide urique d'origine exogène a, pour unique origine, l'oxydation des bases xanthiques contenues dans l'alimentation.

Pour quelques auteurs, même, l'acide urique d'origine exogène proviendrait uniquement du métabolisme régulier intra-organique et digestif des nucléo-albumines d'origine alimentaire. H. Labbé pense que les purines à l'état de liberté ou de quasi-liberté contenues dans certaines substances alimentaires telles que le thé, le café, le chocolat, ne sont que dégagées de leur gangue assimilable et ne subissent aucune transformation simplificatrice dans leur passage à travers l'organisme. On les retrouverait finalement inaltérées dans les voies d'élimination (1).

(1) Henri Labbé. — La Diathèse urique, Paris, J.-B. Baillière, 1908.

Les résultats des expériences de Fauvel n'aboutissent pas à des conclusions aussi formelles. Dans l'une de ses études, ayant remplacé pendant cinq jours, dans le régime exempt de purines, 20 gr. de biscuits, 200 gr. de pommes de terre et 20 gr. de beurre de coco par 100 gr. de chocolat, il constata une augmentation de 0,175 des xantho-uriques, représentant 13,3 pour cent des purines ingérées sous forme de théobromine (100 gr. de chocolat = 1 gr. 500 de purines). Mais l'acide urique n'avait pas augmenté ; il aurait même diminué de 0 gr. 014.

Dans une autre expérience entreprise avec la même ration sans purines, dans laquelle, seulement, 100 g. d'oranges avaient été remplacés par 150 gr. de fraises et 10 gr. de sucre, le sujet absorba, en deux jours consécutifs, l'infusion de 100 gr. de café torrifié, moulu fin, soit 4 tasses le premier jour et 3 le deuxième, contenant *au total*, 1 gr. 50 de caféine. Il constata une augmentation de 0,158 de xantho-uriques, ce qui correspond à *un tiers* environ (36 p. 100 de la caféine ingérée représentée par 0,750). L'acide urique avait augmenté de 0,001, ce qui est sans signification.

Fauvel pense que le surplus des alcaloïdes est en partie détruit dans l'organisme, en partie éliminé par l'urine sans modification. Beilstein indique qu'on en retrouve ainsi une partie à l'état de méthylxanthines. Or celles-ci ne sont pas dosées par la méthode d'Haycraft employée pour les purines (Fauvel).

Il y aurait imprudence, il nous semble, à accepter sans réserve l'interprétation qui se dégage des résultats de l'expérimentation de Fauvel, relativement à l'action qu'exercent le chocolat et le café sur l'excrétion urinaire des xantho-uriques ; ou, du moins, de transporter la notion qui la représente sur le terrain de la clinique. Du reste, si les expériences de Fauvel, relatives à la détermination de l'existence et de la valeur des xantho-uriques d'origine endogène, prennent, dans la rigueur des conditions dont il les a entourées, une valeur à laquelle nous avons tenu à rendre hommage ; quelle valeur formelle peut-on accorder aux deux expérimentations entreprises pour déterminer l'influence que le chocolat et le café exercent sur la valeur de ¸¸excrétion urinaire des xantho-uriques ? L'expérimentation a duré cinq jours pour le chocolat et deux pour le café ; l'observation n'a porté que sur l'élimination des jours d'épreuve et n'a pas eu souci de celle des jours consécutifs. Elle n'a pas même recherché si une partie plus ou moins importante des purines ingérées, et dont l'analyse classique n'accuse pas la présence, ne s'élimine pas parallèlement avec les xanthouriques, mais sous une formule qui les soustrait à l'investigation par les procédés communément employés. La solution de la question qui se pose n'est pas dénuée d'intérêt ; car il ne serait pas sans intérêt de déterminer si la plus grande partie des alcaloïdes puriques ingérés, sous la forme de chocolat ou de café, s'élimine quotidiennement sous le masque de l'anonyme, ou si elle est aussitôt transformée et détruite dans l'organisme, ou si, au contraire s'y accumulant et se stabilisant momentanément, elle n'est pas destinée à alimenter ultérieurement le débit en xantho-uriques de l'excrétion urinaire. Le problème, au point de vue physiologique, peut être considéré comme posé, mais non résolu ; au point de vue clinique on doit considérer la solution proposée, comme dangereuse et contraire à la réalité.

Formation de l'acide urique endogène et exogène. — L'acide urique d'origine endogène provient :

1° De la destruction des leucocytes ;

2° De la désintégration des nucléoprotéides des noyaux cellulaires des tissus ;

3° Des actes trophiques des muscles qui, d'après Burian, produisent au repos une quantité importante d'hypoxanthine, quantité qui s'exagère par le travail.

D'après Burian, la production musculaire fournirait la plus grande partie de l'acide urique endogène excrété.

Dans le muscle, l'acide urique se formerait à partir de l'hypoxanthine qui, sous l'influence d'une oxydase musculaire, serait oxydée en acide urique.

L'acide urique provenant des nucléoprotéides cellulaires résulterait des processus suivants :

1° Dédoublement des nucléoprotéides sous l'effet d'une diastase, avec mise en liberté de bases puriques ; 2° transformation des amino-purines (adénine et guanine) en oxy-purines (hypoxanthine et xanthine) sous une action diastasique ; 3° oxydation de l'hypoxanthine en xanthine et de celle-ci en acide urique par une troisième diastase qui n'agit activement qu'au contact de l'air, et que SCHITTENHELM, qui a fait connaître ces processus, propose d'appeler *xanthinoxydase*.

Les organes, en outre de ces trois diastases, en possèdent une quatrième, oxydante qui détruit l'acide urique ; celle-ci est dite *uricolytique*. Cette destruction s'opère peut-être avec passage par l'allantoïne.

L'acide urique endogène provenant, pour une part, de la désintégration dés noyaux cellulaires se forme dans tous les tissus. Mais les principaux lieux de formation sont le muscle, d'après Burian, puis, incontestablement, le foie, et suivant quelques auteurs, la rate.

L'acide urique d'origine *exogène* provient de la désintégration des nucléoprotéides alimentaires et de la transformation diastasique des bases puriques contenues, soit à l'état libre, soit à l'état de combinaison, dans les aliments.

La question de la transformation des nucléoprotéides alimentaires dans l'intestin, demeurée très obscure pendant longtemps, a été récemment mise au point, par SCHITTENHELM (Lambling), auquel on doit des recherches si nombreuses et si intéressantes sur la physiologie de l'acide urique.

La digestion pepsique dédouble les nucléoprotéides en une matière albuminoïde et en nucléine ; mais la nucléine n'est scindée à son tour, que pour une petite partie, en une matière albuminoïde et en acide nucléique (LAMBLING). Le dédoublement intensif de la nucléine est surtout l'œuvre de la trypsine. AD. SCHMIDT a démontré que, dans les affections du pancréas, on retrouve, dans les selles, une grande quantité de noyaux cellulaires, provenant de l'alimentation.

La trypsine sépare des nucléoprotéides le noyau phosphoré d'acide nucléique. Le dédoublement de l'acide nucléique, avec mise en liberté des bases puriques, est-elle l'œuvre de la trypsine, ainsi que l'avance ARAKI? ou bien est-ce celle de

25

l'érepsine, ainsi que le soutient NAKAYAMA ? Serait-il dû à la présence dans les sucs intestinaux d'une oxydase pancréatique, la nucléase ? La question n'est pas résolue. Mais à défaut du pouvoir des sucs digestifs d'exercer une action dépassant le stade des acides nucléiques, ce qui est peu probable, d'autres agents existent dans le tube digestif qui sont capables d'hydrolyser ces acides, de dédoubler non seulement les nucléoprotéides et les nucléines, mais aussi l'acide α-thymo-nucléique qui se liquifie et se résout en acides phosphorique, formique et oxalique, en ammoniaque et en bases puriques (LAMBLING). Ces agents, ce sont les bactéries du tube digestif. Les bases puriques elles-mêmes subissent des transformations ; les amino-purines (adénine, guanine) passent à l'état d'oxy-purines (hypoxanthine, xanthine). LAMBLING pense que, vraisemblablement, les oxy-purines sont décomposées à leur tour.

A côté des bases puriques provenant de la désintégration des nucléines alimentaires, il faut placer les bases puriques *préformées* que contiennent certains aliments tels que la viande, l'extrait de viande, le bouillon, etc. — et, vraisemblablement, le chocolat, le thé, le café, etc., etc.

Particularités que présente l'acide urique suivant son origine. — BUNGE, dès 1891 avait constaté que certaines urines, bien que contenant une notable quantité d'acide urique, n'en fournissaient aucun précipité avec l'acide chlorhydrique (FAUVEL). Cette particularité qui avait frappé DEROÏDE, vers la même époque, a attiré l'attention de FAUVEL, ces derniers temps ; et il s'est livré à de nombreuses études pour en chercher l'explication.

Etudiant le métabolisme chez un sujet végétarien, il avait été frappé de ce que, le plus souvent, il n'obtenait aucun précipité au moyen de l'acide chlorhydrique, tandis que parfois il obtenait un précipité qui variait de 12 à 24 milligr. par 24 heures, en moyenne 40 milligr. Il n'y avait de précipité appréciable que le jour où le végétarien avait mangé des légumineuses (haricots, pois, lentilles, etc.). Or, avant l'adoption du régime végétarien, le sujet soumis à l'expérimentation avait parfois des dépôts nets d'urates dans l'urine, à la suite de travail musculaire violent, de fatigues, d'émotions, de préoccupations, etc. Le régime semblait donc avoir créé des conditions de solubilité de l'acide urique. Voulant élucider la question, Fauvel soumit un sujet à divers régimes alternatifs et constata les résultats suivants :

Le sujet, étant au régime carné, son urine traitée par l'acide chlorhydrique, donna un précipité de 0 gr. 130 par litre.

Soumis au régime lacté (lait 2.300 gr., biscuits « breakfasts » 160 gr.), le même sujet émit une urine ne donnant aucun précipité par l'acide chlorhydrique, bien que l'élimination moyenne par 24 heures fût de 0 gr. 510 pour les xantho-uriques et de 0 gr. 290 pour l'acide urique.

Revenu au régime carné, le sujet fournit une urine donnant un précipité de 0 gr. 185 d'acide urique tandis que le dosage de l'acide urique total par la méthode de Folin accusait 0 gr. 510 et que les xantho-uriques étaient représentés par 0 gr. 730.

Remis au régime lacté pendant 4 jours seulement, son urine donna, sous l'action de l'acide chlorhydrique, un faible précipité d'acide urique correspondant à 0 gr. 083, tandis que les dosages par les autres méthodes accusaient 0 gr. 380 d'acide urique seul et 0 gr. 516 de xantho-uriques. L'influence du régime carné se faisait encore sentir. Si l'on retranche les 0 gr. 083 d'acide urique précipité des 0 gr. 380 d'acide urique total, on trouve 0 gr. 297, chiffre qui représente précisément la quantité d'acide urique endogène, déterminée chez le sujet, dans une expérience précédente.

Fauvel a cru pouvoir tirer de son expérimentation les conclusions suivantes :

Avec le régime végétarien exempt de purines, l'acide urique ne précipite pas par l'acide chlorhydrique.

Il en est de même avec le régime lacté suivi depuis un temps suffisant.

Avec le régime carné, l'acide chlorhydrique précipite une proportion de 20 à 30 pour cent de l'acide urique total.

Avec le régime végétarien exempt de purines, et avec le régime lacté, l'acide urique ne représente guère que 50 à 75 pour cent des xantho-uriques dosés en bloc.

Avec le régime carné. le rapports de l'acide urique est de 70 pour cent des xantho-uriques. L'acide urique précipité par l'acide chlorhydrique représente 38 pour cent de l'acide urique total dosé par la méthode de Folin, et 25 pour cent du total xantho-urique.

Pourquoi, avec le régime végétarien exempt de purines et avec le régime lacté suivi un temps suffisant, l'acide urique ne précipite-t-il pas, au moyen de l'acide chlorhydrique ? Fauvel s'étant, par l'expérimentation, assuré que la question de concentration pouvait être écartée, ne voit que deux interprétations en présence : ou bien l'acide urique est engagé dans des combinaisons différentes sur lesquelles l'acide chlorhydrique reste sans action ; ou bien l'acide urique a subi une modification analogue, peut-être, à celle qui se produit dans les solutions artificielles alcalines où il passe peu à peu, par oxydation, à l'état d'acide uroxanique et d'acide oxonique qui ne précipitent plus par l'acide chlorhydrique.

Fauvel considère la première hypothèse comme la plus vraisemblable et la plus conforme aux récentes acquisitions de la chimie de l'acide urique. Minkowski, en effet, dans ses études sur la goutte, a, l'un des premiers, insisté sur la possibilité d'un état chimique complexe de l'acide urique, dans le sang et les liquides des tissus. L'expérimentation lui a montré qu'en mélangeant une solution alcaline d'acide nucléique pur avec une solution d'urate de soude, on obtenait un composé tel, que la précipitation d'acide urique devient impossible par addition d'acide acétique ou d'une solution d'argent ammoniacale (H. Labbé). Il a donc émis l'hypothèse que l'acide urique, comme le reste des combinaisons puriques, pouvait exister dans l'organisme à l'état de combinaison préalable avec l'acide nucléinique.

Goto a constaté que l'acide thymique, (thyminique, thymonucléinique, nucléoti-phosphorique) jouissait de la même propriété que les acides nucléiques vis-à-vis de l'acide urique (H. Labbé). A la température de 20° C. l'acide thymique dissout son propre poids d'acide urique. A la température de 37° C., température du sang, cette propriété est exaltée de 50 p. cent. L'association formée par l'acide thymique et l'acide urique paraît stable, même en solution fortement acide (Fauvel).

Or, théoriquement dans l'organisme, comme pratiquement *in vitro*, la dégradation des nucléo-albumines met en liberté une molécule de base purique en même temps qu'une molécule d'acide thymique. L'acide urique formé aux dépens des purines issues des nucléo-albumines organiques ou de celles de l'alimentation, trouve donc dans son berceau même, l'acide thymique, jumeau des purines mères, qui assurera sa solubilité. Il résulterait donc de cette hypothèse que, seules, les purines alimentaires libres ou combinées, mais ne faisant pas partie d'une construction nucléinique, sont aptes, dans l'état physiologique, à produire de l'acide urique, précipitable dans l'urine, par l'acide chlorhydrique, et ne possédant pas, vraisemblablement, dans l'organisme, des conditions de solubilité assurée.

L'interprétation du rôle que, dans l'organisme, jouerait l'acide thymique vis-à-vis de l'acide urique est très ingénieuse ; elle semble très-vraisemblable et elle est extrêmement séduisante. Il appartiendra au temps de prononcer sur sa valeur. Mais quel que soit le jugement qui intervienne, il est vraisemblable qu'on sera obligé d'admettre d'autres facteurs que l'absence d'acide thymique dans les purines de l'alimentation, pour expliquer la précipitation de l'acide urique. Quelque grands que soient les progrès réalisés dans la chimie urinaire, on doit convenir qu'il reste encore bien des acquisitions à faire. Déjà des études récentes, dont les résultats ne sont pas encore utilisés dans la pratique, ont montré que l'urine renferme des acides azotés complexes, acides oxyprotéiques, alloxyprotéiques, uroferrique. POTTARI a signalé un nouvel acide qu'il considère comme différent des précédents, dont le sel de zinc est ($C^{30} H^{37} Az^{12} O^{13} Zn^4$). BONDZYSKI, DOMBROWSKI et PANEK annoncent la séparation d'un nouvel acide azoté de l'urine, l'acide antoxyprotéique, à la fois azoté et sulfuré (LAMBLING) (1). De leur côté ABDERHALDEN et PREGL ont étudié ces composés par une méthode particulière et ont démontré la présence, dans l'urine, d'une substance d'origine protéique, analogue aux polypeptides isolés dans les digestions naturelles et artificielles, ce qui prouve qu'il passe dans

---

(1) LAMBLING — Revue annuelle de chimie physiologique, avril 1906.

l'urine à l'état normal des fragments assez gros de la molécule protéique (LAMBLING).

EBBECKE, tout récemment, a déterminé l'existence du passage dans les urines de l'homme sain et malade de substances non dialysables, dont l'élimination est en rapport étroit avec les échanges nutritifs et suit une marche parallèle. Les propriétés de ces substances démontrent quelles se composent d'acide chondroino-sulfurique, de nucléine et de petites quantités de corps protéiques de nature inconnue (1).

Rapport de l'acide urique à l'urée. — Il résulte de cette étude sur la physiologie de l'acide urique, que le rapport de l'acide urique à l'urée, dont la clinique prétend, encore actuellement, tirer une indication séméiologique, n'a rien de constant et ne dépend que des circonstances.

L'urée est en relation étroite avec la quantité d'albumine ingérée.

Il n'existe aucun rapport entre la quantité d'azote, exempt de purines, ingéré et l'excrétion urique.

L'urée peut être abaissée à volonté, en diminuant l'azote de la ration, ainsi que LABBÉ et MORCHOISNE l'ont démontré (FAUVEL).

L'excrétion urique présente un minimum constant, au-dessous duquel il est impossible de descendre, et qui représente l'acide urique d'origine endogène ; ainsi que FAUVEL l'a montré.

*

Pathogénie. — Les théories proposées, — depuis la constatation de l'hyper-uricémie dans la goutte et depuis l'importance du rôle qu'a prise dès lors l'acide urique dans les épisodes de la maladie, — pour l'interprétation de la pathologie de la goutte, ne peuvent prétendre, pour la plupart, ainsi que l'a judicieusement fait observer Bouchard, qu'à une interprétation de la pathogénie de l'accès de goutte.

---

(1) Biochem-Zeitsch, 1908. T. XII, 5-6, *in Semaine médicale*, n° 10, 1909.

Parmi elles, cependant, il en est qui remontant jusqu'aux déviations permanentes des actes trophiques, et établissant le rapport qui existe entre ces déviations et la constitution des conditions déterminantes de la goutte, à l'état d'imminence éventuelle, abordent le problème dans ses œuvres vives et peuvent prétendre, — dans la mesure où l'on peut s'élever, parmi les causes relativement premières, jusqu'à celles dont les effets ont un *substratum* appréciable, — à interpréter la pathogénie de l'état goutteux. Mais la distinction à établir pour ranger certaines d'entre elles dans telle catégorie plutôt que dans telle autre ne serait pas sans difficultés et sans donner prise à la controverse ; aussi nous les analyserons individuellement, sous le nom du porte-drapeau, nous efforçant chaque fois qu'il sera en notre pouvoir, de formuler la caractéristique de la conception que la théorie représente (2).

Théorie de GARROD (1848-1862). — Garrod, qui le premier a constaté l'existence de l'uricémie normale et de l'hyper-uricémie goutteuse, attribuait l'hyper-uricémie, dans la goutte, au fait d'une insuffisance rénale, dont les effets s'exerçaient généralement, à son avis, dès la période initiale. Il admettait cependant que cette insuffisance pût n'être que relative ; et, dans ce cas, il fallait faire intervenir une surproduction imputable à des particularités individuelles et à des causes accidentelles. Cette théorie pourrait se formuler sous le vocable suivant : *Goutte par élimination insuffisante d'acide urique ou d'urates, d'origine rénale.*

Théorie de BOUCHARD (1882). — A l'époque où Bouchard a formulé sa théorie, dans ses remarquables leçons sur les maladies par ralentissement de la nutrition, on considérait l'acide urique comme un produit de la désintégration de la matière albuminoïde de l'organisme, intermédiaire entre cette matière albuminoïde et l'urée qui représentait le terme ultime du métabolisme. L'acide urique représentait, en somme, un

---

(1) Cf. — *Rev. Mal. Nut.*, 1909, p. 1.

(2) Désirant dresser un tableau représentant l'ensemble des théories modernes sur la goutte, nous sommes condamnés à des redites que nous rendrons le plus sommaires qu'il sera possible.

produit de la désintégration des protéïdes attardé, par insuffisance d'oxydation, dans l'évolution vers l'urée.

Selon Bouchard, la goutte est une maladie essentiellement caractérisée par le ralentissement de la nutrition. Le caractère chimique du ralentissement de la nutrition est la formation exagérée ou la destruction insuffisante des acides organiques ; la surabondance des acides organiques crée la dyscrasie acide, l'hyper-acidité organique. La diminution de l'alcalinité du sang détermine l'insolubilité de l'acide urique et des urates, et leur rétention dans le sang et dans les tissus.

Bouchard se rallie à la loi de Benecke qui, en même temps que lui, a formulé une interprétation des maladies de la nutrition à peu près identique à celle du maître français. D'après cette loi, dans la goutte, il y a un enchainement entre ces trois termes : tendance aux précipitations uriques ou uratiques, oxalurie, excès des phosphates terreux. Les recherches de Bouchard tendent à confirmer cette loi : les goutteux brûlent mal la graisse, mal le sucre, et, chez eux, dans les métamorphoses désassimilatrices que subit la matière protéïque, une part plus grande qu'à l'état normal s'élimine sous la forme d'acide urique, sans arriver à l'état d'oxydation plus parfaite qui donne naissance à l'urée ; enfin la quantité d'acide phosphorique contenue dans l'urine a été trouvée par lui normale ou excédante, dans tous les cas où il n'existait ni cachexie, ni état du tube digestif imposant l'abstinence, ni complication de néphrite interstitielle.

Le cycle pathogénique, tel que l'a conçu Bouchard, pourrait se synthétiser sous la formule suivante : le ralentissement de la nutrition détermine une hyperacidité organique qui, à son tour, détermine l'arrêt dans le stade urique d'une proportion un peu plus grande que normalement des dérivés protéïques, l'insolubilité et dès lors la précipitation de l'acide urique ou des urates dans les tissus.

Bouchard, si l'on se pénètre profondément de l'idée qui a inspiré sa conception, a certainement entendu rattacher, par une filiation directe, la goutte au ralentissement de la nutrition ; *l'hyperacidité organique est la sœur ainée fatalement condamnée à assurer la réalisation de la destinée de la sœur cadette.*

On pourrait, ce nous semble, exprimer la caractéristique de l'interprétation pathogénique de Bouchard par la formule suivante : *Théorie de la goutte, par ralentissement des mutations nutritives créant des conditions d'hyperacidité organique qui s'opposent à une destruction suffisante de l'acide urique ou des urates, en léger excès, ainsi qu'à leur solubilité, et les exposent dès lors à une précipitation dans les tissus.*

Depuis les leçons sur les maladies par ralentissement de la nutrition, Bouchard, dans un article (1900) du traité de Pathologie générale, tenant compte des notions récemment acquises sur l'existence et le rôle des ferments oxydants, oxydases, diastases directes ou indirectes, reconnaît que c'est à ces agents qu'il y a lieu de rapporter les phénomènes d'oxydation de l'organisme. Mais l'intervention de ces agents ne lui paraît compromettre en rien l'interprétation pathogénique qu'il a donnée une vingtaine d'années auparavant et qu'il maintient formellement, attendu que c'est l'action du système nerveux qui règle l'activité de ces ferments.

Revenant à ce propos sur ce qu'il considère comme des erreurs qu'il a déjà combattues, il déclare *fausse* toute théorie basée sur une prétendue formation en excès d'acide urique ; ou sur une prétendue rétention de l'acide urique,, en dehors des accès ; ou encore sur une désassimilation trop active des organes riches en nucléo albumines ou de la partie nucléaire de toutes les cellules. Ces explications lui sembleraient peut-être discutables pour interpréter la pathogénie de l'accès de goutte ; mais elles ne peuvent permettre d'interpréter les conditions pathogéniques de la goutte même. Il déclare inacceptable aussi l'interprétation de la pathogénie de la goutte par l'insuffisance du ferment qui, dans le foie des mammifères, transforme l'acide urique en urée. Et pour préciser ce qui, à son avis, constitue, dans la goutte, le vice essentiel et caractéristique, il formule : « *Je pense que dans la goutte il y a bien plus diminution de solubilité de l'acide urique qu'augmentation de production de cet acide* » (1)

---

(1) Bouchard. — Pathologie générale, t. 3, 1re partie, p. 364-365.

Théorie de LECORCHÉ. — La théorie de Lecorché est l'inverse de celle de Bouchard. « *Loin d'être due à des phénomènes de nutrition retardante*, (la goutte) *est caractérisée par une hypernutrition, c'est-à-dire, par une assimilation plus considérable, par une exagération des échanges moléculaires* ». Selon lui, dans la goutte, l'analyse des urines accuse un excès d'urée et de bases, potasse, soude, chaux, magnésie, excès que, comme ZUELZER, il considère comme un témoignage de l'hypernutrition.

« *La goutte est due tout entière à une suractivité des cellules organique*s. *Que les cellules soient douées d'une force de transformation plus grande*, (par l'action des ferments dont, par intuition, il admet l'intervention), *ou que les sucs soient plus riches en matière azotée, et l'on verra augmenter la somme de l'urée, de l'acide urique.* »

Pour qu'il y ait goutte, il faut que l'acide urique passe à l'état d'acide biurique : « *pas de goutte sans biurate de soude* ». Mais soit que l'acide biurique soit en excès dans le sang, soit que, sans qu'il soit en excès, il y ait d'autre part diminution de l'alcalinité du sang, il se produit de l'acide biurique.

Or, *si la formation en excès ou la rétention dans le sang de l'acide urique est la cause immédiate de la diathèse goutteuse, le passage de l'acide urique à l'état d'acide biurique est la cause déterminante des manifestations articulaires ou viscérales de la goutte.*

L'attaque de goutte peut être provoquée par le fait d'une diminution subite de l'alcalinité du sang. (Repas copieux exagérant l'acidité gastrique, ingestion de substances acides, rétention de l'acide sudorifique sous l'influence d'un arrêt subit de la transpiration).

Il y a lieu de constater que si l'interprétation qui sert de point de départ à la théorie de Lecorché est l'inverse de celle qui sert de point de départ à la pathogénie selon Bouchard, les deux conceptions se rencontrent au début de la seconde étape pour constituer à l'hyperacidité humorale une importance absolue et décisive sur la destinée de l'acide urique. Cette importance est telle, dans la théorie de Lecorché, qu'il suffit d'une simple aggravation soudaine de l'hyperacidité humorale pour créer des conditions critiques.

Contrairement à la conviction de Bouchard, Lecorché frappé du fait de l'augmentation de la production de l'acide urique dans les maladies du foie, pense que dans la goutte il y a lieu d'incriminer ce viscère qu'il considère comme le siège principal, sinon unique de la formation de l'acide urique. Les liens fonctionnels qui existent entre le foie et la rate lui font admettre, toutefois, que la rate pourrait bien participer à la formation de l'acide urique ; et il désigne ces deux organes comme représentant vraisemblablement le siège de la production.

L'interprétation de Lecorché pourrait être placée sous l'étiquette suivante : *Théorie par production exagérée d'acide urique se combinant avec les conditions de l'hyperacidité organique qui déterminent le passage de l'acide urique à l'état de biurate qui est insoluble et précipité.*

Théorie de SCHMOLL. — La théorie de Schmoll (1) a pour point de départ le résultat d'expériences qu'il a faites avec HESS et qui ont prouvé que les bases xanthiques étaient l'origine unique de l'acide urique. Ces expériences ont montré, en effet, que, « *partant d'une diète uniforme et constante, pendant laquelle l'excrétion de l'acide urique était absolument constante, on pouvait influencer celle-ci par des corps contenant des bases xanthiques, mais qu'elle n'était nullement altérée par des corps albuminoïdes ou des paranucléines, tandis que l'excrétion de l'azote dénotait leur résorption.* »

Schmoll étudie ensuite les solutions qui ont été proposées pour résoudre le problème que pose l'uricémie.

Deux théories ont été opposées l'une à l'autre : l'une faisant intervenir une élimination retardée, l'autre une production augmentée. Toutes les deux lui semblent inacceptables. Garrod expliquait l'élimination retardée ou la rétention, par des lésions rénales ou une insuffisance fonctionnelle. Or les lésions rénales sont très inconstantes dans la goutte et ne sont que tardives. Quant aux *lési ns* fonctionnelles du rein, les expériences de SCHMOLL, corroborées par celles de REACHET, de SMITH-JÉRÔME ont

_____

(1) SCHMOLL, de Baltimore, *in Archives de Médecine*, 27 septembre 1904.

prouvé que le rein goutteux était capable, après ingestion de nucléines, d'excréter une quantité d'acide urique bien supérieure à la normale.

Quant à la théorie expliquant l'hyper-uricémie par une production augmentée, elle ne saurait résoudre le problème, parce qu'une production augmentée ne saurait avoir qu'une conséquence : une excrétion urinaire augmentée, aussi longtemps que les reins restent perméables à l'acide urique. Les expériences invoquées précédemment démontrent que, si l'on augmente la production de l'acide urique dans l'organisme goutteux, l'excrétion devient plus abondante.

Une troisième solution se présente à l'esprit : il faut chercher la clef du problème dans les conditions, sous lesquelles, l'acide urique est dissous dans le sérum.

La solubilité de l'acide urique est très faible ; il ne se dissout à $+18°$ C. que dans 1,600 parties d'eau. Il forme deux séries de sels, l'une contenant une molécule d'acide pour une molécule de sodium, c'est le biurate presque aussi insoluble que l'acide urique ; l'autre contenant deux molécules de sodium pour une molécule d'acide et constituant les sels, connus sous le nom d'urates, doués d'une plus grande solubilité.

L'acide urique, à l'état libre, ne saurait être dissous dans le sérum, à cause de son insolubilité. Son sel monosodique, le biurate de soude n'est guère plus soluble ; du reste les dépôts qu'on trouve dans l'organisme des goutteux, formés des sels monosodiques, démontrent que cette forme est précipitée dans les tissus. Les sels bisodiques ne sauraient exister dans le sérum, en présence d'acide carbonique.

En présence des difficultés qui se présentaient pour interpréter l'état sous lequel l'acide urique circulait avec le sang, on avait émis l'hypothèse que l'acide urique existait dans le sang sous la forme d'une combinaison organique qui assurait sa solubilité. L'hypothèse est devenue une réalité lorsque Minkowski, et en même temps Coso et Rossel démontrèrent que le mode de formation de l'acide urique peut expliquer la possibilité de la formation d'une telle combinaison. En effet la formule du dédoublement de l'acide nucléinique, dans l'organisme, montre qu'à côté de l'acide urique apparaît l'acide thyminique.

Or, ces expérimentateurs ont montré qu'un mélange d'acide urique et d'acide thyminique, en solution, forme une combinaison nouvelle, dans laquelle l'acide urique n'est plus précipitable ni par les acides, ni par les sels métalliques. Ils ont montré, ajoute Schmoll, que l'acide urique ne pouvait plus être retrouvé dans une combinaison avec l'acide thyminique ; et il prend acte de cette particularité pour déclarer « *que toutes nos analyses sur la teneur en acide urique sont entachées d'une erreur fondamentale, vu que nous ne sommes pas capables de déceler l'acide urique dans sa combinaison avec l'acide thyminique.* »

C'est donc à l'absence de combinaison avec l'acide thyminique qu'est due la présence, à l'état décelable, de l'acide urique dans le sérum des goutteux, ainsi que sa précipitation dans leurs tissus.

Mais pourquoi l'acide thyminique fait il défaut à l'acide urique, décelable dans le sang ou précipité dans les tissus ?

Schmoll n'entrevoit que deux interprétations (1) proposables :

1° Quoique produit, comme à l'état normal, par une oxydation des bases puriques, l'acide urique ne se combine pas, pour une raison ou une autre, avec l'acide thyminique résultant de la désintégration nucléaire. Schmoll rejette cette supposition comme n'étant appuyée sur aucun fait et comme en contradiction avec le résultat de ses expériences, sur des malades goutteux, qui ne permettent pas de douter que l'acide thyminique ne se combine avec l'acids urique.

2° « *L'acide urique est synthétisé et ne dérive pas des nucléines* » ;

Relativement à la possibilité d'une formation, par synthèse, d'acide urique dans l'organisme, Schmoll invoque le témoignage de la physiologie des oiseaux, MINKOWSKI (2) a prouvé que, chez ces animaux, l'acide urique, qui représente l'état sous lequel l'azote est excrété, est formé par synthèse. Il a montré que si l'on extirpe le foie à des oies, au lieu d'acide

---

(1) La discussion ne porte, de toute évidence, que sur la partie d'acide urique précipité, et non sur la production en général.

urique, l'urine contient de l'ammoniaque et de l'acide lactique. « Cette synthèse, du reste, a été définitivement éclairée par WIENNER, dans son travail sur la formation synthétique de l'acide urique » (1). Celui-ci a prouvé que tous les acides, avec une chaine de trois atomes de carbone et deux groupes acides, peuvent être transformés en acide urique, en présence d'urée, par les oiseaux. Le plus puissant était l'acide tartronique qui pouvait être transformé en acide urique même par les organes isolés. En supposant que l'acide lactique est transformé par oxydation en acide tartronique, l'acide tartronique en se combinant avec une molécule d'urée formerait l'acide dialurique qui, à son tour, en se synthétisant avec une molécule d'urée, formerait l'acide urique.

WIENNER s'est demandé si l'on ne pouvait pas, chez l'homme, interpréter la production en excès de l'acide urique, par ce processus. Pour résoudre la question, il a ingéré différents corps répondant aux desiderata de l'expérience, ou capables de former ces corps dans l'organisme ; mais il n'a obtenu qu'une si faible augmentation d'acide urique, que Schmoll ne saurait voir dans les chiffres obtenus des preuves absolues de la réalité de ce processus.

Schmoll, du reste, pense que l'on peut démontrer la possibilité de la formation synthétique des dérivés puriques par une voie beaucoup plus simple. Ne sait-on pas que les nucléines peuvent-être synthétisées par l'organisme en voie de croissance ? « *L'enfant forme ses cellules, si riches en acide nucléinique aux dépens du lait qui ne contient pas de bases puriques ; l'œuf qui, avant la couvée ne contient que des paranucléines, est très-riche en nucléine, après que le poussin est formé. La formation synthétique des nucléines dans l'organisme adulte, et par cela même des dérivés puriques dont l'acide urique n'est que le produit d'oxydation, a été prouvée par l'un de nous. Nous savons donc que l'organisme est parfaitement capable de former le groupe chimique de l'acide urique.*»

(1) MINKOWSKI. — Uber den Einflussh der Leber Exstirpation auf den Stoffwechsel. Arch. fur exper. pathol. etc., vol. 21.

(2) WIENNER. — In Beitrage zur chemischen physiol. u. pathologie, 1902 Bd 4.

Cet auteur admet que dans l'organisme normal, cette synthèse ne se produit que dans des proportions minimes et aboutit du reste à la formation des nucléines ; mais il considère que dans l'organisme goutteux cette synthèse n'aboutit pas à la formation nucléinique, qu'elle s'arrête au stade qui correspond à la formule urique. Et c'est cet acide urique qui ne provient pas d'une désintégration cellulaire qui, elle, produit, gémellairement, avec les purines appelées à subir une oxydation, l'acide thyminique qui rendra soluble le produit de cette oxydation ayant abouti à la formule urique ; c'est cet acide urique, né avant le terme de la vie nucléinique, qui, privé de la protection normale qui l'enveloppe dans le manteau de la solubilité, sera décelable et précipitera dans les tissus.

Et pour établir le bien fondé des deux assises de sa théorie : le pouvoir dissolvant de l'acide thyminique à l'égard de l'acide urique et la formation synthétique de l'acide urique chez le goutteux, Schmoll invoque les résultats de deux séries d'expériences.

Dans la première, l'auteur a cherché à déterminer l'influence de l'acide thyminique sur l'excrétion de l'acide urique. Dans la seconde, il a cherché à obtenir une preuve de la formule synthétique de l'acide urique chez le goutteux.

1re Série. — Il donne à des malades, astreints à une nourriture constante, et dont l'excrétion en acide urique a été déterterminée, de l'acide thyminique pendant une certaine période ; et il constate que sous l'influence du médicament le taux de l'acide urique a augmenté de 25 à 50 pour cent dans tous les cas observés. Cette augmentation ne persiste que jusqu'à épuisement du stock d'acide urique libre, dans la circulation.

Faisant une expérience de contrôle de la spécificité goutteuse, il administre de l'acide thyminique à un homme sain, et constate que le taux de l'acide urique reste sensiblement le même pendant l'administration du médicament.

2e Série. — La technique de l'expérience est la suivante : Il soumet un vieux goutteux affecté de tophi remarquables, à un régime contenant seulement, comme substances azotées, de l'albumine et des paranucléines, et obtient une excrétion d'acide urique assez constante. Pendant une seconde période, il ajoute à la nourriture de la caséine ; dans une troisième il revient à la nourriture type ; dans une quatrième il ajoute à cette nourriture du blanc d'œuf. Aucune des substances ingérées ne devait normalement influencer l'excrétion urique, attendu qu'aucune ne contient de bases nucléiniques. Cependant il constate que dans la période où le malade a pris supplémentairement 100 gr. de caséine, l'excrétion d'acide urique atteint à peu près la quintuple valeur de l'excrétion obtenue pendant les périodes d'alimentation type. L'expérimentateur ne peut expliquer ce phénomène que par une formation synthétique d'acide urique. L'usage du blanc d'œuf n'a donné qu'une augmentation insignifiante ou nulle ; l'auteur en conclut qu'on peut considérer ce corps comme incapable de synthétiser l'acide urique.

Fort des résultats de son expérimentation, Schmoll se croit en droit de considérer comme probable sa théorie, et il la résume ainsi :

« *A l'état normal, l'acide urique circule dans le sang combiné avec l'acide thyminique : l'acide thyminique est formé en même temps que l'acide urique qui dérive d'une partie de l'acide nucléinique, tandis que l'autre moitié est représentée par l'acide thyminique.*

Dans la goutte, une partie de l'acide urique est formée par synthèse et, pour cette raison, n'a pas d'acide thyminique à sa disposition. C'est pourquoi nous trouvons l'acide urique dans le sérum à l'état précipitable, tandis que, dans sa combinaison avec l'acide thyminique, il ne peut pas être décelé. C'est cet acide qui n'est pas tenu en solution par l'acide thyminique qui est précipité dans les jointures. »

Schmoll avoue modestement que les preuves qu'il avance, ne sauraient établir définitivement la théorie nouvelle. Il se rend compte, sans doute, que ses expériences ne sont pas assez rigoureusement ordonnées pour imposer la conviction. Il reconnaît du reste, que, n'abordant pas le problème du trouble primitif de la nutrition, dont la formation synthétique de l'acide urique n'est qu'une expression symptomatique, elle ne peut prétendre qu'à expliquer la présence de l'acide urique dans le sérum, et qu'à donner la raison pour laquelle cet acide urique est précipité.

Il entrevoit même contre sa conception une objection assez gráve, tirée du fait de la précipitabilité de l'acide urique du sérum dans les cas suivants : pneumonie, néphrite, et après ingestion de grandes quantités de thymus. Il tente, par des arguments, qui ne sont pas toujours heureux, d'expliquer ce phénomène, dont la rencontre dans ces cas particuliers bat en brèche sa théorie :

Tout d'abord il se pourrait que la méthode employée pour la recherche de l'acide urique ne fût pas étrangère à sa précipitation. Il faut faire bouillir le sang un certain temps, pour précipiter les albumines ; or, à la température de $+ 100°$ C. la combinaison de l'acide urique et de l'acide thyminique est détruite.

Il sait bien, reconnaît-il, que par la méthode du fil de Garrod, on peut retrouver l'acide urique dans la goutte de sérum, en précipitant par les acides. Mais ne pouvant expliquer le phénomène d'une façon qui réponde à l'objection, il équivoque avec la difficulté, au moyen du rébus suivant : « Cette « différence de méthode ne saurait en elle-même éclaircir la « précipitabilité dans les cas où nous avons à soupçonner une « augmentation de l'acide urique dans le sang ».

Passant ensuite à l'étude des conditions intrinsèques de la précipitabilité, il poursuit :

Dans la pneumonie, l'augmentation de l'acide urique est dûe à la résorption de l'exsudat et des débris cellulaires contenus dans le poumon engorgé. L'exsudat est liquéfié, pour la résorption, par le processus d'autolyse ; or l'autolyse s'accompagne d'un scindement du groupe nucléinique en bases puriques, acide phosphorique, etc. ; tandis que l'acide thyminique disparaît complètement.

La présence et la précipitabilité de l'acide urique dans le sérum après ingestion de grandes quantités de thymus, s'expliquent par le scindement, sous l'influence du rôtissage, d'une partie de l'acide nucléinique, en bases puriques et en différents produits dérivant de l'acide thyminique. La glande elle-même contient à l'état frais, une certaine quantité de bases libres qui pourront elles-mêmes être la cause de la précipitabilité. Les bases puriques résorbées à l'état libre n'ont pas à leur disposition d'acide thyminique.

Quant à l'explication de la présence de l'acide urique dans le sérum, chez les malades atteints de néphrite, il en est réduit à supposer que la combinaison de l'acide thyminique et de l'acide urique est détruite dans le rein. Or le rein néphritique n'est pas capable d'excréter l'acide urique privé de patronage.

Cette supposition pourrait aussi naturellement expliquer, Schmoll ne se le dissimule pas, la présence de l'acide urique dans le sérum goutteux, et dispenser de recourir à l'hypothèse d'une formation synthétique de l'acide urique. Mais il invoque les résultats de ses expériences qui prouvent que l'*excrétion de l'acide urique dans la goutte est énormément augmentée par l'ingestion d'acide thyminique* et ne parlent pas en faveur de l'explication qu'il a donnée pour interpréter l'uricémie due à la néphrite. A vrai dire, les résultats qui apportent l'appui le plus solide à la théorie de la formation synthétique, et qu'il aurait dû invoquer, sont ceux qu'il a obtenus chez un vieux goutteux à la suite de l'introduction de certaines paranucléines dans un régime exempt de purines.

L'interprétation de Schmoll pourrait être caractérisée par la formule suivante : *Théorie de l'uricémie goutteuse par une formation synthétique qui crée de l'acide urique dépourvu de son dissolvant normal, l'acide thyminique.*

Théorie de Minkowski. — La théorie de Minkowski (1903), édifiée sur les données qui découlent des recherches de Schmoll, fait de la formation déficitaire de l'acide thyminique la cause de l'uricémie goutteuse (1).

Théorie de Von Noorden (1905). — Pour Von Noorden et Schliep (2), il se passe dans la goutte quelque chose d'analogue à ce que nous savons exister dans les cas de diabète. Quand la

---

(1) Minkowski. — Die Gicht. Wien, 1903.

(2) Von Noorden et Schliep. — Berliner Klinische Wochenschrift, 1905, n° 41. In Revue Intern. de Clinique et de Thérapeutique, août-Sept. 1908. Ricklin.

production d'acide urique dépasse un certain taux, l'élimination devient déficitaire et il s'établit une hyper-uricémie, de même qu'on voit s'établir une hyperglycémie chez le diabétique qui abuse des hydrates de carbone. Il existe en somme chez le goutteux une limite de tolérance pour les aliments riches en purines, de même qu'il existe, chez le diabétique, une limite de tolérance pour les hydrates de carbone (Ricklin).

A l'appui de leur thèse Von Noorden et Schliep invoquent les résultats obtenus, chez cinq goutteux, dans l'expérience suivante :

On déterminait l'excrétion constante d'acide urique endogène du malade soumis à un régime exempt de purines. Puis, pendant deux jours, on introduisait dans la ration quotidienne 400 gr. de viande de bœuf. Ces auteurs considèrent que ces 400 gr. contenaient 0 gr. 24 de bases de purine, dont on pouvait négliger la moitié comme n'étant pas résorbée ou comme étant oxydée (?). Mais d'après eux, l'autre moitié eût dû être retrouvée dans les urines, en nature ou sous forme d'acide urique, comme représentation de l'excrétion urique totale de la période d'expérimentation. Bref, en principe, on devait compter sur un dosage en acide urique de 0 gr. 72, comme cela se passe chez un individu normal. Mais ils ne constatèrent qu'une faible augmentation de l'élimination de l'acide urique au cours des deux journées d'expérimentation ainsi que les jours suivants. Chez l'homme normal la question est liquidée peu d'heures après la cessation de l'expérimentation.

Théorie de Kionka (1905-1908) (1). — Le point de départ de la théorie de Kionka avait pour base une interprétation d'après laquelle un excès de glycocolle dans le sang caractérisait l'état goutteux. Kionka faisait dériver exclusivement le glycocolle de l'acide urique.

Lorsqu'il fut démontré que le glycocolle a d'autres provenances, Kionka faisant application du résultat des recherches de Wiener (2) d'après lesquelles le glycocolle se transforme

---

(1) In Revue Intern. de Clinique et de Thérap., août-sept. 1908. Ricklin,

(2) Wienner. — Die Gicht. Wien 1903.

en urée dans le foie, sous l'influence d'un ferment spécial, attribua l'accumulation du glycocolle dans le sang à une insuffisance de la transformation en urée. Or, l'insuffisance de transformation de l'acide urique en urée avait ce double résultat, dont la combinaison tendait à réaliser les conditions critiques de la goutte : d'un côté la transformation insuffisante en urée entrainait la présence d'un excès de glycocolle qui par *catalyse* pousse à la formation et à la précipitation de l'urate acide de soude ; de l'autre elle privait le sang d'une proportion suffisante d'urée qui tend à s'opposer à cette formation et à cette précipitation.

Par la suite Kionka (1908) a élargi sa conception en ce sens que le rôle de *catalyseur* qu'il faisait jouer exclusivement au glycocolle serait aussi tenu par d'autres produits de la désassimilation des tissus, notamment par la leucine, par l'allantoïne, par l'alanine.

Dans un récent travail, Kionka a dû reconnaître que les principales assises de sa conception pathogénique de la goutte ne tenaient plus debout. (Ricklin). Il a donné cette nouvelle formule de l'interprétation pathogénique de la goutte : « *L'essence de la goutte réside dans des troubles qualitatifs ou quantitatifs de certaines fonctions fermentatrices qui jouent un rôle dans les processus de désintégration ayant pour siège notre organisme. Un fait d'importance primordiale en cette circonstance est relatif à la production, par très grandes quantités, de produits qui agissent en provoquant la précipitation des urates : ces produits pouvant être des amino-acides ou d'autres substances douées d'une action similaire, provenant soit de la désintégration de l'acide urique ou de celle des noyaux cellulaires, soit de la mortification des tissus cartilagineux ou conjonctifs, soit de tel autre processus de désintégration* ».

Cette dernière interprétation pourrait être formulée de la façon suivante : Théorie *qui fait dépendre la goutte, moins de la quantité d'acide urique contenu dans le sang ou les tissus, que de la précipitabilité que lui crée la présence de produits provenant soit de la désintégration des tissus, ou du métabolisme consécutif s'exerçant anormalement, soit de la mortification locale de certains tissus.*

Théorie de l'hypo acidité humorale. — L'idée de faire dépendre la goutte d'une hypo-acidité de l'organisme représente un de ces paradoxes qui ne déconcertent plus dans les choses de la médecine.

Déjà en 1901, JOULIE avait prétendu que l'arthritisme, la goutte étant plus particulièrement visée, correspondait non à de l'hyperacidité organique, mais à de l'hypo-acidité. Cette conception lui avait été inspirée par le fait de résultats avantageux obtenus empiriquement par des malades, dont lui-même, à la suite d'ingestion d'acide phosphorique. Joulie n'avait retenu des propriétés du médicament que celle de la réaction acide qu'il exerçait sur l'organisme ; et prenant à la lettre, et non dans son esprit, l'aphorisme d'Hippocrate : «Naturam morborum ostendunt curationes», il allait, dans la nuit de la médecine emprunter à Paracelse sa pathogénie de la goutte : « L'humeur peccante dans la goutte est alcaline ».

Toute la thèse de Joulie se résume dans l'enchaînement des trois proposition suivantes, qui se disputent avec un rare bonheur la palme de l'inexactitude :

La réaction de l'urine du matin est constante chez un même individu ;

Elle est le critérium de la réaction des humeurs ;

Or, dans les maladies de la nutrition, il existe dans la plupart des cas une hypo-acidité de l'urine du matin, qui révèle et caractérise l'hypo-acidité du sang et des humeurs, dans ces maladies rattachées jusqu'ici à la dyscrasie acide.

Que dire d'une théorie édifiée sur des erreurs si grossières qu'il serait naïf de la discuter scientifiquement. Reconnaissons, toutefois, la parfaite bonne foi de Joulie et son entier désintéressement. Quant à la sincérité de certains de ses adeptes, elle se juge par ce fait que le bruit qu'ils ont créé autour de sa doctrine n'a été que le prologue d'une spéculation industrielle (1).

---

(1) Bien longtemps avant Joulie, nous avons administré de l'acide phosphorique à des malades atteints de diverses affections arthritiques, pendant l'usage, du reste, de l'eau de Vichy, ne visant pas l'action acide qu'il peut exercer, comptant sur les propriétés palliatives de l'eau de Vichy pour nous dispenser de nous préoccuper de cette éventualité, mais recherchant l'action névrosthénique qu'on peut en attendre.

La théorie de Falkenstein est basée sur le rôle primordial qu'il attribue aux échanges minéraux dans la pathogénie de la goutte,

Chez les goutteux, c'est la pauvreté de l'économie en acide chlorhydrique qui ne permet pas la formation des chlorures alcalins, forme sous laquelle les alcalins sont éliminés normalement par les reins. L'insuffisance d'acide chlorhydrique fait que l'acide urique se combine avec les alcalins, non fixés par le chlore, pour former des urates ; mais la voie rénale n'étant pas perméable aux urates, ces derniers restent dans le sang où il occasionnent les troubles que l'on connait.

La théorie de Falkenstein peut se résumer ainsi :

La goutte est sous la dépendance d'une anomalie congénitale, héréditaire de la fonction de sécrétion gastrique, par suite de laquelle il y a insuffisance d'acide chlorhydrique.

Cette conception a été inspirée à Falkenstein par le résultat des recherches de Pfeiffer (1) qui ont montré que les injections intra-articulaires d'acide urique déterminent des dépôts d'urates chez les animaux qui reçoivent en même temps des alcalins, tandis qu'il ne s'en forme pas si l'on donne des doses répétées d'acide chlorhydrique. Ces recherches (1889) ont été complétées par les travaux de Silbergleit et Van Loghem (2)

Nous pensons que dans certains états arthritiques, on peut utiliser l'acide phosphorique comme un excitant vital qui, par l'intermédiaire du système nerveux, réveille le fonctionnement de tout l'organisme, y compris les actes trophiques.

Nous nous sommes même demandé avec insistance si l'on ne pouvait pas voir en ce médicament un agent capable d'aller repêcher la chaux dans l'organisme et d'en neutraliser l'action malfaisante, soit qu'il y en ait localement un excès, soit qu'il existe localement, dans certains tissus, des dispositions pathologiques à la fixer. Nous avions en vue certains états avancés de goutte atone, alors que le foie est devenu définitivement insuffisant à détruire l'ammoniaque, l'imminence de processus athéromateux et artérioscléreux. Nous avions fait part de cette vue de l'esprit à notre ami et client le Dr ....., professeur de physiologie à Rio-de-Janeiro, et nous l'avions prié de faire des recherches pour élucider la question, Notre ami s'était vivement intéressé au problème que nous lui posions, et nous avait promis d'en poursuivre la solution. Sa mort survenue quelques mois après a laissé le problème en suspens.

(1) in Semaine méd. 1889.

(2) Annales de l'Institut Pasteur 1904 — et Deutsches, Archiv für Klin. Medicin 1905.

(1904). Il semble donc résulter de l'expérimentation que l'acide chlorhydrique soit nécessaire pour qu'il ne se produise pas de dépôts uratiques.

Et, coincidence singulièrement significative : l'observation, poursuivie pendant cinq ans sur un grand nombre de goutteux, a permis à l'auteur de constater que, loin de tendre à l'hyperchlorhydrie, ces malades étaient au contraire des hypochlorhydriques.

La clinique, par les résultats thérapeutiques vient apporter sa sanction à l'interprétation proposée. Falkenstein invoque son expérience personnelle qui porte sur plus de 300 malades, et qui lui permet de déclarer que les cas de goutte récents peuvent guérir complètement par la médication chlorhydrique. Les vieux goutteux voient leurs accès diminuer d'intensité et s'espacer de plus en plus ; « *en outre il ne se produit pas, chez eux, de manifestations viscérales* ».

Il reconnait que, cependant, chez un petit nombre de malades, l'état continue à s'aggraver malgré l'administration d'acide chlorhydrique : ce sont surtout les vieillards et les sujets atteints de goutte chronique, chez lesquels les lésions anatomiques continuent de progresser. Mais, ajoute-t-il, « *c'est là un processus qu'on ne saurait enrayer, car il n'est plus sous la dépendance de l'anomalie des échanges* ».

Telle est la théorie synthétiquement exposée par l'auteur, le 6 nov. 1907, au sein de la Société de Médecine de Berlin.

Falkenstein a donné antérieurement (1906) (1) un exposé de sa théorie avec des développements qui permettent de suivre le fil de la conception de l'auteur et même de saisir, à première vue, les points où la construction pêche radicalement et par où elle s'effondre.

L'insuffisance de la chlorhydrie gastrique a une double conséquence : d'un côté elle entraîne une augmentation de l'alcalescence du sang par neutralisation insuffisante des bases alcalines introduites avec l'alimentation ; de l'autre elle déter-

---

(1) FALKENSTEIN. — Deutsche Medizin. Wochenschrift 1906 et Revue Intern. de Clinique et de Thérapeutique, Ricklin, juillet 1908.

mine une mauvaise élaboration des aliments albuminoïdes qui influencera qualitativement la désintégration subséquente.

Si l'acide urique se rencontre dans le sang des goutteux, ce n'est pas par le fait d'une formation en excès ; c'est parce que, conformément à l'ancienne théorie qui fait dériver l'urée d'un dédoublement de l'acide urique, la transformation de l'acide urique en urée (et en acide oxalique) a été insuffisante. Cette transformation s'opère dans toutes les cellules de l'organisme, à la faveur des processus d'oxydation. L'insuffisance de ces processus déterminera un déficit d'urée et une accumulation d'acide urique dans le sang. Or le déficit en urée, outre qu'il implique la persistance d'une proportion trop grande d'acide urique, prive celui-ci du concours suffisamment actif d'un de ses dissolvants normaux qu'est l'urée, qui en outre élargit pour lui la porte de sortie.

L'acide urique va donc se trouver dans le sang en proportions excessives, et, circonstance particulièrement aggravante, selon la pensée de l'auteur, en présence d'une alcalescence trop grande du sang. Que peut-il résulter de conditions aussi critiques ? Il résulte que l'acide urique sera retenu sous la forme d'*urate acide* (?) sous laquelle il diffuse difficilement, etc.

L'usage prolongé de l'acide chlorhydrique représente la panacée de tous les processus défectueux. L'acide chlorhydrique rectifiera les opérations digestives et neutralisera les bases alcalines introduites par l'alimentation ; l'acide chlorhydrique activera la transformation de l'acide urique en urée, en intervenant sans doute dans les actes trophiques ; il exagèrera même le processus qui opère la transformation ultime d'une certaine quantité d'urée en CO^2 et en ammoniaque, (ce qui, d'après la théorie, devrait rendre la solubilité de l'acide urique moins assurée et la porte par où il peut s'éliminer moins ouverte) ; enfin l'acide chlorhydrique diminuera l'alcalescence du sang, et corrélativement la richesse des urines en potasse, chaux et magnésie. Il résultera, paraît-il, de la diminution de l'alcalescence du sang et de la richesse des urines en potasse, chaux et magnésie, que, contrairement à ce à quoi on eût dû s'attendre, l'acide urique circulera dans le sang sous la forme d'urate neutre de soude (???)

Théorie de Brugsch et Schittenhelm (1). — Ces auteurs ont pris comme point de départ de leur étude, la recherche des relations qu'il peut y avoir entre les purines endogènes et la teneur du sang en acide urique, chez les goutteux. Dans ce but, des goutteux furent soumis pendant un temps plus ou moins long, jusqu'à quatre mois, à un régime exempt de corps puriques ; de cette façon l'acide urique formé ne pouvait provenir que des purines endogènes. Les dosages répétés de l'acide urique dans le sang de ces malades, — dosages nécessitant au moins 100 grammes de sang, — firent constater la présence constante d'acide urique. Par contre chez des individus non goutteux, examinés dans les mêmes conditions, on ne pût constater la présence d'acide urique, sauf chez les néphrétiques, pendant les périodes d'insuffisance rénale, et chez les sujets atteints d'affections qui entraînent une destruction rapide de leucocytes, comme dans la pneumonie, après la crise, et dans la leucémie.

« *La présence d'acide urique dans le sang des goutteux, en l'absence prolongée de substances puriques alimentaires, prouve que, dans la goutte, le métabolisme des purines endogènes est troublé.* »

Ce trouble serait-il dû à une altération du sang? On a prétendu que le sang, au moyen d'un ferment, avait le pouvoir de transformer l'acide urique en acide oxalique, suivant les uns, en glycocolle suivant d'autres. Divers travaux ont établi que le sang ne possède aucune action uricolytique manifeste ; les recherches des deux auteurs sont confirmatives à cet égard.

Ces faits établis, les expérimentateurs ont étudié l'élimination de l'acide urique endogène et exogène chez les goutteux.

Contrairement à ce qui se passe dans l'uricémie qui accompagne la leucémie et la pneumonie, après la crise, *dans l'uricémie de la goutte chronique, l'acide urique endogène urinaire est plutôt diminué.* L'explication la plus simple de ce fait serait d'admettre un trouble de la fonction rénale, hypothèse d'autant plus séduisante qu'elle tiendrait compte des lésions du rein, si

---

(1) Pathologie des échanges intermédiaires de la goutte, — Zeitsch, f. experim. Pathol. u Thérapie, 1907, IV, et *in Semaine Médicale,* 13 nov. 1907.

souvent observées au cours de la goutte. Cette théorie proposée par Garrod et adoptée depuis par Minkowski et Magnus Lévy, avait tenté tout d'abord nos auteurs, mais des observations ultérieures leur firent rejeter cette hypothèse.

Voulant étudier l'élimination de l'acide urique exogène, dans la goutte chronique, ils s'adressèrent à des goutteux exempts de lésions rénales. La solution cherchée était la détermination de la quantité d'acide urique excrété après l'ingestion d'une certaine quantité d'acide urique. Après des essais qui leur donnèrent l'occasion de constater l'absorption défectueuse de l'acide urique dans le tractus intestinal, aussi bien chez l'homme sain que chez le goutteux, ils le remplacèrent, dans leur expérimentation, par l'acide nucléinique qui est décomposé dans l'organisme en bases puriques, puis en acide urique. L'élimination de l'azote, de l'urée et de l'acide urique, fût examinée après ingestion d'acide nucléinique, chez le goutteux et chez l'homme normal. Les résultats de ces recherches peuvent ainsi se formuler :

Dans la goutte, après ingestion de nucléines, l'excrétion de l'acide urique est ralentie ; l'élimination de l'urée suit une courbe parallèle. Mais le sang ne contient pas plus d'acide urique que dans les périodes où le régime est exempt de purines.

Chez l'homme sain, au contraire, le sang renferme des quantités plus élevées d'acide urique quelques heures après l'absorption d'acide nucléinique.

Dans le but de déterminer quelques-unes des conditions qui correspondent directement au ralentissement de l'élimination de l'acide urique chez le goutteux, les expérimentateurs ont étudié l'élimination des bases puriques que l'urine contient toujours en petite quantité, sous une autre forme que l'acide urique. « *Chez l'homme normal, le rapport de l'acide urique aux bases puriques est à peu près de 10 à 1, et ne subit pas de grandes variations ; dans la goutte chronique, ce rapport paraît plus faible qu'à l'état normal. En outre, chez le goutteux, l'élimination des bases puriques endogènes et exogènes se fait plus lentement que chez l'homme sain* ». La conclusion qui, à leur avis, se dégage de ces faits, c'est que, dans la goutte, la transformation des bases puriques en acide urique doit être troublée, ce qui expliquerait la lenteur de l'élimination d'acide urique après ingestion de substances puriques. Le ralentissement de cette transformation donnerait aussi l'explication du fait, en apparence paradoxal, que, à la suite d'absorption de bases puriques, le sujet normal élimine plus d'acide urique que le goutteux, tandis que celui-ci transforme une plus grande quantité d'acide urique en urée.

A la suite de ces recherches, Brugsch et Schittenhelm formulent les conclusions suivantes : « *Dans la goutte les diverses phases de la transformation des bases puriques exogènes et endogènes en acide urique, est plus lente qu'à l'état normal. D'autre part, l'aptitude des tissus à détruire l'acide urique subit une diminution qui se manifeste par la présence constante d'acide urique dans le sang veineux. Comme il est établi que ces deux processus se font sous l'action de ferments, les phénomènes caractéristiques de la goutte chronique résideraient dans les troubles de ces processus fermentatifs, qui assurent la formation et la destruction de l'acide urique endogène et exogène* ».

Les auteurs se sont demandé si, dans la goutte, à côté de l'anomalie du métabolisme des corps puriques, il n'existait pas une anomalie dans le dédoublement des substances albuminoïdes. Le perfectionnement des méthodes chimiques a permis, ces dernières années, d'isoler de la glycocolle de l'urine des goutteux. Or la *glycocolle* pouvant *in vitro* dériver de l'acide urique, la présence de cette substance dans l'urine a été interprétée par les uns, comme le résultat d'un processus qui transformerait l'acide urique, par d'autres comme le résultat d'un trouble de la désassimilation. Les deux hypothèses leur semblent fausses. « *La quantité de glycocolle éliminée, même après ingestion d'acide urique ou d'acide nucléinique, ne dépasse pas le taux normal. En outre, la destruction des différents acides amidés, comme la glycocolle, l'alanine, la leucine, se fait aussi bien chez le goutteux que chez l'homme sain* ».

Ces données qui s'appliquent à la goutte chronique, peuvent, dans la pensée de Brugsch et Schittenhelm contribuer à la solution du problème de la pathogénie des accès de goutte aigus. « *Plusieurs faits établis par des expériences doivent être*

pris en considération : une légère augmentation de l'acide uri-
que dans le sang, soit à la suite de l'ingestion d'une nourriture
riche en nucléines, soit à la suite de la destruction de leucocytes
après une application de rayon X peut provoquer un accès de
goutte. »

Il n'est pas de clinicien qui ne souscrive à cette affirmation. Toutefois, en ce qui concerne l'ingestion des nucléines,
nous opposerons, à la réalité clinique que les deux expérimentateurs viennent d'exprimer, les résultats de leur expérimentation qu'ils ont précédemment invoqués et dont ils ont tiré des
conclusions absolument contraires à la thèse qu'il soutiennent
en dernier lieu.

Ils ont déclaré que, chez les goutteux, après absorption de
nucléines, « *malgré la lenteur de l'élimination de l'acide urique,*
le sang ne contient pas plus d'acide urique que dans les périodes
où le régime est exempt de purines ». Il importe à l'étude de la
goutte qu'il soit bien démontré que le fait qu'accusait leur
expérimentation n'est pas solidement établi, que sa réalité est
démentie par la clinique, désavouée par eux-mêmes dans une
synthèse finale, et, nous ajouterons, tout récemment encore
désavouée par Brugsch parlant en son nom personnel au sein
de la Société de Médecine interne de Berlin. Le 16 nov., 1908,
comparant les résultats de l'ingestion de nucléines chez l'homme normal et chez le goutteux, Brugsch ajoutait : « *tout au*
contraire, le goutteux se débarrasse bien plus lentement des
nucléines et ce n'est qu'après cinq ou six jours que la propor-
tion d'acide urique redevient normale (la normale du goutteux
vraisemblablement). *La raison en est que durant tout ce temps*
le goutteux est uricémique à un haut degré, par suite d'une
anomalie des échanges diastasiques, comme l'a montré M.
Schittenhelm ». Il importait, qu'en ce qui concerne les conséquences de l'ingestion de nucléines, chez le goutteux, l'équivoque fût entièrement dissipée. Le légitime crédit dont jouissent les travaux de Brugsch et Schittenhelm les fera souvent
invoquer comme représentant des notions solidement établies ;
il importait donc, devant une équivoque crée par une contradiction, de faire révéler à ces auteurs, décisivement, leur pensée
intime.

Ebauche de Pathogénie clinique de la Goutte. — Après avoir tenté d'édifier une pathogénie de la Goutte sur l'interprétation des notions obtenues dans le laboratoire, peut-être est-il permis dans un livre qui ne poursuit qu'un but clinique de tenter le schéma d'une pathogénie clinique. Les formules qui concourront à cette ébauche n'ont pas de prétention à la précision des formules qui représentent la solution des problèmes qui sont du ressort des sciences mathématiques ; édifié au moyen de notions conjecturales, l'ensemble ne saurait être que le produit plus ou moins réussi d'un art conjectural que ne peut qu'être la médecine.

Le futur goutteux subit au moment de la fécondation l'effet de la *maldonne*, expression par laquelle HANOT caractérise humoristiquement l'hérédité. Déjà au seuil de son existence virtuelle, dès le début de la vie utérine, l'orientation des processus trophiques est déviée dans l'embryon.

Dans tout le cours de sa vie fœtale, il ne trouve, ainsi que nous l'avons montré, que des conditions de milieu qui aggravent les effets des dispositions réalisées dès la conception. Milieu extérieur ambiant et milieu cellulaire sont dans des conditions défectueuses dès le commencement de la vie organique, ainsi que les septums cellulaires au moyen desquels s'accomplissent les phénomènes d'endosmose et d'exosmose ; car il y a un enchaînement entre ces trois termes : constitution du milieu ambiant, constitution des septums, constitution du milieu cellulaire. Chaque instant de la vie fatale représente un élément de stratification du vice originel.

Dès la naissance le futur goutteux peut trouver dans les conditions de l'allaitement et de l'hygiène le moyen de pallier une partie des effets, des actes aberrants de la vie fœtale ; il peut à cette heure obtenir le bienfait d'une sorte de halte dans sa course effrénée vers la réalisation goutteuse.

Mais le plus souvent, dès le sevrage, les usages qui président à l'élevage des enfants viennent bientôt relâcher le frein qui modérait l'évolution déterminée par l'orientation originelle et la constitution déjà acquise ; et le futur goutteux reprend, sauf le cas de circonstances très particulières qui peuvent contraindre le prédisposé à un genre de vie et à une hygiène

conformes aux obligations qu'impose l'évolution morbide, —
avec une inconscience stupide que partagent sa famille et
ceux chargés de diriger son développement, et avec toutes les
perversités que comportent sa situation sociale, — sa marche
plus ou moins hâtive, plus ou moins folle, vers l'étape finale
où l'ennemi le guette et l'étreint.

Il met de vingt-cinq à trente ans, en général, pour parvenir
à ce résultat qui représente le premier accident révélateur
d'une auto-intoxication chronique, intermittente dans ses
effets, mais permanente et indélébile. Cet accident, c'est une
fourbure de l'économie tout entière.

Il ne saurait en effet espérer de se soustraire aux effets
d'une tare devenue fatalement constitutionnelle et imposant à
l'organisme une manière d'être, ni de reconquérir la virginité
de la vie physiologique, celui qui, inférieur en fonctionnement
vital dès l'aube de la vie fœtale, a vécu pendant deux à trois
lustres d'un fonctionnement progressivement inférieur de tous
les facteurs de la vie organique : *Valeur hématique, statique
circulatoire, oxygénation, échanges moléculaires, métabolisme
des produits de désintégration, épuration de l'économie, etc.,
etc., *enfin* orientation des processus trophiques d'origine nerveuse, etc., etc.*

S'il est vrai que la fonction fait l'organe, on ne peut douter
que la fonction constamment anormale ne constitue l'organe
progressivement anormal. Le vice goutteux se capitalise à
intérêts composés. Aux densifications primitives, en quelque
sorte vaporeuses, des septums cellulaires, succède un substratum de densification progressivement irréductible ; d'indolents,
les processus trophiques deviennent peu à peu paresseux,
torpides et créent un milieu cellulaire d'une constitution pré-
cocement sénile. C'est là le résultat d'un côté d'un métabolisme
insuffisant, de l'autre de conditions exosmotiques qui, créant
de la rétention, ne préservent plus le protoplasma cellulaire
de l'auto-intoxication.

Il serait certainement du plus haut intérêt de déterminer
les modifications de la constitution cellulaire qu'entraîne
l'amoindrissement sans cesse progressif des actes trophiques
évoluant sous une résistance vitale autonome de plus en plus

amoindrie, au sein d'une auto-intoxication progressive. Le champ de la vision humaine est trop étroit pour embrasser le phénomène dans tous ses éléments ; et notre optique est trop imparfaite pour saisir les réalités qui ne se présentent pas sous un substratum grossier en rapport avec la grossièreté de nos moyens de percevoir. De même que la science n'a pu concevoir l' « énergie vitale », synthèse indéchiffrable, sous un substratum qui la représente ; de même elle n'a pu jusqu'ici percer le mystère sous lequel se dérobent la constitution qui correspond à l'énergie fonctionnelle de la cellule, et celle qui correspond à son insuffisance.

Mais, toutefois est-ce à dire que tant que la cellule conserve sa forme et ses dimensions spécifiques, notre œil ne puisse actuellement percer les mystères du microcosme où la valeur du protoplasma vivant représente la valeur intrinsèquement fonctionnelle de la cellule ?

Nous ne le croyons pas, car, ainsi que nous le montrerons bientôt, la chimie, en raison de l'ingéniosité de ses procédés de recherches, est susceptible de rendre compte des modifications survenues dans la composition d'un protoplasma dont la rénovation est depuis longtemps constamment et progressivement insuffisante. Nous pouvons donc concevoir, dans la goutte, un trouble, vraisemblablement certain, dans la constitution de la cellule ; quoique nous ne puissions en donner encore ni la formule histologique, ni la formule chimique.

L'étude, comparativement aux normales, de certains produits de son fonctionnement trophique, nous permettra peut-être d'arriver à la connaissance de quelques particularités instructives de son fonctionnement pathologique. Prenons pour base de cette étude, les notions dont la probabilité est établie et celles que l'induction rend vraisemblables.

Nous savons que chez le goutteux, pendant les périodes intercalaires, le sang est surchargé d'acide urique, tandis que les urines éliminent moins d'acide urique et plus de bases puriques que normalement (E. Gautrelet) (1).

En ce qui concerne le sang, Bouchard assure que la tota-

---

(1) Voir p. 325.

lité du sang d'un goutteux ne contient, au maximum, que 1 gramme d'acide urique (1).

Relativement à l'excrétion de l'acide urique endogène, la quantité excrétée, dans les 24 heures, par le goutteux, peut être évaluée d'après Pollak, Eschenburg et Laqueur, à 0 gr. 17 centigrammes ; et selon Brugsch, invoquant le résultat des recherches de Schittenhelm, à un chiffre variant de 0 gr. dix centigrammes à 0 gr. trente centigrammes. La moyenne chez l'homme normal serait de 0 gr. 35 centigrammes d'après Pollak, Eschenburg et Laqueur (2) ; tandis que pour Brugsch et Schittenhelm (3), elle varie de 0 gr. 40 centigrammes à 0 gr. 60 centigrammes, et pour Burian et Schur (4), qui ont introduit dans l'étude de l'acide urique la considération de l'origine, de 0 gr. 30 centigrammes à 0 gr 60 centigrammes. Pfeil et Sœtbur indiquent une valeur qui varie de 0 gr. 285 milligrammes à 0 gr. 308 milligrammes. Hönes a obtenu 0 gr. 344 milligrammes comme moyenne de 14 sujets suivant pendant plusieurs jours un régime sans purines (5).

Selon Fauvel, l'excrétion, d'origine endogène, est, en moyenne, chez l'homme normal, par 24 heures, d'une valeur de 0 gr. 40 centigrammes à 0 gr. 50 centigrammes pour les xantho-uriques, et de 0 gr. 28 centigrammes à 0 gr. 35 centigrammes pour l'acide urique considéré isolément.

Il semble au premier abord qu'il existe un assez grand écart entre les diverses évaluations qui ont la prétention d'exprimer la valeur de l'excrétion urique soit chez le goutteux, soit chez l'homme normal. Cette apparence n'est vraisemblablement dûe qu'à une confusion de langage. Ainsi Burian, à qui Lambling attribue l'indication d'une valeur variant de

---

(1) BOUCHARD. — Maladies par ralentissement de la nutrition, Paris, 1882, p. 267-268.

(2) in Revue Internationale de clinique etc., Ricklin, 1908.

(3) Société de Médecine interne de Berlin, 16 nov. 1908. in Semaine médicale n° 48, 1908.

(4) in Revue générale des sciences, avril 1906, Lambling. D'après Fauvel, la moyenne des purines endogènes indiquée par Burian varierait de 0 gr. 459 milligrammes à 0 gr. 606 milligrammes. Il ne s'agirait pas de l'acide urique endogène isolément.

(5) in Physiologie de l'acide urique, Fauvel, p. 12, Paris 1907.

0 gr. 30 centigrammes à 0 gr. 60 centigrammes comme représentant le taux de l'acide urique endogène excrété par l'homme normal, aurait, d'après Fauvel, indiqué une valeur variant de 0 gr. 459 milligrammes à 0 gr. 606 milligrammes comme évaluation des purines endogènes globales (xantho-uriques). Très vraisemblablement, encore, dans leurs évaluations, sous la spécification d'acide urique, Brugsch et Schittenhelm entendent représenter la valeur des purines endogènes globales, exprimée en acide urique. Selon cette interprétation, et si l'on tient, pour un minimum peut-être un peu trop réduit, le terme le plus bas de l'échelle qui exprime les variations chez le goutteux, leurs évaluations virtuelles de l'acide urique endogène excrété soit par l'homme normal, soit par le goutteux, concordent avec celles des autres expérimentateurs. Parmi ceux-ci, il en est un, dont les recherches, pour établir la valeur, soit des xantho-uriques pris en bloc, soit de l'acide urique pris isolément, d'origine endogène, excrétés par l'homme à l'état normal, nous paraissent entourées des conditions expérimentales les plus rigoureuses qui aient été suivies jusqu'ici ; et nous considérons les chiffres que Fauvel a donnés pour exprimer la valeur des xantho-uriques et de l'acide urique, d'origine endogène, chez l'homme sain, comme représentant des normales authentiques.

La coincidence de l'hyper-uricémie et d'une diminution de l'excrétion urique endogène, pendant les périodes intercalaires de la goutte, pose bien des questions intéressantes à envisager, quoique d'une solution actuellement irréalisable.

Si la diminution de l'excrétion de l'acide urique coexistait avec une augmentation de l'excrétion des bases puriques,[1] il

---

[1] Nous avons dit page 414 que d'après les recherches d'E. Gautrelet, le goutteux, pendant les périodes intercalaires, éliminait plus de bases puriques que normalement. Il est évident que cette donnée se rapporte non pas aux purines proprement dites, comme il est d'actualité de les distinguer, mais à l'ensemble de l'azote incomplétement oxydé comprenant à la fois les purines et les dérivés xanthiques tels la créatinine, etc., ainsi que nous l'avons formulé aux pages 325 et 326, et ainsi qu'il nous semble aussi intéressant de comprendre la question, attendu que s'il en était autrement, la raison d'être du coefficient azoturique n'existerait plus. D'autre part, nous ferons remarquer que nous avons l'un et l'autre, ainsi que A. Desmoulière. signalé depuis longtemps la fréquence de l'élimination urique

se poserait, derrière la physionomie d'une compensation, des phénomènes qui compliqueraient encore le problème. Mais la diminution de l'excrétion de l'acide urique s'accompagnant de la diminution de l'excrétion des bases puriques, la question qui se pose tout naturellement d'abord, c'est celle de savoir s'il y a diminution de la production de l'acide urique endogène, ou au contraire une simple diminution de l'excrétion. La diminution de l'excrétion coexistant avec le maintien de la production normale serait l'effet de conditions de rétention, dont la nature serait à déterminer; et la rétention expliquerait l'hyperuricémie.

La plupart des auteurs admettent que, chez l'homme normal, l'acide urique endogène provient des nucléoprotéides des noyaux cellulaires dont la désintégration met en liberté les bases puriques dont l'oxydation, sous l'influence des ferments, réalise la formule urique. Burian considère que l'excrétion d'acide urique endogène est représentée par une valeur trop importante pour qu'on puisse rapporter uniquement la provenance de ce produit à la décomposition des nucléines des noyaux cellulaires; il soutient que la partie la plus forte de l'acide urique endogène est fournie par le muscle qui produit constamment de l'hypoxanthine que l'oxydase musculaire (xanthinoxydase) transforme en acide urique. Enfin H. Labbé admet que l'acide urique et les purines endogènes proviennent pour une part de la désassimilation que subit nécessairement tout organisme vivant; mais il considère que le coefficient d'usure permanent est trop faible pour qu'on puisse rapporter uniquement à la désintégration des nucléines cellulaires la provenance des xantho-uriques considérés comme endogènes. Il émet l'hypothèse que l'organisme débite parallèlement et peu à peu des réserves importantes de matériaux xanthiques accumulés, au jour le jour, au prorata des régimes riches en purines dont il a usé bien avant la période d'expérimentation.

par les fèces, ce qui montre qu'il ne faut pas trop s'illusionner sur la docimasie d'origine endogène et exogène. D'ailleurs l'excrétion urique, par la voie intestinale, n'est pas un fait pouvant surprendre les médecins au courant des différentes manifestations de la goutte; toutes les muqueuses et même la peau participent parfois à l'élimination.

L'interprétation de H. Labbé nous place en face de deux questions à discuter : le fait des réserves xanthiques, d'une part ; d'autre part l'intervention de l'influence qui résulte de cette cause dans l'établissement de la valeur qui représente la normale. L'existence de réserves xanthiques, vraisemblable s'il s'agit de l'homme normal, n'est pas discutable s'il s'agit du goutteux, chez lequel, très vraisemblablement, l'accumulation se produit sous des formules diverses. Ces réserves qui, chez le goutteux, doivent réclamer un espace de temps plus ou moins long, suivant les cas, mais toujours de quelque importance, avant que l'épuisement soit réalisé, ne sauraient, dans l'état physiologique, être représentées par un reliquat après plusieurs semaines, plusieurs mois même d'un régime exempt de purines. Or, si les conditions de l'expérimentation de la plupart de ceux qui se sont livrés à des recherches sur la normale de l'acide urique endogène sont suspectes, les résultats concordent avec ceux que Fauvel a obtenus dans son expérimentation sur des sujets qui, comme celui désigné par la lettre F, était depuis plus d'un an à un régime exempt de purines. On peut dire que les résultats suspects sont réhabilités par la concordance avec ceux d'expérimentations rigoureusement ordonnées et incontestablement probantes.

Quant au rôle que Burian attribue au muscle dans la production de l'acide urique endogène, on ne saurait, *dans l'ordre physiologique*, le considérer comme établi. Les expériences de Fauvel, entourées de conditions rigoureuses et probantes lui ont permis de conclure qu'avec un régime exempt de purines : « un travail musculaire, même considérable, est sans action sur l'excrétion endogène. » Mais, *dans l'ordre pathologique*, l'intervention de ce rôle pourrait trouver quelque créance dans le fait, bien connu des praticiens, d'une attaque de goutte survenant immédiatement après un surmenage physique. Il faudrait admettre, dans l'espèce, que l'hyperacidité musculaire a bien pu permettre à l'oxydation d'exercer ses effets sur l'hypoxanthine et de les pousser jusqu'à la réalisation de la formule urique ; mais qu'elle n'a pas permis à l'uricolyse de s'exercer suffisamment. Une interprétation plus rationnelle laisse de côté la question de la production de l'acide urique par le muscle, et explique la précipitation de l'acide urique dans les tissus par l'hyperacidité du sang et des humeurs que provoque l'accumulation subite des produits acides du surmenage musculaire.

En principe, donc, dans l'ordre physiologique, les composés xanthiques et l'acide urique endogènes ne sont que le produit de la désintégration de la nucléine des noyaux cellulaires. Mais dans la pratique, la valeur qui les reprereprésente, dans l'excrétion urinaire, comprend des matériaux xanthiques amassés dans l'organisme et qui s'éliminent insensiblement.

Dans les périodes intercalaires de la goutte, la valeur de l'excrétion des xanthiques et de l'acide urique étant respectivement inférieure à la normale, il faut, uroséméiologiquement, conclure qu'il y a insuffisance de la désintégration des noyaux cellulaires, maintien de l'intégralité des réserves xanthiques constituées, et, dans le cas (c'est pratiquement celui de tous les goutteux) où les sujets ne sont pas astreints à un régime exempt de purines, une augmentation incessante des réserves xanthiques.

Le fait de l'insuffisance de la désintégration cellulaire a non seulement pour preuve le résultat des recherches qui ont permis de déterminer le minimum de l'excrétion de l'acide urique et des xantho-uriques globaux, d'origine endogène ; mais cette insuffisance est encore attestée par la tendance qu'à la courbe qui représente la docimasie de l'urée à affecter un parallélisme avec celle qui représente le graphique de l'acide urique ; et par la diminution de l'excrétion urinaire de l'acide phosphorique.

Nous savons tout ce que les travaux de H. Labbé et Marchoine ont enlevé de valeur à la signification qu'on accordait au taux de l'urée et aux rapports que l'on basait sur sa valeur docimasique. Cependant lorsque, chez un sujet en état d'équilibre azoté, on constate expérimentalement une valeur inférieure au rapport normal, on peut du moins considérer ce fait comme accusant une tendance, surtout quand la signification qui s'en dégage concorde avec des critériums ayant une valeur certaine. Brugsch et Schittenhelm, après maints auteurs qui avaient indiqué l'abaissement du taux urinaire de l'urée, dans la goutte, ont insisté sur le parallélisme qu'affectent, dans leurs résultats expérimentaux la courbe de l'urée et celle de l'acide urique ; et ceci n'a rien qui puisse nous surprendre puisque, comme nous l'avons indiqué page 325, chez le goutteux, en état non critique, la moyenne d'excrétion de l'urée est seulement abaissée de 20 p. 100, ce qui, en comparaison de l'atténuation précitée de 10 p. 100 de l'acide urique vrai, constitue un parallétisme presque réel...

Quant à l'abaissement de l'excrétion urinaire de l'acide phosphorique dans la goutte et dans les maladies par ralentissement de la nutrition en général, nié par Benecke, nié par Bouchard et son école, nous le considérons comme représentant l'application d'une loi basée sur les résultats de milliers et de milliers d'analyses d'urines ; si bien qu'E. Gautrelet a pu faire de l'hypophosphaturie un des deux piliers du critérium de l'arthritisme (1).

A l'insuffisance de la désintégration cellulaire, à l'amoindrissement des échanges, nettement établis par le parallélisme des graphiques des xantho-uriques et de l'acide urique d'origine endogène, de ceux de l'urée et de l'acide phosphorique, correspondent des altérations substantielles dans la constitution de la cellule, un amoindrissement de toutes ses propriétés biochimiques et aussi une modification nette du liquide qui la baigne, le plasma intercellulaire étant alors moins riche que la normale en *philothion*. (De Rey-Pailhade).

Dans les actes trophiques de la cellule et du liquide intercellulaire est comprise la formation, aux dépens des protéines, de la substance avec laquelle l'organisme prépare ses plus merveilleux agents, les ferments ou enzymes (Fischer). Non seulement, la formation des oxydases qui transforment les purines en acide urique et de celles qui détruisent l'acide urique, après sa formation, est ralentie ; mais encore le milieu créé par hyperacidité humorale réalise des conditions défavorables à la mise en jeu de leurs propriétés. Il en résulte que chez le goutteux, la cellule organique atteinte dans son coefficient vital, encombrée de ses *fumerons*, est toujours au

---

(1) Voir page 311, pour l'explication du phénomène qui paraît, de prime abord, paradoxal.

seuil de la tolérance pour les xanthiques en général et pour l'acide urique en particulier, et qu'il suffit du moindre incident pour que la limite de la tolérance ne soit franchie. Les effets de cet incident ont régulièrement pour siège des tissus dont l'activité organique étant physiologiquement peu intense, sont réduits, sous les conditions pathologiques, à l'état d'équilibre le plus précaire.

Or, l'état critique peut être créé soit par des conditions locales, soit par le retentissement des effets de causes s'exerçant d'une façon générale : telles qu'une augmentation de l'hyperacidité humorale, un encombrement subit de composés xanthiques, d'origine endogène ou exogène, donnant lieu à une augmentation du taux de l'acide urique.

Les conséquences de l'augmentation de l'hyperacidité humorale ne sont contestables ni théoriquement, ni pratiquement. Tous les praticiens ont observé les conséquences néfastes qui résultent rapidement, chez le goutteux, de l'ingestion de quelques coupes de champagne ou de quelques verres de bière. Sans doute, dans la presque totalité des cas, cette action nocive se combine avec celle non moins nocive d'une introduction importante de composés xanthiques dans l'organisme. Mais la nocuité du champagne et de la bière s'est manifestée tant de fois, dans des conditions qui la montrent si décisive, qu'on peut la tenir pour certaine ; et elle représente une notion que les goutteux en général reconnaissent comme bien fondée (1).

---

(1) A côté des conditions de précipitation urique par une hyperacidité humorale déterminée par l'ingestion de champagne ou de bière, il y a lieu de tenir compte de celle que provoquent les excès alimentaires azotés et aussi l'ingestion exagérée de chlorure de sodium si habituelle chez les gros mangeurs. Les recherches de Vicario montrent que la solubilité de l'acide urique décroît, invariablement, à 0,36 °/₀₀ dans toutes les solutions de chlorure de sodium ; et à 0,10 °/₀₀ dans toutes les solutions de chlorure de potassium. De telle sorte que, on peut expliquer par un excès de chlorure de potassium — endogène ou exogène — les précipitations uratiques correspondant à la différence entre les seize centigrammes normaux d'acide urique, par litre de sang chez l'homme, et les dix centigrammes auxquels se limite la solubilité de ce corps dans les solutions chlorurées sodicopotassiques.

Parmi les causes d'origine endogène pouvant déterminer un encombrement subit de corps puriques et secondairement d'acide urique, il faut noter une destruction rapide du tissu lymphoïde et des globules blancs, comme cela a lieu à la suite de l'application des rayons de Rœntgen. Comme preuve à l'appui de cette assertion nous résumerons une observation récemment publiée par P. Linder (1), qui a presque la valeur, ainsi que le dit Ricklin (2), d'une expérience de laboratoire.

Il s'agit d'un homme de 49 ans, adonné à la boisson, et qui, depuis sept années déjà, était sujet à des attaques de goutte, au membre supérieur gauche. Il venait de subir une attaque de ce genre, quand il entra à l'hôpital pour soigner un eczéma qui avait résisté à tous les traitements. On résolut de le soumettre à l'application des rayons de Rœntgen, dont les effets sur l'excrétion urique sont bien connus.

Au préalable, on institua un régime presque exempt de purines (lait, œufs, pain blanc, beurre et légumes). Au bout de dix jours, la quantité d'acide urique qu'il éliminait avec les urines des vingt-quatre heures était tombée tantôt à 0 gr. 162 milligr. tantôt à 0 gr. 146 milligr. Dans 200 cc. de sang fournis par une saignée on en trouva 0 gr. 0068 dix-milligrammes.

Pendant six jours, le malade fût alors soumis à une séance quotidienne d'application de rayons X dirigés principalement sur le tronc. Tout d'abord, la proportion des leucocytes augmenta de 9,600 à 15,200 ; puis elle diminua graduellement, et le huitième jour, deux jours après la cessation de l'usage des rayons X, elle était tombée à 5,700. L'acide urique, au contraire, se mit à croître rapidement ; sa valeur correspondait à 0 gr. 388 milligr., le quatorzième jour, c'est-à-dire huit jours après la cessation de la rœntgénisation. Mais dans l'intervalle, deux jours après la cessation du traitement par les rayons X, le malade avait été pris d'une violente attaque de goutte, quoi-qu'il suivit le régime indiqué précédemment.

(1) Linder. — Thérapie der Gegenwart, 1908, n° 4.

(2) Ricklin. — *Revue Internationale de Clinique et de Thérapeutique*, août-septdmbre 1908.

L'attaque de goutte était survenue le 19 novembre. Du 7 au 11 décembre suivant, le malade recommença le traitement par les rayons de Rœntgen, avec une séance quotidienne de 30 minutes. Le nombre des leucocytes tomba de 7,800 à 6,000 ; la quantité d'acide urique éliminée en vingt-quatre heures était représentée par 0 gr, 267 milligr. Le malade, pour des raisons de famille, quitta l'hôpital. Trois jours après, il eût une nouvelle attaque de goutte.

La leucocytose physiologique qui accompagne les repas plantureux et abondants est peu de chose par rapport à celle que provoquent les rayons de Rœntgen ; toutefois son intervention n'est pas dénuée de toute valeur, et elle peut fournir un appoint aux conditions si nocives qu'elle accompagne en la circonstance.

Il est à noter que les faits relatés dans l'observation de Linder sont en contradiction avec la théorie de Minkowski et Smoll ; attendu que cette théorie assurait à l'acide urique l'acide thyminique qui devait déterminer sa solubilité.

Dans le même ordre d'idées, n'y a-t-il pas lieu de se demander si de temps à autre, chez le goutteux, il ne se produirait pas comme un écroulement de certaines proportions de nucléines, dont la constitution devenue anormale, faute de rénovation, subit des conditions de caducité. La théorie de Minkowski et de Smoll devrait aussi assurer à l'acide urique né de ces ruines organiques des conditions de solubilité ; à moins que la rétention de l'acide phosphorique, qui est le propre de l'arthritisme, ne permette pas à la désintégration de réaliser au moment opportun la formule qui met à la disposition de l'acide urique, l'acide thyminique.

L'encombrement de l'organisme par l'acide urique peut ainsi être le résultat de quatre conditions biochimiques différentes : insuffisance de l'uricolyse ; formation synthétique de l'acide urique ; précipitation anormale de l'acide urique ; enfin apport exagéré de purines alimentaires. Chacune de ces conditions pathogéniques de l'attaque de goutte mérite une étude particulière.

Les conditions des foyers de l'uricolyse dans la goutte. — Les conditions qui normalement permettent à l'uricolyse de

s'exercer, sont, dans leur ensemble, défectueuses chez le goutteux.

D'une part, l'insuffisance des échanges moléculaires influence vraisemblablement la formation des ferments qui sont les
agents de l'uricolyse ; d'autre part, l'hyperacidité humorale
crée des conditions peu favorables à l'activité de ces agents
d'oxydation.

En outre, les principaux foyers de l'uricolyse se trouvent,
le plus souvent, chez le goutteux, dans des conditions défavorables à l'opération par laquelle une partie de l'acide urique
est détruite dans l'organisme.

Les recherches auxquelles s'est livré Pfluger (1), pour
déterminer les organes où l'acide urique est détruit, lui ont
permis de formuler les conclusions suivantes :

« *Chez les carnivores, ce pouvoir appartient surtout au foie;
chez les herbivores à la rate ; chez les omnivores, ces deux
organes à la fois ont un pouvoir destructeur très-puissant* ».

Il résulte de ses recherches, qu'en outre du foie et de la
rate, les muscles, les reins et le sang ont la propriété, chez
l'homme et chez les animaux, de détruire l'acide urique.

Chez l'homme, dit-il : « *le pouvoir destructeur relatif de
poids égaux d'organes différents est au maximum dans les
muscles, puis les reins, le foie, la rate et le sang, par ordre de
décroissance* ».

Le système musculaire n'est pas mis en valeur par le
goutteux. Fort souvent obèse ou emphysémateux, il a peu
d'entrain pour les exercices physiques. Fort souvent aussi, la
mise en jeu de la contractilité musculaire est pénible, douloureuse même, soit qu'il existe des raideurs fonctionnelles sans
caractères précis, soit qu'il existe des localisations d'un substratum nettement arthritique (Rhumatisme musculaire, goutte
musculaire bien décrite par de Grandmaison), soit encore qu'il
existe des reliquats articulaires ou péri-articulaires d'attaques
de goutte antérieures.

La mauvaise *respiration musculaire*, — suivant l'expression
imagée de notre si regretté ami, Lagrange — qu'implique un

---

(1) Arch. de Pfluger, CXI 7 fév. 1908.

exercice musculaire insuffisant, influence si défavorablement les phénomènes de l'uricolyse, que quelques auteurs s'obstinent à ne considérer la goutte que comme le quotient du rapport d'une suralimentation à un exercice musculaire insuffisant.

Burian d'une part dit que l'hypoxanthine augmente dans le muscle avec le travail. Pfluger soutient que le muscle est le foyer le plus actif de l'uricolyse. Fauvel d'autre part affirme que l'exercice musculaire même exagéré n'augmente pas l'excrétion urique (1), lorsque le régime est exempt de purines.

Le *Rein* même lorsqu'il est sain, se trouve dans des conditions de fonctionnement défectueuses, par le fait de l'abaissement de la tension artérielle et par celui de l'hyperacidité humorale.

Enfin le rein est souvent atteint secondairement ; et alors il joue un rôle actif dans la pathogénie des accidents goutteux ultérieurs.

Le *foie* auquel Pfluger ne concède que le troisième rang, comme importance, dans l'uricolyse, nous semble mériter une bien plus grande considération. Le rôle si considérable que les troubles de son fonctionnement jouent dans l'uricémie, fait présumer que vraisemblablement son rôle physiologique n'est pas moins important dans l'uricolyse. Il se pourrait, il est vrai, à la rigueur que physiologiquement il eût un rôle secondaire dans l'uricolyse, tandis que pathologiquement il aurait un rôle primordial dans l'élévation du taux de l'acide urique dans l'organisme. Il se pourrait même, en poussant la rigueur à l'extrême, que quoique jouant, physiologiquement un rôle secondaire dans l'uricolyse, il jouât pathologiquement un rôle primordial dans l'abaissement de l'uricolyse. Il est probable que son rôle physiologique et son rôle pathologique vont de pair, comme importance, dans tous les processus dont il est le siège ; or, l'importance de son rôle pathologique doit, vraisemblablement nous être un sûr garant de l'importance de son rôle physiologique. Au reste, lorsqu'il s'agit de recherches ayant pour but d'établir, non seulement l'existence de certains

_____

(1) L'excrétion urique *urinaire :* Nous le faisons remarquer !

processus, mais encore la mesure de l'activité de ces processus, il faut n'accueillir qu'avec une certaine réserve les formules qui ont la prétention de résoudre avec une précision mathématique des problèmes dont les éléments sont si complexes et d'une nature si délicate. Les solutions proposées résistent généralement peu à un contrôle sérieux, soit que les premiers résultats expérimentaux soient entachés d'une erreur matérielle, soient qu'ils aient été influencés par des coïncidences ; soit que le contrôle fasse intervenir opportunément des particularités dont il n'avait pas été tenu compte précédemment. Les résultats expérimentaux qui, à défaut d'un contrôle de même ordre, ont obtenu de la clinique la consécration de leur signification, sont les seuls auxquels on puisse accorder quelque créance un peu légitime.

Du reste, quel que soit l'ordre, comme importance, que Pfluger assigne au foie, dans les phénomènes de l'uricolyse, il lui reconnait, *chez les omnivores,* ainsi qu'à la rate, *un pouvoir destructeur très puissant.* Or, par suite de la solidarité qui existe entre ces deux organes, toute atteinte au pouvoir uricolytique du foie doit se compliquer d'un affaiblissement du même pouvoir dans la rate. Cette solidarité fait intervenir avec une importance qui a l'ampleur des actes individuels et des actes provoqués, les troubles dont le foie est le siège généralement, chez le goutteux, dans l'abaissement de l'uricolyse. Si les conditions du fonctionnement hépatique sont, si généralement défectueuses dans l'arthritisme, qu'on peut légitimement se demander si ce n'est pas par le ministère des vices du fonctionnement du foie que la diathèse réalise son génie, sous des manifestations si variées ; dans la goutte, ces conditions sont particulièrement, et d'une façon permanente, défectueuses.

Mais en outre des troubles fonctionnels permanents, qui représentent la manière d'être, permanente de la fonction, il se produit dans la période prémonitoire de l'accès articulaire, des troubles ayant un appareil plus bruyant, et plus caractérisé. *L'attaque de goutte aiguë est précédée, d'une manière à peu près constante, par une augmentation de volume de l'organe* (Lecorché). La tuméfaction du foie s'accompagne parfois de subictère, de malaise et de pesanteur dans l'hypochondre droit, de troubles digestifs, etc., etc., enfin d'un ensemble symptomatique par lequel se caractérise la torpeur du foie.

Cette véritable crise du fonctionnement hépatique doit elle être considérée simplement comme un des résultats de l'évolution des conditions critiques générales sur le point d'aboutir à l'attaque articulaire ? Ou bien faut-il voir en elle l'action décisive par laquelle ces conditions précipitent la solution pathologique encore indécise ? Ce serait s'abstraire dans des subtilités que de s'atteler à la solution du problème. Ce qui n'est pas douteux, c'est que ces troubles ne remplissent pas seulement le rôle de la dernière goutte de liquide qui fait déborder la coupe ; mais qu'ils interviennent activement et décisivement dans l'éclosion de l'attaque articulaire. Ils ne représentent pas seulement le prologue de l'attaque de goutte ; ils en représentent, en quelque sorte, le premier acte et nouent décisivement l'intrigue pathologique. La rémission éphémère des malaises gastro-hépatiques que l'on observe parfois quelques heures avant l'éclosion de l'attaque articulaire, aussi mystérieuse dans ses causes et dans ses éléments que celle qui dans quelques cas pathologiques précède, de quelques heures, l'agonie, représente une objection d'une valeur plus apparente que réelle à opposer à notre interprétation.

La *rate*, dans la goutte, subit la solidarité qui la lie au foie et la lui impose. Aussi les variations de son rôle au point de vue de l'uricolyse sont-elles le plus souvent parallèles à celles que subit le pouvoir destructeur de l'acide urique dans le foie.

Le *Sang* jouit-il d'un pouvoir uricolytique ainsi que l'affirme Pfluger et certains auteurs allemands ? Les uns ont prétendu que le sang avait le pouvoir de transformer l'acide urique en acide oxalique ; d'autres qu'il le transformait en glycocolle. Diverses recherches faites en Allemagne, et parmi celles-ci celles de Brugsch et Schittenhelm qui sont récentes, paraissent établir que le sang ne possède aucun pouvoir uricolytique et ne sert qu'au transport de l'acide urique.

Formation synthétique de l'acide urique dans la goutte. — Les avis sont partagés sur la réalité de la formation de l'acide urique par synthèse, dans la physiologie humaine. Wienner a donné la formule de cette synthèse, dont la réalité a été prouvée par Minkowski pour les oiseaux, chez lesquels l'acide urique représente l'état sous lequel l'azote est excrété.

Faisant une application de ses vues à la nutrilion, chez l'homme, Wienner a tenté de démontrer la réalité de cette synthèse et en a donné comme preuve l'augmentation de l'excrétion urique à la suite de l'ingestion de substances correspondant aux desiderata de l'expérimentation ou capables de former ces substances dans l'organisme. Mais les augmentations de l'acide urique ont été tellement faibles, qu'on ne saurait en tirer un argument décisif en faveur de la réalité de la synthèse. Armand Gautier, en France, admet, cependant, que l'organisme est capable de produire cette synthèse, suivant la formule proposée par Wienner. La plupart des auteurs ne partagent pas cette manière de voir. Schmoll pense que, dans l'organisme normal, cette synthèse est très-minime et conduit probablement toujours à la formation des nucléines, que l'organisme en voie de croissance a le pouvoir de réaliser. Il fait très judicieusement observer, à l'appui de l'affirmation de ce pouvoir, que l'enfant forme ses cellules si riches en acide nucléinique, aux dépens du lait qui ne contient pas de bases puriques ; que l'œuf qui, avant la couvée, ne contient que des paranucléines, est très-riche en nucléine après que le poussin est formé.

Mais si, dans l'ordre physiologique, la formation synthétique de l'acide urique est minime ou même nulle ; dans l'ordre pathologique, dans la goutte, cette synthèse est une réalité et peut même acquérir une grande importance. Schmoll a donné une preuve de sa réalité au moyen d'une expérimentation sur un goutteux depuis quelque temps soumis à un régime exempt de purines. Il a montré qu'en ajoutant à ce régime 100 grammes d'une substance ne contenant pas de purines, la caséine, « *l'excrétion d'acide urique atteint à peu près la quintuple valeur de l'excrétion pendant les périodes normales.* » Ce phénomène ne peut être expliqué, pense-t-il, que par une synthèse d'acide urique. Et il donne de cette synthèse une explication très-vraisemblable. La synthèse qui, physiologiquement, aboutit à la nucléine, pathologiquement subit un avortement qui empêche son évolution de franchir le stade des purines, que l'oxydation transforme en acide urique.

Il semble donc prouvé que l'organisme goutteux synthétise l'acide urique en partant des paranucléines ; s'il en est ainsi, aucun raisonnement ne s'oppose à ce qu'on le considère, même, comme capable de fabriquer synthétiquement de l'acide urique, au moyen des albumines. *A fortiori*, on doit admettre que l'organisme goutteux transforme en acide urique les méthylxanthines introduites par l'alimentation (chocolat, thé, café) qui, contrairement à la croyance générale, seraient, d'après les expériences de Fauvel, chez l'homme sain, sans influence sur le taux de l'acide urique de l'urine.

Ce pouvoir de former synthétiquement de l'acide urique, triste apanage de la goutte, aggrave singulièrement les conditions critiques qui existent déjà chez le goutteux, incapable de se débarrasser du taux normal des purines endogènes.

La formation synthétique de l'acide urique ne donne pas lieu à une naissance gémellaire d'acide thyminique. Si la théorie de Smoll est vraie, l'acide urique ainsi formé est comme prédestiné à une précipitation dans l'organisme.

Aggravation des conditions critiques de la goutte, du fait des purines exogènes. — Voilà donc celui que l'hérédité a prédestiné à la goutte parvenu — du fait d'une vie fatale qui a favorisé les effets des dispositions héréditaires, et du fait d'une vie de vingt-cinq à trente ans écoulée dans une aberration constante de tous les actes organiques, et en particulier des processus trophiques — à une période où il est incapable d'éliminer le minimum normal des purines endogènes, et où il est condamné à former synthétiquement de l'acide urique avec les paranucléines, avec les méthylxantines et peut-être même avec une partie des albumines, introduites par l'alimentation. Il est hyper-uricémique d'une façon constante, depuis longtemps déjà, sans nul doute ; et c'est dans ces conditions qu'il se trouve aux prises avec les purines exogènes que lui apporte une alimentation dont le choix ne s'inspire que des habitudes courantes, et parfois d'appétences perverses. Aux conditions déjà critiques, créées par son incapacité d'éliminer la totalité de l'acide urique endogène et celui qui résulte, pathologiquement, d'une formation synthétique, s'ajoute l'encombrement de l'acide urique provenant des masses puriques d'origine exogène. Avec les nucléo-albumines introduites par l'alimentation il peut bien un instant avoir l'illusion que l'acide urique qui naîtra de leur métabolisme n'encombrera pas l'organisme, puisque, suivant la loi de Minkowski et de Schmoll, il aura à sa disposition l'acide thyminique né gémellairement du scindement de la nucléine. Mais les préparations culinaires, le rôtissage (Schmoll), ont eu comme conséquence, non seulement le scindement de l'acide nucléinique, mais encore celui de l'acide thyminique en ses différents dérivés.

C'est sur la formation de l'acide urique exogène que la direction médicale peut exercer son influence la plus immédiate et la plus décisive. Car si la thérapeupique peut parvenir à diminuer le retard des échanges moléculaires, à redresser, dans une certaine mesure, les processus qui aboutissent à une formation pathologique d'acide urique, à solubiliser et à éliminer une partie de l'acide urique qui encombre l'organisme ; l'hygiène peut à son gré, régler et même tarir la source de l'acide urique exogène. — Elle peut donc prévenir et différer la réalisation de conditions critiques.

Essai de Pathogénie de l'attaque de Goutte. — La surproduction d'acide urique et sa présence en excès dans le sang et les humeurs de l'économie ne suffisent pas à constituer la goutte. Certains états pathologiques : la leucocythémie, la pneumonie lors de la défervescence, la cirrhose hépatique, le paludisme, la syphilis, certains états arthritiques même s'accompagnent d'une production exagérée d'acide urique, sans que pour cela les malades atteints de ces affections soient des goutteux. La constitution pathogénique de la goutte comporte donc deux termes : la présence d'une quantité anormale d'acide urique dans l'économie, d'une part ; de l'autre, l'existence de conditions d'imminence en quelque sorte fatale de précipitation. Ce sont les conditions, qui réalisent la précipitation chez l'uricémique, qui représentent la pathogénie de l'attaque de goutte.

L'attaque de goutte est, certainement, le résultat d'une synthèse pathologique compliquée.

Nous avons étudié dans la pathogénie de la goutte, les conditions qui interviennent pour déterminer une proportion anormale d'acide urique dans le sang et les humeurs de l'économie. Il peut résulter, des conditions relatives au fait même de la surcharge urique, deux causes de précipitation. L'une se réfère à la question du quantum qui peut brutalement déterminer la précipitation ; l'autre à la question des conditions qui ont présidé à la formation d'une certaine partie de l'acide urique. Nous avons vu que, dans la goutte, il y a vraisemblablement formation d'acide urique par synthèse. L'acide urique ainsi formé ne s'accompagne pas d'acide thyminique. Mais, en outre, en ce qui concerne l'acide urique né de la désintégration de la nucléine, nous avons émis l'hypothèse que lors du scindement de la nucléo-albumine, le fait de la rétention de l'acide phosphorique,— qui est un des caractères spécifiques de l'arthritisme et de la goutte en particulier, héréditaires, — pouvait s'opposer au métabolisme normal, c'est-à-dire à la formation de l'acide thyminique, produit d'un scindement normal qui assure la solubilité de l'acide urique formé gémellairement. La vraisemblance de l'hypothèse est établie par la constatation même qui accuse des proportions importantes d'acide urique que l'absence de leur dissolvant normal ne dérobe pas à l'investigation. Une insuffisance d'acide thyminique pourrait créer une imminence de précipitation ; une insuffisance plus grande, réalisée par les conditions pathologiques qui préparent la crise, pourrait, par elle seule ou par sa combinaison avec le quantum, déterminer la précipitation.

Aux conditions pouvant exagérer le taux de l'acide urique contenu dans le sang et les humeurs de l'économie, il faut ajouter un affaiblissement plus ou moins important de l'élimination de ce principe, soit par les voies normales, soit par les voies pathologiques. En ce qui concerne les voies normales, on se rappelle que Garrod attribuait à l'insuffisance rénale la surcharge d'acide urique dans le sang des goutteux. Cette interprétation a été victorieusement combattue. Elle ne saurait être applicable d'une façon générale ; mais on peut admettre qu'elle soit applicable à quelques particuliers.

En ce qui concerne les voies pathologiques d'élimination de l'acide urique, nous rappellerons que nous avons l'un et l'autre, ainsi que A. Desmoulière, signalé l'élimination de l'acide urique par l'intestin (1). Nous avons aussi constaté l'élimination par la peau. Ces particularités pathologiques ne sont pas rares chez les arthritiques. Or, chez les goutteux, plus particulièrement prédisposés à les présenter, il suffit que, pour une raison ou une autre, l'élimination par ces voies anormales soit ralentie ou enrayée, pour que, à moins d'une suppléance, il se produise dans l'économie une exagération du taux de l'acide urique.

Ceci posé ; pour ne pas perdre la vue d'ensemble du problème, il faut avoir présentes à l'esprit les conditions particulières qu'offre intrinsèquement le sang, relativement à la solubilité de l'acide urique. Dans le sang en effet, les conditions de solubilité ne sont pas celles qu'offre l'eau. Le sang est un solutum complexe où divers composants exagèrent par leur action associée et combinée celle de la synthèse des propriétés que chacun possède d'abaisser le niveau de la solubilité de l'acide urique.

1° Le sang normal représente un solutum chloruré sodico-potassique. Le sang du goutteux représente ce solutum avec une exagération des chlorures. Or, si l'urate neutre de soude se dissout dans 1600 parties d'eau, si l'urate acide de soude exige 13.600 parties d'eau, pour être entièrement solubilisé, les recherches de Vicario montrent que la solubilité de l'acide urique décroit à 0,360, pour mille, dans toutes les solutions de chlorure de sodium, et à 0,100, pour mille, dans toutes les solutions de chlorure de potassium.

2° Le sang du goutteux est un solutum hyper-acide, dont l'acidité peut, par son titre même, être susceptible de provo-

_____

(1) L'élimination de l'acide urique par l'intestin est devenue une question d'actualité ; et les auteurs, qui découvrent actuellement ce processus et le discutent, se disputent la priorité. Dans la *Revue des Maladies de la Nutrition*, p. 111, dès les premières semaines de 1903, c'est-à-dire, avant la publication de l'étude de Combe, de Lausanne, sur l'auto-intoxication intestinale, parue en janvier et février 1904, avant la publication de son livre sur l'entérite, paru en 1905, l'un de nous établissait l'existence de la lithiase urique intestinale, d'après des constatations faites isolément par E. Gautrelet et A. Desmoulière. L'auteur de l'article tirait de ces constatations des conclusions en faveur de la nature arthritique de l'entérite muco-membraneuse.

quer la précipitation de l'acide urique, indépendamment de l'action individuellement et particulièrement nocive que peuvent exercer certains de ses constituants.

On sait l'importance du rôle que Bouchard attribue à la présence en excès, dans l'économie, des acides organiques, dans les conditions pathogéniques de la goutte. « La rétention, dans le sang et dans les tissus, de l'acide urique formé ou non en quantité exagérée, peut être rendue possible par la diminution de l'alcalinité du sang, par la prédominance des acides (1) ». Il semble même considérer cette prédominance comme la condition pathogénique essentielle de la goutte, lorsqu'il termine le chapitre consacré à la pathogénie par la déclaration suivante : « L'examen du sang et des urines nous a conduit à cette conclusion probable : c'est qu'il y a dans la goutte formation exagérée ou destruction trop lente des acides organiques (2). »

Il y a du reste un lien entre l'hyperchlorurie et l'hyperacidité du sang ; l'excès des chlorures et l'excès de l'acidité marchant de pair, accusant et aggravant respectivement l'inactivité des échanges biochimiques. Nous n'avons pas à revenir sur les conséquences qu'entraîne cette corrélation pathogénique, que crée l'arthritisme, relativement à la valeur de l'uricolyse et des autres opérations fonctionnelles qui, par leurs défectuosités, concourent à réaliser la présence en excès, dans le sang, de l'acide urique, puisqu'il ne s'agit actuellement que des conditions qui favorisent la précipitation. Mais, si laissant de côté pour un instant l'action directe de l'hyperacidité sur le pouvoir dissolvant du sang, nous ne considérons que le fait même d'assurer le maintien progressif et accumulatif de l'acide urique dans le sang ; il nous semble qu'on comprendra, sans explications, qu'en rapprochant ainsi de plus en plus le point de rupture de la solubilité, l'hyperacidité coopère au processus vers la précipitation.

Quant à l'action directe, collective et individuelle, des acides organiques sur l'abaissement des conditions de solubilité de

---

(1) BOUCHARD. — Maladies par ralentissement de la nutrition, p. 270, 1re édition.

(2) BOUCHARD. — Maladies par ralentissement de la nutrition, p. 272.

l'acide urique dans l'économie, on peut s'en faire une idée, en prenant comme élément expérimental, — non pas un acide malin tel que l'acide oxalique dont la présence est presque constante dans le sang des goutteux, ou l'acide lactique que l'on y observe assez fréquemment, — mais le plus innocent des acides organiques, l'acide citrique, qui du reste est aussi un composant normal du sang.

Depuis longtemps, on sait (Vaudin) que les phosphates terreux (phosphates de chaux et de magnésie) du lait ne sont maintenus en solution que grâce à la présence dans le liquide de la sécrétion mammaire d'une certaine proportion d'acide citrique agissant comme solvant au même titre que l'acide carbonique (Barillé). Depuis longtemps l'on sait aussi (Murke) (1) que l'acide citrique est susceptible d'être décélé dans le sang et les urines ; ce qui était à prévoir, le lait ne pouvant contenir de l'acide citrique sans que son générateur obligatoire, le sang, n'en renferme ; et conséquemment, sans que le produit de la dialyse rénale n'en renferme, ainsi que E. Desmoulière (2) vient encore de le montrer.

La présence d'acide citrique dans le sang physiologique n'a rien qui puisse surprendre, attendu que ce principe dérive avec la plus grande facilité du sucre qui, sous l'influence des ferments citromycètes, peut donner jusqu'à 50 pour 100 de son poids d'acide citrique, en milieu neutre.

Examinons donc les conditions de solubilité que crée, pour l'acide urique, ou plutôt pour les sels qu'il forme, la présence de l'acide citrique dans la solution.

L'urate neutre de soude qui se dissout dans 1600 parties d'eau, n'est plus soluble que dans 13,600 parties d'eau, lorsqu'il est en présence de son poids de citrate neutre de soude. Ce niveau de solubilité est exactement celui de l'urate acide de soude, dans l'eau. Quant à l'urate acide de soude, soluble dans 13,600 partie d'eau, il n'est plus soluble que dans 20.800 parties d'eau, quand il est en présence de son poids de citrate neutre de soude.

---

(1) Franz Murke. — Sur l'acide citrique. Thèse Gottingen 1893.

(2) E. Desmoulière. — Recherches sur la docimasie de l'acide citrique des milieux organiques. Thèse de pharmacie, Paris 1910.

On peut juger, par les conditions que crée (1) la présence d'un acide organique des plus anodins, l'acide citrique (2), de celles qui doivent résulter de la présence d'autres acides doués des affinités les plus actives.

Donc, si d'un coup d'œil synthétique on considère les différentes influences qui, respectivement, simultanément, et peut-être avec une puissance augmentée par le fait même de l'association, réduisent les conditions de solubilité de l'acide urique d'un uricémique goutteux, on sera frappé de l'état précaire autour duquel oscille l'équilibre de la solubilité.

On comprendra qu'il suffit de la moindre influence nocive pour rompre cet équilibre : une imprudence de boisson, d'aliment, de condiment ; un trouble digestif ; une plus grande torpeur du foie (dont la congestion a été signalée comme un trouble avant-coureur extrèmement fréquent de la crise) ; de la rétention dans les émonctoires naturels ou pathologiques ; une sudation perturbatrice des conditions de densité des humeurs du milieu intérieur ; un refroidissement, une fatigue, un surmenage du système nerveux, etc., etc. ; enfin certaines particularités pathologiques intéressant la localisation des accidents spécifiques de la crise.

La précipitation des urates se fait chez le goutteux, avec une électivité particulière au niveau et autour des articulations et, on peut le dire, de certaines articulations. Nombre d'auteurs pensent que cette électivité implique l'existence, dans les

---

(1) L'acide citrique est en faible proportion dans le sang normal ; mais son mode de formation doit faire admettre que des conditions pathologiques puissent sensiblement l'exagérer. Les goutteux brûlent mal le sucre, ainsi que l'a dit Bouchard, et ainsi que l'attestent chez eux les glycosuries transitoires. Dans l'urine des périodes intercalaires de la goutte, l'un de nous a trouvé l'acide citrique à peine sensible aux réactifs.

(2) Les résultats avantageux qu'on a prétendu retirer de la cure de citrons, dans la goutte ne peuvent fournir aucun argument, contre le rôle que nous faisons jouer à l'acide citrique contenu dans le sang, dans le phénomène de précipitation. L'acide citrique du sang ne provient pas de l'acide citrique que l'on a pu ingérer. L'acide citrique ingéré ne dépasse pas le niveau de la circulation intra-hépatique. On sait, en effet, que tous les acides organiques sont entièrement combrés lors de leur passage dans le foie, et versent ainsi dans l'économie des carbonates alcalins en excès. La cure de citrons n'est donc, au point de vue de l'action générale ultérieure, qu'une cure alcalinisante déguisée.

parties qui en sont le siège, de conditions particulières qui déterminent le processus critique. RICHARDIÈRE et SICARD ont traduit cette préoccupation d'impliquer des dispositions locales dans le déterminisme du processus de précipitation et de ses suites, lorsqu'ils ont dit : « C'est aux tissus articulaires, périarticulaires ou cartilagineux, qu'il faut faire jouer le rôle primordial dans la précipitation locale des urates et dans la formation des tophi ».

EBSTEIN résout la pathogénie de l'attaque de goutte de la façon suivante (1) : « Les urates circulent dans les sucs sous forme de combinaisons neutres. Ils cristallisent dans les dépôts goutteux sous forme de composés acides, principalement sous forme d'urate acide de soude. Pour cela un acide libre est nécessaire ; mais sa formation est exclusivement soumise à des conditions locales. Cet acide libre n'est manifestement présent que dans les parties nécrosiques ; en effet c'est seulement dans ces dernières que les urates cristallisent. Nous pouvons noter la formation de l'acide libre comme un effet de la nécrose ».

VAN LOGHEM (2) a tout dernièrement montré, expérimentalement que la saturation, en acide urique, des humeurs locales suffisait à déterminer dans les tissus, où on la réalisait, la formation de cristaux d'urate de soude. Le fait de la précipitation peut donc être le résultat d'une surcharge urique locale.

BRUGSCH et SCHITTENHELM (3) sont d'avis que, « sous l'influence de facteurs encore inconnus », — mais dont les effets visés par eux doivent, vraisemblablement, consister, primitivement, en réalisation d'hyperuricémie, — il se forme dans les divers organes et dans les cartilages qui ont une affinité spéciale pour les urates, des dépôts de ces produits. Ils ont constaté, en effet, que le foie et les reins contiennent, chez les goutteux, des quantités appréciables d'acide urique. « Or,

---

(1) EBSTEIN. — Le goutte, sa nature, son traitement. Trad. du Dr Chambard. Paris. Rothschild, 1887, p. 126.

(2) VAN LOGHEM. — Ann. de l'Inst. Pasteur 1904, et Nedert Tijdschr voon Geneesk, 1904 et 1905, in-article : Goutte, de Richardière et Sicard. T. XII. Nouveau Traité de Médecine de Gilbert, 1907.

(3) BRUGSCH et SCHITTENHELM. — Pathologie des échanges intermédiaires de la goutte. In Sem. méd. 1907, n· 46.

ajoutent-ils, ces viscères possèdent des ferments uricolytiques, grâce auxquels ils sont peut-être en état de détruire une partie des urates déposés. Le cartilage en est dépourvu ». Il manquerait peut-être à cette interprétation, l'indication des conditions qui déterminent le passage de l'état neutre, qu'implique l'absence de réaction locale, à l'état acide, que comporte la crise, des urates déposés progressivement, s'ils n'ajoutaient : « En outre, les articulations sont exposées à des facteurs dont l'action est indéniable dans la formation de l'accès : Traumatisme, froid, etc., etc. »

La sursaturation locale en acide urique représente vraisemblablement, le déterminisme de l'accès de goutte. Aussi, nous pensons qu'il faut faire une place, dans la pathogénie de l'accès de goutte, aux conditions locales qui déterminent, sur place, la rupture de la solubilité. Etant donné l'état humoral du goutteux, la sursaturation locale peut être déterminée, de la façon la plus simple, par une foule de conditions qui se rencontrent dans l'évolution morbide ou auxquelles le diathésique est exposé. Chacune de ces conditions représente la goutte d'eau qui, intrinsèquement, n'a pas de valeur appréciable, mais qui, extrinsèquement, dans la coupe pleine, a le pouvoir de la faire déborder.

Parmi les troubles locaux qui relèveraient de l'évolution morbide, nous mentionnerons les troubles de la circulation locale, soit que les capillaires les plus ténus des tissus où l'organisation vasculaire est la plus pauvre soient encroutés ou comprimés par des urates extravasés, ou encore peut-être, oblitérés par une particule oxalique ; soit que la circulation de retour, la plus riche en acide urique n'en livre à l'excès à l'infiltration, grâce à un état de torpidité organisé. On peut constater, en effet, la disposition torpide de la veine dorsale du gros orteil longtemps avant l'invasion de la région par la première crise ; ainsi que l'avait noté un des anciens auteurs. On constate aussi parfois, comme phénomène lointainement avant-coureur, de petits engorgements localisés, avec extravasation dans les parties fibreuses. Enfin, parmi les troubles locaux, relevant de l'évolution morbide et se rattachant du reste aux troubles de la circulation locale, ne peut-on concevoir la présence en excès de produits de décomposition de tissus dont la circulation est devenue insuffisante pour l'entretien et la rénovation ? FREY (1) a constaté du glycocolle, en quantités appréciables, dans un cartilage ayant subi un traumatisme alors que le sujet était en vie ; or, le cartilage normal ne contient pas de glycocolle qui est un produit de décomposition du tissu cartilagineux et conjonctif. Mais, ce qu'un traumatisme a pu produire, ne peut-il être réalisé par un trouble circulatoire entraînant une nécrobiose parcellaire ? KIONKA, en s'appuyant sur la constatation de Frey, a attribué la précipitation de l'acide urique, dans les tissus des articulations, à la présence, en ces parties, d'un excès de glycocolle. Il est vraisemblable que certains produits de désassimilation en excès localement, soit par rétention, soit par extravasation, grâce aux troubles de circulation locale, puissent jouer le rôle inopportunément attribué au glycocolle.

Parmi les influences, s'exerçant localement et capables de déterminer la crise, qui relèvent des conditions nocives auxquelles le goutteux est exposé, nous citerons : l'existence d'un tophus, formé antérieurement, le traumatisme, le refroidissement. Nous eussions été tenté d'inscrire la fatigue ; mais la fatigue, si elle peut-être particulièrement ressentie dans certaines régions, n'est pas pratiquement limitée à cette localisation quant à son origine et à ses résultats. On ne peut donc, au point de vue de la réalisation des conditions critiques de la goutte, réduire la considération des effets de la fatigue à la seule considération des conditions locales qu'elle crée.

L'existence d'un tophus formé antérieurement constitue des réserves uriques qui coopèrent à la sursaturation locale.

Le traumatisme peut intervenir dans la réalisation des conditions de crise, chez le goutteux, de deux façons : soit en influençant les conditions générales, soit en ne portant son action perturbante que sur les conditions locales. Son influence sur l'état général, qui, au point de vue qui nous occupe, synthétise son effet en une aggravation de l'hyperuricémie et de l'hyperacidité organique, s'explique par l'ébranlement subi

(1) FREY. — In Revue Internationale de clinique et de thérapeutique, N° 8 et 9 1908.

par le système nerveux, par un trouble dans les actes vaso-moteurs et trophiques en résultant.

Les effets locaux auxquels, du reste, peut se réduire l'atteinte, s'expliquent, dans les cas exempts de graves compli-cations, par une infiltration séreuse ou une extravasation sanguine, parfois des ruptures vasculaires ; le plus souvent par une parésie plus ou moins prolongée des vaso-moteurs avec inhibition de l'orientation des actes trophiques.

Le froid peut réaliser une atteinte générale, ou se réduire à une atteinte locale.

L'aggravation de l'hyperuricémie par un refroidissement général, en le supposant d'un degré modéré qui éloigne tout danger de congestion viscérale, s'explique par la suppression des fonctions de la peau et de l'élimination excrémentitielle qu'elles assurent normalement, par l'accroissement de l'hyper-acidité organique, — comme pour la fatigue d'ailleurs, — par des troubles dans l'orientation trophique dont dépend la valeur des échanges et du métabolisme, par des troubles vaso-moteurs, etc., etc.

L'atteinte locale suffisante pour déterminer la crise, ainsi qu'on le constate journellement, réalise localement les effets que l'atteinte générale exerce en grand, et détermine loca-lement une sursaturation d'acide urique.

.•.

Rhumatisme. — Le groupe des états pathologiques que l'on étudie encore aujourd'hui, par une sorte de convention qui tient compte d'une tradition plusieurs fois séculaire, sous le vocable : rhumatisme, ne constitue plus, actuellement, un bloc homogène. Le bloc rhumatismal a, depuis quelques années, reçu de fougueuses attaques ; et on a pu croire un instant que sous la poussée destructive d'une dernière mine savamment et brillamment conditionnée par une main chirur-gicale, il ne subsisterait plus que de modestes éclats pour perpétuer le souvenir de ce qui avait été, pour les « arthralgies et autres algies », une boîte de Pandore d'une valeur inappré-ciable. Il n'en a rien été cependant : le bloc n'a pas été réduit en poussière, et l'explosion n'a déterminé qu'nn modeste éclat appelé, éventuellement, à grossir le tas assez important, du reste, des pseudo-rhumatismes infectieux. Aujourd'hui que la passion un peu fougueuse et les fumées qu'engendre la bataille se sont un peu dissipées, il est peut-être intéressant, tandis que le procès, quoique on en prétende, est toujours pendant, d'examiner la valeur des arguments qu'on a fait valoir pour opérer le démembrement du rhumatisme et de dresser équitablement le bilan de la situation qu'il a le droit de revendiquer, en réalité, en pathologie générale.

Si l'on excepte quelques travaux, et parmi ceux ci ceux du Professeur Bouchard et de quelques uns de ses élèves, on peut se convaincre que la plupart des ouvertures de procès intentés contre le rhumatisme, à seule fin proclamée d'amener la révision de ses titres de propriétés, ont été inspirées moins par le désir sincère de circonscrire le terrain de ses possessions légitimes, que par l'intention, un peu passionnelle, d'atteindre le suzerain, dans le domaine du feudataire. C'est en réalité contre l'importance féodale de l'arthritisme, en pathologie générale, qu'ont été dirigés les coups dont on a accablé le *rhumatisme*.

Qu'importe, objectera-t-on, le mobile qui a déterminé la critique ; on ne doit porter un jugement que sur l'œuvre qu'elle a réalisée. Nous ne faisons aucune réserve à cet égard, et si nous prenons acte d'un parti-pris, dans certaines études consacrées au rhumatisme, c'est que ce parti-pris explique, dans une certaine mesure, la confusion qui règne dans la question. A l'heure actuelle, il n'existe aucune entente sur la nomenclature et la spécification de certains types morbides dont la critique a constitué l'individualité à côté de ce à quoi elle prétend réduire le *vieux rhumatisme*. Le service qu'elle a rendu à la pathologie n'est peut-être pas à la hauteur de la confusion qu'elle a créée.

Le vocable *rhumatisme*, dans la pathologie de nos pères, avait une double acceptation. En pathologie générale, il représentait une disposition constitutionnelle pathologique, un *tempérament morbide*, en vertu duquel, sous l'influence de causes le plus souvent banales et qui consistaient principalement en influences combinées de froid et d'humidité, appa-

raissaient des manifestations douloureuses, mobiles, ayant
pour siège de prédilection certains tissus. En pathologie pratique, le mot rhumatisme désignait la manifestation relevant
du tempérament morbide, du *rhumatisme* tel que le concevait
la pathologie générale ; et on spécifiait nosologiquement l'affection en adjoignant au vocable l'indication de la localisation.
La manifestation locale impliquait le tempérament morbide, et
derrière lui apparaissait, comme pronostic, l'éventualité probable de manifestations ultérieures, de même nature.

Le type le plus ancien, le plus connu, le plus saillant du
reste des diverses manifestations rhumatismales était le rhumatisme articulaire aigü, observé et reconnu de toute antiquité,
et qui, pendant des siècles avait représenté, en l'accaparant,
l'entité.

La clinique avait imposé ultérieurement, comme répondant
à une opposition naturelle, la reconnaissance du rhumatisme
articulaire chronique. Tout d'abord le rhumatisme articulaire
chronique ne parut être que le résultat de l'évolution du rhumatisme primitivement aigu. Mais certaines formes ne présentaient pas cette évolution et ne répondaient donc pas à cette
interprétation. Telle la forme décrite par Heberden ; telle celle
décrite par Landré-Beauvais. Ces deux formes furent rattachées
à la goutte, et on créa, en leur honneur, le compartiment des
rhumatismes-goutteux. Mais, tandis que le rhumatisme
d'Heberden est encore considéré par de très nombreux praticiens comme une manifestation incontestablement arthritique,
et par certains comme une forme atonique de la goutte, le
rhumatisme *déformant*, que Landré-Beauvais considérait comme
une forme asthénique de la goutte, a été, d'un consentement
unanime, distingué complètement de la goutte, et, par de
nombreux cliniciens, détaché du groupe des maladies spécifiquement rhumatismales, rejetté hors du cadre des maladies
arthritiques. Cette affection a pris, finalement, figure d'entité,
sous de nombreux vocables dont la diversité apporte un nouvel
élément de confusion dans une question déjà pas mal confuse.
Pour les uns, c'est : *la goutte asthénique primitive de Landré-
Beauvais, les nodosités des jointures de Haygarth ;* pour d'autres : *le rhumatisme noueux de Trousseau, le rhumatisme osseux
de Besnier, la polyarthrite déformante de Jaccoud, l'arthrite*

rhumatoïde de Garrod ; pour beaucoup, c'est : *le rhumatisme déformant progressif*. On a distingué aussi dans le rhumatisme chronique une variété constituée par une localisation unique. On appelle cette variété forme *monoarticulaire*, dite aussi *oligoarticulaire* ; on désigne aussi l'affection sous le nom de *rhumatisme chronique partiel*, et aussi d'*arthrite sénile*, d'*arthrite sèche*, d'*arthrite déformante*, et encore de *morbus coxæ senilis*, quand la jointure de la hanche, qui est le siège de prédilection, est atteinte.

En outre, depuis près d'un demi-siècle, la pathologie nerveuse a détaché du cadre des rhumatismes chroniques déformants des affections articulaires qui prêtaient à la confusion, mais dont elle a montré la relation avec des altérations primitives du système nerveux.

Depuis plus d'un demi-siècle aussi, les cliniciens avaient observé l'apparition d'arthropathies d'apparence rhumatismale, pendant l'évolution de certains états pathologiques, dont la nature échappait alors à toute spécification. Bouillaud faisait une distinction entre ces arthropathies et celles du rhumatisme articulaire aigu et les désignait déjà sous le nom de pseudo-rhumatismes. Mais lorsque le génie de Pasteur eut révélé le monde des infiniments petits et la notion de l'infection, ces arthropathies, survenant comme un épiphénomène de maladies reconnues infectieuses ou ne pouvant être vraisemblablement considérées que comme telles, furent distinguées sous le nom de pseudo-rhumatismes infectieux. Le professeur Bouchard, dans son cours de 1881, promulgua le nouveau dogme de leur existence et de leur pathogénie, sous la formule suivante : « *Toutes les maladies infectieuses peuvent présenter, parmi les* « *manifestations contingentes, des déterminations articulaires* « *distinctes du vrai rhumatisme et relevant de l'infection géné-* « *rale de l'économie.* » Des travaux ultérieurs ont paru établir que les pseudo-rhumatismes infectieux pouvaient être déterminés par l'agent spécifique de l'infection en cours ou par des agents vulgaires d'infection secondaire. Les recherches microbiologiques ont montré que la présence de l'agent spécifique de l'infection primitive était assez rarement constatée dans les jointures atteintes ; on y rencontre au contraire assez fréquemment les microbes d'infection secondaire : le staphylocoque, le citreus, et surtout le streptocoque qui se comporte comme dans les cas où il est agent d'infection primitive, comme dans l'érysipèle par exemple (Widal) (1),

Suspendons pour un instant l'historique et l'examen de l'œuvre de la critique pour en constater, en apprécier et en discuter les résultats.

Le rhumatisme vraiment tuberculeux, la tumeur blanche, étant, depuis pas mal de temps déjà, définitivement rayé du cadre du rhumatisme, les démembrements proposés, dans la période que nous avons circonscrite, ne visaient que les cinq éléments pathologiques suivants :

1° Le rhumatisme déformant progressif (goutte asthénique de Landré-Bauvais, nodosités des jointures, rhumatisme noueux, rhumatisme osseux, polyarthrite déformante, arthrite rhumatoïde, etc.).

2° Le rhumatisme chronique partiel (mono ou oligoarthrite chronique déformante, arthrite sèche, arthrite sénile, arthrite déformante, et, circonstantiellement : morbus coxæ senilis).

3° Les arthrites d'origine névro-trophique.

4° Le rhumatisme d'Heberden.

5° Toute la série des pseudo-rhumatismes infectieux.

1° Le *rhumatisme polyarticulaire déformant progressif* représente une individualité par l'association de ses localisations électives avec son évolution symétrique. Cette affection n'est pas essentiellement arthritique, puisqu'elle ne survient pas spontanément chez des diathésiques vivant dans les conditions d'hygiène banale qui se rencontrent habituellement, puisqu'une prédisposition n'est pas indispensable pour que l'atteinte se réalise. Les causes efficientes de cette affection sont des occupations habituelles qui infligent l'épreuve d'un froid humide constant, d'une habitation froide et humide, dont les murs sont salpêtrés et couverts de moisissures. Il y a lieu de remarquer que ces causes sont, dans des conditions particulièrement intensives, celles qui mettent en mouvement les velléités rhumatismales et réalisent les effets des prédisposi-

WIDAL. — Les pseudo-rhumatismes infectieux. Collection Gilbert Brouardel. Nouvelle édition, p. 75.

tions. En outre, on retrouve souvent des manifestations rhumatismales dans les antécédents des malades, et on a signalé l'évolution simultanée, avec alternance de priorité, du rhumatisme déformant progressif et du rhumatisme chronique partiel qui semble avoir fourni les preuves de ses parentés diathésiques. Il est vraisemblable que des dispositions morbides innées favorisent l'établissement de l'affection et l'évolution des altérations qui la constituent ; mais il est hors de doute aussi que les causes que nous avons mentionnées puissent, sans le concours d'une prédisposition, réaliser leurs effets. Peut-être réalisent-elles une diathèse acquise ? Au reste, quels que soient le point de vue où on se place et le cas que l'on fasse de la prédisposition, il n'y a pas lieu de s'illusionner sur l'autonomie des localisations. L'évolution, sous l'influence des troubles profonds dont toute l'économie est ravagée, atteste que l'affection est sous la dépendance d'une maladie de déchéance organique, désespérée, qui, pour faire une fin, hésite entre le carcinome, la tuberculose, l'albuminurie, etc.

2° Sous le nom impropre de *rhumatisme chronique partiel* ou englobe des espèces qui méritent d'être distinguées entre elles. Sous cette désignation on rencontre : d'une part le rhumatisme chronique secondaire et le rhumatisme simple à évolution chronique dès le début ; d'autre part, le rhumatisme mono ou oligo-articulaire déformant.

Le rhumatisme chronique secondaire succède au rhumatisme primitivement aigu et, mieux que lui encore, fait intervenir une prédisposition arthritique qui explique les effets persistants de l'atteinte primitive.

Le rhumatisme simple à évolution chronique dès le début, par ses symptômes subjectifs si impressionnablement soumis aux variations des conditions météorologiques, atteste une nature essentiellement rhumatismale. Du reste, ses allures et l'association de manifestations myalgiques et névralgiques, qui coïncident ou alternent avec lui, ainsi que, parfois, de cardiopathies secondaires, révèlent de la façon la plus formelle son origine diathésique, implicitement arthritique.

L'étiologie classique du rhumatisme mono ou oligo-articulaire déformant (arthrite sèche, arthrite sénile, morbus coxæ senilis) fait intervenir l'influence de causes occasionnelles diverses, telles que : le froid humide, les traumatismes, les hémorrhagies *in situ*, les inflammations antécédentes. Parmi les inflammations antécédentes, on rencontre souvent des poussées franchement rhumatismales. Cet antécédent n'est pas, du reste, le seul qui relie cette affection à la grande famille arthritique. On a signalé diverses manifestations diathésiques fréquemment rencontrées dans les antécédents personnels ou héréditaires des sujets atteints. On peut remarquer aussi la coïncidence significative d'atteintes des séreuses viscérales.

3° C'est très opportunément qu'on a retranché du cadre du rhumatisme les arthralgies et arthrites d'origine névrotrophique.

4° Le rhumatisme d'Heberden s'observe chez les arthritiques héréditaires, dans les antécédents desquels on trouve de l'asthme, de la migraine, de l'eczéma, des névralgies, surtout de la sciatique, des rhumatismes musculaires, du lumbago, etc. Dans l'hérédité on peut relever la goutte, le diabète, l'obésité, la lithiase biliaire, l'asthme, l'eczéma, enfin les nodosités d'Heberden elles-mêmes. Le rhumatisme d'Heberden ne donne pas lieu, le plus généralement, à des complications viscérales inflammatoires ; et cependant il a des relations très fréquentes avec le rhumatisme chronique partiel, avec les arthrites déformantes du genou ou de la hanche (Bouchard). Ses relations avec le rhumatisme articulaire aigu, si elles existent, ne sont guère appréciables. Cette affection a été longtemps considérée comme une forme atonique de la goutte, et même comme la manière d'être de la goutte chez la femme. En réalité, le rhumatisme d'Heberden est un *hybride* de la goutte et du rhumatisme ; de la goutte avec laquelle il coïncide ou qu'il précède, en présentant des altérations distinctes ; du rhumatisme qui, sous la forme de rhumatisme déformant progressif ou de rhumatisme chronique partiel, coïncide assez souvent avec lui, et dont les altérations anatomiques affectent sensiblement le même type. Cette affection représente une individualité résultant, en quelque sorte, d'une anastomose entre les deux grands rameaux de l'arthritisme. Elle synthétise leurs affinités morbides et, sous cette charge de fatalités, elle peut représenter un élément morbide de la période ultime où l'arthritisme dégénère et se termine par le cancer.

5° Pseudo-rhumatismes infectieux. — On désigne sous cette formule les arthrites qui, survenant pendant le cours d'états infectieux, sont considérées comme déterminées par ces états. A ce titre, si, comme cela paraît le plus vraisemblable, la polyarthrite aiguë est précédée [et sous la dépendance d'un état infectieux, elle ne saurait être autre chose qu'un pseudo-rhumatisme infectieux, pour ceux qui ne jugent pas indispensable à la réalisation de l'infection, le concours de certaines conditions humorales. La seule distinction qui s'imposerait, résulterait du fait que l'agent spécifique de l'infection qui détermine le pseudo-rhumatisme, représenté par le rhumatisme articulaire aigu, constitue un type clinique d'une allure tout à fait particulière.

Les conditions pathogéniques qui président à l'atteinte articulaire durant le cours des états infectieux sont, à l'heure actuelle, enveloppées de mystère. Quelquefois, mais assez rarement, on a constaté dans l'articulation malade l'agent de l'infection qui a déterminé l'atteinte primitive. L'arthrite qui donne lieu à ces constatations ne saurait être interprétée à un point de vue autre que celui d'une localisation infectieuse spécifique. Moins rarement on a constaté dans l'articulation malade les agents d'une infection secondaire. Les arthrites imputables à la présence de ces agents sont encore des arthrites infectieuses, mais sans spécificité. Enfin, dans la très grande majorité des cas, on ne peut constater la présence d'un agent microbien dans la localisation articulaire et on est réduit à admettre que ce sont les toxines sécrétées par les microbes qui ont déterminé l'arthrite. Ces arthrites sont, par définition, considérées aussi comme infectieuses ; il serait plus rationnel de les dénommer toxi-infectieuses. Ce ne peut être en effet que par le mécanisme d'un processus toxique que l'infection, lorsqu'il n'en existe pas de foyer dans l'articulation atteinte, peut réaliser l'arthrite.

Or, si l'on considère combien est rare, en fin de compte, la coïncidence de la localisation articulaire, dans toutes les infections autres que celle qui détermine la polyarthrite aiguë, on sera forcé de reconnaître que l'arthrite peut être une manifestation morbide survenant à l'occasion d'une foule de maladies infectieuses, mais une détermination essentielle de ces états. La rareté des cas où existe la coïncidence doit faire admettre le concours nécessaire d'une prédisposition à la réalisation de l'atteinte articulaire. Une coïncidence relativement aussi rare ne saurait être autre chose qu'une coïncidence, dont il faut rechercher les raisons d'être dans des circonstances particulières. Ces circonstances particulières sont celles que crée une disposition constitutionnelle, l'état rhumatisant, latent ou révélé. Pour un certain nombre de sujets, l'infection sera la circonstance déterminante de la révélation que l'avenir se chargera de sanctionner. L'influence révélatrice qu'exerce l'infection sur la disposition rhumatismale est si réelle que les sujets, même chez lesquels la maladie infectieuse ne s'accompagne pas, durant son cours, d'arthrite, sont fréquemment atteints, consécutivement, de manifestations rhumatismales, le plus souvent banales, mais non équivoques.

On pouvait espérer que ces démembrements successifs eussent réduit le *rhumatisme* à une consistance qui le rendrait désormais intangible. Il n'en a pas été ainsi cependant. Les revendications de ces quinze dernières années ont si profondément déchiqueté le rhumatisme que, si on les admettait, il n'aurait plus ni entité, ni figure. On n'a guère épargné, comme pour marquer la place où il figurait en pathologie, que le lambeau banal des rhumatismes musculaires. Et encore, cette représentation ne saurait elle être que provisoire, car on ne saisirait pas facilement pourquoi la tuberculose inflammatoire, qui réclame les rétractions tendineuses et aponévrotiques, ne mettrait pas la main sur ces myopathies.

On s'est tout d'abord attaqué au rhumatisme articulaire aigu lui-même, ce prototype légendaire, cette pierre angulaire du rhumatisme arthritique dont les caractères spécifiquement infectieux deviennent, de jour en jour, de plus en plus incontestables ; et au nom de la fatalité que semble porter en elle toute infection spécifique, on a tranché le nœud gordien qui, au nom des affinités et des parentés morbides, établissait une relation entre ces arthropathies et un état diathésique préexistant.

Pour ceux qui ne voient dans le rhumatisme articulaire aigu que l'unique et simple résultat d'une infection spécifique dont les conditions pathogéniques sont indépendantes des conditions de milieu, cette affection ne se distingue des arthropathies des autres maladies infectieuses, des pseudo-rhumatismes infectieux, que par la spécificité de l'agent infectieux. C'est cette spécificité *propre* qui constitue le caractère opposé à la *pseudalité* des autres rhumatismes infectieux. Quant à nous, contrairement à l'avis de Bouchard, nous considérons que toute l'allure clinique du rhumatisme articulaire aigu atteste une pathogénie infectieuse ; mais, avec Bouchard, nous pensons que l'infection ne saurait réaliser son évolution que dans un milieu apte au développement de la « monade rhumatismale » (1), « et qu'on ne l'observe guère que chez ceux dans la famille ou « les antécédents desquels on observe, avec une fréquence « exceptionnelle, toutes ces maladies dont nous avons étudié « déjà les circonstances pathogéniques et que nous attribuons « à la nutrition ralentie » (2) Pour nous donc, le rhumatisme articulaire aigu, ainsi que nous l'avons déjà dit, est une maladie infectieuse et essentiellement arthritique.

Presque en même temps est survenue, ingénieusement conditionnée, la *tuberculose inflammatoire*, représentant la conception d'un état virtuellement infectieux spécifiquement, latent, et ne se révélant que par des manifestations banales, dépourvues de tout critérium, et dont on a légitimé la filiation en les représentant, dramatiquement, comme des sonnettes d'alarme. Ces sonnettes d'alarme sont si bien perfectionnées que, non seulement elles avertissent du danger de l'infection, alors que celle-ci est encore latente ou déjà avortée ; mais qu'encore, il suffit de l'*imprégnation ancestrale* (3) de l'organisme par la toxine du bacille de Koch, pour les mettre en branle et leur faire donner, rétrospectivement, l'alarme.

La tuberculose inflammatoire s'est introduite dans la pathologie par la brèche que les pseudo-rhumatismes infectieux avaient pratiquée dans le rhumatisme. Elle a tout d'abord

---

(1) BOUCHARD. — Maladies par ralentissement de la nutrition, p. 337.
(2) BOUCHARD. — *Loc. cit.*, p. 337
(3) J. TEISSIER et G. ROQUE. — Traité de Médecine de Gilbert, 2ᵉ édition, t. VIII, p. 129.

modestement arboré leur cocarde, ne réclamant qu'une part du butin. Mais à peine parquée dans la place parmi les assiégeants, au nom de sa prépondérance pathologique, elle a prétendu exercer l'hégémonie. Profitant aussitôt du désarroi que provoquait son audace, elle s'est glissée dans le lit du rhumatisme et s'est substituée à lui. A peine parée de ses dépouilles et de son masque, elle a trouvé avantageux de faire légitimer les titres de propriété et les parentés morbides dont jouissait le défunt rhumatisme auquel elle succédait par substitution ; et, profitant d'une équivoque grossière assez répandue, d'après laquelle il y a équivalence entre le rhumatisme et l'arthritisme, après s'être substituée à l'un, elle a tenté de se substituer à l'autre. Sa boulimie nosologique, du reste, n'a pas été rassasiée par ce gros morceau ; tous les articles pathologiques, sans marque de propriété authentiquement reconnue, ne tombent-ils pas sous sa large main pathogénique ? C'est le caravansérail de tous les objets pathologiques non réclamés.....

La tuberculose inflammatoire a fait son entrée dans le monde de la nosologie parée du prestige d'une ingénieuse conception et du plus sympathique des patronages ; mais malgré l'habileté et le talent avec lesquels sa marche audacieuse est protégée, nous doutons que les belles, mais artificielles, apparences de sa carnation puissent affronter longtemps l'éclat des lumières.

Tout récemment, l'insuffisance thyroïdienne a revendiqué une part de contribution dans la genèse du rhumatisme chronique. Elle a invoqué à l'appui de ses revendications un critérium thérapeutique constaté par quelques observations. Il est possible que le produit de la sécrétion interne de la thyroïde puisse provoquer des actes trophiques capables d'influencer efficacement certains rhumatismes. Les bons effets de cette intervention sont-ils une preuve formelle que ces rhumatismes étaient la conséquence d'une insuffisance de la thyroïde ? A-t-on jamais songé à tirer, de l'influence décisive qu'exerce le salicylate de soude sur le rhumatisme articulaire aigu, la conclusion que c'est à une insuffisance de salicylate de soude dans l'économie qu'est dû ce rhumatisme ? Il se peut, du reste, que certaines variétés de rhumatisme chronique soient sous la dépendance de l'insuffisance de la thyroïde. Cette éventualité grèverait très modestement le contingent du rhumatisme. Il se peut aussi que cette insuffisance soit sous la dépendance, par le mécanisme d'une action toxique ou infectieuse, de l'état diathésique dont dépend le rhumatisme lui-même. Il se peut enfin que certains états pathologiques, tels que le lymphatisme, la scrofule, la tuberculose, déterminent une insuffisance dont les conséquences fourniront un appoint favorable ou même nécessaire aux conditions qui réalisent les effets de la disposition diathésique au rhumatisme. La question du rhumatisme thyroïdien, toute récente, manque, à l'heure actuelle, de documents suffisants pour la résoudre. Tel n'est pas l'avis des parrains de la tuberculose inflammatoire, qui admettent libéralement l'existence de rhumatisme, mais exigent que, préalablement, l'insuffisance thyroïdienne reconnaisse la tuberculose inflammatoire pour mère.

Bientôt peut-être, dans le cycle des revendications, viendra le tour de celles de l'hypophyse, ainsi que l'exige l'actualité. Nous répondrons, par anticipation, aux prétentions qui pourraient s'élever, par le raisonnement que nous avons tenu à l'égard de celles de la thyroïde. Mais sans doute aussi la tuberculose inflammatoire interviendra pour trancher impartialement la question et laissera tirer les marrons du feu, à la condition de les confisquer à mesure.

Conditions pathogéniques du rhumatisme. — Le rhumatisme au potentiel, l'état rhumatismal, est constitué par une susceptibilité morbide de certains tissus (tissu conjonctif et ses dérivés) (Hanot), une impressionnabilité du système nerveux périphérique, et particulièrement des vaso-moteurs, aux variations hygrométriques, et fondamentalement par des altérations humorales.

Les altérations humorales sont représentées par les altérations humorales essentielles de l'arthritisme : hyperacidité organique, excès de chlorures, présence assez fréquente de l'acide oxalique, etc. ; mais, en outre, l'hyperacidité se caractérise, dans cette branche de la diathèse, par cette particularité qu'elle est principalement constituée par de l'acide lactique.

La lacticémie peut être le résultat du concours de divers facteurs dont les uns interviennent dans la production de l'acide lactique, les autres dans la réalisation de conditions qui s'opposent à sa combustion ou à son élimination ; (affections gastro-intestinales ; exagération de la désintégration moléculaire des peptones ; exagération de la libération de l'acide lactique du lactate d'ammoniaque, formé dans les muscles, par l'uropoïèse hépatique ; diabète ; entraves apportées aux oxydations ; hyperacidité organique ; asphyxie ; maladies infectieuses ; insuffisance de la fonction sudoripare ; insuffisance rénale, etc., etc.)

En fait, le schéma des conditions constitutives de la lacticémie, dans le rhumatisme, peut être représenté par la combinaison d'une production excessive d'acide lactique avec une destruction et, principalement, une élimination insuffisantes.

La source constante et active de la surproduction de l'acide lactique, dans le rhumatisme, a son origine dans le fonctionnement exagéré du foie.

Parmi les multiples et éminentes fonctions dévolues au foie, la plus importante, peut-être, est sa fonction acide qui, de concert avec l'uropoïèse, préserve à chaque instant l'organisme du danger imminent, sans elles, de l'ammoniémie.

Or, sous l'influence d'une suractivité permanente du foie, telle que celle qui résulte soit d'une hypertrophie dépendant d'une insuffisance de l'involution du foie fœtal, soit d'une excitation permanente réalisée par certains processus, les veines sus-hépatiques déverseront dans là circulation générale des proportions importantes d'acide lactique provenant de deux sources : l'une, la désintégration moléculaire des peptones résultant d'un régime partiellement carné ; l'autre, l'uropoïèse qui met en liberté l'acide lactique du lactate d'ammoniaque, de formation musculaire.

Du parallélisme absolu qui existe entre l'activité des oxydations et l'alcalinité du sang, on peut déduire que l'acidémie s'opposera à la combustion de l'acide lactique, et que l'épuration de l'économie, n'ayant pas la ressource d'une destruction intra-organique, n'aura à sa disposition que les deux voies naturelles par lesquelles cet acide puisse être éli·niné : la voie sudoripare et la voie rénale.

Mais si les fonctions sudoripares sont réduites, soit par induration héréditaire des septums cellulaires épidermiques ; soit par hyperesthésie des vaso-moteurs cutanés ; soit par une sorte de parésie des appareils sudoraux sous l'influence d'un refroidissement subit, accident auquel l'impressionnabilité si grande des rhumatisants aux variations hygrométriques les expose particulièrement, la lacticémie ne pourra emprunter, pour abaisser son taux, que la voie rénale. Et la voie rénale devra exagérer sa fonction, sous peine d'être dès lors insuffisante. Dans ce dernier cas la lacticémie s'aggravera progressivement du fait de la coexistence, avec le maintien de la surproduction, de l'incapacité du rein de réaliser une suppléance de plus en plus onéreuse.

D'autre part, si nous supposons, chez un lacticémique, l'élimination compromise non plus dans la voie sudoripare, mais uniquement dans la voie rénale, le problème pathologique se posera dans les mêmes termes : mais dans ce cas, l'intoxication lactique sera plus précoce et plus intense, vu que la réalisation d'une suppléance effective est d'une impossibilité plus absolue. Telle devra être la situation d'un lacticémique dont le rein fonctionne au-dessous de la normale, comme dialyse urinaire, du fait : soit d'une induration primitive des septums glomérulaires liée à une hérédité dysosmotique ; soit d'une induration secondaire des septums glomérulaires par lésion néphrétique toxique (plomb, arsenic, phosphore, cantharides, etc.), ou par lésion néphrétique infectieuse (rougeole, scarlatine, gonococcie, pneumococcie, diplococcie, tuberculose, etc.) ou même simplement par un processus *a frigore*.

Si, au lieu de l'une ou de l'autre des deux voies d'élimination, toutes les deux sont simultanément compromises, chez un hyperacide lacticémique, on peut entrevoir combien la situation est critique. Or, il est facile de concevoir un mécanisme par lequel, avec un point de départ banal et élémentaire, peut se constituer l'association des deux facteurs de rétention. Supposons, chez le lacticémique, des fonctions cutanées atténuées, comme c'est le cas : soit pour des gens vivant habituellement au grand air et dont les septums épidermiques s'indurent mécaniquement, soit pour des sujets ayant subi un refroidissement, le corps étant en sueur ; l'hypofonction cutanée déterminera une répercussion sur le rein condamné à subir le passage incessant d'un liquide dialytique à hyperacidité exagérée. L'irritation permanente qui en résultera créera ainsi un processus évoluant progressivement vers la sclérose. A l'heure où la formule pathologique devient caractérisée, les accidents sont proches.

Du reste, aux phénomènes morbides déterminés par la lacticémie s'associent le plus souvent d'autres phénomènes sous la dépendance de conditions humorales anormales, exerçant leurs effets, du moins, *in situ*. Les œdèmes, superficiels ou sous-jacents, que l'on constate dans les parties correspondant aux localisations morbides, ne permettent-ils pas de se demander si l'hyperchlorurie locale n'est pas intervenue dans l'évolution des actes pathologiques ?

Il est d'autres altérations humorales se rencontrant dans certaines manifestations articulaires qui, avec des caractères cliniques tenant à la fois de la goutte et du rhumatisme, présentent les lésions habituelles à celui-ci. Ces altérations sont constituées par la présence dans le sang et les humeurs, soit de l'urate de soude en quantité appréciable, soit, plus généralement, de l'oxalate de chaux. L'expérience du fil permet de constater la présence de l'urate de soude, et plus fréquemment celle de nombreux cristaux d'oxalate de chaux dans la sérosité du vésicatoire. Malgré les caractères hématiques qui relèvent de la goutte, le tophus manque, l'arthrite domine (Teissier et Roque). L'analyse urinaire, de son côté, révèle la lacticémie.

Les particularités que présente ce type de manifestations articulaires ne consacrent-elles pas la notion de l'accouplement, en certains cas, du rhumatisme et de la goutte, dont la clinique a eu l'intuition, lorsqu'elle a introduit le rhumatisme goutteux dans la nosologie médicale ?

* *

Diabète. — Si, parmi les questions pathogéniques il en ait une qui ait fait « couler des flots d'encre » sans toutefois cesser d'être aussi controversée aujourd'hui qu'il y a cinquante ans, lorsque, esprit simpliste, Bouchardat croyait, en supprimant à ses malades les aliments hydrocarbonés, les guérir radicalement de leur glycosurie : c'est certainement celle du *Diabète !*

Evidemment, supprimer les hydrates de carbone de l'alimentation à un malade atteint de glycosurie répond à supprimer le combustible d'un foyer qui fumerait !

L'un ne fera plus de fumée : c'est certain !

L'autre ne fera-t-il plus de sucre urinaire ? Ce n'est point sûr !

En définitive, dans l'un des cas serait-ce une solution pratique ; et dans l'autre cas serait-ce une solution physiologique ?

Nous ne le croyons pas !

Car, si un foyer utilise du combustible, c'est qu'évidemment l'on a besoin de la chaleur que produit la combustion de ce combustible, soit pour se chauffer, soit pour préparer des aliments, soit pour réaliser un travail effectif. Car, si l'on introduit des hydrates de carbone dans l'économie, c'est assurément pour développer dans cette économie de l'Energie sous toutes ses formes : chaleur, mouvement, électricité, etc. ; et les mutations des éléments alimentaires hydrocarbonés, étant celles de beaucoup les plus favorables à cette production énergétique, sont « ipso facto » celles à utiliser en la circonstance.

Reste donc, plutôt : tant à savoir faire, selon la nature du foyer employé, un choix judicieux du combustible à y utiliser, et à savoir aussi assurer à ce foyer un tirage suffisant.

. . . .

Tout le monde sait que les foyers dits « poêles mobiles » diffèrent de leurs congénères les « poêles ordinaires » par le rapport existant entre les sections de l'entrée de l'air au foyer et de sortie des gaz résultant de la combustion : rapport de section tel que l'arrivée de l'air extérieur étant limitée relativement, il est de toute nécessité tout d'abord : que le foyer ne s'encrasse pas de cendres qui entraveraient l'apport de l'air au combustible, puis qu'un appel d'air froid soit fait directement dans la cheminée pour aider à l'entraînement des gazs de la combustion.

Or, que fait-on pour obtenir ce double résultat :

1°. — L'on choisit le combustible, et l'on brûle dans les « poêles mobiles » exclusivement de l'anthracite ou du coke, c'est-à-dire des charbons denses ne produisant qu'une proportion de produits résiduaires limitée ;

2°. — L'on a soin de faire aboutir le tuyau du « poêle mobile », non pas directement dans une cheminée, mais dans une « plaque » ou une « base » munies, — l'une ou l'autre, — d'une ouverture mobile réglant l'arrivée de l'air froid dans la cheminée inversement à la production des gazs de combustion.

On a ainsi assuré un bon « tirage » pour le fonctionnement du « poêle mobile » ; on s'est ainsi garanti de tout « encrassement » pour le fonctionnement du poêle mobile ».

. . . .

Eh ! bien :

De même que dans un « poêle mobile », il faut un choix de combustible, de charbon, laissant derrière lui des résidus faibles ;

De même que dans un « poêle mobile », ou encore en cas de mauvais « appel d'air » à une cheminée, il y a lieu de suractiver l'entraînement des gazs de la combustion ;

De même chez les diabétiques, qui constituent eux aussi un un « foyer organique à combustion lente » (F. LAGRANGE), — il y a lieu de tenir compte, dans le choix des hydrates de carbone alimentaires, de leur « insuffisance de tirage », de leur « quotient respiratoire » amoindri !

Mais, tout d'abord, avant d'ailleurs de parler plus longtemps de « diabétiques », il faut s'entendre sur les dénominations de « Diabète » et de « Glycosurie » données, tantôt par les uns, tantôt par les autres, à la maladie : consistant à avoir dans le courant sanguin un taux de sucre supérieur à la normale (Hyperglycémie) que CHAUVEAU estime être de 0 gr. 55 par litre en moyenne; consistant secondairement à éliminer du glucose par les urines.

. . . .

Au fond, l'étymologie de « Diabète » = *diabétès* = sucré, correspond exactement à celle de « Glycosurie » = *glucus* = doux = sucré + *uréon* = urine.

Mais, cependant, dans la pratique, la plupart des cliniciens font une différence nette entre les deux termes de la même manifestation urologique :

Réservant l'étiquette séméiologique de « Diabète » pour les formes graves de la glycosurie ;

Conservant celle de « Glycosurie » proprement dite pour les formes cliniques bénignes de l'élimination sucrée urinaire.

Eh ! bien, il y a-t-il réellement une entité morbide à laquelle soit susceptible d'être réservé le nom de « Diabète » ?

La variété considérable des modes expérimentaux ayant pu, soit en déterminant des lésions nerveuses diverses, soit en se basant sur la Chimi-Toxie, produire tant de l'hyperglycémie que sa manifestation clinique la glycosurie, ne nous permet pas d'accepter cette proposition ; pas plus, d'ailleurs, que nous ne pouvons le faire si, au lieu de s'adresser à la Physiologie proprement dite pour fixer la Pathogénie du diabète, l'on a recours à la « sœur cadette » la Chimie biologique.

Si, en effet, l'on fait le départage pourcentaire des 8,000 cas environ de glycosurie que l'un de nous a eu l'occasion d'observer depuis son internat chez Lecorché, en 1875, voici, en résumé l'état statistique au point de vue de la nutrition qui en découle ;

. . . .

I. — Dans 31,3 p. 100 des cas, la courbe uroséméiologique a été celle de l'ARTHRITISME HÉRÉDITAIRE DE FORME GOUTTE, A L'ÉTAT CHRONIQUE, c'est-à-dire caractérisé par :

De la peptonurie + une diminution des « éléments fixes » d'ensemble, + une diminution relative du rapport « phosphorique » sur les « éléments fixes », + une augmentation du rapport « acidité » sur la normale « 100 », + une diminution du « volume » relativement au rapport « éléments fixes ».

C'est de la glycosurie par diminution des échanges généraux sous l'influence de l'Hyperacidité organique.

. . . .

— Dans 51,1 p. 100 des cas, la courbe uroséméiologique qui s'est présentée correspondait à celle de la CONGESTION HÉPATIQUE D'ORIGIDE ARTHRITIQUE, HÉRÉDITAIRE OU ACQUISE, GOUTTEUSE OU RHUMATISMALE-GOUTTEUSE, avec les caractéristiques ci-après :

Peptonurie + « *éléments fixes* » *au-dessus ou au-dessous de* « *100* », + *rapport* « *phosphorique* » *inférieur ou supérieur aux* « *éléments fixes* » + « *acidité* » *supérieure aux* « *éléments fixes* », + *relèvement de l'* « *urobiline* » *au moins au-dessus du rapport* « *phosphorique* », *si ce n'est* (*le plus souvent pour ne pas dire toujours*) *au-dessus du rapport* « *éléments fixes* » *ou de la normale* (100).

Il y a là évidemment glycosurie par hyperfonction hépatique ne laissant pas le glucose se fixer au foie sous forme de glycogène.

. . . .

III et IV. — Dans 3,4 p. 100 des cas ; aux données urologiques du cas précédent s'ajoutaient :

L'abaissement ou le relèvement du rapport « *chlore* » *relativement aux* « *éléments fixes* », + *l'exagération des rapports* « *urobiline* » *et* « *acide urique* » *au moins sur les* « *éléments fixes* », + *une diminution certaine de l'uroérythrine relativement à l'* « *urobiline* » *qui elle même dépasse les* « *éléments fixes* ».

Ce qui, uroséméiologiquement, correspond à une HYPERDYSFONCTION HÉPATIQUE GAUCHE OU TOTALE D'ORIGINE SPLÉNIQUE PAR SYPHILIS (1) OU PALUDISME.

. . . .

V. — Dans 1,8 p. 100 encore des cas, la courbe uroséméiologique trouvée était exactement celle de l'HYPERCHLORHYDRIE GASTRIQUE CHEZ UN GOUTTEUX HÉRÉDITAIRE OU PLUTOT ACQUIS,

---

(1) La syphilis troublant la fonction hépatique gauche comme le paludisme, il semblerait que les deux affections dussent produire également de la glycosurie ; nous croyons cependant que la syphilis agit plus sur le foie comme dysfonction parce qu'elle joint de l'hyperchlorhydrie gastrique à une faible méthémoglobinhémie : on rentre ainsi dans le cas IV au moins partiellement, et l'excès d'urobiline constaté pour le cas III serait dû à cette double action chlorhydro-méthémoglobinhémique sur les deux lobes.

AVEC HYPERDYSFONCTION HÉPATIQUE DROITE D'ORIGINE PANCRÉATIQUE, caractérisée par :

De la peptonurie, + une diminution des « éléments fixes » sur le chiffre « 100 », + une augmentation de l' acidité » et du rapport « acide urique » sur les éléments fixes », + une diminution tant du « ch'ore » sur les « éléments fixes » que de l'uroérythrine sur l'urobiline, qu'encore du rapport « volume » sur « éléments fixes ».

. . . .

VI. — Dans 0,9 p. 100 des cas, le tracé uroséméiologique répondait aux TROUBLES DE FONCTION GLOBALE HÉPATIQUE (HYPER-FONCTION) PAR ATTÉNUATION TOTALE DE LA FONCTION PANCRÉATIQUE ; et l'on avait alors :

Rapport « éléments fixes » supérieur à « 100 », + rapports « volume », « chlore », « urée », « acide urique », « urobiline », supérieurs à « éléments fixes », + peptonurie + diminution relative de l'uroérythrine sur l'urobiline.

Le rapport « phosphorique » est variable : faible tout d'abord, mais se surélevant peu à peu ainsi que celui de l'urée, au fur et à mesure que la dénutrition s'accentue, que l'autophagie s'établit !

Ce sont les cas de « diabète à grand fracas », se chiffrant par des centaines de grammes de sucre éliminés en vingt-quatre heure (1) et des volumes urinaires pouvant aller jusqu'à 15 litres ; ils sont toujours mortels avec terminaison cômateuse, acétonémique (par acide oxybutyrique) ; et c'est le plus souvent chez des jeunes gens de quinze à trente ans qu'on les observe.

. . . .

VII. — 0,8 p. 100 des cas présentaient :

Une diminution des « éléments fixes » sur la normale absolue « 100 », + une faible « acidité » inférieure aux « éléments fixes », + un rapport « phosphorique » également inférieur

---

(1) Dans un cas il a été observé 1.200 grammes de glucose ; dans un autre plus de 1.300 grammes de glucose encore éliminés en 24 heures par l'urine : il y avait, naturellement, amaigrissement rapide des malades.

aux « *éléments fixes* », + *un rapport* « *volume* » *très élevé et de beaucoup supérieur au rapport* « *éléments fixes* ».

Il y avait donc là : VÉRITABLE POLYURIE GLYCOSURIQUE D'ORIGINE NERVEUSE.

Ce sont encore des cas graves, quoique à marche moins rapide que les précédents et à terminaison également comateuse avec acétonémie oxybutyrique. On les observe de préférence chez des personnes d'un certain âge, vers cinquante ans plutôt ; il semble y avoir chez elles de la SCLÉROSE DU QUATRIÈME VENTRICULE.

· · · · · · · · · · · · · · · · · · ·

VIII. — Dans 0,4 p. 100 des cas, quatre des éléments urologiques dominaient la scène :

Exagération des rapports « *éléments fixes* », « *chlore* », « *urée* », « *acide phosphorique* », *avec abaissement de l'acidité.*

On avait donc affaire, comme les données séméiologiques précédentes l'établissent, à du DIABÈTE TUBERCULEUX, puisque, en somme, la courbe n'était autre que celle de la « consumptive disease » des Anglais, puisque la courbe indiquait une dénutrition généralisée.

A notre sens, et cela paraît concorder avec les observations de méningite tuberculeuse que E. GAUTRELET a publiées autrefois : *la tuberculose serait susceptible de déterminer des lésions du quatrième ventricule*, analogues à celles de la piqûre dudit quatrième ventricule d'après la méthode physiologique et expérimentale de Cl. Bernard, et c'est ainsi que : un véritable diabète nerveux se superposerait à une dénutrition générale par tuberculose.

Ce sont encore évidemment des cas graves de glycosurie, et leur terminaison est celle de la méningite.

· · · · · · · · · · · · · · · · · · ·

Mais à côté de cette forme tout à fait particulière de « diabète tuberculeux », il est un cas intéressant à relater : c'est celui de *la terminaison par la tuberculose de diabètes de forme hépatique primitivement.*

Voici, uroséméiologiquement toujours, notre manière de penser à ce sujet :

Un sujet, offrant une congestion hépatique intense et persistante, déplisse mal son poumon droit par relèvement exagéré, par fixation anormale du « bas-fond » de cet organe par le foie augmenté de volume.

Les alvéoles pulmonaires du « bas-fond » du poumon droit se débarrassent donc mal : tant de leur mucus de sécrétion plus ou moins normale que des déchets de leur exfoliation épithéliale physiologique ou exagérée.

De plus, le « bas-fond » de ce poumon droit, congestionné par métastase d'origine hépatique par voisinage, a une tendance plus ou moins accusée à s'ulcérer, à « sanguinoler », et offre ainsi maintes portes ouvertes à l'infection bactérienne.

Or, la prolifération bactérienne en général, et la prolifération du bacille de Koch en particulier, — bacille de Koch si fréquent dans tous les « liquides salivaires » des citadins, — se faisant admirablement, par les conditions de « milieu de culture » et de température « optimum » du mucus pulmonaire, dans le « liquide de culture », constitué par le mélange muco-purulo-sanguinolent alcalin et sucré de cette exsudation, il s'en suit que : plus souvent qu'on le croit, *un diabétique ne termine ses jours que par infection pulmonaire tuberculeuse due à sa congestion hépatique totale primitive !*

Et, cependant, de tels cas sont facilement dépistables cliniquement.

La tuberculose pulmonaire classique, c'est-à-dire par infection banale chez un sujet ni hépatique ni diabétique, débute toujours par le sommet du poumon gauche, dont la circulation est normalement moins active que celle du poumon droit par suite des conditions anatomiques qu'il présente en lui-même et dans son système vasculaire (1).

La tuberculose diabétique, — diabéto-hépatique pour mieux dire, — au contraire, débute toujours par la base du poumon

---

(1) Soudure fœtale de deux lobes sur trois ; direction rétrogressive de la veine pulmonaire gauche.

droit... comme une congestion locale avec laquelle elle est la plupart du temps et pendant assez longtemps confondue.

. . . .

IX. — Dans 0,2 p. 100 seulement des cas, la courbe uro-séméiologique de certains diabétiques n'est autre que celle de l'ARTÉRIOSCLÉROSE, soit :

Diminution générale des « éléments fixes », + diminution du rapport « phosphorique » sur lesdits « éléments fixes », + diminution encore de l' « acidité » dans le même sens, + diminution de l' « urobiline », + augmentation du « volume », + traces d'albumine.

Il s'agit là, on le comprend, de *sclérose pulmonaire*, atténuant les échanges gazeux de l'organe et créant ainsi de mauvais échanges généraux : d'où combustion intra-organique incomplète d'une petite proportion du glucose circulatoire.... lequel n'étant pas augmenté ni par hyperfonction hépatique, ni par hypofonction pancréatique reste peu élevé comme pourcentage et, par suite, ne donne à la dialyse glomérulaire qu'un chiffre de sucre urinaire faible lui-même.

Il s'agit là, évidemment, de vieillards, qui présentent d'ailleurs généralement d'autres signes de sclérose, — ne serait-ce que l'hypertension artérielle concordant avec une flexibilité atténuée des artères, — susceptible de faire aussi, cliniquement, songer à de la sclérose pulmonaire et conséquemment à de la *glycosurie anhématique scléreuse*.

. . . .

X. — Encore, dans 0,1 pour 100 seulement encore des cas, on voit apparaître du glucose urinaire, — sous forme de « traces » habituellement ou en tous cas sous des chiffres toujours faibles, — chez des *sujets sains en apparence, mais généralement en* DÉFAUT TEMPORAIRE D'ENTRAINEMENT PHYSIQUE.

Ces faibles proportions de glucose concordent toujours avec une très forte acidité et la présence d'oxalate de chaux.

C'est de la glycosurie par manque de combustion totale aux muscles du glucose déversé par le foie d'une façon plus intense que normalement du fait de l'exercice ; mais glucose qui n'a pu être comburé et détruit sous forme d'eau et d'acide carbonique dans les échanges musculaires, tant en raison de la suracidification du milieu musculaire par son manque d'entrainement à la contraction, que par défaut d'hématose liée à l'auto-intoxication oxy-carbonique, comme nous l'expliquerons plus loin.

Cette glycosurie est banale évidemment, mais dénote tou tefois une sorte de déséquilibre nerveux des échanges osmotiques hémato-cellulaires.

.   .   .   .

XI. — Plusieurs auteurs ont signalé la fréquence relative de la lithiase biliaire dans les antécédents du diabète. Mais il semble qu'ils n'aient vu, en cette coïncidence, que l'influence diathésique s'exerçant sous deux manifestations pathologiques différentes, dont la première en date, caractéristique de la diathèse, consacrerait la filiation diathésique de la seconde.

On ne saurait, évidemment, refuser à l'interprétation qu'ils ont donnée de cette coïncidence une grande part de vérité. Toutefois l'influence diathésique ne suffit pas pour expliquer les conditions pathogéniques de la plupart des cas de diabète qui ont eu comme antécédents les accidents de la lithiase biliaire. Ce sont, en effet, presque toujours des lithiasiques ayant éprouvé des accidents sévères du côté des voies biliaires qui sont ultérieurement atteints du diabète.

Il y a donc également lieu, dans le mécanisme pathogénique du diabète succédant aux manifestations morbides des voies biliaires, de faire intervenir la propagation des phénomènes d'inflammation, d'irritation ou même d'infection des voies biliaires au canal de Wirsungg.

Et ce mode pathogénique de glycosurie est peut-être plus fréquemment réalisé que, à première vue, on pourrait le supposer ; quoi qu'il en soit, ce serait de la *dysfonction hépato-pancréatique secondaire*.

.   .   .   .

XII. — Enfin, n'y a-t-il pas lieu, — bien que les expériences sur l'Homme n'aient pas encore donné des résultats ni suffisamment nombreux, ni suffisamment concluants, — n'y a-t-il pas lieu de se demander si la théorie des antagonismes glandulaires ne joue pas un rôle sérieux dans la production de la glycosurie ?

On sait, en effet, que J. GAUTRELET divise les glandes de l'économie en deux séries : l'une produisant de l'adrénaline, principe hypertenseur et glycosogénique ; l'autre produisant de la choline, principe hypotenseur et antiglycosogénique.

Chez le chien, chez le lapin, toute atténuation des fonctions choligéniques détermine le diabète ; de même que toute injection adrénalique provoque la glycosurie ; de même que l'injection simultanée de choline et d'adrénaline laisse la glycosogénie normale intacte.

Chez l'homme, J. GAUTRELET a obtenu un abaissement notable de fortes glycosuries par administration interne de choline.

Mais, malheureusement cette voie est infidèle par suite des désintégrations alors subies par la molécule « choline » ; mais, malheureusement, la voie hypodermique est impossible, la choline déterminant, ainsi qu'EXNER l'a montré, des désordres locaux analogues à ceux des rayons Rœntgen ; quant à la voie intra-veineuse, adoptée pour l'expérimentation de laboratoire, elle n'est pas considérée comme pratique jusqu'ici pour une médication physiologique.......

L'attention des cliniciens doit cependant être attirée sur ces recherches ; car, parmi les glandes à choline, figurent celles de l'intestin, le pancréas, le foie, etc. ; et précisément ce sont les organes dont les troubles de fonction exercent le retentissement le plus grand sur la glycosogénie.

On aurait ainsi de la *dysfonction glycosogénique par incoordination fonctionnelle glandulaire.*

**

Donc, uroséméiologiquement, et pour nous résumer, il n'existe pas de maladie proprement dite qui puisse accaparer l'entité nosologique du « diabète ! »

Donc, uroséméiologiquement, il n'existe que des états

morbides, caractérisés d'une façon générale par une élimination sucrée (glucose) urinaire qui reconnaissent des causes premières très diverses, mais cependant susceptibles d'être groupées dans la classification ci-après :

A. — ARTHRITISME :

a. — *Glycosurie goutteuse* ;

b. — *Glycosurie hépatique* (1) *primitive* ;

c. — *Glycosurie hépatique secondaire ;*

d. — *Glycosurie nerveuse* ;

e. — *Glycosurie anhématique ;*

f. — *Glycosurie par défaut d'entraînement physique* ;

B. — DYSFONCTIONS SPLÉNIQUES :

a. — *Glycosurie syphilitique* ;

b. — *Glycosurie paludéenne* ;

C. — DYSFONCTIONS PANCRÉATIQUES :

a. — *Glycosurie pancréatique proprement dite* ;

b. — *Glycosurie hyperchlorhydrique* ;

D. — DYSFONCTIONS GLANDULAIRES :

a. — *Glycosurie par non coordination adrénalo-cholinique* ;

E. — TUBERCULOSE :

a. — *Glycosurie tuberculeuse.*

. . . .

La simple définition du cas I : « Glycosurie par diminution des échanges généraux sous l'influence de l'hyperacidité organique » suffit à expliquer physiologiquement ce cas.

Mais toutefois une réflexion s'impose complémentairement à son égard.

On peut se demander pourquoi tous les goutteux dont les échanges généraux sont également réduits par l'hyperacidité organique ne sont pas des diabétiques ?

_____

(1) Simple ou avec terminaison tuberculeuse.

Or, ainsi que l'a si bien exprimé notre ami F. Lagrange, le goutteux peut être comparé à un poêle mobile, dont à la fois le combustible a besoin d'être choisi spécialement et dont le tirage doit être activé d'une manière particulière.

Or le goutteux qui s'observe, c'est-à-dire qui :

D'une part sait, parmi les hydrates de carbone, choisir de préférence les sucres pour son alimentation ;

D'autre part a le courage de limiter cette alimentation en hydrates de carbone comme en aliments quaternaires au strict minimum des besoins de ses mutations organiques de façon à ne pas « encrasser » sa machine ;

Le goutteux enfin qui, par une activité bien comprise, a soin d'assurer le tirage de son moteur organique ;

Ce goutteux restera goutteux, mais ne deviendra jamais diabétique, parce qu'il sera impossible à son glucose circulatoire de s'accumuler au point de devenir dyalysable au rein.

Au contraire, un goutteux qui, soit par suralimentation en général, soit par suralimentation hydrocarbonée (sucres, féculents, graisses) particulièrement, surtout s'il se « laisse aller » à ses « goûts » et préfère les féculents aux sucres, aura d'une part choisi un combustible à cendres abondantes, d'autre part aura surchargé son « foyer », finalement aura établi pour son moteur des conditions mauvaises de « tirage ».

Et, par « cendres en excès » dans l'alimentation hydro-carbonée, nous entendons les résidus azotés : urée, acide urique, dérivés xanthiques, qui proviennent de toute absorption d'éléments alimentaires quaternaires. Or et précisément : les sucres alimentaires n'en ont pas absolument ; la pomme de terre (régime de Mossé) en contient à peine ; et enfin le pain en contient 14 p. 100 environ ; les pois, lentilles, haricots (secs) jusqu'à 40 p. 100, c'est-à-dire autant que la viande.

En tous cas, conditions mauvaises de « tirage » qui feront de l'hyperglycémie et par suite de la glycosurie d'autant plus facilement chez lui que ses habitudes de sédentarité, — en n'augmentant pas la ventilation de son foyer, — diminueront encore ses mutations organiques.

De plus, tout goutteux, — comme tout arthritique d'ailleurs, et précisément parce qu'il est arthritique, — a tendance à une hypersécrétion muqueuse, à du catarrhe d'une façon absolument généralisée.

Or le catarrhe des voies biliaires, soit primitif à la suite d'un léger refroidissement, soit secondaire comme conséquence d'une entérite d'origine éliminatoire, urique ou oxalique, est beaucoup plus fréquent qu'on ne le croit.......

Et il s'en suit assez fréquemment une rétention, aussi faible qu'on peut l'imaginer, peut-être pas toujours constatable cliniquement à la coloration des téguments, — même des conjonctives, — des pigments biliaires proprement dits : d'où autointoxication biliaire hépatique, d'où hypofonction glycémique hépatique, d'où hyperglycémie, d'où glycosurie.

Mais glycosurie toujours faible et toujours transitoire : le catarrhe léger des voies biliaires auquel nous faisons allusion en ce moment n'ayant pas plus de chances de persistance que celui de l'hyper sécrétion muqueuse rhino-pharyngo-laryngienne qui constitue le rhume de cerveau.

Et alors, on peut se demander, nous semble-t-il, si les glycosuries par catarrhe des voies biliaires, glycosuries toujours constatables à faibles chiffres, — de 1 à 20 grammes en 24 heures au maximum, — ne correspondraient pas aux glycosuries intermittentes et sans détermination nosologique des auteurs classiques ?

. . . .

L'hyperfonction hépatique concorde toujours, l'avons-nous dit, avec une augmentation du temps de réduction de l'oxyhémoglobine hépatique, donc avec des conditions hypo-normales de circulation dans le foie.

En ces conditions toute surcharge hépatique en éléments glycosiques doit fatalement aboutir à l'hyperglycémie parce que le foie, — étant gorgé de glycogène du fait que sa faible circulation ne lui permet pas de se débarrasser de sa réserve hydrocarbonée, — laissera passer à peu près intact celui provenant de l'alimentation.

C'est ce qui fait que la glycosurie dite « alimentaire », — et qui n'est qu'une glycosurie hépatique, — se produit de préférence peu après le commencement de la digestion intestinale se montre principalement lors de la digestion intestinale, s'exacerbe pendant la digestion intestinale.

Voilà pour le cas II, en faisant remarquer encore que chez ces malades, du fait de leur arthritisme, les échanges généraux étant mauvais, il y a là encore une cause de la non hydrolysation du sucre circulatoire en excès pendant les périodes digestives : d'où cause seconde de glycosurie.

. . . .

Le cas III se définit de lui-même : double trouble de la fonction hépatique tant du fait de l'intoxication splénique que, par suite aussi de l'hyperchlorhydrie accompagnant toujours la syphilis et agissant ainsi sur le lobe droit du foie, après déversement dans l'intestin, tandis que le défaut de méthémoglobine a agi sur le lobe gauche.

Donc comme au cas II, défaut de fixation glycogénique au foie tant gauche que droit, d'où hyperglycémie, — plus durable comme temps digestif que dans le cas II, — d'où glycosurie encore plus certaine.

. . . .

Les cas IV et V, par des mécanismes différents entre eux, primitivement tout au moins, — hyperchlorhydrie gastrique d'un côté et lésion du pancréas de l'autre, — différents aussi des cas II et III comme cause première de ce mécanisme, finissent toutefois, quand on y regarde de plus près, à, physiologiquement, rentrer dans le même procédé de production de la glycosurie.

Il y a, toutefois, au cas IV un mécanisme hépatique à peu près exclusif.

. . . .

Quant au cas VI, on comprend très bien que l'annihilation de la fonction pancréatique, en supprimant le suc pancréatique, atténue à un tel point l'assimilation des matières grasses comme des aliments quaternaires que des troubles profonds de l'assimilation en résultent.

Et c'est ce qui est, en effet, d'autant plus net que le réflexe pancréatique semble solidaire des échanges osmotiques hémato-cellulaires et par suite agit également sur la désassimilation qui en est considérablement augmentée.

Ce qui contribue une fois de plus à fausser la « balance de la nutrition » chez ces malades.

. . . .

Rien de particulier à dire du cas VII sinon qu'il réalise la glycosurie expérimentale de Cl. Bernard et serait peut-être le seul à mériter le nom de « Diabète » si sa cause première, en étant franchement de nature arthritique, n'en faisait une simple manifestation de l'Aberration de la nutrition.

. . . .

Mêmes réflexions pour le cas VIII : en changeant simplement le nom de la Diathèse : Tuberculose aux lieu et place d'Arthritisme, en remarquant que les manifestations tuberculeuses qui produisent des lésions du quatrième ventricule sont liées à de la sclérose, c'est-à-dire à un « modus agendi » de défense ou réparation de nature arthritique ; en ajoutant, enfin, que ces cas sont souvent confondus cliniquement avec la sclérose primitive ou les lésions nerveuses du quatrième ventricule.

. . . .

Le cas IX n'est encore qu'une manifestation de l'Arthritisme, manifestation ultime si l'on veut, mais faisant franchement éliminer de cette glycosurie toute idée d'entité morbide.

. . . .

Dans le cas X, si les sujets qui montrent cette glycosurie transitoire, exceptionnelle même peut-on dire, ne sont pas des arthritiques dans le vrai sens du mot cliniquement parlant, du moins on peut dire qu'ils réalisent leur hyperglycémie dans les conditions de l'Arthritisme, puisque c'est sous l'influence d'une très forte acidité locale que leurs échanges généraux sont viciés.

Et comme, d'autre part, pour que les échanges osmotiques hémato-cellulaires soient en quelque sorte inhibés, il faut que les conditions chimiques du milieu sanguin s'y prêtent, soit par une surcharge uréique, soit par une surcharge chlorurique ; donc on peut en conclure que ces sujets sont des « candidats à l'Arthritisme », ayant tendance à en réaliser surtout les manifestations nerveuses.

Le cas XI revient secondairement au cas II.

Le cas XII peut à volonté, embrasser l'ensemble des autres cas, car toutes les lésions ou troubles de fonctions que nous y avons constatés peuvent nous le ramener à une suractivité fonctionnelle adrénalique ou à une hypoactivité fonctionnelle cholinique :

Ainsi donc :

Il n'existe pas un « Diabète » proprement dit :

Il n'existe que des hyperglycémies et des glycosuries au nombre de dix comme types uroséméiologiques !

Et, encore, ces dix types uroséméiologiques, très distincts comme point de départ, ont-ils de nombreux points de contact : Arthritisme sans manifestations viscérales :
$$31,3 + 61,1 + 0,8 + 0,2 + 0,1 = 93,5 \text{ p. } 100.$$
Arthritisme avec dysfonctions spléniques : $3,4 = 3,4$ —
Arthritisme avec dysfonctions pancréatiques :
$$1,8 + 0,9 = 2,7 \quad —$$
Manifestations arthritiques secondaires à la tuberculose :
$$0,4 \ldots \ldots = 0,4 \text{ p. } 100$$
L'on peut donc affirmer que :

L'hyperglycémie et la glycosurie ne constituent pas une « entité morbide » ;

La glycosurie n'est qu'un symptôme particulier d'états morbides divers tous liés à des dysfonctions nutritives ;

La glycosurie enfin doit, au premier chef, être classée comme manifestation de l'Aberration de la nutrition quoique, cependant et logiquement, sa Thérapeutique doive différer comme détails selon l'un ou l'autre des quatre points de départ précités !

L'on donne corps aux six conceptions principales en lesquelles Bouchard en 1880 résumait les 27 théories du Diabète émises jusqu'alors (Le Gendre) :

1º Troubles des organes digestifs, en y comprenant le pancréas envisagé dans sa double fonction ;

2º Défaut de fixation par le foie du sucre alimentaire ;

3º Exagération de la glycogénie hépatique ;

4º Glycogénie musculaire ;

5º Vice de la désassimilation des tissus ;

6º Utilisation insuffisante du sucre.

A moins que, adoptant la théorie de l'incoordination glandulaire de J. Gautrelet, patronnée par les physiologistes allemands, l'on ne veuille voir dans le diabète qu'une simple dysfonction des glandes sécrétoires, soit liée à une augmentation de l'adrénaline, soit dépendant d'une diminution de de la choline : ce qui simplifierait physiologiquement en apparence la question, tout en obligeant la pathogénie clinique à se lancer à la recherche de l'entité glandulaire viciée dans sa sécrétion interne.

* *

Mais, par quel mécanisme l'Hyperacidité plasmatique, les dysfonctions hépatiques, spléniques ou pancréatiques, la tuberculose arrivent-elles à produire l'hyperglycémie et par suite la glycosurie ?

Eh ! bien, une récente série de travaux physiologiques vient de fixer le *modus operandi* de ces diverses manifestations de la diathèse osmo-nutritive...

Blum (1) ayant constaté la présence du sucre dans les urines d'un animal auquel on avait auparavant injecté une faible quantité d'adrénaline, Bouchard et Claude (2), puis Bierry et

---

(1) Blum. — *Veber Nebeunieren Diabetes*, Deut. Arch. f. kl. Medicin. LXXI. 16, 1901.

(2) Bouchard (Ch.) et Claude. — *Recherches expérimentales sur l'Adrénaline*. C. R. Acad. Sci. 1ᵉʳ déc. 1902.

GATIN-GRUZEWSKA (1), J. GAUTRELET (2), furent d'accord, après nouvelles expériences, pour admettre que l'injection d'adrénaline entraîne chez l'animal hyperglycémie et glycosurie.

Alors que MINKOWSKI et VON MEHRING (3), LÉPINE et BARRAL (4), HÉDON (5), GLEY (6), THIROLOIX (7), pratiquant l'extirpation totale du pancréas, BIELD et OFFER (8) installant entre des animaux une fistule lymphatique au niveau du canal thoracique (qui reçoit la lymphe pancréatique), ZULZER, MAXNER et DOHRN (9) ayant réalisé la ligature de la veine cave intérieure au-dessus des vaisseaux rénaux, obtinrent une forte hyperglycémie, en rapport — pour la dernière expérience — avec la suractivité des capsules surrénales.

FALKENBERG et KULZ (10) par l'extirpation de la glande thyroïde chez le chien, PFLUGER (11) par l'ablation du duodénum chez la grenouille, DE RENZI et REALE (12), MINKOWSKI (13) par la suppression des glandes salivaires déterminèrent de la glycosurie.

---

(1) BIERRY et GATIN-GRUZEWSKA.— *Action physiologique de l'adrénaline pure.* C. R. Soc. Biol. LVII. 902, 1905.

(2) JEAN GAUTRELET. — *Le Diabète expérimental. Contribution à l'étude des coordinations fonctionnelles.* Journ. de Méd. de Bordeaux, 14 fév. 1909.

(3) MINKOWSKI et VON MEHRING. — *Unters. u. d. Diabetes Mellitus nach Pancreas Extirpation.* Centr. f. k. méd. I. 1893.

(4) LÉPINE et BARRAL. — C. B. Acad. Sciences, Paris 1903-1904.

(5) HÉDON. — Arch. de Méd. exp. p. 58, 358, 533.

(6) GLEY. — *Les découvertes récentes sur la physiologie du pancréas.* Rev. gén. Sciences, 469, 1892.

(7) THIROLOIX. — *Le Diabète pancréatique.* Paris 1892.

(8) BIELD et OFFER. — Wién. Klin. Woch, 49. 1907.

(9) ZULZER, MAXNER et DOHRN. — *Nouvelles recherches sur le diabète expérimental.* Soc. Méd. int. Berlin, 15 juin 1908.

(10) FALKENBERG et KULZ.— *Zur Extirpation der Schilddräse.* Verhandl. des X. Congr. f. inn. Méd. 502. 1891.

(11) PFLUGER. — *Veber die Natur der Kräfte durch Welche das Duodenum den Kohlehy-dratstoffueschel beeinflusst.* Pfl. Arch. CXIX. 5. 227. 1907.

(12) RENZI (DE) et REALE. — *Veber den Diabetes mellitus nach Extirpation d'Pancreas.* Berl. kl. Woch. 23. 1892.

(13) MINKOWSKI. — *Loc. cit.*

Falta, Eppinger et Rudinger (1) observèrent que l'injection d'adrénaline augmentait la glycosurie des animaux dépancréatés.

Frouin (2), Zulzer (3), Mayer (4), ayant extirpé les glandes surrénales d'un animal dépancréaté notèrent soit un arrêt, soit une diminution de la glycosurie.

Zulzer (5) ayant simultanément extirpé le pancréas et lié les veines des capsules surrénales ne vit apparaitre aucune glycosurie.

Hester et Wakeman (6) ayant badigeonné un pancréas avec de l'adrénaline déterminèrent de l'hyperglycémie.

Zulzer (7), Ghedini et Frugoni (8), ayant simultanément injecté à des animaux de l'extrait pancréatique et de l'extrait surrénal, ou ayant fait précéder l'injection d'adrénaline d'une injection d'extrait pancréatique, n'obtinrent pas de glycosurie.

Baron (9) a arrêté la glycosurie adrénalique par l'injection soit de thyroïdine, soit de sperme.

Zak (10) a observé deux cas de diabète consécutifs à des brûlures du duodénum.

---

(1) Falta, Eppinger et Rudinger. — *Des rapports entre la sécrétion interne du corps thyroïde, du pancréas et du système chromaffine.* XXV° Congrès allem. de Méd. int. Wien. 6-9 avril 1908.

(2) Frouin. — *Ablation des capsules surrénales et diabète pancréatique.* C. R. Biol. LXIV. 1901.

(3) Zulzer. — *Sur le Diabète expérimental.* Cent. f, allg. path. 1er juin 1907.

(4) Mayer. — *Ablation des surrénales et diabète pancréatique.* C. R. Biol. LXV. 919. 1908.

(5) Zulzer. — *Loc. cit. ult.*

(6) Herter et Wakeman. — *De la glycosurie adrénalique et de certaines relations entre les glandes surrénales et le métabolisme des hydrates de carbone.* Amer. Journ. of the Méd. Sciences. 461. 1902.

(7) Zulzer. — *Loc. cit. ult.*

(8) Ghedini et Frugoni. — *Le pouvoir antiadrénalique de l'extrait pancréatique.* Soc. ital. méd int. Rome, 26 oct. 1908.

(9) Baron. — *Étude expérimentale sur le diabète surrénal.* Wzabch. Gazetà. 9-11. 1906.

(10) Zak. — Wien. Klin. Woch. 16 janv. 1908.

Doyon, Morel et Kareff (1) ont noté la disparition rapide du glycogène hépatique chez le chien à l'état de jeûne.

Paton (2), Bierry et Gatin-Gruzewska (3) ont vu le glycogène diminuer dans le foie par injection d'adrénaline.

Tous ces faits démontrent qu'il existe un antagonisme fonctionnel entre : d'une part la sécrétion surrénale ; et d'autre part les sécrétions pancréatique, hépatique, intestinale, salivaire, spermatique.

Autrement dit, il existe dans l'économie une double sécrétion interne : l'une adrénalique ; l'autre antiadrénalique s'équilibrant, à l'état physiologique, pour la « mise en train » des nerfs splanchiques, agents de transmission de l'excitation bulbaire au foie, (Cl. Bernard (4), Laffont (5), Wertheimer et Battez (6), Mac Leod (7), se neutralisant pour la transformation en sucre du glycogène hépatique sous l'influence de la piqûre du plancher du quatrième ventricule (Cl. Bernard) (8).

Et, de fait, Mayer (9) a vu que la piqûre du bulbe était sans effet après la destruction des capsules surrénales ; Langley (10), Elliott (11), ont remarqué qu'il existait une identité absolue entre l'action de l'adrénaline et l'excitation du sympathique ; Lépine (12) admet que l'adrénaline sécrétée par les

---

(1) Doyon, Morel et Kareff. — *Action de l'adrénaline sur le glycogène du foie ; rôle du pancréas.* J. Phys. Path. gén. 998. 1905.

(2) Paton. — Journ. of Physiologie. 286-301. 1904.

(3) Bierry et Gatin-Gruzeswka. — *Loc. cit.*

(4) Claude Bernard. — *Leçons de physiologie experimentale.* II. 315. 1854.

(5) Laffont. — Journ. d'anal. et phys. 347. 1880.

(6) Wertheimer et Battez. — *Sur les voies qui transmettent au foie les effets de la piqûre diabétique.* C. B. Soc. Biol. LXIV, p. 233, 1907.

(7) Mac Leod. — *Studies in experimental glycosuria.* Amer. Journ. of Phys. 373. 1908.

(8) Cl. Bernard. — *Loc. cit.*

(9) Mayer. — *Loc. cit.*

(10) Langley. — Journ. of Physiol. XXVII. 757. 1901.

(11) Elliott. — *Action de l'adrénaline.* Journ. of Physiol. XXXII. 401. 1905.

(12) Lépine. — *Les sécrétions internes pourraient-elles pénétrer dans l'organisme par voie nerveuse ?* Soc. Méd. Hôp. Lyon. 19 nov. 1908.

cellules chromaffines, contigües aux fibres sympathiques, pourrait diffuser directement jusqu'à ces dernières et pénétrer dans l'organisme par voie nerveuse.

Mais restait encore à expliquer le mécanisme de l'action antiadrénalique des glandes en corrélation fonctionnelle avec les capsules surrénales, comme d'ailleurs l'action glycoso-hépatique de l'adrénaline, que les travaux antérieurs n'avaient point encore élucidée.

Car, pour Vosbourgh et Richard, la glycosurie adrénalique reposait sur l'altération des propriétés oxydantes des cellules pancréatiques ; pour Lépine et Barral, Hédon, Gley, Thiroloix, déjà cités, le rôle de la sécrétion interne antiadrénalique consistait : soit à déverser (pancréas) normalement dans le sang un principe modérateur de fonction glycogéno-glycosique (fonction frénatrice de Chauveau et Kauffmann) (1), soit à charger le « milieu intérieur » (pancréas toujours), d'un ferment activant la destruction du sucre dans le sang et les organes (ferment glycolytique de Lépine) (2) ;

Et jusqu'en ces dernières années les physiologistes considéraient le diabète pancréatique et le diabète adrénalique comme deux entités distinctes, ne présentant aucun lien commun.

Or, Jean Gautrelet (3), frappé par les résultats des expé-

---

(1) Chauveau et Kauffmann. — *Sur la pathogénie du diabète*. C. R. Soc. Biol. p. 17. 1893.

(2) Semaine médicale, p. 53, 1903, et *loc. cit.*

(3) Jean Gautrelet. — *Choline et glycosurie adrénalique*. C. B. Soc. Biol. LXV. 173. 1908.

—   —   *Présence de la choline dans certaines glandes, actions de leurs extraits sur la glycosurie adrénalique*. C. R. Soc. Biol. LXV. 174. 1908.

—   —   *Mécanisme de l'action hypotensive de certaines glandes*. C. R. Soc. Biol. LXV. 176. 1908.

—   —   *La chaleur dans l'organisme*. C. R. Soc. Biol. LXV. 448. 1908.

—   —   *Le diabète expérimental, contribution à l'étude des coordinations fonctionnelles*. Journ. Méd. Bord. 14 fév, 1909.

riences de DESGREZ et CHEVALIER (1) qui avaient montré que la choline neutralisait l'action hypertensive de l'adrénaline, se demanda tout d'abord : si cette choline n'était pas le principe actif des glandes hypotensives de l'organisme ?

Puis, par extension, et après avoir caractérisé la choline dans tous les organes (pancréas, foie, thyroïde, rate, glandes génitales, glandes salivaires, reins, hypophyse, muqueuse intestinale, moelle osseuse) dont l'extrait abaissait la tension artérielle, et exclusivement dans ces organes ; ayant constaté que ces organes perdaient leur pouvoir hypotenseur si la choline en était précipitée, J. GAUTRELET se posa la question de savoir si, en même temps que la choline était l'agent correcteur de l'hypertension adrénalique, elle n'était pas aussi le principe coordinateur de l'hyperglycémie adrénalique ?

Or ses expériences en ce sens furent des plus concluantes ; de telle sorte qu'à l'heure actuelle, ce physiologiste admet que « le diabète peut relever d'un double mécanisme et être la conséquence ou de l'hypersécrétion surrénale ou de l'hyposécrétion pancréatique » ; de telle sorte que, en généralisant, J. GAUTRELET écrit : « Nos expériences personnelles, rapprochées des faits constatés par divers auteurs (2), nous amènent donc à considérer l'organisme sous la dépendance de deux systèmes opposés : le système adrénalogène (surrénales et glandes chromaffines), sécrétoire de l'adrénaline, provoquant la glycosurie ; et le système des glandes à choline (pancréas surtout), cholinogène, neutralisant l'action du premier ; de l'hypersécrétion de l'un ou de l'insuffisance de l'autre résulte le diabète. Le diabète pancréatique et le diabète surrénal

---

(1) DESGREZ et CHEVALIER. — *Action de la choline sur la pression artérielle* C. R. Ac. Sciences. CXVI. 89. 1908.

(2) OTTO VON FURTH (1908) a de son côté, vérifié la présence de la choline dans la thyroïde et l'a considéré, lui aussi, comme la substance hypoterstré. SCHWAZ et LADERER (1908) viennent de signaler également la présence de la choline dans la rate et le thymus. BIELD et OFFER (1907), TONAZENSKI et WILENKO (1908) ont montré l'effet antagoniste de l'hérudine pour l'adrénaline ; tandis que SCHROUK (1909), démontrait l'action du chlorure de calcium comme antiadrénalique également.

seraient donc étroitement unis, et le mécanisme de diabètes jusqu'alors obscurs, comme les diabètes d'origine intestinale, d'origine nerveuse, etc., se trouverait expliqué. »

Mais ce n'est point tout, Jean Gautrelet, étudiant l'action du carbonate de soude comme agent coordinateur de l'adrénaline dans l'organisme a déjà obtenu des résultats satisfaisants.

De telle sorte que, nous dirons tout d'abord avec ce physiologiste que : « La neutralisation de l'action glycosurique de l'adrénaline peut donc être le fait *in vivo* de plusieurs produits de l'organisme : hypothèse plausible, rendant compte de l'étiologie de diabètes si différents, problème à élucider. »

De telle sorte que, rapprochant ensuite les derniers travaux de J. Gautrelet, à la fois des conclusions qu'il tire de sa thèse inaugurale de doctorat ès sciences (1) — parallélisme entre l'alcalinité apparente du sang (alcalinité totale ou potentielle), les pigments respiratoires et le coefficient respiratoire, — rôle antiammoniacal du foie, — et de nos propres conclusions précédentes relatives aux différents types urologiques de la glycosurie, et enfin du fait clinique indiscutable de l'action pharmacodynamique des alcalins sur le diabète, nous résumerons finalement cette étude en affirmant tout d'abord :

Que l'osmo-nutrition seule est en cause dans la pathogénie glycosurique ;

Puis que les alcalins offrent une valeur thérapeutique réelle dans le traitement de l'hyperglycémie.

Mais notre dernière phrase, ajouterons-nous, est plus qu'une affirmation positiviste relativement à la pharmacodynamie de l'eau de Vichy ; elle est une protestation formelle contre certaines et récentes manières d'envisager le problème de la titrimétrie physiologique.

---

(1) Jean Gautrelet. — *Les pigments respiratoires et l'alcalinité apparente du milieu intérieur*. Paris 1903.

A cause de l'incessante rupture d'équilibre produite avec un acide, même faiblement ionisé, qu'on additionne d'une base forte, et continuée jusqu'à combinaison, à l'état d'eau, de tous les hydrogénions de cet acide, — dit Denigès (1), — la méthode titrimétique ne peut fournir que l'acidité totale ou potentielle. Celle de l'acidité actuelle, c'est-à-dire la détermination exclusive des hydrogénions libres, la plus importante peut-être en physiologie, est beaucoup plus délicate.

On peut employer, à cet effet, des méthodes d'ordre chimique ou physique.

Dans le premier cas, on fait agir des quantités potentielles équivalentes d'acides (des solutions équinormales par exemple) sur une solution aqueuse soit de saccharose à 20 %, soit d'acétate de méthyle à saturation.

Au bout d'un temps déterminé, on dose, soit les sucres réducteurs qui ont pris naissance par hydrolyse, soit l'acide acétique qui s'est formé sous la même influence. Les quantités obtenues sont d'autant plus élevées que l'acidité actuelle est elle-même plus considérable, la vitesse de l'hydrolyse étant fonction de la quantité d'ions H présente dans la liqueur.

. . . .

Dans le second cas, on mesure la résistance électrique de la solution acide examinée, résistance qui est inversement proportionnelle au degré d'ionisation de l'acide.

. . . .

Les exemples suivants, empruntés surtout aux recherches de Foa (2), indiquent les différences considérables existant entre l'acidité ou l'alcalinité actuelle des humeurs de l'organisme et l'acidité ou l'alcalinité potentielles de ces mêmes humeurs.

---

(1) G. Denigès.— *Précis de Chimie analytique.* A. Maloine : Paris 1907, p. 472.

(2) Foa. — C. R. Soc. Biol., LVIII et LIX, 1905.

	ACIDITÉ ACTUELLE en HCL [1]	ACIDITÉ POTENTIELLE en HCL
Suc gastrique humain..........	$\dfrac{N\,[2]}{57}$	$\dfrac{N}{35}$
Urine normale............... ⎫ Lait de vache............... ⎬ Sueur..................... ⎭	$\dfrac{N}{1.000.000}$	$\dfrac{N}{20}$
Urine pathologique...........	$\dfrac{N}{10.000}$	$\dfrac{N}{10}$
	ALCALINITÉ ACTUELLE en KOH [3]	ALCALINITÉ POTENTIELLE en KOH
Sang, sérosités............... ⎫ Liquide céphalo-rachidien...... ⎬ Larmes.................... ⎭	$\dfrac{N\,[4]}{1.000.000}$	$\dfrac{N}{50}$
Salive mixte	$\dfrac{N}{900.000}$	$\dfrac{N}{500}$
Suc pancréatique.............	$\dfrac{N}{10.000}$	$\dfrac{N}{10}$
Suc intestinal...............	$\dfrac{N}{80.000}$	$\dfrac{N}{80}$

Ces chiffres montrent que la plupart des liquides de l'organisme, contrairement à ce que la méthode titrimétrique avait fait croire, sont très voisins de la neutralité actuelle; seuls, les sucs gastrique et pancréatique s'éloignent nettement de cette

(1) HCl = Acide chlorhydrique pur.
(2) N = Acide chlorhydrique en solution normale à 36.5 p. 1.000.
(3) KOH = Potasse caustique pure.
(4) N = Potasse caustique en solution normale à 56 p. 1.000.

neutralité. Telles sont les notions nouvelles que nous devons à la théorie d'Arrhénius. »

De son côté, Lambling (1) écrit :

« Mesurée à l'aide de la méthode électrométrique, la réaction de l'urine humaine, laquelle est franchement acide au tournesol, a été trouvée sensiblement la même que celle de l'eau distillée. L'urine humaine est donc un liquide neutre. »

Eh ! bien, nous nous permettrons de faire remarquer que :

1°. — L'acidité ou l'alcalinité actuelles correspondant aux ions H ou OH dissociés c'est-à-dire libres, une titrimétrie ainsi comprise ne correspond point à la somme des titrimétries en acides libres et en sels acides fournie par la titrimétrie ordinaire (avec réactifs chimiques tels le tournesol), mais répond simplement à une titimétrie différentielle entre le dosage global de l'acidité d'un liquide et le dosage de cette acidité postérieure à l'action de l'hyposulfite de soude, ainsi que E. Gautrelet (2) l'a montré pour l'urine, où à l'état normal il n'existe point d'acides libres mais seulement des sels acides.

2°. — Comme Denigès l'observe lui-même, les deux seuls liquides organiques donnant à l'acidimétrie et à l'alcalimétrie potentielles et actuelles des résultats comparables sont le suc gastrique et le suc pancréatique, c'est-à-dire les deux seuls liquides de l'organisme dans lesquels il soit signalé : un acide minéral libre, précisément l'acide chlorhydrique, pour le premier, une base minérale libre, la soude, pour le second ; donc, encore, l'acidité et l'alcalinité actuelles ne correspondent point à l'acidité ou l'alcalinité réelles des solutions organiques, mais correspondent simplement à l'acidité ou à l'alcalinité libres des mêmes solutions.

3°. — Si les conclusions de Foa, de Lambling, et de Denigès étaient admises, l'on pourrait se demander : comment il se fait que le bicarbonate de soude agisse comme agent coordinateur de la fonction hépato-glycosique si, précisément, il ne

---

(1) Lambling. — Rev. génér. Sciences, avril 1916.
(2) E. Gautrelet. — *Urines, dépôts, sédiments, calculs*, p. 67.

sert pas à neutraliser l'hyperacidité, plus ou moins, de fonction hépato-uropoiétique ?

4º. — S'il en était ainsi, l'on pourrait, enfin, se poser les questions de savoir pourquoi, comme l'a montré Mialhe, les alcalins peuvent agir comme excitants des oxydations organiques ?

Non !... Notre conviction de la réalité des théories de Sylvius et de Bouchard, sur les variations positives ou négatives d'une alcalinité apparente, d'une alcalinité totale ou potentielle réelle du sang, sur les variations d'une « acidité apparente », d'une acidité totale ou potentielle de l'urine, ne peut être ébranlée par l'application de la théorie d'Arrhénius à la titrimétrie des liquides de l'organisme.

Tout ce que l'on peut conclure, croyons-nous, des résultats de cette application : c'est que, comme E. Gautrelet l'a lui-même montré (1), pour le « milieu intérieur », le sang, ce liquide jouirait, — d'après cette théorie, et grâce à ses bicarbonates alcalins et à son acide carbonique seul libre en l'espèce, — de propriétés non dissolvantes des globules rouges qu'il charrie, donc d'une valeur hématosante que ne pourraient lui fournir des acides minéraux ou des bases minérales vrais, c'est-à-dire fortement ionisés ; et la preuve en est dans la production d'une certaine proportion d'hémoglobine libre toutes les fois que l'organisme est soumis pendant un temps un peu long à une médication par les acides ou les bases minérales.

*
* *

Oxalhémie.— Bien que l'éminent professeur de pathologie générale de la Faculté de Médecine de Paris, le docteur Bouchard, ait appelé l'attention sur la fréquence de l'oxalurie comme manifestation de l'Arthritisme, l'on peut dire, vu d'une part son rapport de 39.4 0/0 de constatation en urologie que l'un de nous a trouvé, et d'autre part le fait que tous les oxalhémiques ne sont point des oxaluriques, — tant parce que la

_____

(1) E. Gautrelet. — *Loc. cit.*

décharge oxalique se fait aussi souvent du côté des muqueuses, particulièrement de l'intestin, que du côté des reins, parceque l'oxalhémie peut être potassique et non calcique, c'est-à-dire ne rien donner à la sédimentation urinaire — ; l'on peut dire que *l'oxalhémie est l'une des manières d'être les plus fréquentes et les moins dépistées de la Diathèse osmo-nutritive.*

C'est que, en effet, à côté des conditions héréditaires et des conditions de morbidité secondaires, telles celles liées à des troubles fonctionnels de la rate chez des paludiques ou chez des spécifiques, à des troubles fonctionnels de l'utérus chez des multipares ou chez des aménorrhéiques, à des troubles fonctionnels de l'intestin chez des constipés, chez des dysentériques ou encore chez des ptosiques, des modifications banales, peut-on dire, de l'alimentation ou de la vie domestique, — à condition qu'elles soient répétées, — peuvent conduire à l'auto-intoxication oxalique et à ses multiples et protéiformes manifestations.

*
* *

Lorsque l'on envisage la question du « spleen » — cette forme de névrose caractérisée par l'*ennui* et faisant de beaucoup des insulaires du Royaume-Uni, non attachés à la glèbe par le besoin impérieux de vivre, des sortes de « Juif-errants » éprouvant constamment le besoin de changer de place, ne se trouvant bien nulle part, — lorsque l'on envisage la question du « spleen » au point de vue uroséméiologique, il nous semble que cette question peut être comprise d'une façon à la fois générale, simple et physiologique.

On ne peut oublier que : d'une part il n'est point spécial à la race anglo-saxonne (1) ; et que d'autre part le début de son apparition a coïncidé avec la chute du Premier Empire et la vulgarisation de l'emploi du sucre (saccharose) résultant de la

---

(1) Les Russes sont le plus souvent aussi des oxalhémiques ; et la bizarrerie de leur caractère doit certainement tenir à cette cause. Chez eux, c'est l'abus du thé et des matières grasses qui doit être surtout incriminé comme point de départ de l'auto-intoxication oxalique.

découverte par les chimistes français — lors du Blocus continental — de l'identité du sucre de betterave avec le sucre de canne.

On doit aussi se souvenir que, de même qu'*in vitro* c'est par l'oxydation incomplète du saccharose que s'est tout d'abord obtenu synthétiquement l'acide oxalique ; de même que la mannite donne également de l'acide oxalique par action de l'acide azotique ; de même l'hydrolyse intra-organique incomplète desdits saccharose et mannite n'aboutit presque jamais à la glycosurie, mais toujours à l'oxalurie... Témoignage non douteux de l'oxalhémie.

. . . .

Or, biologiquement, les trois troubles fonctionnels qu'occasionne l'intoxication oxalique sont :

Un empoisonnement du sang, au même titre que l'oxyde de carbone, atténuant l'hématose en diminuant sa valeur oxy-véhiculante pour l'hémoglobine ;

Un empoisonnement du système musculaire en rendant la fibre élastique moins facilement contractile ;

Un empoisonnement du système nerveux ayant surtout pour conséquence une incoordination plus ou moins complète des idées et même des mouvements...

Or, non seulement l'abus du sucre sous toutes les formes : sirops, confitures, sucre en morceaux, chocolat, etc., etc., rentre dans les conditions précitées de génération toxique oxalique.

Mais nombre de végétaux contiennent des oxalates tout formés : comme dans l'oseille, l'épinard, la tomate, le haricot vert, le haricot sec (quand il n'est pas décortiqué), le thé, la rhubarbe (dont les Anglais font de la confiture).

Mais encore la combustion organique incomplète des graisses alimentaires donne de l'acide oxalique après leur dédoublement hydrolytique gastro-entérique en mannite (1).

---

(1) E. GAUTRELET. — *Transformation partielle des matières grasses alimentaires en mannite par les digestions pepsique et pancréatique in vitro*, — C. R. Acad. Sciences. Déc. 1909.

Mais enfin la combustion intrà-organique de l'amidon, et surtout de l'amidon non hydrolysable à l'estomac par enrobement de matières grasses, comme celui des pâtisseries feuilletées, des pommes de terre frites, etc , en donnant des dérivés non entièrement glycosiques à transformer par le foie, peut aboutir à la formation d'acide oxalique.

De telle sorte que l'oxalhémie, l'auto-intoxication oxalique se trouve réalisée dans des conditions beaucoup plus fréquentes que les traités de Médecine générale ne semblent l'admettre (1), dans des conditions biologiques primant, peut-on dire, la Pathologie générale des maladies par Ralentissement de la nutrition.

Et les manifestations de l'oxalhémie ne se limitent point aux *troubles du système nerveux* précités (*spleen*), ni comme les mêmes traités de Médecine générale semblent le laisser croire à la *gravelle oxalique* et à ses manifestations secondaires : *hématurie,* avec ou sans *coliques néphrétiques, pyélo-néphrite calculeuse, calculs vésicaux phosphatiques à noyau oxalique, catarrhe vésical, cystite calculeuse.* Du côté de la vessie l'on peut encore constater un *ténesme du col* pris souvent, chez l'homme, pour de la prostatite.

Du côté du tube digestif : soit directement en formant des *calculs des voies biliaires* les oblitérant mécaniquement, soit indirectement en s'agglomérant sous forme de fines aiguilles irritant les canaux hépatiques ou le cholédoque et déterminant du *spasme des voies biliaires,* soit plus indirectement encore en occasionnant de l'entérite, simplement irritative et propagée au cholédoque, ou du *catarrhe entérique* de défense prolongé encore au cholédoque, l'oxalate de chaux peut simuler, à des degrés différents, l'*obstruction des voies biliaires.*

Du côté du pancréas en obstruant plus ou moins le canal de Wirsung, l'oxalate calcique peut, à l'état de calculs même très petits et agissant alors par voie réflexe, déterminer des troubles fonctionnels importants de la fonction pancréatique.

---

(1) L'intoxication oxycarbonique réalisée par les produits de combustion à flamme bleue du gaz ou du pétrole donnent également lieu à de l'auto-intoxication oxalique, l'acide oxalique n'étant au fond que de l'oxyde de carbone condensé et hydraté.

Du côté de la *prostate* ou de la *parotide*, l'oxalate de chaux peut, par agglomération calculeuse, déterminer des suppurations plus ou moins accusées.

Du côté de l'utérus, chez la femme, l'élimination d'oxalate de chaux peut être cause d'*endométrites*, de *cervicites* surtout, rebelles.

Du côté de la peau, l'acide oxalique s'élimine avec phénomènes irritatifs simulant le *psoriasis*.

Du côté des *bronches*, l'élimination d'oxalate de chaux détermine des *phénomènes congestifs* souvent pris pour de la tuberculose au début, surtout chez les jeunes gens — à l'époque de la formation — où elle est si fréquente comme l'oxalurie d'ailleurs, mais qui se différencient (les troubles circulatoires oxalhémiques) de ceux de la tuberculose par leur généralisation dans les deux poumons.

Du côté des voies aériennes supérieures, nombre d'*angines* (vulgairement considérées comme herpétiques), de *laryngites*. de *pharyngites* et même de *rhinites*, n'ont d'autre cause première qu'une excrétion locale d'oxalate calcique.

Enfin au point de vue général, l'auto-intoxication oxalique : par l'*anémie* anhématique qu'elle occasionne d'une part, peut laisser croire au *cancer ;* comme d'autre part, par les *troubles nerveux, névralgies, névrites* et *troubles spéciaux à la coordination des idées* plus particulièrement, elle peut simuler les *vésanies* les plus accusées ; comme enfin, par la même voie de l'*anhématose* qu'elle détermine, l'on voit assez fréquemment une *glycosurie*, plus ou moins intense, se manifester, et se manifester rebelle à toute thérapeutique, rebelle à toute hygiène autre que celles de l'auto-intoxication oxalique.

⁎

Thérapeutique et hygiène spéciales et générales de l'oxalhémie consistant :

D'une part à *éliminer de l'alimentation* les *matières grasses*, le *sucre* (saccharose), les *végétaux précités ;*

D'autre part à *éviter les milieux confinés à prédominance d'oxyde de carbone*, tels ceux créés par des lampes à gaz ou à pétrole (à flammes bleues ou blanches), par des poêles à gaz ou à pétrole (sans tuyaux d'entraînement des produits de combustion), par des braseros d'appartement, etc.

Enfin à *prescrire* aux malades oxalhémiques le traitement chlorydro-alcalin ci-dessous :

Limonade chlorhydrique (à 2 pour 1000) aux repas (un verre à madère), comme seul dissolvant de l'oxalate de chaux préformé ; et *bicarbonate de soude* ou plutôt *Eau de Vichy* (source de l'Hôpital), entre les repas, comme seuls agents d'exagération de la nutrition cellulaire susceptibles d'amener une hydrolyse totale des hydrates de carbone alimentaires d'ensemble.

Pour l'instant, nous n'étudierons pas dans son ensemble le problème si touffu et si complexe de l'auto-intoxication oxalique.

Nous n'en voulons retenir que trois points : deux ayant plus spécialement trait à une question touchant l'organisme militaire dans l'ordre du recrutement, les fausses tuberculoses oxalhémiques ; le second visant plus particulièrement certains névrosés irresponsables atteints de monomanie ambulatoire ou de sadisme dans l'organisme à la fois civil et militaire ; le troisième se référant à un détail de médecine générale encore peu connu, celui des entérites oxaliques avec oblitération partielle (calculeuse) du cholédoque ou du canal cystique simulant à la fois la cholécystite et l'appendicite ou encore la péritonite tuberculeuse.

Premier point :

A l'époque de la « formation », comme l'on dit vulgairement, c'est-à-dire à l'âge auquel jeunes gens et jeunes filles deviennent pubères, nubiles, autrement dit propres à la fécondation, les mutations bio-chimiques de l'organisme sont profondément troublées.

En particulier les échanges respiratoires et les échanges

généraux s'atténuent dans une large mesure ; d'où résultent, pour l'ensemble des sujets, et en particulier pour les jeunes arthritiques héréditaires, des conditions inférieures à la normale d'hydrolyse glycosique dans le torrent circulatoire, et, conséquemment, l'encrassement pour la machine humaine par les sous-produits, incomplètement oxydés, de l'oxydation du glucose glycogénique et de la mannite lipogénique, l'acide oxalique tout particulièrement.

Or, comme l'acide oxalique, en présence des bases alcalino-terreuses du « milieu intérieur » que représente le sang, a tendance à former de l'oxalate calcique ; comme celui-ci tend à son tour à s'éliminer par l'ensemble des muqueuses ; si, ce qui arrive plus fréquemment qu'on ne le croit, la perméabilité rénale a été atténuée chez les jeunes gens par des toxines provenant de fièvres éruptives (rougeole, scarlatine, etc.) méconnes ou insuffisamment soignées, il s'ensuit que l'élimination oxalo-calcique cherche à se faire par les muqueuses bronchiques et pulmonaires.

Et, en ce dernier cas, elle détermine des phénomènes irritatifs, accompagnés de toux opiniâtre, qui en imposent très souvent à l'examen clinique le plus attentif, surprenant peut on dire la bonne foi des plus vieux praticiens et leur faisant considérer comme phénomènes précurseurs de la tuberculose des accidents purement diathésiques.

Une différenciation clinique nette existe toutefois de ces phénomènes d'élimination oxalo-calcique des voies bronchiques et pulmonaires d'avec ceux de la tuberculose pulmonaire à ses débuts.

Chez les jeunes gens, la tuberculose pulmonaire débute toujours par une atténuation du rythme respiratoire aux sommets en général, au sommet gauche plus particulièrement.

Chez les adultes, et en particulier chez les adultes diabétiques, comme la tuberculose a le plus souvent pour cause occasionnelle une stase, une congestion pulmonaire, liées à un déplissement insuffisant du bas fond du poumon droit par surélèvement de ce bas-fond sous l'influence d'une exagération du volume du foie, avec culture microbienne suractivée par conditions de milieu (sucrées) supérieures à la normale , le début de la tuberculisation détermine toujours des phénomènes d'obscurité respiratoire limités à la base du poumon droit.

Dans la pseudo tuberculose oxalique, l'élimination oxalo-calcique se faisant par l'ensemble de la muqueuse pulmonaire et même souvent également par l'ensemble de la muqueuse des bronches, c'est l'ensemble du système respiratoire qui est affecté d'atonie respiratoire, avec parfois de petits crépitements liés au frottement des cristaux d'oxalate de chaux les uns contre les autres.

Et si nous nous appesantissons sur ces détails, c'est qu'il nous est arrivé à maintes reprises de voir des jeunes gens, réformés pour tuberculose pulmonaire, arriver à un âge extrêmement avancé sans qu'aucun des accidents du poumon tout d'abord pronostiqués se soit manifesté; c'est que nous avons vu plusieurs fois des jeunes gens « pris pour le service », alors que le médecin de la famille les déclarait phtisiques, faire d'excellents soldats, et, sous l'influence de la suractivité physique du service militaire, guérir absolument de leurs manifestations broncho-pulmonaires, en même temps que de leur urine disparaissait l'oxalate calcique, témoin de leurs mauvais échanges généraux primitifs.

Mais les accidents que la Clinique, insuffisamment documentée, rapporte parfois à la tuberculose, n'ont pas toujours pour siège le parenchyme pulmonaire.

L'un de nous a eu l'occasion de donner les soins à un militaire réformé pour orchite tuberculeuse.

Or, la dite orchite « tuberculeuse », n'était en réalité qu'une banale et ancienne orchite blennorrhagique entretenue et subissant des exaspérations par le fait d'une élimination uréthrale d'oxalate calcique.

Un traitement intensif par l'eau de Vichy (Hôpital), joint à un régime anti-arthritique et anti-oxalique, débarrassa le malade sans que, ultérieurement, aucune autre manifestasion tuberculeuse ne se soit produite.

Second point :

L'oxalate de chaux est également un poison du système nerveux, avons-nous dit préalablement.

Et, en ce moment, nous voulons attirer l'attention sur deux questions subsidiaires de cette auto-intoxication nerveuse.

Depuis le « *Juif-Errant* » dont nous parlions au début de cette note, la manie ambulatoire a atteint bien des « pauvres » gens !

Nous disons « pauvres » gens et non des « gens pauvres », car elle est loin de se limiter au « trimardeur » de tout âge. — nous en avons personnellement vu un de quatorze ans, — que nous connaissons tous : l'Anglais, l'Américain, le Russe, insatiables de déplacements à grand renfort de confortable, n'étant cependant pas des gens pauvres, mais de malheureux intoxiqués oxaliques, comme cette richissime « mistress » que l'un de nous analysa en 1889, et qui, pour aller de Vichy à Paris, s'en fut passer par le « Méroc », comme elle prononçait avec le gazouillement, si agréable à l'oreille, des filles de la brumeuse Angleterre !

Nous disons « pauvres gens » et non encore gens pauvres, en voulant parler de ces miséreux (moralement) troupiers, qui, au prix de mille dangers quand ils sont en colonnes dans nos Colonies, ou lorsqu'ils sont isolés dans un bordj algérien à la frontière marocaine, prennent, sans rime ni raison et au prix des dangers les plus grands, la « poudre d'escampette » et quittent un détachement où ils jouissaient d'un bien-être, relatif il est vrai, mais souvent supérieur à celui qu'ils avaient connu dans leur chaumière.

Nous disons « pauvres gens » en pensant à ces sadiques, tel le « Vampire du Muy », soit civils, soit militaires qui, soit « *at home* », soit au cours du « trimard », s'attaquent à de malheureux enfants isolés pour leur faire subir les « derniers outrages » en se débarrassant parfois de leur témoignage par la mort sous des formes diverses !

Et si nous avons parlé du « Vampire du Muy » : c'est qu'il a été donné à l'un de nous d'analyser son urine et d'y constater un quantum d'oxalate calcique des plus élevés.

Et si nous avons parlé d'autres sadiques : c'est que, tout récemment encore, au cours d'une expertise légale, l'un de nous eut l'occasion, au milieu du « sperme » constaté sur la chemise d'une fillette souillée par un « miséreux », d'y trouver, concomitamment à de nombreux sympexions, les cristaux d'oxalate de chaux, lui ayant fait conclure à : sperme provenant d'un homme atteint de prostatite oxalique.

Troisième point :

Ayant eu, à quatre reprises différentes, l'occasion de constater que les accidents graves, simulant tantôt l'inflammation des voies biliaires, tantôt l'appendicite, tantôt l'entérocolite, tantôt même une péritonite plus ou moins diffuse, avaient cédé au traitement chlorhydro-alcalin dont nous avons parlé précédemment ;

Comme nous avons été les premiers à signaler la fréquence de l'élimination oxalique par la voie des muqueuses intestinales ;

Comme, d'autre part, nous avons eu à deux reprises la bonne fortune de constater parmi des poussières ou des calculs d'élimination intestinale, des graviers d'oxalate de chaux de forme conique et dont la pointe présentait l'empreinte d'un calcul cholestérique, tandis que, en même temps, l'on retrouvait des calculs cholestériques présentant réciproquement l'empreinte d'un corps dur conique ;

Nous concluons que l'élimination oxalo-calcique intestinale peut parfois aboutir à la formation de graviers oblitérant soit l'orifice du cholédoque dans l'intestin, soit la « lumière » du canal cystique dans le cholédoque, et déterminant de la stase biliaire dans les voies biliaires, ou dans la vésicule biliaire ; d'où les accidents confus exprimés plus haut, parmi lesquels l'on peut même voir le remplissage de la poche cystique par calculs résultant de la précipitation *in situ* de la cholestérine biliaire sous l'influence des phénomènes irritatifs liés à l'oxalate calcique.

.   .   .   .

Faits que, en tout cas, nous livrons sans commentaires à l'appréciation des cliniciens, leur rappelant simplement l'adage : *Post hoc, propter hoc !* si souvent utilisé en Thérapeutique symptômatique ! ! !

Leur rappelant encore que, d'après nos observations personnelles, c'est dans l'oxalhémie que l'on a l'occasion de constater ces localisations douteuses qui font toutes, et alternativement, croire à de la colique néphrétique et à de la colique hépatique : au fond, l'élimination oxalique pouvant se faire à la fois du côté du rein et du côté de l'intestin, et déterminer des accidents plus spécialement localisés : soit aux reins, aux uretères ou à la vessie, soit à l'intestin, au canal cholédoque ou à la vésicule biliaire d'une façon presque simultanée ou alternante.

Leur rappelant encore que, les concrétions biliaires du canal cholédoque formées en amont du calcul oxalique oblitérant l'embouchure de ce canal dans le duodénum était molles le plus souvent, et que le calcul oxalique initial étant de faible volume, c'est dans l'oxalhémie que la colique « dite hépatique » *sine materia* (apparente !) est la plus fréquente...

***

Acétonhémie. — Mais l'acide lactique, l'acide urique, l'acide oxalique dont nous venons de montrer les conditions pathogéniques dans nombre de manifestations plus ou moins morbides de la Diathèse arthritique, ne sont point les seuls corps à « fonction acide » que l'économie « en mal d'osmose » puisse engendrer, ainsi que nous l'avons exposé, d'après LE GENDRE, au chapitre précédent.

Un dérivé de l'acide lactique, ou plus exactement son homologue supérieur, l'acide B-oxybutyrique (KULTZ), soit seul, soit associé à son sous-produit l'*acide crotonique* (STADELMAN), soit accompagné d'*acide diacétique* isolément (ROMME, EBSTEIN), ou d'acide diacétique et d'acétone simultanément (GERHARD, VON JAKSCH et CERESOLE), corps tous plus ou moins toxiques sauf le dernier (LEROUX, DREYFOUS, ALBERTOUS, DE NOBEL, DRESCHFELD, LÉPINE, JACCOUD), peuvent se présenter dans le sang (HUGOUNENCQ) et conséquemment dans les urines ou dans l'air expiré.

Voyons donc l'action de ces principes sur l'économie au cours des manifestations de l'arthritisme.

Au cours du diabète, — dit Le Gendre à qui nous emprunterons la majeure partie des données que nous allons exposer sur l'Acétonhémie et l'Oxybutyrhémie, — surviennent assez fréquemment des accidents nerveux, auxquels leur marche aigüe et presque foudroyante, leur terminaison presque constamment fatale, et une certaine ressemblance dans la période terminale, malgré d'assez nombreuses différences dans les symptômes et la marche, donnent un air de parenté.

Aussi les observateurs ont-ils à peu près tous accepté pour en désigner le syndrôme clinique : les noms de *coma diabétique*, ou coma acétonhémique.

Toutefois, la fréquence du « coma diabétique » serait plus restreinte d'après nos observations personnelles, — un cas sur 220 diabétiques, — 4,5 p. 100, — que Frerich semble le croire, lui qui l'indique dans 153 cas sur 250 diabètes, soit 61 p. 100.

On l'a constaté assez souvent chez des enfants et des jeunes gens (Leroux, Buhl), le plus souvent de 20 à 40 ans, en général dans la phase d'amaigrissement et de cachexie du diabète, mais quelquefois dans un diabète de fraîche date et même comme symptôme initial (Cyr). Pour notre part :

Nous l'avons à peu près exclusivement observé chez des jeunes gens, de 15 à 20 ans et des adultes de 25 à 35 ans ;

Et toujours dans le cas VI précité (p...) pour la glycosurie, c'est-à-dire dans le diabète « maigre » lié à des « troubles de fonction globale hépatique par atténuation totale de la fonction pancréatique », donc avec de très hautes doses de sucre urinaire ;

Toutefois nous dirons avoir rencontré une fois dans les urines d'une fillette de 5 ans de fortes doses d'acétone et d'acide oxybutyrique concordant avec la présence d'une centaine de grammes de glucose ; en ajoutant que la suppression du régime carné exclusif et l'Eau de Vichy-Hôpital faisaient, chez cette enfant, de suite baisser à la fois le sucre, l'acétone et l'acide oxybutyrique, ces derniers même tombant parfois à zéro.

On doit craindre l'apparition des accidents comateux quand, chez un diabétique, le volume de l'urine émise quotidienne-

ment diminue notablement sans que le poids du glucose excrété s'atténue parallèlement.

Conditions que réalisent occasionnellement les fatigues
musculaires et nerveuses excessives, un incident pathologique
exerçant une action dépressive sur le système nerveux (diarrhée, colique hépatique, opération de la cataracte, hernie
étranglée), un régime carné exclusif (JOUVEKE, ROSENFELD),
l'abus des opiacés (FAYLER, HILTGN-FAGGE).

Et, bien entendu, il ne faut pas confondre avec le coma
diabétique : non seulement tous les phénomènes comateux qui
peuvent survenir chez un diabétique par hémorrhagie cérébrale, pneumonie, néphrite, traumatisme.

Mais encore les accidents d'auto-intoxication, de quelque
nature on l'admette ;

Ni non plus le *collapsus diabétique*, bien différent, comme
« âge » (plus de 40 ans généralement) et comme apparence
physique des sujets (obésité), des conditions physiques précitées du coma diabétique vrai (maigreur).

L'aspect clinique du « collapsus diabétique » est, d'ailleurs,
tout autre que celui du coma diabétique.

Le collapsus consiste en l'apparition subite d'une sensation
d'extrême faiblesse, obligeant le malade à s'aliter, avec face
pâle, voix éteinte, pouls filiforme, battements cardiaques de
moins en moins perceptibles, abaissement thermique et
engourdissement général de plus en plus accentué, jusqu'à la
mort qui survient en 24 ou 48 heures ;

Mais pas de perte de l'intelligence, ni paralysie, ni abolition
du réflexe pupillaire.

L'acétonhémie — pour lui conserver son nom clinique —
bien que de toute évidence physiologique ce soient les acides
diacétique, crotonique et surtout B. oxybutyrique qui doivent
être mis en cause au point de vue pathogénique — l'acétonhémie, disons-nous, si parfois elle « surprend » à la fois le
malade et son médecin traitant, offre cependant toujours une
double période d'évolution.

A la PÉRIODE D'INVASION se rattachent les cinq ordres
de symptômes suivants :

1° *Odeur de l'haleine*, aigrelette, vaguement chloroformique, quelquefois seulement perceptible à l'approche directe du malade, d'autres fois se répandant à distance, c'est-à-dire emplissant la chambre du malade.

2° *Odeur des urines*, analogue à celle de l'haleine, mais moins constante.

3° *Dyspnée* plus ou moins intense, à forme « inspiratoire » surtout : mais sans orthopnée (c'est-à-dire que le malade peut respirer dans toutes les positions, même en décubitus dorsal), sans accélération de la respiration (pas plus de 16 à 18 inspirations par minute en général), sans irrégularité du pouls (s'accélérant à peine), sans surélévation de la température, sans signes sthétoscopiques aucuns, sans diminution marquée de la valeur oxyhémoglobinique.

4° *Troubles gastro-intestinaux* constants et se traduisant par : des nausées, des vomissements quelque fois incoercibles, de la diarrhée parfois d'apparence cholériforme, des douleurs abdominales accompagnées de météorisme.

5° *Troubles nerveux* tels qu'excitation, gaieté exagérée, incohérence de langage, agitation maniaque, auxquelles succèdent une dépression profonde, une indifférence apathique, une somnolence qui tourne rapidement au « coma ».

Des convulsions ont été signalées chez les enfants (Leroux et Baginsky). L'exagération de la dyspnée (Galée) ou l'épuisement excessif (Potain) peuvent amener la mort à cette période.

Mais c'est surtout à la période d'état que l' « acétonhémie » revêt des caractères de gravité inquiétants.

En effet, à cette PÉRIODE D'ETAT : c'est le « coma » véritable caractérisé par la perte de connaissance, du mouvement, de la sensibilité, qui se manifeste le plus souvent avec les symptômes ci-après :

Le malade est pâle, inerte, en décubitus dorsal, présentant des pupilles dilatées, réagissant toutefois à la lumière, en résolution musculaire complète, avec non seulement extrémités froides mais température centrale s'abaissant fortement et progressivement souvent jusqu'à $+ 35°$ C. ou même $+ 32°$ C.

Kusmann) jusqu'à la mort qui survient dans un délai moyen de 36 heures.

Jaccoud et Dreschfeld, d'une part, Lecorché, d'autre part. ont, toutefois, décrit deux formes différentes, et exceptionnelles en ont-ils convenu, de « coma acétonhémique. »

1° La forme « vertigineuse » ou « alcoolique » où, sans dyspepsie ni phénomènes abdominaux, les accidents débutent par la céphalalgie, le vertige, la sensation d'ivresse, la parole embarrassée et traînante, la titubation, jusqu'à ce que le malade s'affaisse dans une somnolence se terminant par les manifestations ultimes du cas précédent.

2° La forme « chronique » ou « intermittente, » représentée par un état prolongé d'accablement avec respiration pénible et suspirieuse, avec ventre douloureux et ballonné, avec odeur acétonique de l'haleine, en un mot une situation « non critique » jusqu'au jour où le malade tombe encore dans les manifestations ultimes de la période d'état précitée.

Mais alors, s'il nous était permis, après les Maîtres qui se sont prononcés sur la question, de formuler notre impression personnelle, — basée bien entendu sur les nouveaux faits que notre longue pratique des Maladies de la Nutrition nous a mis à même d'observer, — nous dirions ceci :

La « période d'état » de l' « acétonhémie » est exclusivement liée à l'autointoxication oxybutyrique, à l'oxybutyrhémie;

La « période d'invasion » de l'acétonhémie » dépend d'une autointoxication à la fois acétonique et diacétique = diacéthémie ;

La forme « vertigineuse » de l' « acétonhémie » a surtout pour origine une autointoxication crotonique = crotonhémie ;

Les formes « chroniques » de « l'acétonhémie et « intermittente » ne sont liées qu'à une autointoxication acétonique = acétonhémie vraie.

Mais, quoi qu'il en soit de ces différences, — dont la dernière cependant a son importance négative, en ce sens que l' « acétonhémie vraie » plus ou moins accentuée étant à peu près la règle chez les Dysosmotiques, on ne lui voit guère produire d'autres accidents qu'une « somnolence » fréquente pour tous les arthritiques non excités simultanément par l'oxalhémie, — une chose certaine découle de cette étude de l'autointoxication acétonhémique ;

C'est que la Dysfonction osmo-nutritive se trouve en la circonstance à la fois « cause » et « effet ».

« Cause » puisque ce sont les atténuations dialytiques des échanges interstitiels qui créent l'hyperacidhémie primitive et qui exagèrent cette hyperacidhémie lorsqu'une désintégration tissulaire importante entraîne les malades vers la « consomption ».

« Effet » puisque cette hyperacidhémie a pour résultat une foule de troubles secondaires des conditions biologiques des arthritiques, leur faisant secondairement produire des composés de plus en plus toxiques pour leur « miséreuse » économie.

CHAPITRE DOUZIÈME

Manifestations arthritiques générales d'ordre biologique

ADIPOSE — SCORBUT — ANÉMIE — LYMPHATISME — SCROFULE — ÉTAT CATARRHAL

Lors de la classification générale des Etres dans la série thermique, selon les conditions de leurs échanges généraux, et selon aussi la valeur isolante de leur enveloppe protectrice contre les écarts climatériques, nous avons dit que l'Homme ne possédait, lui, aucune enveloppe protectrice.

Et, de fait, eu égard à celles :

Externes = plumes (oiseaux), poils (mammifères en général) ;

Internes = couche graisseuse (porc et cétacés), auxquelles nous avions fait allusion dans nos subdivisions « homéothermiques » ;

Il était impossible d'y comprendre l'Homme, dont le simple tissu cellulaire sous-cutané — à peine chargé de matières grasses = 5 p. 100 seulement du poids total du corps en moyenne (Burdach), — constitue plutôt un revêtement protecteur contre les à-coups mécaniques que contre les variations thermiques.

Et cependant, il est hors de doute que tout écart entre le rapport du quantum des matières grasses déposées dans l'organisme humain à la normale précitée offre des conséquences funestes pour les fonctions osmo-nutritives générales.

Au point de vue de l'atténuation du tissu adipo-cellulaire sous-cutané, il y a peu de chose à dire :

Soit en dehors de la connaissance de la « frilosité » qu'elle provoque en permettant trop facilement au sang des organes centraux de venir perdre de sa température au contact de l'épiderme ;

Soit en dehors des conséquences mécaniques défavorables qu'elle crée à nombre d'éléments anatomiques secondaires.

Mais, au contraire, l'exagération de ce tissu adipo-cellulaire doit être étudiée d'une façon détaillée ; car l'importance de cette exagération est grande en général, est de premier ordre peut-on dire dans l'ensemble des troubles de la dystrophie osmo-nutritive.

C'est que, chez l'Homme :

Au lieu d'un dépôt graisseux à peu près exclusivement localisé au tissu cellulaire sous-cutané, — donc utilisable surtout comme antidéperditeur thermique, comme « anticalorifuge », — ainsi qu'on le constate chez le porc, la baleine, le dauphin, etc. ;

Lorsque la « graisse » envahit l'organisme ; c'est généralement dans son ensemble.

Et, alors :

Les troubles pouvant résulter de la surcharge graisseuse ne sont point seulement ceux qu'est capable de provoquer un défaut d'écart thermique centro-périphérique ;

Mais l'exagération de la masse graisseuse totale du corps peut offrir trois modes différents tant au point de vue histologique et immédiat, qu'au point de vue de ses conséquences physiologiques secondaires.

L'adipose peut consister en une simple surcharge métaphysiologique graisseuse du tissu cellulaire général, — son support normal, — plus ou moins hypertrophié.

L'adipose peut, en outre, déterminer des infiltrations graisseuses extraphysiologiques entre les éléments tissulaires actifs : muscles par exemple.

L'adipose peut, de nouveau, surajouter à ces deux conditions métaphysiologiques et extraphysiologiques la dégénérescence morbide de certains éléments tissulaires : muscles, encore, à titre d'exemple.

Quoiqu'il en soit :

Tout d'abord, l'adipose est-elle générale, mais légère : on lui donne plus particulièrement le nom d' « embompoint » ;

Ensuite, est-elle également générale, tout en s'accentuant et en prenant une prédominance abdominale : elle porte le nom d' « obésité » ;

Encore, s'étend-elle de nouveau à tout le corps, et cela d'une façon extrême : on la dénomme « polysarcie » (Cœlius Aurelianus) ;

Enfin, se manifeste-t-elle plus particulièrement par une exagération locale des « formes avant ou arrière (1) » — telles, comme types extrêmes, la « Vénus callipyge », les femmes Hottentotes et Boschimanes ; — elle correspond, — pour nous autres Européens, — à une véritable « difformité » stéatosique que l'expression « stéatopygie » définit suggestivement pour la dernière.

Au point de vue médical général, l'on considère que le développement exagéré du tissu graisseux et de son support anatomique le tissu conjonctif ne constitue une « maladie » que lorsque sa présence entrave le jeu — mécanique ou physiologique — d'un organe quelconque, c'est-à-dire lorsqu'il a créé des troubles fonctionnels cliniquement constatables.

Mais, doit-il en être ainsi pour le médecin qui s'occupe d'une façon spéciale des Maladies de la Nutrition ?

Au point de vue de la Pathologie générale, doit-on attendre que des accidents liés à l'Adipose se manifestent, — objectivement ou subjectivement, — pour combattre la stéatose ?

N'est-il pas sage de savoir prévoir l'Adipose, de savoir dépister la stéatose chez un sujet en apparence bien portant, mais pour lequel cependant un « avenir pathologique » non douteux est en train de s'ériger sur une Dysfonction osmonutritive à « type lipogénique », sur une « dyscrasie lipogénique » (Le Gendre), commençantes ?

Tout ce que nous montrerons, dans un instant des consé-

---

(1) La *stéatopygie* qui existe à certains degrés chez les Hottentotes et constamment chez les Boschimanes, consiste en une hypertrophie énorme du pannicule adipeux de la région fessière ; quant au tablier des Hottentotes, il est constitué par une hypertrophie des petites lèvres qui peuvent atteindre 15 à 18 centimètres, disposition dont on trouve, paraît-il, l'analogue chez les femelles des singes anthropoïdes.

quences morbides secondaires de l'Adipose autorise, croyons-
nous, à raisonner ainsi, c'est-à-dire à se laisser guider en cette
circonstance par le proverbe : « *Prévoir : c'est être sage !* »

Mais alors une question préjudicielle se pose :

Si l'on sait bien où finit la « lipomatose » plus ou moins
générale, la stéatose ;

Comment un clinicien peut-il se rendre compte où elle
commence, et quand elle commence ?

Autrement dit, comment un médecin, peut-il savoir si, oui
ou non, un client ne présentant encore aucun trouble fonctionnel appelant son attention clinique sur l'Adipose, a ou n'a
pas dores et déjà du tissu adipeux en proportion exagérée, ne
commence pas à faire de la stéatose ?

Or, la formule établie par l'un de nous pour l'obtention
du « coefficient biologique » appliqué à la séméiologie urologique, — formule que nous avons exposée précédemment et
qui précisément repose sur l'étude des proportionnalités tissulaires générales, — permet de dépister avec certitude la Dysfonction stéatosique, même en ses manifestations les plus
réduites.

Reprenons, pour notre démonstration, l'exemple de cette
formule que nous avons donné en la présentant à nos lecteurs
(page 316).

Voici un sujet qui offre une taille de 172 centimètres ;

D'après sa « taille », il devrait peser : $172 \times 0,4 = 68$ k. 8.

Ce sujet a une carrure de 45 centimètres ;

D'après cette « carrure », son poids devrait être :
$45 \times 1.6 = 72$ k. 0.

Et la moyenne de ces deux chiffres :

$$\frac{68.8 + 72.0}{2} = 70 \text{ k. 4}$$ exprime le poids que devrait avoir

le sujet sans tenir compte de son âge, ou plus exactement en
admettant qu'il ait l'un des âges : 30 ans ou 60 ans.

Mais, dans l'exemple que nous étudions, le sujet n'a ni 30
ni 60 ans, mais bien 36 ans ;

C'est pour quoi, il y a lieu de faire une correction (1) au chiffre 70 k. 4 précité ; et cette correction doit être de :

$$\frac{70.4}{30} \times \frac{36-30}{4} = 2{,}346 \times 1{,}5 = 3 \text{ k. } 5 \text{ de poids supplémen-}$$

taire.

Donc le « poids théorique » du sujet observé devient ainsi :

$$70.4 + 3.5 = 73 \text{ k. } 9.$$

Or, nous avons dit que ce sujet pesait :

84 k. 000 tout habillé (poids brut),

Et 82 k. 200 sans vêtements (poids net) (2) ;

Ce qui fait que : ce sujet présentant un poids net = 84 k. 000 supérieur à son poids théorique = 73 k. 900, a, de toute évidence, une surcharge graisseuse ; est, de toute certitude, un adipeux ; bien que, en apparence, il se présente sous le « jour » d'un homme en parfait état de santé.

* *

Les opérations chimiques de l'osmo-nutrition générale étant continues, tandis que l'alimentation et par suite la nutrimentation, — qui apporte au sang les matériaux empruntés à l'alimentation et nécessaires à la nutrition, — étant intermit-

---

(1) La correction d'âge se fait — de 30 à 45 ans — en divisant par 30 le poids théorique moyen calculé d'après la taille et la carrure, et multipliant le chiffre obtenu par le quart de la différence existant entre l'âge vrai et 30 ans.

De 45 à 60 ans, c'est par le quart de différence existant entre l'âge vrai et 60 ans qu'il faudrait opérer.

Au-dessous de 30 ans, et au-dessus de 60 ans, consulter les formules spéciales établies par E. GAUTRELET dans son volume : *Urines, dépôts, sédiments, calculs.*

(2) En hiver la moyenne du poids des vêtements (pour un climat moyen) est de 10 p. 100 du poids du corps ;

En été cette moyenne vestimentaire est de 5 p. 100 ;

En saison intermédiaires (printemps et automne), on peut l'estimer à 7,5 p. 100.

On a donc ainsi le moyen de savoir approximativement le poids net d'un sujet dont, — pour des raisons quelconques, — l'on ne peut obtenir le poids corporel sans vêtements.

tentes ; il était nécessaire qu'il existât en certains points de l'économie des matériaux nutritifs de réserve.

Aussi, la Nature, — dont l'étude approfondie consacre la prévoyance ! — a-t-elle constitué à l'activité fonctionnelle de l'organisme une triple réserve hydrocarbonée.

Réserve primaire : constituée par le glycogène musculaire ;

Réserve secondaire : liée au glycogène hépatique ;

Réserve tertiaire : formée par la « graisse » du tissu cellulaire :

Le « glucose circulatoire » n'étant lui, au fond, que le « substratum final » d'emploi de ces trois réserves, quand il ne provient pas directement de la nutrimentation ;

Réserves enfin dont l'utilité, pour ne pas dire l'urgence, est prouvée par les conditions métaphysiologiques et morbides de suppression : « l'entraînement sportif » (coureurs, cyclistes, jockeys, athlètes, gymnastes), l'état fébrile, par exemple.

L' « entraînement sportif » a, en effet, pour but de faire disparaître le tissu adipeux de façon à diminuer le « poids mort » du corps en développant au contraire au maximum le système musculaire et en élargissant la « poitrine » pour favoriser la respiration, c'est-à-dire l'hématose, c'est-à-dire l'apport oxygénique aux éléments hydrocarbonés respiratoires (glucose) susceptibles d'engendrer par leur combustion interstitielle la chaleur et la force.

Seulement, les individus ainsi « entraînés » par un travail mécanique considérable, mais de courte durée : comme celui que les Anciens exigeaient d'un coureur ou d'un gladiateur, que les modernes demandent à un cheval de course ou à une équipe de canotiers, ne peuvent supporter ni le jeune ni l'abstinence, états dans lesquels l'individu doit vivre sur les réserves de combustibles.

Quand leur alimentation est insuffisante et irrégulière, comme pendant la guerre, comme pendant les maladies qui entravent l'alimentation, ils tombent rapidement dans l'inanition, c'est-à-dire que leur organisme puise pour son entretien dans la matière de ses éléments anatomiques actifs qui se détruisent. Bouchard rappelle que les gladiateurs du cirque, enrôlés dans les armées du Bas-Empire, faisaient de détestables soldats, sans aucune endurance.

Dans les maladies où la fièvre augmente les oxydations, et où le trouble des fonctions digestives met obstacle pendant un temps prolongé à l'apport des substances nutritives, l'organisme puise dans le tissu adipeux les matériaux nécessaires à l'entretien des grandes fonctions. (LEGENDRE).

Nous avons préalablement étudié les conditions de défaut d'emploi du glucose circulatoire ; voyons maintenant celles liées à la « dyscrasie lipogénique » : laquelle peut arriver à constituer à l'organisme : une surcharge générale cinq fois plus forte que la normale, soit allant jusqu'à 25 p. 100 du poids du corps ; des surcharges locales, foie par exemple, s'élevant de la normale moyenne de 3 p. 100 à 80 p. 100, avec forte déshydratation tissulaire (FRERICHS).

Les graisses sont apportées à l'économie sous quatre formes différentes et générales (alimentation) :

1° et 2'. — Pour la majeure partie (beurre, graisse, huiles à l'état frais), sous forme de « graisses neutres », c'est-à-dire de stéarine, palmitine, oléine, autrement dit éthers stéarique, palmitique, oléique de la glycérine, soit libres, soit enfermés dans une enveloppe protéique, c'est-à-dire azotée.

3°. — En faible proportion sous forme d'acides stéarique, palmitique, oléique, acroléique, et de glycérine ou d'acroléine dissociées (matières grasses, rances ou surchauffées) ;

4° En infime proportion « en l'espèce » de savon, par suite de la combinaison des acides gras déjà énumérés (acide stéarique, palmitique, oléique), avec les rares alcalis alimentaires libres ou carbonatés (bicarbonates alcalins-terreux ou carbonates alcalins proprement dits).

Dans l'estomac, une partie des « graisses neutres » libres provenant de l'alimentation se dissocie, s'hydrolyse pour former entre leur glycérine et l'acide phosphorique (des phosphates alimentaires) aussi libéré par réaction de l'acide chlorhydrique du suc gastrique ou des acides provenant de fermentations secondaires (acides acétique et butyrique tout particulièrement) — des « phosphines » (glycérophosphates,

éthers phosphoriques de la glycérine), qui sont absorbées localement ou passent secondairement encore dans la « circulation
porte » c'est-à-dire dans le foie, lorsque le bol alimentaire a été
déversé de l'estomac à l'intestin grêle ;

Tandis que les acides gras devenus libres, — plus ou moins
abondamment selon l'état moins ou plus acide de l'estomac, —
s'emparent dans le duodénum — ou ses prolongements le
jéjunuum et l'iléon — des alcalis du suc entérique et des
alcalis biliaires pour former des savons qui émulsionnent la
plus grande part de la graisse non « phosphinée », et que les
chylifères absorbent, avec cette graisse simplement émul-
sionnée, pour les porter à la veine cave inférieure sans passer,
contrairement aux phosphines, par la « voie hépatique ».

Les stéarine, palmitime et oléine à enveloppe azotée passent
sensiblement inertes dans l'estomac, mais sont en toute sécurité
libérées par la pancréatine dans l'intestin grêle : d'où, hydro-
lysées alors à la manière des mêmes principes libres, elles subissent des métamorphoses identiques.

De telle sorte que le sang peut contenir cinq types chimiques différents d'éléments gras, en y comprenant la
cholestérine fabriquée au foie par hydrolyse partielle des
« phosphines » mettant en liberté de l'acide phosphorique
(double rôle néfaste de l'alimentation grasse en cas de dystrophie osmo-nutritive plus spécialement localisée au tube digestif,
— qui peut produire plus de phosphines par excès de sa
réaction acide, — ou localisée au foie, — dont l'acide phosphorique exagère la fonction réductrice, — et qui montre une
fois de plus le caractère véritablement hyperfonctionnel des
troubles de la glande hépatique dans les états morbides
jusqu'ici considérés comme « hypohépatiques » ou « anhépa-
tiques » » :

1°. — Graisses neutres,

2°. — Savons d'acides gras,

3°. — Phosphines,

4°. — Lécithine,

5°. — Cholestérine.

Voyons, comment ces éléments gras, peuvent, doivent,

dirons-nous, tant être utilisés dans l'organisme, que s'éliminer de l'organisme.

Cette étude, surajoutée à celle des cas où il y a simplement hyperabsorption graisseuse, donnera la clef de l'ensemble des troubles osmo-nutritifs d'origine stéatosique·

**

Une fois introduits dans le sang, — cholestérine à part bien entendu puisque ce principe s'élimine normalement à peu près complètement et directement du foie par les « voies biliaires », — les corps gras subissent physiologiquement une triple mutation chimique : graisse neutre, savons, phosphines, qui sont tout d'abord dédoublées : l'acide phosphorique étant utilisé pour la régénération du tissu nerveux ou du tissu osseux ; les éléments ternaires — glycérine et acides gras — passant tout d'abord à la forme glycogène (Van Deen), puis à celle de glucose (Kosmann) pour finalement s'éliminer sous forme d'eau et d'acide carbonique (Catillon).

Mais les formes « graisses neutres » et « phosphines » sont, on le remarquera, moins avantageuses pour l'assimilation que les formes « acides gras » et « savons », tant par suite du dédoublement à la seconde puissance que les premières ont à subir pour être utilisées biologiquement, que par la proportion exagérée d'acide phosphorique que les secondes mettent en liberté au moment de leur hydrolyse hépatique.

Acide phosphorique :

Qui, d'une part, suracidifie l'économie ;

Qui, d'autre part, — par la facilité qu'il donne aux graisses neutres provenant de l'hydrolyse des phosphines de se précipiter dans les tissus dès que les phosphines se trouvent en contact avec un milieu plus alcalin que celui du sang, — permet donc tout particulièrement les dépôts graisseux des organes à irriguation atténuée.

Ce qui explique à la fois :

L'adipose des dyspeptiques petits mangeurs et petits buveurs, au même titre que celle des « bons vivants » gros mangeurs et gros buveurs ;

L'adipose des continents (hommes) ;

Et au contraire la maigreur réelle des hommes abusant de l'acte vénérien : selon d'ailleurs le proverbe : « Un bon coq n'est jamais gras ! »

Mais, outre leur origine alimentaire, — normale, — les graisses de l'économie peuvent reconnaître une provenance « autogène », — anormale celle-là !

Nous voulons parler de la formation de matières grasses aux dépens de la matière azotée tissulaire, laquelle formation accompagne souvent : tant les glycosuries d'une certaine importance, que les formes exagérées de l'adipose.

Les diabétiques présentant de l'hyperexcrétion azotée, c'est-à-dire hyperazoturiques, ne sont point, en effet, tous maigres, contrairement à ce que la chimie semble le croire, et contrairement aussi à ce que ces conditions biochimiques pourraient à priori laisser penser.

C'est que :

Chez beaucoup de diabétiques, qui éliminent des taux de glycose supérieurs à ceux que leur alimentation comporte, — diabétiques nerveux principalement et que le régime ne réduit pas comme élimination sucrée, — la dégénérescence hydrolytique des éléments quaternaires de leurs tissus résultant du déséquilibre osmo-nutritif comporte la mise en liberté d'éléments ternaires ;

Qui, normalement, feraient de l'eau et de l'acide carbonique ;

Qui, chez des arthritiques généraux, feraient des acides à type « lactique » ;

Mais qui, chez eux, par suite du jet incessant, dans les échanges interstitiels d'une somme d'éléments ternaires supérieurs proportionnellement à l'oxygène hématique, se traduit par des produits de combustion très réduits, n'atteignant même pas l'acide lactique et « consorts », et parmi lesquels le « glucose » et les « graisses neutres » marchent de pair.

C'est que, chez beaucoup de « polysarciques » une sorte de cercle vicieux s'établit.

Veut-on, par exemple, réduire, leur tissu graisseux en

excès par l'hygiène sous toutes ses formes, et particulièrement, ainsi qu'on le fait habituellement, par la combinaison de l'exercice avec un régime restreint ?

Du fait de la mauvaise hématose que présentent ces sujets, l'apport oxyhémoglobinique aux éléments cellulaires étant faible ; et cet apport étant encore atténué comme valeur oxydante par la réaction trop faiblement alcaline du « milieu intérieur » résultant des conditions de travail musculaire ;

Il s'en suit que l'hydrolyse quaternaire globale des tissus détruits par les échanges exagérés liés au « mouvement » n'atteint pas sa valeur totale ; et que les éléments ternaires en découlant, au lieu de subir la seconde hydrolyse les faisant expulser de l'organisme sous forme d'eau et d'acide carbonique par le poumon, ou sous forme même de « glucose » ou d'acide lactique par les reins, n'aboutit qu'à la formation d'éthers gras qui, — non charriés dans la circulation générale par ce que non repris en solution par des alcalis, — se déposent *in situ*.

Ce qui explique la diminution par exemple du tour de taille de ces sujets coïncidant avec une augmentation de leur poids.

Les voies d'élimination de la graisse sont d'une façon générale la peau et les reins :

1° La peau ,

Qui normalement en rejette une certaine proportion par ses glandes sébacées ;

Mais qui peut, en certaines circonstances, voir croître cette élimination au point de lui constituer toute une série d'affections à type spécial : acné sébacée, acné séborrhéique, eczéma séborrhéique, érythème intertrigineux, séborrhées, hyperhydrose (Unna, Hallopeau), sous l'influence de la décomposition, par les acides d'élimination des glandes sudoripares, des éthers gras des glandes sébacées de voisinage, avec ainsi mise en liberté d'acides gras irritants.

2° Les reins :

Qui, physiologiquement, n'en éliminent que des traces ; mais qui :

Lorsqu'il y a eu insuffisance des alcalis intestinaux pour dissoudre la graisse alimentaire ;

Lorsqu'il y a eu encore insuffisance des savons pour émulsionner définitivement la graisse portée au sang par les chylifères ;

Lorsque surtout, et plutôt même, l'hypoalcalimétrie hématique a détruit une partie de ces savons émulsionnants, donc a mis des graisses neutres en liberté dans le torrent circulatoire ;

Peuvent, — par l'intermédiaire de la « liphémie » ainsi créée, — en laisser dialyser aux glomérules une proportion appréciable, constituant la « lipurie » ou « chylurie. » (CL. BERNARD).

3° et 4°.— Chez l' « homme proprement dit, » une troisième et très importante voie d'excrétion des corps gras est le « liquide spermatique » qui, outre les graisses neutres qu'il renferme en nature, contient encore des glycérophosphates et des éthers gras de la lécithine ;

Voie d'excrétion normale que l' « abstinence sexuelle » ou la « castration » suppriment en créant une surcharge graisseuse sanguine à type « éthers phosphorés de la glycérine » qui, de même que l'injection de « liquides orchitiques », détermine de l'adipose (adipose des abstinents et des eunuques).

Chez la femme, la « fonction ovulaire » absorbe également une certaine proportion de matières grasses des mêmes types : stéarine, palmitine, oléine, acide phosphoglycérique, lécithines, de même que la « fonction spermatique » de l'Homme ;

Et l'atténuation de cette fonction ovulaire par dysménorrhée, ménorrhagies, métrorrhagies, de même que sa suppression par ovariotomie totale conduisent encore aux mêmes troubles osmo-nutritifs lipogéniques que chez l'Homme (Adipose des femmes mal réglées, adipose des femmes castrées).

5°. — Enfin les « déjections intestinales » contiennent toujours une certaine proportion de matières grasses non utilisées par les moyens biologiques précédents.

Mais : soit en cas de surabondance alimentaire, soit en cas de trouble de fonction pancréatique ou de défaut d'alcalinité de la sécrétion biliaire, la proportion des matières grasses abandonnée par les « fœces » peut devenir considérable, de même que la nature des matières grasses peut être différente (acides gras libres donc irritants par exemple).

La copro-chimie et l'uroséméiologie donnent des renseignements précieux comme étiologie de ces états morbides.

**

Les troubles imputables à l'Adipose sont nécessairement variables suivant que tels ou tels organes sont surchargés de tissu adipeux ; et il n'est guère possible d'expliquer, dit Le Gendre, pourquoi c'est tel organe plutôt que tel autre qui est envahi par la graisse. Cependant l'observation quotidienne démontre que c'est le tissu cellulaire sous-cutané qui se charge tout d'abord de matière adipeuse : on ne voit guère les symptômes de l'Adipose des cavités splanchniques chez un individu dont la lipomatose sous-cutanée n'a pas encore altéré les formes extérieures. »

Eh bien, si l'on rapproche de ce que nous avons dit il y a un instant : que les « phosphines » avaient tendance à s'hydrolyser en phosphates et éthers stéarique, palmatique et oléique, lorsque la réaction du « milieu » dans lequel elles étaient plongées augmentait comme alcalinité en se rapprochant à la fois ;

Du tableau relevé à la page 22 pour l'absorption en oxygène à l'heure par 100 grammes de chaque organe ;

Et des chiffres que nous avons donnés autrefois d'après Launois et Morau, Beclard, pour les diamètres relatifs des calibres des capillaires : $0^{mm}0150 = 15\,\mu$, os, les muqueuses en général, tissu cellulaire, $0^{mm}0060$ et même $0^{mm}0050 = 6$ ou $5\,\mu$, poumons, muscles, peau, système nerveux : le diamètre moyen des hématies étant $0^{mm}0077 = 7\,\mu\,7$;

On comprendra que ce soit dans les organes où la circulation est la moins hématosante que la graisse ait toujours tendance à se déposer parce que ce sont les organes dont l'alcalinité est la plus élevée.

Et, qu'on veuille bien le remarquer, le système osseux,

dont les capillaires ont précisément le calibre le plus grand, est précisément aussi celui où le double aboutissant de l'hydro-lyse : précipitation de graisse et précipitation de phosphates est à la fois le plus abondant et même vraiment normal.

Quoiqu'il en soit de ce détail, l'on peut dire que la graisse ne s'accumule pas uniformément dans tous les points de l'orga-nisme et que ce sont surtout les organes riches en graisse à l'état physiologique, — parce que moins actifs biologiquement parlant, — qui, chez les obèses, reçoivent une surcharge adipeuse.

Parties antérieures et latérales de l'abdomen, lombes, fesses, mamelles, régions cervicale et mentonnière, partie moyenne des joues, régions axillaires, inguinales, poplitées, palmaires, plantaires, épiploon et mésentère, appendices épi-ploïques du gros intestin, atmosphère circum-rénale, tissu cellulaire des fosses iliaques et du petit bassin chez la femme, faisceaux de la vessie (Ch. Robin), cavité rachidienne (en re-foulant le liquide céphalo-rachidien dans le crâne et en com-primant l'encéphale (Ch. Richet), tissu sous-pleural, médiastin sont sujets aux dépôts graisseux.

Mais la graisse peut encore s'accumuler sous les aponé-vroses, dans les interstices des muscles, et s'insinue même entre leurs faisceaux primitifs, allant jusqu'à déterminer par compression un certain degré d'atrophie des fibres.

Et la plus grave de toutes ces localisations est celle qui affecte le cœur. La graisse se dépose d'abord sous le péricarde viscéral comblant les sillons interventriculaires et l'échancrure qui correspond à la pointe du ventricule droit, enserrant à la base l'orifice des gros vaisseaux ; à un degré plus avancé (surcharge graisseuse), l'infiltration adipeuse gagne le ventri-cule gauche et s'insinue entre les faisceaux du myocarde, qui, peu à peu, s'atrophient et dégénèrent (stéatose, transformation graisseuse) ; on retrouve des ilots de vésicules adipeuses faisant des taches jaunâtres jusque sous l'endocarde.

Les poumons échappent à la surcharge graisseuse, mais l'accumulation de graisse dans le tissu sous-pleural et dans le médiastin retentit indirectement sur leur fonctionnement en limitant leur expansion.

Parmi les organes parenchymateux, le foie est le plus atteint par la graisse ; s'il souffre peu de la compression périphérique par la graisse des épyploons, il reçoit les matières grasses au cœur même de ses lobules, c'est dans la cellule hépatique que se fait l'accumulation adipeuse (LE GENDRE).

Donc la circulation du foie, déjà si peu active comme rapidité relativement à la circulation générale, tend à se ralentir encore.

Et ce, d'autant plus que le cœur simultanément stéatosé ne compense pas par une poussée « a retro » suffisante ce ralentissement mécanique local ;

Et ce, d'autant plus encore que, le plus souvent, tout au moins chez les obèses héréditaires, ainsi que l'a remarqué BOUCHARD chez les enfants, — les enfants israélites en particulier, — il existe chez les obèses une étroitesse congénitale de tout le système vasculaire : le cœur est petit, l'aorte petite, l'artère pulmonaire est petite ; les poumons sont étroits, le foie est exigu ; et avec cela le corps est grand, les muscles volumineux. Ces sujets deviennent obèses dès les premières années de leur existence, et avec les années cette obésité devient monstrueuse. Il y a chez eux disproportion entre l'appareil qui distribue l'oxygène et les appareils qui le consomment ; et quoique leur sang jouisse, de la richesse relative normale, quoique chaque millimètre cube renferme plus de 5.000.000 de globules, la masse totale du sang est inférieure à ce qu'elle devrait être, les oxydations sont entravées par une sorte d'anémie relative (*chlorose des géants*) (LE GENDRE).

D'ou : cause nouvelle d'hydrolyse hémoglobinique exagérée au foie, c'est-à-dire cause nouvelle d'hypofonction totale de l'organe et par suite cause nouvelle d'hyperacidité plasmatique ;

C'est-à-dire cause nouvelle d'osmo-nutrition viciée d'une façon générale chez l'obèse.

De telle sorte que :

Pour l'accumulation graisseuse dans l'organisme en général, comme pour l'accumulation glycosique plasmatique ;

L'on peut également dire qu'elles sont à la fois : effets et causes dans l'ensemble des troubles morbides de la Dystrophie osmo-nutritive (1).

Et ce, d'autant plus, que d'après Kraus la glycérine, — évidemment en exagérant les conditions d'isotomie sanguine, — agit comme hématolysante à l'égard des globules rouges.

Ce qui nous conduit :

Malgré l'observation de Bouchard du maintien des globules rouges à un taux au moins égal à la normale chez de nombreux obèses ;

Et malgré la distinction en *obèses pléthoriques* et *obèses anémiques* faite par Le Gendre ;

A admettre que :

Si la quantité des hématies ne diminue pas toujours chez les obèses — et ce peut-être en vertu d'un phénomène de défense de l'organisme, autrement dit en raison de ce que chez les obèses une « irrigation insuffisante », une « diminution dans le débit du liquide nourricier », une atténuation quantitative de l'hémoglobine, une hypoalcalihémie existant, la Nature cherche par une exagération du nombre des globules rouges à obtenir, envers et contre toutes conditions biologiques défectueuses, une hématose et par suite une osmo-nutrition suffisantes.

1° Les obèses sont généralement des hypohémoglobinémiques, comme d'ailleurs l'ensemble des arthritiques ;

2° Si certains obèses présentent, malgré cet état d'oligohémoglobinhémie, une face « rouge et congestionnée » ; c'est moins à leur richesse pigmentaire qu'il faut l'attribuer qu'à un mauvais fonctionnement de leur appareil circulatoire de retour, le système veineux.

Et, de fait, l'un des premiers symptômes morbides accusés par les obèses, avant même l' « *essoufflement* », l' « *anhélation* »

---

(1) Qui arrive, par privation d'eau du tissu hépatique, à supprimer à peu près complètement la formation des pigments biliaires vrais (bilirubine et dérivés), pour ne plus lui laisser faire que de l'urobiline dans les foies stéatosés.

est une diminution du rapport normal $= \dfrac{1}{3}$ des inspirations avec le pouls ; témoignage de la gêne hématosique initiale.

Ainsi, c'est-à-dire par leur hypohématose occasionnée par l'Hyperacidité générale, par l'Hypo-hémoglobinhémie, par la liphémie (graisses neutres $= 4,12$ et cholestérine $= 10,5$ p. 1000 (RITTER) au lieu de 1,20 à 1,70 p. 1000 de matières grasses totales à l'état normal), que par un « jeu » insuffisant des poumons et les mauvaises conditions circulatoires que présentent les obèses, s'explique le sang noir qui classe les obèses au premier rang des « sang bleu ».

Chez l' « homme proprement dit », l'un des premiers symptômes morbides est encore l' « inappétence sexuelle » qu'accompagnent soit une rareté et une faible activité des spermatozoïdes, soit une azoospermie complète.

Chez la femme, il y a généralement aménorrhée ou au contraire ménorrhagies ; et presque toujours stérilité.

La force musculaire est généralement diminuée chez les obèses, de même que l'activité cérébrale : d'où apathie physique et apathie intellectuelle le plus souvent réunies.

Quand l'obésité augmente, au simple essoufflement succèdent successivement : de la dyspnée sans ou avec précipitation du pouls, de l'arythmie, des intermittences cardiaques par parésie, de la dilatation du cœur droit et enfin de l'asystolie progressive.

En d'autres cas, il y a hypertrophie totale du cœur et aortisme.

La mauvaise répartition du sang dans les canaux vasculaires détermine des hémorrhagies diverses ; épistaxis, hémoptysies, entérorrhagies (melœna).

Le ralentissement des oxydations est attesté :

Tant par la diminution de la quantité d'acide carbonique exhalé, c'est-à dire par un quotient respiratoire faible ;

Que par l'abaissement thermique moyen ;

Q'encore par un coefficient urinaire d'oxydation azotée (rapport azoturique) la plupart du temps faible ; (obésité par défaut de désassimilation), quelquefois fort (obésité par excès

33

de désassimilation) (1) ; qu'enfin par une faible élimination phosphorique : témoignage simultané du « modus facieudi » de la formation des dépôts graisseux dans l'économie que nous avons exposé précédemment.

Aux affections de la peau déjà citées, pour les obèses, comme caractéristiques de l'état d'irritation causé à leur épiderme par les acides gras, l'on doit ajouter : la chute des cheveux et poils.

Les obèses sont aussi sujets aux douleurs névralgiques, aux myalgies en particulier, aux affections catarrhales des voies respiratoires et digestives, à la glycosurie, aux distensions veineuses (varices de toutes sortes, varicocèle, hémorrhoïdes) : tous témoignages d'un mauvais état respiratoire et d'une osmo-nutrition générale des plus défectueuses ; plus défectueuses, peut-on dire, que chez la moyenne des arthritiques par le fait des causes mécaniques qui se surajoutent aux causes fonctionnelles générales des dysosmotiques d'ensemble.

**

L'étiologie de l'*Obésité*, telle qu'elle est comprise par Bouchard et par Legendre est certainement la démonstration la plus irréfutable qu'il soit possible de produire de notre manière de comprendre les troubles de l'osmo-nutrition liés à l'arthritisme.

D'après ces deux maîtres, l'adipose comporte, en effet, trois groupes de causes :

L'une: prédisposante, c'est-à-dire fondamentale : l'Hérédité.

Les autres : occasionnelles, métaphysiologiques et diverses.

Les dernières : pathologiques.

Cause fondamentale :

Sur 94 cas d'obésité, Bouchard a trouvé *chez les ascendants*, 43 fois l'obésité, 33 fois le rhumatisme, 28 fois la goutte, 24 fois l'asthme, 14 fois la gravelle, 14 fois le diabète,

---

(1) Ces deux rapports concordent avec les variations du rapport « éléments fixes » d'après l'uroséméiologie de E. Gautrelet : faible dans le premier cas, dépassant la normale dans le second cas.

12 fois une affection cardiaque (dépendant du rhumatisme ou de l'artério-sclérose), 10 fois la migraine, 5 fois la pierre viscérale et 4 fois la lithiase biliaire, 3 fois les névralgies, 3 fois l'eczéma, 2 fois l'albuminurie, 1 fois la dyspepsie, 1 fois l'hystérie, 1 fois la scrofule.

Chez 9 obèses seulement, on n'a trouvé aucune influence héréditaire.

Or, les principales maladies qui affectent les ascendants des obèses sont celles qni font également cortège à l'obésité chez le malade lui-même, car en regard du tableau précédent, il suffit de placer le suivant pour s'en convaincre.

Chez 105 obèses dont Bouchard a relevé minutieusement les *antécédents morbides personnels*, il a trouvé 44 fois la migraine, 42 fois le rhumatisme musculaire (lumbago), 33 fois le rhumatisme articulaire aigu, 16 fois des névralgies (faciale, sciatique), 16 fois le diabète sucré, 13 fois l'eczéma, 10 fois la gravelle urique, 7 fois la lithiase biliaire, 7 fois les hémorragies fluxionnaires, 4 fois une affection cardiaque, 4 fois des hémorrhoïdes, 4 fois de l'hystérie, 4 fois de l'albuminurie, 3 fois de la goutte, 3 fois de l'urticaire, 3 fois de la scrofule, 2 fois l'asthme, 2 fois la bronchite chronique et 2 fois des affections diverses de la peau.

Il est bien difficile, après avoir examiné les chiffres, de ne pas accepter que l'obésité complète le groupe pathologique qui est constitué par le rhumatisme, la goutte, les névralgies. l'eczéma, la lithiase biliaire, la dyspepsie, les hémorrhoïdes.

Ces diverses maladies ont entre elles un lien qui ne paraît pas contestable ; Bazin l'avait indiqué, Bouchard l'a démontré ; c'est l'Arthritisme : M. Lancereaux le proclame sous un autre nom, c'est l'Herpétisme.

L'Arthritisme est pour Bouchard un trouble général de la nutrition qui consiste en un ralentissement des mutations intracellulaires de la matière, c'est une diathèse bradytrophique.

Lancereaux fait résider dans un état particulier du système nerveux la prédisposition à ces maladies diverses. (LE GENDRE).

Causes occasionnelles métaphysiologiques :

Un *régime alimentaire irrationnel* ou *trop abondant*, avec prédominance des sucres et surtout des amylacés (se rappeler la richesse en nucléines des principaux féculents).

L'abus de l'alcool dont l'action à la fois stéatosante et sclérosante sur le foie n'est plus à démontrer (PUPIER, DUJARDIN-BEAUMETZ).

L'abus du vin, surtout des vins plâtrés, dont le bisulfate de potasse agit sur le foie dans le même sens que l'alcool, et cela d'une façon encore plus active ; mais qui, en outre, par l'hydrolyse qu'il provoque pour les graisses neutres avec formation d'acides gras tend (vin non plâtré lui-même par le moyen des fermentations gastriques acides qu'il subit) à libérer plus d'acides gras que la normale, donc à faire utiliser biologiquement, plus que physiologiquement les graisses alimentaires.

L'abus de la bière, qui agit à la fois, à la façon du vin non plâtré et des sucres (par sa dextrine abondante) ; bière dont, en tout cas, les fermentations gastriques, considérables et à forme acétique, déterminent aussi, — c'est-à-dire à la manière des vins plâtrés, — une forte stéatose générale et hépatique toute particulière.

La dyspepsie, qui forme à l'estomac le milieu rêvé de l'hydrolyse graisseuse, par acides normaux exagérés : chlorhydrique ; ou par acides anormaux toujours élevés comme chiffres.

La sédentarité (moines, prisonniers, gens de bureau, etc., etc.), et surtout le *passage brusque de la vie active à la vie sédentaire* (commerçants se retirant des affaires après fortune faite), rompent l'équilibre entre les recettes et les dépenses et fatalement font survenir l'obésité pléthorique.

Les pertes de sang, soit spontanées (hémorrhagies diverses et répétées), soit provoquées (saignées rapprochées), par la diminution de la tension cardio-vasculaire qu'elles provoquent et l'atténuation de la rapidité circulatoire qui en découle, ralentissent les oxydations générales, donc tendent à ne pas faire parvenir le glucose circulatoire à ses formes normales d'excrétion (eau et acide carbonique), favorisent l'arrêt de son hydrolyse au terme « glycérine », d'où dérivent secondairement les graisses neutres, c'est-à-dire les éthers glycériques en excès dans l'économie chez les obèses.

Causes occasionnelles pathologiques.

D'après Bouchard, Wodd, Maccary, Sennert, Le Gendre, 1 fois sur 5, l'obésité succède à une maladie, généralement grave et aiguë, telle que : fièvre typhoïde, scarlatine, pneumonie, érysipèle, syphilis ; toutes affections dont nous avons déjà dénoncé la valeur comme « facteur arthritisant général. »

D'arrès Le Gendre, encore, l'expulsion du tœnia favoriserait chez ses porteurs la production de l'obésité.

D'après D'Heilly, enfin, l'intoxication mercurielle serait cause de l'obésité des doreurs.

*
* *

Sous le nom de « *Scorbut* » la Pathologie générale moderne ne comprend pas exclusivement cet état des « muqueuses » du tube digestif que créait l'abus des « salaisons » à bord des navires, à l'époque à laquelle ni viandes fraiches, ni légumes frais, ni conserves autres que celles de nature salée, n'étaient en usage à bord des bâtiments au long cours que seule la « voile » emportait.....

Depuis la connaissance de l'action hydrolysante du chlorure de sodium sur l'hémoglobine ;

Depuis l'acquisition par la Physiologie de la valeur hématolysante du « sel marin » sur les globules rouges et de ses conséquences biologiques : augmentation de l'acidité plasmatique, diminution des échanges osmotiques généraux ;

La Pathologie générale a élargi le cadre nosologique du « Scorbut » ;

Et tous états morbides à manifestations muqueuses compliquées d'une diminution de l'Hémoglobinhémie peuvent être considérés à l'heure actuelle comme d' « origine scorbutique. »

Nous disons tous états : à la fois hypohémoglobinémiques et muqueux sont considérés comme « scorbutiques » sans envisager le cas d'une hypoalcalinhémie concomitante.

C'est que, en effet :

Si, théoriquement, l'hyperchlorurie sanguine fournit primitivement une hypoalcalimétrie plasmatique par diminution accentuée des échanges interstitiels ;

Secondairement, du fait de l'action de cette hypoalcalimétrie plasmatique et exagérée sur le foie, il y a suspension de la fonction uropoiétique de l'organe, — pour ne pas dire suspension globale des fonctions hépatiques, puisque nous avons dit que toutes les fonctions du foie étaient solidaires, — donc conservation au sang « artériel » après son passage au foie de l'ammoniaque que le torrent circulatoire général lui avait primitivement déversée.

De telle sorte que dans l'autointoxication scorbutique, l'on constate urologiquement : un grand excès de chlorures alcalins, un grand excès d'ammoniaque et des urines fortement alcalines :

Les première et troisième conditions urologiques différenciant le « Scorbut » du cancer avec lequel, d'ailleurs, il n'existe aucun rapport biologique.

**

La définition de l' « *Anémie* » est assez vague dans l'ensemble des ouvrages se rapportant à la Pathologie générale.

C'est que, de fait, les conditions biologiques soit « causes », soit « effets » de la chlorose, de la chloro-anémie, de l'anémie, sont tellement parfois rapprochées, cliniquement parlant, de l'état physiologique, que l'observation médicale la plus attentive, et même les observations hématimétrique et hémoglobinimétrique y « perdent leurs droits ».

Tel est, par exemple, le cas précité, de la « chlorose des géants » :

Que Bouchard signale comme riche autant que la normale en globules rouges et en hémoglobine pour son « milieu intérieur », plus riche que la normale en poids stéatosique d'ensemble ;

Et dont les « maigres » troubles cliniques : faiblesse musculaire, tendances aux lipothymies, ne seraient dus, d'après ce maître, qu'à la « diminution congénitale de calibre » du système circulatoire :

« Diminution congénitale de calibre » du système circulatoire que la clinique ne peut objectivement constater ; que seule, la lenteur des pulsations cardiaques peut par comparaison avec des données hématimétriques et hémoglobinhémiques normales, sinon démontrer, du moins laisser entrevoir.

Aussi, pour notre part, laissant de côté, en l'espèce, le côté clinique de la question :

Côté clinique qui se manifeste d'ailleurs sous des aspects tellement divers qu'une véritable incohérence étiologique et pathogénique en résulte ;

Nous n'envisagerons ici que le côté uroséméiologique, lequel aura l'avantage, en fixant sur l'état complet des échanges osmo-nutritifs des sujets observés, de donner à notre étude une base stable et dégagée des conditions apparentes secondaires, par le fait qu'elle sera d'ordre général.

Or, en uroséméiologie, il est facile de comprendre que :

D'une part, toute exagération générale des échanges qu'accompagne une diminution de l'acidité urinaire, correspond fatalement à une « usure tissulaire » de combustions interstitielles dépassant la normale, donc à de l'anémie par exagération (toxique sous l'influence des toxines de sécrétion morbide) des échanges osmo-nutritifs (tuberculose) ; de même que toute exagération d'ensemble des échanges, sauf d'excrétion phosphorique demeurée faible (spécificité rhumatismale de l'arthritisme) ne peut, étant donné ses conditions fonctionnelles fondamentales hyperassimilatives se compliquer d'anémie, qu'en un seul cas :

Celui ou des « poisons » autogènes ou exogènes viendraient agir sur son milieu intérieur, pour modifier son osmo-nutrition ;

Cas, par exemple, de l'autointoxication oxalique et du phosphorisme, cas de la diphtérie et de la dothiénentérie ;

Mais, quand il s'agit de la « spécificité goutteuse de l'arthritisme », autrement dit des maladies par hypodésassimilation, il en est tout autrement...

Et il en est encore plus autrement quand l'on considère la « Diathèse cancéreuse », dont l'osmo-nutrition est doublement perturbée par des toxines de sécrétion morbide absolument particulières puisqu'elles agissent d'une façon inhibitrice : à la fois dans le sens d'une hypodésassimilation et dans le sens d'une hypoassimilation, c'est-à-dire en créant un amoindrissement général de la nutrition dans sa double balance endosmotique et exosmotique.

Or l'arthritique à manifestations morbides par « spécificité goutteuse » offre comme moyenne d'excrétion urinaire d'ensemble, c'est-à-dire comme moyenne d'échanges osmotiques généraux traduits par l'excrétion des éléments fixes de l'urine, un rapport de 70 p. 100 de sa normale (E. Gautrelet).

Or l'homme sain, en état de jeûne, voit son élimination urologique d'ensemble s'atténuer jusqu'à 30 p. 100 de sa normale (E. Gautrelet).

Et l'on peut donc ainsi concevoir que tout arthritique qui aura des échanges généraux réduits au point de ne plus lui laisser excréter par la voie rénale qu'une proportion de 50 p. 100 de sa normale d'éléments fixes, doit être en état d'anémie ; puisque ses éléments auront été ainsi réduits à moitié :

$$\frac{30 + 70}{2} = 50$$

de ce qu'une alimentation normale lui donne droit d'échanges désassimilatifs.

En conséquence toutes les fois que, lors d'un examen uroséméiologique basé sur les « rapports » biologiques, le « rapport éléments fixes » sera égal ou inférieur à 50 p. 100 de la normale, l'on pourra conclure à l'anémie ;

Et anémie que l'ensemble des autres rapports uroséméiologiques, ou encore la caractérisation de certains éléments anormaux manifeste très évidemment.

Nous avons, au chapitre précédent, en exposant les méfaits d'ensemble de l'oxalhémie, attiré l'attention d'une façon spéciale sur l'action physiologique particulière de l'acide oxalique sur le système nerveux et sur l'action hématolysante du même acide oxalique sur l'hémoglobine des hématies.

Nous ne reviendrons donc pas sur cette question en ce moment, le raisonnement déduisant de lui-même les conditions anémiques toutes spéciales de l'oxalhémie : conditions anémiantes qui ne trouvent de parallélisme que dans l'intoxication par l'oxyde de carbone ou par les « toxines cancéreuses » dont l'action sur les échanges généraux est parfois cliniquement confondue avec celle de l'autointoxication oxalique l'avons-nous déjà dit.

Quant à la distinction à faire cliniquement entre chlorose, chloro anémie et anémie, elle nous parait un peu fragile devant les conditions d'ensemble de l'osmo-nutrition.

Toutefois, pourrait-on peut-être dire, il y a :

Simplement *chlorose*, quand par suite des troubles de l'osmo-nutrition l'on trouve dans le torrent circulatoire une simple augmentation du nombre des globules blancs par rapport aux globules rouges ; la chlorose serait ainsi de l'hyperleucocytose ;

Anémie, quand le nombre des globules rouges s'est abaissé au dessous du taux normal de 5 millions par millimètre cube : soit hypohématose ;

Enfin *chloro-anémie*, quand les deux conditions hématimétriques : hyperleucocytose et hypohématose se trouvent réunies sur le même sujet.

Et la « chlorose des géants » ne serait, avec son hématimétrie et son hémoglobinimétrie normales, que, comme d'ailleurs l'ensemble des « chloroses », un simple phénomène de défense de l'organisme.

Au moyen de la surélévation du taux normal d'éléments anatomiques essentiellement réducteurs, les amibes-leucocytes, la nature chercherait à provoquer dans la circulation les mutations oxyhémoglobiniques propres à exciter la fonction bulbaire et son réflexe la fonction osmo-oxygéniante pulmonaire qui constitue l'acte de l'hématose en fournissant plus d'acide carbonique que les échanges tissulaires ne le peuvent du fait du défaut de vascularisation.

*
* *

Lorsque l'on poursuit l'étude uroséméiologique des manifestations morbides de l'arthritisme parallélement à l'étude hématimétrique et à l'étude hémoglobinhémique du sang des malades observés, l'on arrive facilement à se rendre compte :

Tout d'abord que le « *Lymphatisme* », n'est autre chose que l'exagération de la leucocytose ;

Puis que la « *Scrofule* » ne représente qu'une tuberculose évoluant sur un « terrain lymphatique ».

L'un de nous a montré quel était le rôle du terrain en évolution bactérienne tuberculeuse en particulier, en insistant tout particulièrement sur les conditions biologiques de sécrétion bactérienne, se produisant ;

Avec manifestations hyperthermiques et hypertensives chez les « tuberculeux francs », c'est-à-dire en « milieu intérieur » plus alcalin que la normale ;

Avec manifestations physiologiques hypothermiques et hypotensives chez les « tuberculeux-torpides », autrement dit en « milieu intérieur » moins alcalin que l'état physiologique.

C'est que, en effet, si les milieux « chimiquement acides » sont favorables à la culture de quelques espèces parasitaires, — les parasites végétaux, tels que le « muguet » par exemple, exclusivement peut-on dire d'après les grandes lois biologiques régissant différentiellement les deux espèces animales et végétales, caractérisées précisément par les deux fonctions opposées, alcaline dans le premier cas, acide dans le second, — il s'en suit que les « terrains » biologiques représentés chimiquement par la « fonction acide » — Arthritisme donc, sont, sinon réfractaires aux cultures bactériennes proprement dites, du moins les modifient de telle façon que leur action nocive ne s'exerce plus qu'atténuée.

En particulier, F. GAUTRELET, et après lui ARLOING ont montré que la culture du « bacille de Koch » dans du sérum glycériné et acidifié par l'acide lactique; — condition osmo-nutritive double de ralentissement de ses échanges biochimiques, on l'a vu précédemment, — aboutissait à un quadruple résultat différent de celui de la culture du même « bacille de Koch » en sérum alcalin.

En milieu glycériné et acide, le bacille de Koch se déforme et s'épaissit ; son mode de groupement en « lamelles » se modifie pour former des flocons ; d'aérobie, il devient anaérobie ;

enfin ses toxines, au lieu d'être vaso-constrictives et hyperthermiques, deviennent vaso-dilatatrices et hypothermiques.

Et c'est ce qui explique, à notre sens, les conditions différentes de survie des tuberculeux hyperacides relativement à
leurs congénères hypoacides, puisqu'ils se trouvent ainsi mis
dans toutes les conditions d'une désassimilation inférieure à
la normale, au lieu de présenter toutes les conditions d'une
désassimilation supérieure à l'état physiologique.

Or, le lymphatisme, en créant à ses porteurs, ou plus
exactement en offrant pour ses porteurs un « milieu intérieur »:

A la fois hyperacide, c'est-à-dire défavorable comme culture au « bacille de Koch ; »

A la fois hyperleucocytaire, c'est-à-dire « défenseur »
contre la bacillose en général ;

Réalise donc *de plano* le « milieu » sur lequel la culture
tuberculeuse n'évolue qu'en des conditions d'atténuation telle
que l'on arrive peu à peu à rechercher quelle est la part, dans
les manifestations morbides de la scrofule, de son terrain, le
« lymphatisme », ou de son « contage », le « bacille de Koch ».

Quoiqu'il en soit, « scrofuleux » aussi bien que « lymphatiques vrais » rentrent, le second primitivement, le premier
secondairement, dans la grande classe des malades osmo-
nutritifs.

Et c'est en partant de cette constatation, mais en bien différenciant les deux cas, que nous aurons l'occasion d'étudier
l'action de la cure de Vichy sur leurs manifestations morbides:

Action que, dores et déjà, nous pouvons préciser favorable
pour les « lymphatiques » purs ;

Action que, dores et déjà encore, nous devons considérer,
— appliquée d'une façon banale et anti-acide, — comme funeste
pour les « scrofuleux » avérés.

* *

La « *mucine* », principe fondamental du vernis de protection fourni aux muqueuses par leurs glandes spéciales et
dénommé de ce chef « mucus », est chimiquement comprise
parmi les composés amidés du type « albuminoïdes ».

Physiquement, la mucine est un corps « colloïde », c'est-à-dire non susceptible, — au contraire des cristalloïdes, le rappellerons nous, tels l'urée, l'acide urique, les urates, ou les sels minéraux (chlorures, phosphates, sulfates, etc.) — de diffuser au travers des membranes animales.

De la mucine existerait-elle donc à un moment donné dans le plasma sanguin qu'elle ne pourrait profiter de l'osmose glomérulaire rénale pour s'éliminer par l'urine.

De même que la sécrétion muqueuse normale ou exagérée de l'estomac ne peut se résorber ; soit par la dyalise stomacale, soit par la dyalise intestinale, — si elle a franchi le pylore ; — mais doit être rejetée par la bouche sous forme de vomissements, ou, ce qui se passe le plus fréquemment, être éliminée avec les fœcès par l'évacuation anale.

En un mot, toute constatation de mucine dans l'urine, à quelque dose que ce soit, aboutit fatalement à la conclusion de sécrétion plus ou moins physiologique des glandes muqueuses vésicales.

Toutefois, la question suivante peut se poser...

Une sécrétion muqueuse exagérée des glandes vésicales correspond-elle fatalement à du catarrhe local ?

Ou bien, cette sécrétion muqueuse exagérée des glandes vésicales peut-elle être aussi un simple phénomène réflexe d'un fonctionnement également anormal d'autres glandes muqueuses ?

Pour nous, ainsi que nous l'avons déjà dit, et ainsi que LONDE vient de le confirmer, il y a solidarité fonctionnelle entre toutes les glandes muqueuses : et le fait suivant, de constatation journalière, en est une preuve irrécusable !

L'urine normale contient environ 0 gr. 10 de mucine par litre.

Eh ! bien, examine-t on, un jour, l'urine d'un sujet en parfait état de santé générale, et y constate-t-on ces simples traces de mucine ?

Si le sujet vient à « s'enrhumer » brusquement, c'est-à-dire à contracter un subit « flux catarrhal » des voies respiratoires supérieures (nez, pharynx, larynx), et si l'on examine son urine alors ;

Immédiatement l'on peut y déceler une proportion de mucine trois ou quatre fois supérieure à celle de l'examen préalable.

Donc :

A moins d'admettre que le « refroidissement », cause première et évidente de la sécrétion catarrhale exagérée des glandes muqueuses des voies respiratoires supérieures a porté sur l'ensemble des organes ;

Il faut bien admettre que se soit produit le phénomène réflexe sur lequel nous venons d'appeler l'attention !

Mais cette manière de poser la question n'est-elle pas une simple vue de l'esprit ?

Ne pourrait-on objecter que :

Si dans le « rhume de cerveau » il y a constamment hypersécrétion des glandes muqueuses vésicales, ce phénomène n'est pas d'ordre réflexe, ce phénomène est plutôt dû à l'irritation locale occasionnée par le passage d'une urine plus acide que la normale du fait de l'atténuation des fonctions excrétrices de la peau vis-à-vis des acides sudoraux sous l'influence du refroidissement ; cause première du « rhume de cerveau » constaté ?

Or, l'observation semble encore prouver le contraire, en montrant que l'hypersécrétion muqueuse des voies supérieures de la respiration s'est répercutée non seulement du côté de la vessie, mais encore du côté de l'estomac.

Lave-t-on, en effet, à jeun avec de l'eau tiède, — pour éviter tout réflexe, — l'estomac d'un sujet sain simplement « enrhumé du cerveau »...

L'on constate nettement que la quantité de mucine stomacale normale, — guère plus abondante à l'état physiologique que celle de l'urine, — a augmenté dans des proportions considérables : bien plus grandes que celles de la sécrétion vésicale...

Et telle est même, à notre sens, la raison pour laquelle les gens « enrhumés » perdent généralement leur appétit.

Leur sécrétion muqueuse gastrique s'est exagérée ; cette sécrétion est devenue plus ou moins catarrhale ; et, en de telles conditions, enrobant d'une façon anormale les aliments solides ingérés :

Elle soustrait les glandes à sécrétion chlorhydro-pepsique de la muqueuse gastrique à l'excitation physiologiquement mécanique desdits aliments ;

Comme, d'autre part encore, elle atténue, pour ne pas dire supprime, plus ou moins, l'action de la chlorhydro-pepsine sur les aliments solides, donc devient « cause secondaire » de fermentations gastriques secondaires.

Or, que sait-on normalement exister chez les arthritiques pour les sécrétions muqueuses ?

Exactement pour les glandes à mucus relativement aux muqueuses, c'est-à-dire au revêtement endodermique, ce qui se passe pour les glandes sébacées relativement à la peau, c'est-à-dire au revêtement ectodermique...

Toutes les sécrétions et excrétions des Dysosmotiques offrent une « réaction chimique » plus acide que la normale du fait de l'atténuation de leur hémoalcalimétrie.

Tous les organes ou appareils en contact avec les sécrétions ou excrétions générales ou locales des arthritiques tendent donc :

D'une part, à s'hyperdensifier histologiquement pour résister au contact de ces acides anormaux ;

D'autre part, à sécréter par leurs glandes spéciales de défense un liquide d'autant plus abondant et d'autant plus chargé en principe isolant que la « réaction acide » du milieu sera plus accusée.

Et c'est ainsi que s'explique entre autres manifestations arthritiques, l' « asthme diathésique », c'est-à-dire la « Dyspnée » propre aux arthritiques, — d'un certain âge plus spécialement, — chez lesquels la perméabilité osmotique du poumon est insuffisante pour une hématose même atténuée, comme celle que ces sujets ont eue dans leur jeunesse ou à l'âge adulte, du fait à la fois de l'hyperdensification ou septum pulmonaire et de l'état catarrhal de plus en plus exagéré des muqueuses d'ensemble des voies respiratoires.

CINQUIÈME DIVISION

Manifestations Arthritiques d'ordre local
Généralités

« *Lasciate ogni speranza* »
DANTE.

Si, il y a quelques années : avant la découverte de la quinine, des antipyrétiques, des sédatifs, des solvants uriques ; avant l'acquisition par la science médicale de la valeur hygiénique des régimes et des modes divers de l'exercice ; avant l'emploi judicieux des eaux minérales alcalines, etc., etc., le « cri de désespérance » inscrit par le DANTE au frontispice de la « Porte des Enfers » pouvait être pris par l'Arthritique comme symbole de son avenir dès la première atteinte de la « maladie » ;

Aujourd'hui, avec l'arsenal thérapeutique moderne ; avec la connaissance de plus en plus approfondie de l'hygiène sous toutes ses formes ; et grâce aussi, — oserons-nous le dire après le Professeur LANDOUZY, qui, lors de l'une de ses « conférences de caravane hydrologique » à Vichy, proposait comme inscription au frontispice du Nouvel Etablissement thermal : « *Ceci est le Temple de la santé* » ; — grâce aussi à l'action bienfaisante de la « Cure de Vichy » de plus en plus généralisée, l'arthritique peut enfin lever les yeux au Ciel, sans crainte de n'y trouver que la désespérance ! L'arthritique peut, enfin, franchement se rattacher à la « lumière du jour » !

. . . .

« Boîte de Pandore » au sens propre du mot, « protée » d'une mobilité sans trêve ni répit, l'Arthritisme tel que les Anciens le connaissaient : c'est-à-dire avec ses manifestations fœtales créant les malformations congénitales, réminiscences de l'ancestralité, telles que : bec-de-lièvre, doigts palmés, campto-dactylie, trou de Botal, rachitisme, etc., etc. ; avec ses manifestations de la « vie libre » aussi graves que variées, que nous allons étudier dans les chapitres qui vont suivre, l'Arthritisme était, en effet, jadis : la « pierre d'achoppement » de la Thérapeutique...

Tandis que, de nos jours : vulgarisé dans la proportion de 75 p. 100 de l'ensemble des manifestations morbides, du fait des « abus alimentaires » que le bien-être moderne a créés, tant comme quantité que comme qualité, dans les « rations nutritives » ; mais atténué toutefois comme intensité, par l'introduction de facteurs hygiéniques généraux dans le confort des « masses » aussi bien que des « privilégiés de la fortune » ; l'Arthritisme ne doit plus guère être considéré que comme la « sauvegarde auto-morbide » contre le « fléau moderne », synthèse du surpeuplement, du surmenage et de l'alcoolisme : la Tuberculose.

Reste, pour la Thérapeutique et l'Hygiène, à, dans le traitement préventif ou curatif de l'Arthritisme à Vichy :

Ne pas dépasser le but, autrement dit à ne pas verser dans la dyscrasie hypoacide, terrain d'élection pour la culture du « bacille de Koch » et du contage (encore indéterminé) de la néoplasie ;

Ne pas faire « fausse route » dans la direction « humorale » ou « mécanique » où l'on aiguillera la « Cure thermale » ;

C'est ce que nous nous efforcerons de mettre en lumière dans les chapitres de ce livre ayant trait, soit à l'emploi des Eaux de Vichy, soit à la contre-indication des Eaux de Vichy, soit à l'utilisation des « régimes diététiques », ou de l' « exercice », dans le traitement des diverses manifestations de la Diathèse osmo-nutritive.

Comme l'ensemble des manifestations locales de l'Arthritisme est toujours sous la dépendance de l'état général ; et comme nous venons, d'étudier d'une façon très détaillée les conditions biologiques anormales de la Dystrophie osmo nutritive dans leurs variétés les plus étendues ; nous ne ferons donc, maintenant, que synthétiser en quelque sorte les manifestations morbides locales de l'Arthritisme, cherchant seulement dans leur exposé sommaire à déterminer le lien pathogénique les rattachant de près ou de loin à la conception d'ensemble que nous avons l'honneur d'exposer en cette Physiologie pathologique de l'Arthritisme-Diathèse à Vichy.

CHAPITRE TREIZIÈME

Manifestations arthritiques locales

se rapportant à l'appareil anatomique

L'appareil anatomique peut subir l'atteinte de l'Arthritisme dans ses divers constituants : osseux, articulaires, séreux, tendineux, aponévrotiques et musculaires.

Nous allons donc passer en revue ces constituants en y résumant les principales modifications que la Dystrophie osmotique est capable d'y apporter.

**

La plus importante des *Manifestations osseuses de l'Arthritisme* est le *Rachitisme* que nous décrivons de la façon suivante d'après LITTRÉ et GILBERT :

« Maladie propre à l'enfance, caractérisée par une perturbation de la nutrition et du développement des tissus qui concourent à la formation des os ; ceux-ci subissent à leurs extrémités épiphysaires un gonflement anormal et dans leurs diaphyses des incurvations ou des fractures qui portent sur le rachis et sur le reste du système osseux et qui résultent de l'impossibilité où ils sont de remplir leurs usages généraux de sustentation. Le rachitisme se développe surtout à l'âge de la première dentition, de six à huit mois, ou de un à trois ans, sous l'influence d'une mauvaise hygiène, d'une alimentation défectueuse, d'un sevrage prématuré, de l'humidité, du froid. Il est toujours lié à des troubles digestifs et à de la gastro-entérite, si fréquente chez les enfants élevés au biberon ou soumis de bonne heure à une alimentation autre que le lait ; expérimentalement, en soumettant de jeunes animaux à une alimentation qui ne leur est pas appropiée, on détermine des arrêts de croissance ; mais il ne semble pas que les altérations du squelette ainsi déterminées soient semblables aux lésions des os rachitiques (Tripier). Aussi a-t-on soutenu l'origine infectieuse du rachitisme (Mircoli). Il est possible, en effet, qu'un micro-organisme spécifique soit le chaînon intermédiaire indispensable entre la gastro-entérite, affection banale, et le rachitisme, trouble spécialisé ; mais le vice de l'alimentation reste toujours la cause primordiale. »

Nous ne pouvons, pour notre part, souscrire à ces dernières supputations. Il existe, de fait, à côté du *rachitisme infantile* précédent, un *rachitisme congénital*, intra-utérin, dont les lésions sont souvent guéries quand l'enfant naît, et un *rachitisme tardif*, ou des adolescents (déviation du squelette, déviation de la colonne vertébrale, genu valgum, etc.), qui montrent : d'une part l'influence des troubles de nutrition primitifs ou secondaires sur la formation du rachitisme en dehors de toute gastro-entérite, d'autre part la relation existant entre les troubles de fonctions du foie (si développé relativement chez l'embryon, et si fréquemment atteint au moment de la puberté) et la nutrition générale, celle du système osseux (à capillaires des plus réduits comme section) en particulier.

Le rachitisme est donc bien une maladie générale de la nutrition, héréditaire le plus souvent, mais à type osseux plus particulier (1) du fait des phénomènes osmotiques tout spéciaux se passant dans le système sustentateur de la période congénitale de formation des os à leur complète calcification ; et la gastro-entérite infantile, comme les troubles dyspeptiques de la puberté, ne sont que la goutte d'eau faisant déborder le « vase hyperacide » de dysfonction hépatique initiale d'origine dysosmotique, ainsi que d'ailleurs la symptomalogie du rachitisme, encore empruntée à Littré et Gilbert, l'indique nettement.

« **Symptomalogie.** — *Première période.* — Dans cette période, les petits malades deviennent moroses, inquiets. Le moindre mouvement les fatigue ; ils ne se trouvent bien que couchés. En même temps, ils maigrissent, pâlissent ; cependant leur appétit persiste le plus souvent, parfois même il s'exagère, avec ou sans diarrhée. Il n'est pas rare de voir les

---

(1) Il existe, en effet, une forme de rachitisme infantile (maladie de Barlow) à forme hémorrhagique et se rapprochant du scorbut infantile.

urines très abondantes et très chargées de phosphates calcaires. Ensuite vient une fièvre continue ; le corps est couvert d'une sueur abondante et presque incessante. La tête offre une disproportion marquée entre le crâne et la face, et, de plus, les fontanelles et les sutures persistent quelquefois au point que tout le crâne offre un certain degré de mollesse. Le thorax n'est presque pas développé, la respiration est fréquente. Le ventre, au contraire, présente un volume considérable, et *le foie fait saillie dans l'hypochondre droit*. Outre le gonflement des extrémités (nouures), qui commence dans cette période, il faut noter que les membres sont plus courts qu'à l'état normal, surtout les inférieurs. Enfin l'accroissement du squelette se ralentit ou cesse ; la dentition s'arrête, ou, si elle continue, c'est toujours irrégulièrement. Cette période peut durer de deux à dix mois ; quelquefois même davantage.

Deuxième période. — Si une prompte médication n'a pas enrayé la maladie, les douleurs qui, dans la première période, n'étaient presque jamais spontanées, le deviennent et arrachent des cris aux petits malades. Presque toujours survient une diarrhée opiniâtre. Cette cause d'épuisement, la fièvre hectique, l'insomnie, les sueurs, font que les malades dépérissent à vue d'œil. C'est alors que l'on voit apparaître les déformations osseuses. Les jambes, le bassin, la colonne vertébrale, se déforment successivement, sous l'influence, tant de la simple contraction musculaire que d'une action mécanique, comme le poids du corps ou toute autre pression extérieure. Les jambes sont fortement arquées en avant, tordues sur elles-mêmes, déjetées du même côté ou en sens contraire, tandis que les genoux se heurtent et que les pieds se touchent. Les fémurs se déforment presque toujours dans le même sens ; la courbure présente, en général, sa convexité en avant et en dehors. Les déformations des bras et des avant-bras sont toujours moins prononcés. Les clavicules s'infléchissent, s'arquent en avant. La déformation de la cage thoracique (thorax en carène) fait que les enfants respirent le plus qu'ils peuvent par le ventre, instinctivement. Pour respirer de la sorte, l'enfant abaisse son diaphragme et ouvre sa glotte : de cette manière, il fait le vide dans la poitrine ; les côtes sternales cèdent avec facilité aux organes qui les repoussent en dehors, tandis que les côtes supérieurs se recourbent en dedans. Quant aux déformations du bassin, une des plus communes est celle qui résulte du tassement des dernières vertèbres lombaires et des deux premières sacrées. D'autres fois le bassin s'aplatit d'avant en arrière ; quelquefois, on trouve une dépression latérale produite par la tête des fémurs.

Troisième période. — La mort peut survenir par le fait de la cachexie ou d'une complication thoracique. Quand la nutrition troublée reprend son cours, et que l'enfant guérit, les déformations osseuses, si elles n'étaient pas trop prononcées, s'effacent insensiblement. Mais il peut arriver que la lésion soit assez prononcée pour empêcher cet heureux résultat, et alors l'enfant est condamné pour toute sa vie à être difforme. »

Quant à ce qui est de la cause « seconde » du Rachitisme, autrement dite de la cause exagératrice des troubles de la nutrition chez les embryons, les enfants et les adolescents, une série d'analyses urinaires exécutées chez des adultes « générateurs » d'enfants rachitiques nous a toujours montré chez des parents les deux crochets uro-urobiliniques coïncidant avec l'abaissement du rapport « chlore » que nous avons précédemment décrits comme symptomatiques de la syphilis en uro-séméiologie.

Les Rachitiques seraient donc des Arthritiques hérédo-syphilitiques ; et leurs troubles fonctionnels du foie, ainsi que l'hyperchlorhydrie qu'ils témoignent le plus souvent (exagération de l'appétit et diarrhée hyperchlorhydrique) ne seraient ainsi que des témoignages d'une hérédité doublement chargée de Dysosmotie et de Spécificité concomitantes.

De même que le « *Mal perforant plantaire* », localisation osseuse spéciale de la Dystrophie osmo-nutritive, serait la conséquence d'une superfétation de la syphilis à l'arthritisme, avec formation de Diabète secondaire et de dissolution phosphatique en un point de « minoris résistantiœ » par trouble circulatoire mécanique.

L'Ostéomalacie ou ramollissement des os, est une maladie, surtout commune aux femmes à la suite de grossesses répétées, mais que parfois l'on peut aussi rencontrer chez l'homme adulte ainsi que chez l'enfant et le vieillard. Elle se différencie anatomiquement du Rachitisme en ce fait que l'on n'y trouve point les mêmes phénomènes congestifs ni le même épaisissement périostique que dans le rachitisme ; mais la substance minérale de l'os disparaît également et ses parties spongieuse et compacte s'y amincissent également ; en tous cas l'ostéomalacie semble s'attaquer de préférence aux os longs.

Chez les ostéomalaciques, l'urine renferme le plus souvent un excès de carbonate et de phosphate de chaux ; et quand ce fait ne se produit pas, l'on constate des calculs vésicaux de cette nature, ce qui, biologiquement, revient au même.

L'ostéomalacie est donc un trouble de nutrition, général comme phénomène biochimique, mais plus particulièrement localisé aux os longs ; l'ostéomalacie est ainsi un sous-type du Rachitisme.

La *scoliose*, flexion latérale de la colonne vertébrale, et la *lordose*, flexion antéro-postérieure de la même colonne vertébrale sont encore des dérivés du Rachitisme.

De même que l'*Ostéo-myélite*, *l'ostéo-périostique*, ou leurs états inférieurs de manifestations arthritiques : les *fluxions osseuses*, les *inflammations osseuses*.

Quant au *bec-de lièvre*, plus ou moins accusé selon qu'il est simple ou double, il provient de la non-soudure des os incisifs aux os maxillaires, — non-soudure que l'on trouve à l'état normal actuellement chez les serpents ; — quant à la *camptodactylie*, ou doigts pliés, tels que les animaux fouisseurs (taupes par exemple) en présentent originellement ; quant aux « *doigts palmés* », tels que les vertébrés marins (phoques, morses, etc.) les ont également ; ce seraient, selon les anthropologistes modernes, de simples réminiscences ancestrales, témoins d'une perturbation anatomo-physiologique profonde, c'est-à-dire d'une osmotie absolument aberrante.

**

Si les *manifestations articulaires* de l'arthritisme sont fréquentes au point d'avoir pu imposer leur nom générique = αρθρον, articulation, à l'ensemble des manifestations morbides de la Diathèse osmo-nutritive, tout au moins leur gravité est-elle des moindre relativement au même ensemble de phénomènes dysosmotiques.....

Sous forme de *fluxions* ou d'*inflammations*, elles forment les *arthrites*, sèches ou avec épanchement séreux, qui peuvent atteindre toutes les articulations, même celles alvéolo-dentaires *(périostites alvéolo-dentaires* et *ostéo-périostites palatines)*, et reconnaissent pour origine un phénomène métastatique que les recherches de Green, de Freund, d'Arthus et Pagès, de Wright, de Chantemesse, d'Addis, de Manté et Saissi sur l' « action des sels de calcium et de l'acide citrique sur la coagulation du sang chez l'homme » nous font, au même titre que les fluxions goutteuse ou rhumatismale proprement dites, rapporter à un abaissement du titre citrohémique permettant la formation de caillots sanguins dans les ramuscules capillaires les plus ténus du réseau circulatoire.

* *

Explication qui peut d'ailleurs se rapporter aussi aux *Manifestations séreuses* de l'arthritisme telles que la *pleurésie*, la *péricardite* ou les *épanchements synoviaux*, dans lesquels des phénomènes d'embolies sont toujours constatés.

* *

Alors que, la *sclérose des tendons*, seule *manifestation tendineuse*, à notre connaissance de l'arthritisme sur les ligaments musculo-osseux, aurait, dans un autre sens, pour point de départ un trouble osmo-nutritif hyperacide produisant une densification anormale du tissu conjonctif que représente initialement le système tendineux.

* *

Alors que, la *rétraction des aponévroses*, la rétraction de l'*aponévrose palmaire*, — la plus fréquente, — en particulier reconnaissent également cette cause osmo-dystrophique de suractivité humorale ramenant un tissu conjonctif à l'état corné.

Quant aux *Manifestations musculaires* de l'arthritisme, elles sont nombreuses, comme siège, tout au moins . . .

On sait qu'à l'état physiologique la réaction du muscle est alcaline en l'état de repos et acide en l'état de travail.

On sait aussi que l'acidité, en coagulant la myosine musculaire, tend à atténuer l'élasticité du muscle, donc à diminuer sa valeur contractile.

La diminution de la basicité humorale qu'offre tous les arthritiques tend donc, comme phénomène morbide primitif, à gêner la contraction des muscles en général, et tout particulièrement des muscles à fibres striées, de la vie de relation, travaillant d'une façon continue tels les muscles des lombes et ceux du cou : d'où les *lumbagos* et *torticolis* si fréquents chez les dysosmotiques ; d'où les *spasmes* et *convulsions musculaires* (crampes des jambes à la suite de marches forcées, crampes des muscles des mains, de la main droite le plus souvent, sauf chez les « gauchers », crampe des écrivains à la suite de fatigue de la main tenant la plume) : spasmes et convulsions pouvant aller jusqu'à l'impotence musculaire fonctionnelle, comme cela se voit de temps à autre pour la main écrivant, et comme cela se voit aussi pour le cœur.

Dans un autre ordre d'idées l'on constate encore pour les muscles à la suite d'une augmentation anormale de l'acidité organique : soit de simples douleurs locales (*myalgies*), soit un état inflammatoire (*myosites*), soit enfin un état de dégénérescence par dissolution de la myosine en milieu hypo-alcalin (*amyotrophies*).

Quant aux *perforations congénitales du voile du palais*, il y a lieu de les rattacher, comme nous l'avons fait plus haut, pour le « bec de lièvre », la campto-dactylie et les « doigts palmés », à la double cause de l'hérédo-syphilis superposée à une dysosmotie aberrante, c'est-à-dire à une dégénérescence profonde de la race.

CHAPITRE QUATORZIÈME

Manifestations arthritiques locales se rapportant à l'appareil circulatoire et à ses annexes

Par *appareil circulatoire* et *annexes*, il faut entendre : l'appareil de propulsion du sang : cœur et système artériel ; le système d'utilisation biologique du sang : capillaires ; les vaisseaux de retour du sang au cœur : veines ; le système régulateur de l'excrétion désassimilatrice : vaisseaux lymphatiques ; enfin le système dépurateur du sang, c'est-à-dire les reins avec leurs calices, bassinets et uretères, leur vessie et leur urèthre.

Voyons, pour chacun de ces éléments de l'appareil circulatoire ce en quoi la Dystrophie osmo-nutritive peut lui faire subir de modifications extra-physiologiques.

**

Du cœur proprement dit, ainsi d'ailleurs que des systèmes artériel, capillaire et veineux, nous avons déjà parlé en tant qu'idées générales se rapportant à la mécanique circulatoire.

Ce qui nous reste donc à étudier en l'occurence ce sont les manifestations locales de l'arthritisme sur chacun des éléments de l'appareil dans lequel le « milieu intérieur », le sang, est inclus...

Et le premier retentissement de la Dysosmotie sur le cœur que nous signalerons est la *persistance du « trou de Botal »* après la période fœtale, persistance du « trou de Botal » que certains anatomistes considèrent, comme une preuve de notre ancestralité pré-mammiférienne, comme une preuve de notre ancestralité hypo-dysosmotique, puisque les vertébrés inférieurs qui présentent le « trou de Botal » à l'état adulte, (les reptiles par exemple), sont des animaux à échanges bio-chimiques réduits.

A l'état morbide, non congénital, le cœur peut être atteint : soit d'*hypertrophie compensatrice* par suite d'un mouvement ondulatoire des vaisseaux insuffisant ; soit, contrairement, d'une *atrophie* résultant, comme l'ensemble des atrophies musculaires, d'une acidification exagérée du « milieu intérieur » réagissant sur ses fibres, lisses ou striées, et en amenant une fonte véritable. Les fibres musculaires du cœur peuvent encore subir la dégénérescence graisseuse (*cœur gras*); de même que ses *valvules* peuvent s'indurer, se *scléroser*, et de ce fait déterminer une impotence fonctionnelle de l'organe par défaut de juxtaposition lors du fonctionnement de la pompe cardiaque.

Le cœur peut, enfin, dans sa tunique interne, subir une inflammation proprement dite ; dans le rhumatisme, en particulier, c'est l'*endocardite*.

**

Le *système artériel* n'est guère sujet qu'à un seul type d'altération d'origine dysosmotique : la *sclérose* qui, selon qu'elle affecte l'ensemble de l'arbre artériel ou l'une de ses portions, présente des caractères particuliers et des noms différents ; mais qui, le plus souvent, offre pour point de départ l'*endartérite*.

Si le système artériel est sclérosé en même temps que les fibres musculaires de sa seconde tunique de revêtement se sont atrophiées au contact du liquide hyperacide, cause première de la sclérose, il en résulte une dilatation qui atteint le plus souvent l'aorte, à sa sortie du cœur, dans sa « crosse », ou dans sa partie abdominale, sous l'influence de la poussée cardiaque plus forte naturellement en ce point qu'en toute autre partie du système circulatoire. Cette dilatation prend le nom d'*anévrysme*.

Si le système artériel est sclérosé en l'ensemble de ses trajets intra-musculaires ou intra-hépatique ou encore intra-rénaux, ou encore supra-cardiaque (artères coronaires), mais sans dilatation spéciale ; l'on dit qu'il y a *sclérose généralisée*, ou encore artério-sclérose généralisée ; l'on dit qu'il y a cirrhose ; l'on dit qu'il y a *sclérose rénale* ; l'on dit enfin qu'il y a *coronarite*, la lésion qui provoque le plus formellement l'« angine de poitrine ».

Et à propos de l' « *angine de poitrine* », nous mettrons en garde les praticiens contre une autre, mais banale, manifestation de l'arthritisme qui simule à s'y méprendre la dangereuse dégénérescence scléreuse des artères coronaires ; nous voulons parler du *rhumatisme du diaphragme*.

Qu'un arthritique avéré, de préférence un rhumatisant, quitte une pièce chaude pour s'exposer à l'air froid, et surtout à l'air froid et humide ; souvent, surtout s'il a alors à gravir un escalier un peu élevé ou une côte un peu rapide, il est pris de phénomènes de dyspnée intense pouvant aller jusqu'à la syncope et avec algie des brachiaux : phénomènes aberrants qui, pour un clinicien non averti, peut lui laisser supposer une affection organique non réelle par suite de l'entrée en jeu du plexus solaire sous l'influence du jeu anormal du diaphragme et du retentissement de cette anomalie fonctionnelle sur le jeu des poumons par l'intermédiaire des pneumo-gastriques.

. . . .

Mais à côté des *lésions anatomiques du système artériel* que nous venons de décrire, il est toute une série de *troubles fonctionnels* que lui fait également subir l'arthritisme, et qui tiennent à un défaut d'équilibre entre le jeu de la « pompe cardiaque » et l'écoulement du sang dans ledit système artériel.

Outre l'hypertrophie compensatrice du cœur dont nous avons parlé précédemment, le cœur, par anomalie congénitale, ou encore par suite d'une hyperfonction liée à un genre de vie (exercices sportifs exagérés) ou de profession (lutteurs, ouvriers de « force », « plongeurs », ouvriers des « cloches à plongeurs », etc.), peut encore subir une prolifération musculaire extra-physiologique, faisant que sa poussée intra-artérielle dépasse les limites de l'élasticité normale de cette portion du système circulatoire. Il en résulte des phénomènes congestifs actifs, constituant en somme de l'hyperémie, de la pléthore, qui peuvent se manifester tantôt en un point, tantôt en un autre point de l'organisme, s'ils ne sont pas généralisés, et, parfois, déterminer des « *œdèmes actifs* », tels que ceux constatés dans le Rhumatisme.

Quant au *système veineux*, qui d'une part ne possède pas de tunique musculeuse, qui d'autre part ne reçoit d'autre mouvement que celui de la *vis à tergo*, qui enfin ramène au cœur un sang souillé de tous les déchets de l'économie, il est encore plus mal partagé que le système artériel au point de vue du retentissement de l'arthritisme sur son organisme propre.

Outre les dilatations fréquentes (*varices simples* et *varices ulcérées, hémorrhoïdes*), que peuvent subir les veines ; celles-ci, comme les artères d'ailleurs (*artérites*), peuvent subir une inflammation particulière sous l'influence de coagula fibrineux inclus dans leurs vasa vasorum : (*phlébites*).

Et enfin, la circulation de retour étant des plus précaire, des *phénomènes congestifs passifs* sont fréquents chez les arthritiques, soit dans la circulation générale, soit dans la circulation hépatique, soit encore dans la circulation rénale, en créant des *phénomènes métastatiques* importants, par le fait de la tendance à une coagubilité supérieure à la normale que présente le type goutteux du fait d'une atténuation, fréquente chez lui, de la teneur sanguine en citrates alcalins ; l'Arthritique donc, outre ses lésions veineuses anatomiques, offre des fonctions circulatoires de retour mauvaises physiologiquement parlant.

**
**

Le *système capillaire* des Dysosmotiques n'est pas à l'abri plus que ses congénères artériels et veineux, relativement au cours de la circulation sanguine, de lésions ni de troubles de fonctions spéciales à l'Arthritisme.

Fréquentes y sont les embolies créant des arrêts de circulation, et conséquemment, des *anastomoses* multiples, donnant à certains organes, la face par exemple, cet *aspect cyanosé*, tout particulier aux *congestifs*.

Heureusement pour lui que les tissus qu'il imprégne du sang vecteur d'hémoglobine suroxygénée n'offre généralement qu'une résistance faible à la poussée sanguine, et que la condensation du réticule circulatoire qu'il représente est assez grande pour permettre des courants de compensation faciles. Mais quand il s'agit de tissus plus résistants, le cartilage par exemple, les *phénomènes inflammatoires* y sont à la fois fréquents et intenses : d'où les *arthrites* goutteuses et rhumatismales déjà envisagées.

*
* *

Le *système lymphatique* des arthritiques est également sujet aux lésions d'origine hyperacide. Ramenant, à la mode des veines, une partie du sérum de retour des échanges intercellulaires, il est dans les meilleures conditions, vu la notable proportion de fibrine qu'il véhicule, pour subir des embolies qu'une facile dilatation lui permet seule de vaincre au moyen de la vis à tergo que, à la manière des veines encore, il subit sous l'influence de la circulation générale. Aussi les *lymphangites* sont-elles communes chez les arthritiques, tant par le mécanisme précité de l'obstruction fibrineuse, que par l'irritation que ses parois subissent du fait du passage d'un liquide moins alcalin que la normale.

*
* *

Le tissu des *reins* est l'un des plus fragiles, sinon même — rétine peut-être à part, — le plus fragile de l'organisme...

Aussi les modifications chimiques, hyperacides, du « milieu intérieur » qui existent, à un taux plus ou moins élevé, chez tous les arthritiques, aussi les modifications chimiques, encore hyperacides, que les conditions exosmotiques spéciales à ces organes créent à la dialyse glomérulaire, sont-elles des causes multiples de lésions ou de troubles fonctionnels du système rénal.

L'*épithélium glomérulaire*, en particulier, constamment soumis à l'influence nocive d'un liquide, sinon corrodant, du moins plus ou moins irritant par suite de sa réaction « acide » par sels acides, alors que tous les autres épithéliums de l'économie, — sauf ceux des voies urinaires naturellement, et celui du gros intestin, mais qui sont beaucoup plus « rustiques », le dernier surtout, — baignent dans un liquide de réaction « alcaline » par bicarbonates alcalins, et les bicarbonates alcalins pouvant être considérés comme de véritables régénérateurs des épithéliums, l'épithélium glomérulaire, disons-nous, subit plus rapidement que l'ensemble des autres épithéliums la dégénérescence fibreuse, terminaison fatale de l'action des acides sur les tissus, — tissu cicatriciel de brûlure par les acides par exemple.

Mais chez le goutteux dont l'hyperacidité humorale est élevée, dont l'acidité urinaire est double de la normale en moyenne, cette dégénérescence fibreuse marche plus vite qu'à l'état normal ; aussi son rein se sclérose-t-il vite (*petit rein blanc des goutteux*), aussi, chez le goutteux, cette dégénérescence a-t-elle des chances particulières d'aboutir au *mal de Bright*.

.   .   .   .

Alors que chez le rhumatisant, au contraire, ce sont des phénomènes fonctionnels anormaux qui dominent la scène sous forme de stases, de congestions locales (*gros rein rouge des rhumatisants*), du fait tant d'une hyperacidité humorale et urinaire moindre, que d'une viscosité plus grande du « milieu intérieur », par suite de l'exagération relative de la fibrine dans le torrent circulatoire que nous avons déjà indiqué exister chez les rhumatisants (1) ; condition anormale de circulation créant plus facilement encore que dans d'autres conditions anormales la *congestion aigüe du rein* sous l'influence d'une augmentation passagère de l'acidité générale dans des cas tels qu'un refroidissement, ou un séjour en milieu sursaturé de vapeur d'eau à basse température, atténuant les conditions d'exosmose cutanée, diminuant les conditions physiologiques d'élimination acide par la sueur.

.   .   .   .

Mais deux autres genres de modifications anatomiques des reins peuvent encore exister, quoique moins fréquemment, chez l'hyperacide. Tout d'abord le tissu rénal peut, parfois, en même temps que l'ensemble des autres organes, le cœur par exemple, subir la *dégénérescence graisseuse*. Puis, en des

(1) Voir p. 305.

conditions encore mal déterminées, il est exceptionnellement atteint de *dégénérescence amyloïde* ; et en ce dernier cas, si l'on voulait synthétiser ce que de rares observations nous ont permis de constater, l'on pourrait dire, croyons-nous, que la dégénérescence amyloïde existant toujours chez des diabétiques, elle n'est représentée dans le rein que par du glycogène qui, dans un milieu à la fois sucré et hyperacide étant moins apte aux mutations hydrolytiques, a échappé à la glycolyse musculaire.

. . . .

A côté de ces phénomènes, primitifs peut-on dire, et soit anatomiques, soit physiologiques, anormaux toujours, — sauf en ce qui concerne la sclérose qui est l'aboutissant ultime de l'usure des tissus en général, — des reins arthritiques vient se classer une « complication » de leur circulation, ou plutôt de la circulation de l'ensemble de « l'appareil dépurateur », reins, calices, bassinets, uretères, vessie, urèthre, liée à une cause à la fois chimique et mécanique.

Nous voulons parler des calculs des reins et de leurs annexes ; *calculs uriques* le plus souvent du fait de la modification de milieu réactionnel subie par le sang au passage à la dialyse glomérulaire et qui a pour résultat, en volume urinaire plutôt réduit (comme l'ensemble des arthritiques le présente du fait de la diminution de leur tension artérielle), en milieu hyperacide, de constituer une double cause de précipitation urique ; *calculs oxaliques* très fréquemment aussi du fait de la diminution d'ensemble des échanges biochimiques aboutissant si souvent au terme acide oxalique d'hydrolyse incomplète du glucose circulatoire ; *calculs phosphatiques*, toujours secondaires chez les hyperacides, et résultant simplement du dépôt sur des calculs primitifs uriques ou oxaliques de la sédimentation des phosphates terreux ou ammoniaco-magnésiens de l'exsudation sanguine provenant de l'irritation locale occasionnée par les calculs primitifs.

. . . .

Ces calculs, les calculs phosphatiques le plus souvent, parce que plus volumineux, pouvant aboutir à une oblitération des uretères et déterminer de l'*hydronéphrose*.

Ces calculs, ou même une simple, mais alors très exagérée réaction hyperacide du liquide urinaire, pouvant déterminer du côté de la *vessie* des phénomènes glandulaires réactionnels et provoquer un *état catarrhal* plus ou moins marqué : lequel, d'ailleurs, peut être soit isolé, soit compliqué d'une irritation des couches profondes de la muqueuse vésicale, qui peut donner lieu à de la *cystite* plus ou moins purulente.

. . . .

Ces calculs, et même la simple élimination de cristaux aciculés d'oxalate de chaux, pouvant provoquer du côté du col de la vessie une douleur spéciale, le *ténesme,* entravant l'élimination de l'urine à la miction et simulant parfois la prostatite ; de même qu'ils peuvent, en irritant les parois de l'*uréthre*, déterminer des *inflammations* locales qui simulent les uréthrites spécifiques.

. . . .

Le tout, bien entendu, en plus des *coliques néphrétiques* résultant du passage douloureux au travers des uretères de de calculs rénaux, soit trop volumineux, soit d'arêtes cristallines tranchantes, donc irritantes.

. . . .

Mais, bien entendu encore, toutes les cystites, toutes les néphrites, toutes les pyélo-néphrites n'ont pas une origine purement calculeuse. Il est des cas, en effet, dans lesquels la nature microbienne primitive de ces affections ne peut être mise en doute : soit qu'il y ait action d'un bacille spécifique, par exemple le bacille de Koch dans les affections tuberculeuses (qui ne rentrent pas directement dans le cadre de ce travail, mais dont on peut cependant envisager ici la portée par suite du ralentissement important que la Dyscrasie hyperacide apporte à leur évolution) ; soit qu'un microbe banal, tel le *bacterium coli commune*, ou un microbe pathogène, le *bacterium termo*, de la flore intestinale ou de la flore vulvaire, interviennent par voie ascendante pour déterminer des phénomènes irritatifs avec plus ou moins de suppuration du côté des voies urinaires supérieures (vessie et reins). En tous cas, comme une modification humorale générale hyperacide atténue l'évolution du premier, tandis qu'elle favorise l'évolution des seconds, il est bon pour le praticien d'être fixé sur ce point : sa thérapeutique pouvant en recevoir une heureuse orientation.

*
* *

Le rein peut enfin être atteint congénitalement de phénomènes congestifs intenses, accumulant dans les tubes contournés une forte proportion de globules rouges qui entravent la dialyse glomérulaire et déterminent, par suite de la non dépuration rénale, en résultant, des phénomènes d'auto-intoxication aigüs. Cette affection dite *tulbulhématie* (Parrot) ou *maladie de Winckel* ou encore *maladie bronzée hématurique des nouveaux-nés* (Laroyenne et Charrin) apparaît dès le deuxième jour après la naissance et est caractérisée par un ictère intense avec teinte violacée des extrémités, par de l'hématurie, par de la diarrhée bilieuse ; la mort survenant généralement en trois ou quatre jours par hypothermie. Son origine pathogénique, non encore fixée par les classiques, nous semble être une combinaison de l'Arthritisme avec la syphilis portant plus spécialement sur les organes viscéraux.

CHAPITRE QUINZIÈME

Manifestations arthritiques locales se rapportant à l'appareil génital et à ses annexes

La verge avec son gland, la prostate, les vésicules séminales, la vulve, le vagin, l'utérus, les ovaires, les mamelles comportent à notre sens l'ensemble des éléments composant l'appareil génital et ses annexes pour l'un ou l'autre sexe ; appareil génital pas plus à l'abri que l'ensemble des autres appareils de l'économie de l'atteinte de l'Arthritisme.

Examinons la question en détail.

. . . .

La *verge* peut, sous l'influence de phénomènes irritatifs, soit purement mécaniques (passage trop fréquent de cristaux d'acide urique ou d'oxalate de chaux), soit microbiens (gonococcie en milieu hyperacide), subir une altération de son épithélium canaliculaire (*canal de l'urèthre*). Ces altérations déterminent, par *sclérose superficielle*, une atrésie plus ou moins accusée.

Mais ce phénomène morbide superficiel n'est pas la seule manifestation scléreuse que la verge puisse manifester : chez des arthritiques francs, à l'âge de retour, une *dégénérescence fibreuse des corps caverneux* se manifeste parfois ; et, dans deux cas différents, nous l'avons constatée chez des sujets présentant simultanément de la rétraction de l'aponévrose palmaire.

Mais ces phénomènes scléreux ne sont point encore les seules manifestations dysosmotiques connues pour la verge : à l'instar de tous les autres tissus de l'économie, des fluxions uréthrales peuvent s'établir et donner lieu à des accidents inflammatoires sur la nature desquels l'on peut parfois se méprendre.

. . . .

Le *gland* subit, lui aussi, parfois, les atteintes de la *sclérose* et se déforme comme l'*ensemble de l'urèthre*.

. . . .

Mais la manifestation morbide arthritique du gland la plus fréquente est la *balanite*, liée à une culture d'algues en milieu hyperacide avec phénomènes irritatifs plus ou moins accusés, et que l'on a coutume de considérer comme exclusivement sous la dépendance d'un état diabétique. On la rencontre cependant très fréquemment chez des Dysosmotiques n'ayant jamais présenté la moindre trace de glucose urinaire.

* *
*

Nous avons dit que le passage à la vessie de cristaux fins et acidulés d'oxalate calcique simulait fréquemment — chez l'homme bien entendu, — la prostatite. Nous ne voulons point dire par là que la *prostatite* ne soit pas le plus souvent d'origine arthritique, tout au contraire.

. . . .

En effet, la *prostate* peut tout d'abord être le siège de *phénomènes congestifs* de même ordre que les *stases* circulatoires générales des rhumatisants.

En effet, la *prostate* peut, et dirons-nous plutôt, doit, chez les arthritiques, subir facilement la *dégénérescence scléreuse* du fait de son fonctionnement intermittent y faisant séjourner un liquide à réaction fonctionnelle différente de la normale (acide au lieu d'alcaline), et par suite à cristallisations uriques ou oxaliques (calculs uriques ou oxaliques prostatiques), agissant mécaniquement sur les trabécules de la glande pour y créer et entretenir une irritation permanente (*prostatite chronique*).

* *
*

Les *testicules* peuvent être également le siège de *fluxions* d'origine arthritique par trouble dans la circulation locale du

fait de l'augmentation exagérée de la fibrine du sang (rhumatisants).

. . . .

Toutefois, les manifestations morbides les plus importantes
que les testicules puissent présenter sous l'influence de l'arthritisme sont :

Une altération histologique plus ou moins lente de son
parenchyme et de forme fibreuse qui peut aller jusqu'à la
sclérose absolue de l'organe ;

Une altération histologique de ses produits de sécrétion ; les
spermatozaires, qui, normalement, à partir d'un certain âge,—
âge d'autant moins élevé que le sujet est plus arthritique,
mais qui ne dépasse généralement pas 50 ans, — voient leur
«flagelle» se raccourcir de plus en plus, pour aboutir finalement
à une vésicule spermatique inerte au point de vue physiologique, c'est-à-dire impropre à la conception, du fait de l'atténuation de sa mobilité ne lui permettant plus de franchir le
col de l'utérus par ses propres moyens.

**

Les bords de l'orifice génital de la femme, la *vulve*, est
souvent le siège de phénomènes fluxionnaires plus ou moins
irritatifs (*vulvites*), plus ou moins diathésiques, plus ou moins
microbiens, mais que, en tous cas, la simple modification
humorale hyperacide de la Dystrophie osmo-nutritive peut
créer : ce qui nous les fait rattacher nettement à l'arthritisme.

. . . .

Il en est de même des *vaginites, catarrhales ou non*, microbiennes ou non (nous disons microbiennes par suite de la
modification de milieu, — acide au lieu de basique — favorable
à la végétation des algues et parasites inférieurs de ces
affections).

. . . .

Il en est de même de la modification de milieu elle-même rendant la conception si précaire pour les femmes en haute puissance d'arthritisme ; puisque, contrairement à ce qui se passe pour la plupart des êtres inférieurs, *la vie du spermatozoaire est entravée par un milieu acide.*

. . . .

Il en est encore de même de ces *scléroses superficielles des muqueuses vulvaires et vaginales et du clitoris*, déterminant de la « frigidité » chez certaines femmes hyperdysosmotiques, en atténuant les sensations de contact de la verge par substitution d'un tissu « cicatriciel », dans lequel les terminaisons nerveuses sont atrophiées, au tissu fin et ultra érectile des organes génitaux externes de la femme.

.*.

Quant aux organes génitaux internes, l'arthritisme peut y provoquer divers états pathologiques, depuis la *cervicite* (inflammation du col utérin), et la simple congestion interne, jusqu'à la *sclérose totale de l'utérus*, en passant par des scléroses partielles (sclérose du col déterminant soit de l'*atrésie*, soit des anté, ou rétro, ou latéroversions entravant la fécondation) ou encore des *fibrômes*. On peut observer alors, selon les cas, soit des *hémorrhagies utérines*, soit de la *dysménorrhée*, soit même une *aménorrhée* complète.

. . . .

Rappelons enfin ici, que l'utérus de la femme peut présenter plusieurs conformations anormales : utérus double, utérus dédoublé, utérus à deux orifices, rappelant, pour certains, la manifestation ancestrale des mammifères du groupe des Marsupiaux (Kangourous).

.*.

De même que la *sclérose*, plus au moins accusée, des *ovaires*, détermine aussi des troubles menstruels de même ordre, quand ce n'est pas une inaptitude totale à la conception.

.*.

Reste maintenant à parler des glandes annexes de l'appareil génital, des mamelles, pour la femme tout particulièrement, bien que quelques rares hommes, et surtout des enfants mâles, puissent aussi subir de ce côté là certains *phénomènes fluxionnaires* nettement dysosmotiques.

. . . .

Mais, chez la femme, les deux ordres de phénomènes arthritiques dominant la scène sont : chez les femmes jeunes, la *dégénérescence graisseuse* des seins ; chez les femmes âgées, la *sclérose du tissu glandulaire* des seins.

Nous ne nous y arrêterons pas, leur importance histologique étant limitée ; mais nous examinerons ce que devient en telles circonstances, le produit de sécrétion de ces organes : le lait.

. . . .

En une étude complète des laits alimentaires (1), l'un de nous a groupé en un tableau l'ensemble de ses recherches sur les modifications subies par cette sécrétion sous l'influence des états diathésiques ; nous ne croyons mieux faire ici qu'en renvoyant à la composition de ce tableau, p. 91 ; sa lecture permettra de se rendre facilement compte des altérations quantitatives que subit le lait chez les femmes en puissance de Dystrophie osmo-nutritive.

---

(1) E. GAUTRELET. — *Nouvelles recherches chimiques, physiques et physiologiques sur les laits alimentaires.* Paris 1892.

CHAPITRE SEIZIÈME

Manifestations arthritiques locales de l'appareil digestif et de ses annexes.

L'appareil digestif de l'homme s'étend des lèvres à l'anus en passant par la bouche et ses diverses glandes salivaires, le pharynx et ses glandes de sécrétion interne (amygdales), l'œsophage, l'estomac, l'intestin grêle et ses glandes digestives (pancréas, foie et vésicule biliaire), le gros intestin et son diverticulum final, le rectum ; sans oublier la glande splénique, la rate, dont le sang veineux se déverse au foie au même titre que le sang veineux de l'ensemble du tube digestif et même de l'ensemble du système génital. Nous allons suivre, pas à pas, organe par organe, les modifications anatomiques et physiologiques qu'une Dysosmotie plus ou moins caractérisée peut créer aux organes concourant plus ou moins directement à l'assimilation alimentaire.

*
**

Les *lèvres* peuvent, sous l'influence d'une poussée humorale hyperacide, être atteintes d'herpès (*herpès labial ou toxique*).

*
**

En dehors des arthrites alvéolo-dentaires déjà citées, les manifestations arthitiques de la bouche peuvent se diviser en :

Modifications de la réaction alcaline de la *salive* qui devient *acide* et attaque alors les dents à leur racine, en y créant, grâce aux microbes multiples et variés du milieu bucal, de la *pyorrhée alvéolo-dentaire*. Cette réaction acide anormale irrite les gencives et y détermine des phénomènes irritatifs (*gengivite*) ; d'autres fois, enfin, en modifiant les conditions digestives de la ptyaline salivaire vis-à-vis de l'amidon, elle peut atténuer l'hydrolyse de ce principe alimentaire.

Modifications du quantum sulfocyané de la même salive, dont le taux exagéré altère l'émail des dents et en détermine l'abrasion (*abrasion chimique des dents*) (Michaels et Gautrelet).

Mais la réaction buccale hyperacide des arthritiques peut encore avoir pour conséquence la création d'un milieu de culture favorable aux champignons, tels que l'oïdium albicans (*muguet*).

De même qu'elle peut être également cause d'une précipitation anormale de certains principes organiques de l'économie (cystine par exemple) créant dans les glandes salivaires des calculs, soit fixés, soit engagés dans leurs canaux d'excrétion comme l'un de nous l'a observé (*calculs du canal de Sténon*).

$$* \atop * \ *$$

Parallèlement aux phénomènes congestifs des amygdales (*amygdalite simple*) et au millieu hyperacide de culture propre au développement de l'oïdium albicans ou autres parasites buccaux, pouvant créer des *amygdalites plus ou moins infectieuses*, l'Hyperacidité humorale est encore capable de déterminer du côté des voies digestives supérieures : soit de simples *phénomènes congestifs de la muqueuse et du pharynx* ; soit ces mêmes accidents congestifs avec *état catarrhal* propagé ou non à la trompe d'Eustache, au larynx (*pharyngolaryngites*), ou aux sinus (*sinusites*) ; soit enfin des *éruptions herpétiques* de la muqueuse du pharynx.

$$* \atop * \ *$$

Du côté du tube digestif, à côté de simples phénomènes irritatifs inflammatoires (*œsophagite*), l'Arthritisme peut occasionner des lésions scléreuses de la paroi de l'œsophage avec atrésie plus ou moins prononcée de ce canal, (*rétrécissement de l'œsophage*), accompagnées ou non de dilatations secondaires supérieures ou compensatrices, avec hernie ou non de la muqueuse au travers des couches musculaires (*œsophagocèles*), comme il peut encore faire éclore des *spasmes* du muscle circulaire constituant *le cardia* et même de l'œsophage proprement dit (*œsophagisme*).

* * *

L'estomac, n'est pas moins sujet à des altérations histologiques par arthritisme que la première portion du tube digestif.

Tout d'abord, l'hyperacidité humorale peut y déterminer des phénomènes congestifs troublant la sécrétion chlorhydropepsique de ses glandes digestives; qui, si les chlorures du suc gastrique ne sont pas exagérés, font de l'hyperchlorhydric gastrique, elle-même capable de déterminer des phénomènes réactionnels du côté de la muqueuse gastrique en général, et tout particulièrement du côté de la muqueuse du pylore (*pylorite et ulcération de l'estomac*), tandis que la digestion des aliments quaternaires ou même ternaires peut ne pas être entravée.

Mais la chlorurie gastrique est-elle augmentée (*dyspepsie des gros mangeurs*)? La chlorhydropepsine est enrayée dans son action fermentative (les digestions sont des fermentations et les chlorures alcalins sont antiseptiques) ; des fermentations secondaires, favorisées par la température optimum du milieu (+ 37° C), se manifestent; et des phénomènes irritatifs d'un autre ordre, portant surtout sur le bas fond de l'estomac et sur les glandes qui y sont agglomérées, se produisent le plus souvent avec *sécrétion catarrhale* considérable ; en même temps que la muqueuse gastrique d'ensemble, turgescente par inflammation subséquente, laisse se gonfler un système veineux surchargé de principes âcres, c'est à dire coagulants vis-à-vis de sa fibrine (*dilatations variqueuses de l'estomac*) : ainsi se créent donc à la fois les *gastrites* et les *dyspepsies*, hyper ou hypochlorhydriques ; et même, si la muqueuse sous l'influence de ces phénomènes hyperacides anormaux s'est sclérosée, de la *dyspepsie achlorydrique.*

Ainsi se créent les *gastralgies*, par réaction fonctionnelle anormale des filets nerveux, innervant la poche stomacale, avec *retentissement du côté du plexus* solaire par l'intermédiaire du pneumo-gastrique.

Ainsi se créent encore les *dilatation d'estomac* : d'un côté, par séjour prolongé des résidus gastriques, surtout à forme de boissons (*dyspepsie des gros buveurs*), que le pylore, en « bon chien de garde » ne veut pas, vu leur extrême acidité, laisser évacuer dans l'intestin grêle, apte à recevoir seulement un liquide de réaction à peine acide ; d'autre part, par la distension de la même poche stomacale par les gaz provenant de ces fermentations anormales.

Ainsi, enfin, se créent encore parfois les *gastro-entérites*, de *nature hyper ou hypochlorhydrique*, lorsque un pylore à réflexes insuffisants, — quand ces réflexes sont suffisants il peut y avoir *spasme du pylore*, — par fatigue à la suite de répétitions de fermentations hypochlorhydriques hyperacides secondairement par acides gras, ou à la suite de répétitions de crises gastriques hyperchlorhydriques (comme dans la *gastro-succhorée* ou sécrétion permanente d'acide chlorhydrique dans l'estomac — *maladie de Reichmann*, déterminant une véritable tétanie pylorique : la réaction de la sécrétion alcaline intestinale (suc entéro-pancréatique) pouvant être au-dessous du quantum nécessaire à la saturation de l'évacuation gastrique acide, surtout en cas de fermentations secondaires.

* *

L'*intestin grêle* soumis aux causes irritatives dont nous venons de parler s'enflamme ; et alors il y a *entérite*, soit *simple* soit *catarrhale*, selon que les glandes à mucus se mettent ou non en « branle » pour, par une sécrétion exagérée, essayer de lutter contre la ou les causes irritatives.

Mais l'hyperchlorydrie gastrique et l'hypochlorydrie gastrique, échappées au réflexe pylorique, — quand il n'y a pas eu vomissement du liquide irritatif par relâchement du cardia, et qu'au contraire la tétanie du sphincter inférieur de l'estomac a laissé passer un contenu gastrique vicieusement élaboré dans le duodénum à suc soit normalement alcalin, soit déjà à alcalinité abaissée du fait de l'hyperacidité organique générale, en tous cas suffisant pour compenser l'acide déversé par l'estomac — ne sont pas les seuls éléments susceptibles de déterminer des phénomènes inflammatoires pour l'intestin grêle.....

Il est presque inutile de rappeler que la forme entéritique peut être occasionnée : soit par les *ascarides lombricoïdes*, surtout chez les enfants, par ce fait, que ceux-ci absorbent souvent des fruits non « pelés » et dont le tégument externe peut-être le réceptable d'œufs de ces annélides ; soit par des *tœnias* de variétés diverses ; soit par le *Botriocephalus latus* ; soit enfin par des œufs de divers distômes ou nématodes, qui, mécaniquement, sont également susceptibles de déterminer des *phénomènes irritatifs* du côté de la muqueuse entérique.

Mais, outre encore les *phénomènes congestifs de cette muqueuse* qui ne l'épargnent pas non plus, il y a tout spéciale-ment chez les arthritiques lieu de signaler un double genre de cause irritative qui leur est propre.

La muqueuse intestinale est le siège normal d'une élimi-nation élevée d'acide urique l'avons-nous déjà dit aux consi-dérations générales de la « goutte » de ce travail ! Eh bien, que l'alcalinité entérique normale se transforme en acidité par l'un des mécanismes précités, ou simplement encore du fait plus rare d'une hyperacidité organique tellement surélevée qu'elle détermine la sécrétion d'un suc entérique à réaction acide au lieu d'alcaline..... voici de suite une précipitation urique qui s'en suit : d'où nouvelle cause — et des plus fréquente à notre avis, — d'irritation intestinale chez les goutteux.

La muqueuse entérique est l'une des voies d'élimination les plus importantes pour l'oxalate de chaux circulatoire ! Que celui-ci, — qui n'est point un produit normal, disons-le bien, mais un produit fréquent dans l'organisme par suite de la fré-quence aussi de conditions dysosmotiques exagérées, — s'excrète en masse par l'intestin grêle, voici une cause de plus venant s'ajouter à celles capables de provoquer pour l'intestin grêle des phénomènes réactionnels (*goutte viscérale* urique ou oxalique).

**

Et, encore, si ces phénomènes réactionnels se limitaient à l'intestin grêle lui-même ! Mais qu'ils soient de nature hyper ou hypochlorhydrique, de nature parasitaire, de nature urique ou oxalique, très souvent un retentissement, soit simple, soit avec état catarrhal, se produit du côté des deux canaux excréteurs qui débouchent dans le duodénum.

Le canal de Wirsung peut, en effet, s'enflammer du fait d'une hyperchlorhydrie gastrique non compensée par le suc entérique (*Wirsungite*) ; et, en déterminant par épaississement de la muqueuse un trouble mécanique dans l'écoulement de la sécrétion pancréatique, déterminer aussi un trouble fonctionnel du pancréas : d'où hypodigestion quaternaire et grasse, d'où hypofoction glycosique et par suite diabète : *diabète pancréatique temporaire* (1).

Le canal cholédoque peut subir la même atteinte, ou, comme le canal de Wirsung d'ailleurs, être obstrué par des bouchons de mucus, résultant de l'hypersécrétion muqueuse dont nous venons de parler comme phénomène de défense de la tunique entérique contre une hyperacidité gastrique anormale ; l'écoulement de la bile y est alors suspendu, et, — sans que le concours de bactéries soit nécessaire comme le pense CHAUFFARD, — une précipitation de cholestérine peut s'ensuivre ; ou bien la viscosité de la bile, augmentée par l'athritisme, peut elle-même déterminer des coagulations secondaires entravant son écoulement ultérieur.

Mais, le phénomène le plus curieux que nous ayons constaté (2) comme retentissement de l'arthritisme sur le canal excréteur des voies biliaires, — phénomène que, à la rigueur, on peut prévoir pour les voies pancréatiques également, — est la formation de petits calculs d'oxalate de chaux, calculs de forme conique, oblitérant plus ou moins complètement l'embouchure du canal cystique dans le cholédoque, déterminant de la stase biliaire dans la vésicule, et par suite, par le

---

(1) Voir page 454.

(2) E. GAUTRELET, *L'autointoxication oxalique*. La Bio-Nutrition, janvier 1910.

mécanisme développé au paragraphe précédant arrivant à la formations de calculs biliaires : *calculs en soupape*, de Parturier.

A trois reprises différentes, il a même été donné à l'un de nous de trouver dans les selles à la fois un calcul oxalique décrit comme plus haut (1) et présentant sur la pointe l'empreinte d'un calcul biliaire ; alors que, sur le même sujet, il trouvait un calcul biliaire présentant sur l'une de ses faces l'empreinte d'un corps étranger ; et le rapprochement des deux éléments calculeux, concordant mathématiquement, nous ne pouvons d'autant moins relier ces faits, que, dans quatre autres cas où l'oxalhémie étant constatée par l'oxalurie, le traitement chlorhydro-alcalin avait parfaitement, et seul, réussi.

Pour en finir avec le *pancréas*, ajoutons vite que cette glande peut subir, soit la *dégénérescence scléreuse*, soit la fonte purulente... bien entendu le premier cas rentrant directement dans les manifestations morbides de l'arthritisme, mais le second y rentrant secondairement, aussi : car si, là, les causes les plus communes sont opposées (Tuberculose ou Cancer), on peut également l'admettre sous l'influence de calculs oxaliques, avec ou sans *hémorrhagies ;* en tous cas, le plus souvent, le résultat final au point de vue biologique est le même : *diabète pancréatique grave.*

*
* *

Dans un travail précédent (2), l'un de nous a soutenu la théorie que les phénomènes catarrhaux n'étaient jamais isolés ; que, par exemple, à toute rhinite ou pharyngite ou trachéite catarrhale correspondait toujours une hypersécrétion muqueuse, non seulement des glandes de l'estomac, mais encore de celles de l'intestin et même de celles de la vessie, ainsi qu'en témoigne l'Urologie.

---

(1) Voir page 486.

(2) E. Gautrelet. — *Physiologie uroséméiologique. Comment on lit une analyse d'urine.* A. Maloine, éditeur, Paris 1906.

Eh ! bien, à notre sens, cette conception peut être généralisée, et les glandes à mucus que la vésicule biliaire possède nombreuses, surtout près de son col dans l'intérieur de sa tunique muqueuse, peuvent aussi bien hypersécréter, sous l'influence d'un refroidissement ou d'un trouble des fonctions générales de nutrition, que l'ensemble des autres glandes à mucus. Et, à notre avis, tel serait même le mécanisme de l'épaisissement, supérieur à la normale, offert par la sécrétion biliaire des Arthritiques... Autrement dit, la tendance catarrhale générale des muqueuses des Arthritiques, liée à leur tendance congestive générale aussi (*Diathèse congestive* de Sénac), fait que, chez les Arthritiques, une hypersécrétion de mucus, donc une sécrétion visqueuse, se surajoute, pour la partie de bile ayant séjourné dans la vésicule biliaire, à la sécrétion biliaire proprement dite, telle que celle ci est plus ou moins normalement élaborée par le foie. Et cette sécrétion muqueuse, s'accompagnant toujours chez les Arthritiques d'une réaction fonctionnelle chimique acide, il en résulte une précipitation des « ions », positifs de la bile, en l'espèce les « acides biliaires », qui entraîne à son tour la précipitation de la cholestérine, produite d'ailleurs en excès par les parois « enflammées » de la vésicule biliaire. La cholestérine n'est normalement d'ailleurs maintenue en solution dans la bile que grâce aux taurocholates alcalins de ce liquide excrémentitiel : taurocholates qui, venons-nous de le dire, et le répéterons-nous pour bien faire comprendre notre pensée, ont été décomposés par l'acidité de la vésicule biliaire en acide taurocholique et sels alcalins.

Et c'est ainsi que s'engendrent : soit la boue biliaire (*coniase biliaire*) si la quantité de cholestérine est insuffisante pour, par sa cristallisation, agglomérer l'ensemble de la sécrétion biliaire en réserve dans la vésicule ; soit encore, les *calculs* mous, muqueux surtout, si la quantité de mucus sécrétée par la vésicule entrave, par sa juxtaposition entre les cristaux cholestériques, l'agglomération de la masse vésiculaire ; soit, enfin, les calculs biliaires proprements dits (*lithiase biliaire*), si la cholestérine domine dans cette masse biliaire : l'ensemble déterminant les *coliques hépatiques* par expulsion du corps du délit hors des voies biliaires ; coliques hépatiques fréquemment confondues avec des coliques néphrétiques —

qui d'ailleurs peuvent coexister en cas d'oblitération à la fois des voies biliaires et d'un ou des uretères par des calculs uriques ou oxaliques ou oxalo-uriques.

Et des trois formes de modification de la sécrétion biliaire, considérée dans la partie ayant séjourné dans la vésicule, que nous venons d'énumérer, l'on peut ainsi déduire la prédominance de telle ou telle cause initiale comme agent modificateur de l'excrétion de la bile vésiculaire : le mucus, par exemple, dominant dans les états catarrhaux généraux, et aussi dans les cas d'obstruction des voies biliaires secondaires (cholédoque) par des calculs urique ou oxalique, qui, par voie réflexe, déterminent de l'irritation du col de la vésicule biliaire, et, par suite, une hypersécrétion des glandes à mucus de ce col vésiculaire.

*
* *

Nous avons envisagé précédemment (1) et d'une manière très générale, la question de la formation au foie des pigments biliaires vrais et de leur complément : les pigments hémaphéïques.

Nous ne reviendrons donc sur cette question que pour rappeler que tout trouble de la circulation hépatique : soit simplement fonctionnel (*congestion hépatique*) ; soit histologiquement organisé (*sclérose du foie plus ou moins généralisée — précirrhose et cirrhose vraie*) ; en créant un ralentissement dans la circulation hépatique tend à faire produire à l'organe plus d'urobiline relativement que de principes biliaires vrais ; et que, si, dans l'urine, il y a superposition parfois de pigments biliaires vrais à des pigments hémaphéiques augmentés, il faut voir dans ce phénomène la juxtaposition de lésions des voies biliaires à une congestion du foie, ou a une sclérosse des tuniques des canicules ou canaux hépatiques (*cholécystite* par exemple), provoquée par une inflammation de voisinage, ou encore à une sclérose portant à la fois sur le foie et sur les émonctoires biliaires (*cirrhose biliaire grave*).

Quant à ce qui est des « inflammations » proprement dites

---

(1) Voir pages 329 et suivantes.

du foie, il y a toujours lieu d'en rapporter l'origine à une cause parasitaire ; et les entozoaires *(Fasciola hœpatica et Dicrocœlium lanceoalatum)* doivent être le plus souvent incriminés en la circonstance d'*abcès du foie*.

A moins, toutefois, qu'il s'agisse de *gommes* du foie d'origine syphilitique agissant mécaniquement à la fois comme entraves à la circulation spéciale de l'organe, et comme agent d'irritation pour le tissu hépatique peu réactionnel cependant.

**

Un organe dont le sang veineux est apporté au foie par la petite mésentérique, l'avons nous déjà dit, la *rate*, est également, quand sa fonction est troublée, une cause seconde de troubles fonctionnels hépatiques.

Et c'est ainsi que, soit en cas de *paludisme*, soit en cas de *syphilis*, comme l'urologie en témoigne, par un apport inconsidéré de *méthémoglobine* à la circulation « porte », — il en résulte une dysfonction hépatique, « gauche » tout au moins, « totale » parfois, par hypofonction biliaire hépatique, par hyperurobilinigénèse hépatique.

**

Nous avons rappelé à plusieurs reprises, que le sang de la veine porte drainait, soit par l'intermédiaire de la « grande mésentérique », soit par l'intermédiaire de la « petite mésentérique », l'ensemble du sang de retour de la circulation sous-diaphragmatique.

Il en résulte que les viscères des arthritiques, — plus ou moins congestionnés, plutôt plus que moins congestionnés chez les arthritiques en général, chez les rhumatisants en particuliers, puisque, chez eux, c'est surtout la « porte d'entrée » qui pêche, comme nous l'avons établi antérieurement, — sont le plus souvent en un état de pléthore veineuse (*pléthore veineuse abdominale*), faisant parvenir au foie un sang surchargé d'acide carbonique, un sang « asphyxique », augmentant les tendances à la fonction bio-chimique générale et normale du foie. La pléthore abdominale a donc ainsi tendance à congestioner le foie, à diminuer sa biligénèse au profit de son urobilinigénèse, en un mot à exagérer les phénomènes de réduction hépatiques puisque, rappelons-le encore, la fonction biochimique dominante du foie, du fait de son uropoièse aux dépens de l'ammoniaque circulante veineusement (d'origine musculaire), — est une fonction hypo-alcalinisante pour l'ensemble de l'organisme.

Donc la pléthore abdominale est une affection arthritique à double titre : et par son origine métastatique hyperacide, et par son aboutissant métastatique encore hyperacide.

*
* *

Le *colon*, ou gros intestin, est lui aussi, — lui aussi surtout, pouvons-nous dire, car ses fonctions spéciales de digestion de la cellulose au moyen du *bacillus maylobacter*, donnant comme résultante biochimique la plus importante de l'acide butyrique, c'est-à-dire un produit de réaction acide, lui créent une fonction normale acidifiante pour l'organisme en général, pour la réaction hépatique en particulier. — le colon disonsnous, est l'un des sièges les plus fréquents de manifestations morbides de la dystrophie osmo-nutritive.

Colites simples, subordonnées à des phénomènes congestifs, et le plus souvent compliquées d'accidents entéritiques par propagation ascendante ou par prolongation des causes irritantes supérieures déjà envisagées : *entéro-colites* ou *colites catarrhales* en *entéro-colites catarrhales* plus ou moins *membraneuses* ou *pseudo-membraneuses*, selon qu'il s'agit d'une irritation profonde de la tunique muqueuse du gros intestin ou simplement de la coagulation du mucus que ses glandes ou les glandes gastriques ou les glandes entériques ont sécrété par le fait une acidité locale exagérée.

Sigmoïdite, c'est-à-dire inflammation plus spéciale de son coude gauche descendant, simulant parfois le cancer quand l'origine arthritique de l'affection est méconnue ; ou *cœcites*, *procolites* (E. GAUTRELET), c'est-à-dire inflammation plus spéciale du cœcum, autrement dit de sa première portion droite à l'embouchure de l'iléon. Cette localisation simule parfois l'*appendicite*, ou encore la *pérityphlite*, ou encore la *cholécystite*, ou encore l'oblitération calculeuse ou carcinomateuse des voies biliaires.

Telles sont les manifestations morbides plus particulières, le plus souvent liées, parmi les conditions extraphysiologiques générales de l'arthritisme, à des manifestations goutteuses occasionnées par une élimination locale plus particulière d'acide urique par ces points de la muqueuse colonique (*goutte viscérale*).

***

Et il en est de même de la portion terminale du gros intestin, le *rectum*, souvent le siège de phénomènes irritatifs (*rectites*) dépendant : soit parfois et exclusivement de l'hyperacidité générale ; soit le plus souvent d'une stase des matières fécales (*coprostase*) liée à un *affaiblissement de la tonicité* (*atonie intestinale*) de la tunique musculeuse de cette portion du gros intestin, — comme d'ailleurs le fait peut se produire pour l'ensemble des tuniques du colon, par sclérose plus ou moins généralisée des fibres élastiques du conduit terminal des voies digestives, — soit enfin du fait de la présence locale d'oxyures (enfants surtout), cas où la cause n'est pas d'origine hyperacide, mais d'où cependant une hyperacidité générale résulte des mauvaises conditions circulatoires locales.

* *

Quant à la portion marginale inférieure du tube intestinal, l'*anus*, le phénomène morbide, le plus souvent y constaté, est une dilatation anormale des veines hémorrhoïdaires : soit simple (*hémorrhoïdes proprement dites non fluentes*), soit compliquée de suintement plus ou moins accusé de sang (*hémorrhoïdes fluentes*), se produisant tantôt dans les veines de la portion interne du sphincter anal (hémorrhoïdes internes), tantôt dans les veines de la portion externe de l'anus (hémorrhoïdes externes) ; et que des phénomènes d'ulcération, de nécrose

36

même, peuvent compliquer, s'il y a eu infection secondaire (*hémorrhoïdes suppurées*).

*
* *

Et puisque nous parlons ici d'hémorrhoïdes, rappelons à titre documentaire, que, pour les mêmes causes de mauvaise circulation de retour liées à la viscosité anormale d'un sang hyperacide, donc hyperfibrineux, il peut exister des *varices* dans les veines du voile du palais, de la luette et du pharynx (*varices buccales*), dans les veines de la vessie (*varices vésicales*), dans les veines du col de l'utérus (*varices utérines*) ; des dilatations variqueuses y créant les mêmes accidents hémorrhagiques que les dilatations variqueuses des veines internes ou externes de la portion marginale du rectum.

CHAPITRE DIX-SEPTIÈME

Manifestations arthritiques locales se rapportant à l'appareil respiratoire et à ses annexes

Les affections des voies respiratoires et de leurs annexes (nez, sinus, oreilles, larynx, trachée, bronches, poumons), d'origine arthritique ne sont ni nombreuses, ni d'une importance considérable comme retentissement sur l'organisme.

**
**

En passant, lors de l'étude des voies digestives, nous avons examiné la question du *pharynx* ; nous n'y reviendrons en ce moment que pour rappeler l'importance qu'offre l'abus des *aliments irritants* ; des boissons *alcooliques fortes* (à jeun surtout), enfin de la *fumée de tabac* ou même de la *poudre de tabac à priser* sur le développement et l'entretien des pharyngites chroniques, herpétiques principalement, par les phénomènes congestifs qu'ils déterminent localement.

**

Quant à ce qui est des *fosses na :ales*, outre l'influence précitée du tabac à priser, tout le monde connaît trop de quelle importance est le passage au travers des narines d'un air froid, et humide, comme aussi d'une chaleur trop sèche, dans le développement des rhinites sèches ou des rhinites catarrhales pour que nous insistions. Rappelons simplement que le rhume de cerveau est rarement un fait isolé ; et que, comme nous l'avons déjà dit, si la muqueuse pituitaire et celle des sinus se met à sécréter du mucus ou excès, il y a tout lieu de s'attendre à voir hypersécréter de même l'ensemble des autres glandes à mucus de l'organisme. Rappelons simplement que la congestion iritative, avec suppuration, des voies aériennes supérieures

s'étend le plus souvent aux parties moyennes, larynx et tra-
chées de l'appareil respiratoire, quand elle ne va pas jusqu'aux
bronches proprement dites. Rappelons enfin que des altérations
des oreilles (*otites*, simples, chroniques, ou otites suppurées),
peuvent résulter par propagation de l'inflammation de l'arrière
gorge.

Quant aux états morbides résultant d'un état de sclérose
local, on peut, croyons-nous, les résumer en: *atrésie de la
trompe* d'*Eustache* déterminant une surdité relative, et *sclérose
des osselets* de l'oreille moyenne déterminant une surdité arrivant parfois à l'absolu.

* *

Le *larynx* peut sous l'influence de l'hyperacidité organique
subir trois sortes de phénomènes morbides :

Les *congestions laryngées* sont fréquentes à la suite de
froid aux pieds, ou de séjour dans une atmosphère froide et
humide, ou tout simplement à la suite d'ingestion d'un liquide
frais en période de chaleur, ou à la suite d'un exercice ayant
déterminé de la sudation. Et ces congestions peuvent s'orga-
niser histologiquement en un épaisement de la muqueuse du
larynx pour déterminer, après phénomènes irritatifs répétés,
tout d'abord des *laryngites simples*, puis des *laryngites chroniques*.

* *

Et il en est de même pour la *trachée*, ou les phénomènes
métastatiques, comme encore les accidents catarrhaux, sont
fréquents en créant : soit des *trachéites simples ou catarrhales*,
soit des *trachéites chroniques, suppurées ou non*, soit enfin des
hémorrhagies trachéales (par dilatation variqueuse), simulant
parfois de véritables *hémoptysies*.

* *

Et ce que nous venons de dire de la trachée, peut encore
s'appliquer aux *bronches* vraies, à l'exception toutefois des

phénomènes hémorrhagiques, qui, vu l'état rudimentaire du système vasculaire de ces organes, ne peuvent pas exister, ou plus exactement sont rares.

*
* *

Alors que, au contraire, ces *phénomènes hémorrhagiques*, liés à des troubles congestifs, par métastase le plus souvent, se présentent d'une manière plutôt fréquente chez les arthritiques, par le fait de la fragilité du tissu pulmonaire d'une part, par le fait encore d'autre part de l'immensité du réseau circulatoire de ces organes.

Mais ces *congestions pulmonaires métastatiques*, primitives peut on dire, et leurs hémorrhagies subséquentes, peuvent encore être créées par un autre mécanisme, en faisant des accidents secondaires au point de vue de l'évolution dysosmotique.

Toute congestion intense du foie, de son lobe droit en particulier, a pour résultat de relever son niveau supérieur sousdiaphragmatique dans le flanc droit, conséquemment de déterminer pour l'abaissement du diaphragme et par suite du soufflet pulmonaire droit un jeu plus limité que normalement.

Il s'en suit que la circulation du bas fond du poumon droit, se trouvant de ce fait amoindrie, des stases s'y créent tout d'abord, avec ou sans foyers hémorrhagiques, plutôt avec foyers hémorrhagiques ; et généralement, ce bas-fond pulmonaire droit ne se vidant pas des muscosités qui s'y accumulent, un milieu de culture favorable à toute prolifération bactérienne, favorable spécialement à la prolifération du bacille de Koch, si le sujet est diabétique, s'y crée par exosmose sucrée ; et l'adduction des bacilles atmosphériques, parmi lesquels le contage tuberculeux est un des plus fréquents, surtout dans les milieux citadins, y détermine facilement au même titre qu'une inoculation de laboratoire, une série de foyers morbides, se disséminant ensuite d'eux-mêmes rapidement du fait de la grande vascularisation de l'organe. Telle est l'origine de la *tuberculose des diabétiques*, qui, au contraire des autres lésions tuberculeuses chez les arthritiques, est à marche rapide au lieu de présenter la forme torpide ; qui, au contraire des autres lésions tuberculeuses primitives, lesquelles présentent, comme aussi la *fausse tuberculose par élimination oxalique pulmonaire*, le caractère tout particulier d'occuper l'ensemble de l'organe, s'en sépare cliniquement, par le fait qu'elle est toujours limitée au poumon droit au lieu de voir ses manifestations s'étendre aux deux poumons.

Pour en finir avec la question des manifestation pulmonaires de l'arthritisme, nous dirons que le mucus sécrété par les bronches peut parfois être assez abondant pour ne pas être élevé mécaniquement par le moyen de leurs cils vibratiles jusqu'à la trachée, et qu'il peut ainsi s'accumuler dans les « culs de sac » des lobules pulmonaires qu'il tapisse alors d'un vernis isolant relativement aux échanges osmotiques oxy-carboniques d'où la gêne respiratoire, la dyspnée, connue sous le nom d'*asthme* ; et qui est simplememt endogène (asthme diathésique), si l'hyperacidité organique seule est en cause dans l'hypersécrétion muqueuse des bronches ; et qui est exogène si une cause extérieure vient provoquer directement (*vapeurs irritantes*), ou indirectement par voie réflexe (*asthme des foins*), l'exagération de la sécrétion catarrhale bronchiale.

**

A côté de l'appareil respiratoire, il est une glande, la *thyroïde* dont les fonctions sont, de même que celles des capsules surrénales, nettement liées aux fonctions de la nutrition générale.

Dans la partie de ce travail où nous avons exposé les théories modernes de la Glycosurie (1), nous avons envisagé la double question des variations de l'adrénaline et de la choline dans l'ensemble des glandes, aussi nous n'y reviendrons ici que pour rappeler que les trois affections (*goîtres simples*): c'est-à-dire hypertrophie de la glande thyroïde et maladie de Basedow ; même affection compliquée d'exophtalmie (*goître exophtalmique*) ; comme aussi la maladie d'Addison (*maladie bronzée des capsules surrénales*), déterminent dans l'économie des troubles fonctionnels circulatoires et hématostatiqes considérables.

_____

(1) Voir page 468.

CHAPITRE DIX-HUITIÈME

Manifestations Arthritiques locales
se rapportant au système nerveux

A propos du retentissement de l'Arthritisme sur l'appareil anatomique, nous avons signalé les lésions des os de la tête résultant d'une extrême hyperacidité humorale de l'enfant pendant la vie fœtale, et en faisant, sinon toujours dès sa naissance, du moins peu après, et par suite de la moindre cause occasionnelle secondaire, un rachitique.

Or le résultat, immédiat peut-on dire, du rachitisme sur le cerveau est la sclérose d'un certain nombre de faisceaux aponévrotiques et par suite la malformation du cerveau, déterminant soit l'hypertrophie de certains de ses lobes ou circonvolutions, et l'atrophie de certains autres : résultat le *Crétinisme* que LITTRÉ et GILBERT définissent : « Maladie endémique dans les vallées basses, profondes et étroites du Valais, la vallée d'Aoste, la Maurienne, une partie de la Suisse, des Pyrénées, du Tyrol, etc. Le Crétinisme est cette dégradation dans laquelle on observe un arrêt général du développement de l'organisme et particulièrement de l'ensemble des attributs du système nerveux central et périphérique. Le Crétinisme, souvent héréditaire, paraît tenir à l'habitation dans des vallées profondes et humides... »

« Crétin. — Individu de l'espèce humaine affecté d'un arrêt et d'une perturbation du développement de la plupart des appareils. A l'âge adulte, il a une taille de moins de cinq pieds, la tête aplatie aux régions temporales, le nez épaté, la mâchoire béante et laissant couler la salive, la langue épaisse et pendante, les paupières très-grosses, les sens, excepté la vue, très obtus. Souvent il a un goitre plus ou moins volumineux. Les Crétins sont indolents, d'une malpropreté repoussante. On trouve chez eux cette déformation de la tête dite rachitique (MOREL) caractérisée par la protubérance des bosses frontales et l'agrandissement du diamètre bipariétal, comme chez tous les individus chez lesquels l'ossification se fait avec lenteur. Les dents sont mal implantées, développées incomplètement et déformées ; souvent il en est qui ne se sont pas montrées ; parfois la seconde dentition manque ou se fait très-irrégulièrement. Les muscles et les aponévroses, mal développées, laissent s'échapper les viscères sous forme de hernies volumineuses. Physiologiquement, on observe des troubles variés de la digestion (malacia, pica, pyrosis, voracité, etc.) ; le pouls conserve souvent la petitesse et la fréquence qu'il a chez l'enfant ; la nutrition imparfaite fait que les chairs et la peau restent flasques, les tissus œdématiés. Les facultés génératrices sont affaiblies, abolies ou perverties. L'hypocondrie, l'hystérie, diverses formes de manies sont communes. Mais ce sont surtout les troubles ou l'absence des facultés intellectuelles qui frappent le plus ; ils peuvent être portés au plus haut degré de l'idiotie. Des facultés intellectuelles ou instinctives, il ne reste alors que quelques unes de ces dernières ; et souvent l'instinct nutritif seul dans ses manifestations les plus infimes, avec ou sans conservation de l'instinct sexuel. Mais tous les crétins ne présentent pas un égal degré et état de dégradation physique et morale. »

Or si l'on veut bien lire entre les lignes de cette description si claire du « Crétinisme » et des « crétins » principalement en ce qui touche les modifications du système nerveux, l'on se rend compte que ce que nous avons écrit antérieurement, relativement à l'auto-intoxication oxalique, de même que notre dissertation sur l'étiologie arthritico-spécifique du rachitisme, trouvent leur place au plus haut degré dans une conception pathogénique du crétinisme.

Le crétinisme serait ainsi une généralisation arthritico-hérédo-syphilitique, se rattachant principalement à des mariages consanguins entre individus confinés dans des contrées sans rapports fréquents avec l'ensemble du monde civilisé, et infectés primitivement par une syphilis ancestrale ; tandis que les mauvaises conditions hygiéniques de milieu et d'alimentation développent et entretiennent l'état arthritique également héréditaire depuis nombre de générations, pour aboutir à une perversion de la nutrition à forme oxalhémique ainsi que l'Urologie en témoigne (lire l'observation d'Ardisson, le *Vampire du Muy* prise pendant son internement à l'asile de Pierrefeu).

*
* *

L'oxalhémie et sa conséquence morbide l'auto-intoxication oxalique, doivent, en effet, être considérées comme la cause seconde, — la Dystrophie osmo nutritive la produisant étant la cause première, — d'un grand nombre de troubles du système nerveux : *aboulie*, *hypocondrie*, *vésanies*, *manie ambulatoire*, *hystérie*, *neurasthénie*, *vertiges*, *névralgie*, d'une façon générale et très-fréquemment, s'atténuant facilement par le traitement chlorhydro-alcalin dont nous avons parlé à propos de l'étude générale de l'oxalhémie, en même temps que la manifestation urinaire, l'élimination d'oxalate de chaux, disparaît.

*
* *

La séméiologie pathogénique du système nerveux central serait donc ainsi plus simple qu'elle ne paraît tout d'abord ; car à part l'épilepsie que l'on peut relier, comme l'un de nous l'a encore dit (1), d'après les recherches de A. Desmoulière, à une rétention intra-cellulaire chlorurique déterminant des phénomènes œdémateux des centres nerveux donnant le symptôme clinique de l'*attaque épileptique*.

Quant à l'*attaque épileptiforme*, elle reconnaîtrait initialement pour cause des phénomènes congestifs cérébraux, qui peuvent se limiter à de la *céphalée* d'ailleurs, et qui, en tout cas, cèdent à un traitement hyperalcalinisant : preuve de l'influence de l'hyperacidité organique sur la mauvaise circulation sanguine (par le moyen de l'augmentation de la fibrine plasmatique) des organes nerveux centraux.

*
* *

La seule manifestation morbide connue de la moëlle d'origine dysosmotique est la *sclérose médullaire*, résultat à la fois

---

(1). — E. Gautrelet. — *Physiologie uroséméiologique.*

de l'Arthritisme toujours, et de la Syphilis parfois (comme
agent d'augmentation des fonctions hyperacidifiantes du foie
ou comme lésion locale (*gomme médullaire*) sur les membranes
d'enveloppe de l'axe myélitique.

**

Quant aux nerfs proprement dits, ils peuvent : soit
souffrir d'une imprégnation hyperacide liée à l'augmentation
générale de l'acidité organique (*névralgies*), soit encore être
atteints par une sclérose plus ou moins accusée de leur gaine
(*névrites* plus ou moins généralisées).

**

Nous avons parlé, à propos des angines de poitrine, de la
manifestation morbide d'origine pneumogastrique pouvant
se confondre cliniquement avec la sclérose des coronaires.

Et comme le pneumogastrique n'est que le nerf moyen
sympathique ; et comme encore le *nerf grand sympathique*
(système nerveux de la vie organique) est l'ensemble du
système nerveux ganglionnaire dont les fonctions, se rapportant exclusivement aux actes de la vie végétative, donnent
aux organes viscéraux la sensibilité (assez obtuse) d'ailleurs,
qu'ils présentent ; en même temps qu'elles communiquent à
leurs fibres lisses, ainsi qu'aux fibres lisses des vaisseaux,
leur motricité spéciale ; on se rend compte que les altérations
du milieu intérieur « que possèdent tous les arthritiques »
altérations plus spécialement concrétées en une hyperacidité
anormale, peuvent, à un moment donné, déterminer du côté du
grand sympathique des phénomènes irritatifs qui se traduisent
par un affolement des systèmes circulatoires ou splanchiques
qu'il est normalement chargé de régler.

Manifestations arthritiques locales
se rapportant à l'appareil de revêtement

L'appareil tégumentaire ou de revêtement comporte deux parties bien distinctes : l'une interne, formée par les muqueuses ; l'autre externe, que composent le tissu cellulaire sous-cutané et la peau, avec les modifications histologiques de cette dernière sous forme de poils et d'ongles.

**

Au cours de l'exposé des manifestations morbides de l'appareil digestif et de l'appareil respiratoire, nous avons enregistré à chaque heure les manifestations morbides des différentes membranes muqueuses tapissant leurs diverses parties intégrantes ; nous passerons donc ainsi de suite à l'examen du revêtement cutané, compris dans sa portion sous-dermique, c'est-à-dire à l'examen des altérations morbides du tissu conjonctif, lamineux ou cellulaire remplissant les interstices entre les différents appareils anatomiques et leur revêtement protecteur, la peau proprement dite.

Et à ce sujet nous ferons remarquer que la seule manifestation morbide arthritique connue en ce sens est constituée par une rétention plasmatique hyperchlorurée (*œdèmes*), qui reconnaît pour causes ; soit simplement des troubles circulatoires locaux (*œdèmes rhumatismaux*), liés à une mauvaise circulation de retour ; soit des troubles circulatoires généraux (*anasarque, ascite*), dépendant d'une mauvaise circulation de départ (*insuffisance cardiaque, hypertension artérielle*) ou d'arrêts relatifs dans la circulation générale (*sclérose du foie ou sclérose des reins*) ; dont le mécanisme pathogénique ne peut toutefois pas se distraire de celui de l'ensemble des troubles de la Nutrition ; mais qui, au point de vue thérapeutique, doivent se scinder, évidemment et logiquement, en les deux grandes classes que nous venons d'énumérer.

**

La *peau* proprement dite, avec ses glandes sudoripares extrêmement développées dans l'espèce humaine, constitue tout d'abord un *appareil d'élimination de l'acidité organique* des plus accusé, en même temps que, par l'abaissement thermique que provoque la sueur, son action de régulation de la température centrale et de la température périphérique est manifeste : la *fonction* cutanée est donc tout d'abord *antithermique.*

Toutefois, hâtons-nous de le dire, une sorte d'antagoniste existe entre ces deux manières secondaires de se manifester de l'acte sudoral ! L'excrétion acide rénale ou cutanée abaisse bien l'acidité organique, mais de ce fait, en améliorant les conditions biochimiques de mutations organiques générales, tend à relever la température centrale ; alors que cette même température centrale tend au contraire à décroître du fait de l'abaissement de la température périphérique, c'est-à-dire du fait du refroidissement du « milieu intérieur » venu se refroidir dans les systèmes capillaire et veineux périphériques.

· Ce qui explique les définitions que nous avons données des arthritiques « gras » et « maigres » à la page 257 de ce travail : le sujet gras n'étant pas « frileux » parce que ses fonctions sudoripares étant intactes ses échanges généraux atténués biochimiquement, à l'état normal, reçoivent de chaque refroidissement un « coup de fouet » de tout refroidissement du tégument externe qui améliore l'écart de son potentiel thermoélectrique, donc relève ses échanges généraux ; tandis que le sujet maigre est « frileux » parce que ses fonctions sudoripares, atténuées à l'état normal, ne peuvent rien donner comme abaissement thermique externe lorsqu'elles reçoivent le contrecoup d'une température inférieure à la température optimum, donc que, en ces conditions, toute suppression, ou plutôt toute atténuation des fonctions des glandes sudoripares a pour résultat chez lui de provoquer un nouvel abaissement thermique central.

Tandis qu'au contraire une exagération de fonctionnement des glandes sudoripares, telles qu'en présentent les Arthritiques, tend, par l'irritation chimique, la chimi-caustie, qu'elle provoque à déterminer, de même que d'autres causes d'origine exogène (Soleil), du côté de l'*épiderme cutané* des *dermatoses* (*eczéma, herpès, prurigo, érythèmes, urticaire, pityriasis, lichen, acné, psoriasis*), et même des *dermatites* (*pemphigus congénital, dermatite contusiforme, dermatite exfoliatrice, pityriasis rubra, dermatite herpétiforme*) dont la condition pathogénique primitive réside en l'augmentation de l'acidité humorale.

En même temps que, du côté du *derme* lui-même, des manifestations inflammatoires soit banales : *furoncle* ; soit aigues : *anthrax*, peuvent également survenir par conditions optima de culture microbienne d'un sang vicié par une Dysosmotie hypo-alcaline, et présentant aussi, du fait de sa surélévation fibrineuse, répétons-le, des conditions circulatoires désastreuses.

L'*érythème noueux*, spécial aux tuberculeux arthritiques, n'étant lui qu'une manifestation aberrante de la tuberculose cutanée, avec retentissement épidermique secondaire, par le fait des conditions d'atténuation de la culture du bacille de Koch en milieu hyperacide.

*
* *

L'Arthritisme peut aussi atteindre la dégénérescence physiologique épithéliale que constituent les *poils* (barbe et cheveux) : soit simplement en modifiant partiellement la nutrition générale et *décolorant* les tissus externes (*cheveux blancs précoces des Arthritiques*) ; soit en troublant la nutrition du cuir chevelu au point d'en amener la chute directe (*alopécie tropho-nervrotique* (Jacquet), *calvitie précoce* et *chute précoce de la barbe* chez les Arthritiques) ; ou de nouveau en favorisant certaines cultures microbiennes locales (*oïdium*), capables de déterminer la chute des poils par irritation locale ; ou enfin en agissant chimico-caustiquement et rendant les poils fragiles : *pelade à cheveux fragiles* (Besnier), *fausse pelade* (Bazin), *pelade pseudo-tondante* (Lailler).

*
* *

Du côté des *ongles*, cette autre modification aberrante du système épithélial cutané, l'on peut constater : soit une absence congénitale (*anonychie*), réminiscence ancestrale des mammifères marins ; soit une coloration ardoisée, correspondant à la présence dans le sang de méthémoglobine (*paludisme*) ; soit des déformations à *forme rétractive* ayant pour origine une sclérose, ou plus exactement un durcissement de la kératine onguéale par suite de l'hyperacidité du « milieu intérieur » nourricier de l'organe ; soit enfin des troubles circulatoires locaux se manifestant surtout sous la forme psoriasique (*psoriasis unguéal*).

CHAPITRE VINGTIÈME

Manifestations arthritiques locales
se rapportant à l'appareil oculaire

La fragilité relative des tissus composant l'appareil oculaire a fait de son ensemble l'un des points d'élection des manifestations de l'Arthritisme.

Cette vérité, si bien mise en évidence par F. GIRAUD dans sa suggestive monographie. « *L'œil diathésique* » (1), nous fera em-emprunter à cet auteur la plupart des documents de ce chapitre.

Pathologiste général convaincu, tout autant qu'opérateur habile et consciencieux, le Dr F. Giraud, s'attache, en effet, dans sa longue discussion des rapports de l'Arthritisme avec l'appareil oculaire, à montrer : d'une part, que la Diathèse osmo-nutritive a un retentissement beaucoup plus général que le « Spirochète pallida » sur les maladies de l'œil ; d'autre part, que seules l'hygiène alimentaire et les médications alcalinisantes donnent des résultats durables comme Thérapeutique oculaire.

Nous suivrons donc cet auteur pas à pas dans l'étude des manifestations oculaires de l'Arthritisme.

*
* *

A. **Maladies des paupières.**

Les paupières, étant donnée leur constitution anatomique empruntant à la peau, aux cartilages, et aux muqueuses, leurs épithéliums, peuvent être le siège de dermatoses multiples et variées, absolument comme la peau et les muqueuses des autres régions du corps.

1° *Urticaire*. — L'urticaire s'établit le plus souvent brusquement en déterminant une démangeaison vive et mordicante,

---

(1) Maloine, éditeur, 266 pages. Paris, 1906.

soit externe et alors purement cutanée, soit interne en ayant pour siège la conjonctive palpébrale, les caroncules et la conjonctive bulbaire.

Il détermine alors du larmoiement par action réflexe du côté de la glande lacrymale voisine.

Les paupières peuvent se gonfler, durcir, se tendre en faisant croire à une conjonctivite maligne en préparation ; mais l'absence de sécrétion muqueuse ou muco-purulente permettent d'écarter les diagnostics de conjonctivites simple, catarrhale ou purulente.

Cette affection est passagère, en relation avec des troubles plus ou moins manifestes de la digestion, et dénote ainsi son caractère d'autointoxication par hyperfonction hépatique : elle est donc bien d'origine arthritique.

2° *Eczéma, Pityriasis, Icthyose, Herpès.* — L'*eczéma* et l'*herpès* des paupières sont assez communs chez les grandes personnes, mais encore plus fréquents chez les enfants à la mamelle surtout en période d'éruption dentaire.

Ils atteignent les nourissons alimentés sans règle ni méthode, ou simplement alimentés par une nourrice dont le régime ou la constitution personnelle, le milieu et l'état physique entraînent à leur suite une sécrétion lactée imparfaite, comme quantité et surtout comme qualité.

Ils se rencontrent, de même que le *pityriasis* et l'*icthyose*, chez les adultes dont l'hygiène personnelle, et, en particulier, l'alimentation, est vicieuse surtout au point de vue de la surabondance carnée en général, des viandes cartilagineuses ou provenant d'animaux jeunes, trop riches en nucléine, et poussant par suite à l'hyperacidité organique en activant la production de purines dans l'économie obligée de réagir par élimination cutanée supplémentaire.

On les trouve encore, l'eczéma surtout, et avec formes graves, chez des diabétiques, dont l'épithélium conjonctival ou cutané, déjà fragile et plus caduc du fait de l'Arthritisme qui les mine, tend à se nécroser sous les influences irritatives les plus banales, même celle due à l'emploi de lotions antiseptiques, aussi peu caustiques que peuvent l'être celles à base d'eau boriquée.

3° *Orgelets, Chalazions, Furoncles, Acné, Blépharites, Pelade.* — Les manifestations morbides des paupières s'observent, dit de Wecker (1) : « chez des sujets qui paraissent prédisposés à la séborrhée, qui souffrent de l'acné, et dont la peau est recouverte de comédons nombreux. Il en est de même des personnes, ordinairement blondes, dont la peau est irritable à l'excès et devient aisément le siège d'un eczéma », c'est-à-dire, dit à son tour F. Giraud : « chez les Arthritiques dont De Wecker nous fait autrement le tableau ordinaire ».

4° *Hygroa.* — « Arthritique » encore, dit F. Giraud, celui qui présente au bord libre des paupières de l'*hygroa* ou simplement un léger enduit mousseux dans les angles palpébraux, bordant ainsi, comme un cordon perlé de bulles savonneuses, les paupières inférieures et supérieures, avec ou sans aucune autre maladie oculaire ou même, aussi, à l'occasion d'un simple traumatisme de l'œil ».

5° *Verrues, Papillômes, Psoriasis.* — « Manifestations arthritiques encore, les *verrues*, les *papillômes* et les *productions carnées ou écailleuses* des paupières et ayant pour siège en général la continuité de la peau ou le bord libre des paupières et quelquefois la surface externe des paupières tout entière.

Vainement, au contraire, a-t-il été donné de noter l'éruption de ces productions pathologiques sur la conjonctive palpébrale. Le *psoriasis* toutefois s'y est manifesté quelquefois en même temps que sur la conjonctive bulbaire ». « F. Giraud. »

6° *Œdème des paupières.* — Le plus souvent signe de brigthisme, petit ou grand, et par suite symptôme de l'Arthritisme dont le mal de Brigth est souvent l'ultime et inexorable manifestation, l'*œdème des paupières*, n'est aussi parfois que le symptôme prémonitoire d'une éruption eczémateuse ou herpétique.

C'est, en tous cas, une espèce d'hydropisie locale dont la pathogénie a été éclairée par la théorie de l'hyperchlorurie

---

(1) De Wecker et Masselon. — Manuel d'*Opthalmologie*. Lecrosnier et Bolée, éditeurs, 1889.

organique de Widal, tout en faveur de la conception moderne
« osmo-nutritive » de l'Athritisme.

7° *Xanthélasma, Ephélides.* — S'appuyant d'une part sur
un mémoire de Villard (1) qui a trouvé les cellules xanthélas-
miques et les couches superficielles du derme, bourrées de
pigment jaune brun ; d'autre part sur son expérience clinique
personnelle relative à des personnes allant au soleil sous
notre climat l'été, ou à des coloniaux atteints d'affections du
foie ou de fièvres intermittentes, F. Giraud rattache ces deux
manifestations de l'appareil oculaire à l'*hépatisme* de Glénard,
c'est-à-dire à des troubles fonctionnels du foie, de cause première vraisemblablement arthritique, ou, en tous cas, suscep-.
tibles de créer à leur tour l'Arthritisme.

8° *Epithélioma.* — « Il est inutile, pensons-nous, dit F.
Giraud, d'insister sur la nature arthritique de l'*épithélioma des
paupières.* La cause étant à l'Arthritisme ce que l'éther et
l'alcool sont par rapport au vin, on peut dire que l'épithélioma
serait pour les paupières de l' « *esprit d'Arthritisme* ».

9° *Hyperhydrose, Hématidrose, Chromidose.* — L'*hyperhy-
diose* ou hypersécrétion des glandes sudoripares des paupières,
amène le suintement d'un liquide visqueux, perlé, de saveur
salée, comme la sueur en général, et se rapporte à des troubles
généraux de circulation, — déviant eux-mêmes de troubles de
la nutrition — liés à de l'hypertension artérielle par insuffisance, plus ou moins latente, des reins.

Tandis que l'*hématidrose*, caractérisée par l'épanchement de
petits amas sanguins du côté des glandes sudoripares, semble
avoir pour origine une hypertension veineuse, — comme son
congénère général le *purpura*, — résultant de troubles de la
circulation hépatique.

Tandis, enfin, que la *chromidrose*, ou sueur rosée, serait
explicable par les deux cas précédents réunis et se manifestant,

(1) *Bulletins et Mémoires de la Société Française d'opthalmologie* 1903,
p. 156.

surtout chez les femmes présentant des troubles menstruels sous la dépendance de désordres circulatoires généraux d'origine arthritique, témoignés par des phénomènes congestifs viscéraux (reins, cœur, foie).

10ᵉ *Tarsites.* — La *tarsite*, ou inflammation du tarse est une affection des paupières scrofuleuse ; c'est-à-dire une affection tuberculo-arthritique qui accompagne fréquemment l'eczéma en gonflant les paupières, les épaississant, et les recouvrant à leur extrémité libre de couches de pellicules sèches ou croûteuses ; elle procède donc dans une certaine mesure de la dystrophie osmo-nutritive.

11° *Blépharospasme.* — Sous la forme classique, — c'est-à-dire le clignement itératif à intervalles plus ou moins réguliers, — le *blépharospasme* est lié à des troubles de la vision par vice de la réfraction, sous la forme *tonique;* — avec grimacement et louchage intermittent, il dépend de lésions de la conjonctive, de la cornée, des milieux ou des membranes profondes de l'œil.

Souvent consécutif à une scarlatine ayant déterminé des ravages du côté des reins, — ravages souvent méconnus sur le moment par la clinique générale, — le *blépharospasme tonique* n'est ainsi, comme la *chorée*, qu'un signe d'insuffisance rénale arthritique puisqu'il y a, de ce fait, autointoxication.

Mais le blépharospasme classique n'a, toutefois, pas moins la même cause première arthritique pour point de départ, puisqu'on le considère comme une névrose réflexe des branches terminales des nerfs des paupières en particulier, et que, qui dit « névrose », dit encore « autointoxication ».

***

B. **Maladies de l'appareil lacrymal.**

Larmoiement. — A l'état normal, les larmes sécrétées par la glande lacrymale et le mucus produit par les glandes de la conjonctive, doivent s'écouler par le nez à travers le canal lacrymal, sans qu'il y ait disproportion entre la sécrétion et l'évacuation du flux lacrymal.

Lorsqu'il y a déversement des larmes sur la joue, ou lorsqu'il y a simplement afflux trop considérable des larmes au sac lacrymal, qui semble sur le point de déborder, il y a *épiphora* ou larmoiement qui peut tenir, on le conçoit facilement, à trois causes :

Soit production exagérée : tant des larmes proprement dites que du mucus conjonctival ;

Soit fermeture : plus ou moins accusée et réflexe du sac et du canal lacrymal, sous l'influence d'une irritation liée à une variation dans la composition chimique de la sécrétion lacrymale ;

Soit, enfin : rétrécissement du canal d'écoulement par sclérose locale.

Or, on a pu le voir précédemment, l'une des principales et primitives manifestations de l'Arthritisme réside en l'hypersécrétion muqueuse ; donc le premier cas envisagé plus haut dépend bien de troubles de l'Osmo-Nutrition.

Or, de remarques propres au Dʳ Giraud, — portant sur l'action thérapeutique du calomel et de l'iodoforme sur les muqueuses oculaires, — il résulte que ce sont toujours des arthritiques, c'est-à-dire des sujets chez lesquels la composition normale du liquide lacrymal ;

Chlorure de sodium..........	1ᵍ257	
Autres sels...............	0.016	
Albumine................	0.504	réaction
Matières grasses..........	traces	alcaline
Eau.....................	98.223	
Total.........	1.000ᵍ000	

a été viciée par hyperacidité sanguine que l'on constate le second type de larmoiement par production secondaire réactionnelle de composés irritants.

Or, pour personne, il ne peut faire doute que la sclérose ne soit un aboutissant ultime de l'Arthritisme.

Donc toutes les manifestations oculaires lacrymales reconnaissent une viciation osmo-nutritive.

***

C. Maladies des annexes intra-orbitaires de l'appareil de la vision.

1° *Ténonites.* — Sous le nom de *ténonites*, ou capsulites, on désigne, en oculistique, les inflammations de la tunique vaginale de l'œil siégeant surtout dans les espaces et voies lymphatiques péribulbaires ; ce qui constitue, au fond, une membrano-lymphangite périoculaire.

Et, en dehors des accidents de la capsule de Ténon liés à des traumatismes ou d'autres causes morbides accidentelles, l'on peut concevoir, et la plupart des auteurs décrivent une capsulite dite idio-pathique, rebelle à peu près à tous traitements, et qui ne cède que devant la médication antirhumatismale ou la médication antigoutteuse.

C'est cette capsulite que F. Giraud, s'appuyant sur l'analyse urologique, a dénommée, selon son type thérapeutique ou biologique : ténonite rhumatismale et ténonite goutteuse, séparant bien les deux modes de se manifester de l'état diathésique, mais les groupant cependant dans la même idée de Dysosmotie nutritive.

2° *Opthalmoplégies.* — Les Parésies musculaires oculo-motrices déterminant soit un *lagophtalmos*, soit un *ptosis*, soit de la *diplopie* ne sont point toujours d'origine syphilitique comme on le croyait jadis ; les pathologistes classiques modernes· (Todd, Jaccoud en particulier) admettent aussi le rôle de la Diathèse arthritique dans la création de ces manifestations morbides des annexes de l'œil.

En tous cas, il existe, entre l'action de la syphilis et l'action de l'Arthritisme sur les muscles de l'œil, une différence marquée.

Avec la syphilis dont le virus imprègne les noyaux d'origine des nerfs oculo-moteurs, le retentissement de la cause morbide est habituellement général.

Avec l'Arthritisme, il y a le plus souvent, localisation paralytique affectant tantôt le droit externe, tantôt le moteur oculaire commun ; et alors l'explication s'en fait : soit par l'admission d'une névrite rhumatismale ou goutteuse indolore ; soit mieux, par épaisissement de la gaine du nerf, du périoste ou de l'os lui même donnant passage au nerf et le comprimant au point de gêner la perméabilité à l'influx nerveux ; soit encore, par production d'un exsudat d'origine rhumatismale comprimant le nerf dans son trajet osseux, une exostose ou une périostite rhumatismale entraînant les mêmes phénomènes ; soit, enfin, par nécrobiose cérébrale, liée à de l'artériosclérose, et qui, disséminée, atteindrait les noyaux d'origine céphalique ou médullaire des nerfs moteurs.

**

D. — Maladies du globe occulaire.

1° *Conjonctivites*. — A côté de toutes les classifications, plus ou moins classiques de l'opthalmie conjonctivale, F. Giraud propose la suivante :

Conjonctivites microbiennes ou contagieuses
- *Catarrhale* (Weecker, Morax, Kartutis, Sattler).
- Diphtérique (Klebs, Lœffler).
- Membraneuse (staphylo-streptococciques).
- Purulente (Neisser).
- Tuberculeuse (Koch).
- Granuleuse.
- Folliculaire.

Conjonctivites non microbiennes ou diathésiques
- *Arthritique*
  - *rhumatismale*.
  - *goutteuse*
    - *herpétique*.
    - *eczémateusé*.
- *Phlycténulaire*.

Mais, en lisant les deux chapitres où l'excellent ophtalmologiste condense les résultats de sa pratique, on le voit s'efforcer de démontrer que les conjonctivites catarrhale et phlycténulaire ne peuvent sortir du cadre de l'Arthritisme.

Toute *congestion oculaire*, même limitée à une simple hypérémie de la conjonctive, est donc sous la dépendance d'un trouble de la Dysosmotie nutritive ; dont la forme rhumatismale ou goutteuse est donnée : soit par l'analyse biologique, soit par le résultat du traitement spécialisé à l'un ou l'autre de ces deux types généraux de la Diathèse arthritique.

2° *Kératites*. — Trois grands types morbides ont été mis en cause pour expliquer la causalité des Kératites : la syphilis, la tuberculose et l'arthritisme.

Mais : alors que le « bacille de Koch » semble intéresser de
préférence la couche sous-épithéliale externe de la cornée et
la membrane de Descemet ; alors que le « spirochète pallida »
paraît limiter ses ravages au tissu fibreux cornéen dans les
mailles de son parenchyme, et sur la membrane de Descemet ;
les acides en excès de la circulation arthritique attaquent
plus particulièrement le revêtement épithélial externe de la
cornée, vu son analogie de constitution anatomique avec la
constitution des épithéliums cutanés.

De telle sorte que, cliniquement, parmi l'ensemble des
affections de la cornée, la division suivante s'impose :

Kératites
microbiennes
ou infectieuses
{
Dipthéritique (Klebs, Lœffler).
Membraneuse (staphylo-streptococcique).
Purulente (Neisser).
Sphacélique (staphylo-streptococcique) (variole).
Tuberculeuse (Koch) varide.
Granuleuse.
}

Kératites
non microbiennes
ou diathésiques
{ *Arthritiques*
à forme
phlycténulaire } {
impétigineuse
herpétique (Zona)
eczémateuse.
}

C'est dire, vu l'importance numérique du second groupe,
son importance dans le sujet qui nous occupe.

3° *Gérontoxons.* — A côté des manifestations proprement
dites morbides de la cornée, il existe un état chronique, simplement métaphysiologique, caractérisé par une opacité corné-
enne, le plus souvent hémi-circulaire, parfois cependant
circulaire : occupant dans le premier cas sa portion marginale
supérieure, occupant dans le second cas tout son cercle mar-
ginal.

C'est, en somme, une sclérose géométriquement localisée
de la cornée et qui est liée à un trouble de la nutrition locale
de cet organe, lui-même en rapport fréquent avec l'athérôme
ou la sclérose artérielle généralisée, dont elle est souvent le
premier symptôme apparent et objectif.

Le gérontoxon ou *arc sénile* que nous venons ainsi de
décrire, se constate chez les personnes issues d'un des deux
ou de deux conjoints âgés au moment de la conception.

Dans le cas contraire, l'enquête révèle que l'ascendant, s'il n'était pas avancé en âge, était, par tempéramment acquis, plus usé qu'on ne l'est en général à la même période de l'existence ; et l'on retrouve chez lui les ananmestiques de la sclérose anticipée dont il a transmis la prédisposition et l'aptitude physique à son descendant. Celui-ci l'a traduite par cette marque plus ou moins prononcée de sénélité locale, sinon générale.

L'athérôme et la sclérose étant presque toujours le produit de l'Arthritisme personnel ou héréditaire, il nous semble permis, dit F. Giraud, de rattacher à la diathèse arthritique la cause première de cette légère tare physique.

4° *Iritis*, *Descémites*, *Irido-Choroïdites*, *Choroïdites*, *Hyaloïdites*. — A côté des iritis traumatiques ou infectieux (blennorrhagiques) ou encore spécifiques (syphilitiques, tuberculeux); il existe un *iritis* arthritico-diathésique (rhumatismal-goutteux), dit F. Giraud, qui, d'après de Wecker et Masselon, se différencie de ses congénères, et aussi de l'*épiscléritis*, en ce sens que si, comme pour cette dernière affection, c'est tout d'abord le tissu épiscléral et peut-être aussi la fibre sclérale qui s'enflamment tout d'abord, la nature plastique de cette forme d'iritis s'accentue assez rapidement pour donner lieu à des synéchies très résistants à l'action des mydriatiques.

Quant à la différence faite par F. Giraud entre les deux types goutteux et rhumatismal de l'iritis diathésique, elle consiste : tant dans la dissemblance de l'exsudat produit dans les deux cas ; exsudat à peine louche pour le type goutteux ; surtout séreux, plus voisin de l'œdéme, et intéressant à la fois l'iris, le cercle ciliaire et la membrane de Descemet pour le type rhumatismal. *(Descénites)*.

Mais le processus peut parfois s'étendre de l'iris à la choroïde ; et alors on a l'*irido-choroïdite*, dont la classification pathogénique est la même que celle l'iritis proprement dit.

Et enfin les *choroïdites* offrent elles-mêmes cette classification : celles diathésiques (rhumatismale et goutteuse) ayant plus spécialement des signes extérieurs ou objectifs, tels que rougeur, injection périkératique, douleur, etc., alors que les autres formes en sont dépourvues et ne se reconnaissent guère qu'à une combinaison de l'examen opthalmoscopique avec la mensuration de l'acuité nouvelle.

Le corps vitré, comme la cornée, ne possédant pas de vaisseaux, dit Fr Giraud, ne peut être atteint par l'inflammation proprement dite, mais il peut, sous l'influence d'un état local de voisinage ou de l'état général, subir des modifications importantes appelées *hyalitis* ou hyaloïdites.

On a classé, par suite, les hyalitis en trois catégories principales qui sont : « l'hyalitis suppurente ou infectieuse, l'hyalitis condensante, et l'hyalitis liquéfiante ou séreuse. »

Les auteurs sont muets sur l'étiologie générale de l'hyaloïdite séreuse ; et, rarement il est question de rechercher la diathèse à l'origine de ces états pathologiques locaux, — pour nous comparables aux manifestations séreuses de la goutte ou du rhumatisme, — sur les organes du tractus ovéal, manifestations dont ils ont la suite fréquente ou qu'ils accompagnent encore assez souvent.

Il est rare, en effet, qu'un œil présente une hyalitis suivie d'emblée et non précédée d'*iritis* ou de *choroïdite*, surtout (F. GIRAUD). Donc les hyaloïdites sont également de nature arthritique.

5° *Sclérotites-Glaucômes.* — Le *glaucôme* n'est pas une entité morbide ; c'est un symptôme qui peut compliquer toute affection oculaire, en particulier aussi les choroïdites, dit de WECKER [1] ; et qui complique également, ajouterons-nous, les *sélérotites* par lesquelles, le plus souvent, et sous forme d'une simple hyperémie du tissu spécial, débutent les glaucômes.

Un œil devient glaucômateux du moment où l'équilibre entre la sécrétion et l'excrétion de l'organe est rompu en faveur de la quantité de liquide que contient physiologiquement la coque oculaire (DE WECKER) [2].

Autant dire, résume F. Giraud, que le glaucôme est une manifestation de l'hypertension intra oculaire, ce qui nous

[1] *Manuel d'Opthalmologie*, p. 403.
[2] Loc. cit.

paraît une juste et parfaite interprétation des symptômes glaucomateux, qu'il est plus rationnel d'attribuer à une perversion de l'endo-exosmose des liquides de l'œil plutôt qu'à une inflammation ; « tout produit inflammatoire faisant défaut » selon le mot de Wecker.

Donc si un oculiste constate de la *sclérotite* ou le *glaucôme* chez un malade, un examen attentif de sa circulation l'amène sûrement à constater des troubles circulatoires généraux et plus particulièrement de l'artério-sclérose ; donc l'arthritisme, dont ces éléments morbides dépendent, est le facteur essentiel du glaucôme et de la sclérotite : que ce soit le cœur, les reins, ou le foie dont la circulation ait été troublée la première.

6° *Cataractes.* — Sous le nom de *cataracte*, l'on désigne en opthalmologie une opacification plus ou moins complète du cristallin sous l'influence de troubles nutritifs ou de lésions traumatiques de la lentille.

Or, Huschke ayant démontré que le cristallin fait partie de l'ectoderme de l'œil, que l'on peut d'ailleurs comparer dans son ensemble à une sphère épithéliale, il s'ensuit que la cataracte est assimilable à une dermatose, puisqu'elle est constituée par l'épaississement, la macération et quelquefois la kératification de la lentille ; il s'en suit encore que, comme les dermatoses, la cataracte est à rattacher dans la plupart de ses variétés à un trouble général d'ordre diathésique, et que la diathèse à incriminer en l'espèce est le plus souvent la diathèse arthritique.

De fait, l'analyse publiée par l'un de nous (1), il y a un certain nombre d'années, d'un cristallin cataractique, en montrant le dépôt de phosphates terreux (chaux et magnésie) envahissant une trame scléreuse anormale de la lentille oculaire, indique nettement le trouble nutritif subi par l'organe visuel.

7° *Hyperémies, Hémorrhagies, Ischémies, Décollements de la rétine.* — Les troubles circulatoires de la rétine ne sont pas des entités, mais seulement des symptômes morbides, pas plus que le glaucôme.

---

(1) E. Gautrelet. — Analyse d'un cristallin diabétique. *Soc. méd. prat.*, 4 nov. 1886.

Et, que l'*hyperémie* ait pour point de départ une méningite ; qu'elle soit sous la dépendance de troubles du cœur ; qu'une embolie de l'artère centrale l'aie déterminée ; qu'elle résulte d'une auto-intoxication passagère ou d'un défaut d'épuration du sang par lésions et insuffisance rénales ; qu'elle soit concomitante de névrites rétro-bulbaires : il n'en est pas moins certain que l'arthritisme, cause première des manifestations morbides secondes auxquelles on peut la rattacher, est le facteur primitif de la lésion oculaire constatée.

Et, ce que nous disons de la simple *hyperémie rétinienne,* peut s'entendre encore de son *hémorrhagie vraie,* comme en sens inverse de son *ischémie,* comme toujours de son *décollement* ; il est rare que des malades présentant ces signes oculaires ne soient point albuminuriques ou diabétiques ; en tous cas, ils présentent toujours l'une ou l'autre des manifestations classiques de l'arthritisme, sous la forme rhumatismale, ou sous la forme goutteuse, avec ou sans rétention pigmentaire hépatique, avec ou sans oxalurie.

E. Maladies du système nerveux optique.

Névrites et Atrophies du nerf optique. — Les maladies du nerf optique sont le plus souvent d'origine syphilitique.

Cependant, il faut bien le reconnaître, si la syphilis est le facteur par excellence de la sclérose optique, l'Arthritisme, — dont les ravages sont, à notre époque de suralimentation, beaucoup plus fréquents que ceux de la syphilis, — dont, au contraire, les accidents graves tendent de plus en plus à disparaître par suite des soins plus intelligents et plus prompts apportés à sa cure, — doit être considéré comme fréquemment coupable de ces graves manifestations morbides subies par les organes de la vision.

Aussi, est-on en droit de supposer que le grand facteur d'artério-sclérose, la Dystrophie Osmo-nutritive, joue un rôle important dans certaines *atrophies* tabétiques ou d'origine centrale, dans les *névrites* ou atrophies d'ordre toxique, autotoxinique, ou même biochimique, telles celles liées à la peptonhémie, à l'albuminurie, à l'hyperglycémie, et à l'oxalhémie.

TROISIÈME PARTIE

COMMENT VICHY COMBAT l'ARTHRITISME

SIXIEME DIVISION

Les Eaux de Vichy — Généralités

> « La Minéralisation de l'Eau de Vichy
> représente la minéralisation même de
> l'Organisme ! » (1)
>
> H. DE LALAUBIE.

Nous avons précédemment étudié la formation géologique d'ensemble du globe terrestre dans ses rapports avec l'apparition successive des Etres, c'est-à-dire avec l'évolution générale des Règnes végétal et animal ;

Et nous avons tiré de cette étude une série de déductions relatives aux rapports biologiques existant entre les manifestations primordiales de la Vie à la surface de la Terre et les manifestations actuelles, morbides ou simplement métaphysiologiques, de l'Arthritisme.....

Poursuivons cette étude en la dirigeant dans le sens plus spécial de la Géographie physique, c'est-à-dire passons en revue les terrains qui, dans la longue suite des temps, — cent millions d'années, depuis les premières « lueurs » de la vie organique, d'après HAECKEL, — ont successivement apparu à la surface du globe en général, dans le centre de la France en particulier ;

---

(1) H. DE LALAUBIE. — De l'Individualité thérapeutique des Eaux de Vichy. Leur action sur le processus hémo-trophique, G. Masson, éditeur, Paris, 1879.

Ce sera, croyons-nous, la meilleure manière de se rendre compte des diverses conditions géologiques et minéralogiques dont dépend le Régime hydrologique du « Bassin de Vichy ».

*
* *

« La forme ronde de la Terre, l'affaissement polaire et le renflement équatorial » trouvent leur explication dans l'équilibre d'une masse liquide tournant autour d'un axe.

D'autre part, l'étude de la température de la Terre, croissant avec la profondeur, — ainsi que viennent l'apprendre les mines, les sources thermales, les puits artésiens, — établit que notre planète est formée d'un globe de matière liquéfiée par le feu et d'une mince écorce solide reposant sur cet océan central de minéraux en fusion.

De là à admettre la fluidité totale primitive de la Terre, il n'y a qu'un pas. L'écorce aujourd'hui solidifiée n'est devenue telle que par le refroidissement. Ces roches compactes qui forment les assises du sol, ces granits, — charpente des continents, — ont coulé, dans les anciens âges, aussi fluides que la fonte à l'issue de la fournaise. Avant de se dresser dans la région des nuages, la matière des montagnes a fait partie d'un océan de minéraux liquéfiés.

Sur le globe de matériaux fondus par le feu une écorce solide se forma par l'effet du refroidissement : qui se propage, avec une extrême lenteur, de la surface vers le centre.

A peine cette écorce terrestre fut-elle ébauchée, que s'éveilla la réaction de la masse fluide centrale contre l'enveloppe solidifiée.

De cette réaction sont nées les rides de la Terre, les reliefs des continents et les dépressions occupées par les mers, les chaînes de montagnes et les vallées qui les séparent.

La même réaction rend compte des tremblements de terre, des éruptions volcaniques, de la formation des roches et des minéraux.

Or, ce mécanisme, qui graduellement a façonné la Terre telle qu'elle est aujourd'hui, nous en retrouvons l'image exacte dans une pomme qui se ride.

Récemment cueillie, une pomme est toute lisse, toute unie à la surface ; la peau, exactement appliquée sur la chair gonflée de sucs, ne présente aucun pli ; plus tard, les liquides dont la chair est imprégnée s'évaporent en partie, et la pomme, en perdant de sa substance, diminue de volume.

La peau, de son côté, n'éprouve pas de contraction concordante avec celle de la chair, par la raison que la matière aride dont elle se compose ne cède à peu près rien à l'évaporation.

Si la pellicule épidermique conserve son étendue superficielle, tandis que la chair du fruit se contracte ; il est visible qu'à un certain moment l'enveloppe sera trop grande pour la chose enveloppée, et que, pour suivre dans son retrait la chair à laquelle elle adhère, la peau devra se plisser, se rider.

Ainsi de tout temps a fait l'écorce de la terre ; elle s'est ridée comme la peau d'un fruit qui vieillit, mais pour d'autres causes.

La contraction amenée par la perte de la chaleur est plus considérable pour les corps liquides que pour les corps solides.

La masse liquide centrale du globe se contracte donc plus que ne le fait son écorce solide ; et, si minime que soit la différence entre les progrès des deux contractions, l'appui de la matière en fusion doit manquer tôt ou tard à la voûte solidifiée.

Alors de deux choses l'une :

Ou bien la voûte, assez flexible, s'affaisse jusqu'au niveau actuel du noyau fluide et se plisse en larges ondulations ;

Ou bien, si la flexibilité lui manque, elle se déchire sous son propre poids non équilibré, elle se disloque en fragments qui regagnent l'appui fluide.

Trop étendus pour la nouvelle surface occupée, ces fragments s'ajustent mal, empiètent l'un sur l'autre, dressent ici leurs arêtes de rupture au-dessus du niveau moyen, les plongent plus loin au-dessous de ce même niveau, et produisent par les irrégularités, légères d'ailleurs, de leurs rapports respectifs, tous les accidents possibles de la surface du globe : chaînes de montagnes, groupes de collines, plateaux élevés, plaines, vallées, dépressions occupées par les mers.

En reportant l'esprit aux masses colossales des principales

chaînes de montagnes, on hésite d'abord à n'y voir que de
légères rides, de faibles irrégularités produites par la contraction de l'écorce terrestre ; mais, en les comparant à la masse
du globe, tout le prestige s'évanouit, car la moindre ride sur
l'épiderme d'une pomme est plus par rapport à ce fruit que la
cordillière des Andes et la chaîne de l'Himalaya relativement
à la terre.

. . . .

Lorsque dans l'épaisseur de l'écorce terrestre un déchi-
rement a lieu, la matière fluide centrale, refoulée par la
pression des couches solides qui surnagent, est injectée de bas
en haut dans les fissures produites et remonte plus ou moins
haut, parfois même jusqu'à la surface, où elle s'épanche en
puissantes coulées, ou bien s'amoncelle en buttes, en bourrelets, au-dessus de la crevasse qui lui a servi de cheminée
d'ascension.

Ainsi ont surgi les matériaux souterrains qui forment
aujourd'hui l'épine des diverses chaînes de montagnes et se
dressent en dentelures abruptes de granit.

Cette injection des matières centrales à travers les couches
de toute nature de l'écorce terrestre a eu lieu en telle abondance à tous les âges de la Terre, qu'aujourd'hui la moitié du
sol que nous foulons aux pieds se compose de roches venues
de l'intérieur à l'état de fusion. L'autre moitié a pour origine
les dépôts effectués par les eaux.

Les chaînes de montagnes sont donc les bourrelets formés,
suivant les lignes de fracture de l'écorce terrestre, soit par
l'injection de bas en haut des matières souterraines en fusion,
soit par le plissement et le redressement des couches déjà
consolidées.

C'est suivant les lignes de fractures que les tremblements
de terre se font ressentir avec plus de violence, parce que la
résistance de l'enveloppe solide du globe y est moindre que
partout ailleurs.

C'est suivant ces lignes que se montrent les sources thermales, parce que la chaleur souterraine s'y propage aisément
par des crevasses.

Enfin, c'est sur ces lignes que s'échelonnent les volcans en rangées irrégulières comme autant de cheminées qui, dressées sur une même fente, mettent l'intérieur de la terre en communication permanente avec l'extérieur.

**

A l'origine, lorsque la terre était un globe de feu, l'existence des eaux à la surface était impossible. Les matériaux de la mer future flottaient donc dans l'atmosphère en un immense entassement de vapeurs.

Une époque vint où le refroidissement fut assez avancé pour permettre la condensation de ces vapeurs et la précipitation des eaux. La surface entière de la Terre se trouva alors couverte par la mer : mer étrange dont les eaux brûlantes et épaissies par les limons de toute nature formaient sans doute comme une purée minérale.

Au contact des eaux précipitées de l'atmosphère avec une haute température, l'écorce calcinée de la terre fut profondément corrodée ; les principes de ses roches primitives se désunirent et furent dissous ou balayés. En même temps des fluctuactions violentes brisaient, pulvérisaient ce qui ne pouvait se dissoudre.

De là résultèrent des masses énormes de sables, de graviers, d'argiles, de boues, de limons, qui firent de l'océan un réceptacle de vase brûlante.

Enfin, quand la diminution de la température eut affaibli le pouvoir dissolvant des eaux, cette vase se déposa graduellement et forma, sur les couches primitives de granit, les premières assises dues à l'action des eaux.

Vers cette époque, la terre ferme commence à émerger du sein de l'océan universel. L'écorce terrestre, se ridant, se fracturant toujours davantage, souleva les premières terres au-dessus des eaux.

Ces premières terres mises à sec étaient loin d'avoir l'étendue que les continents possèdent aujourd'hui ; elles consistaient en quelques récifs, en quelques archipels, sommets des rugosités les plus saillantes alors.

38

La majeure partie du sol actuel devait, longtemps encore, rester sous les eaux, pour en sortir peu à peu, à toute époque, même de nos jours. » (Fabre).

⁎

C'est ainsi qu'à l'Epoque Primaire, lors de sa *période cambrienne*, l'Europe actuelle n'était guère représentée que par une petite partie de la Bretagne en France, et le pays de Galles en Angleterre.

C'est ainsi qu'à la *période silurienne* de la même époque primaire, l'Europe ne comportait guère comme système représentatif des terres que :

Le pays de Galles et la majeure partie des Iles britanniques en Angleterre ;

La presqu'île scandinave en Danemark ;

Une grande île vers le golfe actuel de Saint Malo sur une partie de la Bretagne et de la Normandie, avec extension en presqu'île sur l'Anjou ; un grand plateau granitique formant de nos jours l'Auvergne et le Limousin avec autre extension en presqu'île sur le Morvan ; le massif des Ardennes, le massif des Vosges, le massif des Maures, dans le Var, et enfin la Corse pour la France.

C'est ainsi encore que la *période dévonienne* de l'Epoque primaire n'ajouta guère comme terres au sol silurien de l'Europe que :

La presqu'île de Cornouailles et le Devonshire en Angleterre ;

Les terrains formant à l'heure actuelle les bords de la Loire entre Angers et Nantes, avec prolongements dans l'Ille-et-Villaine, la Mayenne et la Sarthe en France.

A l'époque de la *période houillière*, c'est-à-dire quand sur notre continent vivaient les fougères arborescentes à peine actuellement représentées sous le ciel torride des «Tropiques», ces îles, ces langues de terre avaient leurs côtes, leurs falaises escarpées battues par les flots d'une mer, alors habitée exclusivement par les « Sauroïdes », et dont les eaux en se retirant peu à peu ont constitué des terrains réunissant aujourd'hui les rares émergences de la fin de l'Epoque primaire.

« La plus grande de ces îles est devenue le plateau central » de la France, comprenant l'Auvergne, le Velay, le Forez, le Limousin d'aujourd'hui.

Deux golfes pénétraient dans son intérieur. L'un s'ouvrant au Nord est devenu la fertile plaine de la Limagne ; l'autre, plus large et s'ouvrant au midi, a formé la région stérile des Causses. Deux promontoires la prolongeaient : l'un au nord constituant aujourd'hui une partie de la Bourgogne ; l'autre au sud, correspondant à la Montagne Noire. » (FABRE).

Suivons les contours de ces îles représentant alors, à elles seules, le sol devant constituer la France ; et, presque partout, nous trouverons des amas de charbon provenant des végétaux que les cours d'eau de l'époque charriaient pendant leurs crues et entassaient à leurs embouchures dans la mer voisine.

Et, tout particulièrement pour le Plateau central ce sont :

Au nord : les houillières de Saône-et-Loire (Creusot, Blanzy, Montceau, Montchanin, Epinac), les mines de la Nièvre (Decize, Firminy, La Machine), les puits de charbon de l'Allier (Noyant, Le Montet, Deux-Chaises, Buxières, Commentry, Bézenet, Doyet), les exploitations charbonnières de la Creuse (Ahun) ;

A l'est : les dépôts houilliers de Roanne, Montbrison, Saint-Etienne, Rive-de-Gier, dans les départements de la Loire et du Rhône ; d'Alais dans le Gard ; de La Voulte dans l'Ardèche ;

Au sud : s'étendent les houilliers de l'Hérault et de l'Aude ;

A l'ouest : les gisements carbonifères du Tarn, de l'Aveyron, du Lot, de la Dordogne.

Enfin, sur le Plateau central lui-même, d'antiques lacs comblés de bois forment les bassins houilliers du Puy-de-Dôme (Saint-Eloy) et du Cantal.

*
**

A l'EPOQUE SECONDAIRE, les *périodes pénéenne* et *triasique* n'apportent guère de contingent important au relief européen.

On y trouve toutefois une petite zone autour des Vosges, une partie de la Lorraine, le Jura avec ses dépôts de sel gemme et ses sources salées, et enfin quelques vagues reliefs du département du Var.

La *période jurassique*, qui fut si importante pour la formation de l'Europe entière, malgré une immersion secondaire et relative de ses assises, donna à la terre ferme une configuration nouvelle et limita les bassins où la mer de la *période crétacée* devait déposer ses énormes assises.

Ainsi, au début de la période crétacée ; le plateau central est relié maintenant en une terre continue : d'une part avec l'île de la Bretagne et de l'Angleterre ; d'autre part avec l'île des Vosges et des Ardennes, qui se prolonge au cœur de l'Allemagne.

Cette terre est échancrée au nord par un vaste golfe qui occupe en particulier l'emplacement de Paris et s'avance jusqu'à Poitiers ;

Au sud, elle est baignée par une mer couvrant les plaines où seront plus tard Bordeaux et Toulouse ; à l'est, elle est limitée par un large détroit qui occupe à peu près toute la vallée du Rhône et s'allonge de Marseille à la Suisse.

Par-delà ce détroit est une grande île, qui marque l'emplacement futur des Alpes. Enfin de petits îlots occupent les environs de Marseille et de Toulon.

L'île de Corse, déjà émergée aux époques précédentes, n'est pas modifiée.

A la fin de la *période crétacée*, s'ajoutent à ces données géographico-géologiques, les énormes assises de calcaire compact et de grès vert qui constituent actuellement les terrains des environs de Neuchatel en Suisse, la Bourgogne, la Franche-Comté, le Dauphiné, la Provence, l'ensemble de la France même peut-on dire, sauf les terres précitées et deux grands golfes occupant :

Le premier l'Artois, la Picardie, l'Ile de France, une partie de la Normandie, la Belgique et la Hollande ainsi qu'une certaine partie des côtes opposées de l'Angleterre ;

Le second échancrant le continent entre Bordeaux et Dax dans la direction de Toulouse.

* *

C'est dans ces deux golfes qué : lors de la *période éocène* de l'Epoque ternaire se déposèrent les vases marines, tandis que de nombreux lacs d'eau douce, existant deci et là au milieu des terres fermes déjà érigées, seront comblés par des sédiments provenant des cours d'eau non salins.

A partir de ce moment des perturbations sismiqnes beaucoup plus accusées comme importance et comme étendue que toutes celles qui les avaient précédées, — par ce fait que l'écorce de la Terre étant déjà beaucoup plus dense les poussées gazeuses centrales avaient plus de peine à se faire issue, — modifient successivement et alternativement peut-on dire la configuration et la conformation géologico-géographique européenne.

Ainsi, par exemple, à la *période miocène*, un premier soulèvement fait disparaître en grande partie le grand golfe du nord de la France et met à sec la Belgique, la Picardie, les côtes d'Angleterre actuelles : les emplacements de Paris et de Londres se trouvant alors encore émergés, mais entourés de bras de mers où s'amasseront les dépôts miocènes ;

Le golfe du sud-ouest s'amoindrit sur sa rive septentrionale.

Ailleurs, ce sont des affaissements considérables qu'envahissent les eaux marines : c'est ainsi qu'une sorte d'estuaire occupe le Languedoc, la Provence, le Dauphiné, et remonte jusqu'à la Suisse qu'il recouvre en totalité.

En même temps que de vastes lacs, soit isolés, soit en rapport avec la mer, — en Touraine par exemple, — s'étendent sur la terre ferme et donnent des dépôts lacustres contemporains des dépôts marins.

Pour l'Auvergne en particulier, voici, — d'après une note récemment présentée à l'Institut par le Professeur de géologie et de minéralogie de la Faculté des Sciences de Clermont-Ferrand, — ce qu'était l'Allier d'il y a quelques cinq millions d'années, précurseur de l'Allier actuel, et quels animaux vivaient alors aux abords de cette antique rivière :

« Une des conquêtes récentes de la géologie est la reconstitution du tracé des anciens cours d'eau et des faunes qui vivaient sur leurs rives et animaient le paysage aux diverses époques géologiques. Il est possible d'esquisser une partie de cette étude pour l'Allier.

A l'époque miocène, avant le principal épisode du soulèvement des Alpes, ce cours d'eau coulait dans sa partie amont à une altitude bien supérieure à celle d'aujourd'hui. Il coulait au sommet des côtes de Clermont, de Gergovie et de Châteaugay, qui n'étaient pas séparées par les dépressions de Clermont, Beaumont et Cobazat. Il coulait à plus de 200 mètres au-dessus de l'altitude de Clermont et de 300 mètres de l'Allier actuel, ainsi qu'en témoignent les alluvions qu'il a laissées et qui sont conservées sous les coulées de basalte qui couronnent ses collines.

Cette grande rivière, qui descendait des hauteurs des Cévennes et longeait le pied de la Margeride, devait être très torrentueuse. Ses traces se retrouvent près d'Issoire, de Gannat, de Riom et de Moulins, où elles ne dominent plus l'Allier actuel que de 70 mètres.

On peut donc tracer le cours de cette rivière d'il y a au moins 5 millions d'années, sur plus de 150 kilomètres de long, depuis Issoire jusque vers Nevers.

M. Glangeaud a pu déterminer sa pente qui était alors cinq fois plus forte (0 m. 04) qu'aujourd'hui (0 m. 008).

Mais, fait plus important, il a fait connaître, pour la première fois dans le Massif Central, la faune étrange qui vivait sur ses bords. C'étaient des Proboscidiens, de 5 à 6 mètres de haut, appelés *Dinotheriums*, animaux disparus aujourd'hui qui avaient une trompe comme les éléphants et des défenses recourbées vers le bas, des troupeaux de *Mastodontes* avec deux ou quatre défenses, de nombreux *Rhinocéros* de taille gigantesque, des *Tapirs*, des ancêtres des *Chevaux* actuels, tandis que des *Crocodiles* et des *Tortues* venaient s'abriter sous le feuillage de palmiers et de lauriers.

L'Allier de ces époques reculées rappelait à beaucoup d'égards les bords du Haut-Nil, fréquentés par les successeurs des mastodontes, les éléphants, par des tapirs, des crocodiles et des tortues. » (GLANGEAUD).

A cette époque, l'Auvergne possédait ainsi un véritable climat africain ; mais elle n'avait pas encore acquis la parure des nombreux volcans qui constituent sa principale caractéristique et l'un de ses nombreux attraits.

Alors, avec les assises de la « molasse » miocénique surgissent hors des mers les Alpes occidentales, et le relief du sol change d'aspect une fois de plus. Les golfes bordelais, provençaux et suisses disparaissent définitivement.

Mais de grands lacs d'eau douce persistent : l'un va de Dijon à Valence ; un second occupe le sud de l'Alsace ; un troisième occupe la Provence aux lieu et place des Alpines actuelles.

Hors de France, la mer recouvre encore certaines des terres futures ; en Italie, tout particulièrement, elle baigne le pied des Apennins, de Turin jusqu'à l'extrémité méridionale de la péninsule : les sept collines de boue marine qui formèrent ultérieurement la « Roma civitas » ne devant surgir du sein des ondes qu'à l'époque pliocène.

Le soulèvement des Alpes principales, qui étendent leurs puissantes ramifications au centre de l'Europe parachève la période pliocène.

Alors le sol de notre pays prend un relief voisin de celui que nous connaissons :

Les lacs d'eau douce qui persistaient en France se comblent peu à peu ;

La France se sépare de l'Angleterre par un affaissement des calcaires triasiques : lequel affaissement constitue ainsi un bras de mer en place du sol ferme ayant relié les côtes bretonnes aux falaises britanniques pendant deux périodes préhistoriques.

Le partage s'établit entre les eaux de l'Océan et celles de la Méditerranée par un surexhaussement du niveau de la presqu'île ibérique et la dislocation orographique créant le détroit de Gibraltar.

La configuration européenne et le climat de nos régions se présentent sensiblement sous le même jour qu'actuellement, sauf en ce qui concerne la Station de Vichy d'une façon particulière, où persistait le grand lac « limagnais », dont cependant

le sous-sol, plutonien, puis houiller, s'est peu à peu envasé
de marnes à l'époque miocène sous l'apport de la Dore, puis
partiellement comblé de calcaires coquilliers à l'époque pliocène.

*
* *

Avec la fin de l'Epoque ternaire, en constituant les débuts
de l'Epoque quaternaire, et pour des causes, encore mal définies,
— mais que l'on peut cependant croire liées aux multiples (1)
et importantes éruptions volcaniques qui, sans précisément
bouleverser le centre de la France, relevèrent le Plateau central
en créant les « Puys » et « Dômes » d'Auvergne (Puy-de-Dôme,
Gravenoire, Sancy, etc.), et les « Monts » et « Volcans » de
Bourgogne (Mont-Saint-Vincent, Mont-Cenis (2), Mont-Beuvray, Mont-Drevin, etc.), — notre hémisphère subit un grand
abaissement de température qui mit fin aux espèces végétales

---

(1) Sept poussées éruptives, d'après Glangeaud, réparties en plusieurs
centaines de milliers d'années.

(2) La « station esquimaude » préhistorique des « Durands » près Mont-
Cenis (Saône-et-Loire), est située au pied du dernier contrefort sud des
collines du Morvan, juste à un « point d'eau » extrêmement important en
ce sens qu'il jalonne, peut-on dire, la deuxième étape de la route allant
des Monts du Morvan (Mont-Beuvray — ancienne Bibracte celtique — à 20
kilomètres au nord), aux Monts du Mâconnais (Mont-Saint-Vincent à 25
kilomètres au sud, soit à mi-chemin de Solutré).

Et l'étymologie du nom « Mont-Cenis », — de la colline qui surplombe la
station préhistorique des « Durands » et de la petite ville accroupie entre
les trois « croupes » de cette colline, — doit certainement, — par dérogation
aux règles « chartistes » — avoir pour base ladite station préhistorique des
« Durands » fouillée si méthodiquement par M. Chaumonot.

Pour le mot « Mont-Cenis », l'on a, en effet, proposé deux étymologies :
l'une, obscure : *Mons Canis*, la « montagne du chien », — en remarquant
que le « ke » français se prononce « se » en patois morvandeau, — comme
si un temple élevée à une divinité païenne symbolisée par un chien (Isis
par exemple), avait jadis été élevé en ce lieu par les Gaulois ou les Romains :
ce qui n'a d'ailleurs jamais été démontré ;

L'autre, plus réelle à notre sens : *Mons Senium*, la « montagne des
vieillards », — étymologie d'ailleurs adoptée par la ville de Mont-Cenis
dans ses « armes » où figurent trois têtes de vieillards ; — mais en remarquant alors que « vieillards » peut tout aussi bien se traduire par « ancêtres ».

Donc : Mont-Cenis — *Mons Senium*, voudrait dire : non pas strictement la
« montagne des vieillards », — mais plus largement la « montagne des
ancêtres » : comme si une vague tradition avait perpétué dans la mémoire
des autochtones le souvenir d'une race préhistorique les ayant devancés sur
cette partie du sol « morvandeau ».

et animales caractéristiques des « pays chauds » et l'ayant recouvert ou habité jusqu'ici.

Des neiges et des glaces s'amoncellent sur tout le Nord du continent européen jusqu'au milieu de la Russie, de l'Allemagne, de l'Angleterre et de la France, lesquelles deviennent comme la continuation de la zone arctique.

A cette époque néo-quaternaire, « époque glaciaire », furent aussi transportés sur les glaciers ces immenses « blocs erratiques », de plusieurs centaines de mètres cubes souvent, que l'on trouve disséminés çà et là, bien loin de leur lieu d'origine, et fréquemment à des hauteurs où les forces en jeu de nos temps ne pourraient les hisser.

Blocs erratiques qui, pour les populations ultérieures et primitives de nos contrées, les Celtes en particulier, formèrent autant d' « autels géants » élevés aux « Divinités » sanguinaires avec lesquels leur esprit simpliste confondait les manifestations naturelles des Lois physiques.

Et c'est devant ces manifestations climatériques hyperboréennes quaternaires que se retire d'Europe en général, du Plateau central en particulier, l'Homme primitif, l' « Australoïde » ternaire (HUXLEY) ayant, — semble-t-il d'après les vestiges troglodytiques retrouvés à « Crotte » (1), dans la

---

(1) Le hameau de « Crotte » dont nous parlons, — hameau situé à la limite nord de la commune de Vichy, au pied d'une falaise de calcaire miocène propre aux excavations troglodytiques, — doit très probablement son nom aux « grottes » que renfermait cette falaise. En effet, en patois auvergnat le « g » devient « q » ; donc, pour « grotte » prononcez « Crotte », comme « chel » pour « sel », comme « chouppe » pour « soupe », comme Vichy pour Vici (le nom romain le plus primitif de notre Ville = Vici calidi = les « bourgs chauds »).

De fait, ainsi que nous l'a fait connaître récemment notre ami, M. Barré du Coudert, il existe, dans la commune de Bayet, près Saint-Pourçain, à environ 30 kilomètres de Vichy, sur la Sioule, un moulin dit « Moulin de Crotte », situé au pied d'une falaise où s'ouvre une magnifique grotte préhistorique. Et l'appellation « Crotte » de ce moulin ne peut évidemment procéder que du vestige troglodytique le surplombant ; ce qui nous semble justifier une fois de plus la probabilité linguistique énoncée par nous, il y a 4 ans, tant pour la dénomination du village de Crotte que pour la corruption en Vichy du nom gallo-romain « Vici » de notre station thermale. C. f. notre article : CONTRIBUTION A L'ÉTUDE GÉOLOGIQUE DE LA FORMATION DES EAUX DE VICHY. (Rev. Mal. Nat. p. 359, 415 et 519, année 1908).

banlieue immédiate de Vichy, — habité en première ligne le sol de la Limagne.

« Australoïdes » dont le séjour en notre région, — au bord du grand « lac limagnais » si convenable à leurs mœurs de peuples « pêcheurs, à leur vie d' « icthyophages », — n'a pu être signalé que d'une façon tout à fait accidentelle pourrait-on dire : puisque, — on peut le remarquer, — le climat d'alors, qui permettait la végétation la plus florissante sur notre sol, accordait à ces « primitifs » le genre d'habitation en plein air que leurs descendants offrent encore en Nouvelle-Calédonie ; c'est-à-dire la « hutte » sous les arbres au bord de l'eau ; puisque, n'étant ni « chasseurs », ni « cultivateurs », ni « artisans », ils ne possédaient ni armes, ni instruments aratoires ou de ménage en « matière durable », ils se contentaient d'emprunter à l'Ambiance dendritique la matière de leurs constructions et de leurs outils de pêche ou de cuisine !

Australoïdes ,dont les seuls représentants nous ayant laissé de vagues souvenirs sont certainement ceux :

Qui, — après avoir échappé au « raz-de-marée » formidable ayant du se produire sur la côte est (forézienne) du Lac limagnais au moment du relèvement de sa côte ouest (auvergnate) à plus de 100 mètres au-dessus de son bord primitif, et du déversement de l'Allier dans le lac limagnais au moment du soulèvement des Monts d'Auvergne, — pour des motifs quelconques mais certainement indépendant de leur volonté (infirmités, maladies), ne purent suivre leurs congénères dans leur migration méridionale ;

Et qui, — pour échapper aux intempéries de la « période glaciaire », — durent se réfugier dans des cavernes (excavations naturelles du soulèvement miocénique constituant la « Montagne verte » (1) venant de se produire), donc devinrent, — accidentellement seulement peut-on dire, — des « troglodytes » !

« Australoïdes » qui, encore, — sans être des « pithécanthropes » (Dubois), comme Mallat et Cornillon ne l'admettent pas formellement mais le laissent entendre en faisant remarquer que ces peuplades n'en étaient encore qu'à l' « Age du bois »

—————

(1) Surmontant le hameau de « Grotte ».

(Broca), — étaient certainement voisins du « primogenius » ; et dont la seule notion certaine pour nous, précisément celle de leur « industrie » exclusivement « dendritique », permet ainsi précisément d'affirmer que ces « Limagnais primitifs » relèvent de la fin de l'Epoque ternaire.

« Australoïdes » toujours, qui, en raison des rigueurs de la température extrêmement basse régnant sur notre région, — comme sur l'ensemble de la France et de l'Europe d'ailleurs, — à la suite des premiers soulèvements volcaniques auvergnats, se retirèrent peu à peu sous les tropiques en suivant pas à pas le recul d'une Flore et d'une Faune, substituant les lichens aux palmiers, les mammouths aux tapirs, et liées à des conditions climatériques auxquelles, d'autre part, leurs vasomoteurs cutanés n'étaient pas acclimatés.

« Australoïdes » enfin ; auxquels succédèrent des « chasseurs de rennes », des Nord-Asiatiques préhistoriques (Mallat et Cornillon), dont les haches, les pointes de flèches et de lances, les couteaux, les grattoirs en silex taillés ou polis, — caractéristiques des époques paléolithiques ou néolithiques quaternaires, — jonchent encore le sol des campagnes Vichyssoises et des « souterrains-refuges » environnants : Grotte des Fées à Chatelperron (Boilleau), Grottes de Clermont et d'Issoire (Pommerol, Girod), Grottes de Brioude (Verrière), Grottes des Ardaillons et de Bost (Pouillien).

**

Mais, quand, à la suite de nouveaux mouvements sismiques, les dernières et violentes éruptions volcaniques du Plateau central eurent parachevé la « chaine des Dômes », une perturbation atmosphérique, nouvelle mais d'ordre contraire, se produisit dans la Climatologie régionale ; et la température générale de l'Europe se releva pour devenir définitivement ce qu'elle est aujourd'hui.

Alors la fusion des neiges et des glaces produisit d'immenses torrents d'une violence extraordinaire, qui ravinèrent profondément le sol, bouleversèrent les assises superficielles, creusèrent les vallées où coulent les fleuves actuels, et déposèrent tantôt d'innombrables limons, tantôt des lits de sables gigantesques, tantôt de vastes nappes de cailloux roulés, dont les restes se retrouvent encore de nos jours un peu partout sur les plateaux de médiocre élévation, sur ceux du centre de la Limagne (Fourilles) en particulier.

« C'est ainsi que toute la vallée du Rhône, depuis Lyon jusqu'à la mer, a ses terrasses occupées par un lit de galets que n'a pu rouler, à la hauteur où ils se trouvent, le fleuve actuel, mais proviennent d'un torrent glaciaire, roulant les débris des Alpes avec ses glaçons et ses boues. » (FABRE).

C'est ainsi que le grand dépôt marneux ayant exclusivement constitué le sol de la Limagne aux longs siècles de l'Epoque ternaire, après s'être desséché (1) à la fois : par relèvement latéral, c'est-à-dire par inclinaison ; et par ouverture des trois « failles », — qui : d'une part constituent les « portes » de la Sioule (à Chouvigny, à Rouzat et à Neuvial), les « portes » de la Bouble (à Chantelle), les « portes » de l'Allier (à Monistrol), et d'autre part forme le déversoir de l'Allier dans la vallée de la Loire (au dessous de Saint-Pourçain, entre Chatel-de-Neuvre et Gouise), — lors des soulèvements volcaniques des Dômes auvergnats, se recouvrit de terre végétale.

C'est ainsi que, pour les « nord-asiatiques » néo-quaternaires, commença une lente marche au flanc des côteaux de 250 à 500 mètres d'altitude, supportant alors les neiges éternelles, — et que notre climatologie actuelle ne connaît plus qu'à une altitude de 2000 mètres, — marche qui, au « pays du lichen » d'alors, égrena un long « chapelet » de stations préhistoriques de la Champagne aux puys d'Auvergne, en passant par Mont-Cenis en Morvan, par Solutré en Mâconnais.

Stations préhistoriques, toutes situées en des « points d'eau » spéciaux, les « sources qui ne gèlent pas » (CHAUMONOT) ; et d'où, après la seconde « éruption auvergnate », ces « nord-asiatiques » furent chassés par les pluies diluviennes, occa-

---

(1) Si le départ des « Australoïdes » du centre de la France en général a eu pour cause principale la « période glaciaire » proprement dite ; l'on peut aussi concevoir que ce départ a été préparé, au moins pour notre contrée et pour ceux d'entre eux qui avaient échappé au « raz de marée » dû au relèvement latéral ouest du bas fond ternaire de la Limagne, par le dessèchement du grand « lac limagnais », où comme dans les lacs de la vallée du Rhône, du sud de l'Alsace et de la Provence ces « peuplades ichtyophages » s'approvisionnaient primitivement.

sionnées par la fonte des neiges recouvrant la presque totalité
du sol de l'Europe continentale à la fin de la période glaciaire
néo-quaternaire ; pluies diluviennes qui firent disparaître les
« lichens » de notre région en en changeant de nouveau la
climatologie.

C'est ainsi que, pour devenir les Esquimaux actuels ; et,
accompagnant de nouveau, mais cette fois dans une rétro-
migration arctique, les animaux leurs contemporains à la
recherche de leur nourriture habituelle, qui reculait vers le
pôle nord, quittèrent la Limagne à la suite des mammouths,
des aurochs, des élans, des rennes, dont ils faisaient tant leurs
serviteurs que leur alimentation normale, ces rudes populations septentrionales, déjà cependant initiées à une civilisation relative, quoique « troglodytes » : ainsi qu'en témoignent
les vestiges multiples que nous possédons de leur séjour sur
le sol vichyssois.

C'est ainsi que prit fin en Europe l' « Age du Renne ».

C'est ainsi que se forma le « Plateau Central » et plus
spécialement la chaine des Monts d'Auvergne avec sa vallée
latérale, la « Limagne bourbonnaise ».

En effet, dit Glangeaud :

« L'Auvergne possède une parure incomparable : ce sont
ses volcans. Au nombre de plus de deux cents, de tous les
âges et de toutes les grandeurs, ayant chacun sa personnalité,
ils donnent à cette province une physionomie des plus agréa-
bles.

Dans leur ensemble, ils constituent une série de montagnes, les plus hautes de la France centrale, qui s'étendent
sans interruption, du sud au nord, sur une longueur de cent
cinquante kilomètres et couvrent une surface de plus de huit
mille kilomètres carrés.

Leur édification, qui s'est poursuivie à maintes reprises,
durant environ trois millions d'années, est en relation avec
les mouvements de l'écorce terrestre, qui ont régénéré le relief
du massif central, et aussi avec les deux périodes glaciaires,
pendant lesquelles les plus élevés d'entre eux ont été recou-
verts d'une calotte de glace qui s'irradiait dans toutes les
directions.

Ce n'est que depuis un siècle et demi que l'on sait qu'il y eut des volcans en Auvergne. C'est Guettard, précepteur de Lavoisier, qui montra le premier que les montagnes de la chaîne des Puys étaient des volcans éteints ; il fut traité d'illuminé. On croyait jadis que les cratères des Puys étaient des hauts fourneaux gigantesques où les Romains avaient exécuté des travaux cyclopéens.

Pourquoi y a-t-il des volcans en Auvergne ? Parce qu'il s'est produit des mouvements du sol importants dans cette région, depuis une époque géologique, que l'on appelle miocène, et que ces mouvements ont provoqué la formation de fractures, si considérables, que les mêmes couches de terrain se sont effondrées de cinq cents à mille mètres. Par ces fractures sont sorties les matières fondues de l'intérieur du globe. Les volcans d'Auvergne sont situés sur ces fractures et sont en relation avec des territoires effondrés. C'est une position qu'ils ont de commun avec tous les volcans du globe, et c'est ce qui permet d'expliquer leur genèse. En effet, les compartiments de l'écorce terrestre, qui s'affaiblissent en pesant de tout poids sur le magma fondu, devaient faire monter ce dernier dans les fractures de cette écorce.

La connaissance de ces fractures est très importante à déterminer, puisque c'est également sur leur trajet que naissent les innombrables sources minérales et thermales si variées de l'Auvergne, sources bicarbonatées sodiques, arsenicales, magnésiennes, lithinifères (Royat, Châtel-Guyon, le Mont-Dore, La Bourboule, etc.). C'est par elles que sortent aussi le bitume et des torrents d'acide carbonique, que l'on commence à utiliser industriellement en le liquéfiant. Cette nouvelle industrie française, que j'ai contribué par mes recherches à faire établir dans la Limagne, ne manquera pas de s'y développer.

Si les volcans d'Auvergne ont semé la terreur au milieu des populations animales : les mastodontes, les éléphants, les rhinocéros, les hippopotames, les hyènes et les ours, et si les derniers ont jeté aussi l'effroi, il y a cinquante mille ans, chez les premiers hommes, ils ont semé encore plus de bienfaits, dont l'Auvergne bénéficie largement aujourd'hui, puisqu'ils constituent le charme et l'attrait de ce pays.

Les volcans d'Auvergne sont-ils complètement éteints ?
L'étude de ces volcans conduit à se poser cette question. L'activité volcanique s'est manifestée dans la Limagne au moins à sept reprises différentes, séparées par un laps de temps considérable qui se chiffre par plusieurs centaines de milliers d'années, temps pendant lequel les volcans ont pour ainsi dire sommeillé. Mais c'était un pseudo sommeil ; car, chaque fois, cette activité s'est renouvelée sur un territoire plus étendu et, toujours, sous l'influence de nouveaux effondrements, de nouveaux tassements.

Sommes-nous arrivés aujourd'hui à la fin de cette longue période, qui dure depuis plus de trois millions d'années, et l'Auvergne est-elle entrée dans la phase de calme ou bien verra-t-elle s'ouvrir de nouveaux cratères vomissant le feu ?

Mais, d'abord, on ne peut pas dire que les volcans d'Auvergne, principalement ceux de la Limagne, des Puys et du Mont-Dore soient définitivement entrés dans la période de repos. Il y a de nombreux signes qui attestent encore la vitalité, atténuée, sans doute, mais manifeste, cependant, d'un foyer incandescent très rapproché de nous, puisqu'il n'en est séparé que par une vingtaine de kilomètres, une simple pellicule terrestre. Ces signes sont : un sous-sol deux fois et demi plus chaud que dans les autres régions françaises ; les dégagements considérables d'acide carbonique qui en proviennent, dégagements qui se chiffrent, dans la Limagne seulement, par plus de cent millions de litres par jour (deux cent mille kilos) ; ce sont encore les sorties de bitume provenant de la condensation de carbures d'hydrogène, l'existence de pétrole à mille mètres de profondeur, ayant la même origine que le bitume ; ce sont aussi les innombrables sources thermales de la Limagne, dont certaines ont une température atteignant près de cinquante degrés ; gaz et liquides provenant tous de failles, de fractures atteignant les régions du réservoir, où tout est en fusion. »

Connaissant maintenant les conditions géologiques générales de la formation de la Limagne, étudions particulièrement les conditions relatives à l'Hydrologie de la partie de cette « fertile vallée » qui, au point de vue médical en constitue la portion la plus importante ; nous avons nommé le « Bassin hydrominéral de Vichy ».

CHAPITRE VINGT-ET-UNIÈME

Le Bassin hydrominéral de Vichy

Formation géologique. — Minéralisation hydrologique : minéralisation fondamentale ; minéralisation secondaire. — Origine de jaillissement. — Thermalité et Athermalité. — Adissociation carbonique. — Colloïdes électro-négatifs. — Conductivité électrique. — Densimétrie. — Cryoscopie. — Ionisation. — Isotonie sanguine.

Trois théories ont été émises pour expliquer la formation géologique des Eaux minérales de Vichy.

Et, de ces trois théories, deux d'entre elles ont ceci de commun : c'est que l'une et l'autre empruntent au sous-sol marneux de la Limagne les principes solides constitutifs de l'ensemble de la minéralisation du groupe hydrologique de Vichy, en se basant sur les analyses ci-dessous de Bouquet pour quatre échantillons de marnes, d'argiles ou de sables extrait du forage « Elisabeth » à Cusset :

A. — Marne grise, plastique, très-calcaire, contenant peu de sable quartzeux et prélevé à 31 m. 54 de profondeur ;

B. — Marne blanche, peu quartzeuse, extraite de la profondeur de 50 mètres ;

C. — Marne grise, plastique, calcaire, puisée à 84 m. 25 ;

D. — Sable quartzeux, feldspathique, mélangé d'argile verte plastique, et provenant de la profondeur de 86 mètres.

ÉLÉMENTS DOSÉS P. 100	Echantillon A	Echantillon B	Echantillon C
Sable et argile................	23.54	20.00	54.00
Alumine.....................	.....	6.40	....
Sesquioxyde de fer............	1.30	traces	2.40
Carbonate de chaux...........	62.07	66.78	27.19
Carbonate de magnésie.........	1.69	1.65	1.89
Potasse.....................	0.38	0.24	0.56
Soude......................	0.48	0.46	0.66
Eau et matière organique........	9.22	4.15	9.95

BASSIN DE LA LIMAGNE

(Extrait annoté de la *Carte géologique de France* à 1 : 500.000.)

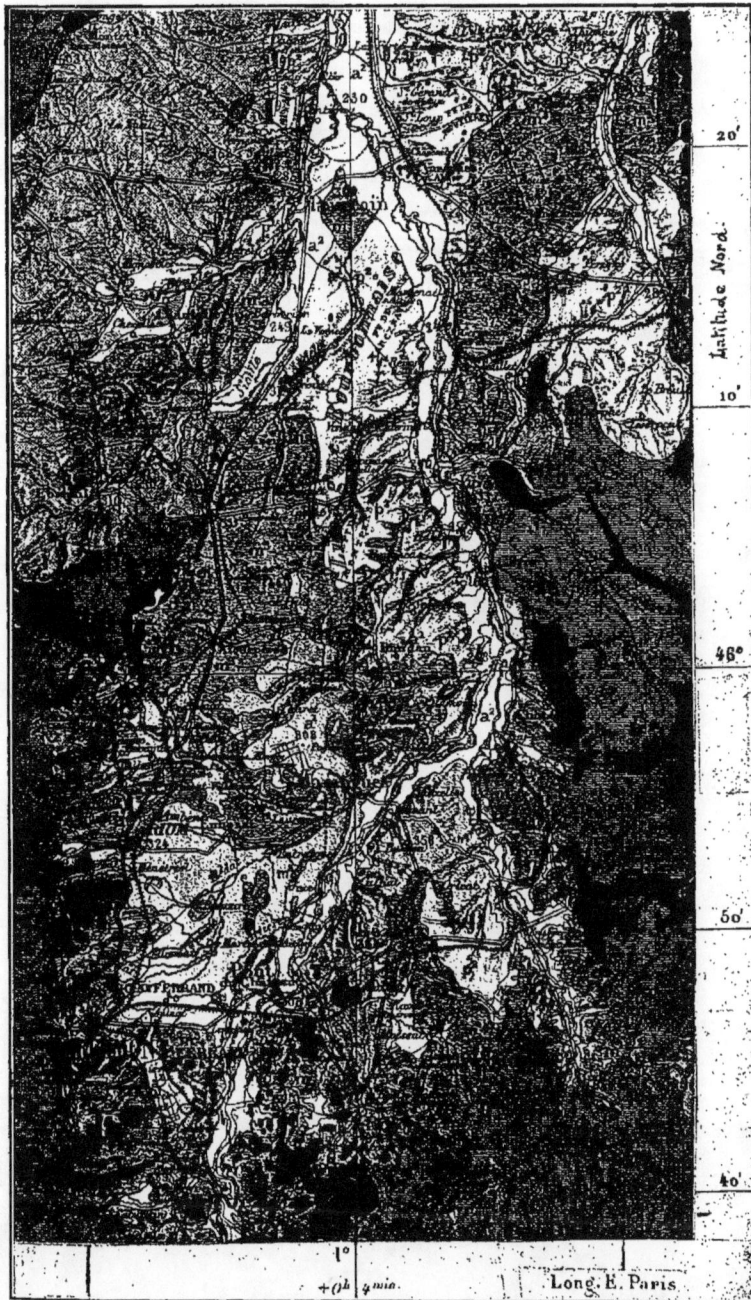

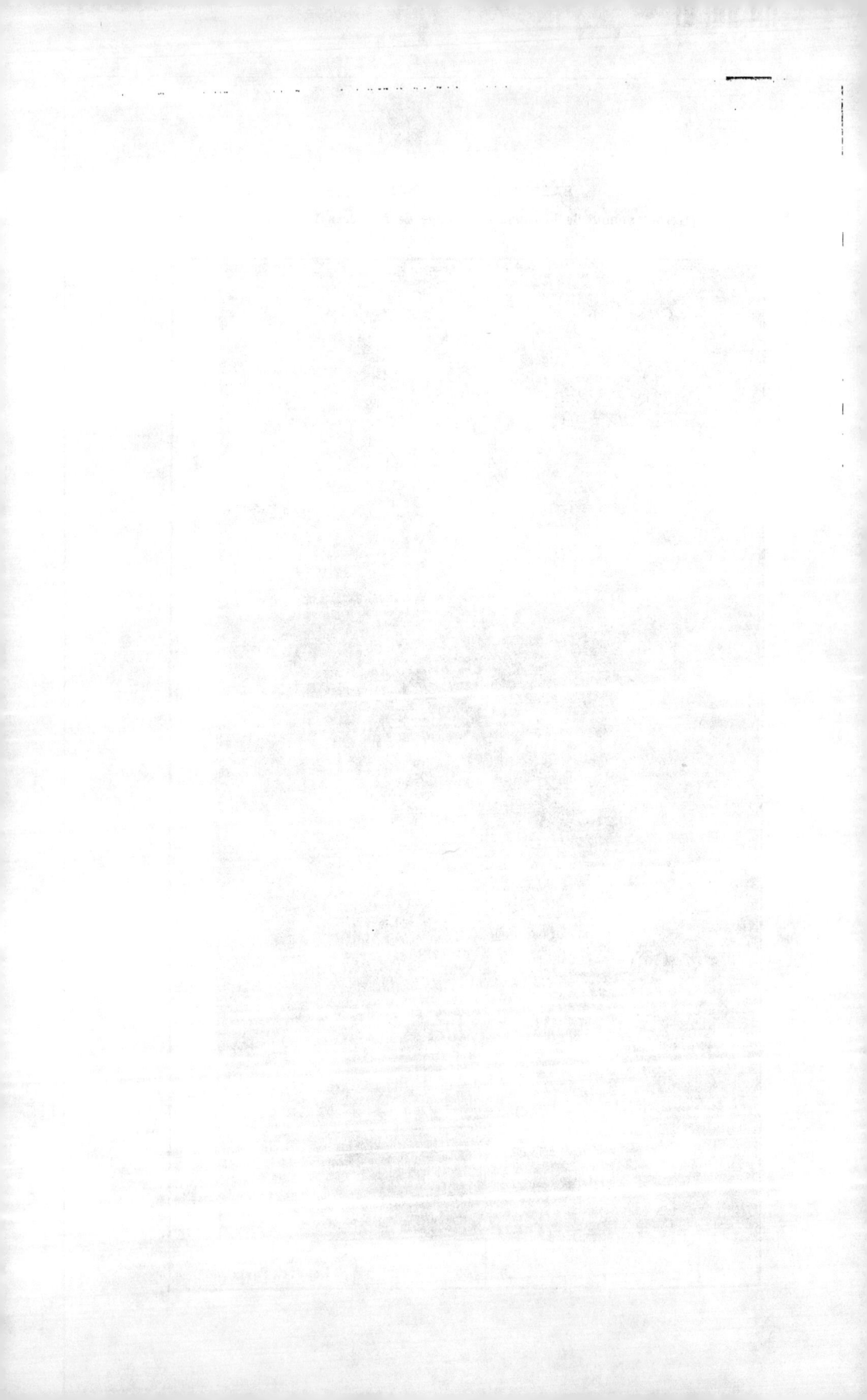

*Potasse cédée à l'eau bouillante par 100 grammes
de ces 4 échantillons de terrains :*

ECHANTILLONS	D	A	B	C
Potasse p. 100	0.009	0.080	0.026	0.102

Et la théorie d'ELIE DE BEAUMONT, reprise par BOULANGER et par VOISIN, la première en date, a pour base la constatation des importants dépôts geysériens ternaires disséminés çà et là dans le sol de notre région.

Autrement dit, cette théorie, assimilant les sources minérales de Vichy aux « geysers », en fait, en quelque sorte, une réduction des phénomènes hydrominéraux de l'époque ternaire, et laisse entendre que les eaux marines :

S'écoulant des immensités abyssales par les failles du fond de la mer sont volatilisées au contact du « feu central » ;

Et, s'échapant par les fissures des terrains jadis ébranlés, jadis disloqués par les éruptions volcaniques, tels les alentours du massif des Dômes auvergnats ;

Se chargent tout d'abord d'acide carbonique au contact des gisements houillers constituant le bas-fond de la vallée de la Limagne ;

Puis lessivent les marnes miocènes qui sont superposées à ces gissements houillers ;

Et, enfin, viennent sourdre à la surface du sol avec une vitesse plus ou moins grande, donc avec une température plus ou moins élevée, selon qu'elles ont eu moins ou plus le temps de se refroidir au contact des terrains qu'elles traversent.

Tandis que la théorie récente de DAUBRÉE, tout en admettant les mêmes conditions secondaires de minéralisation carbonique et alcalino-terreuse des Eaux de Vichy, expliquerait la présence de l'eau, — se carboniquant au contact des gazs se dégageant du sous-sol houillier de la région, puis lessivant les marnes du fond de l'ex-lac limagnais, — par les eaux superficielles s'infiltrant lentement sur toute la surface du « bassin limagnais ».

39

Quant à la théorie de Gautier, elle fait tout provenir : eau, gaz carbonique et principes minéralisateurs, de la déshydratation et de la désagrégation des roches primaires du Massif orographique central sous l'influence des « injections » de lave de la période éruptive néo-quaternaire.

Or, quelle que soit l'autorité qui s'attache aux noms de leurs auteurs, ces trois théories, à notre avis, ne résistent pas à l'examen impartial des faits de détail du Régime hydrominéral du Bassin de Vichy ; pour ce bassin tout au moins !

La première théorie, en effet, comporterait d'une façon permanente un régime hydrologique irrégulier, analogue à celui des poussées volcaniques, le plus souvent dues, elles, précisément au besoin de dégagement que présentent les vapeurs aqueuses formées au centre de la Terre.

Comme, encore, les boues de marnes lacustres étant absolument imperméables, cette théorie expliquerait peut-être la formation des eaux minérales de fond du Bassin de Vichy, mais ne démontrerait pas la composition des eaux minérales moyennes ou superficielles.

La théorie d'Elie de Beaumont et celle de Gautier réunies ne peuvent expliquer les « éruptions aqueuses » périodiques des nombreuses sources intermittentes de la région.

De fait, toute source intermittente, — et par « intermittences » nous n'entendons pas ici les « éclats » irréguliers des sources minérales résultant d' « embolies gazeuses » se produisant dans leurs cheminées ascensionnelles (1), mais bien leurs « débits » alternant avec des périodes de repos prolongé (trois jaillissements d'une heure à peine chacun en 24 heures pour la

---

(1) E. Suess a fait du débit rithmé des sources, c'est-à-dire de leurs « pulsations » plus ou moins régulières et à intervalles compris entre quelques secondes et une heure, un caractère strombolien, autrement dit éruptif ; mais nous ferons remarquer que le caractère d'intermittence pulsatile des sources peut n'être que factice et rentrer dans l'ordre des « grandes intermittences pluri-horaires » tout simplement par le fait du réglage artificiel du débit des sources, et qu'il tient souvent à la régularisation de dissociation carbonique, donc de pression carbonique, ainsi que nous l'avons constaté dans plusieurs des sources du Bassin de Vichy, la source Boussange en particulier.

Source intermittente de Vesse par exemple), — toute source intermittente, disons-nous, ne doit son jaillissement interrompu qu'à la présence sur sa route d'une « poche siphoïde » qui ne la laisse jaillir que lorsque cette poche étant remplie à la fois d'eau et de gaz, la pression du gaz y est suffisante pour refouler l'eau jusqu'à l'amorce du siphon renversé que le système représente physiquement.

Or, avec les deux théories « per ascensum » d'Elie de Beaumont et de Gautier, il est de toute évidence que la pression intérieure de la « poche siphoïde » contre-balancerait la pression de l'eau gazeuse y pénétrant par le fond, et par suite s'opposerait au remplissage de cette « poche siphoïde », donc empêcherait tout jaillissement de la Source.

Une théorie « per descensum », différente de celle de Daubrée qui, si elle explique la formation des eaux minérales superficielles, ne peut expliquer celle des eaux minérales de moyenne ou grande profondeur, vu encore l'imperméablité des marnes composant l'ensemble du sous-sol du Bassin de Vichy, était donc à trouver pour la constitution de la nappe aquifère destinée à se minéraliser : tant en acide carbonique au contact des terrains carbonifères, qu'en soude, potasse, chaux, magnésie, lithine, fer, etc., etc., au contact des marnes, pour arriver à constituer les éléments fondamentaux et secondaires des Eaux de Vichy.

Et voici la théorie, liée aussi à l' « origine des Eaux minérales par infiltrations des eaux superficielles », comme celle de Daubrée, dont une longue pratique du régime hydrologique du Bassin de Vichy a suggéré à E. Gautrelet (1) les modifications et explications ci-après :

La vallée de l'Allier, entre le parallèle de Vichy et Brassac, est comme un vaste sillon ouvert dans les terrains anciens du plateau central de la France et partiellement comblé par les dépôts lacustres de l'époque miocène.

---

(1) Une théorie de formation des eaux minérales, analogue à celle préconisée par E. Gautrelet, vient d'être exposée dans « l'Evolution souterraine » par Martel, qui fait à la théorie de A. Gautier des reproches analogues à ceux de notre collaborateur.

Aux environs de Vichy, l'Allier marque la limite orientale de la plaine qui s'étend vers l'Ouest jusqu'à Gannat, sur une largeur de 20 kilomètres, à une altitude moyenne de 250 mètres.

A l'Est, entre l'Allier et la Loire, s'élèvent les deux chainons les plus septentrionaux de la chaîne du Forez :

Le premier, celui des Bois-Noirs, prend naissance sur les bords de l'Allier, entre Vichy et Chateldon, et s'étend suivant la direction N. 50° O.-S. 50° E. jusqu'à Champoly, passant par le sommet du Puy de Montoncelle (1.292 mètres), et par celui du Mont Saint-Thomas (1.181 mètres) ; à ce massif se rattachent les deux coteaux élevés qui longent la vallée du Sichon, depuis Saint-Priest-la-Prugne jusqu'à Cusset, et qui affectent la même direction ;

L'autre chainon, celui des Montagnes de la Madeleine, part du col de Saint-Priest-la-Prugne et s'étend vers le N. 15° O., entre les vallées de la Besbre et de la Loire, jusqu'au Puy Saint-Léon, situé un peu au nord du bassin houillier de Bert ; les points culminants étant le sommet du bois des Crèches (1.129 mètres), et la cime du bois de l'Assise (1.165 mètres).

De l'autre côté de cette haute muraille, constituée par des roches porphyriques et granitiques et par quelques lambeaux de terrain de transition, on retrouve une formation lacustre de même nature et de même âge que celle de la vallée de l'Allier ; il y a là, en face de Roanne, une petite plaine qui est comme un diminutif de la Limagne d'Auvergne.

Cette symétrie, pour ainsi dire boiteuse, qu'affectent les dépôts, presque tous d'origine geysérienne, de l'époque ternaire moyenne, par rapport à l'axe du Forez septentrional, les sources minérales de l'époque actuelle la présentent également : d'un côté, on trouve celles de Chateldon, Saint-Yorre, Haute-rive, Brugheas, Vichy et Cusset ; de l'autre, celles de Saint-Alban, Renaison et Sail-les Châteaux-Moraud ; ces dernières renfermant les mêmes principes minéralisateurs que les précédentes, mais en moindre proportion. (Voisin).

Or, lorsque l'on examine une carte représentant les reliefs du sol, son orographie, — telle une carte d'état-major, — pour la région des deux Limagnes : Limagne d'Auvergne comprise entre les Monts du Forez et les Monts d'Auvergne,

Limagne de Roanne comprise entre encore les Monts du Forez mais ceux du Beaujolais de l'autre côté ;

Une double particularité, non signalée par Voisin, saute aux yeux des moins prévenus.

Tout d'abord, alors que le cours de la Loire s'étend au milieu de la plaine roannaise ;

Tout au contraire le cours de l'Allier se présente accolé aux Monts du Forez.

Autrement dit, la ligne la plus déclive au point de vue hydrographique pour la plaine de Roanne, son thalweg, la parcourt médialement d'un bout à l'autre en son sens le plus long.

Autrement dit, la ligne la plus déclive au point de vue hydrographique pour la plaine Gannatoise, son thalweg, la parcourt entièrement latéralement dans son sens le plus long.

Examine-t-on ensuite quels sont les emplacements des sources minérales dans ces deux Limagnes si riches l'une et l'autre au point de vue hydrologique ?

L'on constate que :

Tandis que les sources minérales sont disséminées un peu au hasard dans la Limagne roannaise ;

Au contraire, à part le groupe Bourboule-Mont-Dore qui ne répond pas du tout à la minéralisation alcaline que nous étudions en ce moment, et à part aussi Royat qui se trouve dans des conditions particulières, — venant d'ailleurs à l'appui de la thèse que nous soutenons en ce moment, nous le montrerons plus loin, — toutes les eaux minérales alcalines se trouvent on peut dire « à cheval » sur l'Allier, c'est-à-dire accolées avec lui au massif des Monts du Forez ; de telle sorte que le thalweg hydrographique de la vallée de l'Allier en est aussi le thalweg hydrologique.

Voyons maintenant à quelles influences peuvent être dues ces particularités intéressantes ?

D'après nos explications précédentes il est facile de se rendre compte qu'à l'époque ternaire la Limagne, — Limagne d'Auvergne bien entendu, puisque c'est dans son territoire qu'est compris le bassin hydrologique de Vichy, et dorénavant nous ne parlerons plus que de celle-ci, tout en y comprenant le

« bassin de la Dore » affluent principal de l'Allier, — après avoir été un golfe proprement dit, comme nous l'avons rapporté d'après Fabre, s'était transformée, par abaissement de son fond et relèvement des terrains qui représentent actuellement le centre de la France, en un immense lac en forme de triangle isocèle ayant environ 100 kilomètres de hauteur sur une largeur moyenne de 30 kilomètres :

Lac limagnais très analogue comme configuration au Lac de Genève (Lac Léman), puisque :

Comme lui, il était entouré de montagnes : Monts d'Auvergne sur la rive gauche (rive occidentale), Monts du Forez sur la rive droite (rive orientale) ;

Et, comme lui, il était traversé : primitivement (époque miocène) par un cours d'eau la « Dore », qui entrait dans ce lac à l'angle droit inférieur du « triangle isocèle » qu'il figurait, un peu au-dessous de Courpière, pour en sortir à son extrémité septentrionale près de Chatel-de-Neuvre où il se jetait dans l'Allier ; secondairement par l'Allier qui y fut rejeté par l'affaissement du sol du plateau central, dû au premier soulèvement des volcans d'Auvergne, Allier y entrant à son extrémité méridionale près de Veyre-Monton pour en sortir en commun avec la Dore près de Chatel-de-Neuvre (1).

Lac limagnais, enfin, tout d'abord enrichi, dans son fond de 600 mètres environ, des débris des forêts géantes de la fin de l'époque primaire qui y constituèrent çà et là des gisements houilliers ; ensuite, en partie comblé au long cours des siècles ternaires par des dépôts vaseux, calcaires miocènes, pliocènes et quartzeux dus aux « éboulis » des terrains de la montagne que les pluies y amenaient quotidiennement, ainsi qu'aux orages ravinant les montagnes l'entourant.

Quant aux phénomènes geysériens du sol limagnais indiqués

---

(1) Le cours de la « Dore » prolonge géométriquement le cours inférieur de l' « Allier » au pied des Monts foréziens, au thalweg actuel de la Limagne auvergnate ; de telle sorte que « géologiquement » l'on pourrait dire que : c'est l'Allier qui se jette dans la « Dore » et non la « Dore » dans l'Allier ; le cours inférieur de l'Allier (au-dessous de Ris) devrait plutôt porter le nom de « Dore » que celui d' « Allier » jusqu'à son confluent avec la Loire près de Nevers ; autrement dit encore, la rivière principale serait la Dore et non l'Allier, lequel ne serait qu'un affluent de la Dore.

par tous les auteurs classiques comme liés à la période miocène ; si l'on réfléchit un peu, on se convainct facilement qu'ils
n'ont pu appartenir, ni à cette période miocène, ni à la période
pliocène, puisque jusqu'à la fin de l'époque ternaire le terrain
de ce coin du massif central était à l'état lacustre ; donc ces
phénomènes geysériens datent des débuts de l'époque quaternaire, lors de la dislocation du plateau central, de son soulèvement sismique, et de l'apparition des alluvions miocéniques et
pliocéniques qui la vallonnent actuellement.

Ils se firent ainsi jour au travers du fond de vase molle,
du lac limagnais, alors que l'écorce terrestre ne possédait pas
encore l'épaisseur, donc pas l'imperméabilité voulue pour
retenir les vapeurs d'eau considérables que les mille fissures
de ce sol à demi pâteux encore permettait de produire au
contact du « feu central » par l'injection des eaux marines.

De telle sorte que :

Quand survint le grand mouvement sismique auquel l'on
doit les immenses failles que sillonnent les cours de la Sioule
et de la Bouble sur la rive occidentale de l'ancien Lac limagnais : mouvement sismique lié aux dernières éruptions néo-
quaternaires du centre de la France :

D'une part le barrage, — constitué par la soudure du
chaînon prolongeant les Monts d'Auvergne jusqu'au pied de
Chatel-de-Neuvre (en passant par Chantelle et le Montet) avec
les bas contre-forts des Monts du Forez dérivant des coteaux
de Cusset, — s'affaissa sous l'influence de la perturbation géodé-
sique locale déterminée par l'éclatement des volcans du Mont-
Peyroux à son extrémité orientale et du Puy-de-Mazerier à son
extrémité occidentale ;

Tandis que, d'autre part, le massif du Plateau central, se
soulevait sous l'influence de l'apparition de la longue chaîne de
dômes et de volcans faisant irruption dans son ensemble, et
de ce fait relevait le niveau occidental du lac limagnais d'une
centaine de mètres : fait que l'on constate facilement, en
superposant une carte d'état-major à une carte géologique de
la région et en remarquant que les cotes moyennes d'altitude
des « marnes lacustres », — qui n'ont pu se déposer originellement qu'en surface plane (comme tout le corps pulvérulent
en suspension dans l'eau), — sont actuellement d'environ 384

mètres pour la rive gauche de l'ex-lac limagnais, alors qu'elles donnent une moyenne de 263 mètres pour la rive droite.

Et c'est de ce soulèvement, brutal comme tous les mouvements sismiques, qu'a du provenir le raz de marée, renvoyant en masse l'eau du lac limagnais sur sa rive droite (1), auquel nous avons fait allusion précédemment.

Et c'est de l'affaissement du « barrage » préhistorique du lac limagnais qu'est provenu sa vidange subite, son dessèchement, et par suite la création du cours ininterrompu par le lac limagnais de la rivière mixte Dore-Allier actuelle.

Cotes comparées d'altitudes des affleurements des terrains ternaires aux extrémités de dix parallèles interceptant la rive auvergnate et la rive forézienne de l'ancien lac limagnais.

POINTS COMPARÉS

LOCALITÉS COTÉES	Altitudes en mètres	LOCALITÉS COTÉES	Altitudes en mètres
Chatel-de-Neuvre....	289^m	La Ferté-Hauterive...	231^m
Saulcet............	281	Varennes-sur-Allier...	235
Ussel	406	St-Germain-des-Fossés	246
Saulzet............	322	Vichy............	256
Gannat............	335	Hauterive	258
St-Priest-l'Andelot...	499	Saint-Yorre........	260
Artoune............	369	Ris...	272
Combronde	392	Puy-Guillaume......	278
Chatel-Guyon	443	Noalhat	290
Clermont-Ferrand....	407	Néronde............	294
Altitude moyenne actuelle de la rive auvergnate ..	384^{m}30	Altitude moyenne actuelle de la rive forézienne...	263^{m}00

de l'ancien lac limagnais,
soit différence moyenne (en plus) pour la rive auvergnate :
$$384^m30 - 263^m00 = 121^m30.$$

(1) Raz de marée auquel doit très-vraisemblablement être dû le renversement inexpliqué jusqu'ici, du « rocher des Célestins » : dont la formation minéralogique (aragonite) ne peut être attribuée qu'à des sédiments hydrominéraux provenant d'infiltrations d'eau découlant des côtes foréziennes et s'étant minéralisée au contact des marnes superficielles de la rive droite du lac limagnais soulevées lors des mouvements sismiques de la fin de l'époque ternaire.

Or le relèvement des vases de l'ex-lac limagnais de cent mètres environ sur la rive auvergnate, concordant avec leur dessèchement pour constituer les marnes actuelles, nous semble donner la clef d'une théorie nouvelle de la formation des eaux de lévigation de ces marnes et des émanations carboniques du terrain houillier régional.

De fait, ces marnes, sur la rive gauche de la Limagne actuelle ne sont plus en couches horizontales, contrairement à leur dépôt primitif ;

Elles sont fortement inclinées dans le sens de la rive droite ; c'est-à-dire vers les monts du Forez ;

Et, comme : d'un côté elles sont imperméables par elles-mêmes, d'un autre côté, elles sont séparées les unes des autres par des « lits » de sable quartzeux perméables ;

On peut en conclure que les eaux minérales du bassin de Vichy, situées, — répétons-le, — au thalweg de la vallée de la Limagne d'Auvergne, le long de la côte forézienne, de la même manière que le lit actuel de la Dore prolongée par l'Allier, — qu'elles chevauchent d'ailleurs, — ont une origine commune avec les eaux superficielles créant les divers affluents de la rive gauche de l'Allier.

Et cette origine superficielle ne serait autre que :

Tant les eaux pluviales s'infiltrant directement, — mais localement et non plus sur toute l'étendue du bassin limagnais, — dans les « lits sableux » compris entre les « tranches » marneuses inclinées des deux rives de la Limagne : de la rive auvergnate de la vallée de l'Allier pour les eaux minérales profondes, c'est-à-dire thermales ; de la rive forézienne de la vallée de l'Allier ; pour les sources superficielles, c'est-à-dire athermales ;

Que, et surtout, les mêmes eaux pluviales s'amassant dans les nombreux lacs, occupant aujourd'hui l'emplacement des anciens cratères auvergnats, et s'infiltrant lentement, par des fissures latérales entre ces mêmes tranches de marnes.

Et, à l'appui de cette manière de concevoir la question hydrologique fondamentale du bassin de Vichy, nous apporterons les observations suivantes :

Tout d'abord, l'on se rendra compte que la majeure partie des lacs occupant les excavations des anciens volcans des Dômes n'a pas de déversoir, donc que : pour qu'ils ne débordent pas, il faut de toute évidence qu'ils possèdent des « fuites », des « renards » dans leurs fonds ou sur leurs parois.

Ensuite, l'on peut remarquer que les flancs des escarpements formant les anciens cratères des Puys d'Auvergne ne possèdent de la végétation que sur leur face nord-ouest, leur face « limagnaise », c'est-à dire du côté où, des fissures (comme il en existe aux flancs de tous les volcans), laisseraient écouler lentement l'eau de ces lacs.

Enfin, que la différence de niveau que nous signalons pour les cotes d'altitude auvergnate et forézienne des marnes limagnaises, — cent mètres environ — explique (en tenant compte des résistances dues au long parcours de ces eaux dans les terres = 60 kilomètres en moyenne avant leur émersion), la poussée aqueuse à 33 mètres de hauteur des forages importants (puits artésien Boussange en particulier) exécutés près du thalweg de la vallée de l'Allier.

Toujours que : la notation des lits de sable quartzeux dans leur superposition avec les marnes (1) expliquerait comment des eaux minérales peuvent se former à toutes profondeurs, depuis celles circulant entre l'ancien sous-sol régional et la couche marneuse la plus profonde (300 mètres à la source Boussange), jusqu'à celles supérieures à la couche de marne la plus élevée (de 18 à 36 mètres selon l'épaisseur du dépôt alluvionnaire quaternaire) : profondeurs avec lesquelles correspondent les températures des sources en se rappelant que, du fait de la haute thermalité spéciale du sous-sol auvergnat que nous avons rappelée précédemment d'après Glaugeaud (p. 603), la température du sol augmente exceptionnellement d'un degré centigrade par 14 mètres 16 de profondeur dans le bassin de la Limagne.

De fait, l'augmentation moyenne de température des ter-

---

(1) Les couches marneuses du lac limagnais proviennent des dépôts des sédiments normaux de l'eau apportée par la Dore, tandis que les couches sableuses ont pour origine les dépôts des sédiments des crues de cette rivière.

rains dans leur profondeur, autrement dit le « degré géother-mique », admise couramment est de 1 degré centigrade par 31 m.

Mais, comme le fait remarquer MARTEL dans « l'Évolution souterraine », ce chiffre n'est point constant, ce chiffre est même des plus variables.

Tout d'abord la nature des terrains plus ou moins bon conducteurs, tant pour propager la chaleur centrale à leur pé-riphérie, que pour la faire radier à l'ambiance atmosphérique ;

Puis le voisinage, soit d'un massif volcanique, soit de pro-fondes fosses océaniques, donnant le premier une surélévation thermique, donnant le second un abaissement calorifique ;

Contribuent énormément à modifier le degré géothermique moyen.

C'est ainsi que :

Alors qu'à Calumet et Hécla la température du sol ne s'élève que de un degré centigrade par 122 mètres 80 de profondeur ;

Dans la mine de Przibram, on constate déjà qu'il ne faut plus que 64 mètres pour obtenir la même élévation thermique de 1 degré centigrade ;

D'une façon générale, l'on a remarqué que le même élève-ment thermique correspondait à une profondeur variant de 50 à 61 mètres (55 m. 50 en moyenne) pour les assises silu-riennes et dévoniennes ;

Aux mines de Schladebach, on a trouvé un chiffre de 35 m. 17 ;

Les observations du Comité de l'Association britamique ont fourni la même donnée de 35 mètres 17 ;

Les forages de Sperenberg indiquent des cotes multiples de 32 mètres 27 comme surélévation thermique pour chaque degré centigrade ;

Pour le terrain houillier, on admet comme ensemble un degré géothermique correspondant à 28-40 mètres, soit 34 mètres en moyenne ;

Chiffre analogue à celui du terrain crétacé, dont le degré géothermique est 29-39 mètres ;

A Sarrebrück, les mines offrent un degré géothermique correspondant seulement à 27 mètres ;

Dans les forages artésiens du Dakota on a obtenu des chiffres variant entre 9 m. 60 et 24 m. 60 (moyenne = 17 m. 2) pour le degré géothermique ;

A Riom, Michel Lévy indique un degré géothermique de 14 m. 16 pour les sondages du bas-fond de la Limagne ;

Quatre gisements pétrolifères d'Alsace ont fourni des chiffres oscillant entre 12 et 16 mètres = 14 mètres en moyenne ;

Enfin à Neuffen (Souabe), un forage a donné le chiffre connu le plus bas, soit seulement 11 mètres.

Quoiqu'il en soit de ces détails géothermiques, qui expliquent la thermalité spéciale des eaux minérales du Bassin de Vichy, on peut toujours remarquer que la station hydrominérale de Royat, sise dans un vallon au fond d'une sorte « d'anse » formée par les premiers plans du Plateau central, à la limite ouest de l'affleurement marneux limagnais, et au-dessous des principaux anciens volcans d'Auvergne, offre des eaux alcalines, bicarbonatées, mais seulement superficielles ainsi que leur basse température (+ 12° C. environ) l'indique.

Toujours qu'il en est de même :

Tant pour la petite source de Jenzat située au-dessous du « Puy de Mazerier » de son côté nord, à la limite aussi des marnes limagnaises ;

Que pour la source des Célestins et certaines sources de Cusset, dont le bassin est mixte comme « source aqueuse » entre les versants auvergnats et foréziens de la ceinture limagnaise : ce qui explique la différence de minéralisation existant entre l'ensemble des eaux de Cusset et celles de Vichy ;

Toujours que les autres eaux minérales du bassin limagnais se rapprochant de la côte auvergnate sont : d'une part superficielles et froides, puis très-riches en acide carbonique, par le fait de l'énorme quantité de ce gaz que renferme le sous-sol de la région, — à preuve la « source gazeuse carbonique géante de Montpensier », — mais ne contiennent que des traces de bicarbonates alcalino-terreux parce que leur minéralisation marneuse n'a pas eu le temps de s'effectuer dans un faible parcours de l'eau provenant des flancs des monts d'Auvergne ;

Que les sources, telles les Célestins, que leur température faible peut faire prévoir provenir d'un banc de sable inter-marneux, sis à peu de profondeur (60 mètres environ), sont plus diluées, mais plus riches en CaO et MgO, que les sources chaudes de l'ensemble de la côte forézienne ;

Enfin que les sources minérales de la Limagne roannaise ressemblent en tous points aux sources froides du bassin lima-gnais, c'est-à dire sont des eaux superficielles, athermales, riches en CO^2, et peu minéralisées alcalimétriquement, pour la double raison que : les marnes, susceptibles de leur fournir les alcalis nécessaires à la constitution d'un type hydrologique analogue à celui du Bassin de Vichy, n'ayant pas été soulevées latéralement, sont déposées à plat, et qu'étant, imperméables, c'est seulement leur couche superficielle qui peut céder: NaOH, KOH, CaOH, MgOH, etc., etc., à l'acide carbonique contenu dans les eaux pluviales du massif forézien, dont l'atmosphère est riche en CO^2 grâce aux terrains houillers que ce massif contient à sa base.

Si nous ajoutons encore que, dans de multiples occasions, l'un de nous a pu, en s'appuyant sur la donnée de l'inclinaison des couches marneuses dans ses rapports tant avec le régime des eaux pluviales locales qu'avec la théorie des eaux pluviales des versants auvergnat et forézien de la Limagne :

Soit prédire un résultat négatif dans la recherche d'eau minérale en certains points du Bassin de Vichy affleurant au terrain primitif de la côte forézienne (5me forage Andreau à Cusset, et 3me forage Aubert à Saint-Yorre) ;

Soit prédire la faiblesse de minéralisation de la source à obtenir par un forage déterminé (forage du Château de Genat);

Soit préciser à quelques centimètres près le niveau de l'eau minérale, par conséquent prédire la profondeur du forage (source du Château de Genat, prédite à 36 m. 50 et trouvée à 36 m. 80).

Nous aurons, espérons-le, convaincu nos lecteurs de la réalité de la théorie, non pas des eaux superficielles, — qui, répétons-le, vu l'imperméabilité des marnes ne peuvent former que des eaux peu minéralisées et susceptibles d'être rencontrées exclusivement à la limite des terrains d'alluvion et de la couche de marnes la plus élevée du bassin limagnais, et encore seulement dans les bas-fonds, les cuvettes où elles se rassemblent, — mais « théorie des eaux pluviales » du massif des Dômes et Puys d'Auvergne d'une part, des Monts du Forez d'autre part, s'amassant le plus souvent dans les volcans-lacs actuels, et s'en écoulant lentement par des fissures latérales (à direction E. N.-E.) pour venir se minéraliser : carboniquement au contact des gazs sourdant des houillières sub-marneuses ou juxta-marneuses, et alcalimétriquement au contact du gigantesque dépôt miocène limagnais, pour donner l'ensemble des Eaux minérales du Bassin de Vichy.

Toutefois, pour ne pas négliger les dernières recherches faites sur la formation géologique des Eaux minérales d'Auvergne par P. GARNAUD (1), et même pour en renforcer notre système de formation géologique des Eaux de Vichy, pourrions-nous dire, maintenant, d'une façon plus précise, que :

Les Eaux thermales, c'est-à-dire d'origine profonde, du Bassin de Vichy, sont des eaux mixtes (vierges et météoriques) ;

Les Eaux athermales, c'est-à-dire d'origine superficielle, du Bassin de Vichy, sont des eaux météoriques ;

Mais en faisant bien observer que nous ne comprenons ici les expressions « vierges » et « météoriques » ni dans le sens de Daubrée, ni dans le sens de Gautier, puisque : pour Gautier, « eaux vierges » veulent dire, « eaux de distillation des roches éruptives » ; pour Daubrée et pour Gautier « eaux météoriques » veulent dire « eaux d'infiltrations pluviales *in situ* » ; et que, nous, nous entendons par « eaux vierges » les eaux pluviales des hautes régions auvergnates s'étant accumulées dans les anciens cratères des volcans et s'y étant minéralisées « plutoniquement » à la façon des eaux éruptives primitives ; et que nous, nous entendons par « eaux météoriques », les eaux pluviales tombées à la surface du bassin limagnais et s'étant minéralisées, alcalino-terreusement, par infiltration dans les couches sableuses intercalées entre les couches marneuses relevées anormalement dudit « Bassin limagnais ».

_____

(1) P. GARNAUD. — *Remarques sur les théories de la formation des Eaux minérales appliquées aux Eaux de la Limagne d'Auvergne.* — Congrès de l'Association française pour l'Avancement des Sciences. Dijon, 1ᵉʳ août 1911.

P. Garnaud fait, en effet, observer que si certaines des eaux minérales de la Limagne d'Auvergne (Limagne d'Issoire, Limagne de Clermont-Ferrand, Limagne de Riom) contiennent la plupart des éléments caractéristiques des émanations filoniennes ou volcaniques indiquées par A. Gautier : bore, phosphore, arsenic, lithine, brômé, iode, cuivre, fer, sels sodiques, sulfures, silicates, azote, ammoniaque, bitume, émanations radio-actives ; toutes renferment simultanément des proportions de chaux et de magnésie propres aux eaux météoriques ; certaines sources n'offrent même que ces derniers éléments d'origine météorique : ce qui lui fait conclure que les Eaux minérales de la Limagne d'Auvergne ne sont jamais des « eaux vierges » exclusivement ; que la plupart offrent une origine mixte ; que certaines sont exclusivement d'origine météorique au sens propre de A. Gautier.

Or :

Si l'ensemble des éléments plutoniens se rencontrent dans l'ensemble des Eaux de Vichy du type thermal : Grande-Grille, Chomel, Hôpital, Boussange, Dôme, par exemple ;

Toutes les sources minérales du Bassin de Vichy, même les sources thermales, renferment largement, ainsi qu'on le verra plus loin, des bicarbonates de chaux et de magnésie ;

La radio-activité ne se manifeste que dans les sources thermales du Bassin de Vichy ;

Enfin la minéralisation soit-disant « plutonienne » de l'ensemble des Eaux du Bassin de Vichy peut s'expliquer tant, comme nous l'avons dit plus haut, par le contact des eaux météoriques accumulées dans les cratères des anciens volcans d'Auvergne, que par la réaction acide d'une eau météorique hypercarbonique sur les marnes au travers desquelles elle circule largement et lentement ; en particulier le soufre pouvant être emprunté aux rognons pyriteux si nombreux dans certains lits sabloneux interposés entre les marnes, ainsi que nous l'avons personnellement constaté dans des forages de Saint-Yorre.

De telle sorte que notre théorie géologique de formation des Eaux minérales du Bassin de Vichy, par infiltration des eaux météoriques des Monts du Forez (à peu près exclusivement pour les eaux minérales athermales), et des Puys d'Auvergne (exclusivement pour les eaux minérales thermales et exceptionnellement pour les eaux minérales froides), au travers des sables quartzeux interposés entre les marneuses déclives du bassin limagnais, — non identique, mais simplement analogue aux deuxième et troisième cas de formation des eaux minérales de la théorie de A. Gautier, — nous parait rester intangible puisque la « théorie ignée » pure, admise par A. Gautier, ne peut, répétons-le, du fait de la présence de notables proportions de chaux et de magnésie, leur être appliquée.

La formation géologique d'ensemble des Eaux de Vichy ainsi expliquée, approfondissons maintenant leur minéralisation dans ses détails.

**

Plusieurs objections à la manière ou observations sur la manière de concevoir la constitution hydrologique générale du Bassin de Vichy peuvent être faites.....

1°. — Comment depuis 139.000 ans qu'a commencé l'Epoque quaternaire (BUTOT) (1) ;

Comment depuis 139.000 ans que le relèvement de la côte auvergnate s'est effectué, que le dessèchement du grand lac limagnais s'est opéré ; comment depuis 139.000 ans que, d'après notre théorie, le sous-sol marneux de la Limagne serait lixivié par les eaux de pluie des Dômes et Puys du Plateau central pour constituer l'eau minérale bicarbonatée alcalino-terreuse qui, sous une forme plus ou moins concentrée, sourd tout le long de la côte forézienne, à Vichy en particulier :

Ces marnes ont-elles suffi à assurer la minéralisation de toute l'eau écoulée ?

_____

(1) D'après les documents exposés par Mallat et Cornillon, l'époque quaternaire aurait commencé il y a 139.000 ans ; et sa « période glaciaire » aurait fini il y a 10.000 ans seulement.

2°. — Combien de temps encore peut-on espérer conserver cette minéralisation ?

3° — Comment la composition de ces eaux minérales reste-t-elle constante ?

Un calcul très simple permet de répondre aux deux premières questions ; et la solution de la troisième s'en déduit *ipso facto*.

Le bassin de la Limagne, — en forme de triangle isocèle, — offre une hauteur de 100 kilomètres, soit 100.000 mètres ;

Sa largeur moyenne peut-être estimée à 30 kilomètres, soit 30.000 mètres ;

Sa profondeur moyenne a 600 mètres.

Donc sa surface est de :

$100.000 \times 30.000 = 3.000.000.000$ mètres carrés.

Donc son cube est de :

$3.000.000.000 \times 600 = 1.800.000.000.000$ mètres cubes $=$ 18 trilliards de mètres cubes.

Or comme nous l'avons montré précédemment, d'après Bouquet, les terres diverses constituant le sous-sol irrigué par les eaux de Vichy peuvent céder à l'eau bouillante une moyenne de :

$$\frac{0.080 + 0.026 + 0.102 + 0.009}{4} = \frac{0.217}{4} = 0 \text{ g. } 0542 \text{ de}$$

KOH (potasse) par 100 grammes de leur poids, soit 0 gr. 542 par kilogramme, soit $0.542 \times 1.000 = 542$ grammes par mètre cube.

Or, comme la potasse (KOH) existe dans les eaux minérales de Vichy dans la proportion moyenne de 0 gr. 20 par litre, soit 0 gr. 20 pour 5 grammes, ou 1 gr. pour 25 grammes moyens de résidu fixe, de sels totaux ;

On peut admettre que la masse minérale susceptible d'être empruntée à un mètre cube de marnes et sables du sous-sol limagnais est de :

$542 \times 25 = 13.550$ grammes $= 13$ kg. 550 ;

Soit donc :

40

13.550 × 1.800.000.000.000 = 24.390.000.000.000.000 gr. = 24.390.000.000.000 kg. pour le total du bassin marneux de la Limagne.

Or, comme d'autre part, d'après Voisin, l'on peut estimer que le débit total de toutes les Sources du Bassin de Vichy réunies, — y compris même le « forage Boussange » qui a lui seul débite environ 300.000 litres par 24 heures, — n'est guère supérieur à un million de litres, soit moins de 1.000 mètres cubes par jour ;

Et en attribuant à chacun de ces litres d'eau une minéralisation alcaline fixe de 5 grammes en moyenne ; le million de litres d'eau minérale débités quotidiennement ferait donc perdre au sous-sol marneux une quantité de matière alcaline fixe égale à :

5 × 1.000.000 = 5.000.000 grammes par jour, soit : 5.000.000 × 365 = 1.825.000.000 grammes ou 1.825.000 kilogrammes par an.

D'où, le rapport suivant :

Le sous-sol limagnais contient une réserve minérale soluble de 24.390.000.000.000 kilogrammes ;

Il en perd : 1.825.000 kilogrammes par an ;

Donc la réserve est à la perte annuelle dans la proportion de :

$$\frac{24.390.000.000.000}{1.825.000} = \frac{13.364.383}{1}.$$

Donc il faudrait qu'il s'écoulât plus de treize millions d'années à partir du commencement de l'époque quaternaire pour que le sous-sol marneux de la Limagne d'Auvergne fût lixivié entièrement pour constituer des Eaux bicarbonatées alcalinoterreuses du type hydrologique de Vichy.

Et :

Comme nous n'en sommes qu'aux alentours de la 140.000e année du passage de la période ternaire à la période quaternaire de la formation du globe terrestre ;

L'on peut admettre que la source de la minéralisation des Eaux du Bassin de Vichy est inépuisable ;

L'on peut estimer que le « solutum carbonique » des marnes

limagnaises étant infime par rapport à la masse globale des
dépôts miocéniques susceptible d'être véhiculée par les eaux
médicamenteuses qu'il forme ;

*La composition des Eaux minérales du Bassin de Vichy
peut, et doit même rester indéfiniment constante !*

II

Lorsque l'on feuillette les ouvrages d'Hydrologie, même
les plus autorisés et les plus récents, — MALLAT et CORNILLON,
par exemple, pour les Eaux minérales du Bassin de Vichy, —
l'on est surpris, — si l'on a tant peu que ce soit le « sens thérapeutique », ou plus exactement le « sens pharmacologique », —
de trouver divers « modes d'expression » pour les résultats
analytiques d'une même Source minérale !

Certains hydrologistes expriment les bicarbonates alcalino-
terreux, — et nous montrerons dans un instant que ce sont bien
des bicarbonates alcalino-terreux qui existent dans les eaux minérales du Bassin de Vichy à l'exclusion de tous sesqui-carbonates
et à plus forte raison à l'exclusion de tous carbonates neutres, —
sous forme de carbonates neutres ; d'autres analystes les présentent sous la forme de bicarbonates anhydres ; d'autres auteurs
les revêtent de la forme de bicarbonates hydratés ; toujours,
d'autres chimistes expriment toutes leurs recherches sous forme
de composés élémentaires, sans formation aucune de groupements hypothétiques anhydres ou hydratés ; l'un, HANRIOT,
leur donne exclusivement la forme « ionique » ; enfin, certains
et derniers « maîtres en chimie », — WILM, par exemple, —
fournissent simultanément pour leurs recherches hydrominérales les quatre modes d'expression analytique précités.

De telle sorte que l' « esprit médical » a fort à faire pour
se « fixer » sur la valeur médicamenteuse d'une eau minérale
d'après son analyse.

Alors que, en réalité, il serait si simple de s'entendre universellement, — internationalement pourrait-on dire, — sur
cette question entre chimistes et médecins, — ainsi que l'un
de nous l'a montré par les deux exemples suivants, — en
convenant de : toujours présenter les éléments minéralisateurs

d'une eau médicamenteuse sous la *forme pharmacologique* sous laquelle ils sont connus des pharmaciens et formulés par les médecins (1).

Ainsi, par exemple, voici l'*eau minérale purgative d'Hunyadi Janos* ; esquissons-en l'analyse.

Les éléments constatés sont :

SO³, CO², SiO², HCl pour les acides (ions positifs) ;

Fe²O³, Al²O³, MgO, CaO, NaO, pour les bases (ions négatifs) ;

le tout aux doses de (par litre d'eau) :

Analyse élémentaire :

SO³	=	24 gr.	80
Cl	=	1	10
MgO	=	7	40
NaO	=	10	17
CaO	=	0	41
Fe²O³			
Al²O³	}	0	08
SiO²			

avec un total de sels fixes de = 43   40.

D'où l'on déduit, actuellement, les combinaisons hypothétiques (anhydres) suivantes par litre d'eau :

MgCl	=	1 gr.	43
MgO, SO³	=	17	54
NaO, SO³	=	23	28
CaO			
Fe²O³			
Al²O³	}	0	49
SiO²			

toujours avec le même total de = 43   40 par litre.

Ainsi donc, dans une analyse ainsi formulée, les chimistes déclarent, et le Corps médical apprend, par contre-coup, que

---

(1) E. GAUTRELET. — Les combinaisons hypothétiques en Hydrologie, *Soc. méd. prat.*, 1887.

l'eau de Janos contient, en sels actifs, formant à peu près la totalité de sa minéralisation, environ *43 grammes par litre.*

Et pourtant. que quelqu'un, désireux d'appliquer au contrôle de cette donnée hydrologique d'ensemble les principes si simples de la proportionalité de la densité dans les solutions salines, vienne à déterminer par un procédé quelconque (pourvu qu'il soit exact) la densité de l'eau de Janos ?

A son grand étonnement, il constatera que : ladite Eau de Janos, pesant 1035 gr. 30 au litre à la température de + 15 C., cette Eau purgative doit environ contenir :

$$(2 + 0.353 \times 2)\ 35.3 = 2.706 \times 35.3 = 95\ gr.\ 52\ \text{de}$$
sels par litre !!!

Et alors, logiquement, il conclura que les données de de détermination première des éléments dosés : SO^3, Cl, MgO, NaO, etc, étant absolues :

Si l'eau de Janos ne contient pas 43 gr. 40 de sels par litre, mais bien environ 95 gr. 52, les combinaisons, que les acides et les bases forment entre eux par leur groupement dans cette eau ne sont pas : $MgO, SO^3 — NaO, SO^3 — MgCl —$, etc., ainsi que l'établissent les combinaisons hypothétiques (anhydres) actuelles ; ou du moins que les sels ainsi formés ne sont pas complets en étant représentés par les formules précitées !

Eh ! bien, supposons un instant que, dans l'analyse que nous venons de constituer et discuter pour l'eau de Janos, l'on veuille tenir compte de l'hydratation des sels que l'on y a rencontrés :

L'équivalent chimique du chlorure de magnésium anhydre : $MgCl = 47,5$; celui du chlorure de magnésium hydraté : $MgCl, 6\ HO = 101,5$;

L'équivalent chimique du sulfate de magnésie anhydre : $MgO, SO^3 = 60$; et celui du sulfate de magnésie hydraté : $MgO, SO^3 + 7HO = 123$;

L'équivalent chimique du sulfate de soude anhydre : $NaO, SO^3 = 71$; celui du sulfate de soude hydraté : $NaO, SO^3 + 10HO = 161$;

On voit immédiatement les chiffres antérieurement cités pour les éléments actifs de l'eau de Janos devenir (combinaisons hypothétiques hydratées) :

$$MgCl + 6HO = MgCl \times \frac{101.5}{47.5} = 1.43 \times \frac{101.5}{47.5} = 3\ g.05$$

$$Mgo, SO^3 + 7HO = MgO, SO^3 \times \frac{123}{60} = 17.54 \times \frac{123}{60} = 35\quad 96$$

$$NaO, SO^3 + 10HO = NaO, SO^3 \times \frac{161}{71} = 23.29 \times \frac{161}{76} = 52\quad 85$$

$$Fe^2 O^3, Al^2 O^3, SiO^2 \qquad\qquad\qquad\qquad = 0\quad 49$$

dont le total équivaut à $\qquad\qquad\qquad\qquad = \overline{92\quad 35}$

Chiffre très éloigné des 43 grammes 40 fournis par l'analyse chimique de l'eau minérale interprétée en combinaisons hypothétiques anhydres, mais chiffre très rapproché au contraire des 95 grammes 92 obtenus par le calcul déduit de la détermination physique de sa densité et traduits comme précédemment en équivalents chimiques.

L'écart pouvant d'ailleurs être imputé à l'hydratation des éléments minéralisateurs secondaires ($Fe^2 O^3$, $Al^2 O^3$, CaO) constatés et dosés en bloc à l'analyse officielle de Janos et par conséquent exprimés d'une manière anhydre à la seconde analyse comme à la première par le fait de la non spécification de leur groupement « ionique positif », lequel groupement pourrait entraîner des remaniements légers dans les trois premiers dosages donnés ;

Chiffre nouveau expliquant d'une manière à la fois simple et logique ce que beaucoup de médecins se sont sans doute demandés comme nous : pourquoi une bouteille d'eau de Janos, titrant soit-disant 43 grammes 40 de principes actifs (sulfates sodique et magnésien principalement) par litre, purge tout aussi bien, sinon mieux, que deux bouteilles d'eau de Sedlitz du Codex français renfermant chacune 45 grammes de sulfate de magnésium hydraté médicinal ?

Nous pourrions multiplier les citations et faire voir par exemple que :

Les 0 gr. 028 (28 milligrammes) d'arsénite de sodium de la source Choussy de la Bourboule doivent être représentés par 0 gr. 0618 (près de 62 milligrammes) d'arséniate de soude en admettant la forme peróxydée de l'arsenic que l'un de nous a constaté dans ces eaux pour une partie tout au moins de ses « ions positifs » ;

Pour les eaux minérales sulfureuses à base de monosulfure de sodium, le rapport : $\dfrac{NaS + 9HO}{NaS} = \dfrac{120}{39} = 3.07$ relève de plus de trois fois les chiffres indiqués ;

Pour certaines eaux ferrugineuses, les sulfatées par exemple, le rapport : $\dfrac{FeO\,SO^3 + 7\,HO}{FeO\,SO^3} = \dfrac{139}{63} = 2.20$ donne à ces liquides thérapeutiques une minéralisation plus que double du chiffre officiel.

Mais l'exemple typique de l'Eau de Janos est suffisant, croyons-nous, pour entraîner une conviction immédiate.....

Donc, en exprimant en Hydrologie les combinaisons hypothétiques, les seules « lisibles médicalement », sous leur forme hydratée, « la seule lisible pharmaceutiquement », l'on a:

D'une part, plus de certitude de se rapprocher de la vérité absolue au point de vue chimique, au point de vue docimasique absolu, puisque forcément, — l'avons-nous déjà dit, — les sels de minéralisation hydrologique sont tous hydratés ;

D'autre part, plus de chances d'une bonne interprétation thérapeutique des résultats analytiques, puisque la forme sous laquelle ces données chimiques sont alors présentées aux Médecins est précisément celle sous laquelle, en Thérapeutique générale, les médecins emploient journellement les médicaments qu'ils prescrivent, dont ils connaissent donc la Posologie;

Enfin, l'assurance, au point de vue physiologique, d'être dans la vérité, puisque les « combinaisons hypothétiques hydratées », c'est-à-dire les « combinaisons hypothétiques pharmacologiques » sont les seules qui rendent compte, comme nous le montrerons ultérieurement pour les eaux de Vichy, de leur action pharmacodynamique en expliquant leur adissociation carbonique et leur isotonie avec le « milieu intérieur ».

Notons en terminant que Wilm avait si bien senti l'importance de la notation nouvelle préconisée par l'un de nous, — sans oser cependant aller contre les usages courants, — qu'à côté des résultats élémentaires et des combinaisons hypothétiques anhydres, il donna, dix ans après E. Gautrelet, pour chacune de ses analyses des eaux de Vichy, la correspondance en « *bicarbonates alcalins normaux ou hydratés* » pour les sels de sodium, potassium et lithium, c'est-à-dire pour les principaux « bicarbonates » des dites Eaux de Vichy.

***

Essayons de voir maintenant, pour l'une quelconque des Sources de la Station hydrominérale de Vichy, la Source de l'Hôpital par exemple, ce que deviennent ses valeurs analytiques en transformant en « combinaisons hypothétiques pharmacologiques » les « combinaisons hypothétiques anhydres » données par Bouquet pour l'ensemble des Eaux de Vichy dans le tableau ci-après :

TABLEAU
Comprenant les quantités des divers composés salins, hypothétiquement attribués à un litre d'Eau
Par M. BOUQUET, chimiste au Laboratoire d'essais à l'Ecole des Mines de Paris

SOURCES DE VICHY APPARTENANT A L'ÉTAT [1]

PRINCIPES MINÉRALISATEURS	GRANDE-GRILLE	CHOMEL	PUITS-CARRÉ	LUCAS	HÔPITAL	CÉLESTINS	PARC	MESDAMES
Acide carbonique libre	0.908	0.768	0.876	1.751	1.067	1.049	1.555	1.908
Bicarbonate de soude	4.883	5.091	4.893	4.004	5.029	5.103	4.857	4.016
— de potasse	0.352	0.371	0.378	0.282	0.440	0.315	0.292	0.189
— de magnésie...	0.303	0.338	0.335	0.275	0.200	0.328	0.213	0.425
— de strontiane ..	0.003	0.003	0.003	0.005	0.005	0.005	0.005	0.003
— de chaux	0.434	0.427	0.421	0.545	0.545	0.570	0.614	0.604
— de protoxyde de fer ..	0.004	0.004	0.004	0.004	0.004	0.004	0.004	0.026
— protoxyde de manganèse	traces	traces	traces	traces	traces	traces	traces	traces
Sulfate de soude	0.291	0.291	0.291	0.291	0.291	0.291	0.314	0.250
Phosphate de soude	0.130	0.070	0.070	0.070	0.046	0.091	0.140	traces
Arséniate de soude	0.002	0.002	0.002	0.002	0.002	0.002	0.002	0.003
Borate de soude	traces	traces	traces	traces	traces	traces	traces	traces
Chlorure de sodium	0.534	0.554	0.534	0.518	0.518	0.534	0.550	0.355
Silice	0.070	0.070	0.068	0.050	0.050	0.060	0.055	0.032
Matière organique bitumineuse	traces	traces	traces	traces	traces	traces	traces	traces
TOTAUX........	7.914	7.959	7.833	7.797	8.222	8.244	8.601	7.811

(1) Les Sources Chomel et du Puits-Carré sont réunies depuis 1853-1854.

ELÉMENTS minéralisateurs de la source de l'Hôpital.	COMBINAISONS hypothétiques anhydres		RAPPORTS des sels hydratés aux sels anhydres.	COMBINAISONS hypothétiques hydratées	
	Formules (1)	Dosages		Formules (1)	Dosages
Acide carbonique libre.....	CO^2	1.0690	....	CO_2	1,0670
Bicarbonate de soude	NaO, $2CO^2$	5.0290	$\frac{84}{75} = 1.120$	NaO, HO $2CO^2$	5 6324
Bicarbonate de potasse	KO, $2CO^2$	0.4400	$\frac{100}{91} = 1.099$	KO, HO, $2CO_2$	0 4836
Bicarbonate de magnésie ...	MgO, $2CO^2$	0.2000	$\frac{73}{64} = 1.140$	MgO, HO, $2CO^2$	0.2230
Bicarbonate de strontiane...	SiO, $2CO^2$	0.0050	$\frac{10477}{95.75} = 1.092$	SrO, HO, $2CO^2$	0.0054
Bicarbonate de chaux	CaO, $2CO^2$	0 5700	$\frac{81}{72} = 1.125$	CaO, HO.$3CO^2$	0.6413
Bicarbonate de protoxyde de fer.	FeO, $2CO^2$	0.0040	$\frac{89}{80} = 1.112$	FeO. HO, $2CO^2$	0.0045
Bicarbonate de protoxyde de manganèse	MuO, $2CO^3$	traces	$\frac{88.5}{79.5} = 1.113$	MnO, HO, $2CO_2$	traces
Sulfate de soude....	NaO, SO^3	0.2910	$\frac{161}{71} = 2.265$	$NaOSO_3 + 10HO$	0,6597
Phosphate de soude	2 NaO, PhO_5	0.0460	$\frac{358}{133} = 2.616$	2 NaOHO, $PhO_5 + 24HO$	0.1203
Arséniate de soude..	2 NaO, AsO_5	0.0020	$\frac{402}{117} = 2.272$	2 NaOHO, $AsO_5 + 24HO$	0.0045
Borate de soude	NaO,BoO^3	traces	$\frac{156}{66} = 2 363$	$NaO,BoO3 + 10HO$	traces
Chlorure de sodium.	NaCl	0.5180	$\frac{58.5}{58.5} = 1.000$	NaCl	0.5180
Silice	SiO^2	0 0500	$\frac{36}{30} = 1.000.$	SiO^2	0.0500
Matières organ. bitumineuses	....	traces	....	....	traces
Totaux des sels fixes :		7.1550			8·3478

Or, l'on peut de suite remarquer que :

1° La totalisation des sels alcalino-terreux, comporte une erreur de : $\frac{6.9953}{6.2480} = \frac{1.119 - 1.000}{100} = 11.90$ p. 100 au désavantage de l'analyse Bouquet ;

2° L'ensemble des sels minéralisateurs présente une autre erreur de : $\frac{8\ 3478}{7.1150} = \frac{1.166 - 1.000}{100} = 16.60$ p. 100 au détriment toujours du type d'analyse comportant l'expression hypothétique sous la forme anhydre.

Nous ne discuterons point ces détails en ce moment ; toute leur importance pharmacodynamique devant être mise en

vedette aux paragraphes « minéralisation secondaire » et « iso
tonie » de la fin de ce chapitre.

Tout ce que nous voulons démontrer actuellement, c'est
qu'il serait intéressant :

et pour la station hydrominérale de Vichy en elle-même, de
redresser ses chiffres analytiques officiels ;

et pour le Corps médical en entier, c'est-à-dire auss[i]
bien pour celui qui prescrit les Eaux de Vichy « at home »,
que pour celui qui dirige le traitement dans la station pro pre-
ment dite :

de connaître les dits chiffres analytiques de l'ensemble des
sources employées couramment à Vichy dans la Cure hydro-
minérale sous la « *forme pharmacologique* » qu'en réalité
tout Clinicien a exclusivement l'habitude de manier !

III

Quoi qu'il en soit de nos conclusions futures à ce sujet, un
premier point ressort clairement de l'exposé analytique de
Bouquet, tel que nous venons de le rectifier pour la « Source
de l'Hôpital » :

C'est que, sur une minéralisation totale de 8 gr. 3478 où
6 gr. 9953 soit $\frac{6.9953}{8.3478} = 83,8$ p. 100 est attribuable aux
bicarbonates salins en bloc, un chiffre de 6 gr. 1160 soit
$\frac{6.1160}{8.3478} = 73,2$ p. 100 est attribuable aux bicarbonates alcalins
proprement dits.

Donc, l'*eau minérale de Vichy*, — et on le verra encore
mieux lorsque nous aurons corrigé l'ensemble des données
hydrominérales des Sources comprises aux plus récents travaux
hydrologiques, — *est fondamentalement une eau minérale
alcaline !*

Et d'ailleurs, c'est ce que font très bien ressortir encore les
chiffres suivants, donnés par Mallat et Cornillon, d'après Bretet,
pour les derniers titres hydroalcalimétriques globaux (1906-
1907) constatés aux six premières des Sources envisagées plus
haut par Bouquet, donnés par E. Gautrelet pour la septième ;

Chiffres qui sont, croyons-nous, les plus élevés de tous
ceux connus pour les Eaux minérales alcalines.

SOURCES MINÉRALES DE VICHY (Propriété de l'État)	Titres hydroalcalimétriques en bicarbonate de soude normal et en grammes par litre
Chomel......................	6 g. 23
Grande-Grille.............	6 26
Hôpital....................	6 20
Lucas	6 22
Célestins (ensemble)	4 57
Parc	6 50
Mesdames................	4 08

IV

Mais,

Si riches soient-elles en principes alcalins, les « Eaux
minérales de Vichy » n'agissent point, thérapeutiquement
parlant, d'une façon exclusive par leurs bicarbonates alcalins
ou alcalino-terreux, ni n'offrent non plus une action théra-
rapeutique similaire malgré la très grande analogie de leur
minéralisation fondamentale alcaline.

Ainsi que l'un de nous (1) l'a, le premier, montré en appelant l'attention du Corps médical tant sur l' « Action sur le
processus hémotrophique » de l'ensemble de la « Cure de
Vichy » que sur l' « Individualité thérapeutique » des différentes sources de Vichy ;

Ainsi que l'autre d'entre nous (2) l'a fait voir en exposant
la question de l' « Hyperacidité paradoxale » c'est-à-dire en
montrant que l'emploi en boissons de certaines sources miné-

---

(1) H. DE LALAUBIE. — Loc. cit.

(2) E. GAUTRELET. — *Origine, dosage et action de l'hydrogène sulfuré
dans les Eaux de Vichy. Congrès d'hydrologie de Biarritz*, 1886, et *Vichy-
Thermal*. Rev. Mal. Nut., 1897.

— *De l'Hyperacidité paradoxale*. Soc. Méd. prat., 31 oct. 1889.

rales de Vichy, dans certaines conditions déterminées, — que nous étudierons postérieurement, — loin d'augmenter « l'alcalinité apparente » du « milieu intérieur », loin d'abaisser l'acidité urinaire, les relevait au contraire (1) :

A côté donc de la minéralisation alcaline, fondamentale, des « Eaux de Vichy », il existe une minéralisation secondaire dont les propriétés physiologiques l'emportent parfois sur les propriétés chimiques de la minéralisation fondamentale.

Et c'est ce que nous allons mettre maintenant en lumière en nous appuyant sur les sept tableaux suivants qui résument, en les traduisant en « combinaisons hypothésiques pharmacologiques » l'ensemble des recherches sur les « Eaux de Vichy » faites, — depuis les 50 dernières années, c'est-à-dire depuis que la Chimie analytique a pris un corps définitif, — par la série d'auteurs ci-après : E. BODARD et E. GAUTRELET, BOUQUET, BRETET, CARLES, CHANOZ et DOYON, COLIN et ROMAN, CURIE et LABORDE, DOMERGUE et E. GAUTRELET, E. GAUTRELET, E. GAUTRELET et BOUTTÉ, E. GAUTRELET et COMBET, E GAUTRELET et PEYRAUD, E. GAUTRELET et V. RAYMOND, R. GLÉNARD, DE GOUVENAIN, LUCIEN GRAUX, HANRIOT, JACQUET et WILM, MALLAT, MOUREU, JARDET et NIVIÈRE, POUCHET, SALIGNAT et CHAMAGNE, WILM ; après avoir appelé l'attention sur les deux modifications :

De la transformation générale des arséniates en arsénites, puisque le fer étant à l'état le moins oxydé dans les « Eaux de Vichy » ne peut se trouver en présence d'acide arsénique, corps hyperoxydant ;

Et de la substitution du sulfate de chaux au sulfate de soude dans les mêmes « Eaux de Vichy », ou du moins dans certaines d'entre elles, — puisque l'eau de la « Source du Parc » est plus diurétique que les autres Sources minérales de Vichy, — ainsi que nous avons crû devoir opérer vis-à-vis des groupements hypothétiques adoptés par les Chimistes, nos devanciers, en matière d'Hydrologie vichyssoise.

---

(1) H. PEYRAUD et E. GAUTRELET. — Nouvelles recherches expérimentales sur la composition et l'action des Eaux et de l'Air de Vichy. Wallon imprimeur, 1886.

Eaux Minérales de Vichy — Source de l'Hôpital

GROUPEMENTS	ÉLEMENTS CONSTATÉS traduits hypothétiquement en :	SELS HYDRATÉS PHARMACOLOGIQUES	
		Formules symboliques	Dosages en grammes par litre d'eau
			c. c.
GAZS LIBRES	Radium	Ra	0.07680
	Argon	Ar	traces
	Helium	Hl	0.0120
	Acide carbonique.	CO^2	$1^g.1770$
	Acide sulphydrique	H^2S	0.0003
MINÉRALISATION ALCALINO-TERREUSE FONDAMENTALE	Bicarbonate de sodium. . .	Na H CO^3	5.5852
	— potassium	K H CO^3	0.4407
	— lithium. . .	Li H CO^3	0.0418
	— calcium . .	Ca H^2 $(CO^3)^2$	0.6126
	— magnésium.	Ug H^2 $(CO^3)^2$	0.0896
	— strontium.	Sr H^2 $(CO^3)^2$	traces
	— fer	Fe H^2 $(CO^3)^2$	0.0042
	— manganèse.	Mn H^2 $(CO^3)^2$	traces
	— césium. . .	Ce H^2 $(CO^3)^2$	traces
	— rudibium .	Rb H^2 $(CO^3)^2$	traces
	— ammonium.	$(Az H^4)^3$ H $(CO^3)^2$	—
MINÉRALISATION SALINE SECONDAIRE	Borate de sodium.	$Na^2 BO^2 O^7 + 10 H^2O$	traces
	Phosphate —	$Na^3 H PhO^4 + 12 H^2O$	traces
	Arsénite —	$Na^2 H As^3 O$	0.0009
	Sulfate —	$Na^2 SO^4 + 10 H^2O$	0 6044
	Sulfate de calcium	$Ca^2 SO^4 + 2 H^2O$	0.0766
	Chlorure de sodium.	NaCl	0.5675
	Fluorure —	Na Fl	0.0180
	Iodure —	Na I	traces
	Brômure —	Na Br	—
	Sulfure —	$Na^2 S$	—
	Alumine.	$Al^2 O^2$	—
	Acide silicique	Si O^2	0.0620
	Matières organiques bitumineuses .	. . . .	traces
	Total des principes dissous	. . . .	8.1035
	Total général de la minéralisation .	. . . .	9.2044

Eaux Minérales de Vichy — Source Chomel

GROUPEMENTS	ELEMENTS CONSTATÉS traduits hypothétiquement en :	SELS HYDRATÉS PHARMACOLOGIQUES	
		Formules symboliques	Dosages en grammes par litre d'eau
			c. c.
GAZS LIBRES	Radium..............	Ra	-1.2270
	Argon	Ar	traces
	Helium	He	0.0130
	Acide carbonique.......	CO^2	$0^g·9729$
	Acide sulphydrique.....	$H^2 S$	0.0020
MINÉRALISATION ALCALINO-TERREUSE FONDAMENTALE	Bicarbonate de sodium...	$Na H CO^3$	5.6120
	— potassium	$K H CO^3$	0.3521
	— lithium...	$Li H CO^3$	0.0418
	— calcium ..	$Ca H^2 (CO^3)^2$	0.4064
	— magnésium	$Mg H^2 (CO^3)^2$	0.0808
	— strontium	$Sv H^2 (CO^3)^2$	traces
	— fer	$Fe H^2 (CO^3)^2$	0.0013
	— manganèse.	$Ma H^2 (CO^3)^2$	traces
	— césium...	$Ce H^2 (CO^5)^2$	traces
	— rudibium.	$Rb H^2 (CO^3)^2$	traces
	— ammonium.	$(Az H^4)^3 H (CO^3)^2$	traces
MINÉRALISATION SALINE SECONDAIRE	Borate de sodium.......	$Na^2 BO^4 O^7 + 10 H^2O$	traces
	Phosphate —	$Na^2 H PhO^4 + 12 H^2O$	traces
	Arsénite —	$Na^2 H AsO^3$	0.0003
	Sulfate —	$Na^2 SO^4 + 10 H^2O$	0.5797
	Sulfate de calcium......	$Ca^2 SO^4 + 24^2 O$	0.0880
	Chlorure de sodium.....	$NaCl$	0.5751
	Fluorure —	$Na Fl$	—
	Iodure —	$Na I$	traces
	Brômure —	$Na Br$	—
	Sulfure —	$Na HS$	0.0002
	Alumine..............	$Al^2 O^3$	—
	Acide silicique........	$Si O^2$	0.0640
	Matières organiques bitumineuses .	....	traces
	Total des principes dissous......	....	$7^g·8017$
	Total général de la minéralisation.	....	8.7766

Eaux Minérales de Vichy — Source de la Grande-Grille

GROUPEMENTS	ELEMENTS CONSTATÉS traduits hypothétiquement en :	SELS HYDRATÉS PHARMACOLOGIQUES	
		Formules symboliques	Dosages en grammes par litre d'eau
			c. c.
GAZS LIBRES	Radium..............	Ra	1.0800
	Argon	Ar	traces
	Helium	He	traces
	Acide carbonique.......	CO^2	$0^g.8494$
	Acide sulphydrique.....	$H^2 S$	0.0007
MINÉRALISATION ALCALINO-TERREUSE FONDAMENTALE	Bicarbonate de sodium...	Na H CO^3	5.5830
	— potassium	K H CO^3	0.3502
	— lithium...	Li K CO^3	0.0350
	— calcium ..	Ca H^2 $(CO^3)^2$	0.4094
	— magnésium.	Mg H^2 $(CO^3)^2$	0.0839
	— strontium.	Sr H^2 $(CO^3)^2$	traces
	— fer.......	Fe H^2 $(CO^3)^2$	0.0042
	— manganèse.	Mn H^2 $(CO^3)^2$	traces
	— césium...	Ce H^2 $(CO^3)^2$	traces
	— rudibium .	Rb H^2 $(CO^3)^2$	traces
	— ammonium.	$(Az\ H^4)^3$ H $(CO^3)^2$	—
MINÉRALISATION SALINE SECONDAIRE	Borate de sodium.......	$Na^2\ Bo^4\ O^7 + 10\ H^2\ O$	traces
	Phosphate —	$Na^2 H Ph\ O^4 + 12 H^2 O$	0.0069
	Arsénite —	Na^2 H AsO^3	0.0003
	Sulfate —	$Na^2\ SO^4 + 10\ H^2\ O$	0.6346
	Sulfate de calcium.......	$Ca^2\ SO^4 + 2\ H^2\ O$	0.0947
	Chlorure de sodium.....	NaCl	0.5737
	Fluorure —	Na Fl	0.0168
	Iodure —	Na I	traces
	Brômure —	Na Br	0.0017
	Sulphydrate de sulfure — ...	Na HS	0.0029
	Alumine..............	$Al^2\ O^3$	—
	Acide silicique	Si O^2	0.0652
	Matières organiques biumineuses .	....	traces
	Total des principes dissous......	....	$7^g.7525$
	Total général de la minéralisation .	....	8.5126

Eaux Minérales de Vichy — Source Lucas

GROUPEMENTS	ELEMENTS CONSTATÉS traduits hypothétiquement en :	SELS HYDRATÉS PHARMACOLOGIQUES	
		Formules symboliques	Dosages en grammes par litre d'eau
			c. c.
GAZ LIBRES	Radium................	Ra	0.3900
	Argon................	Ar	traces
	Helium...............	He	0.0380
	Acide carbonique......	CO^2	1ᵍ·6798
	Acide sulphydrique....	$H^2 S$	traces
MINÉRALISATION ALCALINO-TERREUSE FONDAMENTALE	Bicarbonate de sodium...	Na H CO^3	5.4248
	— potassium	K H CO^3	0.3284
	— lithium...	Li H CO^3	0.0282
	— calcium..	Ca $H^2 (CO^3)^2$	0.6687
	— magnésium.	Mg $H^2 (CO^3)^2$	0.0863
	— strontium.	Sr $H^2 (CO^3)^2$	traces
	— fer......	Fe $H^2 (CO^3)^2$	0.0069
	— manganèse.	Mn $H^2 (CO^3)^2$	traces
	— césium...	Ce $H^2 (CO^3)^2$	traces
	— rudibium.	Rb $H^2 (CO^3)^2$	traces
	— ammonium.	$(Az H^4)^3 H (CO^3)^2$	—
MINÉRALISATION SALINE SECONDAIRE	Borate de sodium.......	$Na^2 Bo^4 O^7 + 10 H^2 O$	traces
	Phosphate —	$Na H^2 Ph O^4 + 12 H^2 O$	0.0015
	Arsénite —	$Na^2 H AsO^3$	0.0003
	Sulfate —	$Na^2 SO^4 + 10 H^2 O$	0.6030
	Sulfate de calcium......	$Ca^2 SO^4 + 2 H^2 O$	0.0325
	Chlorure de sodium.....	NaCl	0.5679
	Fluorure —	Na Fl	0.0150
	Iodure —	Na I	traces
	Brômure —	Na Br	—
	Sulfure —	$Na^2 S$	0 0024
	Alumine.............	$Al^2 O^3$	—
	Acide silicique........	Si O^2	0.0503
	Matières organiques bitumineuses .	....	traces
	Total des principes dissous......	....	7ᵍ·8078
	Total général de la minéralisation.	....	9.4861

Eaux Minérales de Vichy — Source des Célestins

GROUPEMENTS	ÉLÉMENTS CONSTATÉS traduits hypothétiquement en :	SELS HYDRATÉS PHARMACOLOGIQUES	
		Formules symboliques	Dosages en grammes par litre d'eau
			c. c.
GAZS LIBRES	Radium	Ra	0.1500
	Argon	Ar	traces
	Helium	He	traces
	Acide carbonique.	CO^2	$2^g.1750$
	Acide sulphydrique	$H^2 S$	0.0002
MINÉRALISATION ALCALINO-TERREUSE FONDAMENTALE	Bicarbonate de sodium. . .	Na H CO^3	3.7890
	— potassium	K H CO^3	0.2813
	— lithium. . .	Li H CO^3	0.0107
	— calcium . .	Ca $H^2 (CO^3)^2$	0.8325
	— magnésium.	Mg $H^2 (CO^3)^2$	0.1163
	— strontium.	Sr $H^2_a (CO^3)^2$	traces
	— fer	Fe $H^2 (CO^3)^2$	traces
	— manganèse.	Mn $H^2 (CO^2)^2$	traces
	— césium. . .	Ce $H^2 (CO^3)^2$	traces
	— rudibium .	Rb $H^2 (CO^3)^2$	traces
	— ammonium.	$(Az H^4)^2$ H $(CO^3)^2$	traces
MINÉRALISATION SALINE SECONDAIRE	Borate de sodium.	$Na^2 Bo^4 O^7 + 10 H^2O$	traces
	Phosphate —	$Na^2 H PhO^4 + 12 H^2 O$	traces
	Arsénite —	$Na^2 H As^3 O$	traces
	Sulfate —	$Na^2 SO^4 + 10 H^2O$	0.5509
	Sulfate de calcium	$Ca^2 SO^4 + 2 H^2O$	0.0717
	Chlorure de sodium.	NaCl	0.3830
	Fluorure —	Na Fl	0.0150
	Iodure —	Na I	traces
	Brómure —	Na Br	—
	Sulfure —	$Na^2 S$	traces
	Alumine.	$Al^2 O^2$	traces
	Acide silicique	Si O^2	0.0300
	Matières organiques bitumineuses .	. . . .	traces
	Total des principes dissous.	. . . .	6.0901
	Total général de la minéralisation.	. . . .	8.2656

41

Eaux Minérales de Vichy — Source Mesdames

GROUPEMENTS	ÉLÉMENTS CONSTATÉS traduits hypothétiquement en :	SELS HYDRATÉS PHARMACOLOGIQUES	
		Formules symboliques	Dosages en grammes par litre d'eau
GAZS LIBRES	Radium...............	Ra	—
	Argon................	Ar	—
	Helium	He	—
	Acide carbonique.......	CO^2	1ᵍ·9080
	Acide sulphydrique	$H^2_? S$	traces
MINÉRALISATION ALCALINO-TERREUSE FONDAMENTALE	Bicarbonate de sodium...	$Na\, H\, CO^3$	4.5879
	— potassium	$K\, H\, CO^3$	0.2086
	— lithium...	$Li\, H\, CO^3$	traces
	— calcium ..	$Ca\, H^2 (CO^3)^2$	0.6795
	— magnésium.	$Mg\, H^2 (CO^3)^2$	0.4845
	— strontium	$Sr\, H^2 (CO^3)^2$	0.0034
	— fer (1)....	$Fe\, H^2 (CO^3)^2$	0.0210
	— manganèse.	$Mn\, H^2 (CO^3)^2$	0.0009
	— césium...	$Ce\, H^2 (CO^3)^2$	traces
	— rudibium.	$Rb\, H^2 (CO^3)^2$	traces
	— ammonium.	$(Az\, H^4)^3\, H\, (CO^3)^2$	—
MINÉRALISATION SALINE SECONDAIRE	Borate de sodium.......	$Na^2 Bo^4 O^7 + 10\, H^2 O$	traces
	Phosphate —	$Na\, H^2 Ph\, O^4 + 12\, H^2 O$	traces
	Arsénite —	$Na^2 H\, AsO^3$	0.0010
	Sulfate —	$Na^2 SO^4 + 10\, H^2 O$	0.5668
	Sulfate de calcium......	$Ca^2 SO^4 + 2\, H^2 O$	0.0278
	Chlorure de sodium.....	$NaCl$	0.3550
	Fluorure —	$Na\, Fl$	—
	Iodure —	$Na\, I$	traces
	Brômure —	$Na\, Br$	—
	Sulfure —	$Na^2 S$	traces
	Alumine	$Al^2 O^3$	—
	Acide silicique	$Si\, O^2$	0.0320
	Matières organiques bitumineuses .	....	traces
	Total des principes dissous.....	....	7ᵍ·0494
	Total général de la minéralisation .	....	8.9574

(1) Dépôt déduit.

Eaux Minérales de Vichy — Source du Parc

GROUPEMENTS	ÉLÉMENTS CONSTATÉS traduits hypothétiquement en :	SELS HYDRATÉS PHARMACOLOGIQUES	
		Formules symboliques	Dosages en grammes par litre d'eau
GAZS LIBRES	Radium...............	Ra	traces
	Argon	Ar	traces
	Helium	He	traces
	Acide carbonique.......	CO^2	1ᵍ6936
	Acide sulphydrique.....	$H^2 S$	0.0006
MINÉRALISATION ALCALINO-TERREUSE FONDAMENTALE	Bicarbonate de sodium...	Na H CO^3	5.5751
	— potassium	K H CO^3	0.3146
	— lithium...	Li H CO^3	0.0340
	— calcium ..	Ca $H^2 (CO^3)^2$	0.8080
	— magnésium	Mg $H^2 (CO^3)^2$	0.1084
	— strontium	Sv $H^2 (CO^3)^2$	traces
	— fer	Fe $H^2 (CO^3)^2$	0.0120
	— manganèse.	Mn $H^2 (CO^3)^2$	traces
	— césium...	Ce $H^2 (CO^5)^2$	traces
	— rudibium.	Rb $H^2 (CO^3)^2$	traces
	— ammonium.	$(Az H^4)^3 H (CO^3)^2$	—
MINÉRALISATION SALINE SECONDAIRE	Borate de sodium.......	$Na^2 Bo^4 O^7 + 10 H^2O$	traces
	Phosphate —	$Na^2 H PhO^4 + 12 H^2O$	traces
	Arsénite —	$Na^2 H AsO^3$	0.0003
	Sulfate —	$Na^2 SO^4 + 10 H^2O$	0.7118
	Sulfate de calcium.....	$Ca^2 SO^4 + 2 H^2O$	0.3405
	Chlorure de sodium.....	NaCl	0.5693
	Fluorure —	Na Fl	0.0180
	Iodure —	Na I	traces
	Brômure —	Na Br	—
	Sulfure —	$Na^2 S$	0.0003
	Alumine	$Al^2 O^3$	—
	Acide silicique.........	Si O^2	0.0487
	Matières organiques bitumineuses .	....	traces
	Total des principes dissous......	....	8ᵍ4440
	Total général de la minéralisation.	....	10.1352

Les différentes sources hydrominérales de Vichy :

tout en étant toutes des bicarbonatées alcalines,

et offrant toutes cette minéralisation alcaline à un taux très sensiblement équivalent (sauf pour les Célestins),

présentent donc toutefois des différences chimiques dues à leurs principes minéralisateurs secondaires.

. . . .

Différences qui font que :

Dans l'eau de la *Source Chomel*, l'acide sulfhydrique ($H^2 S$) exerce une action prédominante, relativement à l'action des autres composants de la minéralisation secondaire ;

Dans l'eau de la *Source de la Grande-Grille* : acide sulfhydrique libre ($H^2 S$) et sulfures alcalins $=$ sulfhydrate de sulfure sodique ($Na\,HS$) représentent, parmi les composants secondaires, l'action prédominante ;

Dans l'eau de la *Source Lucas*, il y a, dans la minéralisation secondaire, une importance quantitative de sulfures alcalins, — monosulfure de sodium ($Na^2 S$), dont l'action est manifestement prédominante ;

Dans l'eau de la *Source des Célestins*, c'est l'acide carbonique libre (CO^2) qui est exagéré ;

Dans l'eau de la *Source Mesdames*, le fer ($Fe\,H^2\,(CO^3)^2$) et le manganèse ($Mn\,H^2\,(CO^3)^2$) tiennent le pas sur l'ensemble des autres éléments minéralisateurs après les bicarbonates alcalins ;

Enfin, l'eau de la *Source du Parc*, présente, avec son gypse — aliàs sulfate de chaux — ($Ca^2\,SO^4 + 2\,H^2 O$) en notable proportion, un type chimique bien particulier.....

Et que l'on ne s'imagine pas que les chiffres de ces minéralisations secondaires des Eaux de Vichy soient négligeables au point de vue pharmacodynamique.

Le « soufre non oxydé » contenu dans les eaux de Chomel, de la Grande-Grille et de Lucas équivaut au quart de celui présenté par l'Eau de Cauterets, « Source La Raillière » ; et, comme à Vichy, la posologie des boissons est sensiblement quadruple de celle de Cauterets, l'on comprend ainsi facilement qu'à l'action physiologique des alcalins puisse, pour les groupes bicarbonatés sulphydrique, sulphydro-sulfuré et sulfuré, se surajouter l'action physiologique du « soufre non oxydé ».

L'eau des Célestins contient une proportion d' « acide carbonique libre » telle que, à moins d'abus qui ne se retrouvent plus dans la posologie moderne des Eaux de Vichy en général, du groupe Célestins en particulier, — pour lequel le Corps médical traitant de Vichy est beaucoup plus réservé qu'autrefois, — l' « action acidifiante » de CO_2, qui passe libre dans le torrent circulatoire jusqu'à la dialyse rénale, est suffisante pour redissoudre les dépôts ou calculs phosphatiques de l'ensemble des voies urinaires, ainsi que l'un et l'autre de nous l'ont montré il y a longtemps (1).

Pour le « fer », il en est de même : beaucoup d'eaux minérales françaises considérées comme présentant le type hydrologique pur des « ferrugineuses » n'offrent point des minéralisations martiales et manganésiennes supérieures à celles initiales de la « Source Mesdames ».

Enfin, quant au « sulfate de chaux », dont la « Source du Parc » de Vichy fait sa minéralisation secondaire spéciale, l'on peut dire que cet élément s'y trouve également dans une proportion non inférieure à celle de la plupart des eaux minérales, — françaises ou étrangères, — classées hydrologiquement parmi les « diurétiques ».

Donc :

Les EAUX MINÉRALES BICARBONATÉES ALCALINES DE VICHY peuvent se subdiviser en sept sous-groupes pharmacologiques :

1º. — Eaux bicarbonatées alcalines simples : type *Hôpital ;*

2º. — Eaux bicarbonatées alcalines sulphydriques : type *Chomel ;*

3º. — Eaux bicarbonatées alcalines sulphydro-sulfurées : type *Grande-Grille ;*

4º. — Eaux bicarbonatées alcalines sulfurées : type *Lucas ;*

5º. — Eaux bicarbonatées alcalines hyper-carboniques : type *Célestins ;*

6º. — Eaux bicarbonatées alcalines ferrugineuses : type *Mesdames ;*

(1) H. DE LALAUBIE. — *Individualité thérapeutique*, etc.

(2) H. PEYRAUD et E. GAUTRELET. — *Nouvelles recherches*, etc.

7°. — Eaux bicarbonatées alcalines gypseuses : type *Parc*.

Donc, encore, les Eaux minérales de Vichy ne sont point de simples dilutions alcalines sodiques comme certains les envisagent.

Donc, enfin, l'ensemble des Eaux minérales de Vichy peut être conçu, comme jouissant individuellement, — car à chacun des sept types précités comme minéralisation fondamentale ou secondaire se rapportent toutes les Eaux minérales du Bassin de Vichy, — d'actions pharmacodynamiques supplémentaires de l'action pharmacodynamique du bicarbonate de soude.

Nous étudierons ces actions pharmacodynamiques fondamentale et secondaire au chapitre qui va suivre.

Pour le moment nous n'ajouterons que quelques détails relatifs aux propriétés physiques et chimiques des différentes sources : détails qui mettront encore en valeur leurs éléments pharmacodynamiques.

***

Les Eaux minérales de Vichy peuvent se diviser en deux groupes selon la façon dont elles sont parvenues jusqu'à nous :

Les unes ont jailli spontanément en s'élevant de la profondeur du sol au moyen de « cheminées » d'aragonite qu'elles se sont créées dans les fissures marneuses par leurs dépôts concrétionnaires normaux ; ce sont les *sources naturelles*.

Les autres ont jailli artificiellement, c'est-à-dire à la suite de forages ; ce sont les *sources artésiennes*.

Les Sources Naturelles sont :
- *Hôpital.*
- *Chomel.*
- *Grande-Grille.*
- *Lucas.*
- *Célestins.*

Les Sources Artésiennes sont :
- *Mesdames* (1).
- *Parc* (2).

---

(1) Forage de 93 mètres, sis près de la route conduisant de Vichy à Cusset, à 2,200 mètres des robinets de débit, où l'eau est amenée par une canalisation souterraine.

(2) Forage de 48 mètres situé presque immédiatement au-dessous de la buvette.

Groupes qui correspondraient d'ailleurs à la question de thermalité ou d'athermalité des différentes sources hydrominérales de Vichy, si les conditions d'arrivée à la surface du sol de l'eau des Célestins n'étaient spéciales par le fait de l'énorme travertin concrétionnaire, — le « Rocher des Célestins », — qu'elle est obligée de traverser et qui, en ralentissant sa marche, en ramène la température sensiblement à celle des couches superficielles du sol.

	Chomel	= + 42° C. 5
Eaux Chaudes :	Grande-Grille	= + 41° C. 2
	Hôpital	= + 33° C. 2
	Lucas	= + 26° C. 7
	Parc	= + 20° C. 7
Eaux Froides :	Célestins	= + 16° C. 6
	Mesdames	= + 15° C. 0

***

Et l'une des preuves à la fois les plus simples et les plus convaincantes que les Eaux minérales de Vichy ne sont point de simples solutions alcalines, ne peuvent être remplacées par des solutions bicarbonatées alcalines, — comme d'ailleurs la Pharmacodynamie le montrera en détail, — réside en l'expérience et les recherches suivantes de Domergue et E. Gautrelet :

Une solution de bicarbonate de soude (absolument saturé) au taux de 7 p. 1000, — chiffre moyen de la minéralisation alcaline des Eaux de Vichy, — est-elle chauffée lentement au bain-marie en présence de phénol-pthaléine ?

La phénol-pthaléine rougit à partir de la température de + 48° C., en indiquant ainsi qu'à partir de ce moment une certaine dissociation du bicarbonate de soude se produit avec formation de carbonate neutre ; ce qui constitue pour l'ensemble du sesqui-carbonate sodique.

Or, répète-t-on cette expérience sur les sept sources minérales précitées, constituant, l'avons-nous indiqué, les sept types chimiques et par suite pharmacodynamiques fondamentaux du Bassin de Vichy ?

Il est impossible d'obtenir, avec aucune de ces sources, la

coloration rouge de la phénol-pthaléine avant la température de + 98° C., c'est-à-dire avant sensiblement l'ébullition (1).

Et pour certaines sources même, les sources athermales en particulier, l'ébullition de l'eau doit être prolongée un certain temps avant que la phénol-pthaléine ne témoigne, par son rougissement, de la formation d'une certaine proportion de sesqui-carbonate alcalin.

Mais, nous demandera-t-on peut-être, quels avantages voyez-vous à ce que, dans les Eaux minérales de Vichy, la minéralisation alcalino-terreuse n'existe qu'à l'état de bicarbonates saturés, ne se présente pas sous forme de sesqui-carbonates ou même de carbonates neutres ?

Et nous répondrons, par anticipation, que l'action pharmacodynamique des bicarbonates saturés, — tels ceux des Eaux minérales de Vichy, — sur les muqueuses est absolument différente de celle des carbonates neutres et même des sesqui-carbonates que contiennent toujours les bicarbonates chimiques du commerce.

L'action des sesquicarbonates, et à plus forte raison des carbonates alcalins neutres, est une action absolument irritante pour les muqueuses par suite du « décapage » qu'ils produisent en dissolvant les matières grasses et les mucus que la nature prévoyante a pris soin de répandre à la surface des muqueuses pour en assurer la lubréfaction permanente et par suite éviter les irritations dues à leur frottement.

Or cette action n'existe point pour les Eaux minérales de Vichy par suite de l' « adissociation carbonique » qu'elles présentent grâce à une répartition judicieuse de leur minéralisation alcalino-terreuse relativement à leur excès de CO^2 libre.

_____

(1) L'altitude moyenne de la Station de Vichy = 260 mètres fait que la pression atmosphérique y est plus faible = 735 millimètres que la pression normale = 760, envisagée au bord de la mer ; c'est ce qui explique les chiffres de + 48° C. pour la dissociation carbonique du carbonate de soude et de + 98° C. pour la dissociation carbonique des Eaux de Vichy en tant que considération des chiffres précitées ; autrement il faudrait entendre respectivement + 50° C. et + 100° C. pour des expériences en pression normale et une coloration rouge absolue du réactif phénolptholéine.

Or cette « action négative », au point de vue irritatif, des Eaux minérales de Vichy en fait, précisément, le « médicament par excellence des muqueuses », le « régénérateur des épithéliums », ainsi que l'un de nous l'a montré (1), dans l'ensemble des traitements interne ou externe dans lesquels elle peut être employée : qu'il s'agisse de la muqueuse buccale, de la muqueuse gastrique, de la muqueuse intestinale, de la muqueuse vaginale ou même du revêtement ectodermique, la peau, lors de l'une ou l'autre de ses manifestations morbides liées à un trouble osmo-nutritif.

Et, à ce propos, nous avons encore présent à l'esprit l'observation d'une femme, offrant de la vulvite diathésique, qui à la suite de compresses d'une solution bicarbonatée sodique vulgaire, fut prise de douleurs tellement intenses que son entourage, — effrayé parce qu'il ne se rendait point compte de la cause de l'exacerbation de la douleur et parce que des réflexes exagérés en découlaient, — crut un moment à l'apparition de troubles cérébraux d'origine centrale..... et qui ne recouvra le calme que sous l'influence de compresses tièdes d'Eau de Vichy !

*
* *

L'action des « infiniment petits » entrant de plus en plus en ligne de compte dans les données pharmacodynamiques générales, et dans les considérations pharmacodynamiques hydrologiques en particulier, nous donnerons maintenant la partie du tableau dressé par CHAMAGNE et SALIGNAT pour la recherche des « colloïdes négatifs » dans les Eaux minérales de Vichy se rapportant aux sources que nous avons précédemment étudiées en détail.

---

(1) H. DE LALAUBIE. — *Loc. cit.*

Précipitation des colloïdes négatifs des Eaux minérales de Vichy
par l'Hydrate de fer colloïdal électro-positif : (1)

Célestins	Pas de précipité avec addition de I à XII gouttes.
Lucas . . . . Mesdames	Précipité avec I et II gouttes ; Redissolution à partir de III gouttes.
Parc	Précipité avec I, II et III gouttes ; Redissolution à partir de IV gouttes.
Hopital . . . . Chomel . . . . Grande-Grille .	Précipité avec I, II, III, IV et V gouttes ; Redissolution à partir de VI gouttes.

* *

Des Eaux minérales de Vichy :

La *Source des Célestins* ne contiendrait donc pas de colloïdes électro-négatifs ;

Les *Sources Lucas* et *Mesdames* contiendraient donc peu de colloïdes électro-négatifs ;

La *Source du Parc* renfermerait moyennement de colloïdes électro-négatifs ;

Les *Sources Hôpital, Chomel, Grande-Grille* contiendraient beaucoup de colloïdes électro-négatifs.

Et, en classant, pharmacologiquement, si l'on veut, les eaux d'après le nombre de gouttes d'hydrate de fer nécessaires à l'obtention complète du « précipité colloïdal électro-négatif »,

---

(1) Chiffres contrôlés par les méthodes du transport électrique et du sulfure d'arsenic colloïdal.

l'on pourrait leur donner respectivement, le voit-on, les cotes
ci après :

Célestins	=	0	
Lucas	⎱		
Mesdames	⎰	2	COLLOÏDES
Parc	=	3	ÉLECTRO-NÉGATIFS
Hôpital	⎱		
Chomel	⎰	5	
Grande-Grille....	⎱		

Mais, en est-il bien ainsi en réalité ? C'est-à-dire les Eaux
minérales de Vichy contiennent-elles bien des métaux à l'état
colloïdal ?

Personnellement nous acceptons volontiers cette hypothèse:

Car, d'une part, elle est conforme aux données de la Chimie-
physique les plus récemment acquises ;

Car, d'autre part, au point de vue pharmacodynamique,
l' « état colloïdal » explique nombre d'actions physiologiques
secondaires de la Cure hydrominérale de Vichy.

Toutefois, nous nous permettrons de faire ici une double
remarque :

1º. — Les arsénites précipitent par l'hydrate de fer
colloïdal (1)..... donc les Eaux minérales de Vichy contenant,
l'avons-nous montré, non pas des arséniates mais bien des
arsénites, — et les recherches de CHAMAGNE et SALIGNAT viendraient ainsi confirmer nos vues personnelles, — il n'y a rien
de surprenant à ce que ces eaux précipitent par l'hydrate de fer
colloïdal, même sans contenir de colloïdes électro-négatifs.
Autrement dit, d'une façon générale, la présence de l'arsenic,
sous sa forme la moins oxydée, dans une Eau minérale, constitue une cause d'erreur dans la recherche des « colloïdes
électro-négatifs » par l'hydrade de fer colloïdal.

---

(1) On sait que l'hydrate de fer gélatineux est le contre-poison le plus
général, et celui de l'acide arsénieux en particulier.

2°. — L'action du courant électrique sur les Eaux minérales dans la recherche du transport au pôle positif des « colloïdes négatifs » ne modifiant pas d'une façon positive l'oxydation de l'arsenic, tendant plutôt à la modifier d'une façon négative, il n'y a rien de surprenant à ce que les réactions de l'hydrate de fer colloïdal aient été rencontrées au pôle positif, puisque, précisément, l'arsenic, « métalloïde », « élément électro-négatif », « ion positif », se porte à ce « pôle positif » par dissociation électrolytique de l'arsénite de sodium.

Donc tout ce que, dans cette partie des expériences de Chamagne et Salignat, le courant aurait fait constater dans sa limitation de la réaction au pôle positif: c'est cette dissociation électrolytique de l'arsénite disodique, préalablement réparti dans toute la masse de l'Eau minérale, et s'y constatant alors directement par l'hydrate de fer colloïdal.

Une objection, cependant, peut être faite à nos remarques ainsi limitées à l' « erreur arsénicale » :

Les chiffres de « colloïdes électro-négatifs » trouvés par Chamagne et Salignat, tout en concordant avec la masse des dosages d'arsenic exposés préalablement pour les principales Sources hydrominérales de Vichy, ne sont point parallèles pour les Sources Hôpital, Chomel et Grande-Grille !

Mais nous ferons remarquer que d'autres éléments électro-négatifs, d'autres « ions positifs » existent précisément en grandes proportions dans les sources Chomel et Grande-Grille, et précisément d'une façon inverse au rapport de l'arsenic pour l'Hôpital ; nous voulons parler du « soufre non oxydé » : acide sulphydrique, sulphydrates de sulfures, sulfures proprement dits.

Or, si l'on additionne les actions « soufre » et « arsenic » de Chomel ou de la Grande-Grille d'une part, et de l'Hôpital d'autre part, l'on retombe précisément sur la classification de Chamagne et Salignat pour l' « état colloïdal électro-négatif » de l'ensemble des Eaux minérales de Vichy, les Célestins y compris.

Et les récentes recherches de ROGER GLÉNARD sur cette même
question, en démontrant qu'il n'existe pas dans les Eaux minérales de Vichy de colloïdes initiaux, ne font que confirmer
notre manière de voir.

. . . .

Mais, quoiqu'il en soit de ces faits et observations, une
conclusion intéressante se dégage :

C'est que, à côté de l'action électro-négative globale des
Eaux minérales de Vichy, il existe pour certaines Sources une
action électro-positive non douteuse !

D'où la compréhension une fois de plus facilitée pour la
« Théorie de l'Individualité thérapeutique des Eaux minérales
de Vichy » exposée en 1879 par l'un de nous (H. DE LALAUBIE).

*
**

A côté de leurs suggestives recherches sur l'« état colloïdal
des Eaux minérales de Vichy, CHAMAGNE et SALIGNAT ont également fourni un relevé de la « conductivité électrique », — ou
inverse de la « résistivité » ou « résistance spécifique » $= \dfrac{1}{\rho}$, —
des principales Sources de notre Station, obtenu en répétant
les expériences générales de CHANOZ et DOYON.

Bien que, à l'heure actuelle, nous ne voyons point l'application pharmacodynamique de cette donnée ;

Comme la vulgarisation des chiffres de ces expérimentateurs
pourra peut être contribuer un jour à faire découvrir cette
application pharmacodynamique ;

Nous exposerons donc encore leurs documents, en les limitant toujours à la liste des Sources de Vichy-Etat, habituellement employées dans le traitement hydrominéral sur place de
la Cure de Vichy, et nous servant aussi de types pharmacodynamiques fondamentaux.

Conductivité électrique à + 25° C.
des principales Sources minérales de Vichy

Célestins	57	10-4
Mesdames	61	10-4
Parc	70	10-4
Chomel	71	10-4
Grande-Grille.	71	10-4
Hôpital	72	10-4
Lucas.	72	10-4
Moyenne. . . . . =	67.7	10-4

En ajoutant, toutefois, comme simples remarques :

1°. — Que si cette « conductivité électrique » ne semble pas offrir un rapport parfait avec la température propre à chacune des Sources hydrominérales de Vichy, — ainsi que cela devrait être électriquement parlant puisque la « résistivité » des solutions salines diminue quand la température s'élève selon la formule :

$$\rho_t = \rho_0 \, (1 - \alpha \, t),$$

l'on peut remarquer que les expériences de Chamagne et Salignat portent sur des Eaux ramenées, par refroidissement ou échauffement, à une température uniforme $= + 25°$ C. ;

2°. — Que si cette « conductivité électrique » ne se présente pas avec le parallélisme rigoureux auquel on pourrait s'attendre pour la minéralisation d'ensemble, — puisque l'addition de sels à l'eau la rend conductrice, — c'est que, pour la « Source du Parc » en particulier, c'est-à-dire pour celle présentant l'écart de « conductivité électrique » le plus grand avec la théorie, son chiffre élevé de minéralisation est spécial, comme nous l'avons précédemment montré, et dû, très exceptionnellement, à un grand excès de sulfate de chaux ; or le sulfate de chaux est un mauvais conducteur, d'où l'anomalie que signalent les recherches précitées.

***

La « cryoscopie » ou étude du « point de congélation » des liquides dont Raoult, en parlant des ₐecherches de Van t'Hoff sur la pression osmotique, a découvert les lois générales après en avoir formulé la technique, fut surtout appliquée à la Biologie par Bouchard et ses élèves, Claude et Balthazard, ainsi que par Winter, Weber et Wadam, Koranyi, Clowes, qui, de ce fait, la vulgarisèrent en ces dernières années.

Son point de départ est le suivant :

Soit M le « poids moléculaire » d'un corps composé quelconque C ;

Soit K la constante cryoscopique du liquide S dans lequel la solution du corps C est opérée, l'eau par exemple :

Constante qui, théoriquement, par le fait du phénomène de réversibilité permettant de calculer le poids moléculaire d'un corps d'après son coefficient cryoscopique, selon la formule :

$M = \Delta m \dfrac{C}{A}$, représentée pour les solutions aqueuses par :

$M = 18.5$ [1] $\dfrac{C}{A}$, doit être égale au « poids moléculaire » du solvant S ;

Soit P le poids pour 100 du corps C introduit en solution dans le solvant S pour être examiné cryoscopiquement ;

Soit C l'abaissement thermométrique observé au moment de la congélation du solutum du corps C dans le solvant S ;

L'on a, mathématiquement

$$M = \frac{KP}{C} \; ;$$

autrement dit : deux solutions offrant un même point de congélation ont une même tension osmotique, sont donc *isotoniques*.

D'où, il faut considérer comme synonyme les expressions :

Concentration moléculaire,

Nombre de molécules dissoutes,

Tension osmotique,

Abaissement du point de congélation.

---

[1] ($H_2O = 2 + 16 = 18$ cependant, ainsi que E. Gautrelet et V. Raymond l'ont montré dans : *Urocryoscopie des Etats diathésiques avant, pendant et après la Cure de Vichy*. A. Maloine, éditeur, Paris 1908.

D'où, encore, il faut déduire que :

Si la densité D d'un liquide fournit l'indication du poids des molécules y dissoutes ;

Le « *coefficient cryoscopique* » Δ *indique le nombre des molécules comprises dans le solvant* :

Le nombre de molécules alors représenté par Δ' étant égal pour chaque centimètre cube du volume au chiffre obtenu en considérant le « coefficient cryoscopique » Δ en centièmes ;

Exemple :

$\Delta = 1°,26$ (point de congélation).

$\Delta' = 126$ (nombre de molécules dissoutes par chaque c. c.).

Donc, la concentration moléculaire Δ', et, par suite, la température Δ à laquelle une solution saline se congèle (point cryoscopique) dépendent de deux conditions :

1°. — La nature du sel du solutum, c'est-à-dire du poids moléculaire de ce sel ;

2°. — La proportion de ce sel contenue dans le solutum, autrement dit du « pourcentage » d'un « solvé » déterminé par rapport à son « solvant ».

Exemples :

Une solution à 1 pour 100 de chlorure de sodium (sel marin = NaCl), dont le poids moléculaire Δ' est 58,5 se congèle à $\Delta = -$ 0° C. 585 ;

Une solution à 2 p. 100 du même NaCl, dont la concentration moléculaire est ainsi : $\Delta' = 58.5 \times 2 = 117$, se congèle à $\Delta - 1°$ C. 170 ;

Une solution de NaCl à 3 p. 100, dont la concentration moléculaire : $\Delta' = 58,5 \times 3 = 175,5$, se congèle à : $\Delta = -$ 1° C. 755, etc., etc. ;

Une solution de NaCl à 0 gr. 93 p. 100 se congèle à : $\Delta = -$ 0° C. 56 ;

Une solution de Na H CO³ à 0 gr. 66 p. 100 se congèle à : $\Delta = -$ 0° C. 56 encore.

Un mélange de divers sels, par exemple : NaCl à 2 p. 100 et Na H CO³ à 3 p. 100, dont la concentration moléculaire est ainsi : $\Delta' = (58,5 \times 2) + (84 \times 3) = 369$, se congèle à : $\Delta = -$ 3° C. 690.

De telle sorte que :

La connaissance du « point cryoscopique », et par conséquent de la « pression osmotique » des « humeurs » de l'organisme, présente un grand intérêt au point de vue biologique,
puisque c'est cette pression qui règle les échanges osmotiques
entre les tissus et le sang, ainsi qu'entre le sang et les autres
« humeurs » ;

La connaissance du « point cryoscopique » des différentes
solutions médicamenteuses, — y compris les solutions hydrominérales, — et par suite leur « pression osmotique » est
intéressante au point de vue biologique, en son sens pharmacodynamique principalement.

Or E. Bodard et E. Gautrelet ont obtenu les résultats
ci-après pour la :

Comparaison entre la Densimétrie et la Cryoscopie
des sept types hydrominéraux de la Station de Vichy

N°s	TYPES HYDROMINÉRAUX DE VICHY	Sources minérales principales	Poids spécifiques D	Poids Cryoscopiques Δ
1	Eau bicarbonatée sodique simple...........	HOPITAL	1005.79	C. — 0.284
2	Eau bicarbonatée sodique sulphydrique.......	CHOMEL	1005.49	— 0.280
3	Eau bicarbonatée sodique sulphydro-sulfurée..	GRANDE-GRILLE	1005.49	— 0.268
4	Eau bicarbonatée sodique sulfurée..........	LUCAS	1005.77	— 0.308
5	Eau bicarbonatée sodique carbonique	CÉLESTINS	1003.94	— 0.212
6	Eau bicarbonatée sodique ferrugineuse.......	MESDAMES	1004.85	— 0.256
7	Eau bicarbonatée sodique sulfatée calcique....	PARC	1005.51	— 0.316

Moyenne de Δ pour les « Eaux de Vichy » = — 0.278

Or les températures Δ auxquelles : le sérum sanguin et le sang se congèlent sont : $\Delta = - 0°$ C. 56 (Sigalas) ;

Donc le sang et le sérum sanguin se conduisent physiquement comme des solutions aqueuses dont le principe minéralisateur offrirait pour chaque centimètre cube un nombre de molécules égal à 56, ou encore dont le principe minéralisateur posséderait un « poids moléculaire moyen » $= \Delta'$ de 56, et qui serait dissous dans la proportion de 0 g. 56 pour 100 c. c. d'eau.

Ce qui ne veut pas dire que le sang ni le sérum sanguin contiennent pour 100 c. c. un nombre de « molécules dissoutes » égal à 56 ; car beaucoup de sels ne suivent pas exactement les lois de l' « isotonie » d'une part (1) ; et, d'autre part, les albuminoïdes-colloïdes nombreux et importants comme masse du sang, peuvent entraver cette réaction physique.

Mais, et quoi qu'il en soit de ces derniers détails, puisque deux corps peuvent encore être considérés comme isotoniques :

Lorsque leurs solutions présentent des « poids moléculaires » équivalents.

Il en résulte que si :

En déterminant le « poids moléculaire » moyen $= \Delta'$ par la densité (2), c'est-à-dire en traduisant pour chaque « élément

---

(1) Voir les recherches de DE VRIÈS et de HAMBURGER sur les sulfates de potassium et de magnésium.

(2) Δ calculé par le moyen de la Densité $=$ D s'exprime :

$$\Delta = \frac{0.75 \times (D - 1000)}{10} ;$$

Soit pour la Source de l'Hôpital :

$$\Delta = \frac{0.75 \times (1005.79 - 1000)}{10} = 0.4343.$$

Et dans le cas de l'Eau minérale de Vichy les chiffres, donnés par les auteurs qui se sont occupés de la question avant nous, — L. GRAUX par exemple, — correspondent à ce mode de calcul, tandis que les expériences cryoscopiques directes de E. BODARD et E. GAUTRELET, ont fourni l'a-t-on vu, des chiffres plus faibles du fait de l'intrusion du gaz carbonique dans le milieu liquide à solidifier.

minéralisateur » des « Eaux de Vichy » son quantum « solvé »
relativement à la fois à son quantum « solvant » et à son
« poids moléculaire » ;

L'on obtient comme totalisation un chiffre voisin du chiffre
0,93 donné comme isotonique en NaCl pour le sang proprement dit ;

L'on pourra voir s'il y a lieu, pour les Eaux minérales
de Vichy, de leur considérer une certaine « isotonie » avec
le « milieu intérieur » envers et contre les résultats expérimentaux directs, résultats expérimentaux entachés l'un et
l'autre de l'erreur capitale du « solvé gazeux » carbonique.

Et, c'est ce que nous allons essayer de mettre en lumière,
afin de pouvoir, en pharmacodynamie, en tirer les conclusions,
les justes en faveur du « médicament » « Eaux minérales de
Vichy » que nous étudions actuellement sous toutes ses formes :
physiques comme chimiques.

Prenons pour exemple encore, l'Eau de Vichy, *Source de
l'Hôpital*, dont l'un de nous (H. DE LALAUBIE) a précisément
montré la « valeur régénératrice toute spéciale sur les épithéliums » ; valeur plus spéciale que l'on peut vraisemblablement
attribuer : tant au type de « bicarbonates alcalins adissociables »
que nous avons signalé exister particulièrement dans les
« Eaux minérales de Vichy » d'ensemble ; qu'au non-excès
d'acide carbonique ou d'acide sulphydrique que cette source
renferme ; que, enfin, à la légère hypotonie « avec le milieu
intérieur » qu'elle présente et qui, — selon les lois physiques
formulées par Graham et précédemment citées, — en rend
l'osmose si profitable à tous les épithéliums avec lesquels cette
eau se trouve en contact.

Donc, pour l'Eau minérale de Vichy, *Source de l'Hôpital*,
et en partant, évidemment, des données analytiques hydratées,
c'est-à-dire pharmacologiques, que nous avons formulées précédemment, le « décompte moléculaire » s'établit ainsi que
dessous :

ÉLÉMENTS DOSÉS DANS L'EAU MINÉRALE DE VICHY SOURCE DE L'HOPITAL	Poids moléculaires dissous dans 100 C. C. d'Eau d'Hôpital	Poids moléculaire de l'élément	Poids des éléments dissous en grammes par 100 C. C.
	gr.		
Bicarbonate de sodium...........	0.55852	84	0.4691
— potassium.........	0.04407	100	0.0441
— lithium......	0.00418	137	0.0112
— calcium	0.06126	153	0.0937
— magnésium	0.00896	85	0.0035
— fer	0.00042	169	0.0007
Arsénite de sodium.............	0.00009	222	0.0002
Sulfate —	0.06044	322	0.1946
— calcium	0.00066	172	0.0132
Chlorure de sodium.............	0.05675	58.5	0.0331
Fluorure —	0.00180	42	0.0008
Acide silicique................	0.00620	60	0.0077

Poids moléculaire total de l'Eau de Vichy-Hôpital $\Delta' = 0.9123$
—   —   salin   —   — $\Delta' = 0.4679$

C'est-à-dire que l'on aboutit à des chiffres :

Donnant pour le résidu alcalin un écart très-faible avec la cryoscopie déduite du calcul de la densité :

$$\frac{0.4679 - 0.4343}{0.4679} = \frac{0.0366}{0.4679} = 7 \text{ p. } 100 ;$$

Donnant pour ce même résidu salin avec le point cryoscopique du sérum sanguin une différence en moins que l'utilisation d'une seule source pour l'expérience peut expliquer :

$$\frac{0.5600 - 0.4679}{0.5600} = \frac{0.0920}{0.5600} = 14 \text{ p. } 100 ;$$

Donnant pour la masse globale de l'eau minérale une approximation $\frac{0.9193}{0.9300} = \frac{0.988}{1000} = 1.2$ pour 100 de la donnée $\Delta' = 0$ gr. 93 précédemment citée pour l'isotonie des solutions salines (NaCl) avec le sérum sanguin.

Et, encore n'aboutit-on pas à un chiffre plus rapproché de la vérité, que parce que l'on a pas tenu compte en la circonstance du « décompte moléculaire » des « infiniments petits », colloïdes électro-positifs ou électro-négatifs, dont nous avons parlé plus haut, comme non plus de tous les composés indiqués qualitativement dans nos résumés analytiques, mais n'y figurant qu'à l'état de traces, c'est-à-dire n'y figurant pas quantitativement.

Donc les *Eaux minérales de Vichy sont sensiblement isotoniques avec le sérum sanguin !*

Donc les *Eaux minérales de Vichy représentent la minéralisation même de l'organisme !*

**

Quant à ce qui est de l'écart assez faible que le chiffre cryoscopique $\Delta = 56,5 \times 0.9193 = 0.537$ résultant du poids moléculaire total que nous venons de constituer synthétiquement pour l'Eau de Vichy, source Hôpital à titre d'exemple, — et qui, à très peu de choses près, peut, de toute évidence s'appliquer à l'ensemble des Sources hydrominérales de Vichy, tout au moins aux Sources de Vichy-Etat prises par nous comme types chimiques, physiques et pharmacodynamiques de la Cure de Vichy, — présente avec celui que nous avons constaté pratiquement et avec celui qui se déduit, l'avons-nous dit, de la « densité », nous pouvons précisément en déduire le contrôle des recherches de Salignat et Chamagne, de Trémolières (1) sur la présence de « colloïdes électro-négatifs » dans la plupart des Eaux minérales de Vichy, nous pouvons précisément en conclure à l' « ionisation » partielle des éléments électro-négatifs et électro-positifs fondamentaux de la minéralisation des Eaux de Vichy.

Et, de fait, si l'on tient compte des travaux des mêmes auteurs sur la « conductivité électrique » des Eaux de Vichy, — et ce que nous allons dire en créerait précisément l'application pratique, puisque la mesure « conductivité électrique » est égale à une moyenne de 670 microhms 7, — l'on se rend compte qu'une

« ionisation » moyenne de : $0.9193 \times \dfrac{67.7}{10000} = \dfrac{63}{10000} = 0.0063$

pour 100 existe dans les « Eaux minérales de Vichy », alors

---

(1) Les *Eaux minérales en injections hypodermiques.* A. Maloine, éditeur, Paris 1909.

que, dans l'eau pure l' « ionisation » n'est que de $\dfrac{0.8}{10.000.000}$
c'est-à-dire = 0.00000008.

Les « *Eaux minérales de Vichy* » n'échappent donc pas à la loi d'Arrhénius qui veut que :

« *Les sels en solution aqueuse sont dissociés plus ou moins complètement en leurs parties constitutives ou ions. Cette dissociation* Δ' *s'accroit avec la dilution.* »

Les « *Eaux minérales de Vichy* », en dehors des leurs actions pharmacodynamiques liées aux principes constitutifs fondamentaux chimiquement constatés jouissent d'une action pharmacodynamique physico-chimique propre à de nombreux « *ions* » qu'elles possèdent à l'état de liberté.

.*.

Mais, qui plus est, compare-t-on l'analyse des Eaux minérales de Vichy, — celle de la Source de l'Hôpital, par exemple, — avec la synthèse des analyses mentionnées tout au long précédemment, — du sang humain d'après C. Schmidt (1) :

Analyse moyenne du sang humain par litre :	
	gr.
Eau......................................	806.130
Globules = { Hémoglobine.............. / Autres albumines........... }	139.860
Plasma = { Fibrinogène............... / Autres albumines............ }	4.920 / 42.340
Bicarbonate de sodium...................	2.550
— potassium................	0.615
Chlorure de sodium......................	3.054
— potassium	1.842
Sulfate de potassium	0.199
Phosphate de sodium	0.362
— potassium..................	1.018
— calcium....................	0.128
— magnésium.......	0.165

(1) Hugounenq. — *Précis de Chimie physiologique et pathologique.* O. Doin, éditeur. Paris 1897.

L'on voit nettement que la composition moyenne des
Eaux minérales de Vichy offre une analyse frappante avec la
composition moyenne du sang humain ;

Donc se trouve de nouveau justifiée la formule que nous
avons prise comme exergue de la sixième division de ce
livre :

« *La minéralisation de l'Eau de Vichy représente la miné-*
ralisation même de l'organisme ! » (1).

---

(1) H. DE LALAUBIE. — *Notice médicale sur les Eaux de Vichy.* In Guide
Joanne. Vichy 1889.

CHAPITRE VINGT-DEUXIÈME

Pharmacodynamie des Eaux minérales de Vichy

Principes alcalins. — Principes alcalino-terreux. — Acide sulfhydrique et sulfures. — Ions dissociés. — Corps radio-actifs. —
Influence de la température sur l'absorption et sur la disruption carbonique.

« Plus l'étude des Sciences médicales se perfectionne, et plus
on arrive à se convaincre de l'importance primordiale que doit
revêtir la notion de l'influence exercée, sur l'organisme sain
ou malade, par les différentes substances qui peuvent entrer
en conflit avec lui ; de telle sorte que fixer exactement un
point encore incertain de l'action pharmacodynamique d'un
agent médicamenteux depuis longtemps usité, rend un service
bien supérieur à l'invention d'un de ces médicaments, toujours
si merveilleux à leurs débuts, mais qui disparaissent sans
laisser, la plupart du temps, d'autres traces que leurs inconvénients, on pourrait même dire, pour quelques-uns, leurs
méfaits. » (Pouchet).

La « Pharmacodynamie » ou « Pharmacothérapie » s'occupe
de l'action exercée par les substances médicamenteuses sur
l'organisme sain ou malade ; étant bien compris que :

« L'action qualifiée par l'appellation de *dynamique* est
caractérisée par le pouvoir que possède un élément, ou un
groupement moléculaire plus ou moins complexe, de modifier,
sous un très petit volume, un poids considérable par rapport
à lui de substance organisée..... la limite d'action étant
toujours la mort de l'organite ou tout au moins une modification plus ou moins profonde de ses propriétés physiologiques..... » (Pouchet).

Et la Pharmacodynamie d'un médicament complexe comme
le sont les Eaux minérales n'est autre chose que la résultante
de l'équation algébrique résumant l'ensemble des actions
physiologiques individuelles des divers principes minéralisateurs de ces médicaments naturels :

Equation algébrique dans laquelle certaines données sont arithmétiquement positives (synergie simple) ou négatives (antagonisme), ou même algébriquement multiples (synergie complexe) les unes des autres selon les conditions fondamentales de la minéralisation.

Nous allons donc essayer de bien établir la Pharmacodynamie de la « *Médication d'Assimilation* » qu'est la Cure de Vichy (Gubler) au moyen de l'étude physiologique fondamentale de leurs multiples facteurs de minéralisation ;

Espérant, ce faisant, combler pour notre station le desideratum général exprimé par l'éminent professeur de Pharmacologie de la Faculté de Médecine de Paris en les lignes suivantes :

« Le but de la thérapeutique est de soulager, de guérir, ou tout au moins de modifier et de diriger favorablement l'évolution morbide. Il faut, pour cela, bien connaitre la marche naturelle des maladies, ou la thérapeutique devient inutile, inconsidérée, voire dangereuse. Envisageant la maladie comme la manière d'être et d'agir d'un organisme à l'occasion de l'application d'une cause morbifique, et tenant compte de l'état dynamique de l'organisme subissant les atteintes de la cause morbifique et réagissant contemporanément contre elles, il appartient au thérapeute de distinguer ce qui, dans ce conflit, ce désordre vital, est nuisible afin de tenter de le corriger et ce qui est utile afin de le favoriser.

« Le but, idéal la plupart du temps, consisterait à atteindre la cause de ces modifications des phénomènes normaux. C'est la pathologie et la clinique qui doivent poser les indications ; et, pour les réaliser, il est indispensable d'être profondément versé dans la connaissance des actes physiologiques déterminés par les médicaments ainsi que les agents médicamenteux, car c'est cette action physiologique qui doit guider relativement à leur choix et il reste, dans chaque cas particulier, à en tirer parti en variant les doses et les associations. Il ne faut pas oublier d'autre part, que la thérapeutique ne réside pas uniquement dans la prescription des médicaments, et que l'hygiène, la diététique et l'emploi des agents physiques doivent tenir une grande part dans l'institution d'un traitement rationnel. » Pouchet).

Nous avons essayé de montrer :

Dans la première partie de ce « livre », que toutes les manifestations de l'Arthritisme n'avaient qu'une *cause première :* une *Dystrophie osmotique ;*

Dans la seconde partie de cet ouvrage, quelles étaient les *modalités de cette Dystrophie osmotique ;*

Dans le premier chapitre de la troisième partie de notre travail quelles étaient les *ressources hydrologiques de la Cure de Vichy !*

Nous allons actuellement concentrer tous nos efforts dans l'étude de l'action physiologique des divers facteurs hydrologiques de la Cure de Vichy : préparant ainsi le terrain à l'exposition thérapeutique de cette Cure et de ses annexes « hygiéniques, diététiques et physiques » pour répondre, comme nous venons de le dire, dans la plus large mesure à la savante direction du professeur Pouchet, auquel nous emprunterons (1) la plupart des documents pharmacodynamiques d'ordre général exposés ci-après.

*
* *

Le rôle physiologique des sels de *sodium,* — quelque modeste parut-il de prime abord, — est cependant l'un des plus importants, le plus important même, peut-on dire, de l'organisme ; et la preuve en est donnée par l'influence néfaste que son défaut exerce sur les échanges osmotiques qui, en cas d' « inanition sodique » sont entièrement suspendus.

« L'inanition sodique entraine rapidement la mort, malgré tous les efforts de l'organisme pour retenir le sodium qui lui est nécessaire. Les réserves sodiques s'épuisent non seulement par excrétion, mais encore par provocation de double décomposition et de combinaisons salines qui ne se réalisent pas à l'état normal et qui entraînent, comme conséquence, un défaut d'échange dont l'action nocive vient s'ajouter aux déperditions exagérées. » (Pouchet).

(1) Précis de Pharmacologie et de Matière médicale. O. Doin, éditeur, 1907.

A l'état physiologique, c'est surtout dans le sérum sanguin, la lymphe, les humeurs, que se concentrent les sels sodiques.

Les sels de sodium sont fournis à l'organisme par l'alimentation, et principalement l'alimentation carnée ; car, rappelons-le, l'une des différences constitutives des règnes animal et végétal consiste dans la spécialisation des sels sodiques dans le premier et des sels potassiques dans le second.

Les composés du sodium... surtout les hydrates ou les carbonates déterminent une augmentation de la tonicité des muscles. (POUCHET).

Introduits dans l'organisme sous la forme d' « ions » par voie d'électrolyse, le sodium n'a aucune action sur la fonction cardiaque. (J. GAUTRELET) ; mais, à doses thérapeutiques, les sels de sodium paraîtraient augmenter l'activité rythmique. (POUCHET).

Le sodium offre une toxicité presque nulle ; il est surtout un agent de provocation pour les double-décompositions qui doivent s'effectuer dans le sang et les humeurs.

Enfin, ceux de ces sels, chlorure et bicarbonate par exemple, qui présentent une faible affinité pour l'eau, jouissent de propriétés diurétiques par suite de « la facilité avec laquelle ils font pénétrer l'eau dans les cellules et l'en font sortir. » (POUCHET).

Tout particulièrement le bicarbonate de sodium « forme un des éléments nécessaires à la dissolution des matières albuminoïdes et à leur utilisation dans l'organisme. Il favorise les oxydations par sa réaction alcaline. L'alcalinité normale du sang oscille entre 270 et 360 milligrammes de CO_3NaH, elle augmente de 5 à 60 milligrammes au cours de la digestion. La valeur de cette alcalinité est diminuée dans un certain nombre de conditions morbides, notamment : l'arthritisme, le cancer de l'estomac, le diabète, la lymphadénie, l'anémie.

Les alcalins et principalement le bicarbonate de sodium qui représente leur type normal dans l'organisme constituent des agents trophiques, des nutritifs déperditeurs, s'il est permis de s'exprimer ainsi, c'est-à-dire des agents augmentant, simultanément, les phénomènes d'assimilation et de désassimilation, à la façon des exercices physiques, de l'hydrothérapie, du

massage, des inhalations d'oxygène. Ils sont, de plus, les intermédiaires nécessaires pour les échanges nutritifs, favorisant
l'introduction et la fixation des matériaux assimilables, ainsi
que l'expulsion des matériaux de déchets. »

. . . .

« Les avantages du bicarbonate de sodium, comme sel
alcalin, consistent dans sa faible réaction alcaline, sa faible
solubilité (8,5 p. 100), son absence de propriétés astringentes
et sa non-précipitation des albumines. En ce qui regarde
l'appareil digestif, il intervient favorablement par son alcalinité, dans la cavité buccale, lorsque, par suite d'inflammation,
les muqueuses de la langue, de la bouche et du pharynx sont
recouvertes de cellules épithéliales desquamées et de mucus ;
on constate la dissolution de la mucine et la saturation des
acides, ce qui peut mettre obstacle au développement de certains hyphomycètes, comme le champignon du muguet. Il se
produit, en outre, une hypersécrétion salivaire sous l'influence
de la saveur et de l'action déshydratante. Toutes les sécrétions,
d'ailleurs, sont favorisées par les alcalins. A faible dose et
et avant les repas, on note une augmentation de la sécrétion
du suc gastrique et un accroissement de son acidité, comme
après l'administration du sel marin ; et cela, précisément par
suite de la transformation du bicarbonate en chlorure de sodium. Cette influence est surtout marquée avec un estomac en
cours de digestion. A signaler aussi la saturation immédiate
de tous les acides anormaux, ainsi que la mise en liberté
d'acide carbonique qui excite la musculature et la sécrétion, en
même temps qu'il se fait un chargement des glandes par
suite de la formation de chlorure de sodium. »

. . . .

« Sous l'influence d'une faible dose administrée à jeun, on
observe une hypersécrétion presque toujours accompagnée de
pyrosis ; sous l'influence d'une dose faible administrée au cours
de la digestion, on observe une notable diminution dans la
sécrétion du suc gastrique, en même temps qu'un abaissement
du titre de son acidité. Sous l'influence d'une forte dose
administrée pendant la digestion, on voit que la sécrétion du

suc gastrique est d'abord suspendue, puis, secondairement, excitée par suite de la formation de chlorure de sodium.

Comme effets éloignés, on doit noter l'action excitante sur la digestion pancréatique et la sécrétion biliaire, l'augmentation de la teneur du foie en glycogène et en sucre, la fluidification de la bile, les hypersécrétions glandulaires avec fluidification du mucus, la stimulation des cils vibratiles ; dans une certaine mesure également la dissolution des concrétions uratiques.

Au point de vue des échanges organiques, le bicarbonate sodique augmente, à la fois, l'assimilation et la désassimilation des substances azotées comme le démontre la quantité plus considérable d'urée, d'acide urique et de sels minéraux éliminés par l'urine. Suivant les doses, on peut constater l'exagération ou le ralentissement des processus d'oxydation ; avec les petites doses, action excitante, augmentation de l'urée, maximum de désassimilation ; avec les fortes doses, diminution de ces mêmes phénomènes, par suite de l'action oxydante de l'alcali (?)

Ce n'est que sous l'influence de très fortes doses que l'on voit le bicarbonate sodique passer, en nature, dans le sang et les excrétions. »

. . . .

« L'élimination s'effectue principalement par les reins, mais aussi par les muqueuses et la bile. »

. . . .

« Les éléments minéraux de l'urine n'éprouvent pas de modification, sauf en ce qui concerne le chlore, le potassium et le sodium dont la proportion éliminée augmente, et l'on observe ce résultat remarquable que la quantité de sodium éliminée dépasse toujours la somme du sodium introduite plus le sodium normal, ce qui explique la genèse de certains accidents qui pourraient s'interpréter par cette inanition sodique.

Relativement à l'action exercée sur les glandes annexes du tube digestif, l'influence sur le foie est importante à considérer. En dépit des résultats fournis par l'expérimentation physiologique, résultats qui sont, d'ailleurs, sur ce point particulier de l'action cholagogue, presque toujours en contradiction avec ceux de l'observation chez l'homme, le bicarbonate sodique provoque, aux petites doses, une augmentation de la quantité de la bile avec faible diminution dans la proportion des éléments solides. Cette action est plus particulièrement marquée avec certaines Eaux alcalines naturelles, principalement celles de Vichy. »

. . . .

« Le bicarbonate sodique joue le rôle d'un véritable stimulant respiratoire, par suite de sa facile dissociation dans le sang en acide carbonique et carbonate neutre qui repasse à l'état de bicarbonate, d'où il résulte une excitation des combustions et une augmentation de l'acide carbonique exhalé, en même temps que les oxydations se trouvent facilitées. La diminution de la glycosurie chez les diabétiques pourrait être interprétée de cette façon. L'action fluidifiante exercée sur les sécrétions muqueuses, la suractivité imprimée aux mouvements des cils vibratiles et aux fibres musculaires doivent également entrer en ligne de compte pour l'interprétation de l'influence exercée sur l'appareil respiratoire. »

. . . .

« De même, l'observation et l'expérience démontrent que les alcalins exercent un rôle, très efficace, de protection et de défense des hématies contre les poisons tendant à mettre l'hémoglobine en liberté ou à la transformer (sulfonalides, oxydants et réducteurs énergiques) (1). »

. . . .

« L'action topique exercée par les alcalins n'est pas moins importante à considérer. Dissolution des matières grasses, gonflement et hydratation des cellules superficielles, pénétra-

---

(1) Cas des phénols de résorption intestinale et de la méthémoglobine splénique, comme E. GAUTRELET l'a montré in : *Spectroscopie critique des pigments urinaires normaux*. Thèse Doctorat Pharmacie, Paris 1900.

tion légère de l'épiderme et même de la couche superficielle du derme, non absorption des sels dissous, tels sont les faits les plus remarquables.

Il se produit encore une action excitante de contact pouvant être suivie d'effet propulsif, soit d'ordre simplement tonique, soit de spécialisation plus accentuée, comme les modifications du système nerveux chez les hystériques. En outre, l'action de contact est capable de modifier directement la peau elle-même, et il est rationnel d'admettre que le décapage de la peau par les alcalins rend sans doute plus efficace l'action subséquente des autres sels, d'où l'action plus marquée de certaines eaux minérales comme celles à la fois alcalines et chloruro-sodiques. » (Pouchet).

*
* *

La quantité de sels de *potassium* contenue dans l'organisme est sensiblement égale à celle des sels de sodium ; mais la répartition en est différente, puisque ce sont surtout les éléments cellulaires (ceux des muscles en particulier et les cellules hématiques, — les hématies, — dans leur plasma) qui les renferment.

Comme les sels de sodium, ils sont aussi fournis journellement à l'économie par l'alimentation, « par les aliments végétaux, notamment, plus particulièrement, par les légumineuses et les céréales qui l'offrent aux cellules sous un état particulier, le rendant spécialement et aisément assimilable » (Pouchet), et, ajouterons, aussi par la « pomme de terre » très riche en sels potassiques.

Comme le sodium, le potassium est un tonique des muscles (Pouchet), mais cette action tonique ne persiste pas et, pour le muscle cardiaque en particulier, il en détermine l'arrêt fonctionnel assez rapidement lorsqu'on l'introduit sous forme d' « ions » électrolytiques (J. Gautrelet), peut-être par son « action élective sur le système nerveux (Traube) central, puis sur le muscle qu'il contracture » (Pouchet), le myocarde en particulier (Traube et Ranke).

« On peut dire du potassium qu'il est un puissant agent de reconstitution élémentaire. »

. . . .

« A l'état normal, la voie urinaire sert, à peu près exclusivement, à son élimination, mais chez les malades, on le voit s'éliminer aussi par la salive, le mucus bronchique, les sécrétions intestinales. »

Relativement à l'influence exercée par les sels de potassium, il faut distinguer trois séries de sels : 1° Ceux dans lesquels prédomine l'action du potassium (chlorure, carbonate, sulfate, nitrate. phosphate) ; 2° ceux dans lesquels l'action du potassium est plus ou moins modifiée (bromure, iodure, sulfure, chlorate, chromate, manganate) ; 3° ceux dans lesquels l'action du potassium est complètement annihilée (cyanure, oxalate, émétique, arséniate).

Certaines propriétés physico-chimiques différencient le potassium du sodium ; une affinité plus grande pour l'oxygène, une stabilité plus parfaite des carbonates (1) et des oxydes, une avidité plus considérable pour l'eau. Les combinaisons de la potasse avec les albuminoïdes sont plus énergiques et plus stables.

. . . .

« En ce qui concerne l'organisme humain, la stimulation dénutritive l'emporte, sous l'influence du potassium, sur la stimulation nutritive ; aussi, voit-on la qualité des différents matériaux éliminés par l'urine être plus considérable que sous l'influence du sodium. »

. . . .

---

(1) Stabilité plus grande du bicarbonate de potassium que du bicarbonate de sodium à laquelle il faut rapporter l' « adissociation carbonique » des Eaux minérales de Vichy que nous avons signalée précédemment, et qui s'observe plus élevée, en effet, quand à ce sel l'on ajoute 1/10 c. c. de son homologue potassique.

« Le potassium exerce sur l'acide urique une action dissolvante notablement plus énergique que le sodium. » (Pouchet).

*
* *

Le « *lithium* » présente de très grandes analogies physiologiques avec le potassium.

Cependant, à l'inverse du potassium :

Il exerce une action excitante sur les noyaux d'origine du pneumo-gastrique ; et c'est, au contraire, un véritable médicament d'épargne, car il diminue la destruction des tissus.

Autrement, « il est infiniment supérieur (1) à tous les autres alcalins en ce qui concerne son action dissolvante de l'acide urique, ainsi que comme médicament de la goutte ; et, à ce dernier point de vue, on a vanté l'emploi de la cataphorèse pour amener le lithium au contact direct des tophus. » (Pouchet).

*
* *

Au point de vue de leur action physiologique, les sels de *calcium* présentent, comme ceux de lithium, de grandes analogies avec les combinaisons potassiques.

Les sels de calcium constituent d'ailleurs un élément absolument indispensable de l'organisme :

Auquel ils constituent la majeure partie de son squelette sous forme de dépôts phosphatiques du tissu osseux ;

Sans compter leur présence dans le sang, la lymphe, le lait, vis-à-vis desquels ils possèdent une action retardatrice de coagulation des plus manifeste.

L'inanition calcique a pour aboutissant l'ostéomalacie et le rachitisme.

Les sels de calcium pénètrent dans l'économie par la voie alimentaire (aliments solides et boissons) sous forme soit de phosphates, soit de carbonates.

_____

(1) Des expériences récentes rendent la chose contestable.

43

L'élimination s'effectue :

Tant par les urines, principalement sous forme de lacto-phosphates pour les carnivores et de bicarbonates pour les herbivores ;

Que par les fœces et à un taux très élevé (20 à 25 fois plus que par les urines).

Le carbonate de calcium est un antiacide efficace, et le dégagement d'acide carbonique qu'il peut produire est capable d'une action analgésiante réelle.

Au point de vue de son action dynamique, le calcium est un tonique reconstituant.

*
* *

« Les composés du *strontium* sont fort intéressants pour la thérapeutique en raison de leur innocuité par rapport au potassium » ; leur toxicité est à peu près nulle, même inférieure à celle du calcium.....

« Ils provoquent un accroissement de l'excrétion de l'urée ; et VULPIAN avait essayé de les employer dans le traitement du rhumatisme articulaire chronique, en utilisant leur propriété d'activer les combustions organiques et de diminuer l'acide urique.

Le carbonate de strontium est un neutralisant parfois plus avantageux que le carbonate de calcium. J'ai montré que l'administration du strontium, notamment sous forme de carbonate, permettait une véritable économie du calcium de l'organisme, dont la désassimilation se trouvait ralentie bien mieux que par l'administration de préparations calciques, et j'ai proposé d'employer les sels de strontium au cours du traitement de l'ostéomalacie et du rachitisme. » (POUCHET).

*
* *

Les composés du *cæsium* et du *rubidium* agissent à la façon des sels sodiques ou potassiques comme toniques du système

musculaire ; mais les modifications de la contractilité du myocarde qu'ils déterminent aboutissent — au contraire du potassium — à la perte de l'excitabilité, sans toutefois que l'on
obtienne ces contractions puissantes, précédées de larges systoles, qui caractérisent les premières phases de l'action de la
digitale : le « médicament du cœur » par excellence.

En tous cas, comme les Eaux de Vichy ne contiennent ces
« métaux rares » qu'à l'état de traces, leur action sur la circulation, réelle on le voit, ne peut aboutir à des résultats fâcheux
vu les doses ingurgitées en traitement hydrominéral.

***

« Le *fer* est un des éléments absolument indispensables à
l'organisme animal ; chez l'homme adulte, la proportion totale
de ce métal s'élève de 7 à 12 grammes. Le sang, composant
ferrugineux le plus riche de l'économie n'en renferme que 5
dix millièmes, soit 0 milligramme 5 par gramme. C'est le plus
lourd des corps simples constituants de l'organisme ; et il est,
pour sa plus grande partie, contenu dans une substance essentielle complexe, l'hémoglobine. Comme le *manganèse*, mais
avec une intensité beaucoup moindre, le fer remplit dans l'économie le rôle d'une oxydase, c'est-à-dire qu'il constitue un
agent d'oxydation pour les matières organiques, par un mécanisme présentant quelques uns des caractères fondamentaux
de l'action exercée par les ferments solubles ; c'est un *agent
catalytique*. Mais, ici, l'action catalytique n'a rien de mystérieux ; le fer emprunte à l'atmosphère l'oxygène qu'il cède
ensuite pour comburer la matière organique, et son rôle se
borne à être un intermédiaire servant à fixer et activer l'oxygène disséminé partout. C'est par une série d'oxydations et de
réductions successives que le fer condense l'oxygène neutre,
puis le restitue à l'état actif et capable d'effectuer une oxydation.

. . . .

« Comme les autres éléments primordiaux des tissus, le fer
n'est pas immuable dans l'organisme ; il est puisé aux aliments
qui en contiennent toujours une provision suffisante pour

couvrir les dépenses, il s'incorpore pour une durée variable et indéterminée en se fixant dans la chromatine cellulaire ou dans le cytoplasma des éléments anatomiques (particulièrement dans le sang, le foie et la rate), puis il est rejeté par les émonctoires, notamment les fèces, la bile, l'urine et les desquammations épidermiques. »

. . . .

« La nucléo-albumine ferrugineuse du jaune d'œuf, désignée par Bunge sous la dénomination d'hématogène, constitue la forme la plus parfaite des composés ferrugineux, au point de vue de leur assimilation et de leur utilisation ultérieure. L'hématogène contient 0,29 p. 100 de fer (l'hémoglobine en renferme en renferme 0,33 p. 100). Les combinaisons ferrugineuses de ce genre sont abondantes dans la plupart des aliments d'origine animale ou végétale ; ce sont les sources du fer de l'organisme. »

. . . .

« Au point de vue de la localisation, le foie présente une remarquable électivité. D'après Jacobi, une injection veineuse de tartrate ferrico-sodique, en solution neutre, permet de voir qu'au bout de deux à trois heures, le fer a complètement disparu du milieu sanguin ; 10 p. 100 du fer injecté est éliminé par les urines, la bile et la sécrétion intestinale ; la plus grande partie s'est déposée dans les tissus : environ 50 p. 100 dans le foie, le reste dans les autres organes (rate, reins, intestin). La moelle osseuse et les granulations des leucocytes éosinophiles constituent également les centres d'accumulation du fer dans l'organisme. Dastre pense que le fer ainsi fixé par le foie remplit deux sortes de fonction : la première, *fonction martiale*, serait une fonction d'oxydation ; la seconde, *fonction hématique*, servirait à la reconstitution de l'hémoglobine. »

Bunge a imaginé une théorie séduisante pour interpréter les effets de la médication ferrugineuse..... « En définitive, les préparations ferrugineuses, utilisées à titre médicamenteux protègent le fer organique de nos aliments contre certaines actions décomposantes et lui permettent d'être absorbé et de remplir son rôle dans l'organisme..... »

« La fixation du fer dans l'organisme est indiscutable dans certaines conditions ; mais il est impossible, pour le moment au moins, de savoir si ce métal provient du fer alimentaire ou d'une combinaison organo-métallique réalisée aux dépens du fer médicamenteux.

On a pu constater expérimentalement que des chloro-anémiques avaient gagné deux millions d'hématies, dans l'espace d'un mois, à la suite d'une médication ferrugineuse, et que ce gain avait coïncidé avec la fixation de 1 gr. 20 de fer, sous forme d'hémoglobine. Cette intervention du fer médicamenteux est utile et efficace dans tous les cas d'affaiblissement de l'hémopoïèse ; elle rend normale la nutrition et l'évolution des hématies.

On peut constater que ce métal relève l'activité de toutes les fonctions, surtout celles déprimées par la maladie, qu'il se comporte comme un excitant cellulaire sur les organismes inférieurs, et que cette action s'exerce sur le proto-plasma cellulaire, et, notamment nucléaire. On note une surexcitation dans la combustion des hydrates de carbone, comme par l'exercice musculaire. Le fer paraît être l'excitant le plus adéquat à l'organisme cellulaire animal, comme il se montre un excitant remarquable pour la formation de la chlorophylle dans les végétaux.

Toutefois, cette action pharmacodynamique du fer peut arriver à être nocive, lorsqu'il est administré en l'absence de toute indication. On voit alors apparaître : des troubles digestifs caractérisés surtout par de la pesanteur d'estomac et une constipation opiniâtre, des troubles circulatoires (tachycardie, congestion, constriction gastrique, agitation, accès d'angoisse précordiale), de l'insomnie, des exanthèmes (acné, conjonctivite, érythèmes cutanés) avec prurit ; ces phénomènes coïncident avec une endurance plus grande à la fatigue, une diminution du besoin de sommeil, suivie, après la cessation du médicament, d'affaissement, de malaise et de somnolence, comme après la suppression d'un excitant énergique du système nerveux central. Chez la femme, le fer se comporte comme un excitant spécial de l'appareil génital. » (POUCHET).

.

Si, comme le dit Pouchet : « C'est seulement dans un milieu alcalin que les combustions de certains produits : alcools, sucres, corps gras, sels à acides organiques, peuvent s'effectuer ; il est absolument indispensable que les acides, venus du dehors ou formés dans les tissus à la suite des échanges et des combustions intimes, puissent être neutralisés. Ce milieu alcalin favorise ainsi l'introduction des matériaux nutritifs et l'issue des produits de déchet. Il semble que les échanges résultent de l'antagonisme entre l'alcali du sang et l'acide des cellules vivantes. »

Le rôle des *chlorures* n'est pas moins considérable. L'acide chlorhydrique du suc gastrique prend naissance par la décomposition du chlorure de sodium en présence de l'acide carbonique et du tissu glandulaire. D'autre part, la formation de dérivés chlorés et la production subséquente de chlore libre qui, en présence de l'eau, se transforme en hypochlorites et en chlorures, est un facteur essentiel du passage à l'activité (ozonisation) de l'oxygène contenu dans l'organisme. Enfin, soit comme solubilisant, soit au point de vue de son action osmotique, le chlorure de sodium joue un rôle dans lequel il ne peut être remplacé par aucune autre substance, aussi son apport continuel est-il absolument nécessaire pour l'entretien de la vie.

Le chlorure de sodium est donc un « élément essentiel et constant de l'organisme ; il existe dans tous les tissus et humeurs.

Chez les herbivores et les carnivores, les sels du sang renferment plus de la moitié de leur poids de NaCl, tandis que l'on n'en trouve que des proportions insignifiantes dans la cellule organisée qui renferme surtout du potassium.

Le chlorure de sodium du sang exerce une action inspiratrice (action osmotique) sur les liquides situés en dehors du torrent circulatoire ; et l'optimum de cette influence se réalise lorsque la solution chloruro-sodique est légèrement alcaline en même temps que le liquide extérieur est légèrement acide, comme cela se réalise par les phénomènes de la digestion et de la désassimilation cellulaire. Au point de vue de ses propriétés et applications physiologiques, il faut noter la constance de sa

proportion dans le sang et la ténacité de sa rétention dans
l'organisme.

Lorsqu'on prive un organisme vivant de sel marin, on voit
le chlorure de sodium disparaître lentement et insensiblement
dans les urines, et, à la période ultime, survient une albuminurie témoignant de la disparition du tissu même qui se
solubilise dans le plasma dont la composition est modifiée.
D'un autre côté, les notions récemment acquises sur l'isotonie
des humeurs de l'organisme conduisent à admettre un rôle
prédominant joué par le sel marin dans le maintien de l'équilibre osmotique des liquides des tissus ; et cette conception se
trouve justifiée et confirmée par la provocation de certains
œdèmes que l'on peut réaliser en déterminant la rétention dans
l'économie du chlorure de sodium capable alors d'attirer, sur
les points où cette rétention s'opère, une partie de l'eau de
l'organisme et d'y provoquer de l'œdème.

. . . .

« Pour l'organisme normal, le sel marin est un élément
essentiel des échanges, en quelque sorte un agent toujours en
mouvement, activant tout à la fois, l'absorption, l'assimilation
et la désassimilation des albuminoïdes. »

. . . .

« Les solutions faibles (de chlorure de sodium) augmentent
manifestement l'action de toutes les diastases digestives, mais
la fatigue se produit facilement avec un usage prolongé. »

. . . .

L'action exercée sur le sang consiste surtout en phénomènes physiques d'isotonie et de solubilisation. L'abondance
du chlorure de sodium dans le sérum sanguin fait du système
vasculaire une pompe aspirante attirant les liquides des territoires circonvoisins et y produisant un véritable draînage. Il
se réalise ainsi une élimination rapide par les différents émonctoires, mais surtout par les urines, après que cette influence
osmotique a déterminé une sorte de renouvellement du milieu

vital des cellules par lavage et entrainement des matériaux de déchet.

Il y a même lieu de faire, à cet égard une différence entre l'action saline simple, c'est-à-dire dépendant exclusivement de la tension osmotique, et l'action saline particulière et élective exercée par un élément différent du sodium, tel que potassium, lithium, etc. La constance de la richesse du sérum sanguin en chlorure de sodium montre bien toute l'importance de cette action saline simple, osmotique.

Sous l'influence de conditions des plus importantes, telles que : la composition saline du plasma sanguin, sa réaction plus ou moins faiblement alcaline, la vitesse du courant, il s'établit un courant osmotique vers la solution la plus concentrée, des espaces extra-vasculaires au liquide intra-vasculaire, ou inversement. » (Pouchet).

Et à ce propos, nous rappellerons que Pouchet, encore, considère « que la diurèse provoquée par la théobromine n'est pas seulement une diurèse aqueuse, mais qu'elle intéresse aussi l'élimination du chlorure de sodium dont on voit la proportion augmenter dans l'urine des vingt-quatre heures, »

« Le chlorure de sodium est, en définitive, une des conditions *sine qua non* des manifestations vitales et d'une bonne nutrition. Dans les états diathésiques constitutionnels, il peut provoquer une action altérante, c'est-à-dire modificatrice de la nutrition, par suite de sa pénétration jusqu'aux éléments cellulaires et de l'influence qu'il exerce alors sur la qualité et la modalité des échanges intimes.

L'élimination du chlorure de sodium s'effectue, pour la majeure partie, par l'urine, mais aussi par les sécrétions mucipares, la sueur, les larmes, les fèces. » (Pouchet).

. . . .

Le *sulfate de sodium* « réalise le drainage des tissus, et l'augmentation des déchets urinaires ; il détermine la concentration du sang, l'augmentation de son alcalinité, une augmentation passagère de la sécrétion biliaire. J'ai déjà signalé, à propos de généralités sur les purgatifs, la suractivité des échanges gazeux (sans changement du quotient respiratoire) se faisant aux dépens des graisses et non des albuminoïdes. Son action sur les échanges moléculaires, si remarquable dans certaines affections abdominales chroniques : la cholélithiase, le diabète, est démontrée par l'augmentation de l'hydrogène sulfuré dans les selles. Son association avec le bicarbonate de soude est particulièrement recommandable..... » (Pouchet).

. . . .

Le « *phosphate de sodium* », légèrement purgatif, favorise l'assimilation des graisses, dissout l'acide urique, est diurétique.

C'est, en outre, un sel tonique, eupeptique, reconstituant, stimulant de l'hématose ainsi que des phénomènes d'assimilation et de désassimilation, dit encore Pouchet.

. . . .

Le « *bicarbonate d'ammoniaque* » peut être considéré comme un stimulant diffusible général, qui agit par excitation des centres bulbo-myélitiques se traduisant par des influences vaso-motrices intenses.

Son action sur les sécrétions bronchiques, qu'il fluidifie, est également manifeste.

. . . .

Les propriétés physiologiques du *borate de sodium* sont peu accentuées ; tout ce que l'on peut en dire, c'est qu'il agit comme antidiastasique et comme précipitant des sels d'alcaloïdes végétaux.

. . . .

L' « *arsénite de sodium* » offre des particularités d'action physiologique multiples :

« Chez les animaux jeunes, notamment, on constate une suractivité intense d'accroissement épyphysaire et périostique, les os deviennent plus longs et plus épais, le tissu spongieux est transformé en tissu compact. On a vu les os du carpe et du tarse former une seule masse osseuse solide. Les corpuscules osseux de la couche compacte deviennent plus petits et moins nombreux, les canalicules de Havers présentent une étendue moindre et sont diminués en nombre.

Du côté du système nerveux, on observe un accroissement de l'excitabilité, puis la paralysie de la substance grise de la moëlle avec disparition de la sensibilité et de l'excitabilité réflexe. L'excitabilité des nerfs moteurs et des muscles persiste plus longtemps, bien qu'affaiblie. Les centres nerveux sont atteints en premier lieu, puis les nerfs périphériques et enfin les muscles.

Après une phase de stimulation, on constate une modération de l'activité circulatoire et des phénomènes de l'hématose. Il existe une indépendance remarquable des troubles de la circulation et de la respiration. L'énergie des contractions cardiaques s'amoindrit sans avoir éprouvé primitivement d'augmentation. Le myocarde auriculaire conserve très longtemps ses propriétés contractiles.

En ce qui concerne la nutrition, des doses extrêmement faibles d'acide arsénieux favorisent la suractivité des processus et n'exercent aucune influence sur la métamorphose des albuminoïdes et l'élimination de l'azote. Aux doses un peu plus considérables, on observe tous les désaccords possibles...

Sous l'influence des doses faibles, c'est-à-dire en arrivant, au maximum et progressivement, à 1, 2 ou 3 centigrammes *pro die*, on voit les modifications alibiles révélées par l'élaboration redevenue normale des humeurs, par l'arrêt des genèses pathologiques et la résolution des produits, par l'atténuation ou la disparition de l'état herpétique ou virulent.

C'est bien là encore le type de l'action altérante.

Même après une application externe, l'arsenic s'élimine par la muqueuse gastro-intestinale. On constate la localisation d'abord et surtout dans les reins et le foie, puis dans les muscles, les os, la substance nerveuse. L'élimination s'effectue par les fèces, la bile, l'urine, la peau et les poils, la sueur... (Pouchet).

Si nous ajoutons que, à la manière du phosphore, mais à un titre moindre : l'arsenic provoque la stéatose généralisée, celle du cœur, du foie, de la muqueuse gastrique, des reins, du diaphragme, l'arsenic supprime la fonction glycogénique hépatique ;

Nous pourrons, en schématisant les diverses actions physiologiques de l'acide arsénieux et de son sel sodique, l'arsénite, reconnaître à l'arsenic, deux actions nettement différentes ;

1°. — Une action altérante favorable ou défavorable des mutations organiques selon les doses faibles ou fortes administrées ;

2°. — Une action modificatrice du système nerveux, excitante ou paralysante, — suivant encore la dose faible ou forte, — avec électivité d'action sur le système ganglionnaire et sur certains organes, tels que ceux de la respiration, de la locomotion, des organes génitaux, la peau, les capillaires.

. . . .

Nous n'avons pu découvrir dans les pharmacologies classiques aucune note relative à l'action physiologique du *sulfate calcique*.

Mais :

Si l'on veut bien remarquer que ce sel, qui n'est pas entré dans l'arsenal pharmaceutique proprement dit, est employé journellement à la lévigation du rein par exagération de la fonction urinaire, sous forme d'une très importante classe d'Eaux minérales, à laquelle il a d'ailleurs donné son nom : les « *sulfatées calciques* » dont les principaux représentants sont d'après Morice : Aulus, Brides, Capvern, Contrexeville, Sermaize, Vittel ;

L'on se rendra compte de sa valeur diurétique réelle, sur laquelle Combet et E. Gautrelet ont depuis longtemps appelé l'attention du Corps médical en faisant l'application de cette donnée physiologique à la Station de Vichy pour le cas particulier de l'eau de la Source du Parc, dont la minéralisation sulfatée calcique est plus que double de celle des autres Sources, dont la minéralisation sulfatée calcique, par la diurèse exceptionnelle qu'elle provoque, distingue nettement le « Parc » des autres Sources hydrominérales de notre Station.

. . . .

L'action physiologique de l'iode et de son sel le moins toxique, l' « *iodure de sodium* », est très complexe. A doses thérapeutiques, les seules comparables aux « traces » d'iodure de sodium constatées dans les Eaux minérales de Vichy.

a. — La circulation, ainsi que l'ont montré DE CYON, BARBERA, LAUDENBACH, POUCHET, est tout d'abord influencée exclusivement dans le sens de l'hypertension pour la pression artérielle centrale, la pression artérielle périphérique et la pression veineuse ;

b. — Puis, du fait de la transsudation s'établissant pour une certaine partie du sérum sanguin dans les espaces lymphatiques, il se produit une dépression circulatoire générale ;

c. — Laquelle réagit à son tour sur l'appareil respiratoire de la triple façon ci-dessous :

« 1°. — La période de transsudation, suivie de l'hyperhémie qui caractérise la période de vaso-dilatation, détermine une hypersécrétion bronchique ayant pour conséquence la liquéfaction des exsudats visqueux et leur plus facile expulsion, l'air pénètre mieux dans l'appareil respiratoire, les échanges gazeux sont facilités, et l'on peut expliquer ainsi les bons effets de l'emploi des iodiques dans l'asthme ; 2° par suite de la plus grande activité de la circulation intra-pulmonaire, les stases veineuses sont résolues, d'où les avantages obtenus chez les cardiaques, sans préjudice du véritable drainage effectué par la résorption du liquide transsudé ; 3° l'activité imprimée à la circulation et aux échanges gazeux diminue la proportion relative d'acide carbonique contenue dans le sang, d'où résulte une diminution de l'influence excitante réalisée par le sang sur le bulbe. D'autre part, la déplétion sanguine réalisée par la transsudation, favorise les actes respiratoires ; et le drainage consécutif de l'organisme par la résorption du liquide transsudé, suivie de l'élimination des substances étrangères à la composition normale du plasma sanguin, entraîne les matériaux de déchet qui interviennent, pour une large part, dans les modifications apportées au fonctionnement régulier des deux grandes fonctions circulatoire et respiratoire..... » (POUCHET).

d. — L'action élective de l'iode pour le tissu lymphoïde correspond à une énergique stimulation de ce tissu ainsi que des séreuses où la stimulation s'accompagne d'une *leucocytose mononucléaire* abondante.

« L'expérimentation sur les animaux révèle une desquammation endothéliale des cellules des séreuses, dont la phagocytose est intense, de sorte que c'est exactement par un processus analogue qui s'exerce au niveau du ganglion lymphatique, c'est-à-dire par stimulation fonctionnelle et excitation de la phagocytose, que l'iode agit sur les séreuses.

Les leucocytes paraissent chargés de la répartition de l'iode dans l'organisme. Ils l'absorbent d'abord dans leur protoplasma qui se colore en jaune roussâtre, puis il est ensuite dissimulé à l'état d'iodalbuminate. Les gros leucocytes mononucléaires apparaissent surtout lorsqu'on met l'iode en contact avec une séreuse et l'iode constitue, en définitive un agent de mononucléose. Ce fait a une grande importance, car on sait à l'heure actuelle toute la valeur de la mononucléose dans la production de l'immunité et dans le processus de défense de l'organisme... » (POUCHET).

e. — « L'iode imprime aux processus intimes de la nutrition une suractivité remarquable, et l'on constate, sous son influence, une notable augmentation des échanges et de la désassimilation. Comme les iodures se montrent tout-à-fait indifférents vis-à-vis des albuminoïdes, c'est encore là une preuve indirecte de la mise en liberté de l'iode au sein de l'organisme. On constate une plus grande labilité des albuminoïdes et des corps gras en combinaison avec l'iode, ce qui expliquerait l'amaigrissement, ainsi que, jusqu'à un certain point, la fonte de certains éléments glandulaires ; et WINTERNITZ a montré qu'on ne peut réussir à obtenir l'engraissement d'animaux en leur faisant ingérer des graisses iodées que si ces corps gras sont peu riches en iode, par exemple, s'ils n'en contiennent pas plus de 0 gr. 25 p. 100.

Quant à la désintégration de la molécule albuminoïdique, elle est prouvée par l'augmentation constante de l'azote urinaire total. L'évaluation de l'urée conduit à des résultats tout à fait contradictoires, par raison de circonstances occasionnelles.

Dans l'étude de l'influence exercée par l'iode sur les phénomènes de la nutrition, il importe essentiellement de tenir compte de l'action propre due à l'élément ou au groupe d'éléments combiné à l'iode. L'influence exercée par l'élément sur le groupe électro-positif peut n'être qu'accessoire, mais elle est parfois prédominante. On peut en acquérir la preuve en étudiant l'élimination de l'acide phosphorique par les urines chez des sujets ou des animaux soumis à la médication iodurée à l'aide des iodures alcalins et alcalino-terreux. Tandis que la proportion d'acide phosphorique éliminé par l'urine augmente dans le même sens que l'azote total avec les iodures alcalins ou les combinaisons organiques d'iode, elle diminue, au contraire, avec l'emploi des iodures alcalino-terreux ou de l'iodure de lithium... »

L'élimination exagérée des chlorures par l'urine, — leur quantité est parfois plus que triplée, — est en concordance parfaite avec l'action lymphagogue, suivie du drainage des tissus, sur laquelle j'insistais précédemment. Sous l'influence de l'iode, le sang subit une véritable action spoliatrice et s'appauvrit en eau ainsi qu'en sels solubles dont les chlorures représentent la plus forte proportion.

L'influence exercée sur la nutrition se traduit encore par des modifications remarquables des échanges respiratoires. Au début, on constate une augmentation du quotient respiratoire. Dans les expériences de HENRIJEAN et CORIN cette augmentation persistait durant une période de plus de vingt-quatre heures, ce qui permet de conclure que les corps riches en oxygène se sont réduits pour former des corps pauvres en oxygène et de l'acide carbonique indépendant de l'oxygène absorbé, comme dans les expériences de HANRIOT sur l'assimilation des hydrates de carbone. Les composés ainsi formés ne peuvent être que des graisses ; aussi, chez les animaux longtemps soumis aux doses quotidiennes élevées d'iodure, on peut constater des dégénérescences graisseuses évidentes, principalement du côté du foie et des reins.

L'élévation simultanée du quotient respiratoire et de l'élimination azotée montre, de plus, que cette production de graisse s'effectue aux dépens des albuminoïdes, ce qui vient encore confirmer l'élévation de ce quotient respiratoire au-dessus même de ce qu'il était chez un animal normal en pleine digestion, lorsqu'on vient à lui administrer des iodiques après une période de jeune de trente-six heures.

La modification des échanges respiratoires ne retentit pas sur la production de chaleur parce que la formation endothermique de graisse, puis sa combustion ultérieure, expliquent la compensation qui s'établit au point de vue de la production de la chaleur.

Les iodiques provoquent l'hypersécrétion de la plupart des glandes, mais surtout celles des glandes salivaires, buccales, pharyngiennes, nasales et lacrymales. L'élimination de l'iode s'effectue, sinon pour une forte proportion, du moins pendant un temps considérable par ces sécrétions, et l'on peut, par exemple, le caractériser dans la salive pendant plusieurs semaines. La sueur, bien que sa sécrétion ne soit pas augmentée dans la même proportion, constitue aussi une voie assez constante d'élimination.

..... On a noté également l'augmentation de la sécrétion spermatique ainsi que celle des glandes utéro-vaginales.

Par contre, la sécrétion lactée est diminuée et l'iode peut même déterminer son tarissement. (Pouchet).

L'influence exercée sur le système nerveux paraît relever surtout des modifications circulatoires bulbaire et cérébrale, sans que : à part l'action de coagulation des iodures alcalins sur le protoplasma des cellules ganglionnaires (Binz), l'on puisse localiser à une région déterminée du cerveau le point de départ de ces diverses manifestations, qui, d'ailleurs, à doses de faibles traces comme celles contenues dans les Eaux minérales de Vichy, ne peuvent jamais provoquer d'accidents « d'iodisme » proprement dit.

. . . .

Lorsqu'on veut utiliser la seule influence médicamenteuse du brôme, il faut avoir recours au *bromure de sodium* que l'on peut administrer, sans inconvénients, à des doses élevées. Il ne se produit pas de dépression cardiaque (consécutive à l'influence du potassium du KBr) et peut être utilisé chez les sujets à cœur affaibli, les asthmatiques, etc ....

« Quelle que soit la forme sous laquelle le brôme est introduit dans l'organisme, il agit sur le cerveau, calme la surexcitation nerveuse produite par un travail trop prolongé, diminue l'impressionnabilité réflexe, de telle sorte que les impressions produisant normalement une excitation vive passent inaperçues et il se conduit alors comme un hypnotique efficace..... » (POUCHET).

Un des petits inconvénients de l'emploi médicamenteux des composés brômés, c'est de déterminer, parfois, « un état remarquable de prostation, de débilité générale, de paresse. » On constate de la titubation et de l'incoordination motrice : c'est l'ivresse moins la phase première d'excitation, aussi, a-t-on appelé cette phase : « *ivresse bromique* ». (POUCHET).

Et comme parmi les Eaux minérales de Vichy, dans la source de la Grande-Grille seule, le Bromure de sodium est dosable ; et comme aussi parmi les Eaux minérales de Vichy, la source de la Grande-Grille seule détermine, — rarement, il est vrai, mais d'une façon certaine, toutefois, chez quelques malades, présentant un réel excès de l'acidité physiologique, — des phénomènes d'ivresse, nous nous demandons s'il ne s'agit pas là d'accidents de brômisme liés à une hyperacidité gastrique considérable — telle celle présentée par les fermentations stomacales secondaires des hypochlorhydriques — mettant en liberté dès son ingurgitation sous forme d'eau de la Grande-Grille le brôme du brômure de sodium qu'elle renferme à dose pondérale d'une façon exclusive pour la station de Vichy.

.   .   .   .

L'action modificatrice de la nutrition, altérante, du *soufre* peut être envisagée comme la plus importante de ses qualités médicamenteuses.....

Le soufre en nature agit comme laxatif et produit en même temps un certain degré d'antisepsie de l'intestin par suite de la formation de dérivés qui prennent naissance par le contact du métalloïde avec les gaz ou les liquides du milieu intestinal. Il semble que le soufre doive passer d'abord à l'état d'hydrogène sulfuré ou de sulfure pour exercer ensuite ses actions médicamanteuses.

Lorsqu'il a été absorbé, l'influence du soufre se traduit par une excitation générale dont témoignent l'accélération du pouls et l'augmentation de la chaleur, ainsi que des combustions intimes comme le montre l'accroissement du chiffre de l'urée dans l'urine. L'élimination s'effectue principalement par la surface pulmonaire et la peau : les sécrétions bronchiques et sudorales sont augmentées. L'excitation générale se traduit par un coup de fouet, d'où résulte une augmentation de toutes les fonctions, principalement des fonctions digestives ; il paraît même se dessiner une action cholagogue (Pouchet).....

L'acide sulfhydrique est péristaltogène lorsqu'il existe en petite quantité dans le tractus intestinal. Unna lui attribue l'efficacité des préparations sulfureuses dans les maladies de la peau ; il le considère à la fois comme un kératoleptique et un kératoplastique. Lorsqu'il est introduit à très petites doses dans le sang, l'hydrogène sulfuré s'oxyde progressivement pour arriver à l'état d'acide sulfurique, c'est-à-dire de sulfate alcalin, qui pourrait être appelé la forme inerte du soufre. A ce titre de mobilisateur de l'oxygène et d'excitant de son activité, on s'explique l'influence stimulante des sulfures qui subissent les mêmes modifications.

Les sulfures alcalins sont les agents les plus actifs et les plus efficaces de la « médication sulfureuse. » (Pouchet).

Ce sont des principes « très excitants, hémorrhagiques, déterminant avec une grande facilité la fièvre thermale caractérisée : par une excitation nerveuse analogue à celle produite par les caféiques, par les manifestations cutanées (furoncles), et par des congestions broncho-pulmonaires, qui peuvent être désastreuses pour les bronchitiques et les tuberculeux. » (Pouchet).

Mais ce que Pouchet ne montre pas dans son exposé pharmacodynamique des sulfures alcalins et acide sulthydrique, c'est le mode physiologique d'action de ces principes.

Or, l'avons-nous déjà exposé précédemment, l'acide sulthydrique, — et par suite les sulfures, qui : forcément, soit en présence des acides chlorhydriques ou de la série grasse (acétique, lactique etc,) de l'estomac ; soit en présence de

44

l'excès d'acide carbonique du sang passent forcément à l'état d'hydrogène sulfuré, — l'acide sulfhydrique, disons-nous :

1° Est un vaso-constricteur énergique, agissant plus spécialement sur le système capillaire, — soit local (foie), si l'on a affaire à de l'acide sulfhydrique proprement dit, ou a des sulfhydrates, soit sur le système capillaire général si l'on a affaire à des sulfures simplement, par suite de la dissociation plus ou moins rapide de HS, — donc tendant à augmenter les échanges osmotiques généraux ou locaux ;

2° Est un agent d'hyperacidité, pour le « milieu intérieur », ou si l'on veut d'hypoalcalinité plasmatique, par ce fait que, nous venons de l'expliquer, en absorbant l'oxygène hématique il se transforme en acide sulfurique qui, lui, ne forme des sulfates qu'en empruntant des « ions » négatifs, des bases à la masse sanguine ; donc diminue son alcalinité.

Et, comme cette action se passe dans le foie où aboutit toute la circulation veineuse assimilative gastro-entéro-colique, il s'en suit que le soufre s'offre comme action antialcalinisante sous la forme hépatique tout particulièrement.

C'est ce qui a conduit l'un de nous (E. GAUTRELET) à dissocier dans l'action des eaux minérales de Vichy les eaux alcalines sulphydriques ou sulphydratées de l'ensemble des autres eaux alcalines ; en montrant que deux actions pouvaient en être ainsi obtenues ;

A faible dosage : une action physiologique d'excitation fonctionnelle hépatique dominant l'action chimique d'alcalinisation générale et correspondant à l'hyperacidification du sérum sanguin = hyperacidité paradoxale = hyperacidité produite par des eaux alcalinées sulphydriques.

A fort dosage : une action chimique alcaline prédominant l'action physiologique excitante fonctionnelle hépatique et conduisant à l'alcalinisation générale avec faible excitation hépatique.

*
* *

Dans l'action physiologique de l'*acide carbonique*, trois ordres de phénomènes semblent de prime abord à observer

différentiellement : l'action locale sur la muqueuse gastrique ;
l'action générale sur la circulation ; l'action générale sur le
système nerveux central.

Mais lorsqu'on réfléchit un peu au *modus agendi* physiologique de l'acide carbonique dans ces trois cas, en apparence,
particuliers ; l'on se rend compte qu'une synthèse d'action
physiologique peut être faite pour l'acide carbonique en en
rappelant purement et simplement l'action vaso-dilatatrice
dont nous nous sommes déjà occupés précédemment.

Pourquoi les glandes gastriques sécrètent-elles plus de
chlorhydro-pepsine, soit après l'ingestion directe de CO_2, soit
après ingestion de faible dose de $Na\,HCO_3$ en formation subséquente de CO_2 ?

C'est tout simplement par le fait de la vaso-dilatation
vasculaire du système circulatoire gastrique qui, apportant
ainsi plus de sang aux glandes digestives, leur permet donc
une fonction métaphysiologique supérieure à la normale.....

Pourquoi l'excitation anormale du système nerveux d'un
arthritique est-il calmé par le bain carbonique (bain gazeux
carbonique ou bain alcalin sursaturé de gaz carbonique) ?

Pourquoi les phénomènes métastatiques abdominaux s'atté-
nuent-ils sous l'influence du bain carbonique ?

C'est tout simplement parce que, du fait de la vaso-dilatation cutanée — constatée par le rougissement de la peau —
produite en de telles conditions thérapeutiques, le système
nerveux central a été déchargé d'autant de sang hyperacide,
donc irritant, que le système veineux périphérique a pu en
contenir !...

C'est que les stases, les congestions pulmonaire, hépatique,
viscérale et utérine, ont eu leur cause première, l'augmentation de la masse sanguine, atténuée par report à la circulation cutanée de l'excès de leur corps de délit.

Sans compter l'élimination acide sudorale qui résulte de ce
fait et diminue à la fois tant la tension veineuse générale, que
l'acidité plasmatique d'ensemble.

Pourquoi l'acide carbonique favorise-t-il la diurèse ?

Tout simplement parce que, au dyalyseur rénal, l'osmose
est augmentée entre le liquide sanguin et le liquide des anses

de Henle et des tubuli contorti, — comme E. Gautrelet l'a montré, — quand une vaso-dilatation vasculaire a étendu la surface du *septum* osmotique rénal, constitué par les glomérales de Malpighi.

Donc, l'acide carbonique est un agent modificateur, améliorateur de la diurèse, par action osmosante !

Donc, l'acide carbonique est un agent altérant, améliorateur de la circulation générale par action osmosante !

Donc, l'acide carbonique est un agent altérant, améliorateur de la fonction digestive par action osmosante !

Donc, l'acide carbonique est un agent modificateur, améliorateur de la fonction veineuse par action osmosante !

Mais, ainsi que E. Gautrelet l'a encore montré, deux cas sont à examiner dans son emploi en usage interne :

Le cas où l'acide carbonique existe à l'état absolument libre dans le liquide digéré ;

Le cas où l'acide carbonique est « fixé » dans un état de demi liberté, au moyen de fortes doses de bicarbonates alcalins dans le liquide digéré.

1° — Les solutions carboniques aqueuses simples telles l'eau de seltz, les limonades, se dissocient très rapidement dans l'estomac par le fait de la température de + 37° C. qu'il présente, de telle sorte que : à l'action excitante fonctionnelle présentée pour les glandes digestives, se superpose une action hyposthénique de l'organe qui combat, et au delà, l'action mécanique motrice que de faibles doses de CO_2 peuvent produire sur l'estomac, et crée de la dilatation stomacale par inertie motrice, et par suite détermine de la rétention gastrique.

2° — Les solutions carboniques alcalines conservent au contraire — nous l'avons montré — leur gaz à peu près intact non dissocié ; et ce gaz absorbé en même temps que les alcalins surcharge le sang et profite de la dialyse rénale suractivée par lui-même — l'avons-nous dit aussi — pour s'éliminer au rein sous forme de carbonophosphates.

Autrement dit :

L'acide carbonique des solutions — mêmes minérales peu

accusées — est du gaz peu actif au point de vue de l'amélioration des fonctions digestives, de la fonction rénale et de la
fonction épurative sanguine ;

L'acide carbonique en excès dans les eaux minérales bicarbonatées jouit, — à condition de ne pas dépasser un chiffre trop
élevé, — de fonctions gastriques excitantes pour la sécrétion
glandulaire active, excitante pour la fonction motrice ;

De fonctions rénales excitantes au point de vue dialytique ;

De fonction sanguine excitante pour la solubilisation des
phosphates d'élimination urinaire.

**

La Physiologie et par la suite Pharmacologie du *radium* et
des gazs rares, *helium*, *argon* en dérivant, ne sont point encore
complètes.....

Cependant, des travaux de Bouchard et Balthazard, de
Raynaud, de Bergell, Braunstein et Biekel, de Fauveau de Cour-
melles, de Mme Phisalix, de Jaboin, de Kimmerm et Dariex, il
semble pouvoir être conclu que :

1° Les émanations radifères sont facilement assimilables
par l'économie ;

2° Le sang ne paraît aucunement les emmagasiner ;

3° Mais leur répartition se fait, au contraire, comme fixation
dans les organes, par ordre décroissant, de la façon ci-après :

$$
\begin{aligned}
\text{Capsules surénales} &= 8,33 \text{ p. } 100 \\
\text{Rate} &= 1,77 \quad - \\
\text{Poumons} &= 0,72 \quad - \\
\text{Peau} &= 0,56 \quad - \\
\text{Foie} &= 0,14 \quad - \\
\text{Rein} &= 0,08 \quad -
\end{aligned}
$$

4° L'élimination des émanations radifères se fait rapidement
(en 4 heures), pour les onze douzièmes par la peau ou la voie
pulmonaire ;

5° Une action stimulante de toutes les glandes à sécrétion
interne est provoquée par les émanations radifères ;

6° Qui seraient aussi l'action zymotique des ferments en
général, et particulièrement de la pepsine et de la pancréatine;

7° Les émanations radifères seraient purement, au contraire, inertes au point de vue chimique dans l'organisme ;

8° Les corps radio-actifs agissent comme sédatifs de la douleur.

**

Nous avons précédemment exposé et discuté les résultats des recherches de Chamagne et Salignat sur la présence et le dosage des métaux à l'état colloïdal dans les Eaux minérales de Vichy ; et notre conclusion a été qu'une cause plus ferme d'une action électropositive se dégageait de ces intéressants travaux.

Et nous sommes ainsi conduits à étudier la donnée pharmacodynamique des *colloïdes métalliques*, à propos de laquelle nous ne croyons pouvoir mieux faire que de citer textuellement les pages suivantes signées du professeur Pouchet :

« Le chlorure de sodium est le principe minéralisateur le plus abondant de l'eau de mer. Or, l'injection de solution isotonique de NaCl produit de l'*hyperthermie*, tandis que la solution isonotique d'eau de mer produit de l'*hypothermie*, en même temps qu'une élimination rénale plus abondante. L'eau de mer est, environ, deux fois moins toxique que la solution de NaCl.

Si l'on évapore au bain-marie une certaine quantité d'eau de mer, que l'on reprenne le résidu par l'eau distillée, en ayant soin de rétablir exactement le volume primitif, la nouvelle solution possède des propriétés qui ne sont exactement comparables, ni à celles de l'eau de mer, ni à celles de la solution de NaCl. Enfin, la stérilisation de l'eau de mer à l'autoclave la rend relativement toxique pour le chien. De tout cela, il faut donc conclure que le sodium n'est pas seul élément actif de l'eau de mer.

Ces considérations vont me fournir une transition toute naturelle pour insister sur certaines propriétés médicamenteuses des eaux minérales et les rapprocher de ces actions si remarquables exercées par les métaux divers, à l'état de traces, dans un liquide aqueux, actions que l'on a comparées à celles des zymases, en raison de leur détermination.

La composition chimique de l'eau de mer (1) ne suffit pas pour expliquer des résultats aussi nets : et par composition chimique, nous devons seulement entendre la composition probable, celle que nous établissons un peu arbitrairement après avoir pesé les éléments dosables, car nous ignorons la véritable composition. Aussi, me parait-il indispensable de réserver, pour l'interprétation exacte des phénomènes, cette notion de *forme réelle* sous laquelle les éléments de l'eau de mer pénètrent dans l'organisme.

En dehors des éléments dosables, on doit reconnaître dans l'eau de mer l'existence d'éléments rares : les uns bien déterminés, sont ceux que l'analyse chimique qualitative ou l'analyse spectroscopique permettent de caractériser, tels sont : le ter, le fluor, le fore, le lithium, le cæsium, etc. ; d'autres dont l'existence me parait, jusqu'ici du moins, seulement hypothétique, mais dont on est conduit par le raisonnement et la discussion des faits à soupçonner la présence ; tels sont : le cobalt, l'arsenic, l'or, le zinc, etc. Autrefois, on eut expliqué l'action médicamenteuse du fer ou du fluor de l'eau de mer en admettant que ces éléments agissaient comme modificateurs de la nutrition des tissus animaux qui en contiennent normalement ; actuellement, nous sommes obligés de modifier nos conceptions sur leur rôle à l'état de traces.

Comme une eau minérale, l'eau de mer est une solution

---

(1) 1.000 grammes d'eau de mer renferment (RICHE) :

ÉLÉMENTS DISSOUS	OCÉAN	MÉDITERRANÉE
Chlorure de sodium......................	25 gr. 10	27 gr. 22
— potassium................... ..	0 50	0 70
— magnésium....................	3 50	6 14
Iodures alcalins	traces	traces
Bromures —	traces	traces
Sulfate de magnésium....................	5 78	7 02
— calcium...	0 15	0 15
Carbonate de magnésium......	0 18	0 19
— calcium	0 02	0 01
— potassium..................	0 23	0 21
TOTAUX	35 gr. 46	41 gr. 64

en quelque sorte douée d'individualité et caractérisée par des mouvements moléculaires énergiques. Chaque eau minérale naturelle constitue une solution *sui generis* que rien d'autre ne peut remplacer. La simple constatation d'un fait expérimental peut permettre de justifier cette assertion ; la conductibilité électrolytique varie sensiblement entre deux eaux minérales aussi voisines que possible par leurs propriétés ; elle varie encore pour une même eau minérale suivant les conditions auxquelles on l'a soumise : action de l'air, chauffage, etc. Il en résulte qu'il est aussi impossible de réaliser une eau de mer qu'une eau minérale artificielle.

Des expériences récentes d'ALBERT ROBIN et BARDET montrent qu'à des doses infinitésimales, des métaux dissous dans l'eau sont capables d'une très grande activité et que la nature du métal importe peu dans la genèse des phénomènes physiologiques intenses qu'ils provoquent.

Jusqu'à un certain point, on peut comparer cette extrême division des métaux dissous dans l'eau à l'état de la matière contenue dans le tube de CROOKES. On sait que le vide détermine, dans les ampoules utilisées en radiologie, un état particulier de la matière, que le chimiste anglais a dénommé *état radiant*, et dans lequel les atomes, extrêmement dissociés, se trouvent en quelque sorte dégagés de toute influence réciproque, possèdent leur activité autonome, et manifestent leur maximum d'énergie. On a signalé, récemment, dans certaines eaux minérales, la présence d'éléments rares (argon, hélium, radium) à un état de division extrême, et il semble qu'il faille bien attribuer à ces substances rares, et n'existant qu'en proportions impondérables, des effets thérapeutiques que la composition chimique élémentaire, appréciable par l'analyse, ne permettait pas d'interpréter. A ce degré d'extrême division, il semble qu'il n'existe plus d'individualité propre pour tel ou tel élément, mais qu'il s'agisse seulement de *matière radiante* ; comme dans le tube de CROOKES, peu importe la nature du gaz pourvu que la raréfaction soit suffisante.

On peut préparer ces solutions métalliques en faisant éclater, comme l'a fait BREDIG, un petit arc électrique entre des électrodes métalliques (or, ou argent, ou platine) immergés dans l'eau distillée ; les atomes du métal sont, en quelque sorte, libérés, autonomes dans leur activité, et susceptibles de manifester toute leur énergie.

Les diverses solutions métalliques que l'on peut obtenir de cette façon présentent une richesse en métal variant de neuf centièmes à deux dixièmes de milligramme par centimètre cube de liquide (0 milligr. 09 à 0 milligr. 20). Ces solutions s'altèrent avec une assez grande facilité, et, spontanément, elles perdent plus ou moins rapidement leurs propriétés physiologiques, même lorsqu'on a soin de les tenir à l'obscurité et à l'abri de l'air, de la chaleur, en un mot, de toute influence physico-mécanique appréciable. Comme je viens de le dire, il semble que ce ne soient pas l'or, l'argent, le platine, qui agissent en tant que corps spécifiques, mais bien de la *matière métallique à l'état radiant*. Absolument comme dans les ampoules électriques, il importe peu que le gaz raréfié soit de l'air ou de l'oxygène ou tout autre gaz ; la seule condition décisive, c'est que le vide soit poussé aussi loin que possible et que les atomes du gaz soit à leur maximum d'écartement.

Des artifices de préparation peuvent également permettre d'obtenir des solutions métalliques, altérables, dans les conditions que j'indiquais précédemment, et TRILLAT a préparé des solutions de cuivre et de manganèse en précipitant un sel métallique par un alcali, en présence d'une substance colloïde comme l'albumine, la gélatine ou même simplement la gomme.

L'expérience a montré que ces solutions métalliques possèdent, vis-à-vis de la matière vivante, les propriétés des diastases organiques, oxydases, réductases, et que leurs réactions peuvent être inhibées ou accélérées par les agents physiques ou chimiques qui influeront de la même façon les diastases. A. ROBIN a poursuivi cette comparaison chez l'homme et, des résultats qu'il a obtenus, nous pouvons déduire que ces agents minéraux se sont conduits comme de véritables *ferments métalliques*.

Qu'on injecte, sous la peau, des solutions contenant quelques dixièmes de milligramme d'un métal tel que : palladium, platine ou or, on observera des manifestations d'ordre chimique ou physiologique parfois identiques, toujours très étroitement comparables à celles déterminées par des diastases, celles extraites des levûres par exemple. Ces effets se traduisant de la façon suivante :

1° — Une augmentation de l'urée, qui peut s'élever de 30 p. 100 de sa valeur normale et donner à l'urine la propriété de provoquer la formation d'un dépôt solide et cristallin d'azotate d'urée par addition d'acide nitrique ; cette élévation du taux de l'urée, variable dans son intensité, est presque constante dans tous les cas, sauf chez des cancéreux avancés et les cachectiques en général ;

2° — L'augmentation du coefficient d'utilisation azotée ;

3° — L'augmentation de l'acide urique qui peut atteindre des chiffres considérables (jusqu'au triple de la quantité initiale) ;

4° — Une véritable décharge d'indoxyle urinaire. La présence d'un excès de cet élément dans l'urine, sous la seule influence de l'injection d'une solution métallique, nous permet d'affirmer que les théories qui rattachent la production en excès de l'indican à des fermentations intestinales ne sont plus exactes ;

5° — Une diminution dans la quantité d'oxygène consommé total sans abaissement parallèle de l'acide carbonique formé, d'où élévation du quotient respiratoire ;

6° — Une élévation temporaire de la tension sanguine ;

7° — De profondes modifications dans les éléments figurés du sang ; l'injection est suivie, en effet, d'une leucolyse véritable, variable avec l'état de l'individu : légère chez un sujet sain, intense dans les affections s'accompagnant normalement de leucocytose.

La destruction leucocytaire se produit aux dépens des polynucléaires neutrophiles, et on observe, en même temps, une augmentation des mononucléaires, surtout des formes volumineuses exerçant la fonction macrophagique ; enfin il n'est pas rare de voir apparaître ou augmenter l'éosinophilie lorsque la réaction provoquée par la médication s'est effacée. Le nombre et la structure des globules rouges ne paraissent pas subir de modifications notables.

En soumettant des malades un à traitement par les eaux
chlorurées sodiques, et mieux par les eaux alcalines mixtes,
c'est-à-dire à la fois chlorurées et bicarbonatées sodiques,
nous pourrons constater, dans les phénomènes de nutrition,
des modifications comparables à celles que viennent de
produire les solutions de ferments métalliques.

Il est rationnel de rapporter une partie, au moins, de ces
modifications aux traces d'éléments rares que contiennent
toutes ces eaux minérales. C'est donc, en définitive, le mouvement vibratoire, communiqué directement par la substance
traversant l'organisme, ou provoqué au cours de métamorphoses se poursuivant dans l'économie animale, qui détermine
les modifications caractérisant les actions médicamenteuses...»

(POUCHET).

**

Parmi les actions chimiques qu'est susceptible de produire
l'énergie électrique, les unes sont le résultat de l'action directe
du courant qui provoque la décomposition des corps composés
qu'il traverse, on les appelle *réactions électrolytiques* (1) ; les
autres sont provoquées par le courant agissant surtout comme
source interne de chaleur et portant les corps à une température très haute à laquelle ils sont susceptibles de réagir
entre eux, on les appelle *réactions électrothermiques* (2).

Au point de vue chimique, la façon dont se comportent les
différents corps, lorsqu'ils sont traversés par un courant permet
de les diviser en deux classes :

1° — Ceux qui, comme le platine, le cuivre, le charbon,
le mercure, les alliages, ne subissent aucune modification
chimique imputable à l'électricité ;

2° Ceux qui, comme les sels, les acides, les bases, *fondus*
ou *en dissolution*, subissent, corrélativement au passage du

---

(1) Galvanoplastie, dorure, argenture par exemple.

(2) Production de carbure de calcium (pour la fabrication de l'acétylène),
autre exemple.

courant, une décomposition qui se traduit par la mise en liberté de tout ou partie de leurs éléments au point d'entrée (*anode*) et au point de sortie (*cathode*) du courant électrique. Les conducteurs de la deuxième classe sont appelés *électrolytes* et la décomposition chimique produite par le courant est dite *électrolyse*.

Soit un vase contenant un électrolyte liquide dans lequel plongent deux conducteurs ou électrodes en platine reliés : l'un au pôle + positif (anode), l'autre au pôle — négatif (cathode) d'un électromoteur, par des fils conducteurs (réophores) ; l'étude des actions chimiques produites par le courant conduit à la loi générale suivante :

L'électrolyse a pour effet la mise en liberté :

A l'électrode négative : des métaux des sels et des bases, et de l'hydrogène des acides ;

A l'électrode positive : des radicaux acides des sels et des acides, et de l'oxyhydrile des bases.

Exemples :

Electrolyse de Cl K.	Cl est libéré au pôle +	
(chlorure de potassium)	K est libéré au pôle —	
Electrolyse de SO^4Cu	SO^4 est libéré au pôle +	
(Sulfate de cuivre)	Cu est libéré au pôle —	

On appelle *ions* les éléments ainsi libérés aux électrodes : *ions positifs* ou *anions*, ceux libérés au pôle + ou *anode ; ions négatifs* ou *cations*, ceux libérés au pôle — ou *catode*.

(Faraday).

*

Mais, ainsi que nous l'avons déjà mentionné, le passage d'un courant au travers d'électrolyte en solution aqueuse n'est pas nécessaire pour l' « ionisation » de ces électrolytes...

A la suite des mémorables travaux de Van't Hoff sur l'assimilation de l'état des corps en solution diluée avec l'état gazeux, et pour expliquer les anomalies que présentent les sels dans cette théorie, Arrhénius émit, en effet, l'hypothèse, sanctionnée depuis par d'innombrables résultats expérimentaux, que :

Les sels en solution aqueuse sont dissociés plus ou moins complétement en leurs parties constitutives ou ions.

Cette dissociation s'accroît avec la dilution.

« Tout s'éclaire, dit Denigès, à la lueur de cet ingénieux concept, montrant que les propriétés des solutions salines diluées dépendent bien plus des ions libres que de la partie non dissociée du sel. »

Or, nous avons montré que, dans les Eaux minérales de Vichy (1), une part — considérable relativement à l'eau distillée — de 0.0063 p. 100 des sels totaux avait subi la dissociation ionique.

Donc l'on doit, pharmacodynamiquement, puisque Pouchet lui-même attribue à l'ionisation une importance médicamenteuse de premier ordre, reconnaître que la valeur thérapeutique des composants chimiques des Eaux minérales de Vichy se trouve fortement accrûe par l'ionisation d'une notable proportion de ces composants chimiques quand l'eau de Vichy est consommée sur place (2).

*
* *

Et, ainsi :

83 modes divers d'action pharmacodynamique, portant sur six types fonctionnels différents, peuvent être relevés à l'actif des éléments entrant dans la composition d'ensemble des Eaux minérales de Vichy.

---

(1) V. p. 657 et 658.

(2) La part pharmacodynamique des métaux rares et de l'ionisation des Eaux de Vichy dans le traitement thermal sur place pourrait, d'ailleurs, encore être accrue par l'utilisation, au lieu du verre banal, largement ouvert, d'un verre ne présentant qu'une faible ouverture latérale comme les « récipients » si curieux appartenant au Dr Chopard dont faisaient, par intuition pure, usage les Romains à Vichy, il y a 2.000 ans (Alquier).

I — **Actions pharmacodynamiques d'ordre chimique:**

1. — *Action alcalinisante générale* due à :

Bicarbonate de sodium
—   de potassium   } fortes doses.
—   de magnésium.
—   de calcium.
—   de lithium.
—   de strontium.
—   de fer.
—   de manganèse.
—   de cérium.
—   de rudibium.
Sulfate de sodium.

2. — *Suractivité oxygénante générale* liée à :

Bicarbonate de fer.
—   de manganèse.
Chlorure de sodium.

3. — *Augmentation du quotient respiratoire* sous la dépendance de :

Bicarbonate de soude.
—   de manganèse.
Acide carbonique.
Iodure de sodium.

4. — *Mobilisation albuminoïdique* donnée par :

Chlorure de sodium.
Iodure de sodium.
Bicarbonate de strontium.

5. — *Mobilisation des graisses* par :
Sulfate de sodium.

6.— *Exagération de la chlorurie urinaire* occasionnée par :
Iodure de sodium.

7. — *Economisation du calcium de l'économie* dépendant de :
Bicarbonate de strontium.

8. — *Augmentation de l'assimilation générale* que déterminent :

Bicarbonate de sodium
— de potassium } faibles doses.
Phosphate de sodium.
Arsénite de sodium.

9. — *Augmentation de la désassimilation générale* intimement liée à :

Bicarbonate de sodium
— de potassium } faibles doses.
— de strontium.
Sulfate de sodium.
Phosphate de sodium.
Iodure de potassium.
Acide sulphydrique.
Sulfate de sodium.
Sulphydrosulfure de sodium.

10. — *Action antiacide gastrique* occasionnée par :
Bicarbonate de sodium
— de potassium } fortes doses.
— de magnésium.
— de calcium.
— de lithium.
— de strontium.
— de fer.
— de manganèse.
— de cérium.
— de rubidium.

11 — *Dissolution de l'acide urique* due à :
Bicarbonate de sodium.
— de potassium.
— de lithium.

12. — *Dissolution des phosphates* que provoquent :
Acide carbonique.
Acide sulfhydrique.
Sulfure de sodium.
Sulthydrosulfure de sodium.

13. — *Dissolution des matières sébacées cutanées* sous la dépendance de :

Bicarbonate de sodium.
— de potassium.

14. — *Action hyperacidifiante générale* par :

Acide carbonique.
Acide sulfhydrique.
Sulfure de sodium.
Sulfhydrosulfure de sodium.

15. — *Action réductrice sur l'hémoglobine* liée à :

Acide sulfhydrique ⎫
Sulfure de sodium ⎬ directement.
Sulfhydrosulfure de sodium. ⎭
Sulfate de sodium............ indirectement.

II. — Action pharmacodynamique d'ordre physique :

16. — *Augmentation thermique* due à.

Acide sulfhydrique.
Sulfate de sodium.
Sulfhydrosulfure de sodium.

17. — *Excitation musculaire générale* occasionnée par :

Arsénite de sodium.
Sulfate de sodium.

18. — *Excitation musculaire cardiaque* par :

Protosels.

19. — *Excitation respiratoire* que cause :

Arsénite de sodium.

20. — *Action péristaltogène intestinale* provoquée par :

Acide sulfhydrique.
Sulfure de sodium.
Sulphydrosulfure de sodium.
Sulfate de sodium.

21. — *Drainage tissulaire* dû à :

Chlorure de sodium.
Sulfate de sodium.
Iodure de sodium.

22. — *Drainage hymphatique* lié à :

Chlorure de sodium.
Sulfate de sodium.

23. — *Augmentation de la concentration du sang* occasionnée par :
Sulfate de sodium (faibles doses).

24. — *Fluidification du sang* (Sérégé), par :
Bicarbonate de sodium (Source Hôpital a peu près exclusivement).

25. — *Fluidification de la bile* provoquée par :
Bicarbonate de sodium.

26. — *Fluidification du mucus* du à :

Bicarbonate de sodium.
— ammonium.
Iodure de sodium.

III – Actions pharmacodynamiques d'ordre histologique [1]

27. — *Augmentation de la nutrition du sang et des humeurs* occasionnée par :

Chlorure de sodium.
Phosphate de sodium.
Métaux colloïdaux.

28. — *Augmentation de la nutrition osseuse* par :
Phosphate de sodium.
Bicarbonate de calcium.
— de strontium.

29. — *Augmentation de la nutrition des éléments cellulaires* occasionnée par :

Bicarbonate de potassium.
— de calcium.
— de fer.
Métaux colloïdaux.

---

[1] En considérant le « milieu intérieur » comme un tissu, commé de la « chair coulante ».

30. — *Augmentation de la nutrition des cartilages* liée à :
Arsénite de sodium.

31. — *Action kératolytique* par :
Sulfure de sodium.

32. — *Action kératoplastique* due à :
Sulfure de sodium.

33. — *Reconstitution hémoglobinique* liée à :
Bicarbonate de fer.
— de manganèse.

34. — *Amélioration de la nutrition du sérum* dépendant de :
Bicarbonate de sodium.
— de calcium.
Phosphate de sodium.
Arsénite de sodium.
Chlorure de sodium.

35. — *Amélioration spéciale de la nutrition des hématies* due à :
Bicarbonate de potassium.

36. — *Exagération de la leucocytose mononucléaire* par :
Iodure de sodium.

37. — *Amélioration spéciale de la nutrition de la lymphe* sous la dépendance de :
Bicarbonate de sodium.
— de sodium.
Sulfate de sodium.

38. — *Stimulation des fibres musculaires* par :
Bicarbonate de sodium.

39. — *Stimulation des cils vibratils* due :
Bicarbonate de sodium.

40. — *Réfection épithéliale des muqueuses* due à :
Bicarbonate de sodium.
Acide sulphydrique.
Sulphydro sulfure de sodium.

41. — *Réfection épithéliale des épidermes* par :

Bicarbonate de sodium.

Sulfure de sodium.

42. — *Pénétrations épidermique et dermique* occasionnées par :

Bicarbonate de sodium.

IV. — Actions pharmacodynamiques d'ordre mécanique :

43. — *Amélioration circulatoire générale* par :

Acide sulfhydrique.

Sulfure de sodium.

Sulthydrosulfure de sodium.

44. — *Action vaso-constrictice* due à :

Acide sulfhydrique.

Sulfure de sodium.

Sulthydrosulfure de sodium.

45. — *Action vaso-dilatatrice* due à :

Acide carbonique.

46. — *Hypertension rénale* occasionnée par :

Iodure de sodium (faibles doses).

Sulfate de calcium (faibles doses).

V. — Actions pharmacodynamiques d'ordre physiologique :

47. — *Entretien des échanges osmotiques* provoqué par :

Bicarbonate de sodium.

—   de potassium.

Chlorure de sodium.

Sulfate de sodium.

48. — *Nutrition des humeurs* due à :

Bicarbonate de sodium.

Chlorure de sodium.

Sulfate de sodium.

49. — *Action endosmotique cellulaire* occasionnée par :

Chlorure de sodium.

50. — *Excitation cutanée circulatoire* due à :

Bicarbonate de sodium.
Acide carbonique.
Acide sulfhydrique.
Monosulfure de sodium.
Sulfhydrosulfure de sodium.

51. — *Hypersécrétion glandulaire générale* par :

Bicarbonate de sodium.
Iodure de sodium.

52. — *Hyperfonction des glandes à sécrétion interne* due à :

Radium·
Argon.
Helium.

53. — *Hyperfonction zymotique* (diastasique) provoquée par :

Chlorure de sodium.
Métaux colloïdaux.
Radium.
Helium.

54. — *Action antidiastasique* due à

Borate de sodium.

55. — *Exagératian salivaire* sous la dépendance de :

Iodure de sodium.

56 — *Formation du suc gastrique* due à :

Chlorure de sodium.
Phosphate de sodium.

57. — *Suractivité fonctionnelle gastrique* due à :

Bicarbonate de sodium.
— de calcium.
Acide carbonique.
Acide sulfhydrique.
Sulfure de sodium.
Sulfhydrosulfure de sodium.

58. — *Excitation primitive de la sécrétion gastrique* due à :

Bicarbonate de sodium (à petites doses et avant les repas).
Phosphate de sodium.

59. — *Excitation secondaire de la sécrétion gastrique* par :

Bicarbonate de sodium (à fortes doses et 2 à 3 heures après les repas) :

60. — *Excitation de la fonction pancréatique* due à :

Bicarbonate de sodium.

61. — *Amélioration de la fonction entérokynasique* due à :

Bicarbonate de sodium.

62. — *Action cholagogue* par :

Bicarbonate de sodium.
Sulfhydrosulfure de sodium.
Sulfure de sodium.
Sulfate de sodium.

63. — *Hypersécrétion bronchique* due à :

Iodure de sodium.
Bicarbonate d'ammonium.
Acide sulphydrique.
Sulfure de sodium.
Sulphydro sulfure de sodium.

64. — *Hyperfonction sudorale* occasionnée par :

Acide carbonique.
Bicarbonate de sodium.
Iodure de sodium.
Acide sulphydrique.
Sulfure de sodium.
Sulphydro sulfure de sodium.

65. — *Excitation cutanée sébacée* par :

Bicarbonate de sodium.

66. — *Excitation fonctionnelle cutanée* due à :

Arsénite de sodium.

67. — *Excitation de la sécrétion lactée* due à :

Bicarbonate de sodium.

68. — *Stimulation lymphatique* par ·
Iodure de sodium.

69. — *Protection antitoxique des hématies* due à :
Bicarbonate de sodium.

70. — *Endurance à la fatigue* (tonicité musculaire) par :
Bicarbonate de fer.
  — de sodium.
  — de potassium.
  — de calcium.
  — de strontium.
Chlorure de sodium.
Sulfate de sodium.

71. — *Inactivité myocardique* due à :
Bicarbonate de calcium.
  —   de rudibium.

72. — *Action laxative* occasionnée par .
Sulfate de sodium.
Phosphate de sodium.
Chlorure de sodium.

73. — *Action résolutive* due à :
Arsénite de sodium.

74. — *Action hémorrhagique* due à :
Acide sulphydrique.
Sulfure de sodium.
Sulphydro sulfure de sodium.

VI. — Actions pharmacodynamiques d'ordre nerveux :

75. — *Action stimulante bulbo-myélitique* par :
Bicarbonate d'ammonium.

76. — *Action excitante du système nerveux central* due à :
Bicarbonate de fer.

77. — *Action excitante sur le pneumo-gastrique* due à :
Bicarbonate de sodium.
  —   de lithium.

78. — *Action excitante spéciale (ébriété)* par :

Brôme (de bromure de sodium mis en liberté intérieure en présence de CO_2 et HS en excès).

79. — *Action sédative sur le pneumo-gastrique* par :
Bicarbonate de potassium.

80. — *Action sédative nerveuse générale* par :

Bromure de sodium.

81. — *Action sédative contre l'élément douleur :*

Acide carbonique.
Radium.
Argon.
Calcium.

82. — *Excitation génitale masculine* par :

Arsénite de sodium.
Phosphate de sodium.

83. — *Excitation génitale féminine* par :

Bicarbonate de fer.
Phosphate de sodium.

Toutes actions qu'en somme :
Soit la clinique (pesée, mensuration thoracique) ;
Soit la physiologie (sphygmomanométrie, sphymographie, viscosimétrie) ;
Soit la chimie biologique (urologie, chimisme stomocal, coprologie) ;
Soit la physique (hématoscopie, hématimétrie), mettent à même de journellement constater à Vichy ; et ont encore pu faire écrire par Constantin James (1).

« Les divers liquides qui circulent dans nos vaisseaux, ceux qui en sortent soit pour être rejetés au dehors, soit pour rentrer dans la circulation, présentent tous, dans l'état de santé, certains caractères chimiques que très souvent la maladie

---

(1) Guide des Eaux de Vichy. — V. Masson, éditeur. — Paris, 1858.

modifie : c'est ainsi que telle sécrétion alcaline deviendra acide, et telle sécrétion acide deviendra alcaline. Or les eaux de Vichy ont pour effet à peu près constant, non seulement d'augmenter l'alcalinité du sang et des autres liquides qui sont déjà naturellement alcalins, mais encore de rendre alcalines toutes les sécrétions naturellement acides. On comprend quelles seront les conséquences de ces métamorphoses et de ces espèces de conflits chimiques. Il est évident que toute maladie qui reconnaîtra comme point de départ, comme principale manifestation une trop grande acidité des humeurs sera puissamment influencée par l'eau de Vichy, et que, par suite, l'emploi bien dirigé de cette eau minérale pourra constituer en pareil cas la meilleure thérapeutique.

« Notons encore que l'eau de Vichy, par cela seul qu'elle rend le sang plus alcalin, lui fait perdre une partie de sa coagulabilité. On sait également que les alcalis s'attaquent à l'albumine et à la fibrine et amènent assez promptement la dissolution de ces substances. Si donc le sang devenu moins plastique, se meut avec plus de liberté dans ses canaux, et que, de plus, il ait acquis la propriété de dissoudre les deux principaux éléments qui forment la base de la plupart des engorgements chroniques, n'est-on pas bien près de connaître par quel mécanisme les eaux de Vichy sont fondantes et résolutives ?

SEPTIÈME DIVISION

Comparaison entre les Eaux minérales de Vichy et les autres Eaux minérales considérées comme alcalinisantes.

Généralités.

« Honni soit qui mal y pense ! »

Les Eaux minérales de Vichy sont loin d'être les seules qui, — se classant chimiquement comme alcalinisantes, c'est-à-dire étant plus ou moins susceptibles d'être considérées pharmacodynamiquement comme capable d'atténuer l' « Hyperacidité organique », substratum biologique le plus important de la Diathèse osmo-nutritive, — soient, judicieusement ou non, employées à la Cure de l'Arthritisme.....

Or, étant données les considérations pharmacologiques exposées précédemment, une simple comparaison analytique montrera quelles différences d'action peuvent être constatées entre la « Cure de Vichy » et la Cure de n'importe quelle autre station thermale dite alcalinisante.

En effet, quand ce ne sont point les principes minéralisateurs alcalins ou même alcalino-terreux qui leur font défaut, l'on y rencontre à côté des bicarbonates alcalins ou alcalino-terreux une telle proportion d'acide carbonique libre que, de ce fait, leur action pharmacodynamique s'en trouve ramenée au seul genre : *Eaux bicarbonatées alcalines hypercarboniques*, avec, à leur désavantage relativement à la Source type correspondante de Vichy, une minéralisation secondaire insignifiante, ou bien une « dissociation carbonique » par Hyperthermie, qui rend le solutum irritant comme celui des sesquicarbonates alcalins !

En effet, aucune station hydrologique, en dehors de Vichy, ne possède la variété de composition secondaire que nous avons montré exister dans ses sept types hydrominéraux, lesquels, par ces actions pharmacodynamiques variées, permettent au au Corps médical de : non seulement parer à la cause première de l'Arthritisme, la « Dyscrasie acide », mais encore contrebalancer thérapeutiquement les manifestations métaphysiologiques ou morbides les plus diverses de la « Dystrophie osmonutritive. ».

Aussi, pour l'exposé, à la fois clair et impartial, de notre démonstration, adopterons-nous pour la classification de l'ensemble des Eaux minérales françaises et étrangères que nous allons résumer analytiquement dans les deux chapitres qui suivent, le double sens en lequel nous avons étudié la station de Vichy ; c'est-à-dire que, après avoir divisé ces Eaux en leurs groupements fondamentaux : alcalins, alcalino-terreux, ferrugineux et mixtes qui les font plus ou moins assimiler comme ensemble à la Cure de Vichy, nous les classerons d'après l'importance de leur minéralisation fondamentable alcalinisante, en donnant par un simple mot la caractéristique positive ou négative de leur minéralisation secondaire.

Et la **minéralisation fondamentale** sera ainsi elle-même subdivisée :

A. — *Eaux très faiblement minéralisées*, c'est-à-dire contenant moins de 1 gramme de bicarbonates globaux par litre ;

B — *Eaux faiblement minéralisées*, autrement dit offrant entre 1 gramme et 2 grammes 50 de bicarbonates totaux par litre ;

C. — *Eaux moyennement minéralisées*, soit présentant un chiffre millésimal de bicarbonates d'ensemble oscillant entre 2 grammes 50 et 5 grammes ;

D. -- *Eaux fortement minéralisées*, ou eaux comprenant plus de 5 grammes de bicarbonates totaux par litre

CHAPITRE VINGT-TROISIÈME

Eaux Minérales françaises considérées comme alcalinisantes

I. — EAUX BICARBONATÉES SODIQUES [1]

A. — *Eaux très faiblement minéralisées alcaliniquement*

1° — **Forges-les-Bains** (Seine-et-Oise)

Eaux bicarbonatées sodiques et chlorurées à très faible minéralisation fondamentale.

Température .... + 26° C.

	Par litre	Titre hydroalcalimétrique
Bicarbonate de sodium............	0gr185	0gr185
— de magnésium		
Chlorure de sodium..............	0.140	
Sulfate de calcium	0.075	
TOTAL MOYEN	0.400	

2° — **Avène** (Hérault)

Eau bicarbonatée sodique arsénico-siliceuse, très faiblement minéralisée fondamentalement.

Température........................ + 27° C.

	Par litre	Titre hydroalcalimétrique
Bicarbonate de sodium..............	0gr072	
— de calcium..............	0.167	0gr317
— magnésium.............	0.078	
Chlorure de sodium.................	0.008	
Silicate	traces	
Arsénite.........................	traces	
TOTAL MOYEN..............	0.335	

---

(1) Classification et chiffres d'après « l'Annuaire des Eaux minérales, Stations climatériques et Sanatoriums de France et de l'Étranger ». A. Maloine, éditeur, Paris 1898), et d'après aussi le « Guide des Eaux Minérales » de Constantin James.

3ᵉ — Saint-Laurent-les-Bains (Ardèche)

Eau carbonatée disodique, très faiblement minéralisée fon-damentalement.

	Par litre	Titre hydroalcalimétrique
Carbonate de sodium	0ᵍʳ505	0ᵍʳ505
Chlorure de sodium	0.085	
ToTAL MOYEN	0.682	

4° — Chaudesaigues (Cantal)

Eau carbonatée sodique hyperthermale, très faiblement minéralisée alcaliniquement, et offrant par ses carbonates di-sodiques tous les défauts des bicarbonates incomplètement saturés.

Température. . . . . + 82° C.

	Par litre	Titre hydroalcalimétrique
Carbonate de sodium.	0ᵍʳ471	
— de calcium	0.050	0ᵍʳ521
— de fer	traces	
Chlorure de sodium	0.063	
Sulfate de —	0.045	
Arsénite de —	traces	
ToTAL MOYEN	0.811	

5ᵉ — Néris (Allier)

Eaux minérales bicarbonatées sodiques, hyperthermales, à très faible minéralisation fondamentale.

Température . . . . de + 20° C. à 56° C.

	Par litre	Titre hydroalcalimétrique
Bicarbonate de sodium	0ᵍʳ416	
— de calcium	0.145	0ᵍʳ561
Chlorure de sodium	0.178	
Sulfate de —	0.389	
Azote.		
Oxygène	traces	
Acide carbonique.		
ToTAL MOYEN	1.640	

6° — **La Chaldette** (Lozère)

Eaux bicarbonatées sodiques très faiblement minéralisées fondamentalement.

Température . . . . + 34° C.

	Par litre	Titre hydroalcalimétrique
Bicarbonates. ⎱ alcalins	0gr638	0gr630
Sulfates . . . . . ⎰		
Oxyde de fer.	traces	

B. — *Eaux faiblement minéralisées alcaliniquement*

1° — **Clermont-Ferrand** (Puy-de-Dôme)

Eaux bicarbonatées et chlorurées sodico-calciques ferrugineuses à faible minéralisation fondamentale.

Température . . . . de 10° C. à 22° C.

	Par litre	Titre hydroalcalimétrique
Bicarbonate de sodium.	0gr569 ⎫	
— de calcium.	0.797 ⎬ 1gr317	
— de fer.	0.051 ⎭	
Chlorure de sodium.	0.824	
— de lithium	0.015	
Total moyen.	2.256	

2° — **Lamalou** (Hérault)

Eaux minérales bicarbonatées hyperthermales mixtes et ferrugineuses à faible minéralisation fondamentale et sans principes secondaires.

Température . . . . de + 30° C. à 46° C.

	Par litre	Titre hydroalcalimétrique
Bicarbonate de sodium.	0gr895 ⎫	
— de potassium	⎬	
— de calcium	0.452 ⎬ 0gr558	
— de magnésium	0.186 ⎬	
— de fer.	0.025 ⎭	
Acide carbonique	traces	

C. — *Eaux moyennement minéralisées alcaliniquement*

1° — **Saint-Nectaire** (Puy-de-Dôme)

Eaux minérales bicarbonatées et chlorurées sodiques, moyennes comme minéralisation fondamentale, et minéralisées secondairement comme métaux rares.

Température............. de + 13° C. à + 44° C.

	Par litre	Titre hydroalcalimétrique
Bicarbonate de sodium...............	2^{gr}500	
— de lithium.............		
— de fer.................		2^{gr}500
— de strontium...........	traces	
— de cobalt...............		
— de cuivre..............		
— de mercure............		
Chlorure de sodium.................	2.500	
Acide carbonique..................	1.530	
TOTAL MOYEN...............	7.580	

2° — **Royat** (Puy-de-Dôme)

Eaux bicarbonatées sodiques, chlorurées, ferrugineuses et arsénicales, à minéralisation fondamentale moyenne.

Température.............. de + 20° C. à + 35° C.

	Par litre	Titre hydroalcalimétrique
Bicarbonate de sodium..............	0^{gr}800	
— de calcium.............	1.000	
— de magnésium..........	0.677	2^{gr}519
— de fer.................	0.042	
— de manganèse...........	traces	
Chlorure de sodium.................	1.628	
— de lithium................	0.035	
Arsénite de sodium.................	traces	
Acide carbonique..................	1.700	
TOTAL MOYEN...............	5.623	

3° — Sail-sous-Couzan (Loire)

Eaux bicarbonatées sodiques, froides, à minéralisation fondamentale moyenne.

Température .... 12-13° C.

	Par litre	Titre hydroalcalimétrique
Bicarbonate de sodium..............	1^{gr}950	
— potassium	0.393	
— calcium.............	0.387	2^{gr}730
Acide carbonique..................	0.431	
TOTAL MOYEN	3.609	

4' — La Bourboule (Puy-de-Dôme)

Eaux bicarbonatées sodiques, hyperthermales, chlorurées et arsénicales, moyennement minéralisées fondamentalement.

Température .... + 60° C.

	Par litre	Titre hydroalcalimétrique
Bicarbonate de sodium..............	2^{gr}892	2^{gr}892
Chlorure —	2.804	
— de potassium	0.235	
Sulfate de sodium	0.278	
Arséniate —	0.028	
Acide carbonique..................	2.267	
TOTAL MOYEN	6.133	

5° — Châteauneuf (Puy-de-Dôme)

Eaux bicarbonatées sodiques, mais plutôt mixtes (par leur grand excès de calcium et de fer) et avec une minéralisation fondamentale moyenne.

Température .... de + 12° C. à + 38° C.

	Par litre	Litre hydroalcalimétrique
Bicarbonate de sodium..............	2^{gr}080	
— potassium	1.089	
— lithium..............	0.035	
— calcium.............	0.750	3^{gr}011
— fer.................	0.057	
Acide carbonique libre	0.230	
TOTAL MOYEN	6.759	

6° — **Desaignes** (Ardèche)

Eaux bicarbonatées sodiques et silicatées à minéralisation fondamentale assez forte et athermales.

	Par litre	Titre hydrocalcimétrique
Bicarbonate de sodium..............	4^{gr}130	
— potassium	0.510	4^{gr}640
Silicates divers....................	0.250	
Chlorure de sodium...............		
— potassium	0.145	
Oxyde de fer		
Lithine	traces	
Arsenic.........................		
Acide carbonique.................	1.250	
TOTAL MOYEN..............	5.246	

D. — *Eaux fortement minéralisées alcaliniquement*

1° — **Saint-Yorre** (Allier et Puy-de-Dôme) [1]

Eaux athermales, bicarbonatées sodiques hypercarboniques, à minéralisation fondamentale forte, mais sans principes minéralisateurs secondaires.

Température.. .... de + 12° C. à 16° C.

	Par litre	Titre hydrocalcimétrique
Bicarbonate de sodium..............	4^{gr}838	
— calcium..............	0.683	5^{gr}531
— fer.................	0.010	
Chlorure de sodium...............	0.555	
Acide carbonique.................	abondant	
TOTAL MOYEN	8.570	

---

(1) Une partie des Sources du groupe hydrominéral de Saint-Yorre est située sur les territoires des communes de Saint-Priest-Bramefant et de Saint-Sylvestre qui dépendent du département du Puy-de-Dôme.

2' — **Hauterive** (Allier)

Eaux hypercarboniques athermales, — sauf pour les Sources du Dôme (+ 61° C.) et Gannat (+ 32° C.), — bicarbonatées sodiques à forte minéralisation fondamentale et sans minéralisation secondaire notable.

Température.................. de + 12° C. à 61° C.

	Par litre	Titre hydroalcalimétrique
Bicarbonate de sodium...:..........	4^{gr}687	
— magnésium...........	0.501	
— calcium	0.432	5^{gr}637
— fer.................	0.017	
Chlorure de sodium................	0.554	
Acide carbonique..................	2.183	
TOTAL MOYEN	8.956	

3' — **Vals** (Ardèche)

Eaux athermales, bicarbonatées sodiques hypercarboniques, à très grandes variétés de minéralisation fondamentale, mais avec absence de minéralisation secondaire.

Température.............. de + 13° C à + 16° C.

	Par litre	Titre hydroalcalimétrique
Bicarbonate de sodium.............	5^{gr}940	5^{gr}940
— fer.................	traces	
Arséniate de sodium...............		
TOTAL MOYEN.............	7.806	

4' — **Cusset** (Allier)

Eaux bicarbonatées sodiques froides, à forte minéralisation fondamentale, mais sans principes minéralisateurs secondaires.

Température............ de + 12° C. à + 16° C.

	Par litre	Titre hydroalcalimétrique
Bicarbonate de sodium.............	5^{gr}843	
— calcium.............	0.365	6^{gr}341
— magnésium	0.133	
Chlorure de sodium................	0.503	
Sulfate de calcium	0.294	
Acide carbonique..................	0.280	
TOTAL MOYEN	7.418	

46

II. — EAUX BICARBONATÉES CALCIQUES

A. — *Eaux très faiblement minéralisées alcaliniquement*

1· — **Foncaude** (Hérault)

Eau bicarbonatée calcique à très faible minéralisation fondamentale.

Température .... + 12° C.

	Par litre	Titre hydroalcalimétrique
Bicarbonate de calcium..............	0gr188	0gr188
Chlorure de sodium.................	0.162	
— magnésium.............	0.058	
Total moyen	0.860	

2· — **Evian** (Haute-Savoie)

Eau bicarbonatée calcique et silicatée avec très faible minéralisation fondamentale.

Température.......................... + 12° C.

	Par litre	Titre hydroalcalimétrique
Bicarbonate de sodium	0gr020	
— calcium.............	0.221	0gr258
— magnésium..........	0.017	
Silicates alcalins..................	traces nettes	
Acide carbonique............	0.097	
Total moyen	0.361	

3· — **Gautier** (Haute-Garonne)

Eau bicarbonatée calcique à extrêmement faible minéralisation fondamentale.

Température.......................... + 12° C.

	Par litre	Titre hydroalcalimétrique
Bicarbonate de calcium..............	0gr273	0gr316
— magnésium..........	0.042	
— fer.................		
Crénate —	0.003	
Total moyen	0.386	

4° — Bondonneau (Drôme)

Eaux bicarbonatées calciques à très faible minéralisation fondamentale et iodo-bromurées.

Température................ de + 15° C. à + 17° C.

	Par litre	Titre hydroalcalimétrique
Bicarbonate de calcium............. {	0^{gr}390	0^{gr}390
— magnésium...........		
Chlorure de sodium................	0.034	
Iodure — .... }	0.009	
Bromure —		
Arsénite —	traces	
Silice........................... }	0.028	
Alumine.........		
TOTAL MOYEN	0.607	

5° — Chateau-Gontier (Mayenne)

·Eaux bicarbonatées calciques et ferrugineuses à très faible minéralisation fondamentale.

Température...................... + 12° C.

	Par litre	Titre hydroalcalimétrique
Bicarbonate de calcium............	0^{gr}455 }	0^{gr}505
— fer............. ··· {	0.104 }	
Crénate —................		
Sulfate de magnésium ...:......	0.520	
TOTAL MOYEN	1.397	

6° — Sermaize (Marne)

Eau bicarbonatée calcique à très faible minéralisation fondamentale.

Température........................ + 14° C.

	Par litre	Titre hydroalcalimétrique
Bicarbonate de calcium.............	0^{gr}526	0^{gr}526
Sulfate de sodium ... . {	0.020	
— calcium................		
—. magnésium..............	0.690	
TOTAL MOYEN	1.533	

7· — Ussat (Ariège)

Eau bicarbonatée calcique à très faible minéralisation fondamentale.

Température .... + 40° C.

	Par litre	Titre hydroalcalimétrique
Bicarbonate de calcium..............	0gr699	0gr699
Sulfate de calcium.................	0.192	
— magnésium..............	0.179	
Total moyen	1.276	

8· — Contrexeville (Vosges)

Eaux bicarbonatées calciques à très faible minéralisation fondamentale, mais avec grand excès de sulfate calcique.

Température .... + 12° C.

	Par litre	Titre hydroalcalimétrique
Bicarbonate de calcium..............	0gr675	0gr895
— magnésium..........	0.220	
Sulfate de calcium.................	1.450	
Chlorure de sodium................	0.126	
Total moyen................	2.871	

9· — Alet (Aude)

Eaux bicarbonatées calciques à très faible minéralisation fondamentale.

Température............. de + 20° C. à + 30° C.

	Par litre	Titre hydroalcalimétrique
Bicarbonate de sodium..............	0gr546	0gr924
— calcium..............	0.270	
— magnésium	0.103	
— lithium............	traces	
— fer................		
Chlorure de sodium.................	0.042	
Arsénite —	traces	
Acide carbonique...................	0.058	
Total moyen	1.200	

10° — Rennes-les-Bains (Aude)

Eau bicarbonatée calcique hypercarbonique et hyperthermale à très faible minéralisation fondamentale.

Température.............. de + 40° C. à + 57° C.

	Par litre	Titre hydroalcalimétrique
Bicarbonate de sodium..............	).3!	
— calcium.............	0.714	0^{gr}947
— fer................	0.031	
Acide carbonique..................	0.739	
TOTAL MOYEN	1.230	

11° — Rieumajou (Hérault)

Eau bicarbonatée calcique froide à faible minéralisation fondamentale.

Température .... + 16° C.

	Par litre	Titre hydroalcalimétrique
Bicarbonate de calcium.............	0^{gr}947	0^{gr}947
Acide carbonique..................	traces	
TOTAL MOYEN...............	1.130	

B. — *Eaux faiblement minéralisées alcaliniquement*

1° — Rouzat (Puy-de-Dôme)

Eaux bicarbonatées calciques à minéralisation fondamentale faible.

Température.............. de + 12° C. à + 31° C.

	Par litre	Titre hydroalcalimétrique
Bicarbonate de calcium.............	1^{gr}098	1^{gr}098
Chlorure de sodium...	0.887	
TOTAL MOYEN	4.227	

2° — Celles (Ardèche)

Eaux bicarbonatées calciques hypercarboniques à faible minéralisation fondamentale. —

Température .... + 25° C.

	Par litre	Titre hydroalcalimétrique
Bicarbonate de sodium.............	0^{gr}531	
— calcium.............	0.905	1^{gr}436
Chlorure de sodium.................	0.208	
Acide carbonique.................	abondant	
TOTAL MOYEN..............	1.887	

3° — Pont-de-Baret (Drôme)

Eau minérale bicarbonatée calcique froide à faible minéralisation fondamentale.

Température .... + 12° C.

	Par litre	Titre hydroalcalimétrique
Bicarbonate de calcium.............	0^{gr}531	
— magnésium..........	0.905	1^{gr}644
TOTAL MOYEN..............	1.905	

4° — Coudillac (Drôme)

Eaux minérales bicarbonatées calciques, silicatées, hypercarboniques et athermales, à faible minéralisation fondamentale.

Température .... + 13° C.

	Par litre	Titre hydroaalimétrique
Bicarbonate de sodium	0^{gr}166	
— calcium..	1.359	1^{gr}525
Sulfate de sodium...................	0.175	
Silicate de calcium	0.245	
— aluminium.............		
Acide carbonique.................	1.500	
TOTAL MOYEN..............	2.493	

C — *Eaux moyennement minéralisées alcaliniquement*

1° — **Pougues-les-Eaux** (Nièvre)

Eaux bicarbonatées calciques, magnésiennes et ferrgineuses, avec minéralisation fondamentale moyenne.

Température . . . . $+$ 12° C.

	Par litre	Titre hydroalcalimétrique
Bicarbonate de sodium.	0^{gr}750	
— calcium.	1.326	
— magnésium	0.976	3^{gr}052
— fer	0.020	
TOTAL MOYEN	3.834	

2° — **Médagues** (Puy-de-Dôme)

Eaux bicarbonatées sodico-calcco-magnésiennes à minéralisation fondamentale moyenne.

Température. . . . . 12° C.

	Par litre	Titre hydroalcalimétrique
Bicarbonate de sodium	1^{gr}290	
— calcium.	1.918	
— magnésium	0.942	4^{gr}150
Chlorure de sodium.	1.116	
TOTAL MOYEN	6.732	

III. — EAUX BICARBONATÉES FERRUGINEUSES

A.— *Eaux très faiblement minéralisées alcaliniquement*

1° — **Cours** (Gironde)

Eau bicarbonatée ferrugineuse froide à extrêmement faible minéralisation fondamentale.

Température . . . . 12° C.

	Par litre	Titre hydroalcalimétrique
Bicarbonate de calcium.	0^{gr}184	
— fer.	0.030	0^{gr}214
TOTAL MOYEN	0.263	

2° — Saint-Pardoux (Allier)

Eau bicarbonatée ferrugineuse, hypercarbonique et athermale, à peine minéralisée fondamentalement

Température .... 13° C.

	Par litre	Titre hydroalcalimétrique
Bicarbonate de sodium..............	0^{gr}026	
— calcium.............	0.028	0^{gr}156
— magnésium	0.002	
— fer....		
Chlorure de sodium................	0.030	
— magnésium		
Silicate de calcium................	0.007	
—- aluminium		
Acide carbonique..................	2.437	
TOTAL MOYEN..............	1.474	

3° — Pardina (Corse)

Eau bicarbonatée ferrugineuse, hypercarbonique et athermale, très faiblement minéralisée fondamentalement.

Température .... + 12° C.

	Par litre	Titre hydroalcalimétrique
Bicarbonate de calcium..............	0^{gr}165	
— fer.................	0.122	0^{gr}287
Sulfate de calcium.................	0.011	
Acide carbonique..................	3.193	
TOTAL MOYEN	0.580	

4° — Sainte-Marie (Cantal)

Eau bicarbonatée ferrugineuse à très faible minéralisation fondamentale.

Température .... + 16° C.

	Par litre	Titre hydroalcalimétrique
Bicarbonate de sodium..............	0^{gr}270	
— fer......	0.045	0^{gr}315
TOTAL MOYEN	0.520	

5° — Bourrasol (Haute-Garonne)

Eau bicarbonatée ferrugineuse à très faible minéralisation fondamentale.

Température............... de + 16° C. à + 17° C.

	Par litre	Titre hydroalcalimétrique
Bicarbonate de calcium..............	0^{gr}257	
— fer.................	0.070	0^{gr}327
Chlorure de sodium.................	0.459	
Total moyen	0.836	

6° — La Bauche (Savoie)

Eau bicarbonatée, crénatée, ferrugineuse, très faiblement minéralisée fondamentablement.

Température...................... + 12° C.

	Par litre	Titre hydroalcalimétrique
Bicarbonate de calcium..............	0^{gr}251	
— magnésium	0.121	0^{gr}472
— fer...............	0.173	
Crénate de fer...................		
Total moyen	0.722	

7° — Montégut-Segla (Haute-Garonne)

Eau bicarbonatée ferrugineuse, athermale, à très faible minéralisation fondamentale.

Température...................... + 12° C.

	Par litre	Titre hydroalcalimétrique
Bicarbonate de sodium..............	0^{gr}031	
— calcium	0.451	0.560
— fer...............	0.030	
Alumine.......................		
Silicate de sodium.................	0.031	
Total moyen................	0.679	

8° — Provins (Seine-et-Marne)

Eau bicarbonatée ferrugineuse, froide, à très faible minéralisation fondamentale.

Température .... + 12° C.

	Par litre	Titre hydroalcalimétrique
Bicarbonate de calcium..............	0^{gr}552	
— fer.................	0.076	0^{gr}628
TOTAL MOYEN	0.735	

9° — Renlaigue (Puy-de-Dôme)

Eau bicarbonatée ferrugineuse, hypercarbonique et athermale, à très faible minéralisation alcalino-terreuse d'ensemble.

Température........................ + 12° C.

	Par litre	Titre hydroalcalimétrique
Bicarbonate de sodium..............	0^{gr}417	
— magnésium	0.247	0^{gr}745
— fer..........	0.081	
Chlorure de sodium................		
— potassium.	0.431	
Acide carbonique..................	3.252	
TOTAL MOYEN................	1.488	

10° — Sainte-Madeleine-de-Flourens (Haute-Garonne)

Eau bicarbonatée ferrugineuse à très faible minéralisation fondamentale.

Température .... + 12° C.

	Par litre	Titre hydroalcalimétrique
Bicarbonate de calcium..............	0^{gr}312	
— fer.................	traces	0^{gr}314
Chlorure de sodium................	0.193	
TOTAL MOYEN	0.751	

11ᵉ — Mont-Dore (Puy-de-Dôme)

Eau hyperthermale, bicarbonatée, ferrugineuse, chlorurée-
arsénicale, à très faible minéralisation alcaline,

Température . . . .   de + 42° C. à + 47° C.

	Par litre	Titre hydroalcalimétrique
Bicarbonate de sodium.	0ᵍʳ535	
— de calcium.	0.342	
— de lithium	traces	0ᵍʳ877
— de fer		
Chlorure de sodium.	0.368	
Sulfate —	0.076	
Arséniate —	0.0009	
Borate —	traces	
TOTAL MOYEN.	2.080	

B. — *Eaux faiblement minéralisées alcaliniquement*

1° — Bussang (Vosges)

Eau athermale, bicarbonatée et crénatée ferrugineuse,
à faible minéralisation alcaline.

Température . . . .   + 12° C.

	Par litre	Titre hydroalcalimétrique
Bicarbonate de sodium.	0ᵍʳ628	
— de calcium.	0.379	
— de magnésium	0.177	
— de lithium	0.006	1ᵍʳ490
— de manganèse.		
— de fer.	0.010	
Crénate —		
Arséniate —	1.001	
TOTAL MOYEN.	1.547	

2° — Vic-sur-Cère (Cantal)

Eau froide bicarbonatée sodico-ferrugineuse et chlorurée avec faible minéralisation fondamentale.

Température.. .... + 12° C.

	Par litre	Titre hydroalcalimétrique
Bicarbonate de sodium..............	1 860	
— fer.................	0.030	1ᵍʳ930
Chlorure de sodium............... .	1.237	
TOTAL MOYEN	5.539	

3° — Saint-Myon (Puy-de-Dôme)

Eau athermale bicarbonatée calcique et ferrugineuse hypercarbonique à faible minéralisation fondamentale.

Température................. .... + 14° C.

	Par litre	Titre hydroalcalimétrique
Bicarbonate de sodium..............	1ᵍʳ612	
— de calcium..............	0.516	2ᵍʳ146
— de fer.................	0.018	
TOTAL MOYEN..............	5.387	

4° — Oriol (Isère)

Eau athermale bicarbonatée calcique et ferrugineuse, hypercarbonique, à faible minéralisation fondamentale.

Température .... + 13° C.

	Par litre	Titre hydroalcalimétrique
Bicarbonate de calcium..............	2ᵍʳ195	
— magnésium......		2ᵍʳ269
— de fer..............	0.074	
Acide carbonique.................	1.900	
TOTAL MOYEN	3.200	

C. — *Eaux moyennement minéralisées alcaliniquement*

1° — Saint-Maurice (Puy-de-Dôme)

Eau bicarbonatée, sodico-ferrugineuse et chlorurée, à moyenne minéralisation alcaline.

Température.............. de + 16° C. à + 34° C.

	Par litre	Titre hydroalcalimétrique
Bicarbonate de sodium..............	2^{gr}969	
— calcium...............	0.019	3^{gr}037
— fer	0.049	
Chlorure de sodium................	2.030	
TOTAL MOYEN..............	6.787	

2° — Audabre (Aveyron)

Eau athermale bicarbonatée, alcalino-terreuse et ferrugineuse, à moyenne minéralisation fondamentale.

Température......................... + 12° C.

	Par litre	Titre hydroalcalimétrique
Bicarbonate de sodium..............	2^{gr}758	
— calcium..............	0.650	3^{gr}410
— fer.................	traces	
Sulfate de sodium................	0.896	
— potassium		
TOTAL MOYEN	4.500	

IV. — EAUX BICARBONATÉES MIXTES

A. — *Eaux très faiblement minéralisées alcaliniquement*

1° — Amphion (Haute-Savoie)

Eau athermale, bicarbonatée alcalino-terreuse à très faible minéralisation fondamentale.

Température .... + 38° C.

	Par litre	Titre hydroalcalimétrique
Bicarbonate de sodium	0^{gr}013	
— potassium............		0^{gr}140
— calcium	0.127	
— magnésium		
Acide carbonique.................	0.095	
TOTAL MOYEN	0.359	

2° — Sail-les-Bains (Loire)

Eau bicarbonatée mixte et silicatée, à très faible minéralisation alcalinisante.

Température.. .... de + 11° C. à 34° C.

	Par litre	Titre hydroalcalimétrique
Bicarbonate de sodium.............	0^{gr}048	
— potassium		0^{gr}162
— calcium	0.112	
— magnésium		
Chlorure de sodium	0.090	
— magnésium............		
Silicate de sodium.................	0.103	
— potassium...............		
TOTAL MOYEN..............	0.453	

3° — Le Pestrin (Ardèche)

Eau bicarbonatée mixte, à prédominance ferrugineuse et également cuprique, iodée, lithinée, arsénicale, hypercarbonique, à très faible minéralisation alcalinique.

Température .... + 16° C.

	Par litre	Titre hydroalcalimétrique
Bicarbonate de sodium..............	0^{gr}080	
— calcium.............	0.168	0^{gr}280
— lithium.............	abondant	
— fer.................	0.032	
— cuivre..............		
Iode	traces	
Arsenic.........................		
Acide carbonique..................	1.860	
TOTAL MOYEN	0.885	

4° — Saint-Christau (Basses-Pyrénées)

Eau athermale bicarbonatée, à prédominance calcique et aussi sulfatée-cupro-ferrugineuse, à très faible minéralisation fondamentale.

Température .... 15° C.

	Par litre	Titre hydroalcalimétrique
Bicarbonate de calcium	0gr156 ⎱	
— magnésium	0.057 ⎰	0gr213
Chlorure de sodium	0.029	
Sulfate de cuivre	0.0003	
— fer	0.004	
TOTAL MOYEN	0.297	

5° — Sylvanès (Aveyron)

Eau de température moyenne, bicarbonatée alcalino-terreuse, ferrugineuse, cuprique et arsénicale, à très faible minéralisation fondamentale.

Température .... de + 32° C. à 38° C.

	Par litre	Titre hydroalcalimétrique
Bicarbonate de calcium.............	⎧ 0gr318	⎧
— magnésium	⎨	⎨ 0gr336
— fer	0.018 ⎩	⎩
Arséniate de fer	⎰ 0.016	
— magnésium	⎱	
Chlorure de sodium	0.267	
Cuivre	⎫	
Oxygène	⎬ traces	
Azote........................	⎪	
Acide carbonique................	⎭	
TOTAL MOYEN...............	1.069	

6° — Campagne (Aude)

Eau bicarbonatée, surtout calcique, à très faible minéralisation alcalinique.

Température................ de + 24° C. à 26° C.

	Par litre	Titre hydroalcalimétrique
Bicarbonate de calcium	0^{gr}346	0^{gr}346
Chlorure de sodium	0.035	
Sulfate de —	0.084	
— magnésium.............	0.170	
Total moyen	0.813	

7° — Trebas (Tarn)

Eau bicarbonatée calcico-ferrugineuse, très peu minéralisée.

Température........................ + 19° C.

	Par litre	Titre hydroalcalimétrique
Bicarbonate de calcium	0^{gr}438	0^{gr}544
— fer.................	0.106	
Total moyen...............	0.896	

B. — Eaux faiblement minéralisées

1° — Vernet-Prades (Ardèche)

Eau bicarbonatée mixte, hypercarbonique, arsénicale et athermale, faiblement minéralisée alcaliniquement.

Température........................ + 14° C.

	Par litre	Titre hydroalcalimétrique
Bicarbonate de sodium.............	0^{gr}999	1^{gr}317
— calcium	0.318	
— magnésium	0.157	
— fer.................	0.008	
Arséniate	traces	
Acide carbonique................	2.580	
Total moyen...............	4.256	

2° — **Neyrac** (Ardèche)

Eau bicarbonatée mixte à faible minéralisation fondamentale.

Température.......................... $+ 25°$ C.

	Par litre	Titre hydroalcalimétrique
Bicarbonate de sodium..............	0^{gr}519	
— calcium.............	0.840	1^{gr}484
— magnésium..........	0.125	
Total moyen	4.000	

3° — **Mayres** (Ardèche)

Eau bicarbonatée mixte, ferrugineuse froide et peu minéralisée fondamentalement.

Température.......................... $+ 12°$ C.

	Par litre	Titre hydroalcalimétrique
Bicarbonate de sodium..............	1^{gr}328	
— magnésium..........	0.185	1^{gr}505
— fer.................	0.092	
Total moyen..............	3.665	

4° — **Coise** (Savoie)

Eau bicarbonatée mixte, iodo-bromurée, froide et à faible minéralisation alcalinique.

Température.......................... $+ 16°$ C.

	Par litre	Titre hydroalcalimétrique
Bicarbonate de sodium	0^{gr}814	
— calcium.............	0.864	1^{gr}678
— magnésium		
Iodure..........................	0.012	
Bromure		
Total moyen	1.700	

47

5º — **Chateldon** (Puy-de-Dôme)

Eau bicarbonatée mixte, à prédominance calcique, hyper-carbonique et athermale, peu minéralisée fondamentalement.

Température........................ + 12° C.

	Par litre	Titre hydroalcalimétrique
Bicarbonate de sodium..............	0^{gr}624	
— calcium	1.427	2^{gr}051
Acide carbonique..................	2.308	
Total moyen...............	5.128	

6º — **Saint-Alban** (Loire)

Eau bicarbonatée mixte, à prédominance alcalino-terreuse et ferrugineuse, athermale et faiblement minéralisée alcaliniquement.

Température........................ + 17° C.

	Par litre	Titre hydroalcalimétrique
Bicarbonate de sodium..............	0^{gr}856	
— calcium..............	0.947	
— magnésium	0.448	2^{gr}273
— fer	0.022	
Total moyen	4.409	

C. — *Eaux moyennement minéralisées alcaliniquement*

1º — **Narcols** (Ardèche)

Eau bicarbonatée surtout sodique et ferrugineuse, hyper-carbonique et athermale, assez fortement minéralisées alcaliniquement.

Température .... + 12° C.

	Par litre	Titre hydroalcalimétrique
Bicarbonate de sodium	2^{gr}460	
— calcium..............	0.315	
— magnésium..........	0.259	4^{gr}086
— fer.................	0.056	
Acide carbonique...........	2.072	
Total moyen	5.447	

D. — *Eaux fortement minéralisées alcaliniquement*

1° — Le **Boulou** (Pyrénées-Orientales)

Eaux bicarbonatées surtout sodico-ferrugineuse et hyper-carbonique, avec forte minéralisation fondamentale.

Température . . . .   de $+$ 16° C. à $+$ 19° C.

	Par litre	Titre hydroalcalimétrique
Bicarbonate de sodium	5^{gr}100	
— fer	0.020	5^{gr}120
Chlorure de sodium.	1.010	
Acide carbonique.	1.965	
Total moyen	9.925	

CHAPITRE VINGT-QUATRIÈME

Eaux minérales étrangères considérées comme alcalinisantes

I. — EAUX BICARBONATÉES SODIQUES

A. — *Eaux très faiblement minéralisées alcaliniquement*

1° — **Belascoam** (Espagne)

Eau minérale bicarbonatée sodique à minéralisation fondamentale à peine sensible.

Température .... $+ 26°$ C.

	Par litre	Titre hydroalcalimétrique
Bicarbonate de sodium............ .	0^{gr}0002	
— de calcium..............	0.0002	0^{gr}0004
— de magnésium		
Chlorure de sodium................		
— magnésium.............		traces
— aluminium		
Sulfate de sodium..................		
Silice..............................		
TOTAL MOYEN..............	0.0006	

2° — **Soultzmatt** (Alsace)

Eau bicarbonatée hyper-carbonique froide à très faible minéralisation fondamentale.

Température .... $+ 10°$ C.

	Par litre	Titre hydroalcalimétrique
Bicarbonate de sodium.............	0.957	
— magnésium..........	0.313	1^{gr}270
Acide carbonique.................	1.945	
TOTAL MOYEN	1.846	

3° — Szlias (Autriche)

Eau bicarbonatée, lithinée, iodurée, ferrugineuse, à très faible minéralisation alcaline.

Température................ de + 11° C. à + 32° C.

	Par litre	Titre hydroalcalimétrique
Bicarbonate de calcium.............	0gr326	0gr362
— fer.................	0.036	
Chlorure de sodium...............	0.138	
— magnésium.............	0.030	
Sulfate de sodium	0.201	
— calcium..................	0.334	
— magnésium........... ..	0.232	
— de lithium..............	0.011	
Silice.........................	0.018	
Matières organiques	0.012	
Acide carbonique.................	0.131	
Total moyen...............	1.798	

B. — Eaux faiblement minéralisées alcaliniquement

1' — Karlsbad (Bohème)

Eau bicarbonatée sodiques, chlorurées-sulfatées, hyper-thermales, à très faible minéralisation alcalinisante.

Température........ .... de + 30° C. à 73° C.

	Par litre	Titre hydroalcalimétrique
Bicarbonate de sodium..............	1gr304	1gr598
— calcium.............	0.290	
— fer.................	0.004	
Chlorure de sodium...	1.256	
Sulfate de —	2.154	
— potassium	0.053	
— magnésium....	0.057	
Phosphate d'aluminium	0.030	
Silice........................ .	0.151	
Acide carbonique.................	0.385	
Azote.........................	traces	
Total moyen	5.299	

2º — Lipik (Hongrie)

Eaux hyperthermales, bicarbonatées faiblement alcalinisantes.

Température. . . . .   + 64° C.

	Par litre	Titre hydroalcalimétrique
Bicarbonate de sodium.	1ᵍʳ939	1ᵍʳ939
Chlorure —	0.615	
Iodure —	0.014	
Sulfate —	0.220	
TOTAL MOYEN	3.255	

3˙ — Marienbad (Bohême)

Eau bicarbonatée, sulfatée-chloro-bromurée et fluorée, hypercarbonique, athermale, à faible minéralisation fondamentale.

Température. . . . .   de + 8° C. à + 16° C.

	Par litre	Titre hydroalcalimétrique
Bicarbonate de sodium.	1ᵍʳ090	
— calcium.	0.510	
— lithium.	0.007	
— fer.	0.055	2ᵍʳ053
— manganèse.	0.015	
— aluminium.	0.370	
— strontium.	0.006	
Chlorure de sodium	1.750	
Bromure —	traces	
Fluorure —		
Sulfate —	0.435	
— de potassium	3.995	
Phosphate de calcium.	0.003	
— aluminium	0.002	
Silice.	0.075	
Acide carbonique.	3.616	
TOTAL MOYEN	5.313	

4° — **Ems** (Allemagne)

Eau bicarbonatée sodico-magnésienne, lithinée et strontianée, plutôt thermale, mais peu minéralisée alcaliniquement.

Température .... de + 29° C. à 47° C.

	Par litre	Titre hydroalcalimétrique
Bicarbonate de sodium	1^{gr}932	
— calcium..	0.225	
-- magnésium	0.196	
— fer..............	0.0002	2^{gr}356
— manganèse	0.0009	
— lithium.............	traces	
— strontium	} 0.0002	
— baryum		
Chlorure de sodium................	0.922	
Sulfate de sodium	1.002	
— potassium................	1.043	
Iodure de sodium	traces	
Silice	0.050	
Acide carbonique..................	1.202	
TOTAL MOYEN	3.373	

C — *Eaux moyennement minéralisées alcaliniquement*

1· — **Teplitz** (Bohême)

Eau bicarbonatée sodique, ferrugineuse, strontianée et
iodurée, moyennement minéralisée fondamentalement et plutôt athermale.

Température.. .... de + 37° C. à + 49° C.

	Par litre	Titre hydroalcalimétrique
Bicarbonate de sodium	0^{gr}753	
— calcium.............	0.378	
— magnésium...........	0.054	
— lithium	0.019	3^{gr}2635
— strontium...........	0.025	
— fer................	0.036	
— manganèse	0.090	
Chlorure de sodium	0.454	
— potassium	0.120	
Sulfate —	0.450	
Iodure de sodium...................	2.058	
Phosphate d'aluminium	0.190	
Silice........	1.320	
Acide crénique....................	1.090	
TOTAL MOYEN................	4.855	

D. — *Eaux fortement minéralisées alcaliniquement*

1° — **Bognanco** (Italie)

Eaux bicarbonatées athermales, hypercarboniques, calcico-magnésiennes, ferrugineuses et lithinées avec forte proportion de minéralisation alcaline.

Température............. de $+ 10°$ C. à $+ 19°$ C.

	Par litre	Titre hydroalcalimétrique
Bicarbonate de sodium..............	0^{gr}080	
— calcium	0.505	
— magnésium	3.530	5^{gr}156
— lithium.............	0.017	
— fer.................	0.024	
Chlorure de sodium.................	0.093	
Sulfaté —	0.058	
Silice —	0.008	
Acide carbonique..................	1.802	
TOTAL MOYEN	6.323	

2° — **Baguo di Romana** (Italie)

Eaux bicarbonatées chlorurées-sulfatées sodiques à température élevée et à forte minéralisation alcalinisante.

Température................ de $+ 40°$ C. à $+ 43°$ C.

	Par litre	Titre hydroalcalimétrique
Bicarbonate de sodium	6^{gr}627	
— calcium..............	0.109	6^{gr}830
— magnésium	0.094	
Chlorure de sodium.................	1.509	
Sulfate —	0.805	
Silice —	0.165	
Matières organiques................		
Acide carbonique	0.128	
TOTAL MOYEN	9.389	

3° -- **Bartha** (Hongrie)

Eaux froides, bicarbonatées alcalino-terreuses, ferrugineuses et hypercarboniques, très fortement minéralisées fondamentalement.

Température........................... + 12° C.

	Par litre	Titre hydroalcalimétrique
Bicarbonate de sodium..............	4^{gr}849	
— calcium..............	0.955	5^{gr}848
— magnésium..........		
— fer.................	0.044	
Chlorure de sodium................	1.165	
Acide carbonique..................	2.154	
TOTAL MOYEN	7.169	

II. — EAUX BICARBONATÉES CALCIQUES

A. — *Eaux très faiblement minéralisées alcaliniquement*

1° — **Finggi** (Italie)

Eaux athermales, bicarbonatées calciques, extrêmement peu minéralisées.

Température........................... + 13° C.

	Par litre	Titre hydroalcalimétrique
Bicarbonate de potassium...........	0^{gr}0009	
— calcium.............	0.0016	0^{gr}0119
— magnésium.........	0.0094	
Chlorure de sodium................	0.0120	
Sulfate de potassium........	0.0055	
Azotate —	0.0072	
Silice —	0.0107	
TOTAL MOYEN	0.0587	

2' — Pré-Saint-Didier (Italie)

Eaux thermales bicarbonatées alcalino-terreuses, sulfatées calciques et iodo-bromurées de très faible teneur fondamentale.

Température . . . .   + 36° C.

	Par litre	Titre hydroalcalimétrique
Bicarbonate de calcium	$0^{gr}197$	
— magnésium	0.049	
— fer	0.006	$0^{gr}254$
— manganèse	0.002	
Chlorure de sodium	0.036	
— calcium	0.046	
— magnésium		
Iodure de sodium		
Bromure —	traces	
Sulfate de potassium		
— calcium	1.040	
Silice	0.016	
Total moyen	1.540	

3° — Nuestra Senora de la Mercedes (Espagne)

Eau bicarbonatée, calcico-lithinée et iodo-bromurée, très faiblement minéralisée alcaliniquement.

Température . . . .   + 25° C.

	Par litre	Titre hydroalcalimétrique
Bicarbonate de sodium	$0^{gr}0118$	
— calcium	0.0154	$0^{gr}0274$
— lithium	traces	
Chlorure de sodium	0.0596	
Sulfate de sodium	0.0427	
Silicate —	0.0799	
Iodure —		
Bromure —	traces	
Crénate --		
Total moyen	0.2573	

4° — **Limpack** (Suisse)

Eau bicarbonatée calcique, froide, à très faible minéralisation alcalinisante.

Température .... + 13° C.

	Par litre	Titre hydroalcalimétrique
Bicarbonate de sodium..............	0ᵍʳ006	
— calcium.............	0.045	0ᵍʳ051
— fer................	traces	
Chlorure de sodium................	0.008	
Sulfate de sodium	0.008	
Matières organiques	0.001	
TOTAL MOYEN...............	0.072	

5° — **Pfeffers** (Suisse)

Eau chaude, bicarbonatée, calcique, extrêmement peu minéralisée comme ensemble.

Température .... + 36° C.

	Par litre	Titre hydroalcalimétrique
Bicarbonate de calcium..............	0ᵍʳ0546	
— magnésium	0.0015	0ᵍʳ0567
— fer.................	0.0006	
Chlorure de sodium...........	0.0284	
— magnésium.............	0.0050	
Sulfate de sodium.................	0.0256	
— potassium...............	0.0004	
— calcium	0.0025	
Silice............................	0.0014	
TOTAL MOYEN...............	0.1203	

6° — Hero (Espagne)

Eau bicarbonatée calcique à très faible minéralisation fondamentale.

Température .... $+ 19°$ C.

	Par litre	Titre hydroalcalimétrique
Bicarbonate de calcium..............	$0^{gr}043$	
— magnésium..........	0.053	$0^{gr}096$
Chlorure de sodium................	0.762	
— magnésium ....,	0.034	
— calcium	0.169	
Sulfate de calcium.	0.073	
Nitrate de potassium	0.159	
Acide carbonique..................	0.074	
TOTAL MOYEN	1.360	

7° — Sierra Alhamilla (Espagne)

Eau chaude bicarbonatée, calcique, à très faible minéralisation d'ensemble.

Température .... $55°$ C.

	Par litre	Titre hydroalcalimétrique
Bicarbonate de calcium..............	$0^{gr}064$	
— magnésium..........	0.029	$0^{gr}104$
— fer...............	traces	
Chlorure de sodium................		
— potassium	0.038	
— calcium		
Sulfate de calcium	0.050	
Silice	0.021	
TOTAL MOYEN	0.216	

8° — **Tiver** (Russie)

Eau très froide, bicarbonatée calcique, légèrement carbonique à très faible minéralisation d'ensemble.

Température................ de + 5° C. à + 8° C.

	Par litre	Titre hydroalcalimétrique
Bicarbonate de sodium..............	0.041	
— calcium...	0.033	0gr098
— magnésium..........	0.024	
Chlorure de sodium...............	0.199	
Silice...........................	0.032	
Acide carbonique..................	0.720	
TOTAL MOYEN..............	0.742	

9° — **Uberoaga de Ubilla** (Espagne)

Eau thermale bicarbonatée calcique et ferrugineuse à très faible minéralisation fondamentale.

Température .... + 27° C.

	Par litre	Titre hydroalcalimétrique
Bicarbonate de sodium..............	0gr0024	
— calcium	0.0787	
— magnésium..........	0.0353	0gr1225
— fer............. ...	0.0034	
— ammonium..........	0.0027	
Chlorure de sodium...............	0.0419	
— calcium................	0.0266	
— magnésium	0.0119	
Sulfate de sodium........	0.0397	
— potassium.	0.0041	
Silice.................,............	0.0114	
TOTAL MOYEN..............	0.2610	

10° — Uberoaga de Alzola (Espagne)

Eau thermale, bicarbonatée calcique, à très faible minéralisation alcalinisante.

Température......................... ⊹ 29° C.

	Par litre	Titre hydroalcalimétrique
Bicarbonate de calcium..............	0^{gr}138	0^{gr}138
Chlorure de sodium.................	0.072	
— calcium................	0.009	
— magnésium.............	0.006	
Sulfate de sodium	0.015	
— calcium	0.016	
Silice...........................	0.003	
Total moyen	0.308	

11° — Tougres (Belgique)

Eau bicarbonatée calcique et ferrugineuse, très peu minéralisée comme ensemble et froide.

Température............. de + 11° C. à + 13° C.

	Par litre	Titre hydroalcalimétrique
Bicarbonate de sodium...:..........	0^{gr}0194	
— calcium	0.1080	
— magnésium..........	0.0276	0^{gr}1528
— fer..................	0.0060	
— aluminium...........	0.0020	
Chlorure de sodium................	0.0090	
Sulfate de potassium...............	0.0172	
Phosphate de sodium	0.0010	
Acide créniqué....................	0.0040	
Total moyen	0.2100	

12° — Manilarès (Espagne)

Eau légèrement thermale, bicarbonatée, calcique et ferrugineuse, très peu minéralisée comme ensemble.

Température .... + 21° C.

	Par litre	Titre hydroalcalimétrique
Bicarbonate de sodium.............	0^{gr}0361	
— calcium ....,....	0.1319	
— magnésium..........	0.0068	0^{gr}1590
— fer.................	0.0042	
Chlorure de magnésium.............	0.0160	
Sulfate de sodium	0.0034	
— calcium.................	0.0005	
— magnésium	0.0102	
Alumine.......................	0.0519	
TOTAL MOYEN	0.2685	

13' — Solan de Cabras (Espagne)

Eau légèrement thermale, bicarbonatée, calcique, très peu minéralisée comme ensemble.

Température .... + 21° C.

	Par litre	Titre hydroalcalimétrique
Bicarbonate de calcium.............	0^{gr}1208	
— magnésium..........	0.0515	0^{gr}1723
Chlorure de sodium	0.0250	
— magnésium..............	0.0160	
Sulfate de sodium,.........	0.0270	
— calcium................	0.0810	
— magnésium...............	0.0340	
Acide carbonique..................	traces	
TOTAL MOYEN	0.3580	

14° — Rivalos Banos (Espagne)

Eau légèrement tiède, bicarbonatée, calcique, à très faible minéralisation d'ensemble.

Température .... + 24° C.

	Par litre	Titre hydroalcalimétrique
Bicarbonate de sodium..............	0^{gr}0486	
— potassium	0.0019	
— calcium	0.1179	0^{gr}1728
— magnésium	0.0038	
— fer	0.0006	
Chlorure de sodium.................	0.0307	
— magnésium	0.0356	
Sulfate de calcium..................	0 0084	
Acide carbonique..................	traces	
TOTAL MOYEN	0.2610	

15° — Bormio (Italie)

Eaux thermales, bicarbonatées, calciques et ferrugineuses, à très faible minéralisation fondamentale.

Température.............. de + 37° C. à + 42° C.

	Par litre	Titre hydroalcalimétrique
Bicarbonate de calcium..............	0^{gr}1735	
— fer..................	0.0025	0^{gr}1774
— magnésium ....,......	0.0014	
Chlorure de sodium.........	0.0112	
Sulfate de sodium	0.0604	
— potassium.........	0.0181	
— calcium	0.4863	
— magnésium	0.2520	
Phosphate d'aluminium	0.0004	
Silice	0.0207	
TOTAL MOYEN..............	1.0261	

16° — Siete Aguas (Espagne)

Eau légèrement thermale, bicarbonatée calcique, hyper-carbonique, très peu minéralisée comme ensemble.

Température .... + 24° C.

	Par litre	Titre hydroalcalimétrique
Bicarbonate de calcium	0gr242	
— magnésium	0.037	0gr293
— fer	0.014	
Chlorure de sodium	0.304	
Sulfate de sodium	0.002	
Silice	0.015	
Acide carbonique	0.830	
TOTAL MOYEN	0.745	

17° — Hammam Setif (Algérie)

Eaux hyperthermales, bicarbonatées, calciques, strontia-nées et iodo-bromurées, à faible minéralisation fondamentale.

Température .... de + 47° C. à + 54° C.

	Par litre	Titre hydroalcalimétrique
Bicarbonate de calcium	0gr270	
— magnésium	0.045	0gr315
— strontium	traces	
Chlorure de sodium	0.960	
— potassium	0.030	
— calcium	0.140	
— magnésium		
Sulfate de sodium	0.220	
— calcium	0.560	
Iodure de sodium		
Bromure —	0.100	
Alumine		
Silice		
TOTAL MOYEN	2.325	

18° — San Pellegrino (Italie)

Eaux légèrement thermales, bicarbonatées, alcalino-terreuses et iodo-ferrugineuses, à très faible minéralisation fondamentale.

Température............... de + 25° C. à + 27° C.

	Par litre	Titre hydroalcalimétrique
Bicarbonate de sodium..............	0^{gr}0419	
— calcium	0.1900	0^{gr}0367
— magnésium	0.1775	
Chlorure de sodium.............	0.1161	
— calcium	0.4280	
— magnésium.............	0.0350	
Iodure de fer....................	0.0016	
Alumine.......................	traces	
Silice.........................	0.0042	
TOTAL MOYEN	1.2691	

19° — Alicum (Espagne)

Eau bicarbonatée, calcique, à très faible minéralisation alcalinique et légèrement thermale.

Température............... de + 31° C. à + 39° C.

	Par litre	Titre hydroalcalimétrique
Bicarbonate de calcium..............	0^{gr}386	0^{gr}418
— magnésium..........	0.032	
Sulfate de calcium.................	0.680	
— magnésium	0.420	
Chlorure de magnésium.............	0.128	
Silice.........................	0.018	
TOTAL MOYEN	1.388	

20° — **Buda-Pesth** (Hongrie)

Eaux hyperthermales, bicarbonatées calciques, lithinées et sulfureuses, à très faible minéralisation fondamentale.

Température.............. de + 42° C. à + 61° C.

	Par litre	Titre hydroalcalimétrique
Bicarbonate de calcium..............	0gr463	
— magnésium	0.108	
— lithium.............	0.033	0gr608
— fer.................	0.004	
Chlorure de sodium...........	0.174	
— magnésium	0.080	
Sulfate de sodium..................	0.201	
— potassium	0.092	
— calcium.................	0.106	
Phosphate de sodium..............	0.010	
— calcium	0.002	
Sulfure —	traces	
Silice..........................	0.005	
Crénate de sodium.................	0.011	
Total moyen...............	0.772	

21° — **La Capuchina** (Espagne)

Eau bicarbonatée alcalino-terreuse, hypercarbonique, à très faible minéralisation alcalinisante.

Température .... de + 16° C. à 25° C.

	Par litre	Titre hydroalcalimétrique
Bicarbonate de sodium..............	0gr103	
— potassium	0.020	
— calcium...	0.428	0gr874
— magnésium	0.310	
— ammonium...........	0.013	
Chlorure de sodium.................	0.358	
Sulfate de potassium	0.177	
Azotate —	0.012	
Silice....	0.046	
Acide carbonique..................	7.600	
Total moyen	1.351	

22° – Bagni San Giuliano (Italie)

Eaux thermales bicarbonatées terreuses et séléniteuses, à très faible minéralisation fondamentale.

Température.............. de + 35° C. à + 41° C.

	Par litre	Titre hydroalcalimétrique
Bicarbonate de calcium	0gr3200 ⎫	
— magnésium...........	0.6600 ⎬ 0gr9801	
— fer.................	0.0011 ⎭	
Chlorure de sodium............... .	0.0740	
— magnésium.............	0.0550	
Sulfate de sodium..................	0.2022	
— calcium	1.2100	
— magnésium..............	0.3300	
— aluminium..............	0.5000	
Silice........................	traces	
Acide carbonique...................	0.1300	
Total moyen .,.............	2.2850	

B. — Eaux faiblement minéralisées alcaliniquement

1° — Soden (Allemagne)

Eaux bicarbonatées, alcalino-terreuses et ferrugineuses, hypercarboniques, chlorurées sodiques, et à faible minéralisation fondamentale.

Température .... de + 15° C. à + 25° C.

	Par litre	Titre hydroalcalimétrique
Bicarbonate de calcium..............	0gr8387 ⎫	
— magnésium	0.1288 ⎪	
— fer.................	0.0303 ⎬ 1gr0637	
— aluminium..........	0.0059 ⎭	
Chlorure de sodium...............	10.4102	
— potassium	0.2531	
Sulfate de calcium	0.0983	
Silice........................	0.0302	
Acide carbonique...................	2.4177	
Total moyen	11.7954	

2° — Santa Catalina (Canaries)

Eaux froides, bicarbonatées, calcico-magnésiennes, hyper-carboniques et à faible minéralisation fondamentale.

Température .... + 10° C.

	Par litre	Titre hydroalcalimétrique
Bicarbonate de calcium..............	0^{gr}1471	} 1^{gr}3042
— magnésium	1.1571	
Chlorure de sodium................	0.0487	
— potassium...............	0.1080	
— calcium................	0.2813	
Sulfate de magnésium	0.8704	
Silice...	0.1076	
Acide carbonique..................	1.0040	
TOTAL MOYEN	1.0226	

3° — Pietra (Italie)

Eau froide, bicarbonatée calcique, et à faible minéralisation alcalinique.

Température .... + 15° C.

	Par litre	Titre hydroalcalimétrique
Bicarbonate de calcium..............	1^{gr}463	} 1^{gr}909
— magnésium..........	0.418	
— fer................	0.028	
Chlorure de sodium................	0.208	
— calcium................	0.052	
— magnésium..............	0.104	
Sulfate de calcium..................	traces	
— magnésium..............	0.313	
Acide carbonique..................	0.600	
TOTAL MOYEN	2.766	

4° — **Uliveto** (Italie)

Eaux à thermalité moyenne, bicarbonatées, calciques, lithinées, et à faible minéralisation fondamentale.

Température .... de + 23° C. à 35° C.

	Par litre	Titre hydroalcalimétrique
Bicarbonate de sodium..............	0^{gr}6200	
— calcium..............	1.4700	
— magnésium..........	0.1204	2^{gr}2128
— lithium.............	0.0024	
Chlorure de sodium................	0.5204	
Sulfate —	0.7320	
Phosphate de fer..................		
— aluminium...........	0.0048	
Silice.........................	0.3010	
TOTAL MOYEN..............	3.3200	

4° — **Nauheim** (Allemagne)

Eaux de température variable, bicarbonatées, calcico-ferru-
gineuses, chlorurées, iodo-bromurées, et de faible minéralisation fondamentale.

Température............. de + 19° C. à + 39° C.

	Par litre	Titre hydroalcalimétrique
Bicarbonate de calcium..............	2^{gr}3600	
— fer..............	0.0450	2^{gr}4150
— manganèse..........	0.0100	
Chlorure de sodium................	34.1000	
— calcium	2.7500	
Bromure de magnésium	0.0098	
Iodure —	traces	
TOTAL MOYEN..............	40.3658	

C — *Eaux moyennement minéralisées alcaliniquement*

1° — **San Marco** (Italie)

Eau froide, bicarbonatée calcico-magnésienne et lithinée, à faible minéralisation alcalinique.

Température .... + 14° C.

	Par litre	Titre hydroalcalimétrique
Bicarbonate de sodium.............	1^{gr}300	
— calcium	0.375	
— magnésium..........	1.625	3^{gr}568
— lithium	0.267	
— fer................	traces	
Chlorure de sodium................	0.666	
Sulfate —	0.652	
— de potassium	0.308	
Alumine........................	1.050	
Silice..........................	0.100	
Acide carbonique.................	0.300	
TOTAL MOYEN	5.344	

III. — EAUX BICARBONATÉES FERRUGINEUSES

A. — *Eaux très faiblement minéralisées alcaliniquement*

1° — **Montanejos** (Espagne)

Eau bicarbonatée ferrugineuse, ne contenant que des traces de minéralisation fondamentale.

Température .... + 21° C.

	Par litre	Titre hydroalcalimétrique
Bicarbonate de fer................	0^{gr}001	0^{gr}001
Sulfate de sodium................	0.040	
— potassium.............	0.020	
— magnésium	4.060	
Acide carbonique.................	0.180	
— sulfhydrique	0.060	
TOTAL MOYEN................	0.128	

2° — **Montachique** (Portugal)

Eau froide, bicarbonatée ferrugineuse, ne comptant qu'une minéralisation alcaline infinitésimale.

Température .... + 16° C.

	Par litre	Titre hydroalcalimétrique
Bicarbonate de fer.................	0ᵍʳ0551	0ᵍʳ0551
Chlorure de calcium.................	0.0612	
— magnésium	0.0499	
Sulfate de sodium	0.0250	
— magnésium.............	0.0367	
— calcium	0.0306	
Acide carbonique...................	0.1020	
TOTAL MOYEN	0.2830	

3° — **Blanchiment** (Belgique)

Eau froide, bicarbonatée ferrugineuse, à excès d'acide carbonique, et à très faible minéralisation fondamentale.

Température .... + 18° C.

	Par litre	Titre hydroalcalimétrique
Bicarbonate de sodium..............	0ᵍʳ007	
— calcium.............	0.014	
— magnésium.........	0.008	0ᵍʳ061
— fer.................	0.032	
Chlorure de sodium.................	0.005	
Sulfate —	0.001	
Silice	0.006	
Acide carbonique...................	0.960	
TOTAL MOYEN	0.073	

4· — Casal de Barras (Portugal)

Eau bicarbonatée, ferrugineuse, athermale, à extrêmement faible minéralisation alcalinisante.

Température .... + 16° C.

	Par litre	Titre hydroalcalimétrique
Bicarbonate de fer	0ᵍʳ070	0ᵍʳ070
Chlorure de sodium................	0.034	
— magnésium.............	0.090	
Sulfate de calcium..................	0.125	
Silice.............................	traces	
Acide carbonique..................		
Total moyen...............	0.330	

5° — Tembridge Wells (Angleterre)

Eau bicarbonatée, ferrugino-manganésienne, froide, à très faible minéralisation alcalinique.

Température .... + 10° C.

	Par litre	Titre hydroalcalimétrique
Bicarbonate de calcium	0ᵍʳ038	
— fer.................	0.320	0ᵍʳ358
— manganèse	traces	
Chlorure de sodium................	0.174	
— calcium	0.215	
— magnésium.............	0.040	
Acide carbonique	0.112	
Total moyen	1,596	

2° — Tusnad (Hongrie)

Eaux bicarbonatées, ferrugineuses, hypercarboniques et hyperchlorurées, très faiblement minéralisées fondamentalement.

Température.............. de + 12° C. à + 24° C.

	Par litre	Titre hydroalcalimétrique
Bicarbonate de fer.............	0^{gr}102	0^{gr}102
Chlorure de sodium.................	2.296	
— calcium	0.694	
Acide carbonique..................	1.751	
TOTAL MOYEN...............	3.842	

B. — *Eaux faiblement minéralisées alcaliniquement*

1ᵉ — Korytnyieza (Hongrie)

Eau bicarbonatée, calcico-ferrugineuse, hypercarbonique, sulfatée calcique et athermale, faiblement minéralisée fondamentalement.

Température .... + 12° C.

	Par litre	Titre hydroalcalimétrique
Bicarbonate de calcium	1^{gr}919	2.026
— fer.................	0.107	
Sulfate de calcium	0.037	
— de magnésium	0.651	
Acide carbonique.............	0.381	
TOTAL MOYEN	3.682	

IV. — EAUX BICARBONATÉES MIXTES

A. — *Eaux très faiblement minéralisées alcaliniquement*

1° — Spa (Belgique)

Eau bicarbonatée calcico-ferrugineuse hypercarbonique, sulfhydrique secondairement, athermale, et à extrêmement faible minéralisation alcalinisante.

Température.......................... $+ 10°$ C.

	Par litre	Titre hydroalcalimétrique
Bicarbonate de sodium	0^{gr}0959	
— calcium	0.0791	
— magnésium	0.0331	0^{gr}3045
— fer.	0.0927	
— aluminium	0.0033	
Chlorure de sodium	0.0216	
Silice	0.0298	
Acide carbonique..................	2.144	
— sulfhydrique	traces	
TOTAL MOYEN	0.3575	

B. — *Eaux faiblement minéralisées alcaliniquement*

1° — Mouzaïa (Algérie)

Eau bicarbonatée mixte, faiblement minéralisée fondamentalement.

Température.............. de $+ 15°$ C. à $+ 21°$ C.

	Par litre	Titre hydroalcalimétrique
Bicarbonate de sodium	0^{gr}662	
— calcium	0.342	
— magnésium...........	0.181	1^{gr}192
— fer................	0.007	
Chlorure de sodium	0.099	
Sulfate —	0.024	
Alumine	traces	
Silice..........................	0.023	
TOTAL MOYEN................	2.518	

2° — Guadalupe (Canaries)

Eaux bicarbonatées mixtes à faible minéralisation alcalinisante, et légèrement thermales.

Température .... de + 29° C. à + 25° C.

	Par litre	Titre hydroalcalimétrique
Bicarbonate de sodium..............	0gr796	
— potassium	0.019	1gr508
— calcium..............	0.422	
— magnésium	0.264	
Chlorure de potassium..............	0.116	
Sulfate de magnésium	0.107	
Silice...................	0.118	
Acide carbonique..................	0.057	
TOTAL MOYEN..............	1.920	

C. — *Eaux moyennement minéralisées alcaliniquement*

1' — Ben Haroum (Algérie)

Eau froide, bicarbonatée mixte, à prédominance calcique, hypercarbonique, à moyenne minéralisation alcalinisante.

Température......................... + 18° C.

	Par litre	Titre hydroalcalimétrique
Bicarbonate de sodium..............	0gr9040	
— calcium.............	1.9960	3gr1248
— magnésium	0.2088	
— fer................	0.0160	
Chlorure de sodium................	1.1608	
Sulfate de sodium........	0.9562	
— calcium	0.0334	
— magnésium..............	0.1548	
Silice	0.0360	
Acide carbonique..................	1.2512	
TOTAL MOYEN	0.0212	

2° — San Adrian (Espagne)

Eaux thermales, bicarbonatées mixtes, à prédominance magnésienne et ferrugineuse, hypercarboniques, à moyenne minéralisation fondamentale.

Température . . . . de + 32° C. à + 36° C.

	Par litre	Titre hydroalcalimétrique
Bicarbonate de sodium.	1^{gr}303	
— magnésium.	2.195	3^{gr}386
— fer.	0.088	
Chlorure de calcium.	0.066	
— magnésium	0.075	
Sulfate —	0.558	
Acide carbonique.	1.740	
TOTAL MOYEN	4.330	

D. — *Eaux fortement minéralisées alcaliniquement*

1° — Elopatak (Hongrie)

Eaux froides, bicarbonatées mixtes, à prédominance alcalino-terreuse, ferrugineuses, hypercarboniques, et à forte minéralisation fondamentale.

Température . . . . + 13° C.

	Par litre	Titre hydroalcalimétrique
Bicarbonate de sodium. . . :	2^{gr}017	
— calcium.	1.705	
— magnésium.	1.345	5^{gr}580
— fer.	1.319	
Acide carbonique.	1.984	
TOTAL MOYEN	5.089	

HUITIÈME DIVISION

Considérations biologico-thérapeutiques
sur la Cure de Vichy

Généralités

Pendant de longues années, il a été de mode, lorsque le nom de Vichy était prononcé, que l'interlocuteur évoquât aussitôt le spectre de la cachexie alcaline. La cachexie alcaline, aucun des Modernes n'avait eu l'occasion de l'observer ; mais la rencontre devait pouvoir se produire, puisque les Anciens en affirmaient la réalité.

Conçue théoriquement, parmi les rêveries fantasmagoriques des alchimistes, cette entité, qui, par définition de principe, devait être l'aboutissant fatal d'une action alcaline poursuivie, faisait suspecter son intervention dans tous les états pathologiques évoluant vers la cachexie et où il avait été fait usage d'agents à réaction alcaline. La suspicion planait tellement sur tout ce qui présentait cette réaction ou avait quelque tendance à l'acquérir, que l'on ouvrait des procès de tendance. On créa parmi les végétaux pouvant être utilisés, soit comme comestibles, soit comme agents thérapeutiques, la classe des herbes alcalescentes. De là on passa sans transition à l'alcalescence spontanée des humeurs.

Sous le coup de la phobie alcaline, il ne pouvait être fait de distinction parmi les alcalins. Un gentilhomme dont Huxham conte les misères, ayant fait un long usage de sesquicarbonate d'ammoniaque, agent franchement toxique, mais présentant la réaction alcaline, ce cas ne fût pas considéré comme celui d'une intoxication, mais il fournit le prototype des accidents imputables à la cachexie alcaline.

Les grossières aberrations n'ont qu'un temps ; et ce temps est d'autant plus limité qu'elles sont plus extravagantes. Soit que l'occasion de rencontrer des malades s'amusant à croquer du sesquicarbonate d'ammoniaque ne se présente pas tous les jours ; soit que les médecins y regardassent de plus près, la cachexie alcaline était profondément ensevelie dans la poussière des écrits des anciens, lorsque l'évocation de son spectre fût malencontreusement provoquée par la préconisation d'une véritable débauche alcaline dans le traitement de la goutte et de la gravelle urique. L'indignation contre une pratique médicale, ayant la prétention d'éteindre la diathèse sous une inondation alcaline, arracha à Trousseau un cri d'alarme. Il fit remarquer que les propriétés mêmes que l'on faisait valoir en faveur des alcalins devaient, poussées à l'extrême, réaliser les altérations qu'avaient définies les Anciens. A la voix de Trousseau, le spectre de la cachexie alcaline s'était dressé hors du tombeau ; et quand plus tard, la débauche alcaline ayant pris fin, le grand clinicien voulût par une rétractation formelle, faire évanouir le spectre, les esprits sous l'empire de la suggestion primitive ne furent pas convaincus. Charles Petit, inspecteur-adjoint des thermes de Vichy, a dû emporter dans la tombe le remords d'avoir compromis l'eau de Vichy, en la mêlant au débat et en en faisant l'instrument de sa débauche systématique ; ce n'est que plusieurs années après sa mort, après la chute définitive de sa pratique, désavouée même parmi ses contemporains, qu'a sonné l'heure de la réhabilitation de l'eau de Vichy et qu'a débuté l'épanouissement de l'état florissant de cette station.

Cette partie de l'ouvrage sera divisée en deux chapitres. Dans le chapitre XXV, nous ferons l'histoire de la cachexie alcaline chez les Anciens et l'histoire de la réapparition fugace du spectre de la cachexie alcaline chez les Modernes. Nous terminerons le chapitre par une réfutation formelle de la vraisemblance de la cachexie alcaline, en ce qui concerne l'eau de Vichy administrée thérapeutiquement ; et nous établirons par un ensemble de documents irréfutables et concordants que, dans les anémies liées à un état pathologique justiciable de Vichy, l'eau de Vichy administrée à doses thérapeutiques, détermine toujours une action reconstituante qu'exprime le processus hémo-trophique :

En ce qui concerne l'eau de Vichy, la réfutation de la cachexie alcaline aura le double sceau des résultats de l'expérimentation physiologique et de l'expérimentation clinique.

Dans le chapitre XXVI, après avoir défini l'individualité thérapeutique distincte, que chacune des sept sources de l'Etat, à Vichy, se taille en plein drap dans l'individualité thérapeutique des eaux de Vichy en général, nous étudierons les indications et les contre-indications générales de la cure.

CHAPITRE XXV

= La prétendue cachexie alcaline =

Historique et Discussion

I. — *Les alcalins chez les Anciens*

Le point de vue qui a présidé à l'interprétation du mode d'action des alcalins a varié suivant les notions physico-chimiques et aussi suivant les courants philosophiques et la fortune des Ecoles.

Si les Anciens connaissaient quelques alcalins, comme le prouvent catégoriquement certains passages de leurs ouvrages, ils ne connaissaient que des préparations fort impures et tout-à-fait primitives (1).

---

(1) Hippocrate employait l'eau de chaux contre la lèpre. (Opéra, édit. Littré).

Aristote parle de sels obtenus avec la cendre de joncs et de roseaux cuite dans l'eau. (Meteor, II. c. 3).

Pline dit d'une part qu'une potion de cendres lixivieuses est un remède utile (cit. in Elementa chimica de Boërrhave) ; d'autre part, il dit que les cendres de coquilles d'escargots chassent la pierre. (Cit. in Leçons cliniques de Thompson).

Vitruve parle d'eaux minérales, qu'il appelle acides, qui, comme celles de Lyncoste, de Théano et d'autres lieux, ont, lorsque les malades en boivent, la propriété de dissoudre les calculs qui s'engendrent dans la vessie de l'homme. (De Archit. VIII, 3). Il s'agit très vraisemblablement d'eaux alcalines chargées d'acide carbonique.

La craie jouissait auprès des médecins de Rome et d'Athènes d'une réputation spéciale pour modérer les sueurs excessives et dans le traitement des maladies de la peau. (In Hœfer, T. Ier).

Galien parle de la craie et de la chaux qu'il vante dans les flux abdominaux et pour guérir les ulcères des poumons chez les phtisiques. Il parle aussi de pierres, que l'on trouve dans les éponges et qui rompent la pierre des rognons. (in Deux livres de simples, de Galien, les Vme et IXme).

Arétée, IIme siècle, recommande la chaux vive dans de l'eau miellée. (Cit. in Thompson).

En outre, ils se faisaient une idée assez modeste de leurs propriétés et ne recherchaient guère que leur action dissolvante dans la lithiase urinaire, leur action absorbante dans certains états mal définis des voies digestives, et leur action topique dans certaines irritations ou ulcérations. Et même, dans ces états pathologiques qui circonscrivaient la sphère de toute action thérapeutique, ils ne leur accordaient pas une portée bien décisive, si l'on en juge par le laconisme de leur appréciation, qu'explique cependant, dans une certaine mesure, la manière dogmatique propre aux Anciens.

La médecine iatro-chimique devait rehausser l'importance de l'action des alcalins et même exagérer leur dynamisme conçu d'après des idées théoriques et des assimilations basées sur une observation et une expérimentation peu rigoureuses.

Il ne pouvait en être autrement. La chimie, à peine embryonnaire, se donnait déjà les allures d'une science prépondérante et souveraine et promettait la réalisation des merveilles de l'âge d'or : dans l'ordre économique, par la transmutation des métaux ; dans la sphère plus humble de la santé, par la transformation des actions chimiques qui constituaient toute la maladie. C'est, du reste, à ces prétentions si exagérées que la chimie doit cette activité d'investigations et d'études qui lui a permis de se constituer et d'arriver la première, dans le concert des sciences, à une très honorable et très précoce maturité.

Au VII° siècle, Paul d'Egine cite des auteurs qui parlent des dissolvants qui favorisent l'accroissement des calculs, quand ils sont mal administrés.

Les Arabes appelaient *alkali* un sel extrait des cendres d'une plante appelée *soude* et qui entrait dans plusieurs préparations. (in Pharmacopée de J. Sylvius).

Au X° siècle, Avicenne, Rhazès et l'école Arabe employaient un mélange impur de carbonate de potasse et de chaux.

Au XV° siècle, en Suède, on se servait de potasse contre la peste. (In Amb. Paré, livre XXII°, ch. 27).

Jacques Sylvius, qui a été professeur au Collège de France en 1649, parle de coquilles d'œufs, de poissons et d'huîtres qui entrent dans plusieurs préparations. (In Pharmacopée, 1604).

Sydenham vante dans l'hydropisie les sels lixivieux comme diurétiques. (Opera, 1671).

L'importance des alcalins bénéficia de cette avidité d'étudier et de connaître. Ils furent l'objet de plusieurs travaux ; on rechercha leur présence. C'est à l'une de ces recherches que nous devons la première analyse qui ait été faite des eaux de Vichy (1), (Grande-Grille, Grand et Petit-Boulet), et de celles de Vals (Dominique). Les propriétés de ces sources étaient tellement inconnues jusqu'alors, que, dans sa note à l'Académie des Sciences, Du Clos (2) déclare : d'une part que la grande quantité de sel nitreux contenue dans la Grande-Grille doit rendre cette au plus propre à baigner qu'à boire ; d'autre part, il assigne à la Dominique, de Vals, des propriétés vomitives.

Robert Boyle (3), un des premiers qui ait pratiqué la méthode expérimentale, analysa des calculs et y découvrit de la chaux. Il proposa différents moyens internes empruntés, soit aux acides, soit aux alcalins, pour dissoudre la pierre dans la vessie. Il prouva aussi que la terre végétale est très riche en sels alcalins, et que c'est de cette condition que dépend la fertilité du sol.

Borel (4), reprenant les études de Du Clos, de Mariotte, de Huygens et de Perrault sur la coagulation du sang, fit des expériences sur les humeurs tirées du corps humain. Dans l'eau d'un hydropique, il trouva une quantité notable de sel volatil et fixe. Le sang et la lymphe étaient chargés de sel volatil.

Homberg (5) communiqua à l'Académie des Sciences des expériences faites sur les alcalins et signala quelques-unes des préparations usitées en médecine.

Ces études se succèdent dans l'espace d'un demi-siècle, de 1650 à 1700 ; mais si elles témoignent de la marche hardie d'une science qui a foi en ses moyens et en son avenir, elles révèlent d'un autre côté toute la pauvreté des notions chimiques dont disposait la première moitié du dix-septième sièle.

---

(1) Analyse de Du Clos, en 1667.

(2) Du Clos, observations sur les eaux minérales de plusieurs provinces de France (Académie des Sciences, 1670-1671).

(3) Robert Boyle (Usefulness of philosophy). (Cit. in Hœfer).

(4) Borel (Académie des Sciences, 1684).

(5) Homberg (Académie des Sciences, 1669 et 1700).

II. — *La médecine iatro-chimique*

SYLVIUS. — C'est cependant d'après ces notions confuses, souvent inexactes et du moins toujours insuffisantes, que, vers le milieu du dix-septième siècle, François de Le Boë Sylvius essaya d'interpréter la nature et les causes de la maladie, l'action et les indications des médicaments, substituant à la vieille médecine d'observation, une médecine de cabinet issue des rêveries à la fois chimiques et mystiques de Paracelse et Van Helmont.

L'antagonisme entre les acides et les alcalins est la base de sa doctrine inspirée à la fois de l'humorisme et de la chimiâtrie : « Succum acidum potentissime infringunt salia lixivia, tum fixa, tum volatilia, ut alia alterutro abundantia Corallio, Margarita, Oculi cancrorum, Creta, Lapis hematitus, Succinum, Chalybis limatura et similia ».

Les acides augmentent la viscosité des humeurs et du sang ; les alcalins combattent cette altération (1) : « Sic coagulatum et grumescentem sanguinem corrigunt ac emendant oculi Cancri, Mimia spermaceti, os de corde corvi, mandibulia Lucci et similia plura, sed une verbo salia volatilia ». En outre, dans sa classification des agents susceptibles d'augmenter la fluidité du sang, après avoir cité l'air et les émotions mo-

---

(1) Paracelse avait décrit une maladie due à ce que l'organisme ne s'était pas débarrassé de ce que, par analogie avec la lie de vin, il appelait tartre, et qui jouait un rôle dans la viscosité des humeurs (De morbo tartaro).

Van Helmont n'admettait pas le tartre de Paracelse, mais il faisait jouer un rôle à peu près semblable à l'acide de l'estomac, lorsqu'il s'accumule en trop grande quantité et n'est pas neutralisé par le duodénum. Il connaissait assez exactement le côté chimique de cette phase qu'il appelait deuxième digestion, pendant laquelle le bol alimentaire était liquéfié.

Cette propriété liquéfiante, il l'a reconnue d'autre part aux alcalis sur les graisses. A-t-il fait dans son esprit un rapprochement entre cette action des alcalis sur les graisses et celle de la bile sur les matières alimentaires imprégnées par la première digestion d'un acide qui, s'il n'était pas neutralisé, pouvait produire le rhumatisme articulaire, la goutte, des palpitations de cœur, la gale, etc ? Ce rapprochement a pu, dans tous les cas, s'imposer à l'esprit de ceux qui sont venus après lui.

rales, il désigne derechef les sels volatils et surtout les sels volatils huileux : « Sanguinio fluiditatem augent : 1° aer quocumque modo æestuans, 2° alimenta et imprimis potulenta calidi assompta ut et spirituosa : huc referenda condimenta sed aromatica ; ut et salia volatilia et imprimis valde oleosa ; ut et olea aromatica stillatitia ; 3° corporis motus ». (1)

La propriété fluidifiante des alcalins, conçue dans ces conditions, devait faire entrevoir la cachexie alcaline en perspective La théorie en imposait l'imminence sous peine de faire intervenir des actions vitales modérant le pouvoir fluidifiant, et il n'était pas question de ce facteur dans le problème.

Aussi la cachexie alcaline, ou pour employer un langage plus conforme à la chronologie, l'acrimonie alcaline existait-elle pour Sylvius qui l'avait conçue par opposition à une acrimonie acide (2).

L'existence de ces deux entités d'une nature si diamétralement opposée, créées pour satisfaire les exigences d'une théorie inexorable, faisait naître de grandes difficultés au point de vue du traitement. Car, s'il recommandait de prendre garde aux acides, sous peine de tomber dans le cas de la cachexie acide, le fantôme de la cachexie alcaline se dressait aussitôt. Il s'écriait alors : « Caveatur quoque ab usu volatilium qualiumcumque sed maxime oleosorum. » Aussi, comme s'il eût compris combien il serait difficile de ne pas se heurter à l'un des deux écueils dont son système gratifiait la pathologie, a-t-il cru devoir signaler celui qui, en définitive, exposait à

---

(1) Sylvius. Praxeos medicæ idea nova. Lyon 1671.

(2) Sylvius admettait aussi une acrimonie muriatique qui devait correspondre sans doute au scorbut de mer : « Vitia ista frequentissima et manifestissima sunt : acrimonia tum acida, tum salia muriatica, tum aliquando salsa lixivia et viscositas, vel fluiditas nimia ». (Sylvius, de Cachexia et in Specie anasarca leucophlegmatiaque, page 668).

Déjà avant lui, Symphorianus Champier (Practica nova in medicinando 1517) avait parlé d'un état cachectique connu des anciens où les sels nitreux jouaient un rôle. Ce terme devait très vraisemblablement désigner le sel marin. Depuis, dans le XVIIIme siècle, il a reçu une acception générique, et, comme pour les alcalis, on a compris sous cette dénomination des substances qui, mieux définies pour nous, ne peuvent y figurer.

de plus grands périls : « Nam longe periculiosor est sanguinis constitentia ; minus periculosa minor. »

BOERHAAVE. — Boerhaave admit l'action fluidifiante des alcalins que ses expériences sur leur rôle comme menstrues mettaient hors de doute, et il posa en principe que toute action efficace consiste dans la simple réaction. Cette réaction lui suffisait pour expliquer le pouvoir dissolvant des alcalins : « Lorsque les éléments de certains corps sont coagulés ensemble par l'interposition de quelque acide, qui sert de colle ou de lien commun, souvent il arrive qu'on peut résoudre ces corps par les alcalins qui attirent à eux l'acide ; et alors les éléments n'étant plus retenus unis se séparent les uns des autres » (1).

Humoriste et chimiâtre comme Sylvius, en dépit de sa théorie sur la prédominance des actions nerveuses, il admit deux sortes d'acrimonies, l'une acide, l'autre alcaline, qu'il opposa plus catégoriquement l'une à l'autre, en soulignant l'antagonisme par la formule : « contraria contrariis curantur ». Les alcalins étaient les remèdes indiqués de l'acrimonie acide ; les acides ceux de l'acrimonie alcaline (2).

Plus heureux que son devancier, il décrivit les altérations correspondant à ces deux états, et sa peinture des altérations que présente l'acrimonie alcaline a dû servir d'original au tableau classique de la cachexie alcaline (3) : « Signa acrimoniæ alcalinæ sunt..... cruor tenuis, dissolutus, vix concrescens, pustullæ rubellæ ichorosæ, etc., maculæ purpureæ, inflammationes acutissimæ celerrimæ..... Sphaceli cum bullis elevatis : Juvamen ab acidis » (4). Comme caractéristique et pierre de

_____

(1) Boerhaave. — Eléments de chimie. T. V. p. 329.

(2) Boerhaave a décrit le scorbut à part.

(3) Boerhaave. — Institutiones medicæ.

(4) Voir dans Zimmermann, t. 2., p. 178, à quelle occasion Boerhaave déclara que la vraie nature de la consomption est dans la fluidité même du sang. C'était l'époque où, en Hollande, on abusait du thé. Deux médecins hollandais, Craanen et Boutekoe, avaient écrit que le sang est dans son état de perfection quand il est le plus fluide. Boutekoe voulait qu'on prît par jour cent et même deux cents tasses de thé. Peut-être parlait-il dans l'intérêt de la Compagnie des Indes.

touche de la nature des altérations : l'amélioration par les acides.

Mais c'est surtout au point de vue étiologique que Boerhaave a été plus exagéré que Sylvius ; car dans ses aphorismes il admet que cette acrimonie puisse se produire par une alcalescence spontanée : « Morbi ex alcalino spontaneo humore ». (1)

L'idée de faire intervenir une cause alcaline spontanée devait l'illusionner sur la portée du dynamisme des alcalins et lui en faire exagérer singulièrement la valeur. Sa théorie de deux âcretés rivales plaçait presque l'organisme entre les deux termes d'un dilemme, et ne lui laissait de chance de santé que dans un état neutre des humeurs, représentant un équilibre qu'un rien pouvait rompre. Cette action souveraine, qui résultait de la position de la question, lui faisait tenir en suspicion certains aliments et certaines plantes, comme recélant une action alcaline quelconque, et il les signalait comme matières alcalescentes dont il fallait se méfier.

Huxham. — Huxham, disciple de Boerhaave, admet que certaines substances, parmi lesquelles il range les alcalins, peuvent produire des altérations du sang semblables à celles qu'on observe chez les scorbutiques, altérations qui atteignent les globules « *qui sont brisés et corrompus par l'effet de l'acrimonie.* » (2)

Il rappelle qu'expérimentalement « les alcalins volatils mêlés au sang qu'on vient de tirer, ou tandis qu'il sort de la veine, l'empêchent de se figer et de se décomposer en caillot et en sérosité, comme il a coutume de faire. Ce sang ressemble parfaitement à celui que l'on tire des scorbutiques et de la plupart de ceux qui sont attaqués de fièvre pétéchiale, surtout lorsqu'on les saigne de bonne heure. » (3)

Au reste, ajoute-t-il plus bas : « Toutes les humeurs du corps, lorsqu'elles se putréfient, deviennent fortement alcalines. »

---

(1) Boerhaave. — De cognoscendis morborum causis aphorism:.
(2) Huxham. — De l'état dissous et putride du sang. Traduc.
(3) loc. cit.

Partant de ces données expérimentales, Huxham était
exposé à ne voir dans les alcalins que des agents énergique-
ment malfaisants, tendant à placer l'économie dans des
conditions analogues à la putréfaction, et dont il fallait
minutieusement s'abstenir. La réaction déterminant les
propriétés altérantes à l'égard du sang et des humeurs, il
semblait tout naturel de faire peser sur les alcalins en général,
le discrédit dont l'expérience avait permis de frapper certains ;
l'heure n'était pas encore venue de faire une distinction entre
les alcalins physiologiques et les alcalins toxiques. La pratique d'Huxham eût la mauvaise fortune de fournir les
premières, et à vrai dire les seules pièces à conviction, qui
aient été produites pour soutenir l'accusation, dans le procès
engagé contre les alcalins, solidairement. Les alcalins, qui
fournirent les éléments matériels de l'accusation et provoquèrent la sentence en dernier ressort qui représente toute
l'autorité des Anciens, à laquelle on a coutume de se référer à
ce sujet, étaient : d'une part, un mélange de potasse et de
chaux faisant partie d'une préparation grossière connue sous
le nom de remède de Mademoiselle Stephens et recommandée
par elle contre la goutte ; d'autre part, un alcalin toxique, le
sesquicarbonate d'ammoniaque. C'est, d'après les documents
produits par Huxham et relevant les constatations attribuables
à l'usage massif des drogues que nous venons de citer, qu'a été
dressé l'acte établissant l'état-civil de la cachexie alcaline dont
l'entité, jusque là toute théorique, n'avait pas reçu la consécration clinique.

« Ceux qui s'accoutument, dit-il, à user de beaucoup de
sels alcalins volatils et fixes, d'épiceries et d'aloétiques sont
toujours sujets à ces maladies ; et beaucoup de ceux qui
prennent de la drogue de Mademoiselle Stephens et de sa
lessive, pendant un long temps, tout de suite, tombent dans
les chaleurs étiques, le scorbut chaud, l'hémorragie, la dys-
senterie, etc.

« Une preuve remarquable de ceci, est ce qui arriva dernièrement à un gentilhomme de l'ouest du comté de Cornouailles, qui souffrait de la pierre depuis plusieurs années.
Il était, naturellement, d'une constitution délicate, et avait
pris de ce lixivium, etc., pendant plusieurs semaines, tant qu'à

la fin les gencives commencèrent à devenir extrémement spon-
gieuses, inflammables et livides, et ensuite lui faisaient beaucoup de mal, et pourries, de façon qu'on pouvait très aisément
enlever la chair. Elles saignaient considérablement pour peu
qu'on les pressât, et il en sortait continuellement un ichor
clair sanguin. Il parût aussi sur lui des taches livides, spécialement aux jambes et aux cuisses, qui lui faisaient beaucoup
de mal et étaient d'une couleur tirant sur le clair ou plutôt
livide, de sorte qu'il y avait à craindre la mortification. Sur
cela, je fus consulté pour lui par M. Hingfton, très habile apo-
thicaire de Penryn, qui m'expliqua le cas. Appréhendant une
alcalescence, une putréfaction d'humeurs et une dissolution
du sang, de la façon dont les choses avaient été jusque là et
suivant les nouveaux symptômes qui survenaient, je conseillai
une décoction et un extrait de quinquina avec un élixir de
vitriol, une nourriture et une boisson tant soit peu acides, ce
qui emporta aussitôt l'inflammation, la spongiosité et le sai-
gnement de ses gencives, et prévint l'augmentation de la couleur livide de ses cuisses qui disparut en peu de jours. Environ
deux ou trois semaines après, il sortit de tout son corps une
copieuse éruption de pustules rouges et enflammées, ce qui
semblait promettre quelque avantage. Malgré cela, étant réduit à une extrême faiblesse par la complication de ses maux
et tombé en étysie confirmée, il mourut quinze jours ou trois
semaines après, tout desséché... Après sa mort, on tira de sa
vessie une grosse pierre. » (1).

Cette observation marquerait une phase nouvelle bien
tranchée dans l'histoire de la cachexie alcaline. Nous sortirions
des rêveries pour entrer dans le domaine des faits. On pourrait, certes, objecter que la direction imprimée à l'observation
de l'auteur par une conviction bien arrêtée d'avance a pu lui
faire négliger la recherche d'influences parallèles ; on pourrait
invoquer les désordres sympathiques et les altérations nutritives que provoquent de longues et pénibles souffrances et la
perte de toute activité. On pourrait, avec plus de vraisemblance
encore, objecter qu'il devait exister sans doute des troubles pa-

_____

(1) Huxham, loc. cit.

thologiques de la vessie, peut-être une infection ascendante
qui aurait eu, comme aboutissant, une auto intoxication qui
expliquerait d'une façon bien rationnelle la plupart des accidents observés, etc. Mais qu'importe que le tableau clinique
dressé par Huxham soit la conséquence de l'usage du remède
de Mlle Stephens ou le fait de la maladie ; nous ferons la part
belle à l'alcalinophobie en ne discutant pas davantage ce cas et
en l'inscrivant à l'avoir si pauvre de la cachexie alcaline. Et,
si la gravité des accidents qu'Huxham a mis à la charge des
préparations de Mlle Stephens (1) paraissait peu en rapport
avec l'idée que nous nous faisons du dynanisme des principes
actifs qu'elles contiennent, ce sera le cas de revenir rétrospectivement, et sans insister, sur l'état d'épuisement où se trouvait
l'organisme du malade, et de faire intervenir l'action de remèdes aussi grossiers sur des fonctions digestives absolument
délabrées. Enfin, ce sera peut-être un argument ayant cours
de dire que le célèbre praticien *écrivait pour l'Angleterre*, où le
spécifique en question jouissait de la plus grande vogue.

Les exigences du point de vue chimique nous obligent à
mettre à côté de ce cas de cachexie *hypothétiquement* produite par une préparation grossière de chaux et de potasse,
un cas qui ressortit à la toxicologie, par la nature de l'agent
pathogénique, en cause, et l'usage qui en a été fait pendant
longtemps à doses massives. Il s'agit de l'alcali volatil concret
(serquicarbonate d'ammoniaque) ; aussi l'observation suivante
se présente avec des caractères de vraisemblance qui ne laissent
pas place au plus léger étonnement.

---

(1) « Mes médicaments sont une poudre, une décoction, des pilules.

« La poudre se compose de coquilles d'œufs et d'escargots calcinés. La
« décoction s'obtient en faisant bouillir dans l'eau certaines herbes avec une
« boule composée de savon, de cresson, de poreau calciné à blanc et de
« miel .

« Les pilules sont composées d'escargots calcinés, de graines de carotte
« sauvage et de bardane, de semence de frêne et baies d'églantier sauvage,
« le tout calciné à blanc, de savon et de miel. » — (Stephens, in *Gentle-
man's Magazine*, Juin 1739).

D'après Thompson « la dose était d'environ 4 grammes de poudre, trois
fois par jour, dans du cidre ou quelque autre liquide, avec 125 grammes de
décoction. Si l'estomac ne supportait pas la décoction on substituait les
pilules à celle-ci ». — (Thompson, *Clinique*).

« J'ai dernièrement donné mes soins à un gentilhomme
aisé qui avait pris l'habitude de manger une si grande quantité
de sel volatil (que les dames emploient en inhalation olfac-
tive), qu'à la fin il en aurait mangé, ce qui est assez étonnant,
comme d'autres personnes croquent des dragées. La conséquence fût qu'il tomba bientôt dans une fièvre hectique, qu'il
eût de grandes hémorragies par les intestins, le nez et les
gencives ; toutes les dents tombèrent et il ne pouvait manger
rien de solide. Il tomba en un affaiblissement extrême et ses
muscles n'avaient pas plus de force que ceux d'un enfant nouveau-né. Il sortit de tout son corps des pustules qui le déman-
geaient tellement qu'il les grattait continuellement, si bien
qu'il enlevait des lambeaux de chair avec ses ongles. Son urine
était très colorée, trouble et très fétide. On parvint à la fin,
mais avec grand-peine, à le persuader d'abandonner cette déplorable habitude, mais il avait tellement ruiné sa constitution
qu'il traîna une vie misérable pendant plusieurs mois et mourut
cachectique et dans le plus grand marasme. Et je suis persuadé
qu'il serait mort beaucoup plus tôt s'il n'eût bu constamment
des vins fins et généreux en assez grande quantité, ainsi que
du lait d'ânesse et des sucs antiscorbutiques bien acidulés avec
du jus d'orange et de limon. » (1).

Ces deux observations, tirées de la pratique d'Huxham, présentent (puisqu'au nom de la chimie il faut les confondre sous
la même dénomination), les deux seuls cas, inégalement authentiques, de cachexie alcaline que l'on trouve décrits dans
les auteurs. Ils semblent être les seuls qu'Huxham ait rencontrés, malgré une recherche partiale. Car si nous avons admis
son interprétation lorsqu'elle s'appuyait sur des faits catégoriques ou du moins ayant quelque vraisemblance, nous pensons qu'il y a lieu de rejeter formellement les autres prétendus
cas, non décrits, auxquels il fait allusion d'une manière générale, en donnant comme criterium de l'action nocive du remède

---

(1) Huxham : Dissertation on the ulcerous sore of the throat. — Après
ce tableau si sombre, Huxham avait fait preuve d'une grande modération
en déclarant qu'il est loin de penser que ces sels volatils doivent être bannis
de la matière médicale ; qu'il est même convaincu que, dans certains cas,
hormis ceux qu'il a mentionnés, on peut les administrer avec avantage.

de Mlle Stephens la constatation, après usage, de l'alcalinité du sang et des urines.

Huxham fait de l'alcalinité du sang et des urines la caractéristique d'un état de cachexie ; or, la science moderne ne peut que sourire devant ces conclusions. Il est prouvé qu'il suffit d'un bain simple pour donner provisoirement aux urines une réaction alcaline ; et quant au sang, les recherches des physiologistes ont établi que l'alcalinité apparente est la réaction normale et correspond à des conditions absolues et *sine qua non* de la vie,

Huxham avait donné à la cachexie alcaline le sceau de la clinique ; les nosologistes contemporains firent figurer la nouvelle entité dans leur catalogue (1).

CULLEN. — Cullen, dont le nom a été invoqué par les représentants de la cachexie alcaline (2), avait aussi sa théorie chimique sur la production de cet état acrimonial.

D'après les principes de sa physiologie « il se développe, pendant le temps de la digestion, un acide qui fait disparaître la putréfaction et contribue à changer les matières alimentaires en chyle. La neutralisation de cet acide dispose à un état scorbutique » (3).

L'autorité de sa théorie et celle non moins respectable de la tradition l'engageaient à se défier des alcalins ; et il semble qu'il a poussé la prudence au point de n'avoir sur leur action nocive aucune expérience personnelle. Car, il dit : « qu'il ne les a jamais continués longtemps dans la crainte qu'ils ne produisissent un changement fâcheux dans l'état des fluides » (4).

---

(1) Blondeau, *Des inconvénients de la médication thermale*, etc., thèse de Paris, 1851, n° 270.

(2) Cullen, *Nosologia.* — Boissier de Sauvages, *Nosologie méthodique.*

(3) Cullen, *Médecine pratique* (note du traducteur).

(4) « Depuis que l'usage des alcalins est devenu commun dans la néphrite et le calcul, il est souvent arrivé qu'on les a donnés en même temps à ceux qui étaient sujets à la goutte et l'on a observé alors que les goutteux étaient plus longtemps exemptés de leurs accès. Néanmoins je n'ai jamais continué longtemps ces remèdes dans la crainte qu'ils ne produisissent un état fâcheux dans l'état des fluides ». Cullen, loc. cit.

En dehors des motifs de sa réserve, on ne trouve dans Cullen rien de concluant contre les alcalins. A moins qu'on ne lui prête l'intention de mettre à leur charge les douze cas de goutte dont il parlait dans ses leçons, qui, à la suite de l'usage de la poudre du duc de Portland, s'étaient tous terminés par des hydropisies « se marquant sous différentes formes, telles que l'apoplexie et la paralysie dépendant d'épanchements dans le cerveau ».

La poudre du duc de Portland (1), qui a eu une vogue bien étonnante, était composée de plantes amères dont quelques-unes, il est vrai, avaient été classées par Boerhaave parmi les herbes alcalescentes. Mais rien ne prouve que Cullen ait perdu le point de vue vraiment médical de la métastase goutteuse, pour ne suivre qu'une action alcaline misérable.

Qu'elle qu'ait été, au reste, sa manière de voir, elle ne saurait influer sur les faits eux-mêmes et nous faire dévier de la seule interprétation compatible avec nos notions médicales ac-actuelles.

La preuve que tout en se prémunissant, dans sa pratique, contre les dangers que d'illustres prédécesseurs avaient signa-lés, Cullen agissait plutôt par mesure de prudence que sous l'empire d'une conviction, c'est qu'au moment où, appelé pour un enseignement clinique, à porter un jugement sur les doctrines médicales régnantes, il formulait le suivant sur la pathologie de Boerhaave : « Sa doctrine de l'acrimonie considérée relativement à la chimie est très imparfaite. Son acrimonie alcaline me semble être une explication forcée de ce qu'ont avancé les Anciens et n'est nullement fondée » (2).

Telle est l'histoire de la cachexie alcaline chez les Anciens. Conçue théoriquement et d'après les données fournies par une

---

(1) La poudre du duc de Portland était composée ainsi :

Racine d'aristoloche ronde,
   id.   de gentiane,
Sommités de chamœdrys,   parties égales de chaque en poudre
   id.   de chamœpitys,   très fine
   id.   de centaurée,
      Dose : un gros, le matin, à jeun.

(2) Cullen, *Du choix d'une méthode* (trad. Bosquillon).

chimie qui s'essayait, affirmée par la conformité de certains états cachextiques avec l'idée qu'on se faisait de l'action alcaline, s'imposant même comme une rencontre fatale sur le chemin de cette action, cette entité n'a reposé originellement que sur une équivoque.

La réaction alcaline des gaz qui se développent pendant la putréfaction a dû frapper tout d'abord l'esprit des premiers observateurs et leur faire accepter comme corrélatives l'idée de putréfaction et celle d'alcalinité. Les maladies spontanément alcalescentes de Boerhaave ne sont évidemment que des états cachectiques dont la nature a été appelée par lui alcaline, parce que pour lui elle était putride. Toute matière qu'il supposait facilement putréfiable était pour lui alcalescente et, on pourrait ajouter, *vice-versâ*. Les états bilieux, les septicémies, les états ultimes ont dû figurer dans les acrimonies dont les causes ne mettaient pas même en jeu la question d'alcalinité. A la fin même du dix-huitième siècle règne la même confusion. Dans sa nosologie médicale, Boissier de Sauvages dit en parlant des acrimonies : « Il s'agit ici de l'acrimonie alcalescente du sang et des humeurs ; l'on doit y rapporter toutes les maladies bilieuses, virulentes et purulentes (1). »

La lecture des auteurs que nous avons cités prouve d'une façon bien évidente que pas un, sauf Huxam, n'a observé un cas de cachexie par un alcalin.

Deux faits, inégalement valables et concluants, rapportés par le célèbre médecin anglais, ne consacrent pas davantage l'autorité des propositions émises *a priori* par ses devanciers et ne dissipent pas non plus l'équivoque ; ils établissent simplement, qu'en fait, un état cachectique peut être réalisé par *certains agents*, de nature alcaline, à doses massives et longtemps continuées. Il restera acquis que l'alcalinité ne garantit pas de la toxicité.

III. — *Petit et sa pratique*

Malgré l'autorité des auteurs célèbres dont nous avons rapporté l'appréciation, le champ des applications thérapeuti-

---

(1) Boissier de Sauvages, *Nosologie méthodique.*

ques des alcalins s'agrandissait comme par le fait d'une intuition médicale qui ne semblait pas tenir grand compte des
terreurs du passé.

Le dix-neuvième siècle leur donna tout d'abord une place
honorable dans l'arsenal thérapeutique ; et ils y acquièrent
bientôt, par l'importance et la généralisation de leurs applications, un rang que peu de médicaments peuvent leur disputer.

Aucune de leurs propriétés fondamentales que comportait,
du reste, l'action neutralisante telle que la comprenait Boerhaave et telle qu'il en avait donné l'explication dans sa chimie,
ne fût mise en question. Et si par la suite on leur attribua
des propriétés d'ordre physiologique, ce fût, des actions chimiques, telles que les avaient définies les Anciens, que l'on fit
rayonner ces attributions nouvelles.

Une phase considérable dans l'histoire de ces agents
thérapeutiques coïncida avec les travaux d'hématologie (1).
En effet, lorsqu'il fût établi que le sang est normalement
alcalin, le centre de gravité des réactions normales de l'économie se trouvant reporté de l'état neutre, où le plaçaient les
anciens, à l'état alcalin, l'usage des alcalins poussé jusqu'à
saturation devint, pour quelques esprits systématiques, dans
une foule d'états pathologiques, l'indication impérieuse, pour
venir en aide à l'organisme en détresse et lui fournir les
moyens de se débarrasser d'un excès d'acide.

Tel fût le point de vue de l'école qui a eu pour principal
représentant, à Vichy, Ch. Petit, sous-inspecteur des Eaux,
dont l'œuvre se compose de nombreuses publications qui se
succèdent de 1834 à 1850. La dernière qui résume les précédentes, renferme l'apologie de ses principes et de sa pratique
déjà si discutée depuis quelques années.

Sur la foi, invoquée par lui, de Lorry, d'Astruc et de
Bordeu qui avaient constaté la nature acide de certains virus,
sur celle de Mialhe (2) qui voyait dans une tendance acide la

---

(1) PIORRY et LHÉRITIER. Des altérations du sang, 1840. — NASSÉ, Journ
für praktische Chemie, 1843. — FIGUIER. Sur une nouvelle méthode d'analyse du sang (Ann. de chimie et de physique, 1844). — ANDRAL et GAVARRET.
Essai d'hématologie, 1845.

(2) MIALHE. — Comptes rendus de l'Académie des Sciences, 1842.

cause de la formation des tubercules et des engorgements ganglionnaires, Petit tailla dans l'*acrimonie acide* des anciens, une *prédominance acide* dont il entoura la théorie de considérations qui avaient la prétention de tenir compte des progrès accomplis dans la science (1).

De ce que, à l'état normal, le sang et toutes les sécrétions non excrémentielles, sont, sauf le suc gastrique, alcalins ; tandis que les sécrétions excrémentielles, la sueur et l'urine, sont acides, Petit en concluait que, par le soin qu'elle prend de rejeter les acides au dehors, la nature nous montre que la santé dépend de l'élimination de ces acides.

Réduire la conception des conditions pathogéniques de certaines affections au fait exclusif d'une prédominance acide, c'était réduire, à une simple alcalinisation, la thérapeutique à faire intervenir, mais c'était imposer à l'alcalinisation une intensité à outrance. Le monde médical se souvient encore de l'audace et de la logique avec lesquelles Ch. Petit satisfaisait, dans le traitement de la goutte et de la gravelle, aux indications qu'il avait posées déjà dès 1835. Sa conviction était telle qu'il a cru devoir invoquer l'indiscipline des malades, qui sont portés à outrepasser de beaucoup les doses prescrites, pour s'excuser de ne pas dépasser, dans ses prescriptions, des doses journalières de vingt-cinq verres d'eau minérale. Il comptait, en outre, sur l'absorption, par le tégument externe, pour augmenter la proportion des principes minéralisateurs, dans l'organisme : « je commence par des doses modérées, cinq à « six verres, par exemple, et un bain, et si je vois qu'ils la « supportent bien, je ne tarde pas à leur en prescrire douze à « quinze verres et un bain par jour. Chez quelques malades, on « peut quelquefois porter cette dose jusqu'à vingt et même « vingt-cinq verres par jour, soit à jeun, soit aux repas, mais « je n'ai jamais ordonné davantage, et je ne suis arrivé à cette « dose que graduellement, etc., etc. (2) ». Du reste, pour entretenir un état permanent d'alcalisation, il prescrivait l'usage quotidien d'un litre d'eau de Vichy, consécutivement à la cure.

---

(1) CH. PETIT. — Des Eaux de Vichy.

(2) CH. PETIT. — Du mode d'action des Eaux de Vichy et de leurs applications thérapeutiques. Paris, J.-B. Baillière, 1850, p. 367.

Dans la pensée de Ch. Petit la dose de vingt-cinq verres, par jour, à laquelle il se limitait, dans ses prescriptions, représentait une ration modérée ; mais il escomptait l'indiscipline des malades dont il connaissait la propension à outrepasser singulièrement les doses prescrites. « Quelques uns, « dit-il, ont porté la dose jusqu'à trente, quarante, cinquante « verres par jour, et M. P... m'a même assuré qu'il en avait « bu jusqu'à 84 verres en vingt-quatre heures (1). » Ch. Petit, certes, veut bien traiter d'excès de telles pratiques ; mais il met un soin jaloux à faire ressortir qu'aucun de ces excès n'a été suivi du moindre inconvénient, soit pendant la cure, soit ultérieurement. Il insiste même sur les bénéfices thérapeutiques que les malades ont retirés, pendant la cure ou ultérieurement, de l'usage de l'eau minérale aux doses massives qu'il a citées ; et si, par un sentiment de pudeur posologique, il émet un doute sur l'exactitude des calculs auxquels s'est livré M. P. qui, en 1836, s'est vanté d'avoir bu 84 verres, c'est pour avoir l'occasion de déclarer que, quel que soit le nombre de verres, il a été fait un usage *extraordinaire* de l'eau minérale, et que de nombreuses années après, le malade n'avait pas été éprouvé par une nouvelle attaque de goutte.

A côté de ce cas de goutte guérie définitivement, semble-t-il par l'alcalisation à outrance, Ch. Petit cite celui d'un malade qui, sous le coup d'une attaque de goutte qui envahit presque à la fois toutes les articulations, en provoquant une vive fièvre et du délire, but constamment cinq à six litres d'eau par jour et vit la fièvre et le délire disparaitre pendant qu'il buvait cette grande quantité d'eau minérale.

Et dans l'enthousiasme que provoquent chez lui, les effets qu'il rapporte de l'alcalisation intensive, il proclame : « Je « pourrais ici multiplier les faits pour montrer qu'un grand « nombre de goutteux, contrairement à mes prescriptions, « s'excitant réciproquement, comme cela arrive toujours à la « fontaine, ont souvent bu de l'eau minérale avec excès, qu'ils « ont porté l'alcalisation au plus haut degré, *et sans qu'il en* « *soit jamais résulté aucun accident*, etc. » (2).

_____

(1) Loc. cit., page 367.

(2) Ch. Petit. — Loc. cit., p. 370-371.

D'après cette manière de considérer les faits, les bicarbonates alcalins se comportaient en ennemis personnels de l'acide
urique. Or, l'alcalisation à outrance, seulement, permettait
d'atteindre comme par *inondation*, dans les profondeurs de
l'organisme où il s'était réfugié, l'acide qui s'était soustrait à
l'élimination excrémentitielle.

Point n'est besoin de rappeler les discussions passionneés
auxquelles donna lieu l'application de ce mode de traitement,
indistinctement, à toutes les formes que revêt la goutte, non
plus que l'enquête académique que provoquèrent, en 1839,
les goutteux hésitant désormais entre les promesses si sédui-
santes de l'alcalisation et les pronostics terrifiants d'une école
contradictoire. Il est bon, toutefois, de faire remarquer que
l'opposition clinique, si légitimement soulevée, se fût peut-
être sentie désarmée si son appel à la modération eût été
entendu, et si quelques contre-indications, dans le cas particulier que visaient alors ses préoccupations, eussent été admises. Il n'en fût malheureusement pas ainsi ; et, faute, alors,
d'un adversaire jouissant d'une autorité indiscutée, Ch. Petit,
après avoir séduit la commission académique, sembla sortir
victorieux de la lutte.

Cette doctrine et cette pratique correspondaient à un point
de vue qui était la négation de toute notion de pathologie
générale et de tout esprit médical ; elles constituaient un ana-
chronisme ramenant la médecine à plus de trois siècles en
arrière.

Car Paracelse lui-même, le fondateur de la chimiàtrie, dans
le traitement de sa maladie tartaréenne qui correspond à notre
arthritis, avait fait une distinction formelle entre les indications
qui doivent s'adresser au produit pathologique et celles qui
doivent viser plus haut et s'adresser aux conditions mêmes en
vertu desquelles le tartre se trouve dans l'économie. De quel
sens médical n'a-t-il pas fait preuve dans ces lignes qui tracent
de main de maître quelques unes des grandes indications thérapeutiques qui doivent présider au traitement de cette affection : « Quand le médecin voudra entreprendre la cure des
maladies tartaréennes, il devra d'abord mettre l'estomac en
état de consumer tout ce qu'il reçoit, comme le feu consume
le bois. On devra employer pour l'estomac les rectificatifs, les

confortatifs et les altératifs ; autrement on ne réussira pas. Pour mieux me faire comprendre, je proposerai deux modes de préservation : l'un regarde le ventricule ; l'autre consiste dans l'ablation du tartre extérieur, afin d'empêcher qu'il ne pénètre à l'intérieur. » (1).

Négligeant les conditions inhérentes à la présence d'acide urique en excès dans le sang, l'école de Petit faisait consister toute la maladie dans la prédominance de cet acide. Dès lors, le génie thérapeutique ne devait s'appliquer qu'à déterminer ou à accentuer la réaction alcaline dans les milieux de l'économie ; et malgré le luxe de la mise en scène, le rôle des alcalins ne dépassait pas le niveau d'une réaction de laboratoire. Ce fût la débauche alcaline.

La première théorie du diabète de Mialhe (2), quoiqu'elle abordât les phénomènes de l'ordre biologique le plus élevé, vint par sa conclusion pratique apporter un appoint d'autorité à cette médecine qui ne s'adressait qu'aux milieux de l'économie.

Faisant une application de la loi des oxydations, formulée vingt ans auparavant par Chevreul, Mialhe supposait que la présence du sucre dans les urines des diabétiques est due à une combustion incomplète des matières sucrées introduites par l'alimentation. Et il attribuait l'imperfection de la combustion à une diminution de l'alcalinité du sang qui pouvait acquérir une réaction neutre et même acide. Dès lors, il fallait modifier le milieu sanguin et lui donner la richesse en alcalins sans laquelle ne peuvent s'accomplir les actes organiques.

Ce furent les beaux jours de la médication alcaline, alors qu'elle était instituée sans conteste et sans mesure dans tous les cas que la théorie faisait dériver de l'acidité des humeurs. On l'employait *largâ manu*, sans crainte de dépasser une limite difficile à franchir, puisque l'alcalinisation représentait un minimum qu'il fallait atteindre pour bénéficier de l'action

---

(1) Paracelse, *De morbis ex tartareo*, etc. — Daremberg, *Histoire de la médecine.*

(2) Mialhe, *Comptes rendus de l'Académie des Sciences*, 1842.

du médicament. Nous l'abons dit : on était en pleine débauche
alcaline.

Ce fut dans ces conditions que la cachexie alcaline des
Anciens, ensevelie et complètement oubliée dans la poussière
de leurs écrits, fût évoquée par Magendie et par Trousseau.

A propos d'une note où Mialhe faisait ressortir l'action
fluidifiante des alcalins, Magendie avait signalé les conséquences que devait entraîner *a priori* cette action poussée au-
delà d'une certaine limite. Il reprit en 1852 cette question à
laquelle l'intervention de Trousseau avait donné une actualité
toute spéciale ; et du haut de la chaire de médecine du Collège
de France, il invoqua des expériences qui établissaient, d'après
lui, une action pharmacodynamique dans le sens de la dissolution du sang, de l'anémie et de la cachexie.

Les expériences invoquées par le savant physiologiste
consistaient en injections d'alcalins dans les veines d'animaux
vivants ; et, à cela près que le mélange se faisait dans des
conditions intra-veineuses, elles reproduisaient, sans grande
variante, comme résultats hématiques apparents et comme
signification, les expériences signalées par Huxham, plus de
cent ans auparavant. Le sang était liquide et avait perdu la
propriété de se coaguler.

Enfin, pour donner la sanction de la clinique aux conclusions de la pathologie expérimentale, il rapportait un cas de
prétendue cachexie observée chez un de nos plus illustres chimistes, à la suite d'un traitement alcalin à doses très massives
et longtemps continuées. « Il en était résulté une pneumonie
chronique très fatigante, et des taches à la peau qui indiquaient
assez que le sang avait été altéré. » (1). *Post hoc ergo propter
hoc* n'est pas toujours une argumentation légitime.

Mais celui qui, dans la restauration de la cachexie des
Anciens, joua un rôle décisif et exerça une influence dont la
portée a certes dépassé le but qu'il se proposait, ce fût
Trousseau, dont l'autorité magistrale exposait l'enseignement
tombé de ses lèvres à recevoir une interprétation exagérée.

Alors que Magendie n'avait fait que signaler les craintes

---

(1) MAGENDIE. — Leçons faites au Collège de France, 1852.

que devait inspirer une action fluidifiante, et avant que la question n'eût pris l'importance qu'elle avait déjà, lorsque le professeur du Collège de France entreprit de la résoudre expérimentalement, dès 1846, dans son *Journal de Thérapeutique*, Trousseau publiait contre l'abus que l'on faisait des alcalins, une protestation dont le retentissement a fait peser longtemps sur cette médication un sentiment de méfiance, pour ne pas dire de terreur.

Trousseau y évoquait en effet la cachexie des Anciens et déclarait que l'abus des alcalins avait fait plus de mal que l'abus du mercure et de l'iode. Ce sont là des exagérations que son enseignement ultérieur a formellement désavouées, et dont on trouve l'explication dans une indignation peu retenue contre une médecine qui lui apparaissait comme une double hérésie clinique.

Ce qui frappe, en effet, à première vue, c'est l'insistance avec laquelle, après s'être laissé entraîner par des développements naturels, il revient sans cesse à la goutte et à son traitement par l'alcalisation. On voit qu'à travers les généralités il n'a pas perdu de vue la question spéciale qui est l'objet de toutes ses préoccupations et qui a inspiré son réquisitoire. Sous le couvert de la cachexie, il a fait le procès à cette médecine qui s'attaquait au milieu sanguin pour y éteindre toute velléité acide, par une neutralisation directe, s'absorbant dans une lutte corps à corps avec le produit de la maladie, et négligeant la maladie même, c'est-à-dire les conditions inhérentes à la présence en excès d'un acide dans le sang et dans les humeurs. Et il poussait la passion, au point d'appeler « des médecins peu intelligents » ceux qui prétendent détruire la diathèse même, ce qui les entraîne « *à fouiller le fond de la constitution.* »

Trousseau a voulu, en outre, poursuivre la revendication des droits de l'économie et des tissus vivants à ne pas être tenus systématiquement en dehors du problème. Ainsi dans le traitement des engorgements du foie, il reconnaissait la valeur des alcalins, « *sur le compte de laquelle la pratique avait prononcé depuis des siècles* » ; mais il insistait pour qu'on n'abusât pas de ces agents, en poursuivant, jusqu'à résolution complète, un mal qui, en vertu des propriétés inhérentes aux tissus, « doit guérir seul », dès que la première impulsion rétrograde a été donnée.

Déjà Trousseau se rendait compte de la réaction exagérée qu'avait provoquée le cri d'alarme qu'il avait impulsivement jeté ; et le grand clinicien se contentait « de réclamer de la modération dans l'usage des alcalins, au même titre que dans celui des préparations ferrugineuses dont tant de médecins sont follement prodigues », et dont il s'efforcait « de modérer la vogue que, plus que personne », il avait contribué à leur donner.

Et un peu plus tard, comme si ce retour à une appréciation d'une équitable modération était insuffisant pour dégager sa conscience médicale du poids que lui laissait le souvenir du réquisitoire injuste qu'il avait jadis prononcé contre les alcalins, il n'hésite pas à formuler une rétractation formelle. Du haut de la chaire de l'Hôtel-Dieu il s'écrie : « Or, je vous le demande, est-il quelque chose de plus anormal à première vue, de plus contraire aux théories chimiques, que de donner à des individus dont le sang est dans un tel état de dissolution, que souvent il en résulte des hydropisies et des hémorragies passives, que de donner, dis-je, à des malades dont le sang est si évidemment appauvri, des alcalins qui sont regardés comme des dissolvants par excellence. Que ce soit le bicarbonate de soude qui prédomine, comme dans les eaux de Vichy, que ce soit le bicarbonate de chaux qui prédomine à son tour, comme dans les eaux de Pougues, ce sont toujours les alcalins que nous voulons administrer ; *et les bons effets de ces eaux sont*, je le répète, *en contradiction flagrante avec tout ce que les chimistes ont prétendu établir, relativement à l'action de ces substances alcalines sur la composition du sang.* » (1)

Peut-on demander une rétractation plus formelle !

Sans doute, au début, sous l'empire de la foi en l'autorité des Anciens, Trousseau avait dû se laisser illusionner par des états sous la dépendance de lésions organiques dont l'usage intempestif et abusif des alcalins avait hâté l'évolution. Du point de vue de la suggestion qu'il subissait, il devait rapporter

---

(1) TROUSSEAU. Clinique de l'Hôtel-Dieu.

un état cachectique, phase ultime où aboutissent les maladies par dégénérescences, à un traitement contre-indiqué, il est vrai, mais dont l'action nocive s'était principalement exercée par une suractivité imprimée au processus morbide.

Mais la clinique, dont l'incessant labeur est de soumettre les notions théoriques au contrôle des faits, avait tôt fait de dissiper les préventions, à l'égard des alcalins, que la chimiâtrie avait pour un instant fait naître dans l'esprit du maître éminent ; et les lignes que nous avons extraites de la Clinique de l'Hôtel-Dieu, écrites en pleine maturité de la pratique médicale de Trousseau, sont catégoriques et dispensent de tout commentaire pour établir un désaveu de la suggestion qu'il avait tout d'abord subie.

Ce désaveu était assez formel pour établir désormais la conviction de chacun ; mais quand l'alarme a ébranlé les esprits, elle les laisse sous une impression de trouble et de méfiance que ne peuvent dissiper ni l'aveu d'une erreur de la part de celui qui a dénoncé le danger, ni les meilleures garanties de sécurité. Aussi, depuis Trousseau, la question relative à la vraisemblance d'un état cachectique produit par les alcalins est revenue plusieurs fois à l'ordre du jour et a-t-elle été l'objet d'affirmations très contradictoires. Il a fallu le travail expérimental de Pupier : *Action des eaux de Vichy sur la composition du sang. — Réfutation expérimentale de la prétendue anémie alcaline*, et celui de H. de Lalaubie : *Individualité thérapeutique des eaux de Vichy. — Leur action sur le processus hémo-trophique*, pour clore le débat, du moins en ce qui concerne les eaux de Vichy. Depuis la publication de ces travaux, dont les résultats ont été contrôlés du reste et confirmés depuis par d'autres expérimentateurs, il n'y a plus eu que de rares retardataires qui, à propos de l'usage thérapeutique des eaux de Vichy, se posent encore la question du danger éventuel de la cachexie alcaline.

Telle est l'histoire de la cachexie alcaline avec ses phases qui mettent en scène les Anciens et les Modernes.

Eh bien, qu'on nous permette de le dire catégoriquement : « Cette histoire est celle d'une série d'inconséquences, d'incohérences et d'aberrations telles qu'il semble invraisemblable qu'elles aient pu se produire.

L'explication en est dans ce fait que le problème a été vicieusement posé par les Anciens, et que l'étude qu'il soulevait a été poursuivie en conservant la plateforme vicieuse dressée dès le début.

1° Quoi de plus faux que d'établir un groupement pharmacodynamique sur la simple réaction ? Autant vaudrait prendre pour base la couleur ou la densité. Ne sait-on pas aujourd'hui que presque tous les acides organiques subissent, dans l'organisme la transformation en carbonates alcalins qui leur fait jouer un rôle opposé à celui que semblait promettre la réaction primitive. La cure de raisin, celle de citrons sont-elles des cures acides ? Baser une pharmacodynamie générique sur la simple réaction est une de ces confusions qui n'ont d'excuse que la langes de la science au nom de laquelle on les commet.

2° Comme corollaire : De ce qu'un toxique qui se trouve doué de la réaction alcaline détermine un état cachectique, peut-on conclure que, solidairement, tous les alcalins mettent en danger de cachexie ?

3° Inversement, de ce que certains alcalins ont fait preuve expérimentalement et cliniquement de leur innocuité, même à doses massives, est-on en droit de conclure que tous les alcalins sont doués d'innocuité ?

Poser ces questions, c'est les résoudre à la confusion des Anciens et aussi des Modernes.

Malgré une orientation bien avertie, nous avons conscience que notre travail lui-même tombera parfois sous le coup de la critique que nous formulons. Nous ne pouvons éviter l'écueil, obligés que nous sommes d'accepter la discussion sur le terrain où la portent les documents que nous empruntons et que nous sommes forcés de faire intervenir. Mais pour être conséquents avec nous-mêmes, nous mettons tout d'abord, systématiquement, en dehors de la discussion, les alcalins toxiques, dont la fortune nous est indifférente. Cela posé, nous étudierons les documents expérimentaux et cliniques qui peuvent servir de base à une discussion sur l'action qu'exercent sur la constitution du sang les principaux alcalins qui ont leurs homologues dans l'économie, et qui pour cette raison peuvent être dits : alcalins physiologiques. De cette étude qui vise l'élément principal du procès, nous passerons en y concentrant tout notre intérêt à celle d'un médicament complexe, constitué fondamentalement et dans des proportions très massivement prédominantes par des alcalins physiologiques, mais aussi par une foule de principes, en proportions infinies, il est vrai, mais dont quelques uns, dans les conditions posologiques auxquelles correspond leur présence, sont susceptibles d'exercer une action pharmacodynamique spéciale qui consacre le caractère d'individualité thérapeutique que nous revendiquons pour le médicament complexe en question.

IV. — *Discussion*

Sur l'action imputée aux alcalins physiologiques sur la composition du sang.

S'il n'a pas été encore produit de preuves formelles établissant que l'usage des alcalins physiologiques, à doses thérapeutiques largement pratiquées (1), mettait en imminence de cachexie ; cette absence de constatation ne suffit pas à résoudre les préoccupations du médecin. La question se pose sous une autre forme qui en fait, en quelque sorte, une réduction du problème primitif, et dont la solution intéresse la pratique d'une façon beaucoup plus générale.

Sans arriver jusqu'à la cachexie qui ne paraît pouvoir existe qu'en dehors de la voie thérapeutique, n'est-on pas exposé à rencontrer sur cette voie, un état intermédiaire, une étape vers la cachexie, en d'autres termes, une anémie qui serait une expression de l'action pharmacodynamique des alcalins ? La clinique ne pouvait apporter ici des preuves aussi convaincantes et aussi irréfutables ; car si la cachexie confirmée se

---

(1) M. le Pr Charcot, qui traite le rhumatisme par des doses massives d'alcalins, n'a jamais constaté de tendance à la cachexie. (Garrod : La goutte).

Le Pr Debove qui donne jusqu'à trente grammes de bicarbonate de soude à des malades atteints d'ulcère de l'estomac n'appréhende pas la cachexie.

présente avec un appareil symptomatique impliquant une cause spéciale, l'anémie est une complication commune à une foule de maladies.

Pour impliquer directement l'action des alcalins dans la pathogénie de cet état, on a d'abord invoqué leur action fluidifiante qui paraissait suffisamment compromettante ; plus tard, les procédés nouveaux de la science ayant permis d'examiner de plus près le corps du délit, on les a accusés de produire l'aglobulie. Le débat se circonscrivait, à vrai dire, autour de ce chef que précisait la portée de l'accusation et la faisait concorder avec les croyances qui régnaient relativement à la caractéristique des anémies.

L'action fluidifiante et l'action hypoglobulisante s'imposaient a priori et se déduisaient de la notion de la cachexie, au même titre qui avait inspiré les anciens et leur avait fait induire la cachexie de la propriéte dissolvante et fluidifiante. Mais, pour sortir du cercle des hypothèses, l'existence de ces propriétés repose-t-elle sur des faits probants ?

Action fluidifiante. — Comme preuve de cette action, on a invoqué les expériences où les alcalins ont été mêlés directement au sang extrait des vaisseaux. Mais ce sont là des expériences *in vitro* et sans signification aucune. La valeur des conclusions qu'on a voulu en tirer, est infirmée du reste par ce fait qu'on obtient les mêmes résultats avec des acides faibles.

On a cité surtout les expériences de Magendie et de Cl. Bernard qui ont injecté directement les réactifs dans les veines d'animaux vivants soumis à l'expérimentation. Dans toutes ces expériences, on a constaté des altérations du sang, caractérisées par la diffluence, l'état noir, etc., etc. ; on a conclu à une action fluidifiante.

Pour infirmer en quelques mots la légitimité de ces conclusions, il suffira de signaler un point de vue qui fera ressortir la dissemblance des conditions essentielles, au milieu desquelles s'exerce l'action des alcalins sur le sang, suivant qu'il y est parvenu par absorption ou par introduction brusque.

L'injection dans le sang d'une solution alcaline suppose tout d'abord l'action directe, sur une partie du fluide sanguin, du réactif destiné à être disséminé dans la masse du sang. Il y a là une action concentrée, pouvant agir sur les organites d'une façon foudroyante, avant qu'ils aient pu réagir. Ceux, qui s'occupent d'examens hématimétriques, savent combien les globules sont facilement impressionnés par la réaction du milieu dans lequel on dilue le sang, pour peu que celle-ci s'écarte de l'état neutre ; si bien qu'ils peuvent disparaître instantanément.

En outre, cette façon de poser les conditions de l'expérience préjuge bien des questions en suspens. Elle suppose que les alcalins introduits dans le tube digestif sont absorbés en nature et arrivent tels quels, par dialyse, dans le sang, ce liquide qui résulte de réactions et de transformations multiples et qui n'accepte même pas dans son torrent les substances les plus simples, qui s'y retrouveront plus tard sous la même formule chimique, sans qu'elles aient au préalable subi des actions de dédoublement et de recomposition qui semblent les initier à la vie organique. Enfin, elle ne tient compte que du fait même de la présence de ces agents dans le sang, et néglige toutes les actions organiques éveillées sur leur passage.

A aucun titre, ces expériences ne peuvent nous éclairer sur le fait que nous recherchons ; et c'est à Liebig, dont l'autorité est si impartiale en cette matière, que nous emprunterons les termes d'une critique générale : « On a mis le sang, l'urine et « d'autres parties de l'organisme sain et malade, en contact « avec des alcalis, des acides et toute espèce de réactifs « chimiques ; et l'on est parti de ces réactions pour faire des « inductions sur les phénomènes de l'économie. Quelquefois le « hasard a ainsi conduit à une médication utile ; mais il est « impossible qu'une pathologie rationnelle se fonde sur ces « sortes de réactions ; car l'économie animale ne peut être « considérée comme un laboratoire de chimie » (1).

Les expériences, faites par Loffter, sur cinq étudiants bien portants, sembleraient établir le pouvoir fluidifiant du bicarbonate de soude sur le sang, à certaines doses et dans certaines conditions.

« Les cinq étudiants absorbèrent pendant 10 jours du

---

(1) LIEBIG. — Chimie organique.

bicarbonate de soude aux doses progressives de 1 gr. 77 à
8 gr. 85, et le sang, examiné le deuxième jour de ce traitement, ressemblait à du jus de cerise ; les globules étaient plus
pâles qu'à l'état normal ; la proportion d'eau était augmentée,
celle des matières solides diminuée. Le sang contenait moins
de matières grasses, le caillot était moins dense. » (1).

Cliniquement, le pouvoir fluidifiant des alcalins reconnu
par les anciens serait mis en lumière par les bons résultats
qu'on en obtient dans certains cas pathologiques caractérisés
par une tendance à la coagulation et à l'hyperplasie. A cet
ordre d'arguments vient s'ajouter, comme impliquant une
action fluidifiante, la régression de divers engorgements, à la
suite d'une médication alcaline.

Cette puissance thérapeutique a même fait supposer que
l'action de ces réactifs devait être bien profonde et s'exercer
d'une façon bien terrible sur des organites aussi délicats que
ceux qui composent le sang, puisque, portés par la circulation
dans la profondeur des parenchymes, ils parviennent à dissoudre
les exsudats en voie d'organisation. On s'est même demandé
comment, dans ces conditions, les cellules qui composent les
organes pouvaient être épargnées. Mais on oublie que les
cellules granulo-graisseuses, en voie de formation, bénéficient
surtout de ce pouvoir fluidifiant que les alcalins ont de commun
avec plusieurs autres agents ; et que les hypertrophies vraies,
c'est-à-dire les tissus à cellules normalement constituées, sont
réfractaires à toute action de ce genre.

Mais n'est-ce pas faire une confusion très-regrettable et
que les moyens d'investigation, que possèdent les modernes,
laissent sans excuse, qu'interpréter la fluidité plus grande du
sang par l'hypoglobulie, en présentant ces deux états comme
nécessairement et absolument corrélatifs ? Au même titre, on
pourrait traduire la viscosité plus grande du sang et sa tendance aux coagulations par l'hyperglobulie Or, la fluidité
exagérée du sang et au contraire sa tendance à se coaguler
s'observent dans des maladies caractérisées par la diminution
de la proportion des hématies et sont, parfois et au même
titre, des expressions cachectiques de ces affections. Dans le

(1) Rabuteau. — Traité de thérapeutique.

purpura et le scorbut, le sang est manifestement dissous,
comme disaient les anciens ; tandis que dans certaines phlébites il se présente avec des apparences de viscosité qui ne
traduisent rien moins que de l'hyperglobulie. Le rhumatisme
articulaire, caractérisé par un état hyperplastique du sang,
n'en est pas moins accompagné d'une anémie en quelque
sorte typique. Et si les alcalins sont employés pour modifier
les conditions qui donnent naissance à une plasticité anormale,
est-ce en s'attaquant aux globules sanguins qu'ils réalisent la
confiance que l'on a mise en eux ? On pourrait multiplier les
exemples, et montrer les graves erreurs auxquelles pourrait
exposer cette façon de raisonner.

Au reste, sans entrer dans la discussion des conditions
physio-pathologiques qui donnent naissance à l'hyperplasticité
du sang, on peut dire que la fibrine joue un rôle prédominant
dans la constitution de cet état, dans la production duquel
interviendrait la cohésion des globules entre eux, d'après
Gubler.

Dès lors, est-il indispensable d'invoquer une action, s'exerçant directement sur le nombre des hématies, pour expliquer
un retour vers une fluidité normale ? Si l'hypoglobulie accompagne fréquemment les altérations du sang caractérisées au
début par une fluidité excessive, ce n'est pas une raison de
traduire l'action fluidifiante par un processus d'hypoglobulie.
Car cette question incidente trouve ici sa place : si les alcalins
exerçaient une action hypoglobulisante sérieuse, comment se
fait-il qu'on les emploie aux doses les plus larges dans des
états qui entraînent après eux une anémie si prononcée ?

Enfin quelques faits permettent de se demander si la formule : action fluidifiante, définit bien exactement la manière
d'agir des alcalins sur la masse du sang. Ceux-ci sembleraient
réaliser seulement des conditions entraînant, suivant certaines
circonstances, une action fluidifiante, tout comme le feraient
des acides faibles, l'acide carbonique par exemple ; mais la
fluidification ne représenterait pas fatalement et univoquement
leur manière de faire qui pourrait donner lieu à des résultats
contradictoires. C'est ainsi que dans le purpura, etc., des préparations alcalines ont pu être employées avec le plus grand
succès pour remédier aux accidents liés à la diffluence du

du sang. Trousseau (1) a insisté sur ces faits et fait ressortir combien ils étaient opposés aux théories chimiques.

Dans le scorbut, notamment, le sel de potasse ne représente-t-il pas, d'après Gubler, le remède approprié à l'état du sang, en vertu d'une loi de relation (2), sur laquelle il a insisté et qui est la condamnation naturelle et vraisemblable de toute définition d'une action générique ?

Action hypoglobulisante. — Le Dr Clément (3) a entrepris sur lui-même des expériences dans le but de résoudre la question relative à l'action des alcalins sur la masse globulaire du sang.

Le tableau suivant représente les conditions et les résultats de son expérimentation.

1re expérience. — Substance ingérée : bicarbonate de soude.

8 jours de régime uniforme en ayant soin de déterminer le nombre des globules rouges et blancs par millimètre cube.	48$^{gr.}$ de bicarbonate de soude en 6 jours, à la dose de 2$^{gr.}$ dans 80$^{gr.}$ d'eau quatre fois par jour.
Nombre des globules rouges = 4,531,400 par millimètre cube.	6e jour. — Nombre des globules rouges = 3,280,400 par millimètre cube.

Différence : 4,531,400 — 3,280,400 = 1,251,000 globules rouges par millimètre cube.

L'expérimentateur a mis huit jours pour réparer cet abaissement globulaire.

2e expérience. — Substance ingérée : carbonate de lithine.

10 jours après la dernière dose de bicarbonate de soude.	6$^{gr.}$ de carbonate de lithine en 4 jours.
	2 jours à 1$^{gr.}$, 2 jours à 2$^{gr.}$, chaque dose dissoute dans 100$^{gr.}$ d'eau de seltz.
Nombre des globules rouges = 4,551,400 par millimètre cube.	4e jour. — Nombre des globules rouges = 3,854,200 par millimètre cube.

Différence : 4,551,400 — 3,854,200 = 697,200 globules rouges par millimètre cube.

(1) Trousseau. Clinique de l'Hôtel-Dieu.
(2) Gubler. *Commentaires du Codex.*
(3) Clément. Thèse de Paris, 1874, n° 226.

Cinq jours après la dernière dose le sang avait repris sa propo?tion globulaire.

3e expérience. — Substance ingérée : benzoate de soude.

10 jours après le carbonate de li-thine.	8gr. de benzoate de soude en 4 jours 2gr. par jour pris en 2 fois.
Nombre des globules rouges = 4,580,300 par millimètre cube.	4e jour. — Nombre des globules rouges = 3,869,200 par millimètre cube.

Différence : 4,580,300 — 3,869,200 = 711,100 globules rouges par millimètre cube.

Cinq jours après, le chiffre représentant le nombre de globules rouges par millimètre cube était légèrement supérieur à celui du point de départ.

4e expérience. — Substance ingérée : benzoate de lithine ferrugineux.

5 jours après la dernière dose de benzoate de soude.	48 pilules en 6 jours — 8 par jour en 4 fois.
	Cela est équivalent à :
	4gr.32 de lithine et à 0gr.48 d'oxyde de fer en 6 jours, à la dose de 0gr.72 de lithine et 0gr.08 d'oxyde de fer par jour en 4 fois.
Nombre des globules rouges = 4,670,400 par millimètre cube.	6e jour. — Nombre de globules rouges = 3,886,400 par millimètre cube.

Différence : 4,670,400 — 3,886,400 = 784,000 globules rouges par millimètre cube.

Quatre jours après, la proportion globulaire était revenue à peu près au point de départ.

Dans chacune de ces expériences, l'abaissement numérique des globules rouges a constamment été le résultat de l'usage de la préparation alcaline soumise à l'étude,

Le benzoate de lithine ferrugineux, dont l'action eût semblé devoir être la résultante des divers composants, a amené, malgré la présence du fer dans sa composition, une hypoglobulie peu différente, comme intensité, de celle qu'ont produite les autres agents alcalins.

Il ressort enfin de ces expériences que le bicarbonate de soude qui, par son importance thérapeutique nous intéresse particulièrement, a exercé une action hypoglobulisante considérable à des doses qui ne sont que modérées.

En regard de ces expériences nous citerons une observation particulièrement intéressante que nous empruntons aux recherches que Pupier avaient entreprises pour étudier l'action des alcalins sur la composition du sang (1).

M. Z .., âgé de 47 ans, absorbe, depuis 28 ans, une dose quotidienne de 16 à 20 grammes de bicarbonate de soude à l'état anhydre, en 4 fois. Les seules interruptions de quelque durée du médicament correspondent à des périodes accidentelles de maladies aigues : cinq semaines en 1861, pendant l'évolution d'un anthrax ; trois semaines en 1868 pendant une hépatite compliquée d'accès pernicieux ; vingt jours consacrés à une cure de Vichy.

Malgré un usage si constant de bicarbonate de soude, à doses aussi massives, M. Z... n'a rien qui révèle un état anémique et encore moins cachectique. Mais il était intéressant de ne pas s'arrêter aux apparences qui pouvaient être trompeuses, et d'apprécier mathématiquement l'état globulaire du sang.

Pupier, avec l'aide de MM. Toussaint et Léon Tripier, pratiqua au pouce une piqûre, et, s'étant servi du compte globules Malassez, trouva 5,406,000 globules rouges par millimètre cube de sang.

Le chiffre normal des globules rouges du sang, déterminé au moyen de l'appareil et du procédé Malassez, correspond à environ 4,500,000 globules rouges par millimètre cube.

Dans le cas, dont il s'agit, il y avait donc une hyperglobulie dépassant le chiffre normal d'un million environ de globules rouges par millimètre cube.

Ce résultat est en opposition formelle avec ceux que l'expérimentation a fournis au Dr Clément. Et, pour ne retenir, parmi ses expériences, que celle où le bicarbonate de soude a été administré ; n'est-il pas surprenant que six jours d'usage

---

(1) ZÉNON PUPIER : *Action des Eaux de Vichy sur la composition du sang.* — *Réfutation expérimentale de la prétendue anémie alcaline*, 1875.

de cet alcalin, à la dose quotidienne de 8 grammes, ce qui représente une dose totale de 48 grammes, aient pu produire une diminution de 1.251.000 globules rouges par centimètre cube de sang, alors que des doses quotidiennes de 16 à 20 grammes, pendant 28 ans, ont produit chez un autre sujet une augmentation de 900.000 globules rouges par centimètre cube de sang ?

Est-il possible de déterminer les conditions qui ont entraîné des résultats si contradictoires ?

Les conditions des fonctions digestives, et en dernière analyse, de la nutrition chez les deux sujets soumis à l'observation expérimentale, donnent la clef du problème.

Dans les expériences de Clément, les alcalins ont déterminé des troubles digestifs assez intenses, depuis la perte d'appétit et des sensations pénibles à l'épigastre, jusqu'à des régurgitations acides et même des vomissements.

Il y a eu des troubles de la nutrition qui ont retenti jusque sur l'hématose qui en est l'expression synthétique.

Dans le cas rapporté par Pupier, par suite de conditions idiosyncrasiques et pathologiques, le bicarbonate de soude agissait comme restaurateur des fonctions digestives, combattant directement la pyrosis, modérant la pituite, augmentant l'appétit ; il activait enfin l'évolution nutritive.

Cette manière d'interpréter les faits n'est pas une désertion du terrain de la pharmacodynamie en faveur d'un vitalisme imaginatif. Mais réduire l'action pharmacodynamique d'une substance, qui agit d'une façon directe sur plusieurs fonctions, à un effet moléculaire consécutif à l'absorption, c'est ne voir qu'un des côtés de la question.

L'étude des propriétés des agents qui modifient le milieu sanguin est très complexe. Il faudrait suivre chacune des étapes que ces substances parcourent avant de se mêler au sang, rechercher chacun des phénomènes que leur présence éveille, au sein des tissus, dans chacune de ces étapes, étudier les transformations, les réactions qui s'y lient ; enfin, s'ils viennent à passer dans les sécrétions et les excrétions, déterminer les conditions physiques, chimiques et fonctionnelles auxquelles donne lieu leur présence.

Cette étude est impraticable ; mais il est permis du moins de tenir compte des modifications qui s'exercent sur une fonction qui, comme celle de la digestion, intervient si directement dans les phénomènes qui intéressent l'hématose.

Et tout d'abord, ce médicament, cet alcalin, avant de pénétrer dans la circulation, par la porte de l'absorption intestinale, n'exerce-t-il pas des actions, en quelque sorte, topiques qui réagissent sur la fonction même ? On voit combien le problème se complique et combien d'incidents peut rencontrer sur sa route le génie de l'action du médicament, combien sa portée sera déviée, si bien que la propriété pharmacodynamique pourra être vaincue et prédominée par un concours d'influences agissant en sens inverse.

Or, les conditions qui peuvent agir d'une manière si souveraine, sont de deux sortes : intrinsèques et extrinsèques.

L'idiosyncrasie et l'état pathologique représentent les conditions qui se rapportent à l'organisme même ; la nature du médicament, l'état sous lequel il est employé et qui est en corrélation avec la façon dont il agit, la dose enfin à laquelle on l'administre représentent tout autant de conditions qui interviennent directement dans le résultat final.

Prenons pour exemple un médicament dont la portée thérapeutique soit universellement admise, en laissant de côté la question si discutée du mécanisme intime de son action, le fer, que nous opposons à l'état aplastique du sang. Si nous pouvions le faire parvenir directement dans le sang, où sa présence assurerait le service de réparation globulaire, le difficile problème de la cure de certaines anémies serait peut-être résolu. Mais les incidents que provoque son action, en quelque sorte topique, à la porte d'entrée de la voie d'absorption, viennent compliquer singulièrement le problème.

Si l'impression ressentie par l'estomac dépasse la tolérance qu'il supporte, les fonctions digestives seront troublées. Si l'on persiste, les troubles s'accentueront, l'appétit diminuera, les matériaux mal élaborés ne fourniront pas au sang des éléments suffisamment réparateurs ; l'assimilation défectueuse abaissera le degré proportionnel de rendement, et il est hors de doute qu'on parviendrait ainsi à créer un état cachectique, qu'expliquerait, en dehors des vices corrélatifs des autres fonctions, la diminution des acquisitions réparatrices. Or, que faut-il pour déterminer cette non-accoutumance de l'estomac ; si malheureusement et si fréquemment réalisée par une foule d'états pathologiques qui réclameraient l'usage des préparations ferrugineuses, si ce n'était les inconvénients inhérents à leur action sur l'estomac ? Il suffit, en dehors de toute susceptibilité anormale, que la préparation dont on use, par suite de sa nature, de son état solide, ou du titre de la solution qui la représente, mette en jeu la réaction obstinée de l'organe.

Au reste, il est vraisemblable que l'état des fonctions digestives, dont la mise en jeu constitue les phases premières du travail nutritif, exerce une influence importante sur la constitution du blastême dont les matériaux sont fournis par l'élaboration de ces fonctions. En outre, les organes qui sont les agents de cette élaboration éveillent d'une façon directe ou indirecte des sympathies fonctionnelles dans les organes auxquels est dévolu un rôle sanguificateur. Aussi la part qui revient à ce facteur dans la solution du problème, diminue considérablement et altère même la valeur des résultats fournis par la numération des globules, en tant qu'ils ont la prétention d'exprimer une action pharmacodynamique absolue.

Cette réserve est rigoureusement légitime et s'impose, lorsqu'il s'agit de doses thérapeutiques, dont la limite est essentiellement variable suivant les individus et suivant les conditions. Il est positif que le même alcalin administré à la même dose, mais dans des conditions différentes, donnera des résultats hématiques différents.

Le titre de la solution, le moment de l'administration (à jeun ou après le repas), l'état des organes digestifs du sujet soumis à l'expérimentation, sont autant de conditions qui, sous une humble apparence, interviennent d'une façon non douteuse dans le résultat.

S'en suit-il qu'il n'y ait pas lieu de tenir compte des phénomènes de milieux, d'actions moléculaires consécutives au passage dans le sang des divers agents de nature alcaline ? Ceux-ci, à vrai dire, représentent le génie du médicament, sa portée ultime ; et, si dans le cercle des doses thérapeutiques,

cette action pharmacodynamique a pu être primée ou contrebalancée par des actions fonctionnelles éveillées par les
alcalins, sur leur passage, elle acquiert une prédominance
absolue lorsqu'il s'agit de doses extra-thérapeutiques, franchement altérantes. Aussi bien, à ce moment, les fonctions
digestives, dont la superactivité eût été sans doute impuissante
à pallier l'action de masses s'accumulant sans cesse dans le
milieu sanguin et le viciant par leur présence, sont si profondément troublées qu'elles ne peuvent qu'ajouter au désastre.

Il est vrai que la possibilité d'une accumulation anormale
d'alcalins, du moins de ceux qui sont les constituants normaux,
a été niée ; de telle sorte que, quelque énormes que fussent
les doses introduites dans l'organisme, il y aurait une limite
physiologique à leur pénétration dans le milieu sanguin. S'au-
torisant de l'opinion de Liebig, Mialhe a invoqué la propriété
inhérente à l'organisme, en vertu de laquelle celui-ci s'oppose
à une concentration anormale de sel dans le sang et s'exonère
par la porte des sécrétions et des excrétions. Il y a du vrai dans
cette supposition ; et elle est plus particulièrement applicable
à un médicament diurétique qui, comme tel, élargit une des
portes de sortie et active lui-même son élimination. Sans
doute, l'impulsion des forces vitales permet à l'organisme de
réagir contre les causes qui tentent de rompre l'équilibre des
forces et de lutter contre l'établissement de conditions anormales. Mais les conditions de cette lutte sont complexes, et le
résultat dépend de l'énergie et de la persistance de l'attaque
et de la défense.

Or, il est difficile de ne pas admettre qu'il peut arriver un
instant où, sous la pression de masses excessives (telles que
celles dont Mialhe (1) cite l'usage exempt de toute suite
fâcheuse), la digue que forment les actions vitales sera rompue,
et où l'organisme retombera sous la prepondérance des lois
purement chimiques. S'il en était autrement, les alcalins
seraient des agents privilégiés, doués d'une immunité que,
ainsi que l'a si bien dit Gubler, les travaux des physiologistes

---

(1) 100 à 120 grammes de bicarbonate de soude par jour, pendant trois
ans. (Bulletin de l'Académie de Médecine, séance du 9 octobre 1877).

modernes ne permettent pas de reconnaître à l'oxygène même, l'agent vivifiant par excellence. En face de cette immunité absolue et de la multiplicité des cas pathologiques qui réclament l'intervention des alcalins, il y aurait une thérapeutique simple et qui mettrait à l'abri des inconvénients qui peuvent résulter de diagnostics erronés ou d'insuffisance de médication : ce serait un abus systématique et à outrance, sous les auspices de la nature éliminatrice.

Ce ne peut être là le fond de la pensée de Mialhe, à qui la médication alcaline est si redevable, et qui l'a ennoblie en faisant un des premiers une application pratique des attributions oxydantes que Chevreul avait reconnues aux alcalins. Mais ses paroles sont dangereuses et pourraient être interprétées dans le sens d'une excitation à la débauche alcaline.

V. — *Individualité thérapeutique des Eaux de Vichy*

Les considérations, qui expliquent la différence des résultats obtenus dans les diverses expérimentations où il ne s'est agi que du même agent alcalin, s'appliquent avec une bien plus grande autorité aux études ayant la prétention de déterminer l'action des alcalins, en général, sur la composition du sang, d'après les résultats fournis par un représentant quelconque de la médication alcaline.

Il n'est pas possible de faire abstraction des phénomènes qui se lient aux étapes que parcourt l'agent alcalin avant de pénétrer dans la masse du sang. Ces phénomènes varient suivant l'individualité de l'alcalin et suivant les propriétés fonctionnelles qui en dépendent.

Au point de vue même des actions moléculaires, peut-on espérer définir sous une même formule, les propriétés des alcalins qui sont des constituants normaux et celles des alcalins qui sont absolument étrangers à l'organisme ? N'est-il pas vraisemblable d'admettre qu'un léger excès des constituants normaux donnera lieu, principalement, à un déplacement des sels, qui font partie de combinaisons déjà anciennes, par leurs similaires doués d'affinités en quelque sorte naissantes ? Cette rénovation, en utilisant les forces actives du contingent, réduirait à un minimum les modifications du milieu. Il ne saurait en être ainsi pour les alcalins étrangers à l'organisme ; et il est vraiment étrange que la propriété de colorer en bleu le papier de tournesol rougi par un acide les ait fait ranger dans l'arsenal thérapeutique à côté des substances qui représentent la minéralisation même de l'organisme.

Enfin, pour s'en tenir aux constituants normaux, les actions moléculaires consécutives à l'absorption des sels de soude qui prédominent dans le sérum, seront-elles les mêmes que celles des sels de potasse qui prédominent dans les hématies mêmes et dont Gubler proclamait l'importance dans les conditions de l'hématose, à l'égal de celle du fer même ?

Et l'antagonisme, qui existerait entre les sels de soude et ceux de potasse et qui, d'après ce maître éminent, ferait que les masses de soude du sérum tendraient à déplacer les composés potassiques du globule, ne permet-il pas d'affirmer qu'une solution composée d'un sel de soude et d'un sel de potasse, en quantités correspondant respectivement à leur situation dans le sang, agira moléculairement d'une façon différente de celle où un seul de ces sels représenterait la minéralisation globale ? La théorie d'une propriété univoque et en quelque sorte fatale, dévolue à une classe de réactifs, ferait supposer une action additionnellement hypoglobulisante ; tandis qu'en réalité, loin de se superposer, l'action propre de chaque alcalin pourra subir une influence réciproque.

A ne considérer l'eau de Vichy, en général, qu'au point de vue de sa spécialité alcaline, les considérations que nous venons de développer seraient déjà la justification du caractère d'*individualité thérapeutique* dont nous revendiquons la reconnaissance en sa faveur. En effet, sa minéralisation fondamentale, et dont la prédominance quantitative est extrème, est constituée par les alcalins qui sont les homologues de ceux de l'organisme : la soude, la potasse, la chaux et le magnésie; mais en outre ces substances affectent entre elles, dans l'eau de Vichy, l'importance quantitative qu'elles occupent respectivement dans le plasma sanguin, On peut dire que la minéralisation fondamentale de l'eau de Vichy et la minéralisation du plasma sanguin sont homologues ; et elles sont homologues, non seulement par l'identité des composants, mais encore par leur proportion respective.

Ce caractère *d'individualité thérapeutique* revêt encore une nouvelle et encore plus formelle consécration, du fait de la co-existence, dans l'eau de Vichy, d'une minéralisation secondaire extrêmement complexe, dans laquelle interviennent des principes dont quelques-uns, sous la formule infinitésimale qui les représente, dans le cadre des doses thérapeutiques, jouissent d'un dynamisme que rendent surtout, intensif et fécond, les activités fonctionnelles qu'ils provoquent.

C'est au nom de ce caractère *d'individualité thérapeutique* dont, avec titres à l'appui, nous revendiquons la reconnaissance, que, faisant table rase de tout ce qui a été dit des alcalins, comme inapplicable à l'eau de Vichy, nous avons étudié expérimentalement et cliniquement la manière d'agir propre à à ce médicament, dont la complexité défie encore l'analyse, mais qu'il faut accepter tel que la nature l'a voulu ; car l'eau de Vichy n'est qu'elle même, mais elle est tout ce par quoi elle est elle-même.

Etude expérimentale
sur l'action que l'Eau de Vichy exerce sur la
proportion globulaire du sang

Considérations sur les caractères hématologiques de l'anémie

L'abaissement du chiffre des globules rouges du sang, qu'il soit primitif, ou qu'il soit consécutif à d'autres altérations intéressant les autres éléments constitutifs du sang, était considérée, il y a quelques années déjà, comme la caractéristique des anémies, dans la plus grande partie des cas.

Les travaux d'hématologie moderne ont modifié cette formule trop absolue.

Les recherches du Pr Hayem [1] qui a particulièrement étudié l'anémie, ont montré qu'en outre de la diminution des globules rouges, il existe des altérations qui intéressent les hématies mêmes dans leur forme, leur volume et leur composition. C'est ainsi que d'après cet histologiste, on peut rencontrer, en outre des variations dans la forme (forme crénelée, muriforme, en bâtonnet), observées dans certaines maladies [2], des globules géants irréguliers que Gubler [3] a signalés depuis longtemps, et des globules plus petits qu'à l'état normal dont la présence avait été reconnue dans différentes maladies [4] et qui avaient été décrits sous le nom de microcytes.

A ces lésions dans la forme et le volume des globules s'ajoute, ainsi que l'ont établi les travaux de Hoppe-Seyler, Malassez et Hayem, etc , une altération que ce dernier observateur considère comme la plus importante : la diminution du

---

(1) Académie des Sciences, 1876 et 1877.

(2) COZE et FELTZ. — *Maladies infectieuses*, 1872.

(3) Observation rapportée par un de ses élèves, le Dr FÉRÉOL.

(4) CHARCOT — VULPIAN — ERB — VIRCHOW — HAYEM — MANASSEIN — VANLAIR et MASSIUS.

pouvoir colorant du sang, résultant de la diminution de la charge d'hémoglobine que possède normalement le globule.

A vrai dire, les variations de forme et la mégalisation qui constituent de véritables monstruosités hématiques, et la perte de la charge d'hémoglobine auraient seules une signification au point de vue des altérations intéressant le globule même, si, comme le pense Hayem, la microsomatie correspond à une phase d'évolution du globule naissant, contrairement à l'opinion de Vanlair et Masius qui la considèrent comme représentant une phase de destruction des globules rouges. Dans le premier cas elle ne saurait être considérée comme une altération que par rapport au sang où ces organites embryonnaires ne peuvent remplir le rôle dévolu aux globules normaux. Mais il est possible que la microsomatie, quoique elle représente surtout une phase de l'évolution globulaire, corresponde aussi, mais dans une proportion extrêmement minime, à une phase physiologique ou pathologique de régression ou de destruction globulaire Ce qui semblerait le prouver, c'est que les microcytes apparaissent sous deux aspects, les uns très rares, à contour déchiqueté, présentant des caractères de caducité ; tandis que le plus grand nombre, à contour délimité et bien net, possèdent tous les caractères de la jeunesse. Ils répondent bien à l'idée qu'éveille l'expression de *globules rouges ébauchés ou plus ou moins avancés dans leur évolution* qui a servi à Gübler à caractériser des organites semblables dont l'existence normale, signalée par lui dans la lymphe, peut être considérée comme le point de départ de la doctrine du rôle sanguificateur du système lymphatique (1). Hayem a proposé de donner aux microcytes en général le nom d'hématoblastes qui exprime en langage histologique le rôle immédiat qu'il leur attribue (2).

Prenant pour point de départ l'altérabilité du globule, ce

---

(1) GUBLER et QUEVENNE (Soc. de Biologie, 1854).

(2) VULPIAN croit que les cellules nucléées qui se transforment peu à peu en globules rouges proviennent des globules blancs ou leucocytes (Académie des Sciences, 1877).

HAYEM pense que les globules rouges et les globules blancs n'ont entre eux aucune espèce de parenté.

savant observateur a émis une théorie d'après laquelle, dans l'anémie, l'abaissement du chiffre des globules n'aurait rien de constant et n'aurait surtout rien de caractéristique. Pour lui, « l'affaiblissement de la couleur ou du pouvoir colorant du « sang et le défaut de concordance entre le pouvoir colorant « et le nombre d'éléments colorés sont les deux seuls caractères « essentiels et fondamentaux de l'anémie ».

Cette manière de voir est basée sur ce que dans les anémies de moyenne intensité, le nombre des globules rouges serait quelquefois peu différent du chiffre normal et pourrait même lui être supérieur ; et sur ce que les anémies en voie de guérison, après avoir éprouvé au début une augmentation globulaire, verraient ce chiffre diminuer au moment où elles se rapprochent de la guérison, c'est-à-dire au moment où le pouvoir colorant est voisin de l'état normal.

Il y a lieu tout d'abord d'adresser une critique décisive à la définition de la caractéristique des anémies formulée par l'auteur. Les caractères tirés de l'étude des anémies moyennes, prises comme type, sont en contradiction absolue avec ceux que présentent, d'après Hayem, les anémies prononcées qui, à plus juste titre, doivent fournir les éléments de la détermination des caractères essentiels et fondamentaux de l'anémie. Or, dans ces cas plus intenses, il a trouvé une diminution notable du nombre de globules, qui peuvent s'abaisser jusqu'à 1,182,750 (anémie paludéenne) et 1,000,000 (purpura hemorrhagica).

En outre, dans ces états remarquables par le degré de l'hypoglobulie, le défaut de concordance entre le nombre des globules et le pouvoir colorant, est moins marqué que dans les cas d'intensité moyenne. Il faudrait donc admettre, ce qui serait peu logique, pour les anémies moyennes une caractéristique qui serait le contraire de celle des anémies prononcées, de celles, en un mot, qui sont le type et dans lesquelles la diminution si considérable des globules est le fait saillant, le caractère essentiel de l'état du sang.

L'interprétation de l'état de la crase sanguine, d'après le pouvoir colorant du sang et le défaut de concordance entre « ce pouvoir et le nombre des éléments colorés », exposerait à des

confusions cliniques singulières. Un échantillon de sang, qui,
par exemple, posséderait 3.000.000 de globules rouges, dont
le pouvoir colorant équivaudrait à celui de 2.500.000 globules
normaux, dénoterait une anémie moins grave que celle qui
aurait pour expression numérique 4 000.000 de globules avec
une équivalence, en coloration, à 3.000.000 de globules normaux ! Or, cela est inadmissible.

Si, dans l'anémie, le pouvoir colorant d'un nombre donné
de globules rouges est au-dessous de la valeur normale, cette
inégalité peut tenir à ce que, parmi ceux-ci, il en est qui
n'ayant pas parachevé leur évolution et se trouvant dans des
conditions inférieures, comme poids et comme volume, ne
possèdent pas le coefficient normal de pouvoir colorant. C'est
un contingent de recrues qui ne demandent qu'à se développer
et qui, comme telles, représentent bien une valeur insuffisante,
mais sans que leur incapacité puisse entraîner une infériorité
chez leurs congénères normaux. Or, le point de vue qui, en
dernière analyse, consiste à ne rechercher que la valeur du
pouvoir colorant de chaque globule, représentée par une
moyenne, se méprend sur la portée de l'acte de réparation,
qu'il peut même méconnaître.

En effet, Hayem, dans un mémoire qui continue la série de
ses intéressantes recherches, reconnaît que ces poussées de
globules rouges « *caractérisent un sang en voie d'évolut on,
de réparation* ». Or, à cette phase d'évolution correspondra
*un défaut de concordance entre le pouvoir colorant et le
nombre d'éléments colorés*, d'autant plus marqué que la fécondité en hématoblastes aura été plus active. Et n'est-il pas
probable que la fécondité en hématoblastes est proportionnelle
à la vitalité des globules préexistants, et que, dans le sang, la
nutrition propre des individualités qui le composent est assurée
avant que, à leurs dépens, s'exerce une genèse globulaire
sans frein.

Ce qu'il faut constater, c'est que les travaux d'hématologie
ont apporté un élément nouveau dans l'étude anatomo-pathologique de l'anémie. La diminution de charge d'hémoglobine
constitue, pour le globule, une insuffisance fonctionnelle.
A cette insuffisance, quand elle est généralisée à un nombre

important de globules, correspond une altération de la constitution, de la couleur et des propriétés du sang.

L'altération du sang se révèle d'une façon apparente par une décoloration qui avait de tout temps frappé les observateurs et que, naguère encore, on attribuait à la raréfaction des éléments colorés. Les études contemporaines, notamment celles de Malassez, Hayem, Hénocque, ont montré que l'élément coloré pouvait lui-même présenter une insuffisance de coloration, soit par suite d'une évolution lente et incomplète, soit par suite de troubles trophiques qui amènent une diminution d'hémoglobine et peuvent en même temps produire des anomalies de forme et de volume. Ce signalement représente l'anatomo-pathologie relative à ce qui, dans le sang, constitue l'élément essentiel de ce milieu, l'hématie même.

Il est hors de doute que la valeur moyenne, en pouvoir colorant, des unités doit représenter une signification clinique; mais la considération qu'on peut lui accorder ne permet pas de méconnaître, au point de vue de l'anémie, toute l'importance de la valeur globale qui fait intervenir l'influence du nombre.

Sans doute, des travaux ultérieurs, après avoir rattaché les anémies à leurs conditions pathogéniques, mettront en regard de chaque variété, la lésion qui, par son importance prédominante et par le lien de cause à effet, caractérise le trouble trophique. Déjà le défaut de consistance du sang, la fragilité globulaire, l'augmentation de la proportion des globules blancs, en général, et de certains, en particulier, caractérisent des états dyscrasiques qui ont une physionomie spéciale et distincte, à côté de l'anémie L'anémie simple, exempte de toute dépendance, soit primitive, soit consécutive, avec des troubles fonctionnels graves ou avec des lésions graves des solides, réclame, comme forme clinique à part, une distinction formelle d'avec les anémies dont l'évolution est fatalement progressive.

C'est de cette anémie simple dont nous entendons parler, la seule dont l'éventualité puisse se poser en problème à l'esprit, en regard et comme conséquence de la médication minérale qui nous intéresse; c'est de celle-là, seule, que nous discutons les caractères.

D'après nos observations, on peut les apprécier ainsi :

Diminution appréciable du pouvoir colorant du sang, dépendant de l'insuffisance de charge des globules qui ont évolué, et surtout de la présence, dans le contingent, d'hématies naissantes.

Les variations de forme et de volume sont peu marquées, en considérant l'ensemble,

Il existe une hypoglobulie notable. Ajoutons, comme caractère clinique distinctif, que sous l'influence d'un traitement qui relève l'état général, on observe parallèlement des poussées franches de globules qui élèvent d'une façon très appréciable le niveau globulaire.

A cette vitalité latente correspond l'intégrité des actes organiques, particulièrement de ceux qui représentent la vie interstitielle.

En regard de ces caractères d'un état en quelque sorte bénin, mettons ceux d'une anémie que nous avons cru pouvoir rattacher à une lésion organique en évolution et dont l'observation nous a frappé :

Le sang présentait une coloration remarquable par sa richesse, eu égard au nombre des globules, qui était notablement diminué.

Les globules étaient altérés dans leur forme et dans leur volume ; leur contour n'était pas net. Il y avait stagnation du niveau globulaire, même avec une apparence d'amélioration de l'état général ; il y avait, en un mot, un arrêt dans la rénovation et la réparation du sang, frappé d'une déchéance fatale et d'infécondité.

Complétons le tableau d'opposition en mentionnant la décoloration si frappante jointe à une extrême hypoglobulie que l'on observe dans les anémies de ce genre, quand les lésions organiques sont parvenues à un degré avancé de leur évolution.

Hayem a donc eu raison quand il a fait des poussées d'hématoblastes la caractéristique d'un sang *en voie d'évolution, de réparation.* Donc, augmenter le nombre des globules rouges et l'élever au chiffre normal, c'est faire rétrocéder la maladie et l'amener à une phase qui n'exige plus que la *pourvoyance* au développement des existences nouvelles.

La détermination de l'existence ou de l'absence de cette caractéristique, dans les cas qui fournissent les éléments de notre étude de clinique expérimentale, était notre but essentiel. Elle répondait péremptoirement à la question, telle que l'ont posée les circonstances scientifiques et les controverses, telle que la laisse subsidiairement exister la ruine de la cachexie imputable à l'usage thérapeutique des eaux de Vichy.

L'échelle de la proportion globulaire nous a permis de rechercher et de constater l'existence ou l'absence du fait matériel qui a une signification si grande au point de vue de la direction du processus hémo-trophique. Nous eussions été heureux de pouvoir mettre en regard de chacun des tracés hématimétriques un tracé hémochromométrique correspondant. Il eût été intéressant de connaître comment se seraient comportés, entre eux, ces deux graphiques. Cela nous eût permis en outre d'apprécier plus exactement, de mesurer même les variations hémo-trophiques ; quoique les données fournies par les procédés de chromométrie soient sujettes aux variations que comporte l'idiosyncrasie visuelle... Mais au moment où nous recueillions les éléments expérimentaux de notre travail, les procédés pratiques de dosage de l'hémoglobine n'étaient pas à notre disposition. Le procédé colorimétrique d'Hayem n'était pas dans le domaine public ; l'hématospectroscope d'Hénocque n'était pas encore inventé (1).

Observations cliniques et expérimentales

(Les recherches hématimétriques ont été faites avec l'appareil et selon le procédé de Hayem).

OBSERVATION I.

M. de X..., 30 ans.

Arrivée à Vichy : le 29 juillet.

30 juillet. — EXAMEN. — Dyspepsie flatulente datant d'environ un an.

---

(1) Cette étude expérimentale a paru en 1878, dans le journal thérapeutique de Gubler, et a été publiée en 1879, en monographie, chez Masson : *Individualité thérapeutique des Eaux de Vichy. — Leur action sur le processus hémo-trophique.*

Digestions longues, pénibles, accompagnées de renvois nidoreux. Appétit diminué. Les aliments gras et féculents mal tolérés. Amaigrissement.

Pas de maladies antérieures.

Antécédents de famille : Tuberculose.

A l'auscultation, on ne perçoit aucun bruit morbide dans les poumons. Un bruit de souffle doux dans la carotide. Cœur sain.

La palpation ne révèle point de sensibilité vive dans aucun point de l'abdomen. Le lobe droit du foie est normal ; le lobe gauche est très légèrement augmenté.

PRESCRIPTION. — Bain tous les deux jours.

A l'intérieur, le matin : Hôpital....... 180$^{gr.}$ en deux fois.
— le soir : Lardy......... 180$^{gr.}$ —

2 août. — Le puits Lardy passe mieux que l'Hôpital. Les digestions sont déjà meilleures, comme cela s'observe assez généralement dans ce genre de dyspepsie, dès les premières doses d'eau de Vichy, alors que la dyspepsie est exempte de complications de névrose.

Examen hématimétrique...... Sérum artificiel.. 500^{mmc}.
Sang............ 2^{mmc}.
Moyenne de quatre numérations............. .. 149

D'où X = 149 × 125 × 251 = 4674875.

PRESCRIPTION.— Matin et soir : Lardy, 240 grammes. Continuer les bains et les douches.

8 août. — Les digestions se font très régulièrement. L'appétit est très bon. Les forces ont augmenté. L'état général est excellent. Le sommeil est calme. Le malade se sent tout à fait bien.

PRESCRIPTION. — Augmenter la dose de Lardy de 120 grammes matin et soir.

Un bain tous les jours avec repos d'un jour de temps en temps.

15 août. — Continuation de l'amélioration. Le malade a engraissé d'une façon très apparente.

Même prescription. Redescendre à 240 grammes d'eau minérale matin et soir, deux ou trois jours avant le départ.

20 août. — Examen hématimétrique. — Conditions de l'expérience : aucune cause de déperdition hydrémique anormale ne nous a paru être en jeu chez M. de X...

Sérum artificiel..................... 500^{mmc}.
Sang............................. 2^{mmc}.
Moyenne de cinq numérations........ 199

D'où X = 199 × 125 × 251 = 6243625 (1).

L'examen du 2 août révélait 4,684,875 globules rouges. Celui du 20 août en révèle 6,143,625.

Augmentation globulaire :

6243625 — 4674875 = 1568750 globules rouges.

M. de X... quitte Vichy le 21 août, enchanté de sa cure. L'amélioration s'était maintenue cinq mois après, d'après les renseignements qui nous sont parvenus.

OBSERVATION II

Madame X..., 40 ans.

Arrivée à Vichy : le 16 juillet.

16 juillet. — EXAMEN. — Coliques hépatiques. Gravelle urique. Dyspepsie habituelle, datant de plusieurs années. Anémie.

Gastralgie deux heures après avoir mangé. Douleur irradiant dans le côté droit et l'épaule droite avec coliques. Digestions extrêmement laborieuses. Perte d'appétit. Constipation habituelle, intense.

Figure tirée, terne. Amaigrissement notable. Teinte subictérique des conjonctives.

Douleurs lombaires très fréquentes.

Les régions hépatique et épigastrique sont très sensibles à la pression. Le lobe droit du foie a augmenté de volume.

Souffle carotidien. Cœur sain.

La malade pèse 54 kilogrammes.

PRESCRIPTION. – Un bain tous les deux jours, avec repos de temps en temps.

A l'intérieur, le matin : Hôpital......... 180 gr en deux fois.

— le soir : Grande-Grille... 180 gr —

18 juillet. — Les douleurs sont plus vives. La malade n'a pu prendre que des bouillons depuis son arrivée. L'eau minérale est bien supportée, mais les douleurs lombaires et hépatiques ont revêtu une acuité très grande.

Madame X... est alitée, et désespérant de trouver du soulagement à Vichy, ne songe qu'à gagner son chez elle au premier répit.

Etat nerveux. Insomnie.

Examen hématimétrique :

Sérum artificiel....................... 500 mmc.

Sang ,................................. 2 mmc.

Moyenne de cinq numérations............. 103

D'où $X = 103 \times 125 \times 251 = 3231625$ globules rouges.

Le sang parait avoir une bonne coloration.

PRESCRIPTION. — Matin et soir Grande-Grille ; commencer par 240 gr. en deux fois et élever la dose à 480 grammes.

20 juillet. — Un peu de détente. La malade a un peu mangé. Les digestions sont toujours pénibles. Constipation.

PRESCRIPTION. — Douche thermale à percussion tous les jours. Douches ascendantes. Continuer la prescription précédente pour l'eau à l'intérieur.

26 juillet. — Depuis quatre jours, il n'y a plus de douleur ni dans l'abdomen, ni à l'épaule. L'appétit devient bon. Les digestions sont bonnes.

Il y a eu hier quelques aigreurs après avoir pris l'eau.

Prescription. — Continuer le traitement externe.

Eau à l'intérieur le matin et le soir : Grande-Grille, 620 grammes.

30 juillet. — Appétit très vif. Digestions excellentes. Etat général très bon. Teint éclairci. Joues plus pleines.

Prescription. — Le matin : Grande-Grille........... 620 grammes.
        Le soir :   Grande-Grille........... 240   —
             —   Célestins..............., 480   —

6 août. — Amélioration soutenue. Embonpoint relatif. Toujours appétit très vif. Urines abondantes et devenues claires. Plus de douleur à l'hypochondre et aux reins.

Madame X... pèse 58 kilogrammes. Elle a donc gagné 4 kilogrammes en une vingtaine de jours.

    Examen hématimétrique :

        Sérum artificiel......................... 500^{mmc}.
        Sang.................................., 2^{mmc}.
        Moyenne de six numérations............. 151

D'où $X = 151 \times 125 \times 251 = 4737625$ globules rouges.

    L'examen du 18 juillet révèle.... 3231625 globules rouges.
    Celui du 6 août 4737625   —

Augmentation de globules :

        $4737625 - 3231625 = 1506000$ globules rouges.

Le sang ne paraît pas avoir perdu de sa coloration.

Observation III

Madame X..., 66 ans.

Arrivée à Vichy : le 9 août 1877.

Madame X... est envoyée à Vichy avec cette mention : *Diabète très prononcé.* Ses urines ont été examinées par un pharmacien qui y a trouvé du sucre en assez grande quantité. Cet examen chimique date de quelques semaines.

Au dire de la malade, le début de son état ne semblerait pas remonter au delà de trois mois. Depuis cette époque, il y a un amaigrissement notable, une soif très vive avec sécheresse de la bouche, et peu d'appétit. Digestions très laborieuses et fort pénibles. Polyurie. Troubles de la vision. Douleurs rhumatismales.

Teint profondément anémique.

La palpation et l'auscultation ne révèlent aucune lésion d'organes.

Le cœur est le siège d'un bruit de tintement métallique.

Examen des urines. — Pas de traces de sucre. Quelques globules de pus. Phosphates en excès; de tout petits cristaux d'acide urique déposés en très grande quantité contre les parois du flacon, avant l'examen chimique.

10 août. — Examen hématimétrique :

        Sérum artificiel......................... 500^{mmc}.
        Sang.................................., 2^{mmc}.
        Moyenne des six numérations............ 121

D'où $X = 121 \times 125 \times 251 = 3796375$ globules rouges.

52

PRESCRIPTION. — Eau du puits Lardy, 180 grammes matin et soir, en deux fois.

15 août. — L'appétit est meilleur. La digestion se fait mieux. La soif est moins vive. Toujours des phosphates en excès dans les urines. Ni sucre ni albumine.

PRESCRIPTION. — Eau de Lardy, 240 grammes matin et soir. Douche froide tous les jours.

21 août. — Amélioration persistante des fonctions digestives. Soif moins vive. La quantité des urines ne semble pas atteindre celle des liquides ingérés. La douche est bien supportée.

PRESCRIPTION. — Eau de Lardy, 340 grammes matin et soir.

26 août. — Les urines sont plus claires ; elles ne représentent pas la quantité des liquides ingérés. Les fonctions de la peau se font mieux.

PRESCRIPTION. — Eau de Lardy, 240 grammes matin et soir.

Revenir à 180 grammes deux jours avant le départ.

31 août. — Les forces ont sensiblement augmenté. L'état nerveux de la malade s'est notablement amendé. Madame X... croit que la vue des objets est plus nette, ce qui prouverait que les désordres étaient purement nerveux. Appétit satisfaisant.

L'analyse des urines faite par nous ne révèle ni albumine, ni trace de sucre.

Voulant exercer un contrôle sur les réactions auxquelles nous nous étions livré, nous priâmes la malade de faire analyser ses urines par un pharmacien et de nous apporter l'analyse. Nous en extrayons ce qui suit :

Densité 1,005 à 15 degrés. Réaction légèrement acide.

L'urée dosée par le procédé d'Esbach donne un résultat de 11,7 par litre.

Elle n'exerce aucune action réductive sur la liqueur cupro-potassique. La réaction avec la potasse ne révèle non plus aucune trace de sucre.

Tout le sédiment urinaire est formé exclusivement de phosphates. Mucus abondant.

Le temps que prit au début un échange de correspondance entre le médecin habituel et nous, nous empêcha de doser les phosphates à l'arrivée. Ce fait enlevait toute importance à un dosage au départ. Nous avons vivement regretté ce contretemps.

Examen hématimétrique. — Conditions de l'expérience: pas de diarrhée. Pas de transpirations anormales. Diurèse diminuée.

Sérum artificiel........................	500^{mmc}.
Sang....................................	2^{mmc}.
Moyenne de six numérations.............	141

D'où $X = 141 \times 125 \times 251 = 4423875$ globules rouges.

L'examen du 10 août accusait : 3796375. Celui du 31 août accuse : 4423875 globules rouges.

Augmentation : $4423875 - 3796375 = 626500$ globules.

Nous avons eu des nouvelles de la malade par son médecin, plusieurs mois après la cure. L'amélioration avait persisté.

OBSERVATION IV

Madame D..., 48 ans, est encore réglée.

Arrivée à Vichy : le 18 septembre 1877.

Habite Alger depuis de longues années.

Il y a cinq ans, des coliques hépatiques intenses ont apparu. Depuis six mois, digestions lentes et difficiles. Appétit nul. Amaigrissement relativement considérable. Migraines. Névralgies de la face.

Fièvre continuelle avec redoublement vespéral.

20 septembre. — EXAMEN. — Les lobes droit et gauche du foie sont notablement engorgés. La rate est volumineuse. Le pouls est à 120.

Etat scorbutique des gencives. Apparences anémiques très marquées.

Examen hématimétrique — Conditions expérimentales : Madame D... a fait usage d'eaux purgatives pendant quelques jours, immédiatement avant son arrivée à Vichy. Il y a lieu de tenir compte de la pseudo-hyperglobulie relative qui en résulte.

Moyenne de six numérations.......... 136

D'où $X = 136 \times 125 \times 251 = 4267000$ globules rouges.

Les globules blancs sont en assez grande quantité. Ainsi on en trouve par exemple 2 pour 130 globules rouges, 4 pour 140, 4 pour 139.

PRESCRIPTION. — Un bain tous les deux jours. A l'intérieur, matin et soir, Grande-Grille, 240 grammes.

24 septembre. — L'apparition d'une sciatique empêche de suivre le traitement externe. La malade ne mange presque rien et digère fort mal le peu qu'elle prend. Le pouls fréquent et agité, mais pas de redoublement vespéral.

PRESCRIPTION. — Injections hypodermiques de morphine pour calmer les douleurs de la sciatique.

Eau minérale : le matin, Grande-Grille..... 240 grammes.

le soir, Grande-Grille..... 120 —

— Lardy........... 240 —

27 septembre. — Les fonctions digestives ne se relèvent pas. Madame D... ne se nourrit pas. Cependant elle affirme qu'elle se sent plus forte. La sciatique existe toujours ; et il est survenu à la partie inférieure du membre du côté opposé, au devant du tibia, un œdème douloureux avec état variqueux des capillaires superficiels de la peau de la région voisine.

PRESCRIPTION. — Le matin : Grande-Grille....... 360 grammes.

Le soir : Grande-Grille...... 240 —

— Lardy.............. 240 —

1er octobre. — Même état des fonctions digestives. Accès fébriles reparaissant. L'œdème diminue lentement.

PRESCRIPTION. — Sirop de raifort composé le matin. Couper le vin aux repas avec quassi amara... Bromhydrate de quinine matin et soir pendant le repas.

Eau minérale : le matin, Grande-Grille..... 480 grammes.

            le soir,   Grande-Grille..... 240   —

               —   Lardy........... 240   —

3 octobre. — Fièvre diminue. Pas de redoublement. Digestion un peu meilleure ; mais pas d'appétit. La sciatique moins douloureuse. La malade se dit moins faible.

5 octobre. — Un peu d'appétit aujourd'hui.

6 octobre. — Des affaires inattendues forcent Madame D... de quitter immédiatement Vichy et de laisser sa cure en suspens.

Ce contretemps est d'autant plus fâcheux qu'il est probable que l'appétit se réveillant et les fonctions digestives s'exerçant mieux, le traitement aurait pu s'affirmer et produire d'heureuses modifications.

Examen hématimétrique. — Conditions d'expérience : aucune cause de déperdition hydrémique anormale n'est en jeu, diurèse très modérée, constipation.

        Sérum artificiel..................... 500mmc.

        Sang............................... 2mmc.

        Moyenne des cinq numérations........ 145

D'où $X = 145 \times 125 \times 251 = 4549365$ globules rouges.

Augmentation : 282365 globules.

On trouve à peine de globules blancs. On en aperçoit un de loin en loin ; et en faisant courir le porte-objet il arrive qu'on n'en aperçoive même pas un dans le champ quadrillé.

7 octobre. — Le lobe droit du foie est moins engorgé. Le lobe gauche l'est toujours beaucoup et proémine considérablement dans le creux épigastrique.

La rate ne semble pas aussi volumineuse. Hier et aujourd'hui la malade a mangé avec un peu d'appétit.

Départ le 7 au soir.

OBSERVATION V

M. X..., 48 ans.

Arrivée à Vichy : le 7 août 1877.

EXAMEN. — Dyspepsie persistante et très intense, datant de six mois environ. Avant qu'elle ne s'établit, le malade était assez sujet au pyrosis. Depuis qu'il est plus souffrant, il n'en est atteint que très passagèrement.

Amaigrissement considérable. Affaiblissement notable.

Pigmentation cutanée.

Pas de vomissements. Beaucoup de flatulence.

Constipation habituelle.

Signes rationnels sans rénitence au niveau de l'épigastre.

Névropathie très prononcée. Facies névropathique.

Le malade accuse une difficulté assez grande pour respirer. L'auscultation ne révèle rien du côté des poumons ni du cœur.

Le malade se nourrit très peu. Le soir il ne mange qu'un potage. Il se plaint d'éprouver la nuit particulièrement un serrement très pénible du côté de l'estomac.

Antécédents de famille : Un des ascendants atteint de carcinome.

8 août. — Examen hématimétrique :

Sang .... 2mmc.
Sérum artificiel......................... 500mmc.
'Moyenne de cinq numérations 134

D'où X = 134 × 125 × 251 = 4204250.

Prescription. — Hôpital 120 grammes en deux fois, matin et soir. Un bain tous les trois jours.

12 août. — Même état. Même prescription.

17 août. — Le malade se plaint toujours de ses *spasmes* du côté de l'estomac. Lorsqu'il a bu sa dose d'eau minérale, il se sent un peu soulagé par l'éructation d'un ou deux gaz. Ses fonctions digestives sont toujours languissantes. Etat nerveux et insomnie.

Prescription. — Matin et soir, commencer par une dose d'Hôpital de 60 grammes, et prendre une deuxième dose de Lardy de 60 à 80 grammes.

Une douche froide d'une demi-minute tous les jours.

20 août. — Le malade croit digérer un peu mieux. Sa digestion est pourtant toujours fort longue ; mais il se nourrit davantage, sans augmentation de souffrance. La douche froide est bien supportée. Elle est suivie d'une réaction franche. Elle a calmé l'éréthisme nerveux.

Le malade prend le soir un potage et un œuf.

L'eau du puits Lardy a semblé froide sur l'estomac.

Prescription. — Continuer le traitement.

25 août. — Le malade a bon appétit le matin. Le déjeuner passe assez bien surtout pendant les premières heures. Vers les quatre heures le malaise se traduit par un serrement de l'estomac. Ce malaise existe après le repas du soir et persiste dans la nuit.

Le repas du soir consiste en un potage et deux œufs.

Le puits Lardy, qui au début faisait éprouver à l'estomac une sensation désagréable, est actuellement mieux digéré que l'Hôpital.

Les selles sont assez régulières.

Prescription. — Lardy matin et soir, 180 grammes en deux fois.

30 août. — L'appétit devient meilleur. Le repas du soir est plus substantiel. Les digestions sont meilleures. Toujours des tiraillements dans l'estomac, mais les troubles digestifs se réduisent à cela. Les nuits sont bonnes. Moins d'énervement.

L'eau du puits Lardy est très bien supportée.

La constipation ayant reparu, quelques pilules de belladone en ont triomphé.

Prescription. — Lardy, 240 grammes en deux fois, matin et soir.

Douche froide matin et soir.

3 septembre. — L'amélioration se maintient.

9 septembre. — L'état général est bon. Le malade se sent plus fort et fait volontiers un léger exercice. Les digestions sont plus faciles. Le sommeil est bon.

Depuis deux jours M. X... est revenu à sa dose de 180 grammes matin et soir.

Examen hématimétrique. — Conditions de l'expérience : il n'y a eu chez M. X... aucune cause de déperdition hydrémique anormale.

Sérum artificiel......................... 500ᵐᵐᶜ.

Sang............................. .... 2ᵐᵐᵒ..

Moyenne de six numérations.............. 141

D'où X = 141 × 125 × 251 = 4423875 globules rouges.

Le 8 août il y avait 4204250 globules rouges.

Le 9 septembre il y en a 4423875.

Différence en plus, 219625.

OBSERVATION VI

M. le comte de X..., 25 ans.

Arrivée à Vichy: le 28 juillet 1877.

23 juillet. — EXAMEN. — A la suite d'une fièvre typhoïde à forme thoracique grave, susceptibilité bronchique très grande et dyspepsie douloureuse et flatulente intense. Névropathie multiple.

Phénomènes de météorisme partiel avec spasme. Retentissement nerveux se manifestant par des congestions subites de la face avec injection oculaire très apparente, suivies d'une pâleur subite avec tintements d'oreille et sentiment de défaillance.,. Parfois pyrosis.

Perte complète d'appétit. Se nourrit très peu et d'aliments très peu substantiels. Facies très anémique.

A la suite d'une saison qu'il a faite à Royat, il y a un mois, et où il a été surmené par une médication beaucoup trop active, il a eu un retour de bronchite, en même temps que son état antérieur s'est aggravé et que l'affaiblissement est devenu plus marqué.

23 juillet. — A l'auscultation, on trouve à la base du poumon du côté droit, un point où l'expansion vésiculaire est gênée. Souffle carotidien très marqué. Cœur sain. La palpation ne révèle rien du côté des organes abdominaux, si ce n'est l'estomac un peu dilaté, probablement par des gaz qui y sont très abondants.

PRESCRIPTION. — Hôpital, 120 grammes en deux fois, matin et soir.

Ne pas prendre de bains.

Du 23 juillet au 2 août. — L'état de M. de X..., surveillé journellement, n'a rien produit de bien notable. Tout d'abord la prise de chaque dose d'eau de l'Hôpital était suivie d'une sensation de ballonnement que soulageait l'expulsion de quelques gaz. La digestion toujours lente et pénible donnait lieu à des phénomènes névropathiques qui alarmaient le malade... Les nuits, il y avait de l'agitation, de l'insomnie, etc... Toutefois, l'estomac supporta bientôt la petite dose d'eau minérale, et, dès le commencement d'août, l'alimentation put se faire plus substantielle et plus abondante.

La constipation fut combattue avec des pilules de belladone prises avant les repas qui semblèrent même influer avantageusement sur l'état spasmodique de l'estomac.

1er août. — Examen hématimétrique :

Sérum artificiel......................... 500^{mmc}.

Sang................................. 2^{mmc}.

Moyenne de cinq numérations........... 105

D'où X = 105 × 125 × 251 = 3294375.

Prescription. — Douche froide de 30 seconde de durée, tous les matins.

Eau à l'intérieur : Matin et soir prendre 60 grammes d'eau de l'Hôpital pour préparer l'estomac et au bout de dix minutes, une dose de 120 grammes d'eau du puits Lardy.

Du 1er au 5 août. — L'eau de Lardy avait été facilement tolérée. On put, suivant l'état nerveux de l'estomac, prendre la dose de 180 grammes d'eau minérale, partie à la source de l'Hôpital, et partie au puits Lardy, ou toute entière au puits Lardy, ce qui était préférable. L'appétit était devenu bon. Les digestions se faisaient tantôt d'une façon parfaite, tantôt avec les malaises accoutumés, mais très notablement diminués. M. de X... mangeait des aliments très substantiels : viandes grillées, saignantes, en quantité assez abondante, et buvait du bon vin à ses repas.

La douche froide était bien supportée et suivie d'une réaction franche à moins que par mégarde on ne dépassât la durée indiquée ou qu'on ne la donnât avec trop de choc. Dans ces cas-là, il survenait presque immédiatement des phénomènes nerveux.

Vers le *10 août,* l'état général s'était très notablement amélioré. Les fonctions digestives s'affermissaient. L'appétit était assez vif. Les forces étaient revenues. L'état moral lui-même s'était très heureusement modifié.

La douche froide avait pu être employée matin et soir.

La dose d'eau minérale (habituellement Lardy seule) avait été portée à 240 grammes.

13 août. — A la suite d'un repas pris à la hâte, dans de mauvaises conditions et au milieu de préoccupations où la névropathie jouait un grand rôle, il y eut une fausse digestion, et à partir de ce jour, les choses allèrent moins bien qu'auparavant. M. de X... dut ne prendre qu'une douche par jour, et même la supprimer bientôt. Il fallut réduire la dose d'eau minérale à 180 grammes matin et soir. Les digestions s'accompagnèrent de quelques-uns des malaises qui avaient cédé jusque-là. Toutefois l'appétit persista et l'alimentation, tout en exigeant plus de réserve, fut substantielle et suffisante.

22 août. — Examen hématimétrique. — Conditions de l'expérience : ni diurèse abondante, ni diarrhée, ni transpiration anormale.

Sérum artificiel......................... 500^{mmc}.

Sang................................. 2^{mmc}.

Moyenne de six numérations............. 146

D'où X = 146 × 125 × 251 = 4580750 globules rouges.

L'examen du 1er août accusait 3294375 globules rouges. Celui du 22 août en accuse 4580750.

Augmentation : 4580750 — 3294375 = 1286375.

L'expansion vésiculaire était très perceptible dans le point où elle était obscure précédemment.

M. de X... avait fait une saison d'un mois, mais n'avait pas pris de bains et n'avait absorbé que des doses très restreintes d'eau minérale.

OBSERVATION VII

M. X..., 64 ans.

Dyspepsie datant de quatre ans.

Début insensible. Faiblesse, abattement environ une heure après les repas et persistant une heure ou deux. Le repas du soir présente beaucoup moins ces phénomenes pénibles.

Pas de pyrosis, pas de douleurs à l'estomac, pas de renvois. Quelquefois cependant, il y a éructation d'un ou deux gaz ; et il semble qu'elle soit suivie d'un peu de soulagement.

La constipation n'est pas constante.

En 1872 et en 1873, M. X... a fait une cure à Plombières, sans résultats appréciables.

En 1874 et 1875, cure à Royat. (Bains, douches et eau en boisson). Résultats avantageux de Royat, surtout deux ou trois mois après la cure. Le malaise si pénible après les repas durait un peu moins longtemps.

En 1876, cure à Saint-Nectaire. Le malade s'en est bien trouvé pendant une quinzaine de jours. Plus de force. Moins de malaise. La constipation est survenue et la fin du séjour à Saint-Nectaire n'a pas été très bonne. Les forces avaient diminué.

De juillet 1876 à juillet 1877, rien de particulier. Moins de sensations pénibles et plus de faiblesse.

Quelques petites douleurs se sont parfois promenées sur le corps, douleurs sans aucun doute rhumatismales, se fixant pendant deux ou trois jours sur le point qu'elles envahissaient.

L'alimentation a paru se faire toujours d'une façon suffisante.

Antécédents de famille : Le père a été atteint d'un carcinome d'un œil dont il a été opéré. Récidive. — Est mort par suite d'une tumeur squirrheuse d'un des hypocondres. Il avait été atteint de gravelle et avait fait 4 ou 5 cures à Contrexeville.

Arrivée à Vichy : 10 juillet 1877.

10 juillet. — EXAMEN. — Air de profonde anémie. Etat athéromateux des artères. A la palpation on sent du côté gauche du creux épigastrique un peu d'induration signalée déjà il y a plusieurs années par un des médecins les plus connus de Paris. Cette induration n'est pas très distinctement appréciable. Un peu de sensibilité de l'estomac à la pression. Etat pénible après les repas, comme il a été dit. Moral affecté. Sénilité précoce.

PRESCRIPTION. — Eau de l'Hôpital, 140 grammes en deux fois, matin et soir. Pas de bains.

15 juillet. — L'eau de l'Hôpital est bien digérée. L'appétit est assez bon. Examen hématimétrique :

Sang pris à la pulpe du doigt............	2^{mmc}.
Sérum artificiel.........................	500^{mmc}.
Résultat de 4 numérations..............	101

D'où X = 101 × 125 × 251 = 3168875.

PRESCRIPTION. — Remplacer l'eau de l'Hôpital par celle du puits Lardy, 180 grammes matin et soir, en deux fois.

18 juillet. — Un peu de mieux. Le puits Lardy passe très bien. Un peu moins de malaise après les repas. Meilleure mine.

PRESCRIPTION. — Continuer l'eau de Lardy. Faire de l'hydrothérapie.

20 juillet. — L'hydrothérapie est bien supportée. Le mieux continue. L'appétit est très bon.

PRESCRIPTION. — Eau de Lardy, 240 grammes en deux fois, matin et soir.

23 juillet. — L'état général est bon. Il est apparu à la portion interne de la dernière phalange de l'indicateur gauche un peu de tuméfaction rouge douloureuse, dure, qui semble intéresser les tissus péri-osseux de l'articulation de la troisième phalange avec la deuxième.

Conseil de prendre deux douches froides par jour.

30 juillet. — Les deux douches froides sont bien supportées et suivies d'une bonne réaction. L'aspect extérieur est avantageusement modifié. La figure est plus éclairée, le teint moins cachectique. Le malade se distrait volontiers. Le malaise qu'il ressent après les repas est bien moins long et ne l'absorbe pas comme il le faisait.

Un peu de constipation de temps en temps.

PRESCRIPTION. — Revenir à 180 grammes d'eau matin et soir, continuer l'hydrothérapie matin et soir.

Entretenir la liberté du ventre avec un peu de podophyllin.

5 août. - Examen du malade au lit... La rénitence du côté de l'estomac est très difficilement appréciable. L'estomac est bien moins sensible à la pression.

Continuation de l'amélioration générale.

7 août. — Examen hématimétrique :

> Sérum.................................... 500^{mmc}.
> Sang.................................... 2^{mmc}.
> Résultat de six numérations : moyenne.... 130

D'où X = 130 × 125 × 251 = 4078750.

Le malade quitte Vichy le 7 au soir.

L'examen du 15 juillet révèle 3168875 globules rouges par millimètre cube de sang. Celui du 7 août 4078750.

Donc 4078750 — 3168875 = 909875 globules rouges qui représentent l'augmentation de la proportion globulaire par millimètre cube de sang.

OBSERVATION VIII

M. D...., 24 ans.

Arrivée à Vichy : le 5 juillet 1877.

EXAMEN *le 7 juillet.* — Habite depuis deux ans le Pérou, son pays, qu'il avait quitté pendant quelques années qu'il a passées en Europe.

M. X... a été soigné au Pérou pour une hépatite. Ictère consécutif, etc... Depuis, il existe une gastralgie habituelle qui apparait plusieurs heures après les repas.

Le malade se plaint d'avoir éprouvé parfois du côté des reins, des coliques très vives et dont le caractère a été méconnu.

A la palpation, le foie paraît peu augmenté de volume. Le lobe droit est peu saillant, peu douloureux ; il n'est pas très induré. Le lobe gauche est un peu hypertrophié ; il est saillant dans le creux épigastrique ; la consistance a augmenté.

Le rein gauche est sensible, son volume paraît normal.

Les explications données par le malade ne laissent aucun doute sur la coexistence de coliques hépatiques et de coliques néphrétiques.

Digestions pénibles. Peu d'appétit. Constipation habituelle.

Prescription. — Un bain tous les deux jours.

    A l'intérieur, le matin, Hôpital ...... 240 grammes en deux fois
              le soir, Grande-Grille 240   —

13 juillet. — La gastralgie persiste ; hier elle a même été plus vive que d'habitude. Les reins sont douloureux à droite comme à gauche. Très peu de constipation. Digestion toujours lente. Des renvois sans goût ; hier cependant acidité.

Quelques douleurs rhumatismales dans les jambes. M. X... est sujet à ces douleurs.

Prescription. — Bain tous les matins.

    Le matin : Hôpital .... 240 grammes en deux fois
    Le soir : Grande-Grille..... 240   —

Après les repas, matin et soir, environ 60 grammes de puits Lardy.

18 juillet. — Un peu d'embarras gastrique.

Prescription. — Purgation pendant deux jours avec une demi-bouteille d'eau de Pullna. Continuer le traitement thermal.

21 juillet. — Embarras gastrique disparu. Il y a toujours une douleur au creux épigastrique, mais elle a changé de caractère. Elle vient subitement et disparaît au bout d'une demi-heure. Elle est bien moins vive qu'autrefois. Les digestions sont meilleures quoique toujours longues. Moins de flatulence. Il n'y a plus de pyrosis. L'appétit est bon.

    Prescription. — Le matin . Grande-Grille... 360 grammes
                    Le soir : Grande-Grille... 240   —
                               Célestins 120   —

Douches thermales tous les deux jours.

25 juillet. — Les digestions sont meilleures. La gastralgie est peu de chose. Les douleurs de reins diminuent. L'action diurétique s'accentue. Un peu de constipation.

    Prescription. — Le matin : Grande-Grille .. 480 grammes
                    Le soir : Grande-Grille... 240   —
                               Célestins 240   —

Douches ascendantes de temps en temps.

28 juillet. — Même état.

    Prescription. — Le matin : Grande-Grille... 480 grammes
                    Le soir : Grande-Grille... 240   —
                               Célestins 480   —

4 août. — Réaction du coté du foie, des reins, du tube digestif. Urines très chargées d'urates.

PRESCRIPTION. — Un verre d'eau de Pullna, le matin à jeun, pendant trois ou quatre jours.

Suspendre les bains et les remplacer par une douche froide tous les jours.

Le matin : Grande-Grille............... 480 grammes
Le soir : Célestins..................... 720   —

7 août. — La crise n'est pas terminée ; mais elle ne s'accentue pas. Sous la douche thermale, il y a le sentiment d'un gonflement pénible du foie.

PRESCRIPTION. — Le matin : Grande-Grille... 720 grammes
Le soir : Célestins....... 720   —

10 août. — Disparition de tous les phénomènes critiques. Les urines sont excessivement abondantes.

Comme le malade, qui doit repartir prochainement pour le Pérou, ne veut entreprendre ce voyage que bien rétabli, il est convenu qu'il va aller passer un mois au bord de la mer ou en Suisse, et qu'il reviendra ensuite faire une petite saison.

Le lobe droit du foie est peu congestionné : le lobe gauche est toujours saillant.

PRESCRIPTION. — Diminuer les doses progressivement, de façon à arriver au 15 août à la dose de 360 grammes, matin et soir.

15 août. — Départ. M. X... a pris 20 bains, 10 douches thermales, 7 douches ascendantes.

Retour le *13 septembre,*

14 septembre. — EXAMEN. — M. X... s'est bien porté pendant le mois qu'il a passé en Suisse. La gastralgie a reparu ces derniers jours. Il y a eu aussi quelques aigreurs.

La figure est pleine. Le teint est bon. Le malade se plaint surtout d'une constipation opiniâtre.

A la palpation le lobe droit paraît normal ; on retrouve toujours le lobe gauche induré ; mais il paraît moins saillant.

Examen hématimétrique :

Sérum artificiel .... 500^{mmc}
Sang............................ .... 2^{mmc}
Moyenne de six numérations.............. 168

D'où X = 168 × 125 × 251 = 5271000 globules rouges.

Il semble qu'il y ait plus de globules blancs qu'à l'état normal. C'est ainsi qu'on peut en compter 9 sur 170 globules rouges, dans une des numérations.

PRESCRIPTION. — Bains de temps en temps, Hydrothérapie.

Matin et soir, Grande-Grille, 240 grammes.

Lardy, 60 grammes après les repas.

17 septembre. — Quelques tiraillements du côté de l'estomac. Urines peu chargées.

PRESCRIPTION.. — Le matin : Grande-Grille.. 480 grammes
Le soir : Célestiins...... 480   —

Lardy, 60 grammes après les repas.

20 *septembre*. — Etat général excellent. Bon appétit. Digestions bonnes.

PRESCRIPTION. — Le matin : Grande-Grille .. 600 grammes

Le soir :   Célestins....... 600   —

Lardy, 60 grammes après les repas.

23 *septembre*. — Parfois un peu de sensibilité du côté du foie et de l'estomac ; mais pas de douleurs. Appétit très bon. Digestions bonnes.

PRESCRIPTION. — Le matin : Grande-Grille . 780 grammes

Le soir :   Célestins ......, 720   —

Diminuer de 240 grammes à partir du 26.

27 *septembre*. — Examen hématimétrique :

Conditions de l'expérience : la quantité des urines est en rapport avec celle des liquides ingérés ; il n'y a eu aucune condition de déperdition hydrémique anormale ; au contraire, il y a un peu de constipation.

Sérum artificiel 500mme

Sang................................... 2mme

Moyenne de six numérations 191

D'où $X = 191 \times 125 \times 251 = 5992625$ globules rouges.

Un ou deux globules blancs au plus dans le champ du microscope, en promenant le porte-objet. En examinant avec l'oculaire 3, on trouve des globules rouges d'une forme allongée.

L'examen du 14 septembre révélait 5271000 globules rouges

Celui du 27 accuse... 5992625   —

$5992625 - 5271000 = 721625$ globules rouges qui représentent l'augmentation globulaire par millimètre cube de sang.

Chacune de ces observations qui se rapportent à des cas dont le choix donne aux résultats de l'expérimentation une autorité légitime et une signification absolue, représente une augmentation globulaire plus ou moins importante. Le groupement suivant représente une gamme ascendante des résultats hématimétriques :

NUMÉROS des observations	Moyenne de la dose quotidienne			DURÉE de l'expérimentation clinique	NUMÉRATION du début	NUMÉRATION de la fin	Augmentation globulaire
	faible	modérée	forte				
	grammes	grammes	grammes	Jours			
V	300	......	......	31	4.204.250	4.423.875	219.625
VI	......	735	......	16	4.267 000	4.549.365	282 365
III	......	520	.. ...	21	3.796.375	4 423.875	626.500
VIII	......	......	1.200	13	5.271.000	5.992 625	721.625
VII	415	......	... .	22	3 168.875	4 078.750	909.875
VI	420	......	. ...	22	3.294 375	4 580 750	1.286.375
II	......	.....	1.000	18	3 231 625	4.737.625	1.506.000
I	......	700	......	18	4.674.875	6.243.625	1.568.750

Dans la gamme formée par le classement des plus values hématimétriques, en suivant une marche ascendante, la première note, fournie par l'observation n° V, représente une plus-value numérique assez faible et qui ne dépasse guère les limites que peut atteindre le contingent d'erreurs dont le calcul est susceptible. Mais, en laissant de côté la valeur absolue du résultat hématimétrique, on ne peut lui refuser une valeur relative par suite de la concordance de sa signification avec celle des résultats fournis par toutes les autres observations.

Au reste, si cette observation n'apporte, à la thèse de l'action reconstituante des eaux de Vichy, que des preuves modestes, elle est pleine d'autorité pour réfuter la théorie d'une action débilitante, anémiante, attribuée à ces eaux.

Le malade dont il est question était atteint d'une dyspepsie qui ne datait que de quelques mois et dont l'apparition avait été rapidement suivie de symptômes d'un état dyscrasique. Etait-ce une dyspepsie simple, essentielle? Etait-ce une dyspepsie préparant le terrain à la localisation gastro-intestinale d'accidents diathésiques de la nature la plus grave? Etait-ce enfin une dyspepsie symptomatique d'une lésion organique, déjà en voie d'évolution, mais dont aucun signe ne révélait l'existence? Un appareil névropathique particulier n'apportait aucune clarté dans la confusion des éléments de diagnostic; aussi une grande réserve s'imposait-elle au point de vue du pronostic. Néanmoins l'indication était formelle de relever les fonctions digestives pour que l'alimentation fût possible.

Ajoutons, pour être sincère, que l'eau de Vichy, dont nous ne recherchions que l'action eupeptique, a été employée, dans le cas en question, à des doses extrêmement modérées.

On pourrait s'étonner peut-être de ce que l'augmentation de la faculté digestive, qui fût obtenue et qui permit une alimentation plus abondante et plus substantielle, n'ait pas déterminé des changements hématiques de quelque importance. Mais il faut se rappeler que quelque complète qu'on la considère, la fonction digestive ne constitue pas l'acte nutritif; au-dessus d'elle et comme couronnement s'épanouit l'acte trophique qui préside à l'utilisation des matériaux assimilables, aux échanges, aux transformations dont se compose la vie interstitielle.

Dans l'observation IV, qui fournit la seconde note, l'expression de l'augmentation numérique des globules se trouve bien au-dessous de la réalité, par suite de circonstances dont il ne nous a pas été possible de tenir compté dans le calcul. En effet, la malade dont il est question, avait fait usage de purgatifs pendant plusieurs jours consécutifs, ayant précédé immédiatement son arrivée à Vichy. La spoliation hydrémique qui a été la conséquence de cet usage répété, a entraîné une concentration globulaire, c'est-à-dire une pseudo-richesse en globules que la numération du début a enregistrée. La plus-value, à la fin du traitement, est bien supérieure au nombre qui l'exprime.

En outre, il y a lieu de faire observer que la cure subitement interrompue au moment même où les fonctions digestives semblaient se relever, n'a pu donner les résultats reconstituants qu'on était en droit d'en attendre. Dans les cas de ce genre, l'action reconstituante des eaux de Vichy est de notoriété classique et a été affirmée par ceux-là même qui, dans leur appréciation, se sont montrés peu disposés à de la partialité à l'égard de ces eaux.

L'observation n° III se rapporte à un malade qui, à son arrivée à Vichy, présentait des caractères d'anémie beaucoup plus prononcés que nous ne les avons observés dans d'autres cas caractérisés par une hypoglobulie même plus grande. L'expression numérique de la reconstitution du sang dépasse sensiblement la limite au-dessus de laquelle les résultats sont notables et méritent une réelle considération.

L'observation n° VIII est féconde en preuves convaincantes; elle mérite qu'on pèse bien sa signification.

Dans une seconde cure très active, de 13 jours de durée et séparée par un intervalle d'un mois d'une première cure qui avait duré 35 jours et avait été menée activement, M. X... gagne 721.625 globules rouges par millimètre cube.

En outre, et cela mérite d'être souligné, la richesse globulaire a été élevée bien au-dessus de la moyenne physiologique, déterminée par le procédé dont nous nous sommes servi (1).

L'observation n° VII relate le triomphe de l'eau de Vichy, à petites doses, à titre d'eupeptique. L'augmentation du nombre des globules est d'environ un million, par millimètre cube. Ce résultat important nous a surpris nous-même, étant donné l'âge du sujet et un concours de circonstances relatées dans l'observation. Nous avons revu M. A. un an après ; son état de santé s'était maintenu.

L'observation n° VI fournit une des notes les plus élevées de la gamme des plus-values. Ce résultat est dû à l'usage de petites doses.

L'observation n° II représente une augmentation d'un million et demi de globules rouges, par millimètre cube, obtenue en 18 jours, au moyen de doses massives. La nutrition tenue en échec par une dyspepsie très ancienne, liée à des conditions pathologiques du foie, s'est relevée, comme d'un bond, dès qu'a disparu l'enchaînement des troubles fonctionnels. Les circonstances nous ont permis de constater qu'une augmentation notable de poids correspondait au relèvement du niveau globulaire ; ce qui n'a rien que de très vraisemblable. Les cas de ce genre sont du reste ce qu'on a appelé le triomphe de la cure de Vichy.

A l'observation n° I correspond la plus grande élévation du nombre qui représente la plus-value en globules, et de celui qui exprime la richesse du sang, en organites, à la fin de la cure ; la moyenne physiologique est dépassée de beaucoup.

---

(1) Avec le procédé de Hayem, l'expression numérique de la proportion globulaire est bien au-dessus de la réalité, par suite de la formation d'une zône périphérique que les globules abandonnent pour se porter vers le centre. La zône peuplée bénéficie de ces migrations qui augmentent le chiffre de la population. Comme cette zône occupe une superficie plusieurs fois équivalente à celle qu'occupe la zône désertée, l'erreur est moins considérable qu'elle ne paraît devoir l'être au premier abord.

Dans la pratique, quand on ne cherche que des données comparatives, le parallélisme des conditions d'expérience, dans les différentes numérations, fait que les inconvénients inhérents au procédé sont sans importance.

On remarquera que les deux plus fortes plus-values globulaires, représentées par un million et demi, par millimètre cube, correspondent : l'une à une dose semi-forte, 700 grammes, l'autre à une dose forte, mille grammes, c'est-à-dire un litre d'eau minérale.

Pour condenser, en une formule inspirée par le point de vue clinique, les données fournies par notre étude expérimentale (1), nous dirons :

L'eau de Vichy, administrée à doses thérapeutiques et dans des conditions qui permettent l'exercice de certaines activités fonctionnelles, élève d'une façon très appréciable le niveau globulaire dans les anémies simples ou liées à des affections justiciables de Vichy.

Les hypoglobulies liées à des affections que l'eau de Vichy ne peut pas modifier avantageusement, ne bénéficient pas largement de l'action reconstituante de ce médicament.

Zénon Pupier, dans son étude de physiologie expérimentale (2) est arrivé à une conclusion plus formelle et plus catégorique, qui peut se formuler ainsi : « les alcalins tendent à produire l'hyperglobulie ». Il pense que, dans les affections organiques, ils ne peuvent être impliqués dans la production d'un état cachectique, que comme stimulants de l'évolution morbide qui seule conduit à la cachexie.

En ne retenant, dans la discussion, que l'eau de Vichy, nous pensons que cette définition de son action sur le sang semble admettre une action pharmacodynamique en quelque sorte fatale et indépendante des questions de doses et de conditions fonctionnelles et pathologiques. A cette interprétation correspondraient des abus systématiques gros de désillusions. Pour nous, c'est par une série d'actes organiques, créant

---

(1) Nous devons faire remarquer que le point de vue de la spécialité des sources et l'étude de l'influence que peut exercer cette spécialité sur les résultats hématiques ont été forcément négligés dans ce travail. Le choix des sources, ainsi que la fixation des doses ne pouvaient être livrés à l'inspiration d'une expérimentation spéculative ; leur détermination était soumise aux indications tirées de l'état des malades.

(2) ZÉNON PUPIER. — Action des eaux de Vichy sur la composition du sang. Réfutation expérimentale de la prétendue anémie alcaline. 1875.

des activités fonctionnelles, que le traitement par les eaux de Vichy exerce une action reconstituante. Les termes du problème sont complexes, et les conditions d'administration ne sont pas indifférentes. Les actions premières du médicament sur les organes ont besoin d'être dirigées, modérées, équilibrées, suivant l'état des fonctions et suivant les réactions provoquées. L'activité du processus hémo-trophique est bien moins le résultat direct d'une action pharmacodynamique, qu'elle n'est la résultante du concours provoqué et coordonné de toutes les activités organiques. La direction d'une cure ne consiste donc pas à introduire, dans l'organisme, des principes minéraux, dans des proportions dont la détermination est impossible ; mais elle consiste essentiellement à poursuivre l'œuvre que réalise, en arboriculture, la main habile qui règle et dirige la sève, équilibrant et répartissant la vie dans chaque rameau.

Facteurs de l'action reconstituante de l'Eau de Vichy à doses thérapeutiques

Les facteurs de l'action reconstituante, que l'on peut retirer de l'usage des eaux de Vichy, peuvent être représentés : 1° par des apports au sang ; 2° par des actions fonctionnelles.

Apports. — Les apports comprennent les principes, contenus dans la minéralisation de l'eau de Vichy, qui existent normalement dans le sang ; en d'autres termes, les constituants normaux seuls constituent un apport direct par rapport au sang. Ce sont :

a) Les sels qui représentent la spécialité alcaline de l'eau de Vichy et dont les bases : soude, potasse, chaux et magnésie forment la minéralisation alcaline du sang. L'une d'elles, la soude, en quantité prédominante dans l'eau de Vichy, détermine, par sa prédominance, la réaction du milieu sanguin hors de laquelle la vie est impossible.

b) le Manganèse.

c) le Fer qui entre dans la composition du globule et dont l'importance dans les phénomènes hématiques n'a pas besoin d'être développée.

53

d) L'acide phosphorique dont les conditions de combinaisons, dans l'eau de Vichy, sont mal déterminées, mais dont le
rôle physiologique, au point de vue des phénomènes nutritifs,
est de la plus haute importance. Les travaux de Paquelin et
Jolly attribuent à ses combinaisons tribasiques un rôle prédominant dans les phénomènes physico-chimiques qui constituent l'acte trophique.

e) Le soufre, qui, sous différentes formules, dans plusieurs
sources de l'Etat, à Vichy, confère à l'eau de ces sources des
propriétés spéciales, existe normalement dans le plasma
sanguin.

f) Le cuivre, dont la présence dans le sang a été affirmée
et niée, quoiqu'on le retrouve dans la bile.

Les autres principes existant dans la minéralisation de
l'eau de Vichy ne doivent pas figurer dans cette catégorie.
Leur présence passagère dans le sang ou dans l'organisme ne
permet pas de les considérer comme un apport. Ils doivent
donner lieu à des actions fonctionnelles se confondant dans
l'ensemble des phénomènes observés et où il est impossible
actuellement de reconnaître leur influence propre. Au reste, à
peine connus, pour la plupart, leurs propriétés physiologiques
n'ont pas été étudiées, et tout à leur égard ne peut être
qu'hypothèse. Il est évident qu'ils doivent exercer une action
qui nous échappe et dont, peut-être, la science un jour, nous
révèlera la nature et l'importance ; mais pour réserver leurs
droits, nous croyons qu'il suffit de reconnaître qu'ils contribuent à donner, à l'eau de Vichy, cette individualité propre
que caractérisent les résultats cliniques.

Un de ces principes, cependant, mérite d'être excepté de
ces considérations banales, à cause de son importance quantitative dans l'eau de Vichy et du dynamisme qui correspond à
une dose représentée par la ration journalière de l'eau minérale. Ce principe dont les propriétés sont connues et dont
l'action reconstituante est admise, c'est l'arsenic.

Actions fonctionnelles. — Le grand facteur de l'action
reconstituante est représenté par les actions fonctionnelles.
L'importance de ce facteur est bien plus réelle et bien plus
profonde qu'elle n'est apparente. En effet, l'activité imprimée

à une fonction prise isolément, trouve dans l'enchainement des actes organiques le moyen de s'exercer d'une façon féconde, en provoquant des activités secondaires. Une étude complète exigerait que l'on passât en revue chaque fonction pour y constater les effets imputables à une activité initiale. Nous nous contenterons de mentionner les faits saillants résultant de l'action de l'eau de Vichy sur le fonctionnement général de l'organisme, tels que : la régularisation des oxydations, la transformation des phosphates inassimilables en phosphates assimilables (Paquelin et Jolly), la neutralisation et l'élimination des déchets acides qui exercent une action toxique sur le sang, etc., etc., pour ne mettre en relief que les actions fonctionnelles initiales qui, par rapport aux autres, peuvent jouer le rôle de causes premières.

Fonctions digestives. — C'est principalement par l'activité qu'elle imprime aux fonctions digestives que l'eau de Vichy exerce une action reconstituante. Cette influence peut se décomposer ainsi :

1° Augmentation de l'appétit et du pouvoir digestif, et, comme conséquence augmentation de l'alimentation ;

2° Augmentation de la faculté assimilatrice.

A l'augmentation du pouvoir digestif concourent :

a) L'action exercée sur les glandes salivaires qui, maintenant la réaction alcaline, permet l'écoulement des sucs salivaires et la présence d'une quantité suffisante de diastase normale, nécessaire pour l'accomplissement d'une part spéciale du travail digestif.

b) Augmentation de la sécrétion du suc gastrique, par le fait direct de l'eau alcaline ; et neutralisation des acides anormaux.

c) Maintien de la réaction alcaline des sucs qui baignent l'intestin et complètent la digestion : bile, suc pancréatique, suc intestinal. La neutralisation par la bile de la réaction acide du bol alimentaire imprégné de suc gastrique est nécessaire pour permettre au ferment pancréatique d'exercer son activité. A cette réaction sont liées la chylification et l'absorption intestinale.

L'augmentation de la faculté assimilatrice dépend de la

perfection de l'élaboration digestive et de l'activité qui transforme la matière assimilable en substance initiée déjà à la vie
organique, dès son passage dans le sang. Or, l'influence particulière que l'eau de Vichy exerce, par ses propriétés alcalines,
sur un des tissus histologiques au travers desquels s'opèrent
les phénomènes endosmotiques et exosmotiques, permet de lui
accorder une grande influence sur ce processus.

Fonctions du foie. — L'activité fonctionnelle imprimée au
foie par l'eau de Vichy doit être prise en considération particulière dans la recherche des facteurs de l'action reconstituante
du traitement hydro-minéral. Cela s'explique par une action
en quelque sorte élective et par l'importance physiologique
dévolue au foie, importance entrevue déjà par les Anciens, que
les travaux modernes ont mise en relief, et qui apparait chaque
jour plus manifeste et plus considérable. La fonction glycogénique avec ses deux termes : formation du glycogène et transformation en glycose, la formation de l'urée, la sécrétion de la
bile et la pimélogénie hépatique représentent la valeur définie
de ses attributions ; mais les relations fonctionnelles qu'il
contracte le font confiner à tous les actes organiques de quelque importance. Il concourt à l'hématopoïese ; et, d'après
Gubler, il fournirait aux hématies la graisse qui est le centre
formateur de ces éléments figurés.

La modification de la sécrétion biliaire, par le passage de
certains principes dans la bile, explique bien un des côtés de
l'action de l'eau de Vichy, mais elle laisse de côté une action
plus profonde et plus féconde.

Il est probable que ce seraient les éléments mêmes de la
cellule hépatique qui seraient le siège d'une excitation organique. Les conditions anatomo-physiologiques, en permettant
l'arrivée en masse, par le système porte, de l'eau de Vichy
absorbée, placent l'élément histologique sous l'influence
directe de son excitant.

Action de l'eau de Vichy sur les épithéliums. — Jusqu'ici,
nous avons parlé d'actions fonctionnelles ; mais ce mot cache
notre ignorance touchant les phénomènes physico-chimiques
qui mettent en jeu les propriétés vitales des tissus et les font

concourir à un acte d'ensemble, à une synthèse qui représente la fonction. Or, si ce point de vue des actions fonctionnelles, représente un terrain solide, accessible à nos moyens d'investigation, et qui a l'avantage de ne pas empiéter sur le terrain des aventures et des hypothèses, il est modeste, en raison de l'éloignement où il nous laisse de la connaissance de l'élément histologique, qui est le siège des phénomènes, et de la nature de ces phénomènes. Après avoir établi le fait, il peut être permis de rechercher le *modus faciendi* ; et en tous cas, la susceptibilité spéciale des cellules épithéliales à l'influence des solutions alcalines doit diriger les recherches vers les propriétés de ces éléments.

Certains débris épithéliaux jouent le rôle de ferment. C'est ainsi que, dans le produit des glandes salivaires, un ferment figuré faciliterait l'action du ferment chimique (1). De même, dans l'intestin, les épithéliums ne peuvent être réduits au rôle de vernis protecteur ; et Cl. Bernard (2) admet, d'après ses expériences, que les éléments épithéliaux attirent et modifient les principes premiers résultant de la dissolution digestive, et les élaborent avant de les faire passer dans les vaisseaux. « La digestion ne serait donc point une absorption « alimentaire simple et directe. Pour préciser encore mieux « les termes, nous pourrons dire que les aliments dissous et « modifiés par les sucs digestifs dans l'intestin ne forment « qu'une sorte de blastème générateur, dans lequel les élé- « ments anatomiques trouvent les matériaux de leur nutrition « et de leur activité fonctionnelle ». Cette manière d'interpréter l'action des épithéliums leur attribue un rôle considérable ; car ces phénomènes, qui ont pour siège la cellule, représentent à la fois une élaboration spéciale et une assimilation organique. Cette interprétation vient à l'appui des vues, exposées quelques années auparavant par Gubler, qui ramenaient tous les actes organiques à la vie cellulaire. D'après cette grande vue d'ensemble, l'élément histologique, en se nourrissant, donnerait lieu à des dédoublements dans lesquels il puiserait

---

(1) Ch. Richet. *Revue des Sciences Médicales*, oct. 1878.

(2) Claude Bernard. *Diabète,* p. 436.

ce qui est nécessaire à sa réparation et rejetterait ce qui lui est inutile. La vie cellulaire, à laquelle pourraient être ramenés tous les actes organiques, serait purement *égoïste ;* mais les conditions mêmes d'échanges nutritifs feraient que des actes fonctionnels dériveraient de la satisfaction de ces appétits. C'est ainsi que la sécrétion serait une sorte d'excrétion cellulaire ; mais non une excrétion dans le sens actif que comporte ce mot, une excrétion par manque d'emploi, pour cause d'indifférence organo-chimique, de certains principes.

L'interprétation, d'après ces données, du rôle des épithéliums de l'intestin dans les phénomènes digestifs ultimes, donnerait l'image d'une quantité incommensurable d'éléments avides d'assimiler à leur profit et baignant dans un liquide éminemment réparateur. Quels sont les phénomènes auxquels va donner lieu leur activité trophique ? La cellule épithéliale va-t-elle, par une destination spéciale, attirer à elle ce qui est impropre à former le sang, et rejettera-t-elle, comme impropres à la nourrir, les matériaux propres à composer le sang ? Ce serait une sécrétion en dedans. Ou bien, la cellule assimile-t-elle, comme un parasite, toutes les substances assimilables, et les cède-t-elle à des activités parasitaires supérieures à la sienne ? Nous nous contenterons de poser ces questions. Cl. Bernard, qui a étudié le rôle des épithéliums dans les phénomènes d'assimilation, leur attribue une puissance d'élaboration spéciale, dont il ne précise ni les caractères, ni la nature, mais dont l'exercice répond à une phase nécessaire du travail digestif et constitue une condition *sine qua non* de l'absorption intestinale.

Si l'on rapproche, de l'importance du rôle de ces éléments histologiques, l'action spéciale que l'eau de Vichy exerce sur leur activité organique, on restera convaincu que la plupart des modifications fonctionnelles de l'appareil digestif et des annexes ont pour point de départ cette action élective qui se traduit par une excitation et une rénovation épithéliales. Il est probable que cette activité cellulaire qui joue un rôle dont l'importance est évidente, dans les phénomènes qui ont pour théâtre l'intestin, s'exerce d'une façon non moins féconde dans les autres parties de l'appareil digestif, et notamment dans celles qui sont le siège de sécrétions.

Cette action élective, qui s'exercerait sur les organes et les systèmes à revêtement interne épithélial, permettrait à l'eau de Vichy de faire retentir son dynamisme jusqu'aux sources de l'hématapoïese.

Ainsi s'exprimait, il y a plus de trente ans, l'un de nous dont nous reproduisons, presque intégralement, sauf quelques légères retouches sur des points accessoires, le travail original, dans le cadre de ce XXVᵐᵉ chapitre. Nous avons laissé subsister, dans cette réédition, des lacunes qu'explique la date, afin de laisser à l'auteur la légitime satisfaction de montrer, par une sorte de fac-simile, quelle était la formule par laquelle il avait interprété jadis l'action de l'eau de Vichy, et de témoigner, par la reproduction actuelle du texte ancien, que trente années de pratique et d'observation ne lui permettaient pas d'apporter une modification de quelque importance au jugement qu'il avait porté.

Du reste, dans le cours de ces trente dernières années, de nouvelles recherches, poursuivies avec les divers moyens d'investigation que la science possède actuellement, ont apporté des preuves multiples et concordantes en faveur de l'action reconstituante qu'exerce sur le sang l'emploi thérapeutique de l'eau de Vichy, dans certains états d'anémie.

Nous citerons l'étude expérimentale de Frémont et celle particulièrement intéressante de trois aide-majors militaires.

Frémont, en 1888, a dressé un tableau de ses recherches, dont nous extrayons le suivant : (1)

---

(1) La numération des globules a été faite au moyen de l'appareil de Hayem.

Nᵒˢ	Age	EXAMEN Arrivée Départ	NATURE de la MALADIE	GLOBULES rouges par mmc,	Hémoglobine pour °/₀	ACTIVITÉ de réduction 1 étant la normale	QUANTITÉ maximum d'eau minérale ingérée par jour
8 V	24 a	14 mai 5 juin	Dyspep. anémie.	4030000 4340000	10 11	0.77 0.88	480 gr.
75 0	22 a	11 mai 2 juin	Lith. biliaire ...	3766000 5115000	12 13	0 85 0 98	720 gr.
76 V	56 a	14 mai 5 juin	Lith. biliaire ... Insuf. mitral ...	4154000 4743000	11 12	0.68 0,76	480 gr.
79 G	41 a	26 mai 19 juin	Lith. biliaire ...	3286000 3689000	10 11	0.80 0.90	1080 gr.
80 H	32 a	7 juin 27 juin	Lith. bilaire ...	3720000 3990000	10 11	0,85 0.90	720 gr.
85 P	58 a	18 juin 6 juillet	Lith. biliaire ... Polysarcie	3751000 4185000	7 9	0.70 0.75	960 gr.
87 0	46 a	21 juin 9 juillet	Lith. biliaire ...	3069000 4154000	8 9.5	0.73 0 87	960 gr.
140 G	36 a	4 juin 24 juin	Cong. chr. du foie ...	3844000 4020000	11.1/2 12	0.80 0.92	960 gr.
144 B	50 a	29 juillet 3 sept.	Impaludisme ... Cong. du foie ...	2883000 3348000	8.5 9	0.71 0.87	600 gr.

En 1899, trois médecins aide-majors attachés à l'hôpital militaire de Vichy : Lafeuille, Paris et Viguier ont entrepris les mêmes recherches sur des paludéens anémiés, en se divisant le travail opératoire, de façon à dégager les résultats de l'influence de toute idée préconçue.

Ils ont utilisé le procédé de Hayem et celui de Hénocque.

Les considérations générales sur les malades observés et leur traitement débutent ainsi :

« Nos observations sont au nombre de 56, et ne comprennent que des hommes âgés de 25 à 40 ans, tous atteints à des degrés divers et depuis un temps variable de paludisme, avec ou sans manifestations viscérales, mais présentant toujours une anémie prononcée au début du traitement.

« C'est la présence constante de cette anémie avant tout traitement qui donne à nos observations la valeur d'une véritable expérience clinique. L'anémie paludéenne, variable

« dans ses degrés, se rencontre chez tous les sujets frappés
« de paludisme. Elle persiste plus ou moins longtemps suivant
« que les manifestations ont été graves et surtout que l'influ-
« ence paludéenne à laquelle le malade a été soumis fût plus
« ou moins prolongée.

« Chez nos malades, cette anémie est invétérée, la plupart
« d'entre eux présentant un séjour très ancien aux colonies,
« jusqu'à 14 ou 15 ans ; et presque tous en arrivent direc-
« tement.

« C'est donc exclusivement à l'action du traitement de
« Vichy (1) qu'il faut attribuer les résultats observés. »

Constatations avant le traitement :

Nombre de globules

2000000 à 2500000...............................	2 fois
2500000 à 3000000...............................	5 fois
3000000 à 3500000...............................	16 fois
3500000 à 4000000...............................	21 fois
4000000 à 4500000...............................	12 fois
	56

Taux pour 100 d'hémoglobine

4 à 5 %.................................	1 fois
5 à 6 %.................................	2 fois
6 à 7 %.................................	3 fois
7 à 8 %.................................	5 fois
8 à 9 %.................................	11 fois
9 à 10 %.................................	2 fois
10 à 11 %.................................	4 fois
11 à 12 %.................................	12 fois
12 à 13 %.................................	8 fois
13 %.................................	8 fois
	56

---

(1) Hydrothérapie et absorption des eaux minérales. Sources utilisées :
Hôpital, Grande-Grille, Chomel et Lardy.

Résultats après le traitement :

Nombre de globules		Hémoglobine	
Diminution..............	2 fois	Diminution...	0 fois
Cause : accès de fièvre pendant la cure			
Augmentation	54 fois	Augmentation	56 fois
par mm. cube			
De 0 à 400000	21 fois	De 1 °/$_{o}$.....	1 fois
		2 °/$_{o}$.....	4 fois
		3 °/$_{o}$.....	7 fois
		4 °/$_{o}$.....	7 fois
		5 °/$_{o}$.....	2 fois
			21 fois
De 400000 à 1000000	18 fois	1 °/$_{o}$.....	18 fois
		2 °/$_{o}$.....	12 fois
De 1000000 à 1500000 ...	15 fois	3 °/$_{o}$.....	3 fois

Coefficient d'activité de réduction

Augmentation................................. 56 fois

Interprétant synthétiquement les résultats, les expérimentateurs ajoutent :

« Ainsi se succèdent et s'enchaînent, dans l'ordre physiologique, les modifications observées chez nos malades :

1° Augmentation de l'activité de réduction de l'oxyhémoglobine ;

2° Augmentation du taux de l'hémoglobine ;

3° Augmentation du nombre des globules rouges » (1).

---

(1) Travail inédit de l'Hôpital Militaire de Vichy. La bibliothèque de la Société des Sciences Médicales de Vichy en possède une copie.

CHAPITRE XXVI

Individualité thérapeutique de l'Eau de Vichy en général
Individualité thérapeutique (distincte)
des 7 Sources de l'Etat

Indications et contre-indications de la Cure de Vichy

L'eau minérale naturelle de Vichy est considérée comme représentant le type des eaux bicarbonatées sodiques, parmi lesquelles elle a été unanimement classée.

La prédominance quantitative du bicarbonate de soude dans sa minéralisation représente en effet une caractéristique dont la considération s'est tout d'abord imposée... Et cette caractéristique a, à son tour, imposé sa considération d'une façon si formelle, qu'elle a introduit, dans le langage courant, cette étrange équivoque qui consiste à désigner le bicarbonate de soude sous la formule de « sel de Vichy », et l'ensemble des principes constituant la minéralisation si complexe de l'eau de Vichy, sous la formule de bicarbonate de soude.

Or, il y a plus qu'une exagération, il y a le fait d'une erreur grossière dans la considération exclusive accordée au bicarbonate de soude, dans la composition de cette eau minérale. Malgré la richesse et la prédominance quantitative du bicarbonate de soude, dans sa minéralisation, l'eau de Vichy ne saurait judicieusement être considérée comme une solution plus ou moins banale de bicarbonate sodique.

Au point de vue même de la spécialité alcaline, l'eau de Vichy mérite une considération particulière par la réunion et les proportions quantitatives des principes basiques contenus dans sa minéralisation, où se rencontrent tous ceux qui existent normalement dans le sang. Ces principes qui sont : la soude, la potasse, la chaux et la magnésie sont contenus dans l'eau minérale dans des proportions qui correspondent à leur importance respective dans le plasma sanguin. Si la soude accuse, dans la minéralisation de l'eau de Vichy, une prédominance quantitative très marquée, c'est aussi, par la prédominance quantitative qu'elle occupe dans le plasma sanguin qu'est déterminée la réaction apparente de ce fluide. Aussi, peut-on dire que *la minéralisation fondamentale de l'eau de Vichy représente la minéralisation même de l'organisme.* (H. de Lalaubie).

La minéralisation fondamentale de l'eau de Vichy, constituée par le groupement des principes alcalino-terreux : soude, potasse, chaux et magnésie, est, à peu de chose près, composée des mêmes proportions de chaque élément et possède sensiblement la même valeur globale dans l'eau de l'ensemble des sources comprises dans le bassin de Vichy, à l'exception des Célestins actuels, dont la richesse en soude est un peu moindre, et de la source du Dôme où, au contraire, elle est un peu supérieure.

C'est, du reste, la physionomie de communauté de composition, en ce qui concerne la minéralisation fondamentale, la seule dont on a pris l'habitude de tenir compte, exclusivement, qui a conduit à confondre, dans une même étude, sous le nom *générique* d'eau de Vichy, le produit de toutes les émergences du bassin.

Mais à côté de la minéralisation fondamentale sensiblement la même dans l'eau des diverses sources, il existe, dans l'eau de Vichy en général, une multitude de principes relevant de la classe des métalloïdes et des métaux. On cite : le radium, l'hélium, l'argon, le carbone, le chlore, l'azote, le phosphore, le soufre, le fluor, le sélénium, le lithium, l'iode, le bore, le brôme, l'arsenic, le plomb, le cobalt, le zinc, le fer, le manganèse, le cuivre, le strontium, le cœsium, le rubidium, etc., etc.

Le fait de l'existence, dans l'eau de Vichy, à côté de la minéralisation fondamentale, d'une minéralisation secondaire dont la complexité s'ajoute à celle de la minéralisation alcalino-terreuse, constitue à cette eau minérale une *individualité thérapeutique irréductible.* Il faut, en réalité, accepter, dans l'eau de Vichy, la complexité qu'il a plu à la nature de constituer. *L'eau de Vichy n'est qu'elle-même ; mais elle est tout ce par quoi elle est elle-même.* Cette individualité s'affirme chaque jour par des actions relevant d'un dynamisme particulier, dans la provocation desquelles on peut bien reconnaître l'activité de certains agents, mais dont l'ensemble est la résultante de propriétés pharmacodynamiques d'une complexité infinie.

Parmi les principes composant la minéralisation secondaire, il en est beaucoup qui échappent actuellement à l'analyse du rôle actif qui peut revenir à chacun d'eux dans les effets que réalise le médicament complexe qu'est l'eau de Vichy. En effet, les uns nous sont complètement inconnus comme agents thérapeutiques ; d'autres possèdent des propriétés connues, mais ils concourent à la minéralisation, dans des proportions tellement infinitésimales, qu'il est impossible de dégager les effets de leur activité propre. Peut-être parmi ceux que nous négligeons aujourd'hui, en est il auxquels est réservé un avenir honorable, lorsque la science aura fait sortir de son creuset toujours incandescent le secret de l'état sous lequel ils se trouvent, et aura permis de percer le mystère du pharmacodynamisme qui résulte de cet état. L'activité que possèdent les ions libres pourrait modifier l'appréciation actuelle à l'égard de principes dont l'intervention n'est pas prise en considération. Mais, actuellement, on ne peut méconnaître que, parmi les principes qui globalement constituent la minéralisation secondaire, ils n'en soient quelques uns qui, dans l'eau de certaines sources, sous certaines formules et dans les proportions que représente la posologie usitée pour la cure, provoquent des effets physiologiques, cliniquement constatés, lesquels prédominent les actions synthétiques des autres composants de la minéralisation secondaire. La présence, dans la minéralisation secondaire d'une émergence, d'un de ces principes susceptibles, dans les proportions que représente la posologie de la cure, d'exercer une action pharmacodynamique spéciale, prédominante par rapport à celle des composants du même groupement secondaire, indépendante enfin de celle qui appartient à la minéralisation fondamentale et parfois même capable d'en contrecarrer, du moins temporairement, certains effets, constitue un type hydro-minéral qu'il faut distinguer suivant le principe qui intervient et aussi suivant la formule qui préside à son intervention.

⁎

Parmi les sources qui constituent le domaine de l'Etat, à Vichy et qui représentent presque exclusivement les ressources utilisées pour l'usage interne, dans la cure, — les seules du reste auxquelles nous consacrerons notre étude — il n'en est pas deux qui présentent des propriétés identiques. Les différences de thermalité ne suffisent pas à expliquer les résultats différents que la pratique permet de constater. La composition de la minéralisation fondamentale, un peu moins riche toutefois en soude dans l'eau des Célestins actuels, étant sensiblement la même dans l'eau de toutes les autres sources, il est donc de toute nécessité de rapporter à des différences dans la composition de la minéralisation secondaire le secret de la particularité thérapeutique de chaque source. La tentative peut sembler audacieuse de préciser la caractéristique qui détermine la particularité de chaque source, alors que jusqu'ici l'accord ne s'est établi ni sur la composition élémentaire globale et sa posologie, ni sur la valeur quantitative de certains éléments, ni sur l'interprétation hypothétique des combinaisons, ni sur l'importance pharmacodynamique de certains constituants, ni sur la formule que comporte une activité pharmacodynamique spéciale, cliniquement constatée. Nous n'hésitons pas cependant, à formuler notre interprétation tirée de la collaboration étroite, pendant plus de trente ans, d'une pratique médicale et d'une pratique urologique, et du contrôle réciproque qu'elles ont exercé sur les vues qui se dégageaient, de l'exercice professionnel de chacune, relativement à la recherche du secret de la particularité qui distingue chaque source. Nous basons notre interprétation sur les considérations suivantes :

1° Consciemment ou inconsciemment, et parfois même avec des raisonnements spécieux ou paradoxaux, la pratique médicale de Vichy s'est comportée, de tout temps, comme si elle reconnaissait, en principe, une particularité thérapeutique propre à chaque source.

Lucas (1) écrivait en 1825 : « Les sept sources de Vichy « présentent dans leur emploi médical des différences beaucoup

---

(1) *Lucas*. — Notice médicale faisant suite à l'analyse des eaux de Vichy par Longchamp. Paris, 1825.

« plus importantes qu'on ne pourrait le croire d'après l'analyse
« chimique, et bien qu'il soit difficile d'établir a priori la raison
« de ces différences, des observations nombreuses, renouvelées
« depuis vingt-trois ans ne me laissent aucun doute à cet
« égard. Dans cet état d'incertitude, il faut interroger la sus-
« ceptibilité des organes, la mobilité nerveuse des malades ; il
« faut tâtonner, et, pendant tout le cours du traitement, cette
« même circonspection est nécessaire, surtout suivant les chan-
« gements de l'atmosphère : la température, le degré d'humi-
« dité, l'état électrique de l'air, sont des causes influentes qu'il
« n'est jamais permis de négliger. »

2° La particularité thérapeutique de chaque source peut
être interprétée par l'action pharmacodynamique de combinaisons dont il est légitime de concevoir la formule. La
conception en est basée sur la constatation, dans la minéralisation de la source, de certains principes, se trouvant dans
des conditions qui, selon les lois de la physique et de la
chimie, leur permettent de former, en proportions suffisantes
pour assurer leur intervention, des combinaisons dont l'hypothèse explique l'activité du pharmacodynamisme constaté.

On peut donc rapporter, à la particularité caractéristique
de chaque minéralisation secondaire, chaque type hydro-
minéral lequel, en plein drap de l'individualité thérapeutique
de l'eau de Vichy, en général, se taille une individualité thérapeutique, distincte, ajouterons nous, quoique cette adjonction
constitue un pléonasme.

Les propriétés spéciales qui relèvent de chaque source,
c'est l'empirisme qui les a entrevues ; la clinique en a constaté
et contrôlé la réalité ; puis la chimie et la chimie-physique en
ont établi la raison d'être par les résultats de leurs analyses.
Ces analyses ont révélé, dans la minéralisation, des principes
aptes à former, en proportions suffisantes pour assurer leur
intervention, des combinaisons jouissant de l'action pharmacodynamique constatée, et dont la formule, conforme absolument
aux lois physiques et chimiques, consacre les enseignements
de la clinique.

Types d'individualité thérapeutique. — Chacune des sept sources qui constituent le domaine hydro-minéral de l'Etat, à Vichy, représente un type distinct d'individualité thérapeutique.

Ces sept sources, en regard desquelles nous inscrivons le type d'individualité respectivement correspondant, sont les suivantes :

1° Source de l'Hôpital = Type alcalin pur.

2° Source Chomel = Type alcalin sulfhydrique.

3° Source de la Grande-Grille = Type alcalin sulthydro-sulfureux.

4° Source Lucas = Type alcalin sulfureux.

5° Source des Célestins = Type alcalin carbo-gazeux.

6° Source de Mesdames = Type alcalin mangano-ferreux.

7° Source du Parc = Type alcalin gypseux.

1° *Source de l'Hôpital* (1). — D'une température moyenne (+ 31° C. à la buvette), l'eau de cette source est un peu fade ; elle n'est pas toujours très digestible, mais elle est le plus souvent très digestive, en exceptant toutefois les cas de grande dilatation de l'estomac, toujours compliqués de catarrhe et d'engorgement du lobe gauche du foie.

Elle possède une action légèrement diurétique.

Cette eau représente le type alcalin pur, l'eau de Vichy-type, l'eau de Vichy, enfin, telle qu'on la conçoit généralement.

Elle réalise pleinement les propriétés de la minéralisation fondamentale des eaux de Vichy, en général, attendu qu'au moment de l'absorption il n'existe pas, dans l'eau minérale, de principes de minéralisation secondaires susceptibles de créer quelque antagonisme à l'action alcaline. En effet, si, à l'émergence l'eau de cette source contient quelques dixièmes de milligramme d'acide sulfhydrique par litre ; à la buvette, la dissociation thermique et l'entraînement carbo-gazeux déterminent la volatilisation de ce principe qui se trouve dans des

_____

(1) Il existe, dans le bassin de Vichy, une source artésienne dont l'eau représente, plus purement et plus admirablement, le même type, avec l'avantage d'une thermalité qui la rend supérieurement digestible. Cette source, dite du Dôme, a une température de + 61° C. Il est à souhaiter que cette source, qui ne peut qu'être improductive dans les mains des possesseurs actuels, complète l'écrin des sources de l'Etat.

conditions qui ne favorisent pas sa fixité. C'est à cette volatilisation qu'est dûe la légère odeur d'hydrogène sulfuré qui se dégage du verre ; odeur qui rend cette eau suspecte de receler une action sulfureuse, alors qu'elle se libère du principe même qui exercerait cette influence.

Ainsi épurée, l'eau de la source de l'Hôpital réalise, soit localement, soit par diffusion, l'action alcaline pure, l'action franchement antiacide ; et comme agent d'alcalinisation intensive et hâtive, elle est unique, et le produit d'aucune des six autres émergences, même à doses de beaucoup supérieures, ne pourait lui être comparé. L'usage de cette eau s'impose donc, d'une façon formelle, du moins au début et pendant une certaine période de la cure, lorsqu'il s'agit de réduire une hyperacidité organique fortement accusée. Pour la même raison, elle est la ressource unique pour résoudre et liquider les états de congestion active qui relèvent exclusivement de l'hyperacidité ; et si une réserve s'impose, dans la posologie, lorsqu'il s'agit de localisations sus-diaphragmatiques, on peut, avec sécurité, user de doses massives lorsque la congestion a, pour siège, les organes situés immédiatement sous le diaphragme : foie, rate, rein.

La supériorité sur ses sœurs, de l'eau de la source de l'Hôpital s'affirme encore par la valeur incomparable des résultats qu'elle procure, dans la sphère de certains points de vue particuliers :

1° Au point de vue du pouvoir solvant à l'égard de l'acide urique ;

2° Au point de vue de l'action de fluidification et de dissolution du mucus.

3° Au point de vue de la propriété de provoquer le réveil et l'activité des épithéliums atones, ou la déhiscence et la rénovation de ceux qui sont définitivement altérés. (1).

_____

(1) L'un de nous, il y a plus de trente ans, a appelé l'attention sur cette propriété toute particulière de l'eau de Vichy, propriété qui explique, par la réparation, la *restitutio ad integrum* des appareils glandulaires, les bienfaits obtenus à la suite de la cure, dans des états diamétralement opposés : l'hyper et l'hypo chlorhydrie. (De Lalaubie : Individualité thérapeutique des eaux de Vichy ; leur action sur le processus hémo-trophique). Masson, édit., 1879. Paris.

En somme, avec des effets bien moins retentissants et d'allure moins triomphale que ceux que détermine sa brillante rivale en notoriété, sa supérieure en renommée, l'eau de la source de l'Hôpital représente un type hydro-minéral sans lequel la pratique médicale serait dans l'impossibilité de satisfaire aux indications que posent, du moins primitivement, les états pathologiques que l'on observe le plus fréquemment à Vichy.

En applications topiques : c'est à la triade représentée par la propriété franchement et activement antiacide, par celle de fluidifier le mucus, par celle enfin de provoquer la restauration des épithéliums, que cette eau doit la précieuse action thérapeutique qu'elle exerce sur les muqueuses.

Dans l'entérocolite subaigüe et même franchement aigüe, elle rend des services remarquables, insuffisamment connus et appréciés, et qu'elle seule est en état de rendre.

Son usage en irrigation ou mieux en bain local, dans certains états vagino-utérins est exclusivement indiqué.

Contrairement à l'opinion populaire, qui considère l'eau de l'Hôpital comme inerte et inoffensive, c'est l'eau, dont les malades chez lesquels le fonctionnement général pèche par les moyens de réaction : débilités, hypo-acides, lymphatiques, peuvent le moins impunément abuser. Un excès à n'importe quelle autre source leur serait moins préjudiciable.

Source Chomel. — Douée de la thermalité la plus élevée parmi les sources qui émergent à Vichy même (42° C, 5 à la buvette), l'eau de cette source représente un type alcalin sulfhydrique. Elle contient en effet, par litre, vingt milligrammes d'acide sulfhydrique, dont une proportion infinitésimale est seulement fixée par deux dixièmes de milligrammes de sulfure. De cette constitution chimique résulte la volatilisation d'une importante proportion d'acide sulfhydrique durant le trajet de la bouche à l'estomac qu'effectue l'eau minérale, ou durant le séjour qu'elle subit dans ce viscère. L'absorption ne livre donc au foie qu'un léger reliquat de dérivé non oxydé du soufre.

Cette eau, moins digestive que l'eau de la source de l'Hôpital, est en revanche souvent plus digestible, et particulièrement dans les cas de grande dilatation gastrique, compliqués toujours de catarrhe, et dans ceux où l'estomac subit l'engouement que détermine l'engorgement du lobe gauche du foie, en un mot, dans les cas d'estomac froid, suivant la formule des Anciens.

Par ses propriétés, elle sert d'intermédiaire entre l'eau de la source de l'Hôpital et celle de la source de la Grande-Grille. Elle joue ce rôle d'intermédiaire, en rappelant, d'une façon nettement affaiblie cependant, la manière d'agir de l'eau des deux sources. Elle se rapproche de l'eau de la source de l'Hôpital par une légère action diurétique, par l'absence d'une excitation intensive du fonctionnement hépatique, et par la faculté qu'elle possède de réaliser, non pas immédiatement et franchement comme le type qui lui sert de comparaison, mais après une période plus ou moins prolongée de la cure, les propriétés alcalines qu'elle recèle. Elle se rapproche (*proximo sed longo intervallo*) de l'eau de la Grande-Grille par une tendance nette à agir dans le sens de l'excitation hépatique ; mais cette excitation, due au reliquat du dérivé non oxydé du soufre, qui parvient jusqu'au foie, ne représente qu'une ébauche ayant cependant une physionomie d'activité.

Tout compte fait, l'eau de la source Chomel est plutôt une succédanée de l'eau de la Grande-Grille que de celle de l'Hôpital. Et le bien fondé de cette interprétation résulte de l'usage que la pratique médicale fait, d'une façon peut-être abusive, du produit de l'émergence en question, dans des cas qui, si on ne l'avait pas à sa disposition, ressortiraient nettement à l'eau de la Grande-Grille.

La raison, du reste, de la faveur extraordinaire et toujours croissante dont elle jouit depuis une quinzaine d'années tient à ce fait : qu'avec elle on n'a guère à craindre, comme on aurait lieu de les appréhender avec l'eau de la Grande-Grille, les effets d'une provocation caractérisée dans les divers états d'entérite, ni les dangers de crise soit du côté de l'appareil biliaire, soit du côté de l'uretère. Dans l'eau de Chomel, l'action alcaline et l'action excitante à l'égard du foie sont heureusement équilibrées et tempèrent mutuellement leurs effets immédiats ; et de cet équilibre résulte *une médication presque de tout repos.*

Une autre raison de l'affluence autour de la vasque de cette
source est la suivante : lorsque l'indication de provoquer une
excitation du fonctionnement hépatique se pose avec quelques
réserves, l'eau de Chomel remplit le rôle d'un *diminutif* et sert
de pierre de touche pour apprécier la susceptibilité ou la tolérance qu'offrira le sujet lorsqu'il sera soumis à l'usage de l'eau
de la Grande-Grille. Cette pratique, qui est le fait d'une sage
prudence, ne saurait encourir la critique, mais à la condition
de ne pas laisser s'attarder indéfiniment à la source Chomel,
au détriment de la source de la Grande Grille, des cas qui
réclament une réforme, en quelque sorte révolutionnaire, du
fonctionnement hépatique.

L'eau de Chomel présente quelques propriétés particulières.
Généralement bien tolérée, elle tend à provoquer, aussitôt bue,
un léger mouvement d'expansion périphérique. Elle exerce,
sur la muqueuse des premières voies et sur celle de tout
l'arbre bronchique, une action anti catarrhale qui avait fixé
l'attention et avait, jusqu'à ces dernières années, spécialisé
son usage. Son action sur la muqueuse des premières voies la
fait utiliser en gargarisme et en pulvérisation dans les affections amygdalo-pharyngiennes, et en douche-lavage dans les
affections naso-pharyngiennes.

Source de la Grande-Grille. — D'une température élevée
(41° C, 4 à la buvette), l'eau de cette source représente un type
alcalin sulthydro-sulfureux.

Elle est, assez généralement, bien tolérée par l'estomac
exempt d'irritation aiguë ou subaiguë de la muqueuse, ou de
lésions tégumentaires (ulcères, ulcérations), et, comme l'eau
de Chomel, elle correspond à une certaine appétence chez les
estomacs dits *froids*, chez ceux affectés de catarrhe ou qui
subissent l'engouement que détermine l'engorgement du lobe
gauche du foie.

Elle exerce sur le foie, dont elle excite la fonction acide et
le pouvoir réducteur, une action puissante et élective qui en
indique ou, au contraire, en contre-indique l'usage suivant la
susceptibilité de l'organe.

A doses moyennes, mais réfractées, l'action pharmacodynamique de la *minéralisation secondaire* prend d'abord le pas sur celle de la *minéralisation fondamentale ;* et la preuve en est dans le fait de l'exagération de l'acidité urinaire, ou de son apparition lorsque cette réaction n'était pas décelable auparavant, et, encore, de l'exagération, dans le liquide excrémentiel, de sédiments uratiques, ou de leur réapparition, après que l'eau de la source de l'Hôpital les avait fait disparaître. Du reste, les premiers effets de cette eau sont de réduire l'excrétion urinaire et d'augmenter la proportion des extractifs.

Ultérieurement, sous l'influence de doses massives ou d'un usage poursuivi, la *minéralisation fondamentale* peut reprendre une partie de ses droits ; mais souvent l'action alcaline s'exprime tardivement. Souvent aussi des incidents pathologiques obligent à suspendre l'usage de cette source, avant l'heure où l'action alcaline deviendrait prédominante. C'est qu'en effet, par l'activité qu'elle imprime à la cellule hépatique et à la circulation intra-hépatique, et par l'excitabilité que, directement, ou indirectement du fait des modifications survenues dans la composition et la consistance de la bile, elle provoque dans l'appareil biliaire, l'eau de la Grande-Grille tend à créer un état critique. C'est ainsi qu'on se trouve parfois en face : soit d'une exagération de la congestion active (1) ; soit d'une crise de migration de calculs biliaires ; soit, encore, comme conséquence des modifications que l'hyperfonctionnement du foie détermine dans les conditions physico-chimiques du produit de l'excrétion rénale, d'incidents du côté des voies urinaires.

Tous ces mécomptes, et ceux auxquels se trouvent exposés les sujets dont le cœur ou l'aorte et les vaisseaux sont sensiblement atteints, ou ceux qui sont prédisposés à des congestions de la tête ou du poumon, ne peuvent qu'accuser l'action

---

(1) Cette particularité n'avait pas échappé à Potain qui, généralisant et appliquant, à *l'eau de Vichy,* ce qui était le fait de l'eau de certaines sources, admettait que l'eau de Vichy (en général), a l'inconvénient de congestionner le foie.

(Communication orale du Pr Proust).

Les résultats de certaine pratique, qui admet que tout hépatique doit boire à la Grande-Grille, ont certainement provoqué cette confusion.

Dr H. de L.

puissante et profonde que, primitivement ou secondairement, exerce sur l'organisme, cette eau qui, opportunément administrée, procure des résultats si brillants que leur notoriété lui a conquis une réputation qui s'étend jusqu'aux confins du globe.

Source Lucas. — D'une faible thermalité (26° C, 7 à la buvette), l'eau de cette source représente un type alcalin sulfureux. Sa minéralisation alcaline est aussi riche que celle des principales sources de Vichy ; sa minéralisation secondaire contient, avec des traces d'acide sulfhydrique, un taux assez élevé de sulfure : vingt-quatre dixièmes de milligramme, par litre ; soit environ deux centigrammes et demi. La constitution du dérivé sulfureux ne lui laisse subir que difficilement l'oxydation au cours de la circulation intra-hépatique, de sorte qu'il passe en grande partie dans la circulation générale où il agit plus particulièrement sur les capillaires qu'il fait contracter et où il excite l'activité des échanges oxydants dont ils sont le siège.

La pharmacodynamie complexe qui résulte de la composition de cette eau lui confère des propriétés spéciales qui ne manquent pas d'efficacité, contre un certain nombre d'affections de la peau : acné, eczéma, certaines formes psoriasiques, etc., etc. A vrai dire, cette spécialité ne joue qu'un rôle accessoire dans la pratique de Vichy ; et même dans les cas où l'on la met à profit, on réduit généralement l'usage, en boisson, de l'eau de la source Lucas, jusqu'à n'être que l'appoint d'une posologie principalement constituée par le produit d'une émergence qui répond à des indications principales. Ce régime mixte répond en effet à une triple indication : s'il y a lieu de s'occuper des manifestations tégumentaires, il y a derrière elles, primitivement, des troubles qui intéressent plus particulièrement l'un ou plusieurs des éléments du fonctionnement gastro-entéro-hépatique, troubles qui imposent leurs exigences propres ; mais derrière ce plan primitif, il y a l'ambiance arthritique dont l'impressionnabilité n'est pas moindre que celle de la syphilis, sous l'éperon des sulfures.

En applications topiques, cette eau procure des résultats très intéressants.

En lotions, elle modifie très avantageusement, nombre d'affections cutanées, ainsi que la blépharite ciliaire passée à l'état chronique.

En injection vaginale, avec un dispositif qui permette de prolonger le contact avec les parties intéressées, elle modifie avec une réelle efficacité les catarrhes muco-purulents des culs de sac vaginaux et de la surface du col utérin.

Sa valeur en applications topiques est telle qu'il est profondément regrettable qu'il manque une organisation qui permette de tirer tout le parti que comporte sa spécialité d'action, soit sous forme de bain, soit sous forme d'irrigation spéciale (1).

L'absence d'une installation *ad hoc* est une véritable lacune dans l'organisation du nouvel établissement.

Source des Célestins. — Athermale (16° C, 6 à la buvette), l'eau qui alimente la buvette actuelle des Célestins représente un type alcalin hyper-carbonique.

La minéralisation alcaline est sensiblement moins riche que celle des autres sources. Tandis que le titre alcalimétrique évolue de 6ᵍ20 à 6ᵍ50 dans le groupe formé par les six autres sources, celui des Célestins est de 4ᵍ57. Par contre, l'acide carbonique est dans cette eau dans des proportions telles, qu'après avoir satisfait à toutes les affinités chimiques, il s'en trouve une notable quantité à l'état libre.

Il résulte de cet excès d'acide carbonique, une prédominance provisoire de l'action pharmacodynamique qu'exerce ce principe acide, sur les effets immédiats de la minéralisation absolue. Cette prédominance explique l'abus que l'on faisait de cette eau, à l'époque où l'on ne se guidait, pour en régler quantitativement l'usage, que sur la neutralisation, acquise d'une façon permanente, de l'acidité urinaire ; neutralisation incessamment recherchée au moyen du papier de tournesol précédemment rougi. Les doses exagérées parvenaient, à la fin, grâce à la volatilisation de l'acide carbonique, à réaliser l'action de la minéralisation fondamentale.

(1) Cette pratique n'est actuellement possible qu'à domicile.

A doses moyennes, qu'aucun des médecins exerçant actuellement à Vichy ne serait tenté d'outrepasser, cette eau exagère donc d'abord l'acidité urinaire et ensuite la maintient pendant une période assez prolongée. Cette particularité souligne l'erreur populaire, partagée du reste par nombre de médecins, qui fait du produit de cette source le spécifique de la gravelle urique, de la gravelle acide. On pourrait retourner la proposition et avec plus d'à-propos en faire le spécifique de la gravelle alcaline, de la gravelle phosphatique, qui trouve dans l'acidité des conditions de solubilité et dans la propriété que possède l'eau de déterminer la diurèse, l'occasion d'un entraînement mécanique.

Il y a cependant un léger tréfond de vérité dans la considération dont la croyance populaire entoure l'usage de l'eau des Célestins, pour le traitement de la gravelle urique. C'est une question d'heure qui marque la limite, en deçà de laquelle, il y a erreur absolue, au delà de laquelle il y a vérité relative. Et c'est en rapportant à toute heure, sans tenir compte de l'heure opportune qui comporte le résultat, les avantages que peut tardivement procurer l'eau des Célestins, qu'on s'est laissé induire à l'illusion que nous signalons.

Oui, lorsque l'acidité urinaire a été réduite par l'usage de l'eau de l'Hôpital; qu'il a pu se produire, soit par fluidification du mucus, une dissociation d'agrégat, soit encore, par action chimique, l'émoussement des arrêtes de graviers, on peut avec avantage faire appel à l'eau des Célestins, soit uniquement, soit conjointement avec l'eau de l'Hôpital, suivant les oscillations qui se produisent dans le niveau de l'acidité urinaire. L'eau des Célestins, à cette heure, peut à la fois : par la diurèse, fournir l'occasion d'un entraînement mécanique; par une sorte d'anesthésie carbo-gazeuse, supprimer le spasme et émousser la sensibilité. En fait on observe parfois une émission peu douloureuse d'un gravier dont l'eau des Célestins prise au début de la cure, eût, au prix de très vives douleurs, provoqué la migration, sans lui permettre d'aboutir à une solution.

Depuis une cinquantaine d'années, la pratique médicale de Vichy use peu de la source des Célestins, peut-être par réaction contre les scandaleux abus qui en avaient été fait quelques années auparavant ; mais à coup sûr parce qu'elle se défie de sa tendance à congestionner, et que du reste elle s'est avisée qu'elle a dans l'usage de certaines autres sources les moyens de satisfaire, d'une façon plus rationnelle et plus féconde, aux indications que posent les conditions pathologiques.

Au temps où la vogue des Célestins était à son apogée, au temps de Ch. Petit et des doses massives qu'il préconisait, c'était contre la gravelle, sans distinction de nature, et surtout contre la goutte qu'était presque exclusivement spécialisé l'usage de l'eau de cette émergence.

Peut-être, dans le traitement de la gravelle urique, Ch. Petit, avec ses doses massives, obtenait-il, de cette eau, des avantages qui sont incompatibles avec des doses moyennes. Quoiqu'il en soit, il est un fait certain : c'est que nul praticien de Vichy n'oserait, aujourd'hui, en tenter la recherche, au prix des dangers que feraient courir les doses dont il usait. Il règne une certaine incertitude dans l'appréciation de la valeur thérapeutique de cette eau. Aussi, il n'y a pas unanimité dans la pratique médicale de Vichy, soit pour utiliser cette eau, soit pour la tenir à l'écart dans le traitement de la lithiase urique. Ceux qui conservent encore quelque estime pour elle s'en servent avec discrétion.

Quant à la goutte, ils sont peu nombreux les fidèles qui, à la suite de Ch. Petit, ont conservé le culte de cette eau pour le traitement de cette affection ; et il n'en est pas un qui, même en observant la posologie moderne, pousse la fidélité jusqu'à faire du produit de l'émergence en question, la médication principale, ou du moins exclusive.

La faillite de la spécificité de cette eau au point de vue de la goutte a suivi de bien près la vogue retentissante, créée et habilement défendue par Ch. Petit, dont a joui, pendant quelques années, la source des Célestins. Et chose étrange ! C'est par le bruit fait autour de cette émergence, et toujours au sujet de la goutte, que s'est créée la grande notoriété de Vichy ; et c'est depuis que les Célestins ont été complètement délaissés dans le traitement de cette affection, au bénéfice des sources chaudes, que les goutteux, après avoir déserté notre station, y sont revenus peu à peu. Ils y viennent de plus en plus nombreux chaque année, attirés par les bénéfices qu'ils y obtiennent. et qu'aucune autre médication n'est susceptible de leur procurer.

C'est ainsi que, pendant que la notoriété de Vichy, qui a pris son essor au pied du rocher des Célestins, grandit et s'étend jusqu'aux confins du globe, l'ancienne source des goutteux, déchue de sa splendeur est réduite à un rôle très accessoire. Le prestige que donne la renommée est passé à la source de la Grande-Grille, sur laquelle il plane toujours, quoique la source Chomel prétende à lui disputer la vogue ; tandis que, sans renommée bruyante et modestement jaillissante sous la verdure qui cache son *bouillon*, la source de l'Hôpital continue à voir affluer autour de sa vasque la plus grande masse de malades.

Abstraction faite de tout point de vue thérapeutique, l'eau de la source des Célestins, consommée sur place, offre trois sortes de dangers : froide, bue à doses massives, elle risque de troubler la digestion ; agréable à boire, elle convie à des excès ; enfin, ce qui est plus grave, elle est nettement congestionnante.

Source de Mesdames. — Athermale (15° C. à la buvette), l'eau de cette source représente un type alcalin-manganoferreux.

La minéralisation alcaline est aussi riche que celle des principales sources ; la minéralisation secondaire contient une proportion appréciable de principes mangano-ferreux et une teneur assez importante en acide carbonique libre.

Le composé mangano-ferreux confère, en principe, à l'eau de cette émergence des propriétés toniques et reconstituantes. Toutefois, dans l'application, lorsqu'il s'agit d'arthritiques, dont le fonctionnement hépatique est toujours défectueux, il ne faudrait pas, *a priori*, escompter l'absolue réalisation de l'action pharmacodynamique du complexe ferreux. En effet, le fer, en encrassant le foie d'hépatoferrine (1) aggrave les

---

(1) Pigment normal du foie, exagéré dans la cirrhose, où il apporte à la sclérose vasculaire, un fort appoint pour réaliser les troubles de circulation hépatique primitifs et ceux de circulation périhépatique secondaires.

conditions critiques de son fonctionnement. Il y a donc lieu de se mettre en garde contre l'éventualité de la surcharge du foie en hépatoferrine, et par conséquent de n'administrer l'eau minérale ferrugineuse aux arthritiques que lorsqu'ils sont atteints de l'anémie vraie, de celle qui est caractérisée par une hypoglobulie et une hypohémoglobinhémie marquées. Et encore sera-t-il opportun de ne faire de l'administration de cette eau qu'une médication complémentaire, conjointement avec l'usage de la source que réclame le fonctionnement hépatique. Il faut avoir, toujours présent à l'esprit, quand on agite le problème de l'administration des ferrugineux, le résultat des analyses qui montrent que notre alimentation contient généralement tout le fer dont nous pouvons avoir besoin ; ce sont donc les moyens de pouvoir l'utiliser qui nous manquent, lorsque le sang est en déficit.

La teneur élevée en acide carbonique libre, de l'eau minérale, retarde provisoirement la réalisation de l'action alcaline. Ce qui le prouve, c'est le retour, les premiers jours de l'usage de cette eau, de précipitations uratiques, dans des urines qui venaient d'en être débarrassées. Il se produit du reste, parallèlement un relèvement de l'acidité urinaire.

L'eau de la source de Mesdames n'émerge pas à Vichy. Elle ne parvient à la buvette qu'au moyen d'une canalisation en fonte de fer de 1500 mètres de long. Ce sont là de mauvaises conditions pour réaliser les propriétés de l'*état naissant* qui sont le privilège des émergences. Aussi, est-il préférable de remplacer l'usage de cette source, dont l'action, loin du griffon, est assez problématique, par celui de la *source Lardy*, dont la composition est semblable, qui émerge à Vichy et qui, quoique ne faisant pas partie du domaine de l'Etat, est à la disposition des malades.

La valeur thérapeutique que nous avons spécifiée, en parlant de la source de Mesdames, nous en avons, au titre d'analogie de composition, fait conventionnellement l'application à l'eau de cette provenance, en ne visant que l'eau de la *source Lardy* qui représente réellement, incomparablement et avantageusement à tous les points de vue, le type que représente vaguement, à la buvette, son homologue théorique.

Source du Parc. — Athermale (28° C, 8 à la buvette), l'eau de cette source représente un type alcalin gypseux. Avec une minéralisation alcaline égale, à douze centigrammes près, à la plus riche parmi les sources émergeant à Vichy, la source de l'Hôpital, cette eau contient dans sa minéralisation secondaire, une proportion très appréciable de sulfate de chaux, une teneur assez forte en acide carbonique libre, et des traces appréciables de dérivés inoxydés du soufre.

Elle possède des propriétés anticatarrhales qui réalisent leurs effets sur les voies urinaires et une action diurétique qui réclame pour se manifester nettement des doses moyennes.

La localisation où s'exercent ses propriétés spéciales invitent naturellement à mettre en parallèle cette eau et celle de la source des Célestins. Chacune d'elle présente quelques avantages :

L'eau de la source des Célestins, insidieusement agréable à boire, restitue assez vite aux urines de la limpidité, lorsque l'état louche ne se rattache à aucun état pathologique ayant du caractère ou de la consistance. Pour le traitement de la gravelle phosphatique, sa valeur est incomparable.

Pour le traitement de la gravelle urique, et ceci présente, suivant le moment, un avantage ou un inconvénient, elle est plus apte à provoquer la migration du gravier. Or, on peut tirer un bon parti de cette aptitude, en ne l'utilisant qu'après avoir réduit l'acidité urinaire, dissocié éventuellement quelque agrégat et émoussé les arrêtes de graviers libres. On obtient alors, parfois, une élimination à peine douloureuse, grâce à l'absence de spasme et à l'insensibilisation que crée la charge carbo gazeuse.

Mais, d'autre part, cette aptitude fait un danger de son intervention trop hâtive ; en outre, cette eau provoque une grande susceptibilité chez les prostatiques. Enfin, elle exerce une action nettement congestionnante sur les centres nerveux supérieurs, ce qui fait de son usage même à doses moyennes, un danger pour les gens d'un certain âge et même pour tous les sujets dont les vaisseaux sont suspects.

L'eau de la source du Parc jouit d'une riche minéralisation alcaline dont les effets ne prédominent pas tout d'abord, et auxquels il est souvent opportun de venir en aide, en administrant préalablement ou conjointement de l'eau de la source de l'Hôpital. Son action anticatarrhale sur les voies urinaires est réelle et non banale ; et, dans les conditions d'administration unique ou mitigée, à vrai dire, que comporte la clinique, ne provoque pas de susceptibilité vive.

Cependant, ce n'est pas l'eau qui convient en cas d'imminence de crise, ni au lendemain de l'incident ; mais c'est celle qui liquide les reliquats des atteintes superficielles, qui déterge la muqueuse des voies urinaires ; c'est celle, surtout, qui est susceptible de l'entretenir ultérieurement dans de bonnes conditions. Et à ce titre, la diurèse qu'elle provoque rend encore plus doux et plus bienfaisants les effets topiques que réalise le passage des principes minéralisateurs dans le produit de la sécrétion urinaire.

Les bénéfices que, le plus souvent sous la réserve d'une administration mitigée, l'on peut retirer de l'eau de cette émergence, la rendent digne d'une considération plus grande que celle que lui accorde la pratique médicale.

.

Indications et contre-indications de la cure de Vichy. — Les indications et contre-indications de la cure de Vichy sont générales ou particulières ;

Générales elles sont liées :

Tant à l'action positive d'ensemble que l'eau minérale de Vichy exerce sur le processus hémo-trophique ;

Qu'à l'action également positive mais spéciale qui résulte de son passage au travers du tube digestif et de ses glandes annexes, ainsi que du rein et des voies urinaires.

Particulières, elles dépendent : .

Tout d'abord des conditions métaphysiologiques ou morbides, soit actives, soit passives de la circulation générale, conditions circulatoires anormales que certaines sources ou certaines doses d'eau peuvent exagérer ;

Ensuite des actions : fluidifiante de la crase sanguine et

dissolvante des « concreta albuminoïdiques, morbides », actions que les eaux possèdent.

Ces conditions générales et particulières s'enchaînent réciproquement, au point d'en empêcher toute étude systématique directe : ce qui nous conduit à résumer, tout d'abord, l'action pharmacodynamique d'ensemble de l'eau de Vichy sur l'organisme, de façon à permettre de préciser les conditions biologiques générales de la cure de Vichy.

I. — *Action sur l'estomac.* — Prise à jeun, l'eau de Vichy nettoie les parois de la bouche, de l'œsophage et de l'estomac, les décape, en quelque sorte, grâce à ses bicarbonates alcalins, les débarrasse des conglomérats muqueux qui s'y trouvent formés.

Si, au moment de l'ingestion, que ce soit le matin à jeun ou le soir, il reste dans l'estomac un excès d'acide chlorhydrique ou de chlorhydro-pepsine, ou encore des produits de fermentation, les bicarbonates, selon la dose d'eau employée, saturent tout ou partie de ces principes acides ; tandis que l'acide carbonique résultant de cette neutralisation distend les parois stomacales, anesthésie les fibres musculaires pyloriques, ce qui facilite l'évacuation dans l'intestin, de la masse résiduelle anormale.

Absorbée avant les repas, contrairement à l'avis de Reichmann qui dénie à l'eau de Vichy toute action sécrétoire ; contrairement à l'avis de Linossier et G. Lemoine (1) pour lesquels toute dose de bicarbonate de soude est excitante de la sécrétion gastrique ; contrairement à l'opinion de Mathieu et Laboulais qui pensent que les petites doses de bicarbonate n'augmentent pas la sécrétion chlorhydrique, mais accélèrent l'évacuation stomacale, ce qui attribuerait à l'eau de Vichy une action plutôt motrice que sécrétoire ; nous estimons, d'après les recherches de Cl. Bernard et celles de Hayem qui concordent avec nos expériences personnelles, que les petites doses de bicarbonates alcalins (0 gr. 60 cent. et au-dessous, à un demi-verre ou 100 ^{cc} d'eau de Vichy, au maxi-

---

(1) Cure de Vichy dans les dyspepsies. Bulletin général de Thérapeutique, 1902.

mum), sont excitantes, et les fortes doses dépressives de la
sécrétion chlorhydro-pepsique. Nous admettons quand même
l'action motrice dont nous avons déjà parlé.

Absorbée après les repas, deux cas sont à envisager :

Soit l'ingestion de l'eau de Vichy, quatre heures au moins
après le repas. Dans ce cas, l'action chimique ne correspond
qu'à la neutralisation des acides gras de fermentation secondaire, résultant d'un chimisme vicieux, tel celui qui dépend de
l'hypochlorhydrie gastrique. La présence de ces acides, comme
tous ceux en excès, provoque le réflexe pylorique, « ce chien
de garde », de la porte intestinale, chargé de ne laisser jamais
passer, en masse, dans le duodénum, un liquide dont la
réaction dépasse les moyens de neutralisation du suc entérique ;

Soit l'ingestion d'eau de Vichy, deux heures après le repas.
Si, comme Linossier et G. Lemoine le prétendent, la sensibilité
d'un estomac au bicarbonate de soude est en raison inverse de
la richesse en acide chlorhydrique de la sécrétion, l'ingestion
à ce moment devrait provoquer dans les glandes de la poche
gastrique une hypersécrétion chlorhydro-pepsique complémentaire. Mais ce résultat implique l'usage de très petites doses ;
et le bénéfice que l'on en attend est loin d'être constant.

Quoiqu'il en soit de ces actions physiologiques directes des
bicarbonates alcalins de l'eau de Vichy, une autre action
physiologique est à considérer ; c'est celle signalée par l'un de
nous (1) sur les épithéliums, en général, sur ceux des voies
digestives en particulier.

Placés chez les dyscrasiques hyperacides en un milieu à
réaction anormale, les épithéliums des voies digestives se
trouvent de fait en des conditions de nutrition défectueuse, et
conséquemment tendent anatomiquement et physiologiquement
à une vitalité anormale. D'où les manifestations saburrhales
des voies digestives supérieures, par formation d'albumines
solubles du type acide-albumine (syntonines=propeptones) qui
y dialysent, de même qu'elles dialysent aux reins, chez beaucoup d'arthritiques. Or l'apparence saburrhale ne résulte que de

---

(1) H. DE LALAUBIE. — De l'individualité thérapeutique de l'eau de
Vichy. Son action sur le processus hémotrophique. Masson, 1879. Paris.

la précipitation *in situ* de ces acides albumines, par le chlorure de sodium des sécrétions glandulaires connexes. Or, l'eau de Vichy, en dissolvant les saburrhes bucco-gastriques, ou en entravant leur formation, réalise, outre l'action directe quelle exerce sur l'épithélium, un rôle de protection.

De même, il y a lieu d'envisager l'action excitante que déterminent sur les ferments bucco-gastriques et intestinaux : ptyaline, de la salive ; pepsine, de l'estomac ; entérokynase, de l'intestin ; pancréatine, du pancréas, les petites proportions de manganèse existant dans l'eau de Vichy. Des zymases plus ou moins atténuées physiologiquement, par le milieu anormal dans lequel elles sont secrétées, retirent de cette excitation une valeur propre.

***

La plupart des praticiens de Vichy, Lambert et V. Raymond en particulier, déclarent que l'absorption de l'eau de Vichy prise à jeun est très rapide, et que cette absorption se fait moins dans l'estomac, dont le pouvoir absorbant est faible, que dans l'intestin.

Ce n'est pas notre avis ; et à cet égard, nous rappellerons les expériences faites par l'un de nous (1). Ces expériences, d'un côté tendent à prouver l'absorption directe de l'eau, par la muqueuse stomacale, grâce à la légère hypotonie de l'eau de Vichy ; d'autre part, elles montrent, en conformité avec les lois générales de Graham, sur l'osmose dialytique, le rôle de la température sur l'absorption de l'eau par la muqueuse de l'estomac.

L'eau de Vichy est donc, en forte proportion, absorbée par l'estomac ; et la théorie de Rabuteau destinée à expliquer l'alcalinisation indirecte des humeurs par l'eau de Vichy : production dans l'estomac d'une certaine proportion d'acide chlorhydrique, aux dépens du chlorure de sodium du sang, ce qui entraine un excès de soude, reste donc aussi probable que la théorie d'alcalinisation par absorption intestinale

---

(1) E. GAUTRELET. — Expériences sur la digestibilité stomacale des différentes sources minérales de Vichy.

Mais est-ce à dire que les deux modes d'action ne puissent se produire. Nous pensons, au contraire, qu'il ne peut qu'en être ainsi. Mais nous ferons observer que la théorie de Rabuteau se rapporte au *modus faciendi* de la pratique actuelle de Vichy ; tandis que l'autre théorie correspondrait aux errements de la pratique de Ch. Petit, c'est-à-dire à la thérapeutique iatro-chimique des alchimistes.

Et la preuve de la vraisemblance de notre interprétation nous est fournie par Hayem (1) qui déclare que le pouvoir absorbant du tube digestif pour les bicarbonates est limité, et que dès qu'une dose partielle dépasse 4 à 5 grammes, on voit bientôt apparaître le sel dans les garde-robes et de la diarrhée consécutive.

Or, la cure actuelle de Vichy est généralement accompagnée de constipation, tandis que la cure, au moyen des doses massives employées jadis, s'accompagnait le plus souvent d'un état diarrhéique. Or, il est facile de provoquer ce résultat en répétant l'expérience sur des sujets de bonne volonté, tel celui à qui H. Peyraud et E. Gautrelet ont fait ingérer quarante verres d'eau de Vichy par jour.

.*.

II. — L'action de l'eau de Vichy sur le *tube intestinal* est, on peut le dire, connexe de celle exercée sur l'estomac.

En diminuant l'hyperacidité générale, elle diminue les tendances catarrhales, aussi bien de l'intestin que de l'estomac ; en diminuant l'hyperacidité gastrique, soit chlorhydrique, soit acido-fermentative, elle enlève aux glandes muqueuses intestinales toute tendance secrétoire exagérée et supprime une cause d'irritation intestinale susceptible de provoquer des troubles réflexes ; en exagérant l'alcalinité de la sécrétion entérique, dont l'activité est plutôt diminuée qu'augmentée (2),

---

(1) HAYEM. *Leçons de thérapeutique.*

(2) L'augmentation de la sécrétion serait inutile et n'aboutirait qu'à une perte de suc, dans le cas où l'eau serait prise à jeun (LAMBERT et V. RAYMOND), ce qui est la pratique la plus opportune.

elle favorise l'émulsion et la saponification des graisses, donc leur absorption.

Par son acide carbonique, elle agit comme sédative, aussi bien sur la muqueuse intestinale que sur la muqueuse gastrique.

**

En tout cas, que ce soit du fait d'absorption gastrique, que ce soit du fait de l'absorption intestinale, ou que ce soit du fait des deux conditions endosmotiques combinées, l'eau minérale passe dans la circulation porte et après avoir exercé une action élective sur la cellule hépatique, elle passe dans la circulation générale.

**

III. — L'action des alcalins sur le *pancréas* a été l'objet d'interprétations contradictoires.

Pour BECKER, les solutions d'alcalis, les sels neutres, non seulement ne provoquent pas la sécrétion pancréatique, mais, au contraire, la diminuent sensiblement.

D'après les expériences de PAWLOW, les injections intra-veineuses ou sous-cutanées de bicarbonate de soude favorisent la sécrétion pancréatique.

D'autre part, enfin, les recherches de PAWLOW et POPIELSKI ont montré qu'au contact du chyme acide provenant de l'estomac, les parois du duodénum produisent un ferment : sécré-tine, sans lequel la digestion pancréatique ne pourrait avoir lieu.

De telle sorte que l'ingestion d'une petite dose d'eau de Vichy, — par fractionnements inférieurs à 100 cc. avons-nous dit précédemment, — en excitant la fonction chlorhydrique de l'estomac, déterminerait deux résultats avantageux : favori-sation de la formation de la sécrétion gastrique, et secondai-rement augmentation de la sécrétion pancréatique.

**

IV. — Les effets que détermine l'eau de Vichy sur le *foie* sont multiples.

L'eau chaude étant douée d'un pouvoir cholagogue énergique (Rohrig, Prévost et Binet, Lewatscheff) détermine au bout d'une heure ou deux une telle augmentation de la partie aqueuse de la bile, que la proportion des matériaux solides baisse de moitié (G. Lyon) (1). Ainsi s'expliquerait, déjà partiellement, l'action, on peut dire, spéciale des eaux thermales de Vichy.

Mais si, avec Enriquez et Halluin, on remarque que la sécrétine, absorbée par les ramifications portes, passe dans la circulation et qu'elle est un excitant spécifique, non seulement du pancréas, mais du foie, on peut admettre que l'absorption, à doses réfractées, de l'eau de Vichy, de celle des sources thermales principalement, aboutit encore à une excitation du fonctionnement hépatique. Car, en admettant même avec Fleig que l'excitation hépatique, constatée après l'usage des alcalins, soit liée à un simple réflexe (2), elle n'en existe pas moins.

D'autre part, Doyon et Dufourt (3) ont montré que, sous l'influence du bicarbonate de soude, la formation des savons et sels biliaires diminue.

La bile, le suc entérique et le suc pancréatique peuvent avoir besoin de l'arrivée d'un acide dans le duodénum pour que leur sécrétion soit amorcée ; mais comme les produits de cette sécrétion sont alcalins, celle-ci a besoin d'un sang largement alcalin pour s'exercer comme il convient. Il n'est nullement paradoxal d'admettre que l'acide chlorhydrique et le bicarbonate de soude, en dépit de leur nature essentiellement opposée, puissent tous deux, dans des conditions qui restent à déterminer, provoquer un résultat identique. (Enriquez et Halluin). A l'acide, correspondrait l'action excito-sécrétoire ; à l'alcalin, l'action biliformative permanente.

C'est donc, par l'alcalinisation organique, par la meilleure élaboration des sucs digestifs secrétés, que se manifestent

---

(1) G. Lyon. — Traité de clinique thérapeutique.
(2) Réflexe acide de Pawlow. Soc. de biologie, Mars 1903.
(3) Traité de physiologie de Morat et Doyon.

surtout les bons effets de la cure de Vichy dans les dyspepsies ; et l'on peut dire que celles, où tout l'arbre digestif : estomac, foie, intestins est en cause, sont celles qui en sont le plus tributaires.

Mais les effets, que nous venons d'envisager, de l'eau de Vichy sur le foie, ne représentent qu'un des côtés de la question ; l'eau de Vichy réalise sur le foie une action d'une portée autrement profonde et féconde.

Le foie abondamment lavé par le sérum alcalin absorbé à jeun subit une influence spéciale qui ne se réduit pas au fait d'une irrigation plus alcaline, mais où intervient l'excitation, en quelque sorte, spécifique de la cellule hépatique elle-même.

L'usage de l'eau de certaines sources provoque surtout cette excitation fonctionnelle de la cellule hépatique, à un degré caractérisé. L'un de nous a cru pouvoir expliquer le secret de ce dynamisme particulier, par la présence dans l'eau de certaines émergences, de principes représentant des dérivés plus ou moins oxydés du soufre : source Chomel, source Grande-Grille, source Lucas.

La synergie qui existe entre toutes les fonctions dévolues au foie (Roger) (1) permet de conclure que la régularisation des fonctions dont la clinique nous permet, de la façon la plus irrécusable, de constater la valeur, à la suite de la cure de Vichy, implique la régularisation des fonctions dont l'appréciation échappe à notre contrôle.

Ce n'est pas ici le lieu de passer en revue les fonctions si multiples et si complexes du foie qui, par un enchaînement de processus, le font intervenir dans tous les actes de la vie organique. Il suffit à l'esprit d'une évocation synthétique pour avoir l'illumination soudaine de tous les bienfaits qui peuvent résulter de la réalisation, par l'eau de Vichy, de l'intégrité du fonctionnement hépatique.

*
* *

V. — L'action de l'eau de Vichy, sur la *circulation*, n'est pas univoque. On ne peut pas plus dire que l'eau de Vichy, du

---

(1) Roger. — Action du foie sur les poisons.

moins celle qui provient des sources chaudes, soit hypertensive, que l'on ne peut dire qu'elle abaisse la tension artérielle. Les recherches de J. GAUTRELET et V. RAYMOND montrent en effet, qu'en l'absence de lésions cardio-vasculaires, le résultat de la cure, dans la moyenne des cas, est une régularisation de la tension cardio-vasculaire qui s'abaisse chez les malades chez lesquels elle était trop forte, avant le traitement ; qui se relève chez ceux qui présentaient une faible tension au début.

Mais quand on se trouve en face de susceptibilités pathologiques, il y a lieu d'être réservé.

En effet, les sources froides peuvent par leur excès d'acide carbonique provoquer une tension exagérée. L'acide carbonique, étant stable dans l'eau de ces sources, pénètre dans la circulation générale et s'élimine par le rein où, comme un de nous l'a signalé, il permet de réaliser la dissolution de calculs phosphatiques (H. DE LALAUBIE).

D'un autre côté, les sources à température moyenne ou chaude, dont la minéralisation contient un dérivé du soufre non oxydé : la Grande-Grille avec son sulfhydrate de sulfure, Lucas, avec son sulfure qui, en présence de l'excès d'acide carbonique du sang, donne du sulfhydrate de sulfure, doivent aussi être évitées par suite de la vaso-constriction que provoque ce dérivé du soufre, sur le système capillaire (E. GAUTRELET) (1).

De sorte que chez les artério-scléreux, chez les congestifs, chez les arthritiques à mauvaise circulation de retour, s'il est nécessaire d'administrer de l'eau de Vichy, soit pour combattre l'hyperacidité organique, soit pour améliorer les conditions osmo-nutritives du système hépatique et de ses annexes le plus souvent troublées avec lui, il est absolument indiqué de ne les laisser boire qu'à la source de l'Hôpital ou encore à celle de Chomel. L'eau de la Grande-Grille et celle de Lucas sont contre-indiquées, pour eux, aussi bien que l'eau des Célestins et celle de la source de Mesdames ou de Lardy.

* * *

Les particularités d'action sur la circulation générale que présentent certaines émergences, s'exercent secondairement

---

(1) E. GAUTRELET. — Les pigments urinaires normaux.

et synergiquement, pourrait on dire, sur les circulations locales. Si nous savons utiliser les forces dont nous disposons, nous pouvons obtenir les effets les plus opposés. Ainsi, par une action exclusivement alcaline, nous pouvons provoquer une sorte d'apaisement local, combattre et résoudre la congestion active des viscères sous-diaphragmatiques ; de même que par une action opposée, excitante et, en quelque sorte, révolutionnaire, nous pouvons dans ces mêmes organes réveiller de leur torpidité les congestions passives, dissoudre et résoudre les engorgements qui s'y rattachent. Et même, pour réaliser les effets qui correspondent à ce dernier point de vue, nous avons, à notre disposition, comme une gamme minérale qui nous permet de doser l'activité qu'il nous convient d'imprimer au processus à déterminer.

***

VI. — Une fois absorbée, l'eau de Vichy produit une stimulation générale de tout l'organisme. La circulation est accélérée, et les *échanges nutritifs*, loin d'être exagérés constamment dans le sens de la désassimilation, comme le prétend Trémolières (1), seraient au contraire le plus souvent équilibrés, ainsi que l'ont constaté Boutté et E. Gautrelet (2) par la tonométrie urologique, E. Gautrelet et V. Raymond (3) par la cryoscopie urinaire. Le mouvement de la balance, soit en faveur de l'assimilation, soit au contraire en faveur de la désassimilation, dépend d'une foule de circonstances et aussi des conditions qui constituent la cure. Mais on peut admettre que dans la plupart des cas, si l'on se borne à ne viser que la nutrition générale, on a à sa disposition les moyens de l'influencer, d'une façon plus ou moins accusée, il est vrai, dans le sens que l'on se propose.

L'influence de l'eau de Vichy sur la nutrition est incontestable ; et à ne considérer que la minéralisation fondamentale, la vraisemblance de cette influence ressort du rôle considérable

---

(1) Trémolières. — *Les Eaux minérales en injections hypodermiques,* Paris, Maloine 1909.

(2) Boutté et E. Gautrelet. — *Revue des maladies de la nutrition.*

(3) E. Gautrelet et V. Raymond. — *Cryoscopie urinaire.*

et indispensable que les alcalins, et en particulier la soude,
jouent dans les phénomènes interstitiels de la nutrition intime.
CHEVREUL a établi que les oxydations ne peuvent s'accomplir
qu'en milieu alcalin ; or l'oxydation représente, sous ses manifestations complexes, toute la synthèse de la vie cellulaire.
D'après POUCHET (1), en cas d'inanition sodique, les échanges
osmotiques de l'organisme sont suspendus et suivis de mort.

D'autre part, les sels alcalins ont un rôle important dans
les phénomènes de la diffusion intra-organique. Les propriétés
endosmotiques de leurs solutions et la teneur saline qu'ils
donnent au sang et à la lymphe facilitent les courants capillaires des liquides interstitiels. Ils règlent en grande partie les
phénomènes de pénétration des sucs nutritifs dans les éléments
cellulaires, et ceux qui président au départ des sucs résiduels.
Si leurs proportions sont altérées, toute la physique moléculaire intime est troublée (HAYEM) (2).

En pénétrant dans les cellules, les liquides alcalins pratiquent, en quelque sorte, un lavage de ces éléments. Si l'on
place, en effet, des cellules dans une solution alcaline à 5 %,,
on les voit, au microscope, continuer à vivre et se débarrasser
peu à peu de granulations graisseuses et pigmentaires contenues dans leur protoplasma (JARDET et NIVIÈRE) (3).

POUCHET résume en ces termes le rôle que les alcalins
jouent au point de vue des phénomènes d'assimilation et de
désassimilation :

« Je ne puis m'abstenir de rappeler ici la part prise par les
« sels alcalins dans la solubilisation des albuminoïdes, la
« nécessité pour le sang de contenir ces principes des combi-
« naisons, de la production de chaleur, des échanges. C'est
« seulement dans un milieu alcalin que les combustions de
« certains produits : alcools, sucres, corps gras, sels à acides
« organiques, peuvent s'effectuer ; et il est indispensable que
« les acides venus du dehors ou formés dans les tissus à la

(1) POUCHET. — *Pharmacologie et matière médicale.*
(2) HAYEM. — *Leçons de thérapeutique.*
(3) JARDET et NIVIÈRE. — *Traité pratique d'hydrologie.*

« suite des échanges et des combustions intimes, puissent
« être neutralisés. Ce milieu alcalin favorise ainsi l'introduc-
« tion des matériaux nutritifs et l'issue des produits de déchet.
« Il semble que les échanges résultent de l'antagonisme entre
« l'alcali du sang et l'acide des cellules vivantes. » (1).

Si, après un coup d'œil jeté sur l'influence que, par son
alcalinité globale, l'eau de Vichy peut exercer sur la nutrition,
nous venons à examiner de plus près la composition de cette
alcalinité, nous constatons que par les éléments qui la constituent et leurs proportions respectives, elle représente la minéralisation même du plasma sanguin, elle réalise une lymphe
minérale. Or, quelle formule plus propre à favoriser le processus plasmo-trophique, peut-on rêver?

Les alcalins, dont nous avons tenté de synthétiser le rôle
sur la nutrition, représentant le principal apport, à l'organisme,
de l'eau de Vichy ; mais ainsi que nous l'avons dit dans le
chapitre précédent, l'action favorable que l'eau de Vichy exerce
sur le processus hémo-trophique, dont on ne peut nier la
connexion intime avec la nutrition générale, ne résulte pas
seulement des apports, mais aussi, et peut-être principalement
de la réalisation d'actions fonctionnelles, qu'avant de devenir
ou après être devenus des apports, les principes qui les
représentent peuvent provoquer dans l'organisme. Cette réalisation dépend de plusieurs conditions : les unes, physiologiques
ou pathologiques, sont individuelles ; les autres sont déterminées par l'usage des doses et des sources. Pour ne point faire
une inutile répétition, nous renvoyons au paragraphe du chapitre précédent ou nous avons résumé les facteurs de l'action
reconstituante qu'exerce l'eau de Vichy administrée thérapeutiquement.

***

VII. — Les modifications que subit la nutrition en provoquent dans la formule qui représente l'*excrétion urinaire*. Ces
variations de l'urine réflètent celles du milieu intérieur, sans

---

(1) POUCHET. — *Pharmacologie et Matière médicale*, p. 581.

que les graphiques soient superposables ; car la tension rénale influence la valeur des excréta de l'urine.

Le volume de l'urine, après être resté généralement stationnaire au début de la cure, subit, pendant son cours, une augmentation plus ou moins importante suivant l'émergence qu'on utilise, mais qui tend toujours à s'accuser vers la fin.

De même que l'eau de Vichy tend à régulariser les processus de nutrition, de même et comme écho de ce résultat, elle tend à régulariser l'excrétion proprement dite : éléments fixes, résidu fixe et éléments dissous de l'urine.

Chez les goutteux ou il existe généralement une hypo-excrétion d'ensemble, on peut, en provoquant une exagération des phénomènes de désassimilation, obtenir un relèvement de la valeur exprimant les éléments fixes.

Chez les rhumatisants-goutteux où il est de règle que l'assimilation l'emporte sur la désassimilation, on peut, en réprimant le fonctionnement hépatique, modérer l'assimilation, et conséquemment déterminer une diminution relative des excréta d'ensemble.

Il va sans dire que la *densité* qui n'est que la traduction physique brutale des deux phénomènes biologiques corrélatifs : excrétion aqueuse, excrétion élémentaire, se rapproche aussi de la normale.

L'influence que subit l'*acidité urinaire* dépend à la fois du type d'eau minérale et des doses dont on use pour la cure.

L'eau de la source de l'Hôpital, quelle que soit la dose employée détermine toujours une diminution de l'acidité urinaire ; mais l'importance de la modification est en rapport absolu avec la quantité d'eau ingérée.

L'eau de la Grande-Grille à faible dose, c'est-à-dire à une dose représentant une valeur alcaline sensiblement inférieure à celle qui est nécessaire pour neutraliser directement l'acidité urinaire existante, augmente l'acidité constatée. L'action pharmacodynamique du sulfhydrate de sulfure s'exerçant d'une façon prédominante par rapport à l'action alcaline des bicarbonates alcalino-terreux, il se produira une exagération de l'hyperfonction hépatique : donc une exagération de l'acidité urinaire.

A forte dose, c'est-à-dire à une dose où la valeur alcaline soit largement suffisante pour bien équilibrer à la fois l'acidité existante et celle qui résultera de l'excitation fonctionnelle déterminée par le dérivé non oxydé du soufre, l'eau de la Grande Grille exercera, après un usage plus ou moins long, une action à tendance réductrice de l'acidité urinaire. Sous cette espèce, l'action oxydante des alcalins, dans les échanges hépatiques, comme dans les échanges généraux, s'exerçant d'une façon prédominante, l'hyperacidité humorale et l'hyperacidité urinaire, qui en découle, seront influencées dès leur origine.

L'eau de Chomel, à dose moyenne d'une certaine importance, n'influence guère l'acidité urinaire, quoiqu'il ne faille pas une très grande valeur alcaline pour équilibrer l'acidité qui résulte de l'action excitante que peut exercer sur le foie l'acide sulfhydrique qui caractérise la minéralisation secondaire du produit de cette émergence.

L'eau de Lucas, par l'intervention de son sulfure, exagère l'acidité, même à dose massive. Mais cette eau n'étant jamais, pourrait-on dire, employée exclusivement, nous manquons de documents pour déterminer la dose qui serait nécessaire pour réaliser la diminution de l'acidité urinaire.

L'eau de la source Mesdames, ou celle de Lardy, et celle des Célestins, à faible dose, augmentent l'acidité urinaire. A dose élevée, le produit de ces différentes émergences réduisent plus ou moins tardivement l'acidité urinaire. L'acide carbonique des ces sources ne représentant qu'une cause actuelle de suracidité, n'exige pas une valeur alcaline excessive, tardivement prolongée, pour que la réaction déterminée par l'acide carbonique soit équilibrée ; tandis que dans les types d'eau de Vichy qui contiennent un dérivé non oxydé du soufre, il y a à considérer, derrière l'acidité réalisée, le fonctionnement hyperacide qu'ils ont amorcé.

Les *chlorures et les éléments azotés*, comme les matériaux d'ensemble de l'urine, tendent, sous l'influence de la cure de Vichy, à un équilibre physiologique.

Relativement aux éléments azotés urinaires, l'un de nous (1) a montré que les formes azotées faiblement oxydées (dérivés xanthiques) et azote moyennement oxydé (acide urique), tendaient, lors de la cure nettement alcalinisante au moyen de l'eau de la source de l'Hôpital, à se compenser avec l'urée : l'azote complètement oxydé augmentant, pendant que l'azote insuffisamment oxydé (dérivés xanthiques et acide urique) diminue. Ce résultat prouverait que la cure de Vichy équilibre le coëfficient azoturique.

Pour *l'acide phosphorique*, il y a toujours, sous l'influence de la cure de Vichy, augmentation du chiffre qui représente sa valeur absolue, donc élévation du rapport à la normale.

L'urobiline et l'uroérythrine subissent, solidairement, sous l'influence de la cure hydro-minérale, les variations que subit l'acidité. Le fait est facilement compréhensible : la fonction hépatique présidant au phénomène d'où dérive l'urobilinurie comme à celui d'où dérive l'acidité urinaire, toute hyperfonction hépatique déterminera à la fois de l'hyperacidité et de l'hyperurobilinurie, tandis que toute hypofonction hépatique déterminera de l'hypo-acidité et de l'hypo-urobilinurie.

---

(1) E. GAUTRELET. — *Variations comparatives des éléments azotés urinaires dans le traitement hydro-minéral de Vichy.* — Gaz. Méd. pratique, 20 nov. 1890.

Indications de la Cure de Vichy

De l'étude des propriétés de l'eau de Vichy, en général, et des particularités que présentent les divers types d'eau minérale, on peut conclure que la direction de la cure a à sa disposition un merveilleux clavier, au moyen duquel, dans les cas les plus variés et souvent les plus opposés, il peut réaliser, suivant l'heureuse expression de Lambert et V. Raymond, une action orthotrophique sur l'ensemble de l'organisme.

L'action orthotrophique est la formule synthétique du résultat de la régularisation de la nutrition, dans ses deux termes : l'assimilation et la désassimilation. Or, la valeur des deux termes de la nutrition dépend essentiellement de la valeur des échanges ; et le grand régulateur des échanges, c'est le foie.

Le foie est en connexion fonctionnelle avec plusieurs organes ; de sorte qu'il peut y avoir retentissement réciproque : des troubles du foie sur ces organes, ou des troubles de ces organes sur le foie.

De ces considérations découle la large formule des indications de la cure de Vichy :

En sont justiciables d'une façon générale :

Les maladies de la nutrition ;

Les maladies du foie, qu'elles soient primitives ou secondaires ;

Les maladies solidaires des troubles du foie, qui affectent d'autres organes.

Nous traduirons cette formule un peu trop spéculative par une nomenclature pratique qui est la suivante :

Etats pathologiques justiciables de Vichy :

La *goutte ;* le *diabète floride ;* le *rhumatisme ;* les *dyscrasies urique et oxalique ;* les *albuminuries dyscrasiques ;* le *paludisme.*

Les affections du foie : lithiase et catarrhe des voies biliaires ; congestions active et passive ; engorgements ; cirrhoses dont le processus est peu avancé.

Les affections de la rate : congestions active et passive ; engorgements ; reliquats de fièvre paludéenne.

Les affections de l'estomac : ulcères ; gastrites ; catarrhes ; gastralgies ; dyspepsies hyper ou hypo-chlorhydrique ; dilatation.

Les affections de l'intestin : entérites ; entérocolites simple ou membraneuse ; diarrhées coloniales ; gravelles urique, oxalique

Les affections des voies génito-urinaires : congestions du rein ; lithiases urique, oxalique, phosphatique ; certaines albuminuries ; catarrhe de la vessie ; certains états vagino-utérins.

Les affections de la peau : principalement les dermatoses sèches : l'acné ; l'eczéma ; certaines manifestations psoriasiques, etc.

Contre-Indications de la Cure de Vichy

Si la cure de Vichy comporte des indications nombreuses et formelles, elle comporte des contre-indications aussi formelles et tout aussi intéressantes à connaître, pour le praticien appelé à statuer sur l'opportunité d'une cure à cette station.

On peut les préciser ainsi :

Le cancer ; les **dégénérescences en général** ; la tuberculose en général ; la phtisie pulmonaire en particulier ; les altérations de l'aorte ; les altérations caractérisées des vaisseaux en général (artério-sclérose caractérisée) ; l'angine de poitrine ; les scléroses viscérales ; les affections du cœur mal compensées ; les états cachectiques quels qu'ils soient ; l'anasarque ; l'ascite en général, sauf quand il n'existe qu'une suffusion séreuse peu abondante ; la tendance à la congestion cérébrale non dépendante de l'hyperacidité organique (1).

---

(1) Quand la disposition à la congestion cérébrale dépend de l'hyperacidité organique, elle ne représente pas une contre-indication formelle de la cure, mais une contre-indication formelle de l'usage de l'eau de toute autre source que la source de l'Hôpital. La prudence et une grande surveillance s'imposeront toujours en pareil cas.

NEUVIEME DIVISION

Considérations générales relatives à l'institution
de la Cure de Vichy par boisson

Sur le point de formuler d'une façon synthétique les larges indications qui doivent présider à l'administration de l'eau de Vichy et aux choix des sources, il nous paraît nécessaire de dissiper l'équivoque qui pourrait prêter à croire que certaines de nos propositions sont inconséquentes ou paradoxales.

Nous déclarons donc formellement que c'est une erreur absolue de croire que l'électivité d'action, qu'exerce une source sur un organe, confère à cette source une sorte de spécificité à l'égard de toutes les affections de cet organe. Cette électivité représente souvent, au contraire, une contre-indication. L'indication de l'usage de telle ou telle source doit être tirée, soit de l'état général, soit des conditions d'état d'un organe dont la considération est prédominante, soit des conditions d'état de l'organe plus particulièrement malade ; et cette indication doit être, dans l'application, subordonnée à la valeur de contre-iudications tirées des conditions plus ou moins critiques d'un organe qui possède une importance prédominante, ou d'un organe dont l'état représente momentanément une considération qui s'impose. Il n'y a donc pas une source pour l'estomac, une autre pour le foie, une autre pour le rein, etc., etc. Telle source qui convient à tel état de l'estomac ne convient pas à un état différent qui peut même se produire par évolution ; et il en est ainsi pour le foie, pour le rein, etc., etc.

L'individualité de source ne correspond pas à l'individualité d'organe.

.*.

Le désir d'apporter plus de précision dans l'exposé pratique de la question nous engage à suivre la pratique médicale dans la distinction, qui résulte de ses actes, entre deux groupements de sources : celui des sources fondamentales et celui des sources accessoires.

Les sources fondamentales sont représentées par les sources qui, dans les quatre cinquièmes des cas, individuellement ou avec association, fournissent les éléments uniques de la boisson pendant la cure. Ce sont : la source de l'Hôpital, celle de Chomel, celle de la Grande-Grille.

Les sources accessoires sont représentées par des sources qui ne jouent qu'un rôle accessoire dans la pratique thermale : soit qu'actuellement il soit exceptionnel de les utiliser exclusivement ; soit qu'on ne les fasse intervenir qu'après un usage plus ou moins prolongé de la médication constituée par une ou plusieurs des sources fondamentales ; soit qu'on les associe accessoirement à cette médication.

*
* *

A part certaines contre-indications formelles, que nous avons déjà spécifiées, dont la considération est prédominante et qui interdisent l'usage de l'eau de Vichy et particulièrement de certaines sources, le choix des émergences — si l'on excepte quelques états pathologiques particuliers et justiciables de la cure de Vichy — est, consciemment ou inconsciemment, inspiré par l'indication tirée de l'interprétation de l'état et du fonctionnement du foie.

Si nous ne faisons pas passer l'indication tirée de l'hyperacidité organique, ce fond commun de l'arthritisme en état d'évolution floride, avant l'indication tirée de l'état du foie, c'est que l'hyperacidité organique et le vice du fonctionnement hépatique sont solidaires et corrélatifs ; c'est que l'une, au moment de l'intervention, représente en réalité un résultat, tandis que l'autre représente surtout, à cette heure, une cause sur laquelle nous avons des moyens d'action ; c'est qu'en réglant la fonction acide, que remplit le foie, nous réglons l'acidité organique.

Une autre raison, celle-là toute philosophique, c'est que, formule pour formule, pour expliquer le point de vue de l'intervention, nous préférons celle de la médecine physiologique à celle d'une opération de laboratoire.

Nous avons parlé de quelques états pathologiques particuliers, justiciables de la cure, qui pouvaient nous imposer de tenir compte de l'indication qu'ils posent, avant de rechercher l'indication tirée de l'état du foie. Cette façon de s'exprimer, qui a l'air de mettre au second plan le souci de l'état du foie, n'est pas exacte. En effet, il existe un lien de corrélation entre les affections dont il s'agit et l'état du foie. Nous voulons parler de la gastrite, de l'entérite, de la typhlo-colo-rectite, en période d'état d'acuité ou de sub-acuité. Or, ces affections se conjuguent le plus souvent avec des troubles du fonctionnement hépatique, à titre primitif ou secondaire. Qu'elles soient primitives ou secondaires, le fait que leur exaspération retentirait sur le foie, impose d'éviter cette provocation. Or, ces affections, dans la période qui prolonge la sub-acuité, interdisent l'usage de sources qu'interdirait du reste l'état que provoquerait, dans le foie, le retentissement de phénomènes d'acuité déterminés dans les parties atteintes du tube digestif. La plus grande considération que l'on puisse témoigner à l'égard du foie n'est-elle pas dans le souci d'en prévenir les troubles.

**

Sans nous laisser entraîner aux insidieuses subtilités de l'Humorisme et du Solidisme, pour prendre parti en faveur de la priorité qui revient, en embryologie, relativement à la disposition héréditaire, au fait de la transmission au germe, ou au fait de la transmission, par le sang maternel, au fœtus, nous pouvons, pratiquement admettre qu'au moment de la naissance, l'organisme appelé à réaliser, ultérieurement, les méfaits de l'arthritisme, subit, solidairement et corrélativement, l'influence pathologique héréditaire, dans la constitution du sang, dans l'orientation des actes organiques généraux, et dans celle du fonctionnement hépatique. Dès la naissance, l'allaitement peut, à la fois, modifier la constitution du sang, rectifier les processus organiques, et déterminer un fonctionnement hépatique plus conforme aux conditions normales. On est encore obligé d'admettre que le jour, où, sous l'influence de l'allaitement plus ou moins prolongé, le sang a recouvré la constitution et la valeur de réaction physiologiques, où les processus organiques se sont rectifiés, l'avenir, — non pas l'avenir absolu de l'arthritisme, qui ne dépend exclusivement ni de la constitution du sang, ni du fonctionnement hépatique, mais qui, en faisant intervenir ces deux facteurs, résulte aussi de l'orientation de tous les processus organiques, — on peut admettre, disons-nous, que l'avenir des variations de l'acidité organique dépendra de l'action prédominante qu'exerce à ce point de vue le fonctionnement hépatique. Le foie, dont la fonction est acide, ainsi que l'a montré Jean Gautrelet, dispose, donc, au gré de son fonctionnement, de la valeur de la réaction humorale, puisque, suivant l'activité de son pouvoir réducteur, il fait incliner le plateau de la balance dans le sens de l'hyper ou de l'hypo-acidité.

De là résulte l'importance considérable que présente ce viscère dans la pathologie de l'arthritisme. La pathologie de ce viscère n'est pas le foyer de l'arthritisme, ainsi que le comprend la théorie de l'hépatisme, qui représente la confiscation des droits représentatifs de la vie cellulaire éparse dans l'immensité de l'empire organique, pour constituer une usurpation despotique ; mais elle représente la mauvaise organisation d'une usine centrale qui, recevant, de deux provenances spéciales, des substances à transformer pour être utilisées, et des déchets à dénaturer et à réduire en principes dépourvus de nocuité, utiliserait pour son propre compte et livrerait au transit les produits d'un travail défectueux. Le foie, dans l'arthritisme, n'est donc que solidairement responsable ; mais sa responsabilité s'aggrave du fait de l'importance du rôle qu'il est normalement appelé à jouer, du fait de la multiplicité de méfaits qui résultent de sa défaillance, du fait, enfin, que par l'usage opportun des moyens rectificatifs dont il dispose, il était à même d'empêcher de se produire une grosse part du mal qu'il a contribué à faire.

Ces explications justifient la considération particulière qui s'attache au foie, dans la pratique médicale de Vichy ; et cette considération que la physiologie et la pathologie légitiment, reçoit encore une consécration du fait que les deux états opposés qui caractérisent le déséquilibre fonctionnel de

56

ce viscère : l'hyper et l'hypo fonctionnement, trouvent leur
spécifique respectif dans les ressources dont dispose la médication hydriatique.

Ce spécifique, que ce soit celui de l'hyper ou de l'hypo-
fonctionnement a, par surcroît, ce précieux avantage de receler
dans son sein le spécifique des oxydations organiques incomplètes : la minéralisation alcaline.

∗

L'hyper et l'hypo-fonctionnement du foie peuvent s'observer dans l'évolution de l'arthritisme ; et cette seule considération suffirait à prouver que si, à une certaine période, on
peut faire du foie, en quelque sorte, l'arbitre, ou mieux l'agent
responsable de l'arthritisme, on ne saurait légitimement en
faire le facteur absolu et unique.

L'hyper-fonction du foie est la condition hépatique de la
période d'état, en quelque sorte, floride de l'arthritisme. A
l'hyper-fonction correspondent : 1° un état congestif plus ou
moins marqué, pouvant intéresser les deux lobes du foie, mais
particulièrement et souvent isolément le lobe droit ; 2° de
l'hyperacidité organique qu'accuse l'hyperacidité urinaire.

L'hypo-fonction du foie, lorsqu'elle n'est que passagère,
ne représente que de légers troubles secondaires.

Lorsqu'elle est permanente, elle accuse une évolution de
déchéance des processus hépatiques. A cet état d'insuffisance
fonctionnelle correspondent : 1° des troubles, soit primitifs,
soit secondaires, soit fonctionnels, soit en voie d'organisation, de la circulation intra-hépatique, accusant un caractère
de torpeur ; 2° consécutivement, des troubles de la cellule
hépatique, d'abord fonctionnels, mais que guette une évolution
vers une organisation matérielle ; 3° de l'hypo-acidité organique.

Pour bien préciser que l'hypo-acidité, que l'on constate à
cette heure de l'évolution pathologique, n'est bien que la
dégénération de la réaction primitive, l'un de nous a proposé
de l'appeler de l'hyperacidité virtuelle (1).

_____

(1) E. GAUTRELET. — Physiologie uroséméiologique, Paris, Maloine, 1906.

La distinction du lobe du foie, qui est en cause, intervient dans la pratique hydriatique de Vichy.

On sait que, depuis nombre d'années, la question relative à l'indépendance des lobes du foie a été vivement agitée, et a suscité de beaux et délicats travaux dont l'honneur rejaillit sur la pratique thermale de Vichy.

L'indépendance pathologique du lobe droit et du lobe gauche, l'un de nous en avait la notion, il y a plus de trente ans. Il la tenait d'un de ses confrères exerçant depuis de longues années dans la station, dont le souvenir évoque une profonde sympathie chez tous ceux qui l'ont connu, Zénon Pupier. L'un de nous, donc, initié par son ancien, s'était aussitôt convaincu qu'il existe des cas où le lobe droit est seul congestionné, et d'autres où le lobe gauche est seul en cause. Dans un travail paru dans le journal de Gubler en 1878, et publié chez Masson en 1879 (1), il apportait des observations, reproduites dans le chapitre XXV de ce livre, parmi lesquelles il en était une qui relatait la congestion exclusive du lobe gauche, et une autre qui mentionnait celle du lobe droit isolément.

GLÉNARD, quelques années plus tard, mit en relief cette indépendance lobaire et en tira les aperçus les plus ingénieux et les plus intéressants, et même une formule dogmatique de pathogénie différentielle. Il a même déclaré et ingénieusement soutenu l'indépendance du lobe carré.

SÉRÉGÉ, depuis 1901, s'est livré de son côté à de patientes, ingénieuses et savantes recherches expérimentales, apportant des documents du plus haut intérêt, dont les résultats l'ont amené à conclure à l'indépendance *absolue*, anatomique et physiologique des deux lobes du foie chez l'homme normal.

GUY DE LALAUBIE, en une étude riche de documentations anatomiques, expérimentales et radiographiques, a établi que l'indépendance des deux lobes *n'était pas absolue* anatomiquement. Il a prouvé, expérimentalement, qu'il existait des capillaires établissant une communication anastomotique, de peu

---

(1) Individualité thérapeutique des eaux de Vichy. Leur action sur le processus hémo-trophique. Paris, Masson 1879.

d'importance, il est vrai, entre les deux lobes. Cette disposition exclue, au point de vue anatomique, la définition d'une indépendance absolue. Et l'objection tirée de la pression extra-physiologique qui aurait pu déterminer la pénétration, d'un lobe à l'autre, de la matière colorante, par déchirure vasculaire, a été réduite à néant, au moyen de la radiographie qui a permis de constater la parfaite intégrité du réseau.

Mais la constatation d'une dépendance anatomique n'implique pas l'existence d'une dépendance physiologique et pathologique.

A ce dernier point de vue, la question n'est plus pendante pour la pratique médicale de Vichy ; et si nous revenons sur ce sujet, c'est qu'ayant à signaler une particularité dont la connaissance intéresse la médication hydriatique, à l'étude de laquelle elle apporte une contribution, nous y trouvons l'occasion de mettre en relief d'une façon saisissante cette indépendance.

Le phénomène pathologique que nous avons en vue, qui n'a pas encore été signalé, quoiqu'il représente un incident qui est loin de constituer une rareté, et dont l'un de nous, depuis de longues années, se proposait de poursuivre l'étude, est le suivant :

Un sujet atteint d'une congestion marquée du lobe droit, accusant une grande hyperacidité organique, révélée par une grande hyperacidité urinaire, présentant donc tous les caractères de l'hyperfonction du lobe droit, mais n'offrant rien de suspect dans l'apparence du lobe gauche, est soumis à l'usage exclusif de l'eau de la source de l'Hôpital, la seule qui convienne en l'occurence.

Peu à peu la régression du lobe droit s'ébauche, se poursuit et semble arriver vers le terme de l'évolution rétrograde. Mais, parfois, à une période plus ou moins avancée de la régression, on constate l'établissement d'une évolution en sens inverse, dans le lobe gauche. Ce lobe qui ne présentait, au début, aucune apparence anormale, s'étale peu à peu sur l'estomac et s'épaissit. En somme, à la régression du lobe droit correspond l'établissement d'un état congestif du lobe gauche.

Or, il y a lieu de noter qu'en l'espèce, il n'y a pas intervention d'un agent exerçant une provocation directe sur le lobe gauche.

Le phénomène inverse, dans lequel il y a inversion des facteurs et dans lequel le lobe droit subit un processus congestif, tandis que le lobe gauche, d'abord congestionné, régresse, peut aussi se produire ; mais il ne se produit guère que dans les conditions suivantes :

Reprenons le malade que nous avons traité, avec le lobe droit en régression prononcée et le lobe gauche en évolution congestive.

Si, trompé par l'allure de la régression et escomptant prématurément la chute du molimen congestif, ainsi du reste que la réduction de l'hyperacidité organique, nous avons cédé à l'appétence de l'estomac qui, sous l'engouement que détermine la compression exercée par le lobe gauche, trouve lourde souvent, l'eau de la source de l'Hôpital et préfère les sources plus chaudes ; si, donc, nous avons administré l'eau de la Grande-Grille, le réveil, dans le lobe droit, de la congestion peut ne pas tarder à se produire. Mais, dans ce cas, intervient un agent provocateur qui ne réalise ses effets qu'avec le concours d'une susceptibilité pathologique méconnue.

Le phénomène, dans les deux cas, n'est donc pas identique.

La connaissance de l'éventualité de tels incidents intéresse la pratique hydriatique de Vichy.

S'il arrivait que quelqu'un fût tenté de nous accuser d'invraisemblance quand nous accusons l'eau de la Grande-Grille d'être susceptible d'exercer une provocation intensive sur un foie qui est sous le coup d'un molimen congestif ; nous soumettons à sa méditation l'observation suivante tirée de la pratique de l'un de nouss :

Mme X... arrive à Vichy accompagnant sa sœur qui, vieille habituée de Vichy et de la vasque de la Grande-Grille, n'a rien de plus pressé que de l'y conduire et de lui faire boire, à deux reprises différentes. un tiers de verre de l'eau de cette source. Dans la matinée, on appelle le médecin qui constate, chez la nouvelle malade que lui confie sa cliente habituelle, de la congestion accusée du lobe droit, avec tension, et de la congestion nette de la rate. Le lobe gauche n'était que légèrement saillant. Il prescrit, pour le matin même, deux fois 100 grammes d'eau de la source de l'Hôpital et indique la même prescription pour l'après-midi. « Encore boire ce matin », s'écrie la malade qui fait l'aveu des deux doses d'un tiers de verre, chaque, d'eau de la source de la Grande-Grille, qu'elle a bues dès son arrivée.

« Et vous n'avez rien éprouvé, ni dans la région du foie, ni dans la région de la rate, ni même du côté de la tête ? C'est surprenant », ajoute-t-il, devant un geste de dénégation.

A deux heures de l'après-midi, on appelait en toute hâte le médecin qui trouvait sa cliente on ne peut plus souffrante, en proie à des vomissements, à des douleurs vives d'un hypochondre à l'autre et à une fièvre violente. Quinze jours de soins furent nécessaires avant qu'elle pût commencer sa cure... à la buvette de la source de l'Hôpital.

Coïncidence de colique hépatique, dira-t-on ? Erreur ! Il ne s'agissait nullement de lithiase biliaire. Il ne s'agissait que d'une congestion hépato-splénique, active, exaspérée.

**

Le cliché au moyen duquel la pathologie classique interprète le mécanisme pathogénique de la congestion active et de la congestion passive des organes, en général, est insuffisant pour interpréter le mécanisme par lequel se réalisent les congestions du foie. La formule qui se dégage de cette interprétation est trop étroite, pour s'appliquer à ce viscère dont l'appareil circulatoire affecte un dispositif unique dans l'économie humaine.

Rendu, à qui l'on doit l'étude la plus importante qui ait été consacrée à ce chapitre de la pathologie hépatique, s'est nettement rendu compte de la lacune qu'impose, dans la question, l'état de nos connaissances actuelles, quand il dit : « Il « suit de là qu'une division véritablement physiologique des « diverses variétés de congestion du foie est impossible à « établir, et que l'ancienne distinction en congestion active et « passive est fondée sur une pathogénie insuffisante. » (1).

(1) Dict. de Médecine de Dechambre. 4ᵐᵉ série, tome 3, page 2.

La pathologie classique fait consister la congestion active du foie dans la fluxion des capillaires artériels.

Elle ne fait dépendre la congestion passive que d'un obstacle entravant le courant de la circulation veineuse sus-hépatique ; et le prototype, sous la formule duquel elle caractérise le rapport de l'effet à la cause, c'est le foie cardiaque.

Cette conception pathogénique de la congestion du foie, sous les deux états qu'elle peut revêtir, est d'une extrême simplicité ; elle est même trop simpliste et trop nettement insuffisante.

Au moyen d'un dispositif unique dans l'économie humaine, le foie possède deux sortes de vaisseaux *afférents :* les branches nées de l'artère hépatique et les branches nées du tronc-porte. Ces deux ordres de vaisseaux *afférents,* au moyen d'une arborisation multipliée à l'infini, aboutissent aux radicelles des veines sus-hépatiques.

De ces deux courants *afférents,* c'est celui qui provient des branches du tronc-porte qui représente le débit, de beaucoup, le plus important. Or, si congestion veut dire : *Polyaimie* en un point, quel argument peut on faire valoir pour dénier à ce courant, en toutes circonstances, un rôle dans la congestion active ? En somme, malgré son appellation « veineuse », la veine-porte offre une constitution histologique « artérielle », puisqu'elle est contractile. De plus, on peut remarquer que l'artère hépatique jouant par rapport à la veine-porte le rôle d'un « giffard », la veine-porte jouit de deux éléments d'activité circulatoire intra-hépatique.

La congestion physiologique *post-prandiale,* très appréciable chez les gros mangeurs n'implique-t-elle pas une participation de ce cours *afférent* portal à une congestion active ?

Certains auteurs, il est vrai, armés de la grille au moyen de laquelle ils interprètent le mécanisme pathogénique de la congestion active dans les autres organes qui ne possèdent qu'une sorte de vaisseaux *afférents :* les vaisseaux artériels, expliquent la congestion active par un afflux de sang artériel provoqué par un réflexe que déterminent des toxines charriées par le système porte intra-hépatique. Mais ils n'expliquent pas comment il peut se faire que la partie *afférente* du réseau-porte, malgré les moyens de réagir dont elle dispose, supporte impassiblement, dans son flanc, l'agent nocif qui détermine le réflexe par lequel son co-afférent sera provoqué.....

Il est, non seulement encore plus vraisemblable ; mais il est certain, au point qu'il est banal de le dire, qu'il existe des causes autres que celles qui apportent une entrave mécanique ou physiologique au courant veineux sus-hépatique, et que vise la formule : le foie cardiaque, qui déterminent de la congestion passive du foie.

Parmi ces causes, qui sont nombreuses et variées, il en est qui peuvent à la fois intéresser les voies *efférentes* et les voies *afférentes* du système veineux intra-hépatique ; il en est d'autres qui intéressent particulièrement les rameaux *afférents;* il en est d'autres enfin qui, en favorisant l'établissement de la pléthore abdominale, compliquent les conditions critiques de la circulation des rameaux-porte intra-hépatiques.

En réalité, *le foie cardiaque* ne représente qu'un type étiologique de la congestion passive du foie, le type le plus accentué et le plus expressif, il est vrai ; mais il ne représente pas la congestion passive du foie sous la dépendance des divers facteurs étiologiques. Pour ne retenir que deux des états pathologiques du foie, qui, à une période de l'évolution, s'accompagnent de stase veineuse, et qui fournissent les cas les plus fréquents de ce trouble circulatoire : les hypertrophies et les engorgements du foie ; la réalité de leur rôle pathogénique, à ce point de vue, a, pour critérium, la restitution *ad integrum* des tissus, parallèlement au retour à l'état normal de la circulation, sous l'influence de la cure de Vichy. Or, si la congestion passive du foie n'était pas le plus fréquemment sous la dépendance de conditions autres que celles qu'a retenues trop exclusivement la pathologie classique, la médication qui ne laisse pas passer un jour sans prouver, dans des centaines de cas, son action curative, en quelque sorte spécifique, serait formellement contre-indiquée ; et, si l'on passait outre, ne procurerait que des désastres.

*
* *

Indications tirées de l'état ou des conditions du foie

Les indications tirées de l'état ou des conditions du foie sont fournies par le caractère de la congestion, le degré d'activité du fonctionnement hépatique, le niveau de l'acidité des urines des 24 heures qui permet d'apprécier la valeur de l'acidité organique.

Deux états typiques, essentiellement opposés sont à considérer :

L'un est représenté par la congestion active du foie, l'hyperfonction de ce viscère et l'hyperacidité urinaire ;

L'autre est représenté par la congestion passive du foie, l'hypofonction de ce viscère et l'hypoacidité urinaire.

Congestion active. — La congestion active du foie peut être passagère, telle celle qui est post-prandiale et qui est appréciable chez les gros mangeurs, ou celle que l'on observe à la suite d'excès bachiques ; elle peut persister quelques jours sous l'influence de la persistance momentanée de causes qui la déterminent, et se liquider dès la cessation de ces causes, si celles-ci n'ont exercé qu'une influence passagère ; elle peut enfin se constituer avec des caractères de fixité et d'organisation et réaliser ce que les Anciens avaient si judicieusement caractérisé par le mot : *Molimen congestif*, dans lequel intervient vraisemblablement un processus de défense des vaisseaux *afférents* pour forcer le débit *efférent*.

La congestion active éphémère ressortit à l'hygiène. La répétition de la congestion active plus prolongée, et surtout la susceptibilité de l'organe à en subir les effets et à en prolonger les suites indique la persistance de reliquats matériels et la tendance à une organisation constitutive ; à ce titre, elle réclame la cure de Vichy. Les indications que pose le traitement sont sensiblement du même ordre que celles que poserait le traitement d'une évolution qu'il s'agit de prévenir.

La congestion active du foie, lorsqu'elle est constituée, qu'elle soit totale ou qu'elle ne siège que dans un lobe — le lobe droit y est le plus prédisposé — réclame exclusivement l'eau de la source de l'Hôpital.

La congestion active du foie, l'hyperfonction de ce viscère et l'hyperacidité organique forment une triade pathologique qu'unit une corrélation. L'eau de la source de l'Hôpital réclamée par chacun des éléments pathologiques, agit parallèlement sur tous Il faut savoir cependant, pour ne pas se laisser illusionner par une réaction de circonstance, qu'il peut se produire parfois un état éphémère de rupture de solidarité. On peut voir très passagèrement l'hyperacidité urinaire remplacée par une hypoacidité, et on peut inférer de cette constatation qu'il y a momentanément suspension de l'hyperacidité organique et de l'hyperfonction du foie. Ce phénomène correspond à une sorte de faux-pas du foie, dû vraisemblablement à un état critique de la circulation portale intra-hépatique menacée dans son équilibre. A la suite de coliques hépatiques on voit parfois une dissociation transitoire, qu'accuse de l'hypoacidité urinaire passagère.

La pratique apprend que ce n'est pas par une *inondation alcaline, torrentielle*, — ainsi que le proposait Ch. Petit pour le traitement de la goutte et de la gravelle — que l'on réduit l'hyperacidité organique, la congestion active du foie, l'hyperfonction de ce viscère. Il s'agit là de vices fonctionnels auxquels il faut imprimer un redressement, en stabilisant, par un exercice fonctionnel de plus en plus rectifié, les résultats progressivement acquis. Cet entraînement rectificatif exige environ les deux tiers et même les trois quarts du temps consacré à la cure d'une durée usuelle. Il est bon de réserver quelques jours, vers la fin de la cure, pour imprimer à la circulation intra-hépatique, où le *molimen congestif* est éteint, une action en quelque sorte tonique. On obtient ce résultat, à ce moment, en utilisant les sources qui ont une action élective sur le foie : Chomel ou la Grande-Grille suivant le cas. Mais il faut donner l'eau de l'une de ces sources à une dose assez élevée pour que l'action alcaline fasse équilibre à l'action excitante. On peut, du reste, d'après certaines indications cliniques ou certaines formules de l'examen urinaire, combiner l'usage de l'une de ces sources avec celui de la source de l'Hôpital, dont l'eau digestive peut opportunément fournir une partie de la ration de l'après-midi.

Pour fixer la ration d'eau de la source de l'Hôpital, dont l'usage doit être exclusif pendant les premiers temps de la cure, on peut, étant donné la solidarité et la corrélation des divers troubles fonctionnels, prendre, pour suivre la marche de l'évolution vers des conditions normales, le tracé de l'index le plus aisément appréciable, celui que fournit l'acidité urinaire. L'un de nous s'est convaincu, par de nombreux contrôles urinaires, que l'ingestion quotidienne de 200 grammes d'eau de la source de l'Hôpital par gramme de l'acidité urinaire des 24 heures, exprimée en acide phosphorique, réduisait l'acidité urinaire en quinze jours (1) On peut admettre cette base, et après avoir consacré deux ou trois jours à atteindre progressivement la dose qui correspond à la donnée, on se réglera, pour la modifier dans un sens ou dans un autre, sur la marche de l'acidité urinaire.

Congestion passive du foie. — Il n'est pas question dans cette étude de la congestion passive du foie, dont on a spécifié la pathogénie sous la formule : le foie cardiaque, ni de la congestion passive d'origine néoplasique (infiltration ou tumeur) ; l'une et l'autre étiologie ne rendent pas justiciable de la cure de Vichy la congestion passive qu'elles déterminent. Nous écarterons aussi la congestion passive compliquant la cirrhose, dont elle est souvent la sœur jumelle, mais dont, à cette heure, elle subit surtout l'influence, marquant le pas de l'évolution du processus scléreux ; la considération qui s'attache à la cirrhose impose d'une façon absolue la prédominance. Nous avons principalement en vue la congestion passive qui, soit que née des reliquats de la congestion active, elle lui ait succédé, soit qu'elle se soit formée lentement et insidieusement sous l'influence d'auto-intoxications habituelles, est matériellement constituée par de l'engorgement, plus ou moins élémentaire, plus ou moins apte à subir la résolution.

Congestion passive, hypofonction, hypoacidité, représentent trois éléments pathologique qui sont associés.

Chacun de ces éléments réclame l'usage d'une eau minérale susceptible de provoquer le réveil de l'activité de la circulation

---

(1) E. GAUTRELET. — Vichy-Thermal. Congrès d'hydrologie de Clermont, 1897.

intra-hépatique et du fonctionnement de ce viscère : l'eau de
la source de la Grande-Grille, comme médication franchement
active et en quelque sorte spécifique, l'eau de la source
Chomel, comme médication de début, si l'on appréhende la
susceptibilité pathologique du foie.

Nous avons dit que les trois éléments morbides : congestion
passive, hypofonction, hypoacidité étaient étroitement associés.
Cela est vrai en principe ; cela est même une réalité si l'on ne
considère que le territoire atteint.

Mais la congestion passive peut ne pas être globale. Elle
peut, en effet, n'affecter sensiblement qu'un des deux lobes, le
droit ou le gauche. Elle peut même quand elle siège dans le
lobe droit ménager relativement certains territoires.

Le lobe droit est plus particulièrement atteint quand la
congestion passive succède à la congestion active qui, par ses
reliquats en a préparé les conditions. Le lobe gauche est plus
particulièrement atteint lorsque la congestion passive s'est
lentement constituée par d'habituelles auto-intoxications.
L'engorgement du lobe gauche représente la signature fréquente des vieilles dyspepsies. Cette prédisposition du lobe
gauche à la congestion passive, évoluant graduellement, dépend
peut-être des conditions qui font, qu'à l'état physiologique,
sa circulation est plus ralentie que celle du lobe droit. Sérégé
et Soulé, en effet, dans des expérimentations sur le chien, ont
constaté que la traversée du foie exige 96 secondes dans le lobe
gauche, tandis qu'il n'en faut que 45 dans le lobe droit (1).

Il peut donc se faire, lorsque la congestion passive n'est
pas généralisée, que dans les territoires envahis, les trois
éléments morbides : stase, hypofonction, production insuffisante d'acidité, soient associées ; tandis que, par un phénomène
de compensation dont l'organisme animal est coutumier, les
cellules hépatiques des points peu ou non touchés, réagissent
et créent un équilibre voisin de la normale, en ce qui concerne
l'acidité et certains constituants de la docimasie urinaire.

Mais la séméiologie, l'engorgement, avec son caractère de
rénitence nette, et le tracé uroséméiologique ne laisseront

---

(1) Sérége et Soulé. — Soc. de biologie, 18 mars 1905.

aucun doute sur le fait fondamental d'une congestion passive plus ou moins masquée.

Le caractère du tracé séméiologique est le suivant :

Diminution du rapport « acidité » par rapport aux « éléments fixes » ; augmentation du rapport « urobiline » relativement aux « éléments fixes », avec variation positive ne dépassant pas 10 p. 100 en plus du rapport « éléments fixes » pour toutes congestions hépatiques passives, avec variation positive . n'atteignant jamais le « pourcentage 100 » quand il s'agit de congestion hépatique spécialisée au lobe gauche ; diminution du rapport « volume » relativement aux « éléments fixes », contrairement à ce qui se passe pour l'hypofonction.

La congestion passive du lobe gauche, isolément, comporte souvent cette rupture de solidarité entre les trois éléments morbides.

Sous quelque formule docimasique que se dissimule, au premier aspect, la congestion passive limitée, elle n'en réclame pas moins, — et l'engorgement suffirait à lui seul à donner l'indication, — l'usage des sources à action élective sur le foie : la source Chomel si l'acidité est importante, la Grande-Grille si elle est peu accusée.

∴

Sans doute, c'est principalement dans le traitement des maladies de la nutrition que la considération de l'indication tirée de l'état ou des conditions du foie s'impose tout d'abord et d'une façon absolue.

Cette considération serait déjà amplement justifiée par l'importance du rôle qu'exerce le foie dans les phénomènes qui ressortissent à la nutrition.

Mais, à supposer même que, par impossible, on pût réaliser le traitement des maladies de la nutrition, sans faire concourir le foie à cette entreprise ; l'obligation ne s'imposerait pas moins de tenir compte des conditions du foie, de façon à éviter de le provoquer malencontreusement.

Or, l'eau minérale de Vichy, appelée, dans les maladies de la nutrition, à contribuer à la réalisation des actes trophiques les plus intimes ne peut exercer son rôle que par diffusion ; or l'exercice d'une activité réelle, après diffusion, implique une importante quantité. La diffusion comportant préalablement le transit, par les veines-porte intra-hépatiques, de la minéralisation globale correspondant à la quantité d'eau ingérée, il importe donc de ne pas livrer au transit une spécialité qui, dans les conditions où se trouve le foie, pourrait lui être préjudiciable.

.*.

On pourrait peut-être être tenté de croire que, dans les affections localisées à un organe, on peut impunément instituer, d'emblée, la thérapeutique qui leur convient spécialement, sans tenir un certain compte des conditions que présente le foie. Ce serait souvent une illusion.

D'abord, il y a lieu de faire une distinction entre les organes sur lesquels on ne peut faire intervenir la minéralisation que par [diffusion, et ceux sur lesquels on peut agir directement, en provoquant topiquement des actions chimiques.

Les organes principaux sur lesquels on ne peut exercer une action que par diffusion sont la rate et le rein ; et de ce fait nous nous trouvons en présence d'une intervention qui devra se faire massive et dont le foie devra supporter la première impression.

Pour la rate est-il besoin d'invoquer cette considération, elle qui est si étroitement conjuguée avec le foie, dont elle subit la solidarité bien plus souvent qu'elle ne la lui impose.

Le rein représente une importance fonctionnelle telle que toute autre considération s'efface devant le péril dont est menacé cet organe. Quelque élevé que soit le rang qu'occupe le foie dans la hiérarchie fonctionnelle, le rein peut le lui disputer ou le partager avec lui. En effet, si l'insuffisance fonctionnelle, absolue ou relative, du foie règle le débit d'entrée des poisons dans la circulation générale, la valeur fonctionnelle du rein règle le débit de sortie des poisons qui ont échappé à l'action du foie et de ceux que les processus organiques ont fabriqués. Et si le foie peut livrer au rein un excès de poisons dont celui-ci subira l'action nocive ; le rein, par la rétention qu'il inflige à la circulation générale, peut condamner le foie à subir l'irrigation nocive que détermine un sang surchargé de poisons. Du reste, en l'espèce, la question de rivalité ne se pose pas entre eux ; puisque, pour l'un, il n'est question, et encore éventuellement, que de troubles fonctionnels ; et que, pour l'autre, nous spécifions une affection.

S'il y a lieu tout d'abord d'accorder son entière sollicitude à l'état pathologique du rein ; il y a lieu, le plus généralement, à uu moment ou à un autre de l'intervention, de tenir compte de l'état du foie, de façon à obtenir parfois son concours, ou du moins à éviter de sa part des actions fonctionnelles dont le retentissement sur le rein lui seraient défavorables.

Dans les affections du rein sous la dépendance d'un état dyscrasique, le traitement serait incomplet, si, après avoir tout sacrifié à l'urgence, après avoir influencé la crase sanguine, on se désintéressait de l'orientation du fonctionnement hépatique.

Le groupe des affections localisées à des organes sur lesquels l'action thérapeutique peut s'exercer directement, d'une façon topique, est représenté par certaines affections de l'estomac et de l'intestin.

Ce mode d'action n'exige que rarement les doses massives qu'impose, pour s'exercer avec quelque activité, l'action par diffusion ; mais, en revanche, cette action a pour siège des organes qui affectent avec le foie une solidarité fonctionnelle des plus intime et dont la circulation de retour est sous la dépendance absolue de la circulation porte intra-hépatique. Cette solidarité est telle, entre le tube digestif et le foie, que quand l'un fonctionne mal — et c'est généralement le foie qui débute — il se produit un cycle sans fin de *mauvais procédés* réciproques.

Deux affections cependant du tube digestif : la gastrite et l'entérocolite aiguës ou subaiguës posent une indication dont la considération est prédominante. Elles imposent la spécialité minérale représentée par l'eau de l'Hôpital. Mais hâtons-nous d'ajouter qu'il faudrait une circonstance bien exceptionnelle pour que l'indication tirée de cette origine ne correspondit pas à celle tirée des conditions du foie.

CHAPITRE XXVII

La Cure de Vichy par boisson

Les sources fondamentales, celles de l'Hôpital, de Chomel, de la Grande-Grillle, sont presque exclusivement utilisées dans le traitement du groupe de maladies dites, spécialement, de la Nutrition, durant toute la cure.

Si l'arthritisme est en période *floride*, c'est l'eau de la Source de l'Hôpital qui convient tout d'abord. Mais, il faut tâcher d'en obtenir les résultats recherchés dans une période qui varie de la moitié aux deux tiers de la durée habituelle de la cure, et tendre à faire passer les malades à la vasque de la Grande-Grille qui exerce, sur les processus hépatiques et trophiques, une action, en quelque sorte, de raffinage.

Si l'arthritisme est en période de *décadence*, l'eau de la Source Chomel; et, au plus tôt, celle de la Grande-Grille tourniront la boisson de la cure.

La plupart des maladies de la nutrition et des actes pathologiques qui s'y rapportent comportent des particularités qui doivent entrer en ligne de compte dans la direction générale du traitement.

* *

Le **Diabète** que nous considérons conventionnellement comme une maladie de la nutrition, tandis qu'il n'est que l'expression d'une maladie de la nutrition, d'une nature complexe dont nous ignorons la constitution pathogénique, pose des indications différentes suivant les associations morbides que l'on peut constater.

Le diabète, accompagné de congestion active du foie, totale ou limitée au lobe droit, avec une forte hyperacidité, réclame un usage prolongé sinon absolu d'eau de la Source de l'Hôpital.

Le diabète, qui donne lieu à la présence dans l'urine de divers produits de *la* série acétonique, exclue l'usage de toute autre source que celle de la plus alcalinisante de Vichy, celle de l'Hôpital.

Le diabète, ne donnant lieu à aucune constatation appréciable du lobe droit, mais présentant une congestion du lobe gauche sensible par le relief, sans que la consistance permette de déterminer s'il s'agit d'un caractère actif ou passif, réclame, même si l'acidité organique est sensiblement au-dessus de la normale, mais à haute dose, l'eau de la Grande-Grille, ou si l'on veut l'eau de Chomel, comme début du traitement.

Le Diabète, enfin, est la maladie de l'arthritisme qui, en présentant la plus forte acidité humorale, réclame la plus forte ration.

*
* *

La **goutte** se présente sous deux types différents qu'il convient de traiter différemment :

Le type floride, — que réalise généralement la goutte acquise ou les premières atteintes chez des hérédo-diathésiques de forte constitution, — avec congestion active du foie, du lobe droit isolément le plus souvent et une hyperacidité organique importante, réclame une certaine alcalinisation avec l'eau de l'Hôpital. Mais il faut prendre garde de la pousser trop loin ; car on risquerait de provoquer une attaque. En faisant tomber trop fortement l'acidité, on transforme l'acide urique en biurate qui est beaucoup moins solide et risque de précipiter.

Dans les cas moyens une association d'eau de la Grande-Grille et d'eau de l'Hôpital, dans laquelle on règle les proportions, suivant le cas, représente la meilleure formule applicable, sinon au début, du moins après peu de jours.

Le type atone, — c'est le type des goutteux invétérés et même de jeunes hérédo-goutteux à constitution pauvre, — s'accompagne des caractères de l'insuffisance hépatique, sans que l'apparence extérieure du foie soit bien expressive, si ce n'est la rénitence avec légère saillie du lobe gauche. L'hypo-acidité organique est plus ou moins accusée. Ce type réclame l'eau de la Grande-Grille, par petites doses répétées, et légèrement croissantes, à mesure que le réveil hépatique s'accuse.

*
* *

*L'*obésité devra, dans la cure destinée à la combattre, subir tout d'abord l'indication tirée des conditions hépatiques ; mais

57

si l'obésité est dans la période floride de l'arthritisme, dès qu'il sera possible de réfréner l'hyperacidité organique avec des doses actives d'eau de la Grande-Grille, que comportent les autres conditions du sujet, c'est à cette source qu'on fera appel.

* *
*

La **lithiase biliaire**, contrairement à la tendance actuelle, n'est pas précisément une simple affection locale; elle représente pour nous un accident local d'un état dyscrasique.

La lithiase biliaire peut rester insoupçonnée et insoupçonnable la vie durant. Ce n'est donc pas le fait de sa présence qui appelle l'intervention thérapeutique; ce sont les troubles et les incidents que parfois elle détermine.

L'intervention médicale peut donc avoir deux objectifs : la cure radicale ou la médication palliative.

La cure radicale comporte trois résultats : modifications de l'état dyscrasique, modifications du tégument des voies biliaires au moyen d'une bile rectifiée, évacuation de la lithiase. La cure radicale doit être recherchée pour tous les sujets chez qui l'accouchement cholédocien apparaît possible, et qui sont en état de supporter l'épreuve qu'il comporte.

Durand-Fardel père était d'avis que, les calculeux hépatiques venant à Vichy pour y faire une cure, il importait d'éviter toute cause d'arrêt et, partant toute crise; et il préconisait à cette fin l'usage exclusif de l'eau de l'Hôpital pendant toute la cure. Nous pensons que cette prudence s'impose tant qu'il existe de la congestion active du foie, ou de l'angiocholite, ou de la cholécystite, ou même de la susceptibilité des voies biliaires. Mais, dans les cas les plus fréquents, où il n'existe aucune complication, pas même de l'intumescence du foie, on doit imprimer au traitement hydrominéral une activité plus curative. Nous pensons qu'il est prudent d'éviter toute crise avant que la cure alcaline n'ait produit ses effets bienfaisants sur la crase sanguine, sur la bile, et par elle sur les parois des voies biliaires, et même sur le mucus qui peut former des conglomérats lithiasiques; de telle façon que si la crise éclate, elle se produise dans des conditions favorables à une élimination, et qu'à cette élimination ne succèdent pas des néoformations.

L'eau de la Source de l'Hôpital, administrée à dose forte pendant la période qui aboutit à l'époque habituellement critique des incidents (du 11° au 13° jour de la cure), nous semble indiquée. A ce moment, s'il n'y a pas de contre-indications appréciables, une action plus radicale peut être tentée, soit avec l'eau de Chomel pour hâter, soit les derniers jours, avec l'eau de la Grande-Grille pour agir activement sur les vaisseaux, sur la cellule hépatique, sur le tégument de l'arbre biliaire.

Du reste, il est des foies dont les voies biliaires atones, comme il l'est lui-même, ne voient disparaître l'état de crise qui survient régulièrement, surtout la nuit, plusieurs heures après le repas, au moment de l'écoulement biliaire, qu'après avoir abordé la vasque de la Grande-Grille. De même, il est, probablement sous la dépendance de cette même atonie, des sensibilités persistantes de la région de la vésicule qui ne s'éteignent qu'après avoir subi l'action de cette eau. L'eau de Chomel la remplace difficilement.

La médication palliative a pour seul objectif l'obtention de la tolérance des voies biliaires ; mais ce résultat comporte la modification de l'état dyscrasique, celle de la composition de la bile, et par cette dernière, celle du tégument de l'appareil biliaire et la réparation de leurs épithéliums. La médication palliative exclue l'usage de toute eau minérale autre que celle de la Source de l'Hôpital.

L'action médicale doit se borner, du moins pour l'instant, à la seule poursuite de la tolérance, dans tous les cas où il existe de l'angiocholite, de la cholécystite, de la susceptibilité des voies biliaires, et même simplement de la congestion active du foie. De même, et d'une façon absolue, s'il s'agit de sujets d'un âge avancé ou de sujets trop débilités pour supporter l'épreuve d'une crise. L'obligation de se limiter à la simple poursuite de la tolérance des voies biliaires serait particulièrement formelle, s'il apparaissait, par occurence, que le calcul ait des proportions qui ne permettent pas d'escompter l'éventualité d'une évacuation naturelle. A vrai dire, ce cas est un de ceux que la chirurgie revendique *de plano* ; et il est un de ceux qui ont quelque chance de tomber tôt ou tard sous son couteau.

Mais, puisque l'occasion se présente de dire notre
sentiment sur une question qui divise le corps médical, nous
la poserons d'une façon générale et nous la résoudrons par
une formule catégorique : Tout cas de lithiase, à moins
d'accidents qui imposent une intervention chirurgicale immédiate ; donc, toute lithiase qui peut attendre doit tenter la cure
de Vichy avant de se résoudre à se livrer au couteau du
chirurgien. Et pour trancher les choses aussi radicalement,
nous invoquerons les arguments suivants : L'expérience
montre que des calculs même volumineux ont pu séjourner
dans la vésicule sans provoquer d'incidents ; et d'autre part
elle montre que des malades ayant violemment souffert de
crises hépatiques ont été délivrés de ces incidents, sans qu'il
y ait eu évacuation de calcul ; donc pourquoi ne pas tenter
d'obtenir la tolérance ? D'autre part aussi, on constate l'évacuation par les voies naturelles de calculs, qui ont pu augmenter de grosseur après la traversée critique, mais qui ont
dû l'accomplir sous un volume qui ne cadre pas avec l'idée
que nous nous faisons de la perméabilité des voies biliaires.
En outre, il peut se faire que ce ne soit qu'un agglomérat de
calculs qui soit au lieu et place de ce que nous constatons,
en l'attribuant à un calcul volumineux. Enfin, dans la géné-
ralité des cas, nous ne savons pas ce que contient la vésicule
des malades. Donc, hors le cas d'urgence, soit par suite
d'accidents infectieux, soit par le fait d'un enchâtonnement de
calculs ; lorsqu'en un mot, on a le temps d'attendre, pourquoi
ne pas tenter une médication simple qui a fait ses preuves,
parfois d'une façon miraculeuse, avant de livrer le malade au
couteau ? A l'appui de cette appréciation, nous présenterons le
schéma de deux cas typiques également instructifs.

L'un de ces cas est relatif à une cliente de l'un de nous.
Sous le coup de crises hépatiques subintrantes, Mme X... reçoit
de son médecin, titulaire dans l'un des hôpitaux de Paris, le
conseil de se résoudre immédiatement à une opération. Elle
préfère tenter la cure de Vichy ; et à la suite d'une cure assez
tourmentée, du reste, de quatre semaines, elle rend trente-six
calculs gros comme des pois. Ce résultat était préférable à
celui d'une opération.

L'autre cas est celui d'un malade qui nous a raconté son

histoire. M. **X**..., dans la force de l'âge, de 45 à 48 ans, a fait
d'autres cures à Vichy, toujours entrecoupées de crises très
douloureuses, qui se reproduisent de temps en temps, durant
le cours de l'année. Il a tâté de l'eau de la Grande-Grille, à
toute petite dose, et a été fort éprouvé ; il a finalement adopté
la vasque de Chomel, à doses modérées du reste. La dernière
cure avant l'évènement sensationnel s'est ébauchée, avec
l'usage modéré de la même eau ; mais vers l'époque habituellement critique de la cure, il a été repris d'accidents très
douloureux, accompagnés de fièvre, qui suivis d'accalmie au
bout de quelques jours reparaissent lors de la reprise du traitement hydriatique, au point d'en exiger la suspension définitive. Quelque temps après son retour à Paris, les crises
recommencèrent avec une violence inusitée et s'accompagnèrent
de phénomènes alarmants. Devant la gravité des accidents, un
médecin des hôpitaux de Paris, des plus prudents et des plus
consciencieux, appelé en consultation, décida une intervention
chirurgicale. L'opération démontra l'existence d'un processus
infectieux, dont nous ignorons les éléments constitutifs ; mais
elle ne permit de constater que de la boue biliaire dans la
vésicule. Il n'y avait pas de calculs. L'opération était donc
indiquée et s'imposait à cette heure ; mais jamais le malade
n'eût été réduit à l'extrémité d'en avoir besoin, s'il eût usé
convenablement, pendant ses cures antérieures, des ressources
curatives qu'offre la médication hydro-minérale de Vichy dans
les états pathologiques de cette nature lorsqu'ils sont encore
exempts de complications graves.

***

Cirrhose de Laennec. Le traitement hydriatique de la
cirrhose atrophique pose des indications différentes suivant la
période de son évolution.

Dans la période d'intumescence, d'hypertrophie, où un
molimen congestif de défense épuise encore son activité contre
une perméabilité décroissante, avant toutefois que l'hyperplasie
n'ait, à la fois, organisé définitivement les conditions de
moindre perméabilité et paralysé les moyens de réaction des
vaisseaux-porte, l'eau de la Source de l'Hôpital peut enrayer

le processus et même liquider une partie de ses réalisations ébauchées. L'action excitante ne convient pas à cette heure où l'action apaisante et antiplastique peut refaire au foie une pseudo-virginité ; les doses fortes doivent être employées.

A la période, où les néoformations se sont organisées en cellules conjonctives, où la circulation compromise et par une moindre perméabilité et par une parésie des vaisseaux-porte, fait apparaître des symptômes de stase ; l'indication se pose de galvaniser la cellule hépatique et la circulation capillaire. L'eau de Chomel, et surtout l'eau de la Grande-Grille, peuvent seules procurer les résultats qui exigent des doses fortes.

On a dit que l'*ascite* n'était pas une contre-indication à la cure de Vichy. Cela est vrai, quand elle n'est pas considérable ; quand au contraire la suffusion séreuse est importante, on ne parvient qu'à précipiter l'évolution.

La *Cirrhose biliaire*, la vraie, qu'il ne faut pas confondre avec des ictères relativement anciens, accompagnés d'hypertrophie du foie, ne réclame que l'eau de la Source de l'Hôpital.

∗∗

Les affections du rein et des voies urinaires supérieures posent en général des indications qui réclament une considération prédominante. Il s'agit ici du péril d'un organe qui est l'arbitre de le rétention ou de l'évacuation de tous les poisons de l'organisme qui se présentent à cette issue.

La *néphrite* est presque toujours une affection deutéropathique, suivant l'expression de Landouzy ; et, dans ce cas, elle peut mettre en cause un processus vasculaire, une infection, une intoxication, un état dyscrasique. Nous mettrons hors du débat la néphrite dont l'étiologie fait intervenir soit l'hypertension, soit la sclérose des artères rénales ; et nous ne retiendrons que les néphrites relevant des autres causes, et principalement celles qui, directement ou indirectement, sont sous la dépendance d'un état dyscrasique.

Lorsque les lésions sont peu étendues et superficielles, la néphrite peut retirer un bénéfice appréciable de la cure de de Vichy.

L'indication dans la néphrite est de réduire le plus qu'il

est possible la proportion des poisons à éliminer, et d'inprimer au liquide qui s'offre au filtre rénal la réaction la moins nocive qu'il soit possible. La réduction des poisons : c'est affaire du régime, affaire d'élimination par l'intestin et par la peau, affaire aussi de l'eau de Vichy appelée à rectifier les processus digestifs Quant au rôle de réduire le plus possible les propriétés irritantes du liquide qui doit traverser le filtre rénal : ce rôle appartient à la spécialité d'eau de Vichy la plus adoucissante, la plus antiacide, à l'eau de la source de l'Hôpital. Celle-ci réalise, sans fatiguer mécaniquement le rein par de l'hypertension locale, la neutralisation qu'on demande, par dilution, aux grands lavages au moyen d'une eau inerte. Le titre de l'acidité urinaire régulièrement constaté doit régler l'usage que l'on en fera.

La *gravelle* ou le *calcul urique du rein* représente une affec-tion deutéropathique, c'est-à-dire une affection locale constituée par une épine, créant une imminence de troubles et de douleurs, dont la cause première est l'état dyscrasique arthritique.

L'affection locale réclame tout d'abord la sollicitude de l'in-tervention médicale ; d'autant plus que l'indication qu'elle pose correspond à celle que pose l'état dycrasique.

Nous avons déjà dit, en spécifiant les indications de l'usage de l'eau des Célestins, — dont on fait à tort le spécifique de la gravelle urique, — qu'avant de faire usage de cette eau, qui est appelée à intervenir favorablement à l'heure opportune, il convenait de recourir à l'eau de l'Hôpital qui possède le mieux les propriétés anti-acides. La valeur de l'hyperacidité urinaire, régulièrement constatée, doit régler les doses et la durée de cette médication employée exclusivement. Mais il ne faut pas perdre de vue que la gravelle ou le calcul urique représente le tophus du rein, comme le tophus de la goutte représente repré-sente la gravelle de l'articulation. Il faut donc, à un titre moins formel, — car il y a une issue offerte aux cristallisations moléculaires, mais de même ordre que dans la cure de la goutte, ne pas exagérer l'action alcaline ; et l'usage de l'eau des Célestins contribue à obtenir l'équilibre recherché.

Dans quelques cas, si l'état local est hors de cause, et si le niveau de l'acidité urinaire le permet, on pourra, vers le der-

nier tiers de la cure, abandonner l'usage des Célestins et le
remplacer par celui d'une spécialité hydro-minérale utilisable,
à cette heure, pour imprimer une rectification au fonctionnement d'un organe qui intervient activement dans l'évolution
des xanthiques. Cet organe, c'est le foie. L'association d'une
certaine proportion d'eau de la Grande-Grille à l'usage de l'eau
de l'Hôpital peut permettre d'établir et de fixer, pour une certaine durée, un équilibre humoral et fonctionnel qui représente
l'indication même que pose le traitement de la dyscrasie.

Nous devons signaler, toutefois, une affection dépendant de
l'uricémie qui contre-indique l'usage de la Grande-Grille. C'est
la gravelle urique intestinale compliquée d'entérocolite aiguë
ou subaiguë, sur l'existence de laquelle nous avons, l'un et
l'autre les premiers, appelé l'attention (1).

La *gravelle* ou le *calcul oxalique du rein*, lorsque sa présence provoque des incidents, doit être traité suivant le degré
d'acidité, avec l'eau de la source de l'Hôpital ou avec celle de
Chomel, au début. Plus tard, on combinera l'usage de l'eau
d'une de ces sources, suivant le cas, avec celui de l'eau des
Célestins. Mais l'oxalémie, dont les méfaits sont si souvent
combinés avec ceux de l'uricémie, réclame plus formellement
que celle-ci, le moment opportun venu, une action rectificatrice
du fonctionnement hépatique.

Comme l'uricémie, l'oxalémie a sous sa dépendance une
affection qui contre-indique l'usage de la Grande-Grille. C'est
la gravelle oxalique intestinale compliquée d'entérocolite aiguë
ou subaiguë.

La *gravelle* ou le *calcul phosphatique du rein* peut être
parfois sous la dépendance d'une cause exclusivement locale
(infection ascendante) ; mais le plus souvent la cause locale
est elle-même sous la dépendance d'une cause d'ordre général
(infection par voie sanguine, lithiase urique ou oxalique).

L'eau des Célestins convient particulièrement au traitement
de la lithiase phosphatique. Elle doit faire la base du traitement.

---

(1) *Revue des maladies de la nutrition*, année 1903.

On peut cependant préparer l'estomac à jeun, ou sous le coup de la digestion, à l'impression inopportune que peut causer, en ces circonstances, cette eau un peu froide, avec une dose d'eau de la source Chomel ; ou, dans le cas où la réaction est opiniâtre et où il est nécessaire de faire appel au foie pour renforcer l'action acidifiante, avec une dose d'eau de la Grande-Grille. Mais s'il s'agit de calculs phosphatiques dans la composition desquels des antécédents de gravelle urique ou l'examen d'un gravier précédemment émis puissent faire suspecter un centre de cristallisation urique ou oxalique, il faut prendre garde d'exagérer la réaction. Le grand avantage que possède l'eau des Célestins, c'est de ne ne provoquer qu'une acidité temporaire sous laquelle s'exerce et se poursuit l'action alcaline.

La *pyélite*, elle aussi réclame l'usage de l'eau des Célestins. Parfois, il y a lieu de renforcer l'acidification qu'elle peut procurer en faisant appel au foie au moyen de l'eau de la Grande-Grille.

Un de nous a eu l'occasion de donner ses soins au fils d'un médecin, arrivé à Vichy avec des urines alcalines, blanches et opaques comme du lait, et troubles comme si on y avait versé une grande quantité du farine. Le malade est parti au bout d'un mois de traitement, avec des urines absolument limpides et nettement acides. Le traitement avait été le suivant : matin et soir : Grande-Grille et Célestins ; aux repas : eau de Seltz.

* *

Maladies de l'estomac et de l'intestin. — L'*ulcère de l'estomac* et la *gastrite* réclament l'eau de la Source de l'Hôpital. Le mode d'administration, la valeur de chaque dose, le nombre de doses et la quantité globale quotidienne varient avec chaque cas.

Dans l'ulcère où le régime lacté est de rigueur, il y a lieu parfois de n'administrer l'eau minérale que mélangée avec les rations du lait

Dans certaines gastrites peu intenses, la réfection des épithéliums se fait pendant la cure ; et, lorsqu'elle est ordonnée,

— ce dont on peut juger d'après l'état de la langue, contrairement à l'avis d'une école moderne qui fait fi de la pratique des Anciens, ces Maîtres en observation, — il arrive que l'eau de l'Hôpital, la seule tolérée naguère et qui provoquait une sensation d'une action bienfaisante, devienne lourde. Elle est avantageusement remplacée par l'eau de la Source Chomel. Il est intéressant pour le médecin d'avoir surpris cette indication à temps et d'en tenir compte avant que le malade ne lui fasse part du résultat avantageux que, conduit par le hasard ou un entraînement quelconque, il a retiré d'un changement de source.

L'eau de la Source de l'Hôpital n'en reste pas moins la médication hydriatique de la gastrite, tant qu'il persiste un état même de subacuité.

*
* *

Dyspepsies. — Dans ces états qui se caractérisent de façons différentes, s'il y a lieu de tenir compte de l'indication que pose le type, il y a lieu aussi de tenir un grand compte des conditions hépatiques qui sont variables non seulement suivant le cas, mais encore durant l'évolution d'un même cas.

Il est donc impossible de préciser la médication qui convient à un type défini, à n'importe quel moment de l'évolution et quelles que soient les complications éventuelles.

On doit donc se contenter de préciser l'indication que pose en soi, sous réserve de modifications que peuvent apporter certaines éventualités, tout type caractérisé soit par une formule chimique, soit par une complexité pathologique fréquente...

En principe :

L'*hyperchlorhydrie* réclame l'usage de l'eau de la source la plus chaude, la Source Chomel. Dans bien des cas, et surtout s'il y a du pyrosis et des aigreurs, on se trouvera bien de donner de l'eau de Chomel avant le repas du milieu de la journée et avant celui du soir ; et pendant la période digestive, suivant l'heure des malaises. Un quart à un tiers de verre d'eau de l'Hôpital une ou deux fois...

L'*hypochlorhydrie* réclame une eau moins chaude, l'eau de l'Hôpital, dont la dernière dose se donnera trente à quarante-cinq minutes avant le repas, de façon à lui faire réaliser l'action eupeptique. Souvent on se trouvera bien de donner un tout petit quart de verre, en pleine digestion, deux heures après le repas, pour exciter la sécrétion chlorhydrique.

Certaines complications, — grande hyperacidité organique, congestion active du lobe droit du foie, — pourront exiger l'usage exclusif de cette eau toute la cure ; dans certains cas cependant, sous l'influence des modifications épithéliales réalisées, et, par elles, de celles de la sécrétion sans doute, l'eau de la Source de l'Hôpital semble devenir moins bienfaisante, et est avantageusement remplacée par l'eau de Chomel ou même par celle de la Grande-Grille.

La *dyspepsie gastro-hépatique* — que nous appelons ainsi, parceque ce type clinique, extrêmement fréquent se caractérise par le syndrôme d'un état dyspeptique, se manifestant par des troubles tardifs, et d'un état de congestion ou d'engorgement du lobe gauche du foie isolément, — réclame l'eau de Chomel ou celle de la Grande-Grille.

La *dilatation de l'estomac*, la dilatation flasque, la vraie, réclame l'eau de Chomel et tolère mal l'eau de la source de l'Hôpital. Même comme eau de lavage, l'eau de Chomel est de beaucoup préférable.

L'*entérite*, la *typhlo-colo-rectite*, aiguës ou subaiguës, et la *diarrhée de Cochinchine* réclament l'usage exclusif de l'eau de la source de l'Hôpital.

Le *catarrhe chronique du gros intestin*, même avec émission de quelques fausses membranes, s'accomode bien de l'eau de la source Chomel.

Dosage de l'eau minérale en boisson

La ration quotidienne comporte des doses à prendre dans la matinée et des doses à prendre dans l'après-midi.

L'action particulièrement bienfaisante qu'exerce l'eau de Vichy sur la valeur de l'action digestive et sur la valeur des produits des processus digestifs, fait que, — contrairement à la pratique de la plupart des stations étrangères qui n'utilisent guère leur eau minérale que dans une série de doses le matin à jeun, — à Vichy, on réserve une partie de la ration quotidienne pour l'après-midi. En principe, quand la quantité d'eau minérale à consommer quotidiennement est importante, la ration du matin doit être supérieure à celle de l'après-midi. En outre, elle devrait être prise le matin à jeun, alors que ses effets jouissent d'une action incomparable. C'était ce qui se pratiquait à Vichy il y a moins de trente ans. Mais à cette époque tout était organisé pour correspondre à la réalisation de ce desideratum. Le malade avait satisfait aux prescriptions du traitement interne et externe un peu avant 10 heures ; et à 10 heures précises, sous la vive impression de l'influence apéritive de la boisson minérale, il était heureux de trouver en face de lui son déjeuner à la fourchette. Dans l'après-midi, il complétait sa cure ; et à 5 heures et demie la cloche de l'hôtel annonçait que le dîner était servi. Le soir, au Casino, le spectacle commençait à 8 heures précises ; il se déroulait activement en ne donnant aux entr'actes que le temps nécessaire aux changements de décors ; et, à 10 heures et demie au plus tard, le noctambule le plus endurci, ne trouvant pour le solliciter d'autre attraction que la fin d'une maigre partie d'écarté, était réduit à aller sagement se coucher avant onze heures. Mais, avec la prospérité de plus en plus croissante de la station, avec l'affluence croissante d'étrangers et de nationaux habitués à la vie confortable et imposant des horaires moins en désaccord avec ceux de leur vie courante, les dispositions rationnelles servant de cadre à la cure se sont perverties, entraînant avec elles des pratiques défectueuses dans l'exécution de la cure. De demi heure en demi-heure de retard dans les horaires du déjeuner substantiel et du dîner, on est arrivé à fixer à midi et à 7 heures, d'une façon à peu près courante, les horaires de ces deux repas. Et même, dans la clientèle de luxe, combien imposent le report à une heure de plus des horaires qui leur conviennent.

L'adoption de ces heures tardives pour les repas a le double inconvénient : de créer la nécessité d'un premier déjeuner, et de reculer le coucher à une heure avancée de la nuit ; double inconvénient qui en crée un troisième plus sérieux et plus grave, celui d'exposer les malades à l'impossibilité d'ingérer à jeun de l'eau minérale. Il en est sans doute qui ont l'intelligence et le courage de ne pas succomber au charme amollissant et si tentant du lit le matin, et ingèrent à jeun une première dose d'eau minérale, assez tôt pour réserver entre le premier et le second déjeuner l'heure opportune pour une seconde et une troisième dose Mais combien y en a-t-il aussi qui après un réveil tardif n'ont d'autre souci que de se faire apporter leur tasse de café au lait ou de chocolat, ainsi que leurs tartines beurrées; et qui, l'estomac encore plein, vont boire presque coup sur coup les doses d'eau prescrites. Il faut vraiment les merveilleuses propriétés de l'eau de Vichy pour qu'une cure ainsi poursuivie procure de réels bénéfices. Et ce qui consacre une pratique aussi irrationnelle, aussi vicieuse, et la perpétue: c'est que, contre toute vraisemblance, elle en procure d'appréciables. Mais, à part les hyperchlorhydriques pour qui il n'est pas nécessaire de boire à jeun, on ne saurait trop insister auprès des malades du bénéfice dont ils se privent en n'ingérant pas à jeun, une, du moins, des doses prescrites pour la matinée.

Etant donné les conditions irrationnelles qui, par la faute de tous : malades, hôteliers, médecins, se sont installées à Vichy, et dont il est impossible de ne pas tenir compte ; la meilleure pratique applicable à la plupart des cas, — et sous réserve de modifications d'horaires que peuvent imposer soit l'hyperchlorhydrie, soit les fermentations anormales, — peut d'une façon schématique, être représentée ainsi :

Trente à quarante minutes, suivant les cas, avant le premier déjeuner, une première dose d'eau minérale, la plus importante, dans tous les cas, où l'estomac ne le contre-indique pas.

Deux heures et demie à trois heures après le premier déjeuner, une seconde dose qui, trente à quarante minutes après, suivant le cas, pourra être suivie d'une troisième. La dernière dose devra être prise trente à quarante minutes, suivant le cas, avant le second déjeuner.

Dans l'après-midi, la première dose, trois heures et demie

à quatre heures après le second déjeuner, une deuxième dose quarante minutes après la première ; une dernière dose, trente à quarante minutes, suivant le cas, avant le dîner.

Nous tablons sur trois doses, matin et soir ; car nous pensons qu'il est avantageux de ne pas priver l'estomac d'une action topique ; et que, dans la majorité des cas, la ration quotidienne peut être ainsi répartie.

Dans certaines affections gastriques, avec une ration quotidienne peu importante, les doses doivent être plus nombreuses. Dans d'autres, il y a lieu de réduire la ration quotidienne et le nombre de doses. Il en est, enfin, dont la ration quotidienne doit être de valeur moyenne, avec un nombre de doses qui varie suivant les particularités.

Ration quotidienne dans l'usage des Sources fondamentales

On peut établir trois catégories de rations : une *petite*, une *moyenne*, une *grande*.

La petite ration évolue entre deux cents et trois à quatre cents grammes.

La ration moyenne oscille entre quatre cents et sept cents grammes.

La grande ration est comprise entre sept cents et mille grammes. Exceptionnellement, elle peut être portée à douze cents, et même plus, dans le Diabète principalement.

Mais, dans la fixation des grandes rations, il y a lieu de tenir compte de la particularité de la source prescrite.

Avec l'eau de la Source de l'Hôpital, et dans le cas d'hyperacidité, — qui est la principale indication de l'usage massif de cette individualité thérapeutique, — on peut, sans danger et sans inconvénient, aller de l'avant, en se réglant sur l'index uro-acidimétrique.

Avec l'eau de Chomel, dont la ration massive répond rarement à une indication, on peut l'établir entre sept et huit cents, neuf cents grammes même.

Quant à l'eau de la Grande-Grille, la grande ration quotidienne peut osciller communément entre sept cents et huit cent cinquante grammes. Mais, pour la détermination du chiffre qui doit la représenter, il y aura lieu de tenir compte d'une foule de considérations :

Age des malades, qui, quand il est proche de la soixantaine doit, contre toute apparence, faire suspecter l'intégrité du système vasculaire ; congestibilité ; conditions atmosphériques (température excessive, temps orageux), etc., etc.

Quand il y a lieu à quelque réserve, il est préférable de se borner à une ration moyenne ou à la grande ration minima, sauf à faire l'appoint de la quantité massive exigée, au moyen d'une autre source : celle de l'Hôpital ou celle de Chomel. Celle de l'Hôpital, à la condition de fournir la première dose d'après les repas, est particulièrement indiquée, à cause de ses propriétés supérieurement digestives.

Ration quotidienne dans l'usage des Sources accessoires

Lorsque les sources accessoires sont utilisées, conjointement avec quelque autre source, ce qui est le cas le plus fréquent, l'importance de l'appoint qu'elles fourniront à la ration quotidienne dépend de l'indication qui en motive l'usage.

Quelques états pathologiques particuliers peuvent réclamer, du moins à une certaine heure, l'usage exclusif de l'une de ces sources.

Certaines anémies qui imposent l'usage de la source de Mesdames, ou plutôt de celle de Lardy, ne réclament pas une valeur quantitative très importante. Cette valeur ne doit guère dépasser les premiers minima de l'échelle qui nous a servi à constituer *la ration moyenne*.

La lithiase phosphatique et la pyélite imposent l'usage de l'eau des Célestins. Chez les sujets encore jeunes et dont le système cardio-vasculaire est indemne, la valeur quantitative de l'eau à prescrire peut osciller entre les valeurs exprimées par les deux termes de l'échelle que circonscrit *la ration moyenne*. Chez les sujets dont l'âge, malgré l'absence de toute apparence, peut vraisemblablement faire suspecter l'intégrité de l'appareil cardio-vasculaire, la valeur quantitative de l'eau à prescrire ne doit pas dépasser la valeur des premiers minima de cette échelle. Les doses ne doivent pas, chacune, dépasser cent grammes.

La source du Parc, si particulièrement indiquée dans le catarrhe des voies urinaires, et qui se recommande en outre, dans d'autres cas, pour ses propriétés diurétiques, est exempte malgré sa supériorité alcaline et sa richesse en acide carbonique, des dangers que présentent les Célestins ; elle peut, le plus communément, être utilisée quantitativement dans les limites que comporte *la ration moyenne*.

CHAPITRE XXVIII

Emploi de l'Eau de Vichy en usage externe

Bains. — Piscines. — Bains de siège. — Pédiluves. — Bains d'eau chaude. — Bains de vapeur. — Douches : chaudes, chaudes avec massages, chaudes sous-marines, froides, écossaises. — Douches d'air chaud. — Irrigations : intestinales, vaginales, nasales. — Lavage de l'estomac. — Gargarismes. — Lotions. — Pulvérisations. — Douche d'acide carbonique. — Bain sec carbo-gazeux. — Bain carbo-gazeux hydro-minéral.

Le traitement hydro-minéral, dit externe, de Vichy, a à sa disposition une foule de pratiques qui peuvent, la plupart, utiliser l'eau minérale de Vichy.

Utilisée en pratiques intéressant le tégument externe, l'eau de Vichy dissout les graisses épidermiques, dégorge les orifices glandulaires, et, par la thermalité employée et la mise en liberté d'une certaine proportion d'acide carbonique dont les effets s'exercent sur les extrémités nerveuses épanouies à la superficie, détermine une excitation de la circulation capillaire périphérique. Cette excitation, quand elle s'exerce avec activité et se renouvelle d'une façon trop rapprochée, aboutit parfois à des efflorescences ; le plus généralement, elle se réduit à créer et à assurer, pour un temps, une meilleure circulation périphérique.

Dans la recherche des résultats à obtenir de l'usage externe de l'eau de Vichy, dans les différentes pratiques, il y a lieu de tenir compte de l'action que fait intervenir la température adoptée.

*
**

Bains.

Les bains comportent trois modes d'administration :

Bains individuels en baignoire *ou* en piscine individuelle à eau courante ;

Bains en piscines natatoires.

Les *bains individuels* se prennent généralement à la température de 34° C. ou de 35° C. Les bains en piscines natatoires ont une température inférieure ; mais les mouvements auxquels on se livre équilibrent l'écart qui en résulte.

La durée du bain est, actuellement, de vingt à trente minutes, en général. Parfois, il y a lieu d'en étendre la durée.

Jadis leur durée était d'une heure, et les malades en usaient quotidiennement. L'action déprimante qu'ils exercent, sous un climat parfois un peu déprimant lui-même, a fait réduire la durée et la fréquence. Un bain de vingt à trente minutes, tous les deux jours, suffit le plus souvent ; parfois on fait intervenir la douche le jour intercalaire. Du reste la douche massage sous l'eau, qui a pris une grande vogue et qui joint, à certains avantages du bain, ceux qui résultent du massage, a détrôné le bain, dans bien des cas.

Les bains, hormis des cas particuliers, sont prescrits avec indication d'une demi minéralisation. Pratiquement si l'on ne surveille pas la préparation, en insistant sur l'exécution de la prescription, les bains se réduisent à un tiers de minéralisation. Les préposés à la balnéation, dits baigneurs, ont l'habitude de faire couler à la fois les trois robinets dont deux sont alimentés par de l'eau douce, chaude et froide ; tandis que le troisième débite seul de l'eau minérale.

De toutes les pratiques intéressant l'ensemble du tégument externe, le bain est celle où l'on est le plus assuré de bénéficier de l'intervention de l'eau minérale.

Il y a lieu, dans tous les cas, de commencer le traitement externe par un ou deux bains qui, décapant la peau et la débarrassant d'un amalgame de graisses et de débris épidermiques, la rendent plus impressionnable aux influences qui devront intervenir ultérieurement.

L'usage des bains minéralisés est particulièrement bon pour réveiller les fonctions de la peau et assurer l'activité de la circulation périphérique, au bénéfice des circulations profondes. Mais, il rend supérieurement des services dans tous les états de congestion ou même d'irritation des viscères sous-diaphragmatiques, dans tous les états d'imminence de crises, soit du côté du foie, soit surtout du côté du rein dont il favorise l'excrétion par la double influence, de l'apaisement et de l'afflux aqueux que détermine momentanément la suppression de la perspiration cutanée. Dans ces circonstances, il est bon d'en prolonger la durée.

On a discuté, et on discute encore sur l'opportunité ou l'inopportunité de l'usage des bains dans le traitement de la goutte. Nous les condamnons formellement, et estimons que les soins de propreté, chez les goutteux, doivent se réduire à des lotions, à des lavages.

L'un de nous recommande toujours, après le bain, l'usage d'un prédiluve chaud qui dégage la tête et que le sujet prend dans la baignoire même, qu'il a fait vider, pendant qu'on le frictionnait.

Bains de siège. — Le bain de siège est un bain dans lequel est plongée la partie du tronc qui correspond à la région sous-diaphragmatique. Il permet de satisfaire à une indication de bain tirée d'une affection ou d'un état douloureux ayant pour siège quelque organe situé dans la cavité abdominale, alors que quelque contre-indication ou quelque circonstance ne permettent pas d'utiliser le grand bain général.

La disposition du *bain de siège* se prête en outre à une médication plus complexe dans certains cas particuliers. C'est ainsi que le bain de siège tiède à eau courante, avec douche périnéale chaude ou froide, suivant le cas, permet de rendre des services spéciaux dans l'incontinence ou la rétention d'urine, dans certains états de prostatite, dans les hémorrhoïdes turgescentes, etc.

Pédiluves. — Les pédiluves sont des bains localisés aux pieds et au bas de la jambe, un peu au-dessus des chevilles. Ils ont pour but de congestionner vivement les extrémités inférieures au bénéfice des parties supérieures, notamment de la tête. On les donne aussi chauds que la tolérance des sujets le permet. C'est une excellente pratique après le bain minéral, à la suite duquel l'acide carbonique et la vapeur d'eau répandus dans l'atmosphère de la cabine provoquent une sensation de malaise céphalique. L'appel du sang aux extrémités inférieures par lequel se terminent toutes les douches, opère dans le même sens.

Bains d'air chaud. — Le bain d'air chaud général est un bain d'air surchauffé, dans lequel est plongé tout le corps, hormis la tête qui émerge hors de la caisse, au moyen d'une ouverture circulaire dont les bords calfeutrés entourent le cou, pour s'opposer à la déperdition de l'air chaud. Avec de l'air absolument dépourvu de vapeur d'eau, la température peut être supportée, à un degré très élevé, de 70 à 75° C.

Ces bains déterminent une vive congestion périphérique, qui retentit jusqu'aux glandes sudoripares et y provoque une sudation considérable. Cette sudation se poursuit alors que, sorti de la caisse, le sujet enveloppé dans une couverture reste étendu sur un lit de repos, Certains sujets perdent deux kilogrammes du poids corporel à la suite d'un de ces bains. Malheureusement la récupération est presque réalisée dès le lendemain.

Ce mode de traitement est excellent pour les douleurs erratiques dont sont affligés certains rhumatisants. Mais il constitue une épreuve assez sérieuse pour le système cardio-vasculaire ; il est donc contre-indiqué dans les états suspects.

Le bain d'air chaud local, réservé pour les membres, est basé sur le même principe et comporte les mêmes avantages locaux, sans présenter les mêmes dangers généraux.

Bains de vapeurs. — Comme les bains d'air chaud, les bains de vapeur sont généraux ou partiels.

Généraux, ils agissent, d'une façon atténuée, dans le même sens que les bains d'air chaud ; mais ils ne produisent pas comme eux cette exubérance d'exsudation sudorale, ni cette spoliation aqueuse des tissus qui sont le siège des manifestations pathologiques et douloureuses. Ils éprouvent d'une façon moins provoquante le système cardio-vasculaire. Ils ne représentent pas les mêmes avantages ; mais ils comportent un inconvénient moindre. On augmente leur valeur en mêlant à la vapeur des émanations balsaniques...

Les bains de vapeur locaux réalisent localement l'action du bain de vapeur comme valeur thérapeutique ; ils sont inférieurs aux bains d'air chaud locaux.

Douches.

La température des *douches chaudes* peut varier entre 35° C. et 43-45° C. On brise le jet plus ou moins. Par l'action thermique et la pression, elles provoquent une congestion capillaire périphérique. Leur durée est variable et oscille entre une à trois, quatre et cinq minutes. Quand la température est élevée et la durée prolongée, il est bon, pour terminer, d'abaisser progressivement la température jusqu'à 35° C. et même 33° C., de façon à laisser les malades sous une impression passagère de fraîcheur relative, dont le contraste avec la température précédente provoque une sensation de bien être. Mais il faut, aussitôt, faire, au moyen de la température et de la pression, un appel énergique de sang aux pieds, de façon à opérer sur eux une congestion dérivatrice, qui y fixe pour un certain temps la fluxion.

La douche froide se donne le plus souvent avec le jet brisé. Sa durée varie de vingt à quarante et cinquante secondes au maximum. Elle a pour but, en s'adressant aux extrémités nerveuses tégumentaires, de provoquer un réflexe qui, par réaction, détermine une congestion capillaire périphérique, active. Quand la réaction est franche il se produit, même parfois sous la douche, mais toujours immédiatement après, une rubéfaction du tégument et une plénitude du réseau vasculaire périphérique. Le sujet a, à la fois, une sensation de chaleur douce et de fraîcheur; et cette double impression se confond dans une impression de bien être et de tonicité potentielle.

Parfois, chez les sujets nerveux, chez qui l'excitation domine, on donne la douche froide en lame, en lui faisant décrire une parabole. Ces douches ont des propriétés calmantes.

La douche froide dont les effets, souvent admirables, et qui dépendent entièrement de la valeur de la main qui l'administre, ne convient à notre avis qu'à des sujets encore dans la force de l'âge, chez qui la réaction est en état de tension potentielle immédiatement disponible. Les arthritiques, qui ont dépassé le point culminant que comporte leur constitution, ne doivent recourir à ce moyen thérapeutique que sous l'intervention d'une main exercée et compétente. Sans doute le froid, dans la douche froide, réduit à une impression fulgurante, est en quelque sorte virtuel ; mais il n'est virtuel que si la réaction se déclare aussitôt que la provocation s'est exercée. Une grande réserve s'impose pour les arthritiques rhumatisants, et pour les sujets ayant dépassé un certain âge, chez qui le déclanchement de la réaction ne s'exerce pas d'une façon instantanée ; ainsi que du reste pour tous les malades dont le système cardio vasculaire est suspect, contrairement à une thérapeutique, qui n'est pas encore bien lointaine. La douche froide est une active arme à deux tranchants : il y a donc lieu de ne s'en servir que d'une façon opportune.

La douche froide se termine par un appel énergique de sang vers les extrémités inférieures, au moyen d'un jet plus nourri et plus brutal. Parfois, dans cette dernière manœuvre, on est obligé de faire intervenir de l'eau chaude.

Rappelons, enfin, à propos de la douche froide que, ainsi que l'un de nous l'a montré (v. p. 267), elle exagère l'écart de potentiel centro-périphérique ; et que, de ce fait, elle augmente les échanges organiques.

La douche écossaise se donne avec le jet plus ou moins brisé, ou dispersé par une pomme d'arrosage, alternativement chaud et froid. Le contraste des températures fait subir au réseau vasculaire périphérique une sorte de gymnastique qui réalise finalement une activité circulatoire prononcée, en faisant intervenir, probablement, un phénomène d'inhibition.

***

Douches-Massages.

Sous le nom de douches-massages de Vichy ou sous celui de massage sous l'eau, on désigne une opération balnéaire qui réunit les effets de la douche chaude et ceux du massage. L'eau de la douche est généralement à 35—36° C. La durée de l'opération est de 12 à 15 minutes.

Elle peut se pratiquer de deux façons différentes. Une façon, la plus usuelle, et à qui convient spécialement la désignation de *douche massage de Vichy*, affecte le dispositif suivant :

Le sujet est couché sur une longue table, la tête soutenue par un coussin. Au-dessus de lui, une tuyauterie longitudinale, parallèle à l'axe de son corps, fait pleuvoir, par une multitude de jets de petit calibre, l'eau chaude. De chaque côté opère un masseur. Vers la fin de l'opération, le sujet se met debout et reçoit une douche plus ou moins chaude, mais généralement assez chaude, qui se termine par un appel de sang aux extrémités inférieures.

L'autre façon, qui, grâce à l'insistance de l'un de nous, est praticable dans quelques-uns des locaux réservés à ce genre d'opérations balnéaires, est à quelque chose près la *douche d'Aix*, qui se pratiquait dans l'ancien établissement thermal de Vichy, et qu'Aix a conservé, sans rien changer au mode qui lui a acquis une notoriété universelle. Le dispositif est le suivant : le sujet est assis sur un escabeau et reçoit alternativement sur les différentes parties du corps, sous une faible pression, un jet assez nourri d'eau chaude pour former sur la partie arrosée une nappe sous laquelle travaillent les mains des masseurs.

L'opération se termine comme dans la façon précédente, par une douche générale plus chaude, avec insistance sur les pieds.

Ce mode opératoire est analogue à celui qu'on pratique à Aix ; et il en représente le schéma. Nous le préférons, pour les gens d'un certain âge ou de tempérament congestif, à celui qui exige la position étendue, plus favorable aux phénomènes congestifs. Nous le préférons même, en principe, parce qu'on masse sous une nappe d'eau plus épaisse. Les vieux habitués d'Aix sont souvent de notre avis.

* *

Douche sous-marine.

La douche sous-marine est une douche d'une température élevée, appelée à réaliser des actions locales, et qui est administrée dans le bain même où est plongé le corps du sujet, à la température de 34° C. à 35° C.

La douche sous-marine se prend soit en baignoire, soit en piscine individuelle à eau courante. L'inconvénient de la baignoire, c'est l'échauffement du bain par suite du débit de la douche chaude. Cet inconvénient pourrait être évité par la surveillance d'un préposé qui pourrait équilibrer la température du bain, au moyen d'eau froide. Mais, dans la pratique, on ne peut compter sur une surveillance qui a plusieurs baignoires sous sa direction. La piscine à eau courante, par le volume d'eau et le renouvellement qui s'opère, obvie en grande partie à l'inconvénient signalé.

Il résulte du dispositif que la douche est reçue sur la partie que l'on a en vue, à travers une couche d'eau dont on peut varier l'épaisseur et qui a l'avantage d'amortir l'effet de la température et de la pression et de les diffuser sur la région. Il résulte, de l'ensemble du dispositif en marche, un bain avec massage par effleurement, au moyen d'un fluide surchauffé.

La douche sous-marine est une pratique excellente pour réduire les engorgements. Elle donne d'excellents résultats dans l'entérocolite.

Douche d'air chaud. — La douche d'air chaud agit comme le bain d'air chaud localisé, mais avec une intensité beaucoup plus grande. On peut, en effet, atteindre une température très élevée 120° C. à 130° C.

Elle est utilisée contre les névralgies, sur le trajet douloureux desquelles on peut localiser l'action, et contre les douleurs rhumatismales. Dans le traitement de la gangrène diabétique, elle a donné des succès surprenants.

*　*
*

Irrigations.

Les irrigations portent un nom particulier, suivant les organes qui en sont l'objet.

Entéroclyse. — Comme l'étymologie du nom l'indique, l'entéroclyse est le lavage de l'intestin. Ce lavage se pratique de deux façons : sous la forme de douche ascendante, faisant intervenir une forte pression, et sous une forme, pleine de douceur, qui ne fait intervenir qu'une faible pression. Dans certains cas, sa pression est tellement faible, qu'il y a réalisation, en quelque sorte, du principe des vases communiquants.

La *douche ascendante* est un procédé brutal qui semble échappé d'une tradition barbaresque. Des accidents, par projection de la canule dans le rectum, se sont parfois produits. Nous ne nous occuperons pas de ce mode d'action, qui n'a rien de médical.

Le *lavage médical* se·pratique dans la position du corps étendu et légèrement tourné sur le côté droit. La pression doit être très faible ; elle peut varier de 0,20 à 0,50^{cm} de hauteur, dans la plupart des cas. On doit employer une sonde demi-molle, en caoutchouc, dont la lumière soit assez importante. La perfection est réalisée par la sonde Debove du tube à lavage de l'estomac. Il est bon de faire couler pour introduire la canule qui doit pénétrer de 0,25 à 0,30^{cm} de longueur ; l'eau légèrement jaillissante facilite l'introduction. Il faut avoir soin de suspendre de temps en temps l'introduction du liquide, pour permettre à l'intestin de s'accomoder. C'est par la douceur qu'il faut réduire le spasme et ne jamais faire intervenir la force.

L'entéroclyse doit être pratiquée le matin, à jeun. Dans des cas exceptionnels, on pourrait la pratiquer, occasionnellement, six heures environ après les repas.

L'entéroclyse au moyen de l'eau minérale de Vichy utilise deux spécialités hydriques. Au grand établissement et à son annexe, réservée aux seconde et troisième classes : c'est l'eau de Chomel qui alimente le réservoir consacré à cet usage. A l'établissement des bains de l'Hôpital, c'est la source de l'Hôpital qui alimente ce service.

L'installation, dans tous les locaux, laisse à désirer. En effet, au lieu de réchauffer les réservoirs contenant l'eau minérale au moyen d'une circulation d'eau chaude tout autour, on est obligé, quand on recherche une température un peu élevée, de demander un appoint de chaleur à de l'eau douce surchauffée, avec laquelle on opère un mélange. Il en résulte que l'on opère avec une eau minérale plus ou moins diluée. En outre, au grand établissement, certaines cabines sont disposées de telle façon que les sujets sont obligés de se tourner sur le côté gauche, pour surveiller la manœuvre. A l'établissement de l'Hôpital, il n'existe, pour chaque sexe, qu'une cabine à entéroclyse.

Cette insuffisance d'organisation est d'autant plus déplorable que l'entéroclyse à l'eau de Vichy réalise un moyen de traitement merveilleux, plus actif même que n'est l'eau prise en boisson, dans certains états pathologiques. C'est un moyen supérieurement actif pour influencer le foie dans les états d'engorgement ou de stase biliaire. C'est un excellent moyen, en faisant intervenir une température élevée, pour décongestionner le rein ; et on obtient parallèlement de la diurèse.

Dans bien des états pathologiques, la supériorité de l'emploi de l'eau de l'Hôpital dans la pratique de l'entéroclyse s'affirme. Elle résulte des propriétés particulières inhérentes à cette individualité d'eau : pouvoir anti-acide absolu ; pouvoir dissolvant du mucus très accusé ; aptitude très caractérisée à provoquer la réparation épithéliale. Il est même des cas qui imposent l'usage exclusif de cette eau. L'entéroclyse avec l'eau de l'Hôpital est le meilleur moyen de réduire l'hypo-acidité organique, quand elle est élevée ; c'est aussi un merveilleux moyen de combattre l'acétonémie et d'en conjurer les dangers. Enfin, dans l'entérocolite aiguë et sub-aiguë, ce mode d'intervention procure des résultats merveilleux qui méritent d'attirer l'attention, tant ils consacrent une spécialité thérapeutique. A ce titre, nous spécifierons synthétiquement les conditions qui doivent présider à cette pratique, dans le traitement de cette affection :

La température de l'eau du lavage doit être de 42° à 43° C. Dans l'impossibilité d'avoir à sa disposition de l'eau minérale, exclusivement, à cette température, ce qui serait le plus fréquemment désirable, on peut accepter un mélange de deux tiers d'eau minérale pour un tiers d'eau douce bouillante. Dans une première opération on introduit, suivant le cas, un litre à un litre et demi du mélange ; et l'on tâche de le conserver six à huit minutes. Après évacuation, on pratique un rinçage au moyen d'une valeur semblable, que l'on évacue une ou deux minutes après l'introduction. Les lavages peuvent être pratiqués tous les deux jours, parfois deux jours sur trois.

Durand-Fardel père, qui ne connaissait guère que la pratique de la douche ascendante, la seule usitée à Vichy, de son temps, a signalé le danger des douches ascendantes chez les malades atteints *d'affect[,]ons cérébrales anciennes*. Elles pourraient, déclare Poncet (1), qui invoque cette autorité, ramener une hémorragie mortelle chez des malades dont les premiers accidents semblaient guéris depuis huit ou dix ans. Nous déclarons à notre tour : 1° que Vichy, ses eaux, ses douches ascendantes et ses entéroclyses doivent être interdits à cette catégorie de malades ; 2° que la douche ascendante, même avec de l'eau douce, que nous considérons comme brutale, en général, l'est peut-être particulièrement pour ces malades. Quant à l'entéroclyse, que l'on confond abusivement avec la douche ascendante, nous nous demandons si, lorsqu'il est fait usage d'eau douce, il est admissible qu'une trop grande quantité de liquide, trop longtemps conservée puisse, par l'effet d'une absoption trop massive, déterminer une hypertention qui mette en péril des vaisseaux en imminence de rupture ? En réalité, nous conservons un certain scepticisme lorsque nous évoquons le souvenir de ces vieillards du milieu du siècle passé, dont on admirait la fraîcheur de visage que l'on attribuait, alors, à la pratique quotidienne, sous une vulgaire appellation, de l'entéroclyse. Nous pensons qu'on a eu tort de négliger la distinction qui s'impose entre les deux procédés.

**

Irrigations vaginales. — Les irrigations vaginales, que l'on confond abusivement avec les douches vaginales, — si unanimement proscrites par les gynécologues, — sont des pratiques qui, sous une très faible pression, font parvenir sur le col utérin et dans les culs de sac vaginaux, un liquide destiné à opérer un lavage, et aussi le plus souvent une action topique.

Les irrigations vaginales, au moyen de l'eau de Vichy, peuvent, à notre avis, utiliser, suivant les cas, le produit de trois émergences : la source Lucas, celle de Chomel, celle de l'Hôpital.

L'action de l'eau de la source Lucas, dans des états fran-

---

(1) PONCET. — Indications et contre-indications de la douche ascendante de Vichy. — Vichy-Vexenat.

chement muco-purulents, a une valeur incomparable. Malheureusement, ainsi que nous l'avons dit dans notre étude sur l'individualité des sources, il n'existe, dans aucun des établissements, de dispositif permettant d'utiliser exclusivement l'eau de cette provenance. On est donc réduit à faire ce mode de traitement à domicile.

L'eau de la source Chomel, bienfaisante pour les muqueuses en général, utilisée pour cet usage particulier au grand établissement et à son annexe consacrée aux deuxième et troisième classes, est suffisante dans le cas de catarrhe muco-purulent peu prononcé.

L'eau de la source de l'Hôpital trouve, dans les états de catarrhe cervico-vaginal, l'occasion d'exercer la supériorité qu'elle possède en propriété anti-acide, en propriété dissolvante du mucus, en propriété de provoquer la réparation ou la rénovation des épithéliums. La réalisation des effets de cette triple propriété est parfois d'une telle importance et d'une telle perfection qu'elle met fin à des infécondités persistantes depuis de longues années déjà.

Les irrigations vaginales doivent être faites à une faible pression et à une température assez élevée : 45° à 48° C., le plus généralement. En effet, outre l'action topique que l'on recherche, il est nécessaire, le plus souvent, de combattre la congestion viscérale. On satisfait ainsi à la fois aux deux indications.

Malheureusement le dispositif, au moyen duquel, dans tous les établissements, on réalise cette pratique ne permet pas d'utiliser exclusivement l'eau minérale à la température nécessaire. Il en résulte que, comme pour l'entéroclyse, on n'obtient la température recherchée que par adjonction d'eau douce chaude. Il est regrettable qu'il ne soit pas tiré un meilleur parti des ressources admirables que la Nature a mises à notre disposition.

Parfois, on peut remplacer l'irrigation vaginale par l'usage d'un spéculum vaginal à grilles, que l'on **garde** pendant toute la durée du bain. On réalise ainsi un « *bain de vagin* » et de tout le segment inférieur de l'utérus ; mais l'action topique n'est que celle d'une dilution d'eau de l'Hôpital.

Irrigations nasales. — Les irrigations nasales, dites aussi et improprement, puisqu'on ne doit user que d'une faible pression, « *douche nasale* », se pratiquent au grand établissement, dans un local spécial, en utilisant l'eau de la source Chomel. C'est le traitement, chez les arthritiques, de la rhinite à forme sèche et de celle à forme catarrhale.

* *

Lavage de l'estomac. —· Le lavage de l'estomac, dont on a fait un usage abusif, il y a une trentaine d'années, est, depuis ces derniers temps, peut-être pour cette raison, frappé d'un discrédit excessif.

La vogue dont avait joui tout d'abord cette pratique, avait bénéficié de l'intérêt subit et débordant qu'avait pris en pathologie la dilatation de l'estomac, le jour où Bouchard, du berceau où sommeillait comateusement la dyspepsie des liquides de Chomel, avait fait surgir, avec le cortège des maux qu'elle détermine, une entité bien taillée et suggestive. Le lavage était le remède palliatif des deux troubles primordiaux et les plus féconds résultant de la dilatation : l'irritation tégumentaire déterminée par les produits résiduaires et l'absorption de ces produits nocifs. Aussi la fortune de cette pratique était-elle intimement liée à celle de la dilatation même. Or, lorsque parmi les nombreux travaux provoqués par l'*actualité*, ceux qui mettaient en relief les lésions pyloriques et les lésions pré et juxta-pyloriques dans la pathogénie de la dilatation, eurent relégué au second plan cette affection, la déchéance protopathogénique qui frappait la dilatation rejaillit en indifférence sur le traitement palliatif qu'elle avait inspiré. Dans la réaction qui suivit, il y a eu, à la fois, un acte d'ingratitude formelle et de grande injustice à l'égard de l'œuvre de Bouchard, qui survivra malgré tout, et le fait d'une injustice inopportune pour un mode de traitement qui, palliatif pour la dilatation, pouvait être curatif pour les altérations qui, dans nombre de cas, en étaient le point de départ.

Le lavage de l'estomac au moyen de l'eau de Vichy est non seulement une opération de lavage mais encore un pansement. C'est ainsi que l'appréciait Dujardin-Baumetz (1) qui, dans une communication à la Société de thérapeutique, déclarait qu'il ne s'était servi pour le lavage de l'estomac que d'eau de Vichy ; et il ajoutait : « Ces eaux alcalines me paraissent « être les modificateurs les plus puissants de la muqueuse « stomacale, et, dans ces véritables *pansements* faits avec « ces lavages, je ne connais pas de liquide qui leur soit supé-« rieur ; soit que les eaux alcalines dissolvent la couche de « mucus qui couvre la muqueuse malade, soit qu'elles stimu-« lent la sécrétion des glandes peptiques, le résultat est tou-« jours excellent, et je crois que dans la plupart des cas on « doit s'en tenir à ces eaux naturelles ».

A Vichy, deux émergences fournissent l'eau employée pour cet usage. Au grand établissement, on utilise la source Chomel ; à l'établissement de l'Hôpital, la source de l'Hôpital.

Il est bon d'employer pour le lavage de l'eau assez chaude. L'estomac dilaté est un « estomac froid », comme disaient les Anciens ; il aspire après la chaleur intus et extra. On peut employer une température oscillant entre 40° à 43° C. On obtient la température voulue, dans l'un ou l'autre établissement, en plongeant les carafes qui contiennent l'eau minérale dans un bassin d'eau chaude.

Il est bon de n'introduire qu'un demi-litre à la fois ; car lorsque, dans une même séance, on pratique plusieurs rinçages, on se contente avant le dernier de ne vider qu'approximativement l'estomac, afin d'éviter à l'estomac des frottements ou une fatigue inutile. Au dernier rinçage est réservée l'évacuation aussi complète qu'il est possible.

Le meilleur tube à employer pour le lavage : c'est la sonde semi-molle de Debove, coulée dans le cristal. Elle est si lisse qu'elle glisse aisément ; elle est assez molle pour ne pas froisser les tissus ; elle est assez rigide pour transmettre à l'extrémité la légère impulsion des doigts. Avec elle, on n'est jamais exposé à voir le bec du tube surgir sur les doigts de l'opérateur, au moment où il se persuadait avoir franchi le cardia.

DUJARDIN-BAUMETZ. — Du lavage de l'estomac, *Bulletin de Thérapeutique* 1880, t. **99**.

Pendant le lavage, il est bon de faire affecter au corps du sujet différentes positions, de façon que l'action topique s'exerce d'une façon générale.

Le lavage de l'estomac est nettement indiqué dans les états de dilatation flasque avec catarrhe abondant. Il s'impose dans les dilatations avec rétention, et surtout avec présence d'acides gras résiduaires.

.*.

Gargarismes. — Une expérience déjà ancienne a consacré la réputation du privilège que possède l'eau de Chomel d'exercer une action particulièrement bienfaisante sur les affections de la gorge et du pharynx, chez les arthritiques. Ce privilège s'exerce aussi dans les cas d'atteintes aiguës qui surviennent parfois, pendant la cure. Généralement, c'est à la suite d'un refroidissement que ces atteintes se produisent ; cependant, chez certains sujets, sans doute prédisposés, le seul fait de boire à la Grande-Grille suffit pour déterminer un léger état angineux. Il est bon de recommander aux sujets qui ont la gorge délicate et qui doivent boire à la Grande-Grille, d'aller, après avoir bu, se gargariser. Le local réservé aux gargarismes se trouve dans le Trink-Hall même, à côté de la buvette de la source Chomel, d'où partent directement les tuyaux d'adduction aux gargarisoirs.

.*.

Lotions. — Pratiquement, à Vichy, cette désignation ne s'applique qu'à l'usage externe et localisé de l'eau de la source Lucas, dans une foule de dermatoses arthritiques. Il est incontestable que l'eau de cette source, que nos pères avaient surnommée « Source des Galeux », possède des propriétés remarquables pour le traitement des affections de la peau, que l'on rencontre communément parmi la catégorie de malades que d'autres états pathologiques conduisent à Vichy. Il est déplorable qu'au point de vue des applications externes, on ne puisse tirer, d'une valeur thérapeutique réelle, qu'une partie misérable et précaire qui se réduit à de simples lotions. Ces lotions se pratiquent dans une cabine adossée à la buvette du Trink-Hall ; où dans le voisinage des buvettes de la Grande-Grille, de

Chomel et Mesdames, coule un robinet alimenté, au moyen d'une canalisation d'une centaine de mètres, par l'eau émergeant du griffon de la source Lucas.

Il serait à souhaiter qu'un arrangement intervînt entre l'Etat et la Compagnie Fermière qui permît, moyennant compensation acquittée par d'autres émergences, de faire un prélèvement sur la forte proportion d'eau que la source Lucas fournit au tribut hydro-minéral dont l'Etat a doté, pour ses bains, l'Hôpital Militaire thermal. Ce n'est qu'une facilité dans les moyens d'adduction qui a fait affecter l'eau de cette émergence à fournir une contribution aussi importante ; les canalisations actuelles permettent aux réservoirs des établissements de l'Etat de fournir l'appoint, rendu nécessaire par un prélèvement. Il y aurait avantage, pour l'Hôpital Militaire, à avoir, pour ses bains, une plus-forte proportion d'une eau moins sulfureuse ; il y aurait avantage pour la Station à avoir les moyens d'utiliser les propriétés spéciales d'une de ses émergences ; il y aurait avantage pour l'Etat, — en dépit de sa tendance à régler sa considération pour ses colonies sur le taux de l'impôt de sang et d'or qu'elles lui coûtent, — de doter, d'une ressource thérapeutique spéciale, son domaine de Vichy, *véritable colonie du dedans*, qui refait le sang de ses coloniaux du dehors et, par l'importance de la clientèle étrangère qu'elle attire, fait pleuvoir millions sur millions dans ses caisses.

**

Pulvérisations. — Avec les gargarismes et les douches d'acide carbonique, les pulvérisations représentent un mode de traitement local des affections récentes ou anciennes de la gorge et du pharynx. Mieux que les gargarismes, elles permettent d'atteindre tous les replis ; et quand, comme il y a toujours lieu d'en faire la recommandation, de profondes aspirations accompagnent la projection de l'eau pulvérisée, on réalise une pulvérisation-inhalation.

Jusqu'ici on n'utilise pour cette médication spéciale que le produit d'une seule émergence : l'eau de la source Chomel. L'action vaso-constrictrice de l'acide sulphydrique s'allie opportunément à l'action fluidifiante du mucus et régénératrice des épithéliums qu'exercent les bicarbonates alcalins, dans le traitement local d'une muqueuse, ou catarrhale, ou papuleuse, ou granuleuse, ou encore parfois semée d'îlots de varicosités capillaires. Il est vraisemblable que, dans des états plus caractérisés, l'eau de la source Lucas donnerait des résultats plus accusés.

Emploi spécial du gaz carbonique

Douches d'acide carbonique. — *Bains secs gazeux d'acide carbonique.* — *Bains carbo-gazeux-hydro-minéraux.*

Toutes les émergences d'eau minérale de Vichy donnent lieu à un dégagement d'acide carbonique, plus ou moins important, suivant les sources.

Dans les sources thermales, à température élevée, ce dégagement est plus important, par suite de la dissociation, sous l'influence de la thermalité, d'une proportion notable du gaz libre.

La source Chomel, la plus chaude, et celle d'un des débits les plus importants, donne lieu à une mise en liberté de gaz carbonique, dans des proportions notables. C'est sur son griffon, qu'au moyen d'une cloche, on recueille ce gaz pour les diverses pratiques où on l'utilise.

Douches d'acide carbonique. — La douche d'acide carbonique s'emploie pour des usages thérapeutiques variés qui réclament une pression différente.

Sous forte pression, la douche carbonique peut être utilisée pour déterminer une anesthésie localisée le long d'un trajet névralgique. Elle procure un soulagement immédiat.

Sous une pression moyenne, on peut l'utiliser comme sédative, et même cicatrisante dans les cas d'ulcérations du col de l'utérus. Elle exerce une action résolutive dans les engorgements de cet organe.

Dans les mêmes conditions, elle procure du soulagement dans certaines irritations des muqueuses accompagnées de réflexes douloureux : irritation spasmodique du pharynx, laryngite supérieure, otites, etc.

Sous une faible pression, elle se prête à une inhalation dont on peut utiliser l'effet calmant dans l'accès d'asthme, dans l'asthme nerveux en particulier.

Bains secs gazeux d'acide carbonique. — Ces bains peuvent être généraux ou locaux.

Dans le *bain général*, le malade est plongé dans une baignoire remplie de gaz et recouverte supérieurement, pour s'opposer, malgré son poids spécifique à la déperdition du gaz. La tête du sujet émerge, par-dessus, au moyen d'une ouverture que l'on réduit, après installation, au volume du cou, par un calfeutrage.

Sous l'influence du gaz, il se fait une excitation vasculaire périphérique. La peau devient turgescente ; elle prend une couleur violacée ; les veines sous-cutanées sont gonflées. Au début la fréquence du pouls augmente ; mais au bout d'un quart d'heure, le nombre des battements diminue.

Les vaisseaux hémorroïdaux et utérins subissent une excitation particulière ; le bain carbonique est un excellent moyen pour rappeler les flux sanguins supprimés. Dans la dysménorhée douloureuse, le bain carbonique, utilisé pendant la période qui précède l'époque, exerce une action favorable et bienfaisante.

Le bain sec carbo-gazeux détermine une forte sudation qui commence dans le bain et se continue après. C'est un excellent moyen de rétablir les fonctions de la peau après un refroidissement qui a fermé la porte de sortie de produits toxiques et acides.

Les bains *secs* d'acide carbonique *locaux* se donnent au moyen de manchons métalliques, ou de sacs imperméables, remplis de gaz. Les douleurs de la goutte chronique peuvent retirer du soulagement de cette pratique.

Bains carbo-gazeux hydro-minéraux. — Le bain simple à l'eau minérale de Vichy, réalise un bain carbo-gazeux hydro-minéral : par le double mécanisme de l'acide carbonique libre contenu dans toutes les eaux minérales de Vichy, et de l'acide carbonique dégagé des bicarbonates alcalino-terreux de ces mêmes eaux minérales de Vichy par les acides gras de la peau. Mais il est ainsi de trop faible activité, étant donné qu'on n'emploie, pour les pratiques balnéaires habituelles, que de l'eau minérale mitigée.

Avec le bain à eau minérale pure, dont le corps médical a réclamé l'installation dans quelques cabines, et dont bientôt, croyons-nous, il pourra disposer, on obtiendrait, sans doute, d'une façon appréciable, les effets que procure, avec une intensité que l'on peut varier, le *bain*, dit aussi, bouillonnant. Du reste, pour rendre *bouillonnant* le simple bain de Vichy, il suffit d'y amener sous pression une proportion importante d'acide carbonique. Le bain hydro-minéral de Vichy, bouillonnant, a, sur les bains hydro-carbo-gazeux en général, l'avantage de faire intervenir, pour rendre plus intime le contact de l'acide carbonique avec les parois vasculaires et avec les extrémités nerveuses, la propriété de décaper la peau et de la débarrasser des graisses et des débris épidermiques, que lui assure sa minéralisation alcaline.

La sensation de chaleur produite par le bain bouillonnant ne se produirait pas aussi rapidement que dans le bain sec et ne s'accompagnerait pas de picotements aussi prononcés. La transpiration aurait lieu après, plutôt que pendant le bain, qui donnerait une légèreté et une plus grande facilité des mouvements musculaires. La sensation de force et de souplesse musculaire qui succéderait au bain, ne s'accompagnerait pas de certains malaises que l'on observe parfois avec le bain sec ; et en outre, les effets bienfaisants seraient plus persistants. Enfin, et la chose a son importance, le pouls, après avoir été plus plein et plus fort au début, retombe plus lent qu'il n'était au début ; en même temps la tension est abaissée.

Le bain carbo-gazeux hydro-minéral est principalement utilisé pour abaisser la tension vasculaire et venir en aide au muscle cardiaque. En outre d'une action nerveuse qui met en jeu des réflexes qui concourent au résultat, le bain bouillonnant réalise une ventouse périphérique qui exerce une dérivation au bénéfice de la circulation générale et stabilise, en quelque sorte, et pendant une période de quelques heures, le sang qu'elle a emmagasiné dans le réseau de toute la superficie somatique. Le cœur, exonéré par l'abaissement de la tension, d'une certaine proportion de travail, a le temps de se recueillir, de reprendre haleine et de concentrer ses forces.

C'est probablement encore à cet action de ventouse périphérique, dont l'effet, à Vichy, est si actif par suite du décapage de la peau, que l'on peut attribuer les résultats favorables parfois obtenus dans le traitement des fibrômes utérins.

Le bain carbo-gazeux hydro-minéral, dont dispose depuis quelques temps déjà le grand établissement de Vichy, se pratique spécialement sous la surveillance et la direction du médecin qui préside à l'administration de tous les services balnéaires

*
* *

Nous ne donnerions qu'une idée incomplète des immenses ressources thérapeutiques, spécialisées à l'usage externe, que la Station a à sa disposition, pour satisfaire à toutes les indications auxquelles peuvent donner lieu les affections qui réclament la Cure de Vichy, si, après avoir décrit ses pratiques fondamentales nous ne signalions pas les ressources-accessoires auxquelles le corps médical peut encore faire appel.

Nous mentionnerons, tout d'abord, les installations d'électrothérapie, très complètes, et se prêtant aux applications les plus variées, que l'on trouve : soit dans le grand établissement, soit dans des instituts particuliers.

Nous rappellerons que Vichy possède un institut particulier de gymnastique suédoise, où la méthode de Ling est appliquée dans toute sa rigueur.

Nous terminerons, enfin, par la mention de l'Institut Mécanothérapique de la Compagnie Fermière de Vichy ; cet établissement, par la magnificence de son installation, doit être considéré comme sans rival en France et peut-être à l'Etranger.

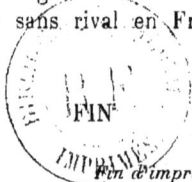

FIN

Fin d'impression : Mai 1913.

L'Arthritisme - Diathèse à Vichy

PHYSIOLOGIE PATHOLOGIQUE

ET

THÉRAPEUTIQUE PHYSIOLOGIQUE

TABLE DES MATIÈRES

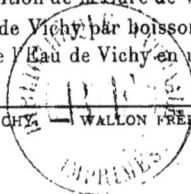

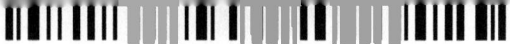

www.ingramcontent.com/pod-product-compliance
Lightning Source LLC
Chambersburg PA
CBHW060713220326
41598CB00020B/2073